D1696723

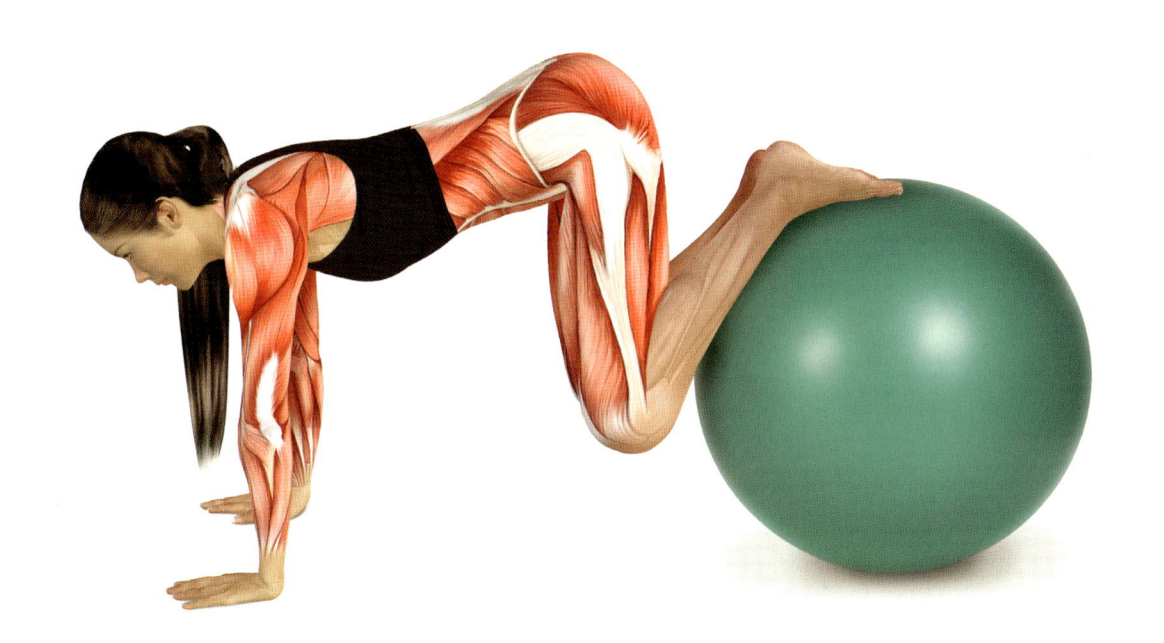

DIE ENZYKLOPÄDIE DER TRAININGSANATOMIE
Übungen • Dehnungen • Workouts

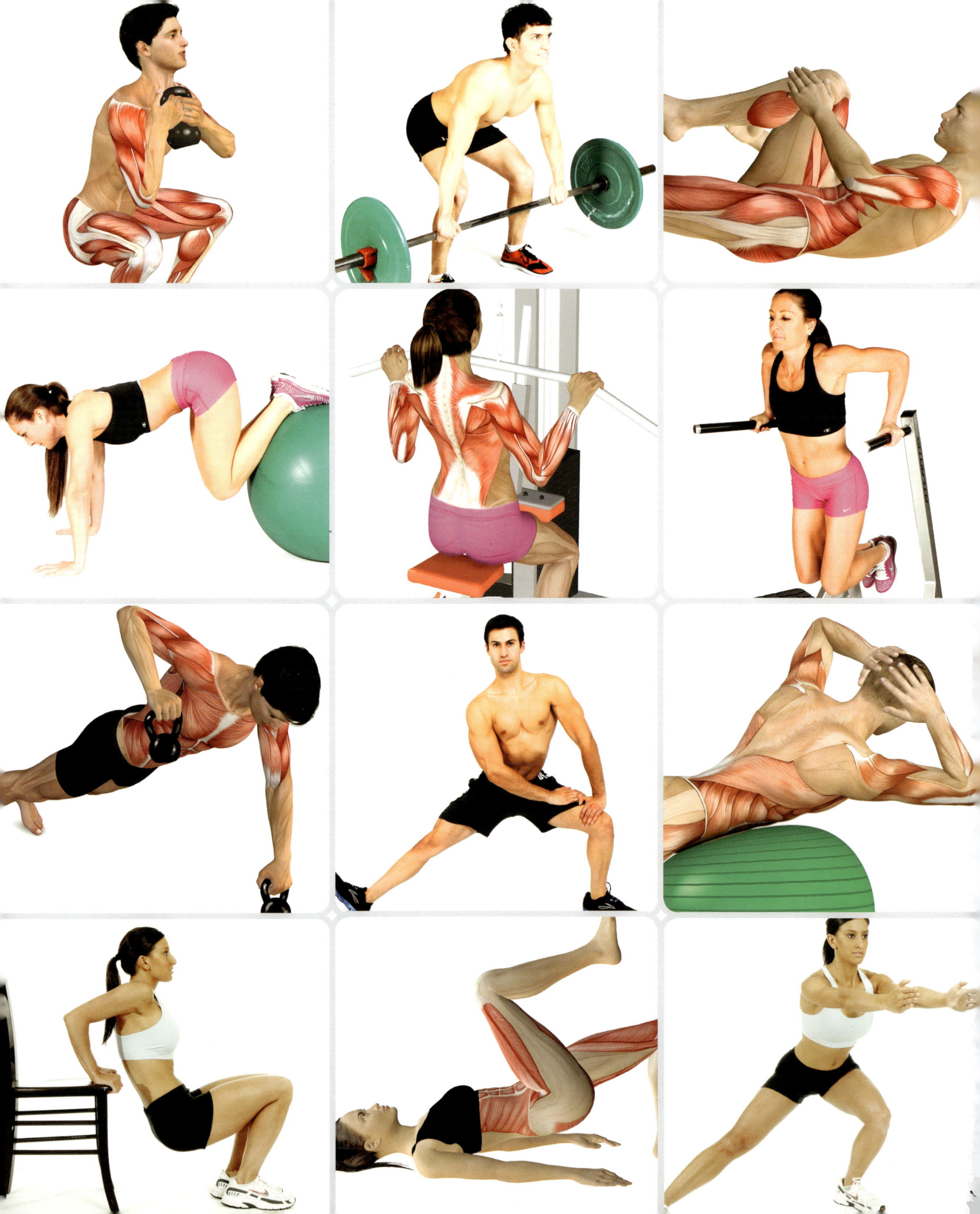

DIE ENZYKLOPÄDIE DER TRAININGSANATOMIE
Übungen • Dehnungen • Workouts

Hollis Lance Liebman

Librero

Hinweis
Die Informationen in diesem Buch sind vom Autor und Verlag nach bestem Wissen und Gewissen geprüft. Dennoch erfolgen alle Angaben ohne Gewähr. Bitte suchen Sie einen Arzt auf, bevor Sie mit einem Trainingsprogramm beginnen. Weder der Autor noch der Verlag übernehmen die Haftung für eventuelle Nachteile oder Schäden, die aus den im Buch gegebenen Hinweisen resultieren.

Titel der Originalausgabe:
Anatomy of Exercise Encyclopedia

Copyright © 2019 für die deutschsprachige Ausgabe:
Librero IBP
Postbus 72, 5330 AB Kerkdriel, Niederlande

Copyright © 2014 Mosley Road Inc.

Direktor: Sean Moore
Geschäftsführung: Karen Prince
Artdirector: Tina Vaughan
Lektorat der englischen Ausgabe: Damien Moore
Herstellungsleiter: Adam Moore
Lektoratsassistenz: Jill Hamilton, Jo Weeks
Herstellungsassistenz: Mark Johnson Davis
Bildbeschaffung: Jo Walton

Fotos: Fine Arts Photography, Jonathan Conklin/Jonathan Conklin Photography, Inc. TBC
Models: Melissa Grant, Michael Radon, Elaine Altholz, Peter Vaillancourt, Michael Galizia, Miguel Carrera, Tara DiLuca, Craig Ramsay, Monica Ordonez, TJ Fink (tjfink@gmail.com), Jenna Franciosa, David Anderson, Maria Grippi, Sara Blowers und Nicolay Alexandrov

Aus dem Englischen übersetzt von
Klaus Kramp, Köln
Satz der deutschsprachigen Ausgabe
Ute Conin, Köln

Printed in Slovenia

ISBN 978-94-6359-250-5

Alle Rechte vorbehalten. Kein Teil des Werkes darf in irgendeiner Form (durch Fotografie, Mikrofilm oder ein anderes Verfahren) ohne schriftliche Genehmigung des Verlages reproduziert oder unter Verwendung elektronischer Systeme verarbeitet, vervielfältigt oder verbreitet werden.

Bei der Zusammenstellung der Texte und Abbildungen wurde mit größter Sorgfalt vorgegangen. Trotzdem können Fehler nicht vollständig ausgeschlossen werden. Verlag und Autor können für fehlerhafte Angaben und deren Folgen weder juristische noch irgendeine Haftung übernehmen. Für Verbesserungsvorschläge und Hinweise auf Fehler sind Verlag und Autor dankbar.

SPORTSYMBOLE

- American Football
- Australian Football
- Badminton
- Baseball
- Basketball
- Bogenschießen
- Boxen
- Canadier fahren
- Cricket
- Eishockey
- Eiskunstlauf
- Fechten
- Fliegenfischen
- Fußball
- Gaelic Football
- Golf
- Handball

- Hockey
- Hurling
- Judo
- Kajakfahren
- Karate
- Klettern
- Lacrosse
- Laufen
- Mountainbiken
- Racquetball
- Reitsport
- Rennradfahren
- Ringen
- Rudern
- Rugby
- Schwimmsport
- Segeln

- Skateboarden
- Ski Alpin
- Skilanglauf
- Snowboarden
- Sportschießen
- Squash
- Stehpaddeln
- Tennis
- Tischtennis
- Turnen
- Volleyball
- Wasserball
- Wasserski
- Wasserspringen
- Wellenreiten
- Alle Sportarten

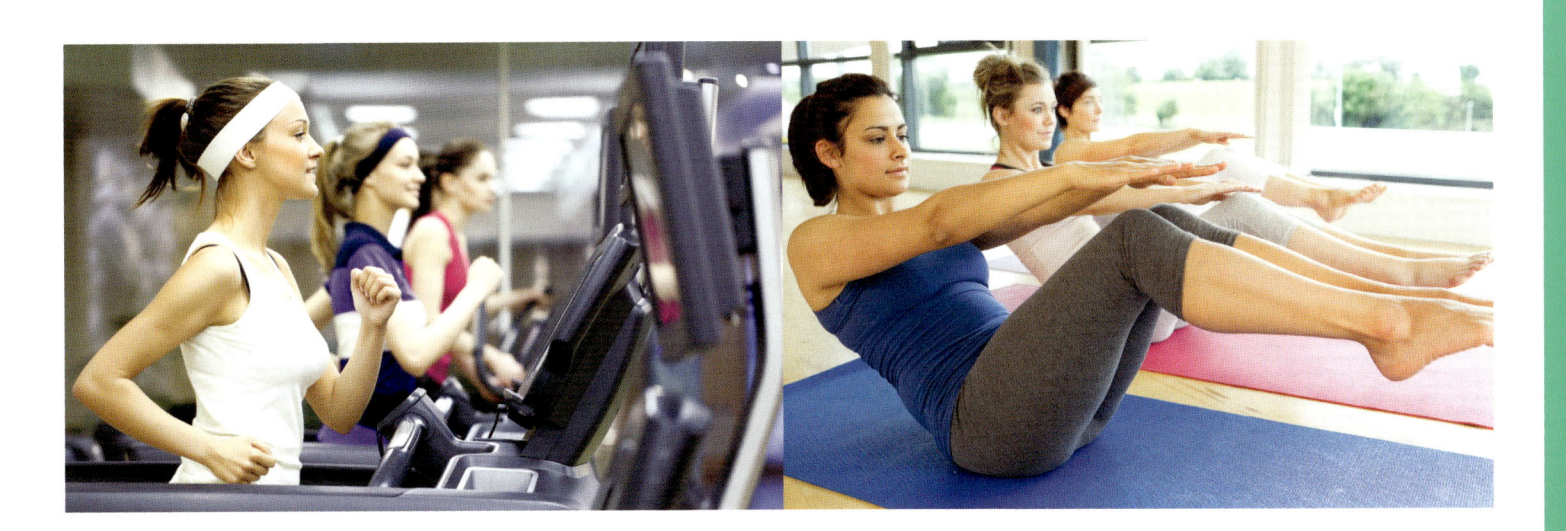

INHALT

Teil 1 — EINLEITUNG & ANATOMIE — 10

Einleitung	12
Anatomie des Oberkörpers	26
Anatomie des Unterkörpers	28

Teil 2 — ÜBUNGEN & DEHNUNGEN — 30

Übungen für den Oberkörper	32
Kreuzheben mit Langhantel	34
Langhantelrudern vorgebeugt	36
Kurzhantelrudern	38
Kurzhantel-Überzug	40
Latziehen	42
Schulterbeweglichkeit	44
Abwechselndes Kettlebell-Rudern	46
Abwechselndes Liegestützrudern	48
Kurzhandelrudern auf der Schrägbank	50
Crunch am Kabelzug	52
Klimmzug im Untergriff	54
Rückenstrecken auf der Flachbank	56
Rückenstrecken mit Drehung	58
Langhantel-Bankdrücken	60
Liegestütz mit Faszienrolle	62
Fliegende mit Kurzhanteln	64
Fliegende am Kabelzug	66
Dips	68
Liegestütz	70
Liegestütz mit Handwechsel	72
Kurzhantel-Schulterdrücken	74
Überkopfdrücken mit Band	76
Rotationsübungen	78
Außenrotation mit Band	80
Seitheben mit Band	82
Frontheben mit Kurzhanteln	84
Langhantelrudern aufrecht	86
Reverse Fly mit Kurzhanteln	88
Reverse Fly auf dem Ball	90
Frontheben mit Hantelscheibe	92
Langhantel-Shrug	94
Bizepscurl	96
Hammercurl abwechselnd	98
Langhantelcurl	100
Einarmiger Konzentrationscurl	102
Hammercurl am Kabelzug	104
Trizepsdrücken am Kabelzug	106
Trizepsstrecken im Liegen	108
Trizeps ausrollen	110
Stuhl-Dips	112
Trizepsdrücken über Kopf	114
Handgelenk beugen	116
Handgelenk strecken	117
Gerader Crunch	118
Unterarmstütz	120
Seitlicher Unterarmstütz	122
T-Liegestütz	124

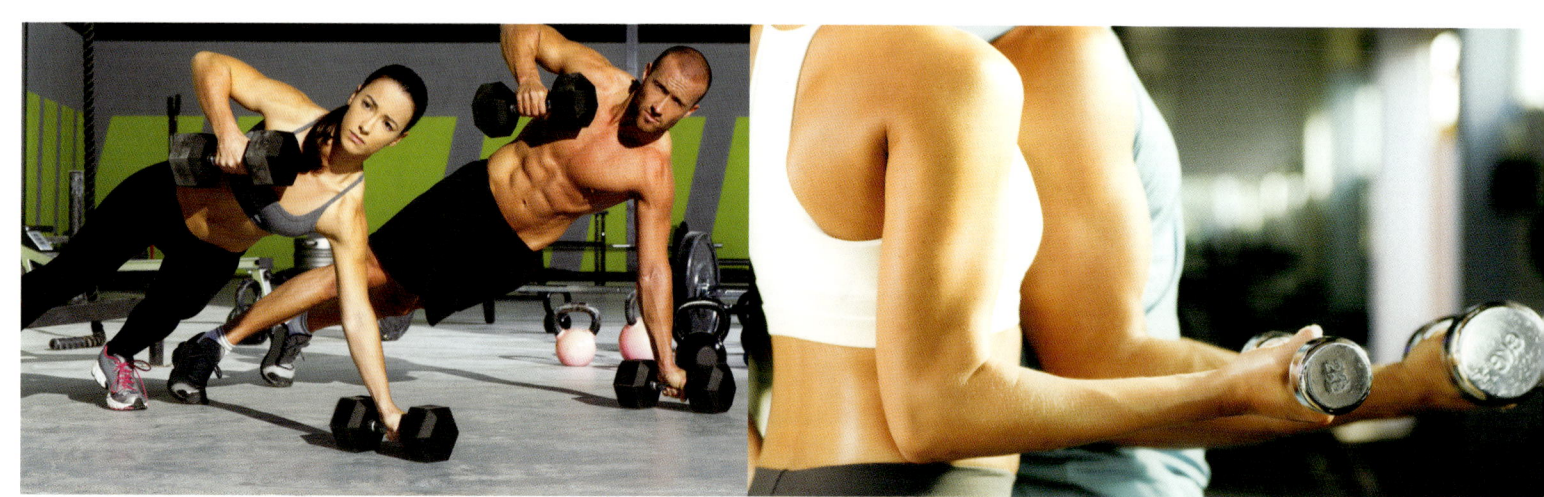

Liegestütz auf dem Ball	126
Klappmesser auf dem Ball	128
Holzhacken mit dem Medizinball	130

Übungen für den Unterkörper 132

Wandsitz	134
Langhantel-Kniebeugen	136
Kurzhantel-Ausfallschritt	138
Ausfallschritt nach hinten	140
Tiefer seitlicher Ausfallschritt	142
Kurzhantel-Ausfallschritt im Gehen	144
Hoher Ausfallschritt	146
Überkreuzschritt	148
Goblet-Kniebeuge	150
Absteigen vom Step	152
Kniestreckung mit Rotation	154
Sternsprung	156
Bergsteiger	158
Burpee	160
Adduktorenstreckung	162
Abduktorendehnung	163
Beincurl mit Ball	164
Beinrückheben	166
Kreuzheben mit gestreckten Beinen I	168
Schulterbrücke mit Faszienrolle	170
Sumo-Kniebeuge	172
Kreuzheben mit gestreckten Beinen II	174
Wadendrücken mit Rolle	176
Kurzhantel-Wadenheben	178
Schienbeinheben	180

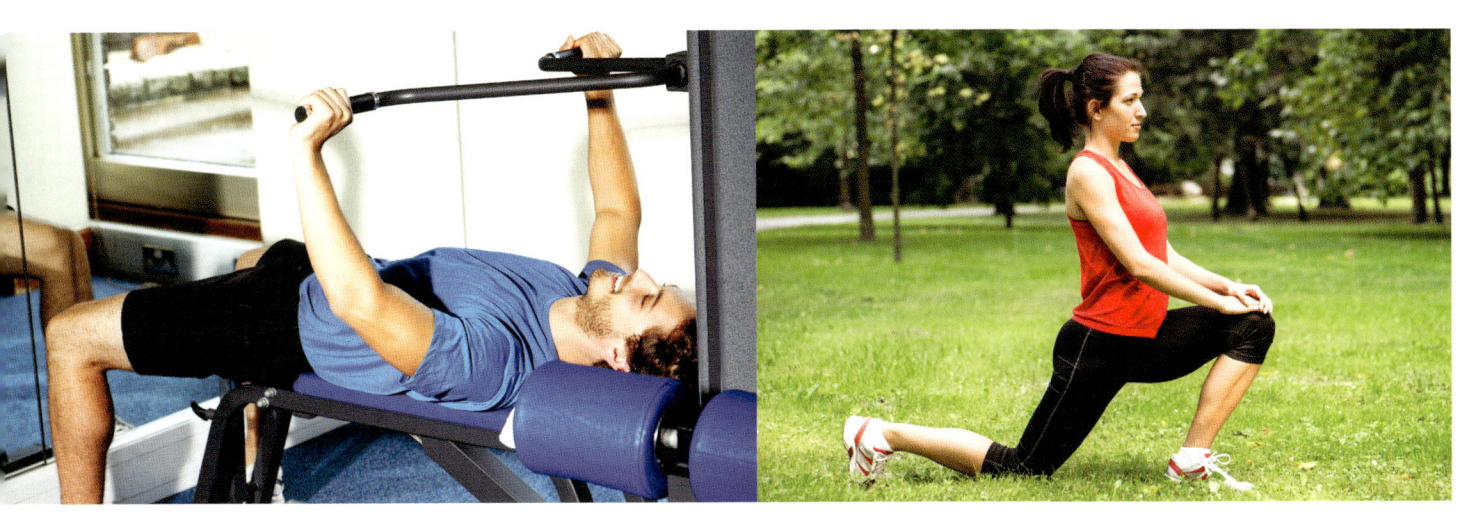

Core-Training 182

Crunch mit Beinkick	184
Hüftheben mit gekreuzten Beinen	186
Turkish Get-Up	188
Radfahrer-Crunch	190
Umgekehrter Crunch	192
Die Kobra	194
Beckenkippen auf dem Ball	196
Schulterdrücken im Unterarmstütz	198
Russische Drehung im Sitzen	200
Holzhacken mit Band	202
Hüftabduktion und -adduktion	204
Ausrollen auf dem Ball	206
Kniestand	208
Hüftrotation mit Ball	210
V-Up	212
Medizinballwerfen aus dem Stand	214
Stehende Vorbeuge	216

Dehnübungen 218

Brustdehnung	220
Schulterdehnung	220
Trizepsdehnung	221
Bizepsdehnung im Stand	221
Latissimusdehnung	222

INHALT

Rückendehnung	223
Dehnung des unteren Rückens	224
Latissimusdehnung mit dem Ball	225
Iliotibialband-Dehnung	226
Oberschenkelvorderseite dehnen	227
Oberschenkelrückseite dehnen I	228
Oberschenkelrückseite dehnen II	229
Piriformisdehnung	230
Wadendehnung	232
Schienbeindehnung	233
Quadrizepsdehnung im Stand	234
Der Schmetterling	235
Zehen berühren	236
Das Kind	237
Einseitige Vorbeuge im Sitzen	238
Beidseitige Vorbeuge im Sitzen	239
Drehsitz	240
Brezel-Dehnung	242
Angezogener Kniehub	244
Grätschte Vorbeuge	245

Schwangerschaftsübungen 246

Oberkörperdrehung	248
Sitzende Vorbeuge	249
Beckenkippen im Liegen	250
Sonnengruß	251
Die Katze	252
Herabschauender Hund	253

Teil 3 TRAININGSPLÄNE 254

Sportspezifische Workouts 256

American Football	258
Australian Football	260
Badminton	262
Baseball	264
Basketball	266
Bogenschießen	268
Boxen	270
Canadier fahren	272
Cricket	274
Eishockey	276
Eiskunstlauf	278
Fechten	280
Fliegenfischen	282
Fußball	284
Gaelic Football	286
Golf	288
Handball	290
Hockey	292
Hurling	294
Judo	296

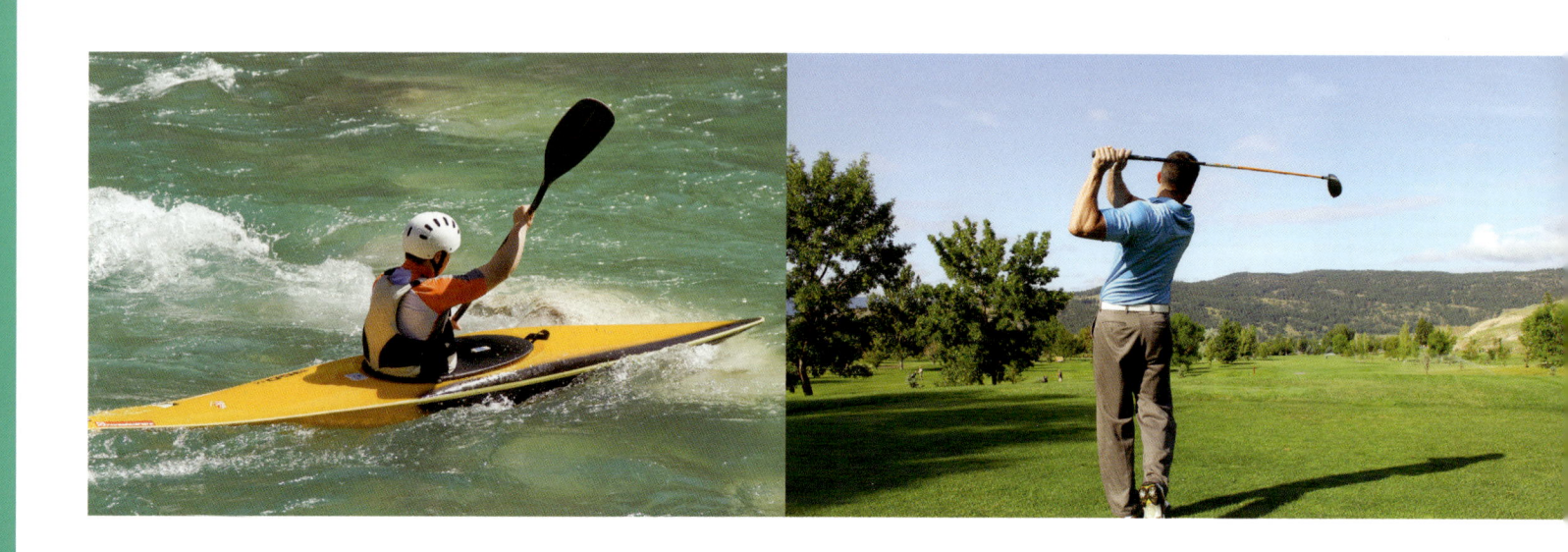

Kajakfahren	298
Karate	300
Klettern	302
Lacrosse	304
Laufen	306
Mountainbiken	308
Racquetball	310
Reitsport	312
Rennradfahren	314
Ringen	316
Rudern	318
Rugby	320
Schwimmsport	322
Segeln	324
Skateboarden	326
Ski Alpin	328
Skilanglauf	330
Snowboarden	332
Sportschießen	334
Squash	336
Stehpaddeln	338
Tennis	340
Tischtennis	342
Turnen	344
Volleyball	346
Wasserball	348
Wasserski	350
Wasserspringen	352
Wellenreiten	354

Funktionelles Training 356

Rückengesundheit	358
Knieprobleme	360
Fitness im Büro	362
Waschbrettbauch	364
Cardiotraining	366
Beine stärken	368
Rumpfstabilität	370
Ganzkörperstärke	372
60 Plus	374
Eigengewichtstraining	376
Ganzkörper-Widerstand	378
Dicke Arme	380
Breite Brust	382
Knackiger Po	384

Teil 4 ANHANG 386

Glossar: Allgemeine Begriffe	**388**
Glossar: Lateinische Begriffe	**391**
Bildnachweis & Danksagung	**392**

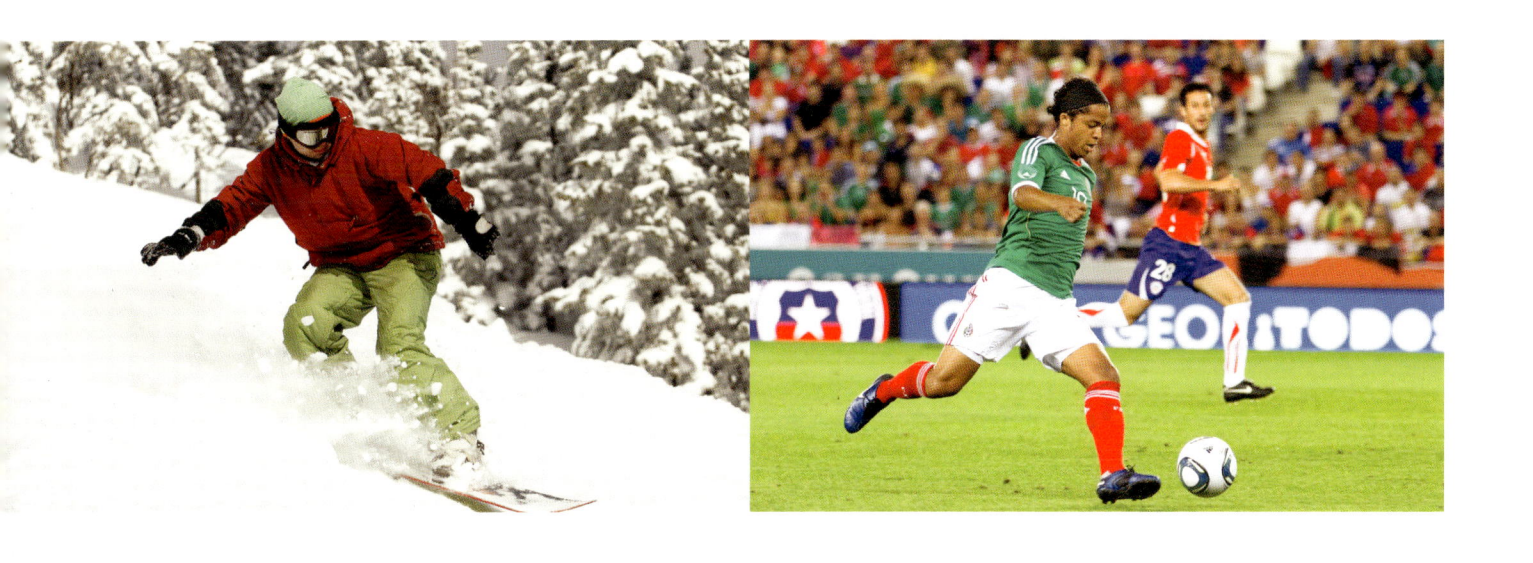

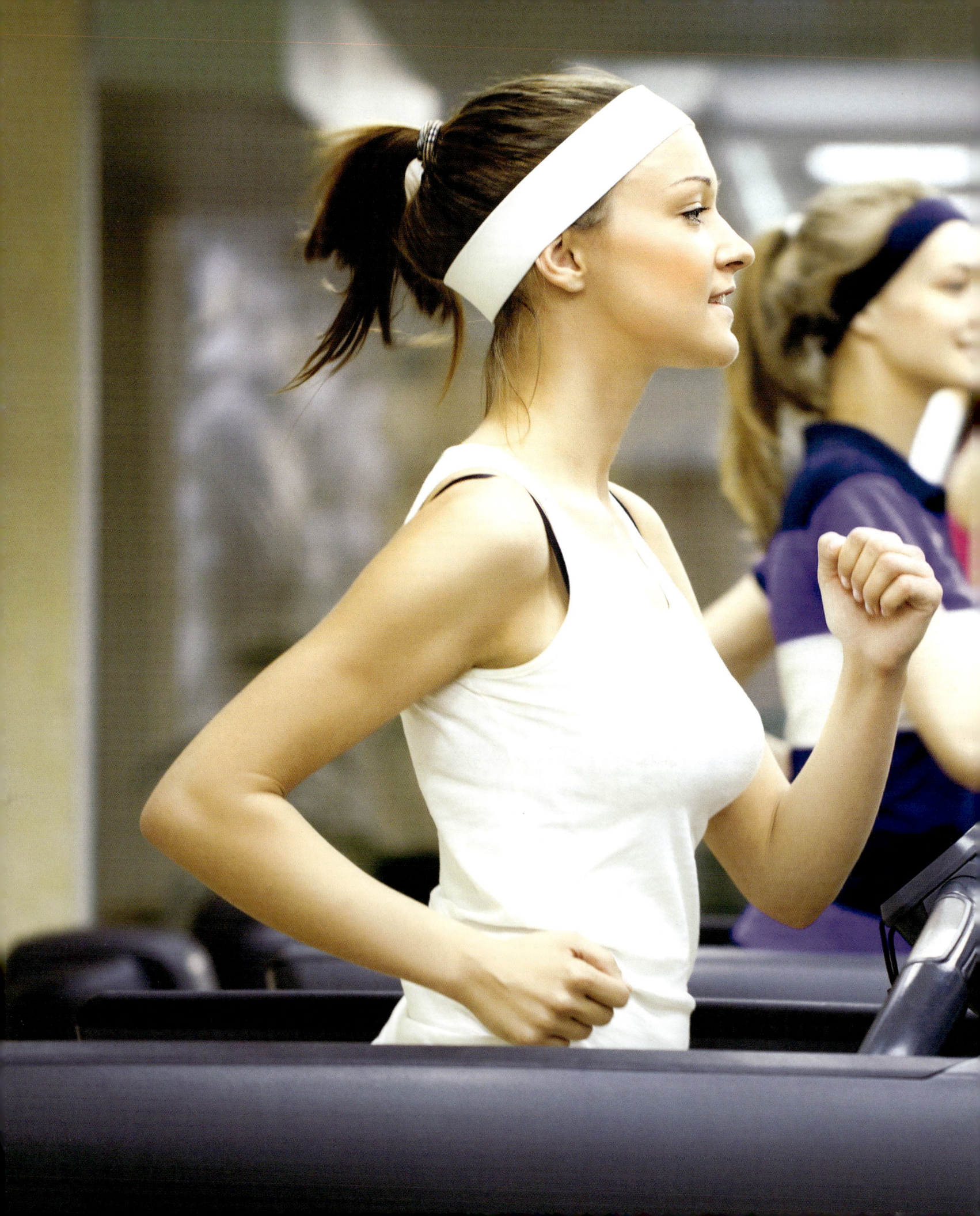

Teil 1

EINLEITUNG

EINLEITUNG

Das vorliegende Handbuch bietet eine abwechslungsreiche Auswahl an Übungen für den gesamten Körper zusammen mit detaillierten anatomischen Darstellungen, die zeigen, welche Muskeln während jeder Übung aktiv sind. Egal, ob es Ihr Ziel ist, Ihre sportliche Leistungsfähigkeit zu verbessern oder bestimmte Teile Ihres Körpers in Form zu bringen, das Konzept dieses Buches ermöglicht Ihnen, Ihre Übungsabläufe zu optimieren, um die gewünschten Effekte zu erreichen. Zur Erstellung einer umfassenden Übungsroutine enthält der Titel Trainingspläne, die auf die Leistungsoptimierung in einer Reihe beliebter Sportarten abzielen, aber auch solche, die Ihrem Körper bei der Bewältigung bestimmter Belastungen helfen oder ihn an den Partien stärken, wo es erforderlich ist.

KÖRPERPARTIEN GEZIELT STÄRKEN

Heute wird weltweit in jeder Sportart Widerstandstraining zur Leistungsverbesserung eingesetzt – längstens sind die Zeiten vorbei, als Gewichtstraining nur diejenigen betrieben, die ihren Muskelumfang vergrößern wollten. Ein kurzer Blick in jedes Fitnessstudio genügt, um zu erkennen, wie gut und abwechslungsreich die Trainingsmöglichkeiten in Anbetracht der Tatsache geworden sind, dass Kraft und Ausdauer in jedem Fitnessprogramm wichtig sind. Wie die meisten Dinge im Leben werden sportliche Leistungen durch Übung und Wiederholung verbessert. Die menschliche Muskulatur ist jedoch kompliziert und so stellt sich die Frage, welche Übungen Sie durchführen sollten und welches Training das beste für Ihre Sportart ist. Wenn Sie Anfänger beim Tennis sind und das erste Mal einen Schläger in der Hand halten oder ein erfahrener Rugbyspieler, der bestimmte Muskeln weiter stärken möchte, um die nötige Kraft im Gedränge zu haben, dann finden Sie hier genau die richtigen Anregungen.

EINLEITUNG

Teil I des Buches enthält genaue anatomische Abbildungen der Hauptmuskeln des Oberkörpers (s. S. 26-27) sowie die des Unterkörpers (s. S. 28-29). Keine Sorge! Sie brauchen die anatomischen Begriffe nicht zu lernen, aber da diese Informationen vorhanden sind, können Sie auf diese jedoch jederzeit zurückgreifen. Je mehr Sie trainieren, desto besser werden Sie verstehen, wie der menschliche Körper funktioniert, und das kann nur gut sein, wenn es Ihr Ziel ist, ein Höchstmaß an Fitness zu erreichen.

In Teil II werden 100 Übungen vorgestellt, die in vier Abschnitte eingeteilt sind, und zwar Oberkörper-, Unterkörper-, Core- und Dehnungsübungen. Jede Übung wird ausführlich auf einer Doppelseite präsentiert einschließlich der beanspruchten Muskelgruppen, Schritt-für-Schritt- Anweisungen und Tipps zur korrekten Durchführung. Auch hier dienen anatomische

Achten Sie darauf, dass Ihr Fitnessstudio gut mit freien Gewichten und Maschinen ausgerüstet ist. Spiegel sind nicht vorrangig dafür da, dass Sie Ihren zunehmend definierten Körper bewundern, sondern ermöglichen Ihnen, Ihre Haltung während Ihrer Übungen genau zu überwachen.

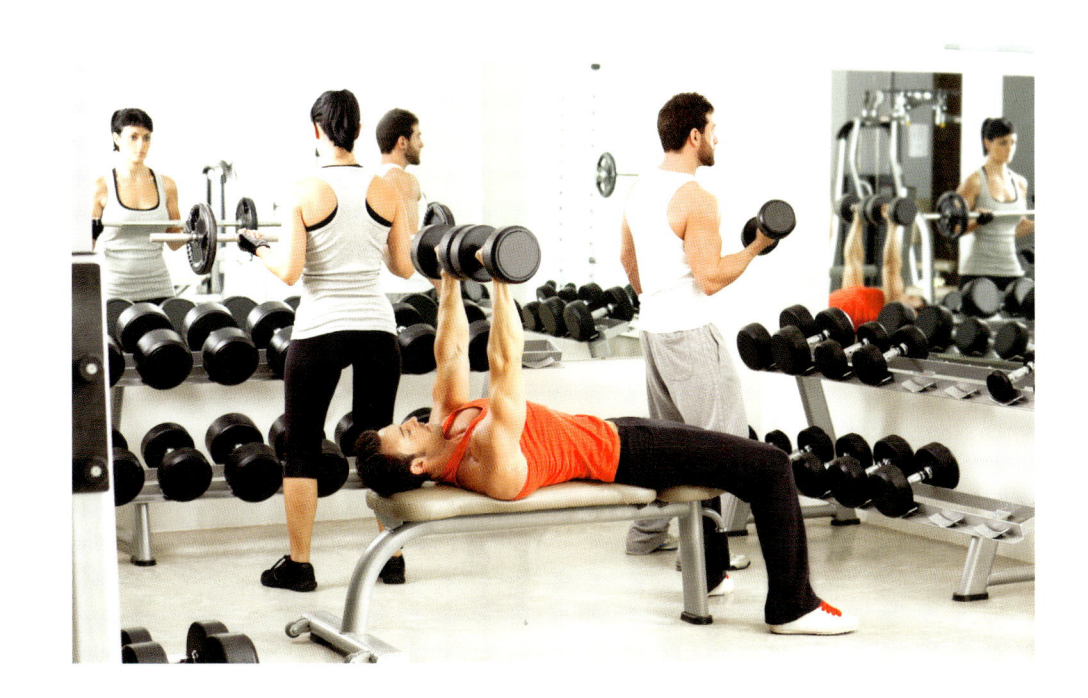

EINLEITUNG

Darstellungen dazu, die während der Übung beteiligten Hauptmuskelgruppen hervorzuheben. In den Erläuterungen werden die einzelnen Muskeln angegeben, die trainiert werden.

Die Einzelübungen werden in Teil III zu hocheffzienten Trainingsplänen miteinander kombiniert, wobei dieser Abschnitt in zwei Unterabschnitte gegliedert ist: der erste behandelt fünfzig beliebte Sportarten, während der zweite dem funktionellen Training für spezielle nicht-sportliche Aktivitäten gewidmet ist.

Nach einem kurzen Überblick über jede Sportart und die dabei beanspruchten Muskeln folgen zwei alternative sportspezifische Trainingspläne, die jeweils in drei Intensitätsstufen für Einsteiger, Fortgeschrittene und Profis nebeneinander angeordnet sind und so den Anforderungen jedes Athleten gerecht werden und dem Fitnesszustand gemäße Trainingsziele benennen.

Die übrigen Pläne für funktionelles Training enthalten Workouts, die gezielt bestimmte Körperregionen ansprechen, etwa im Fall von Problemen den Rücken oder die Knie, oder aus ästhetischen Gründen die Arme zu deren Stärkung und zur Vergrößerung des Muskelumfangs, oder den Po zu dessen perfekter Modellierung. Wie im sportspezifischen Abschnitt werden zunächst die jeweils beteiligten Muskeln kurz vorgestellt, darunter befinden sich die Trainingspläne – auch hier für drei verschiedene Intensitätsstufen und zumeist mit einer Alternativvariante.

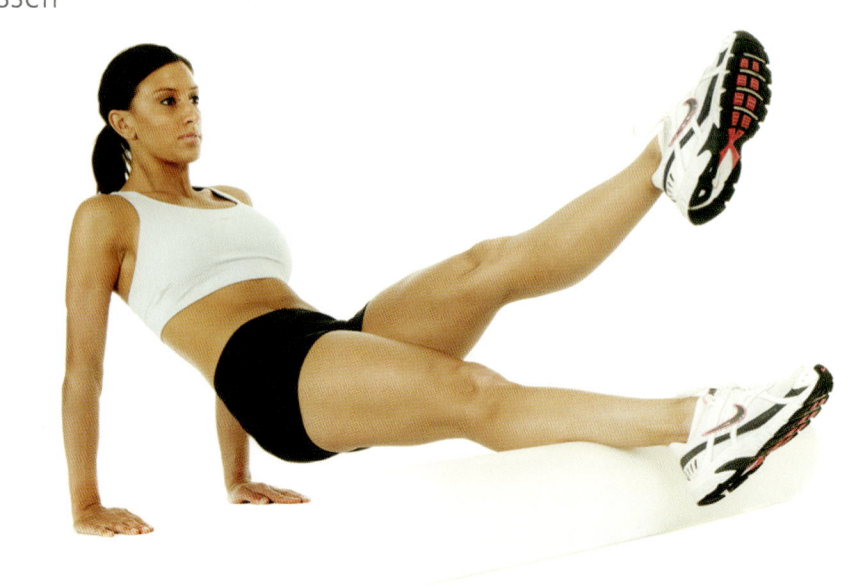

EINLEITUNG

EINIGE ERLÄUTERUNGEN ÜBER HALTUNG

Einige der folgenden Hinweise sollten Sie beachten, damit Sie den größtmöglichen Nutzen aus dem Buch ziehen können. Denken Sie daran, dass eine gute Haltung vorrangig ist. Wenn es eine Übung nicht ausdrücklich erfordert, sollten Sie den Schwung nur selten, wenn überhaupt, nutzen, um eine vorgegebene Anzahl an Bewegungen auszuführen. Da wir eine kleine spezielle Gruppe von Muskeln belasten, um unsere Leistung zu steigern, muss eine gleichmäßige Bewegungsabfolge und eine korrekte Übungsdurchführung unser Ziel sein.

Es kann jedoch eine Tendenz bestehen, eine Bewegungsabfolge während eines intensiven Teils in einem Satz zu verkürzen, wenn sich plötzlich ein „Brennen" (Milchsäure) einstellt. Falls das eintritt, sollten Sie einige Sekunden pausieren, um die kurzzeitige Erschöpfung zu überstehen, und nicht unkoordiniert durch den Satz hasten. Während eines Satzes mit Langhantelcurls zum Beispiel sollten Sie sich in der Absicht, alle Wiederholungen auszuführen, nicht dazu verleiten lassen, übermäßig zu schwingen und dabei den unteren Rücken einzusetzen – am nächsten Tag werden Sie statt eines leichten Schmerzes in den Armen, was ein Zeichen für ein gutes Training wäre, wohl eher Eis auf einen schmerzenden unteren Rücken legen und eine Woche das Training unterbrechen müssen.

Zeit ist ein anderer wichtiger Faktor. Sie sollten einen neuen Satz erst wieder beginnen, wenn Sie sich ausreichend erholt haben. Vermeiden Sie Eile, da sie Ihnen nicht helfen wird, das Optimum zu erreichen; ein gleichmäßiges Tempo hingegen gewährleistet, dass Ihre Kraft zunimmt und Sie verletzungsfrei bleiben. Training mit einem Partner oder einer Partnerin kann diesbezüglich eine große Hilfe sein – Sie kommen zur Ruhe, während Ihr Partner oder Ihre

EINLEITUNG

Partnerin trainiert, und darüber hinaus haben Sie jemand, der Sie ermutigt, jeden Satz vollständig zu absolvieren und auch noch auf Ihre Haltung achtet.

FORTSCHRITTE MESSEN

Beim Sport oder Training können Fortschritte auf unzählige Weise erzielt werden, etwa durch eine oder zwei zusätzliche Wiederholungen mit einem bestimmten Gewicht oder eine Erhöhung dieses Gewichts oder eine Verlängerung Ihrer Laufstrecke oder das Werfen eines Balls weiter als zuvor usw. Ihre Trainingsziele hängen von der Sportart oder Aktivität ab, die Sie betreiben. Eine Leistungsverbesserung kann einfach gemessen werden durch die Häufigkeit, mit der Sie die Zielscheibe jedes Mal beim Training getroffen haben. Wollen Sie andererseits Ihren Körper in Form bringen, dann können Sie Ihren Erfolg daran messen, wie gut Sie sich fühlen, wenn Sie in den Spiegel schauen, oder daran, dass Sie wieder Kleidungsstücke tragen können, die Ihnen zuvor nicht mehr gepasst haben.

Egal, welches Ziel Sie erreichen wollen, verfolgen Sie es geduldig und lassen Sie sich nicht ablenken oder schockieren dadurch, wie fit andere Menschen sind oder wie sie aussehen – messen Sie Ihren Fortschritt allein gegenüber Ihrer Leistung. Und setzen Sie sich realistische Ziele – Sie können auch mit kleinen Schritten weit vorankommen. Suchen Sie sich in diesem Buch den Trainingsplan aus, der Ihnen gemäß ist, und wählen Sie Ihr eigenes Tempo. Wenn Sie ausdauernd sind und regelmäßig trainieren, dann werden Sie mit der Zeit feststellen, dass Sie einer der Menschen sind, auf die andere sehnsüchtig blicken und danach streben, Ihnen nachzueifern.

Im Sport haben die Reduktion des Körperfetts und die Zunahme an hochwertigem Muskelgewebe einen direkten Einfluss auf die Leistungsfähigkeit. Vom schlanken Langstreckenradfahrer bis zum muskelbepackten Rugbyspieler – die Körperzusammensetzung spielt

In Fitnessstudios werden Einsteigern häufig Widerstandsmaschinen empfohlen, die dabei helfen können, dass Sie jederzeit gut in Form bleiben. Sie sollten sich allerdings von einem Trainer in jedes Gerät einführen und sich zeigen lassen, wie es funktioniert, welches Gewicht optimal ist und welche Sitzhöhe einzustellen ist.

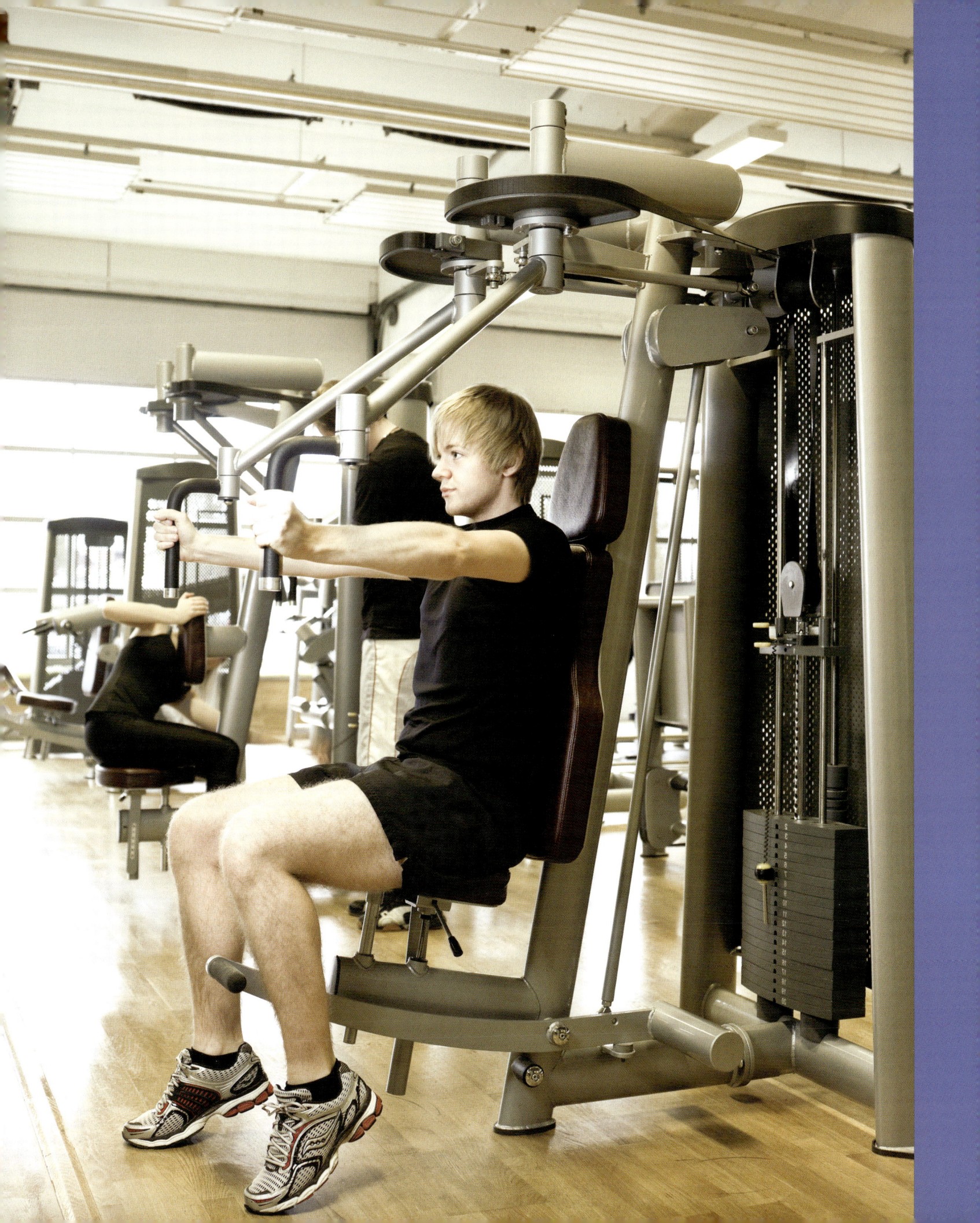

EINLEITUNG

eine wesentliche Rolle. Kraft wird üblicherweise mit größeren Muskeln assoziiert, Schnelligkeit hingegen mit schlanker Muskulatur und sportliche Leistung mit einer Verbindung aus Kraft und Schnelligkeit sowie der Fähigkeit, diese Muskeln kontrollieren zu können. Tatsächlich aber geht es darum, dass wir unabhängig von der Sportart, die wir gewählt haben, ganz allgemein kräftig, trainiert und flexibel sein müssen, um das Maximum aus unserem Leben herauszuholen und verletzungsfrei zu bleiben. Aufwärmen und Dehnen bilden wesentliche Teile Ihres Programms. Mehr dazu dann später. Lassen Sie uns zunächst darüber reden, was Sie Ihrem Körper zugutekommen lassen sollten.

DIE LEISTUNG STEIGERN

Es besteht eine eindeutige Beziehung zwischen Leistung und Nahrungsaufnahme. Man darf von einem PS-starken Wagen keine gute Leistung erwarten, wenn er mit etwas anderem als Premiumkraftstoff gefahren wird. Und genauso verhält es sich mit dem menschlichen Körper, der gut ernährt sein muss, um Spitzenleistungen zu erreichen. Qualitätsvolle Nahrungsmittel, die größtenteils unverarbeitet und naturbelassen sind, wenn sie konsumiert werden, machen sich bezahlt.

Latissimus dorsi

Fortschritte werden auch erzielt, wenn Sie größere Kontrolle über die während einer Übung aktiven Muskeln gewinnen. Zum Beispiel, wenn Sie beim Latziehen (siehe Seite 42) nur den Latissimus dorsi (breiter Rückenmuskel, allgemein als „Lat" bezeichnet) mobilisieren und nicht Ihren Bizeps und die Unterarme, dann ist das ein Zeichen von guter Form und Weiterentwicklung.

EINLEITUNG

Kohlenhydrate

Muskeln brauchen zur Verrichtung ihrer Arbeit Kohlenhydrate, die sich in drei Unterkategorien einteilen lassen: einfache, komplexe und faserige. Einfache Kohlenhydrate wie Früchte und Zucker werden schnell vom Körper aufgespalten und liefern kurze Energieschübe. Komplexe Kohlenhydrate brauchen länger für ihre Zerlegung, sodass sie anhaltende Energie für längere Phasen bilden. Getreideprodukte, Kartoffeln, Hülsenfrüchte und Gemüse sind Lebensmittel, die komplexe Kohlenhydrate enthalten. Quellen für faserige Kohlenhydrate sind Brokkoli, Spargel oder Tomaten. Brote, Nudeln oder Müslis sind Beispiele für verarbeitete Kohlenhydrate, die sich im Körper schnell in Zucker umwandeln, der Ihnen eine Minute lang eine Energiespitze beschert, um dann in der nächsten allerdings zu einem dramatischen Zuckerabfall zu führen.

Wenn Sie es ernst meinen hinsichtlich Ihrer Leistung, sollten Sie Ihre Kohlenhydrate am Anfang des Tages zu sich nehmen. Beginnen Sie Ihren Tag ohne Kohlenhydrate, dann folgen daraus unmittelbar Einschränkungen bezüglich der Menge an Energie, die Sie den Rest des Tages verbrauchen können. Das Unterfangen, dies zu Mittag durch einen Salat mit seiner Fülle an faserigen, aber wenigen komplexen Kohlenhydraten auzugleichen, wird Ihnen kaum über den Nachmittag helfen. Wenn Sie abends heißhungrig nach Hause kommen, werden Sie versucht sein, zu viele komplexe und einfache Kohlenhydrate zu verschlingen, die Ihr Körper als Fett speichern könnte. Um diesen Teufelskreis zu vermeiden, sorgen Sie für ein vernünftiges Frühstück, das aus Toast oder ungesüßtem Müsli und Obst besteht. Sollte das morgens noch nicht Ihre Sache sein, nehmen Sie ein Sandwich mit zur Arbeit und essen Sie es, sobald Sie sich hungrig fühlen. Ihr Mittagessen sollte Obst und/oder Gemüse enthalten zusammen mit einigen Kohlenhydraten, etwa Nudeln

EINLEITUNG

oder Kartoffeln. Bereiten Sie ein ausgewogenes Abendessen zu, das Proteine wie mageres Fleisch oder Fettfisch ebenso umfasst wie Gemüse. Verzichten Sie abends möglichst auf Kohlenhydrate wie Kartoffeln oder Nudeln. Wenn Sie dazu neigen, am Abend Nahrungsmittel mit hohem Fett- oder Zuckergehalt zu verzehren, trinken Sie ein Glas Wasser oder Fruchtsaft, um Ihren Appetit zu zügeln, bevor Sie Ihr Mahl verspeisen.

Fette

Vergessen Sie die überholte Auffassung, dass alle Fette schlecht sind, einige sind essentiell für gesunde Körperfunktionen und zur Körperregulation. Omega-3-Fettsäuren, die zum Beispiel in Fischen vorkommen, sind insbesondere gut für Sie. Gesättigte Fettsäuren, die sich u. a. in Käse, Fleisch und Wurst befinden und zu Gefäßverkalkungen führen können, sollten in gesundem Essen nicht zu häufig verwendet werden. Gute Fette, die ungesäuerten Fettsäuren, spielen für die Gesundheit von Nägeln, Haut und Haar eine wichtige Rolle. Diese Fette, die auch in Nüssen oder Olivenöl enthalten sind, vermitteln ein Gefühl der Sättigung, unterstützen den Aufbau von Gelenkschmiere und schützen das Herz.

Proteine

Protein fördert sowohl den Muskelaufbau als auch die Muskelkraft und ermöglicht es Athleten zusammen mit dem richtigen Trainingsreiz, das Optimum aus ihrem Körper auf dem Spielfeld ebenso wie im Training abzurufen. Vollständige Proteinquellen, das heißt, Quellen, die alle Aminosäuren aufweisen, sind Eier, Geflügel, Rindfleisch, Fisch und Eiweißergänzungsmittel.

EINLEITUNG

MASS UND AUSGEWOGENHEIT

Der allgemein am häufigsten begangene Fehler jedes ehrgeizigen Athleten ist es zu übertrainieren, also den Körper bis zum Punkt der Erschöpfung zu fordern, ohne dem Körper ausreichend Brennstoff zuzuführen. Wie schon erwähnt, ist es niemals eine gute Idee, das Frühstück auszulassen oder allenfalls auf ein Last-Minute-Stimulans und eine Zuckerquelle (Kaffee und Früchte) zu setzen – das ist so, als ob Sie mit einem leeren Tank unterwegs sind, was es Ihrem Körper unmöglich macht, seine täglichen Aufgaben zu erfüllen, mal ganz abgesehen davon, sportliche Leistungen zu erbringen. Die beste Zeit für die Aufnahme von einfachen Kohlenhydraten wie Zucker ist nach dem Training, wenn der Glykogenspeicher (gespeicherte Kohlenhydrate) schnell wieder aufgefüllt werden muss. Im Anschluss an Ihren Sport oder Ihre Aktivität wird ein komplexes Kohlenhydrat wie Bohnen länger brauchen, um Sie aufzutanken, als etwas, das sich viel schneller in Zucker umwandelt wie Saft oder Früchte. Um optimale Ergebnisse zu erzielen, ist es für den Rest der Zeit am besten, häufig kleine und gesunde Mahlzeiten über den Tag verteilt einzunehmen. So bleibt Ihr Körper energiegeladen, was ihm helfen wird, gespeichertes Körperfett als Brennstoff zu verwenden.

Im Allgemeinen sollte ein Verhältnis von 40 Prozent Protein, 40 Prozent Kohlenhydrate und 20 Prozent Fettsäuren der Eckpfeiler Ihrer Ernährung sein. Beginnen Sie hinsichtlich Ihrer Kohlenhydrat-Zufuhr mit dem größten Anteil früh am Tag und wechseln Sie dann im Lauf des Tages zu mehr faserigen und kalorienarmen Arten, was dabei hilft, den „Fettofen" brennen zu lassen. Zum Beispiel, Müsli, Haferbrei oder Toast zum Frühstück, ein Sandwich oder Nudelsalat zu Mittag und Geflügelsalat oder Fisch und Gemüse am Abend. Wenn Sie trainieren, um Ihr Gewicht zu reduzieren, dann ist es wichtig, dass Sie die Nahrung nicht drastisch einschränken. Falls es Ihre Absicht

EINLEITUNG

sein sollte, Körperfett abzubauen, dann ist ein halbes oder ein ganzes Kilogramm pro Woche ein gesundes Ziel, was sich am besten erreichen lässt durch eine konsequente und aufeinander abgestimmte Kombination aus guter Ernährung (Brennstoff für den Körper), richtigem Gewichtstraining (zur Straffung des Körpers) und ausgiebiger Herz-Kreislauf-Aktivität (zur Verbrennung gespeicherten Körperfetts).

GI-REGELN

Der Glykämische Index (GI) ist ein Maß mit einer Skala von 0–100 zur Bestimmung der Wirkung von Kohlenhydraten auf den Blutzuckerspiegel und gilt ernährungsphysiologisch als Schlüssel für die langfristige Reduktion des Körperfetts. Ein niedriger GI bedeutet eine langsamere Verdauung und einen geringeren Insulinbedarf des Körpers und letztlich weniger gespeichertes Körperfett.

Unterstützen Sie Ihr Trainingsprogramm durch eine gesunde, ausgewogene Ernährung, die unter anderem frischen Fisch und Gemüse, Nüsse und Hülsenfrüchte enthalten sollte.

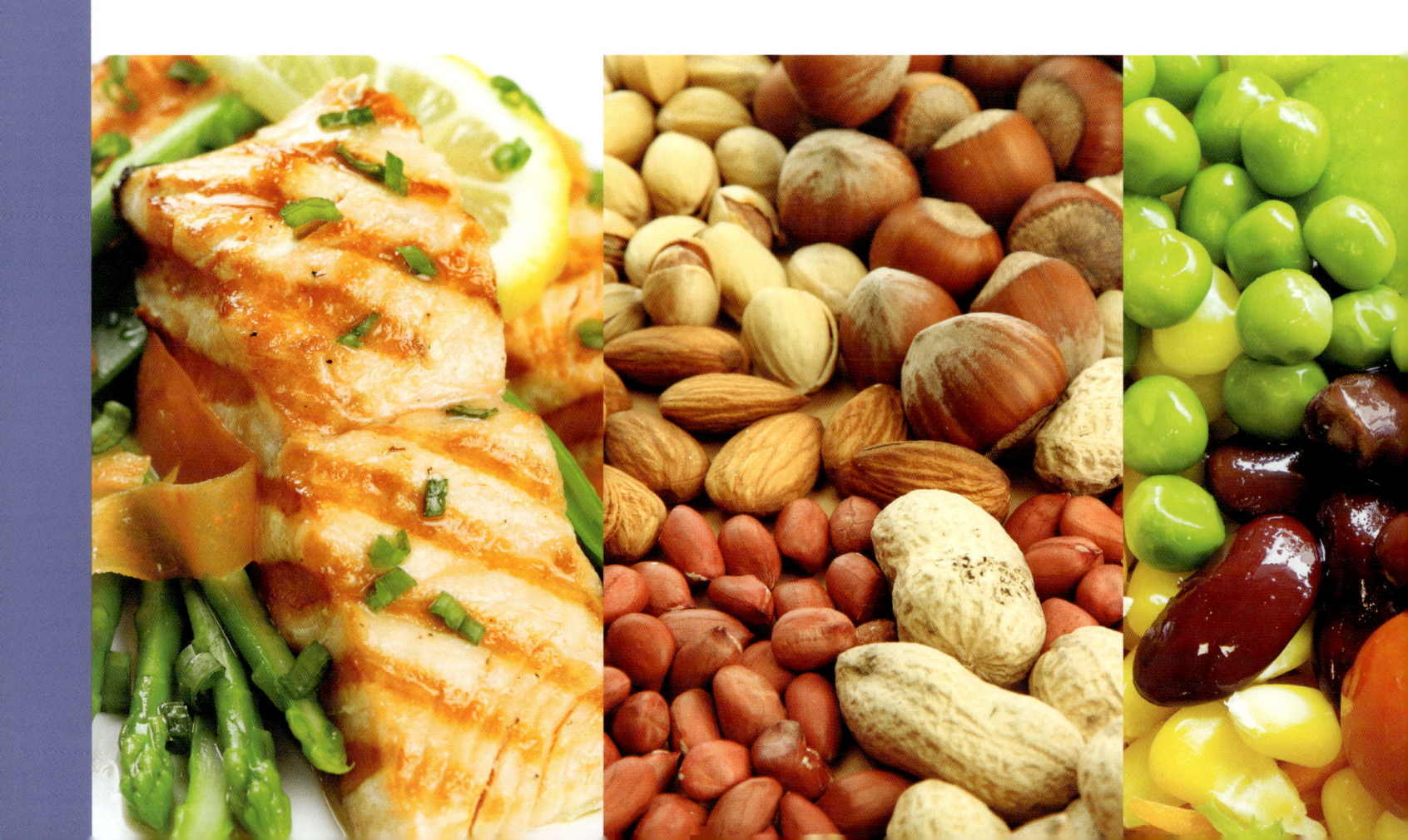

EINLEITUNG

Der GI stuft Weißbrot, weißen (polierten) Reis, Frühstücksflocken (Cornflakes) und Glukose (Traubenzucker) als Lebensmittel mit einem hohen GI von 70 und darüber ein. Lebensmittel wie Vollkornprodukte (fein), Kartoffeln und Rohrzucker haben einen mittleren GI zwischen 50 und 70. Die meisten Gemüse einschließlich Hülsenfrüchten, Vollkornprodukten (ganze Körner), Nüssen und Fruktose (Fruchtzucker) besitzen einen niedrigen GI kleiner als 50. Sie sollten für eine schlanke Figur und einen ausgewogenen Blutzuckerspiegel den Großteil Ihres Kohlenhydratbedarfs aus Lebensmitteln mit niedrigem GI decken.

FLÜSSIGKEITSAUFNAHME

In diesem Abschnitt geht es darum, dass Sie hydriert bleiben. Sie sollten vor, beim und nach dem Training immer Wasser mit sich führen. Wasser ist der Hauptbestandteil des menschlichen Körpers und macht ungefähr 60 Prozent Ihres Körpergewichts aus. Jedes Körpersystem hängt davon ab. Wassermangel kann eine Dehydratation zur Folge haben, das heißt, dass Sie nicht mehr ausreichend Flüssigkeit im Körper haben, um normale Funktionen auszuführen. Selbst eine geringe Dehydratation kann Ihre Energie lähmen und Müdigkeit sowie Lethargie hervorrufen.

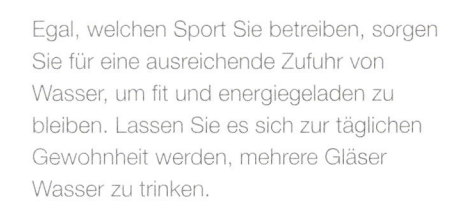

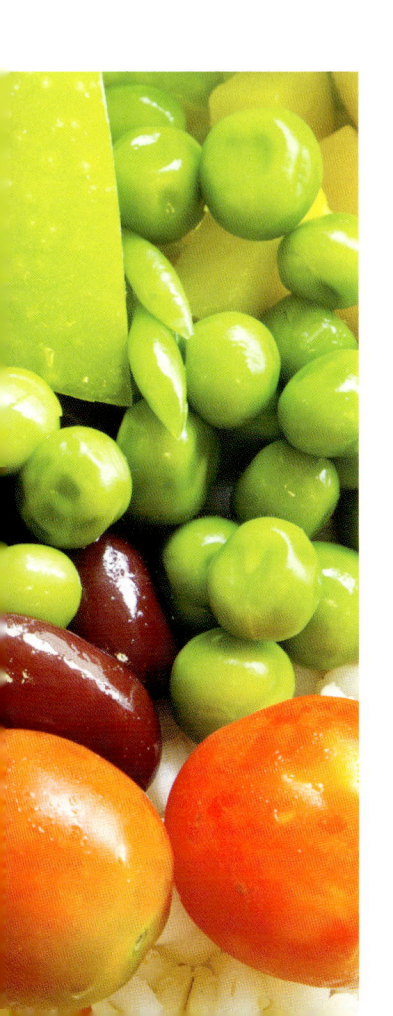

Egal, welchen Sport Sie betreiben, sorgen Sie für eine ausreichende Zufuhr von Wasser, um fit und energiegeladen zu bleiben. Lassen Sie es sich zur täglichen Gewohnheit werden, mehrere Gläser Wasser zu trinken.

EINLEITUNG

Jeden Tag verlieren Sie Wasser durch Ihren Atem, Schweiß, Urin und Stuhlgang. Dieses Wasser müssen Sie wieder auffüllen, damit Ihr Körper einwandfrei funktioniert. Sie brauchen täglich zwei bis drei Liter Wasser, die Sie größtenteils durch normales Essen und Trinken aufnehmen, wobei diese Angabe abhängig vom Wetter oder von der Trainingsdauer nach oben oder unten abweichen kann.

DEHNEN

Dieses Buch ist so konzipiert worden, dass es benutzerfreundlich ist und die Inhalte stufenweise entwickelt. Verwenden Sie es als Hilfe, um das unbegrenzte Potenzial Ihres Körpers freizusetzen und Körpergleichgewicht, Funktionalität und Kraft wiederzuerlangen. Beginnen Sie mit einer spezifischen Sportart oder einem funktionellen Training, wobei Sie mit Ihrem eigenen Tempo durch die Programme fortschreiten.

Widmen Sie einige Ihrer Zeit dem Dehnungsteil des Buches. Stretching ist wichtig für die richtige Verlängerung des Muskelgewebes sowohl während als auch nach einer Übung sowie für den Abbau von Milchsäure, dem Nebenprodukt stark beanspruchter Muskeln. Je flexibler und geschmeidiger das Gewebe darüber hinaus ist, desto voller ist die Bewegungsamplitude, die sich erzielen lässt, und je höher das zusätzliche schlanke Muskelgewebe, das aufgebaut werden kann und direkt die sportliche Betätigung unterstützt.

Einigen Experten zufolge sollte man sich vor dem Training dehnen. Tatsächlich aber ist es das Beste, sich vor dem Stretching aufzuwärmen. Häufig reichen 5 bis 10 Minuten auf einem Fahrradergometer aus, um sich auf das Dehnen vorzubereiten. Ideale Zeiten zum Dehnen sind während oder nach einer Übung, wenn die Muskeln warm und zugleich elastisch sind.

ZIEL SETZEN

Der Sportteil des Buches ist im Wesentlichen auf athletisches Training ausgerichtet, während der Teil mit funktionellen Übungen auf die alltägliche Funktionalität abzielt und gegebenenfalls auf die Verbesserung der Körper- und Muskelstraffung. Alle Vorhaben beginnen mit einer Zielplanung und dem Wissen, wohin eine Straße letztlich führen soll. Kennen Sie das „Wohin", zeigt Ihnen das Buch, „wie" Sie dorthin kommen. Gemeinsam können Sie Großes erreichen.

Sie können sich ohne Hilfe von Kleingeräten dehnen, aber ein Seil oder Stretchband und ein Gymnastikball können dafür sorgen, dass Sie aus jeder Dehnung noch ein Quäntchen mehr herausholen.

ANATOMIE DES OBERKÖRPERS

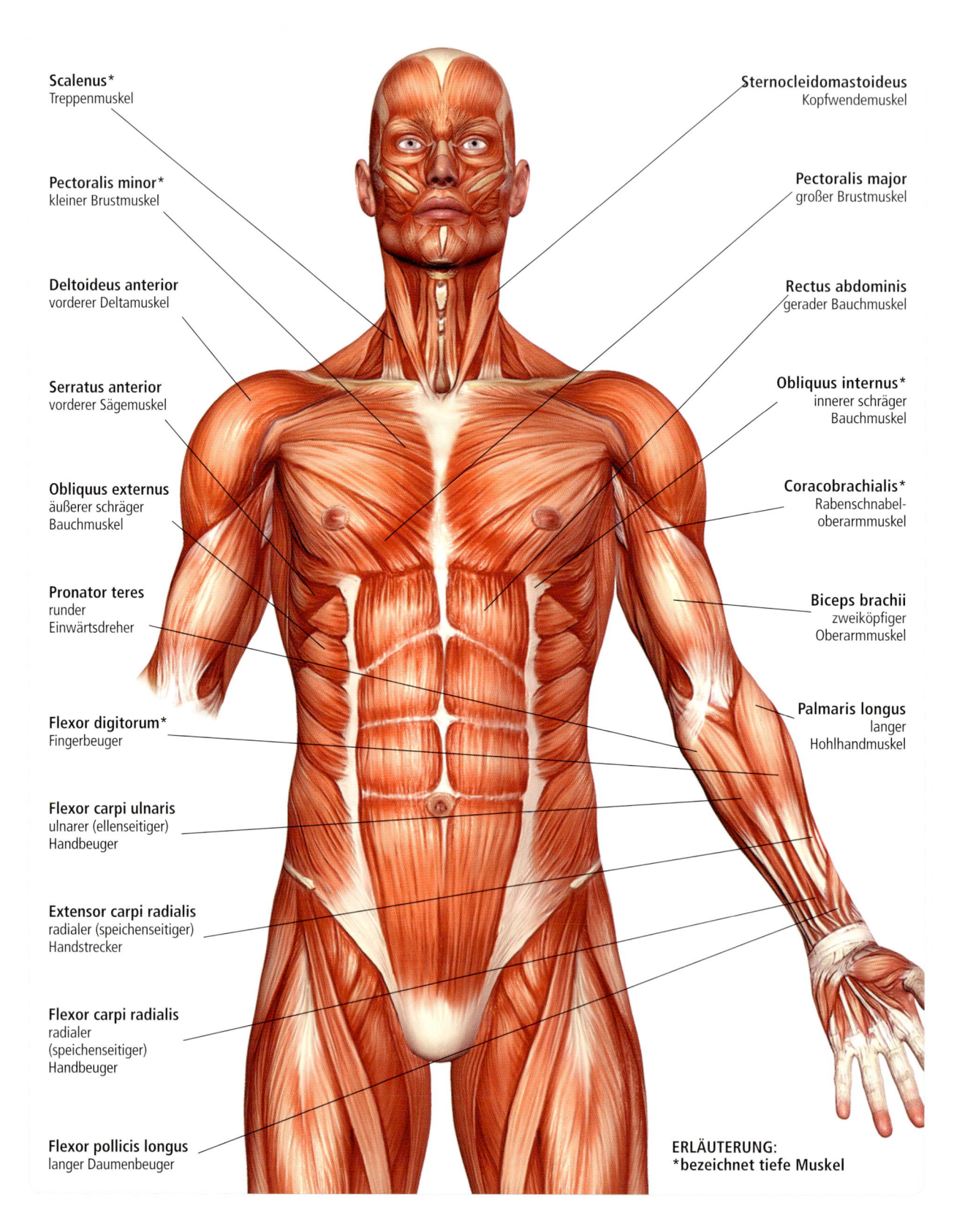

Scalenus*
Treppenmuskel

Pectoralis minor*
kleiner Brustmuskel

Deltoideus anterior
vorderer Deltamuskel

Serratus anterior
vorderer Sägemuskel

Obliquus externus
äußerer schräger Bauchmuskel

Pronator teres
runder Einwärtsdreher

Flexor digitorum*
Fingerbeuger

Flexor carpi ulnaris
ulnarer (ellenseitiger) Handbeuger

Extensor carpi radialis
radialer (speichenseitiger) Handstrecker

Flexor carpi radialis
radialer (speichenseitiger) Handbeuger

Flexor pollicis longus
langer Daumenbeuger

Sternocleidomastoideus
Kopfwendemuskel

Pectoralis major
großer Brustmuskel

Rectus abdominis
gerader Bauchmuskel

Obliquus internus*
innerer schräger Bauchmuskel

Coracobrachialis*
Rabenschnabel-oberarmmuskel

Biceps brachii
zweiköpfiger Oberarmmuskel

Palmaris longus
langer Hohlhandmuskel

ERLÄUTERUNG:
*bezeichnet tiefe Muskel

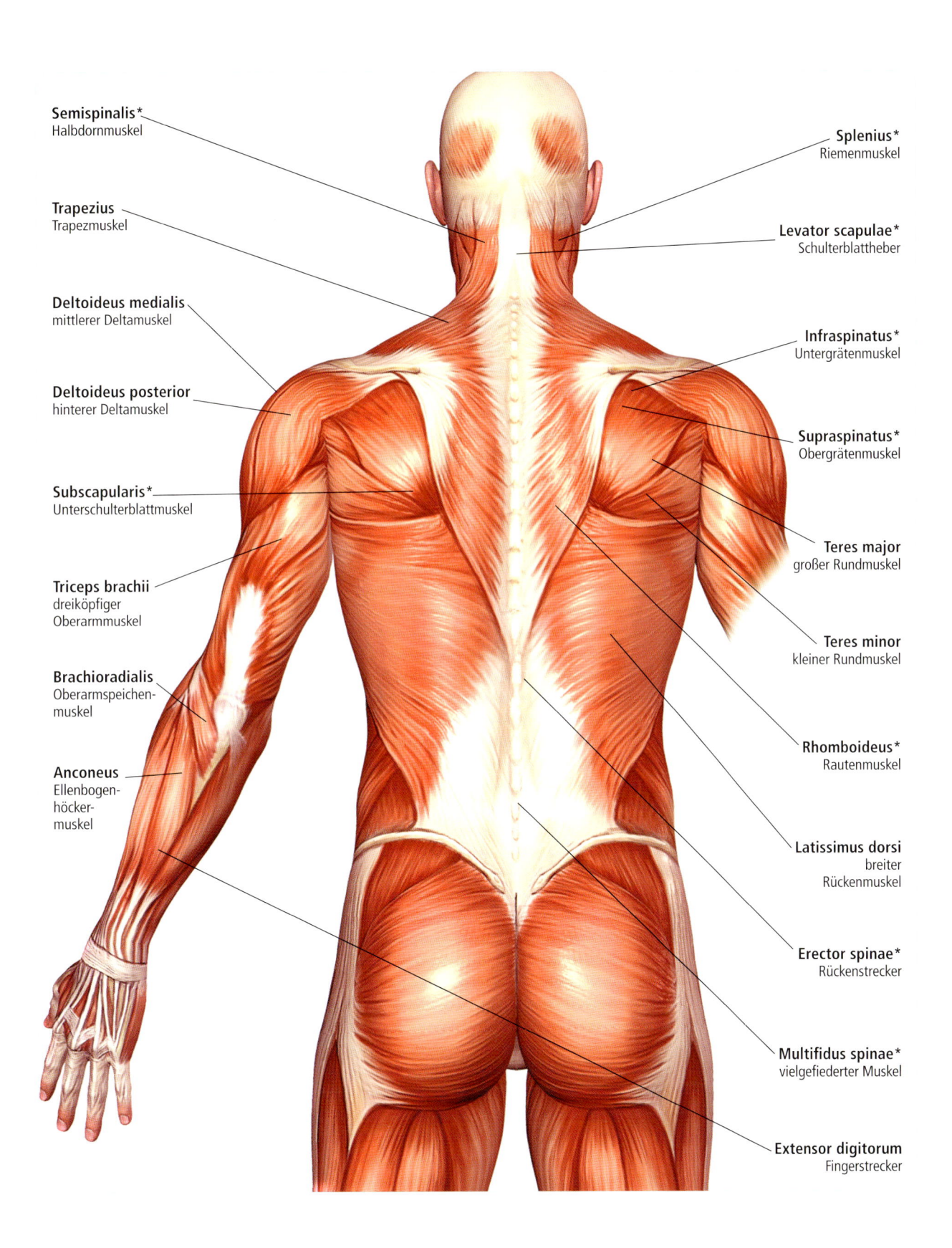

ANATOMIE DES OBERKÖRPERS

Semispinalis*
Halbdornmuskel

Trapezius
Trapezmuskel

Deltoideus medialis
mittlerer Deltamuskel

Deltoideus posterior
hinterer Deltamuskel

Subscapularis*
Unterschulterblattmuskel

Triceps brachii
dreiköpfiger Oberarmmuskel

Brachioradialis
Oberarmspeichenmuskel

Anconeus
Ellenbogenhöckermuskel

Splenius*
Riemenmuskel

Levator scapulae*
Schulterblattheber

Infraspinatus*
Untergrätenmuskel

Supraspinatus*
Obergrätenmuskel

Teres major
großer Rundmuskel

Teres minor
kleiner Rundmuskel

Rhomboideus*
Rautenmuskel

Latissimus dorsi
breiter Rückenmuskel

Erector spinae*
Rückenstrecker

Multifidus spinae*
vielgefiederter Muskel

Extensor digitorum
Fingerstrecker

ANATOMIE DES UNTERKÖRPERS

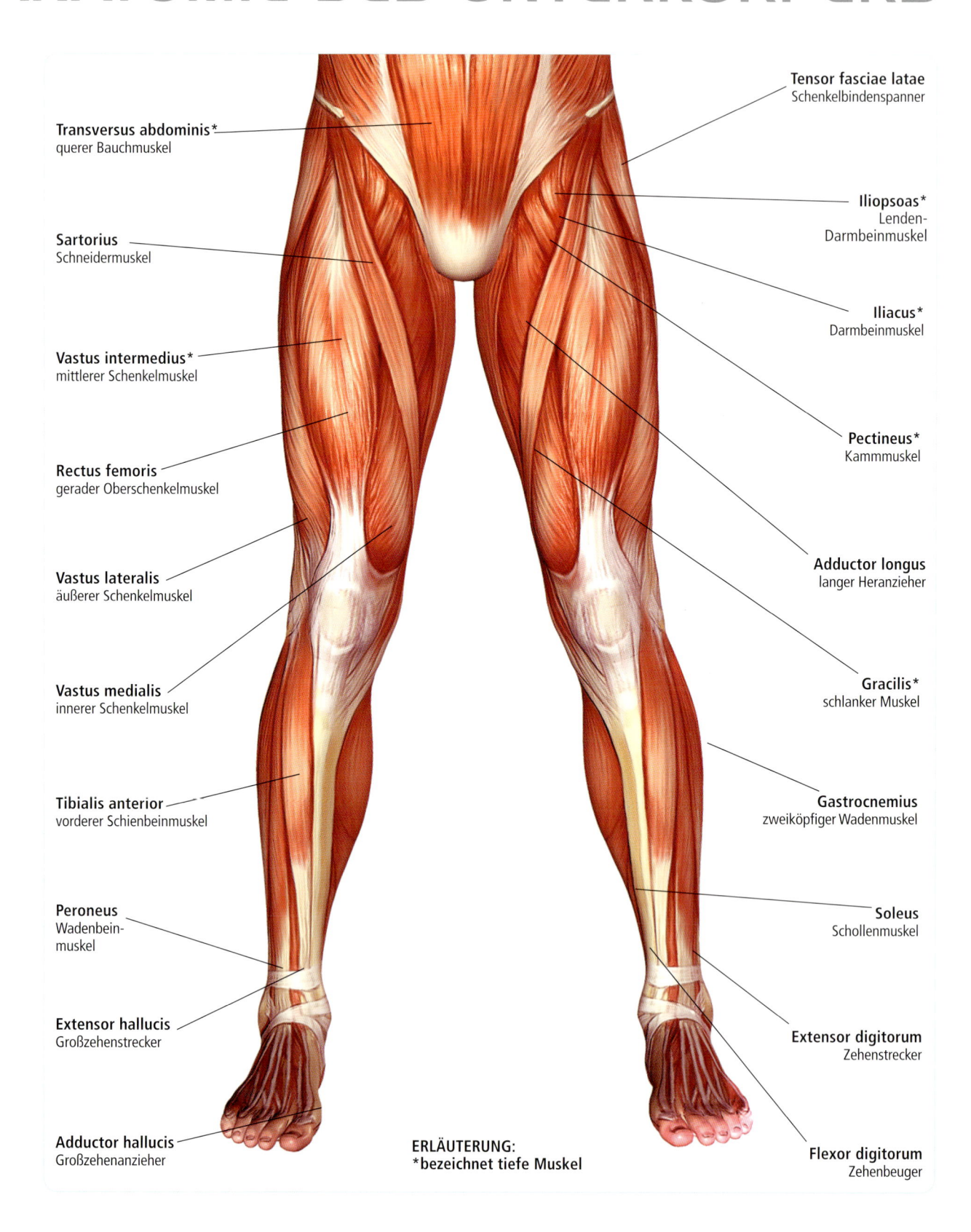

Transversus abdominis*
querer Bauchmuskel

Sartorius
Schneidermuskel

Vastus intermedius*
mittlerer Schenkelmuskel

Rectus femoris
gerader Oberschenkelmuskel

Vastus lateralis
äußerer Schenkelmuskel

Vastus medialis
innerer Schenkelmuskel

Tibialis anterior
vorderer Schienbeinmuskel

Peroneus
Wadenbeinmuskel

Extensor hallucis
Großzehenstrecker

Adductor hallucis
Großzehenanzieher

Tensor fasciae latae
Schenkelbindenspanner

Iliopsoas*
Lenden-Darmbeinmuskel

Iliacus*
Darmbeinmuskel

Pectineus*
Kammmuskel

Adductor longus
langer Heranzieher

Gracilis*
schlanker Muskel

Gastrocnemius
zweiköpfiger Wadenmuskel

Soleus
Schollenmuskel

Extensor digitorum
Zehenstrecker

Flexor digitorum
Zehenbeuger

ERLÄUTERUNG:
*bezeichnet tiefe Muskel

ANATOMIE DES UNTERKÖRPERS

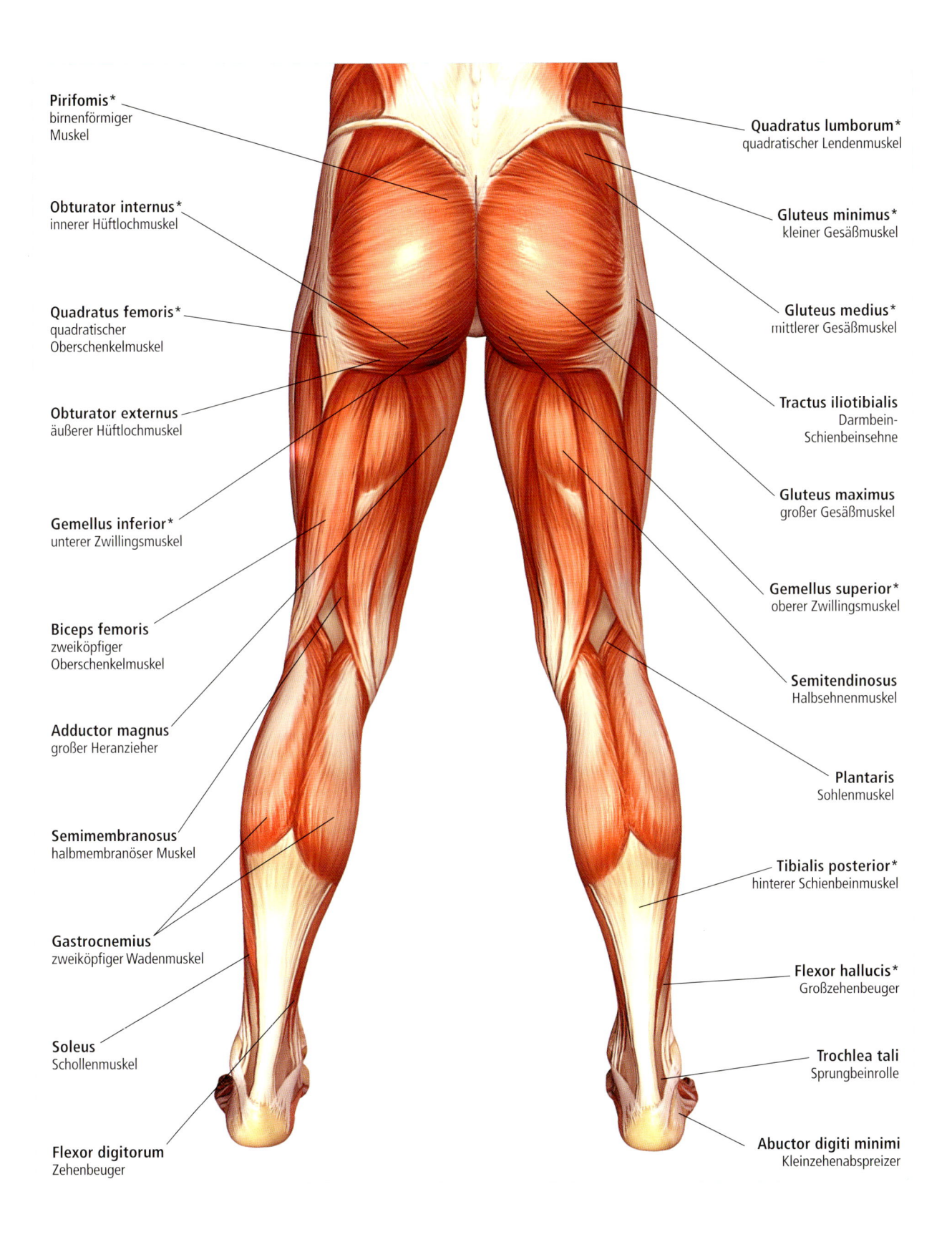

Pirifomis*
birnenförmiger Muskel

Obturator internus*
innerer Hüftlochmuskel

Quadratus femoris*
quadratischer Oberschenkelmuskel

Obturator externus
äußerer Hüftlochmuskel

Gemellus inferior*
unterer Zwillingsmuskel

Biceps femoris
zweiköpfiger Oberschenkelmuskel

Adductor magnus
großer Heranzieher

Semimembranosus
halbmembranöser Muskel

Gastrocnemius
zweiköpfiger Wadenmuskel

Soleus
Schollenmuskel

Flexor digitorum
Zehenbeuger

Quadratus lumborum*
quadratischer Lendenmuskel

Gluteus minimus*
kleiner Gesäßmuskel

Gluteus medius*
mittlerer Gesäßmuskel

Tractus iliotibialis
Darmbein-Schienbeinsehne

Gluteus maximus
großer Gesäßmuskel

Gemellus superior*
oberer Zwillingsmuskel

Semitendinosus
Halbsehnenmuskel

Plantaris
Sohlenmuskel

Tibialis posterior*
hinterer Schienbeinmuskel

Flexor hallucis*
Großzehenbeuger

Trochlea tali
Sprungbeinrolle

Abuctor digiti minimi
Kleinzehenabspreizer

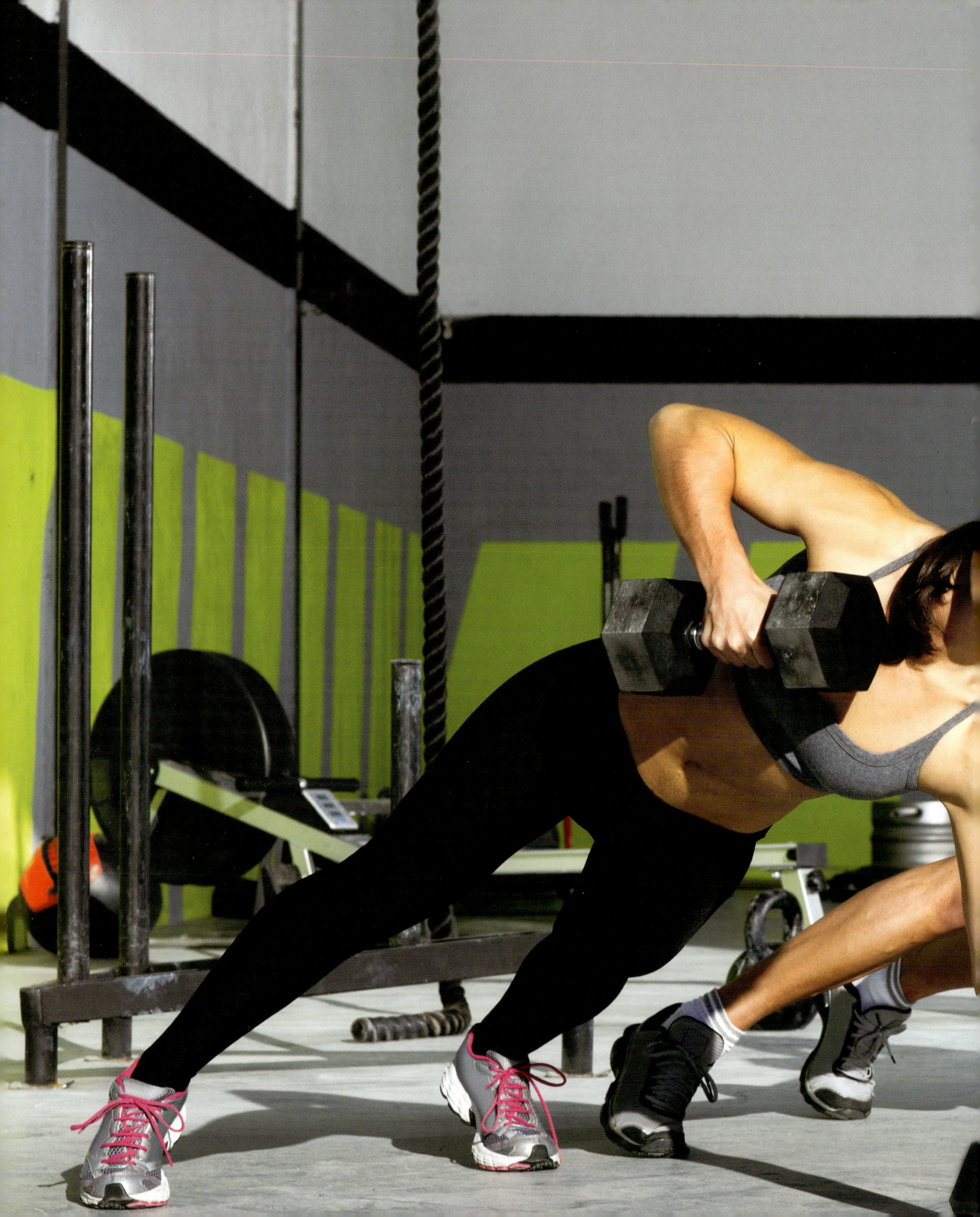

Übungen & Dehnungen

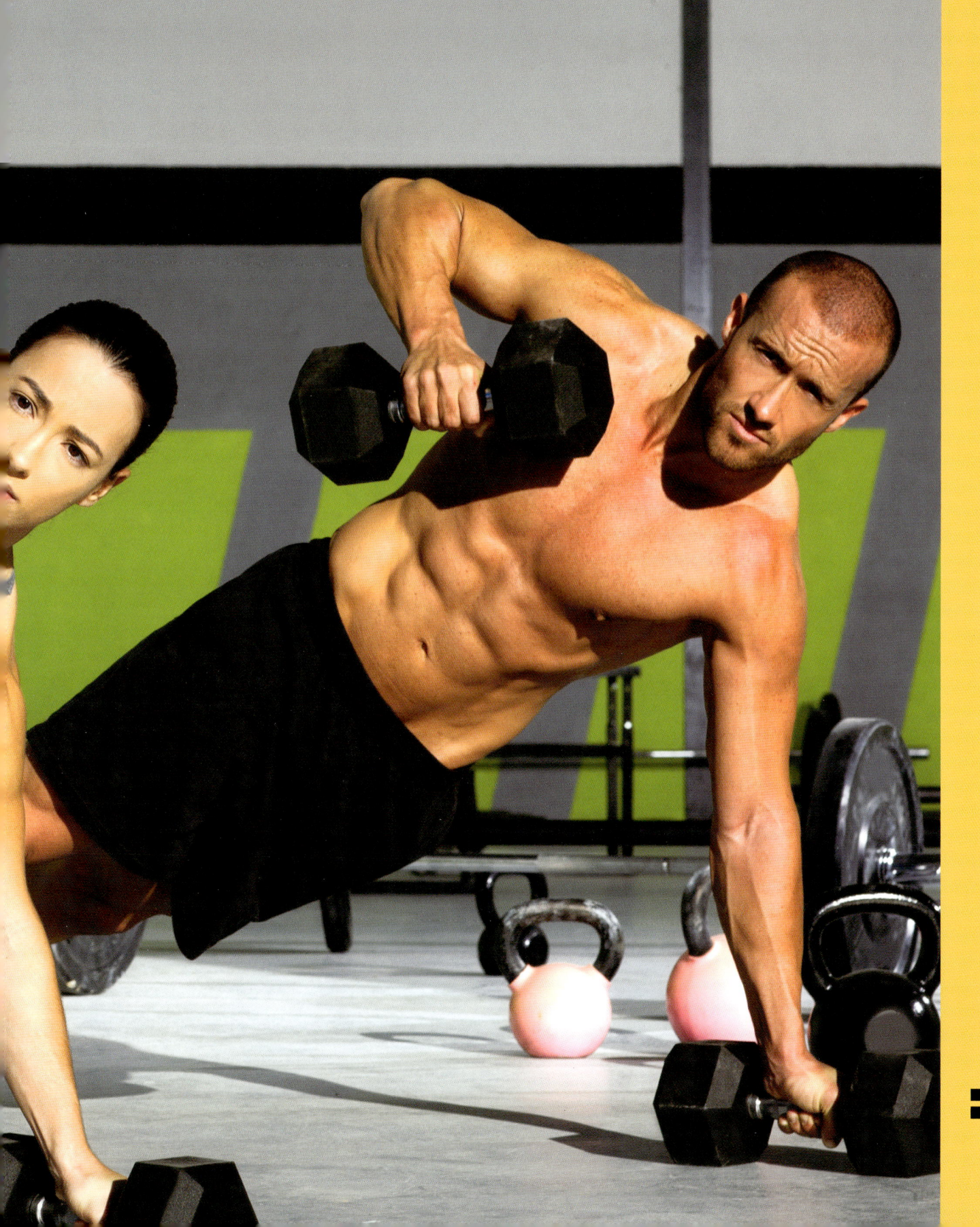

Teil 2

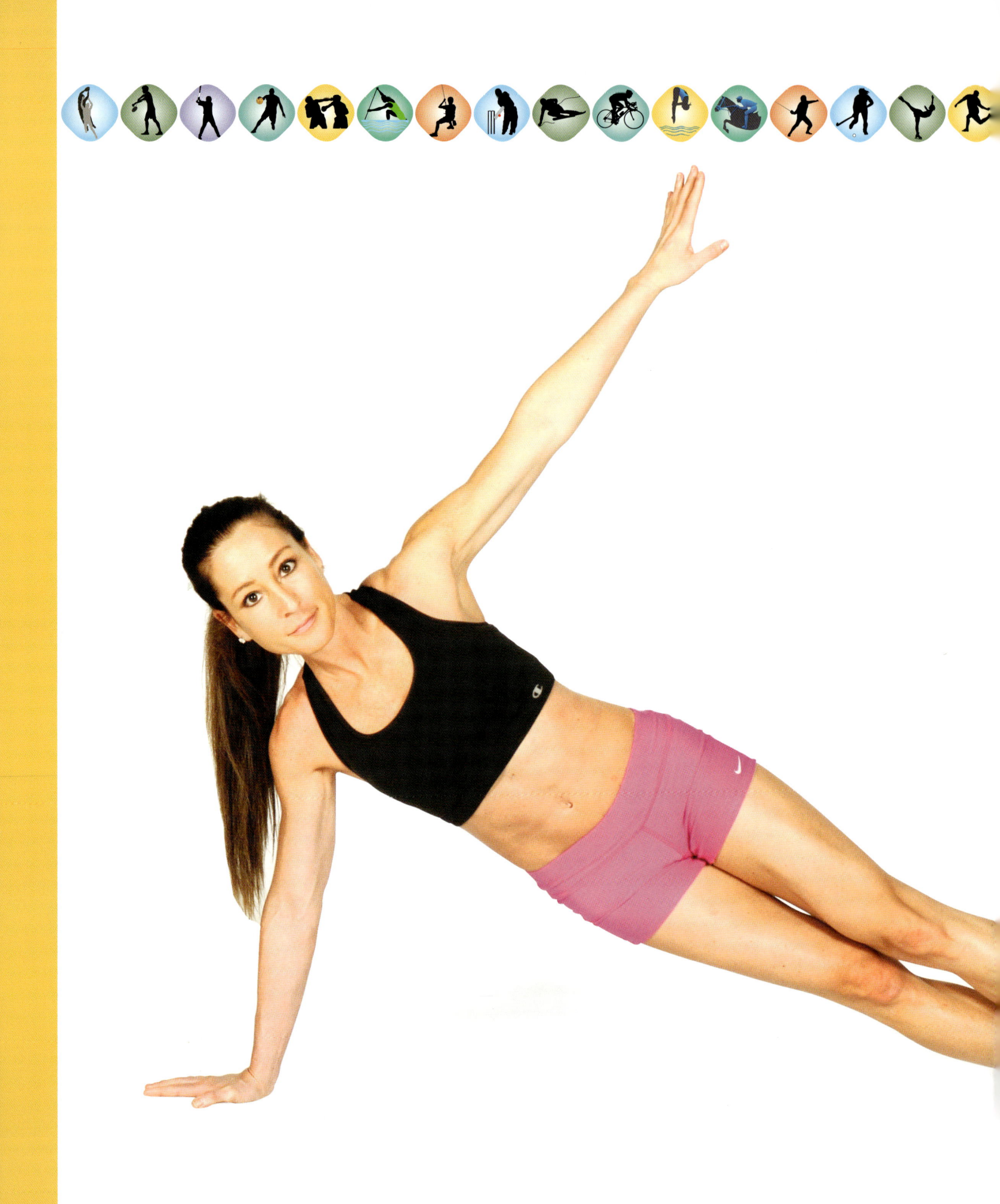

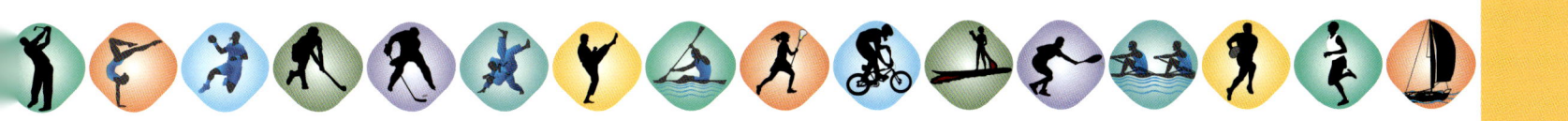

ÜBUNGEN FÜR DEN OBERKÖRPER

Die hier für den Oberkörper zusammengestellten Übungen zeigen einige der effizientesten Bewegungen, die sich zur Steigerung Ihrer Leistung in einer Sportart oder Aktivität bewährt haben. Alle Übungen sind klar umrissen und enthalten Schritt-für-Schritt-Anweisungen. Dieser Abschnitt umfasst Übungen, die auf die Stärkung und den Aufbau aller Muskeln im Brust-, Rücken-, Schulter- und Armbereich abzielen und diese zentralen Muskelgruppen hinsichtlich Ästhetik und Leistung verbessern. Diese Übungen werden später im Buch zu wirkungsvollen Trainingsplänen für bestimmte Sportarten und Aktivitäten miteinander kombiniert. Werfen Sie einen Blick auf die folgenden Seiten und wählen Sie jederzeit neue Übungen aus, um Abwechslung in Ihr Training zu bringen. Achten Sie immer auf Ihre Haltung und die korrekte Ausführung einer Übung, um tatsächlich den gewünschten Muskel zu beanspruchen und Verletzungen zu vermeiden.

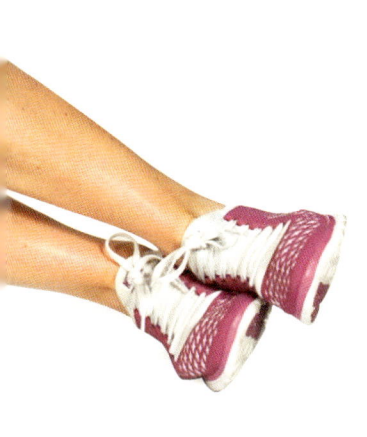

KREUZHEBEN MIT LANGHANTEL

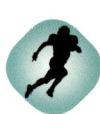

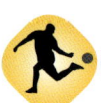

ÜBUNGEN: OBERKÖRPER

① Stellen Sie sich im schulterbreiten Stand vor eine Langhantel. Schauen Sie nach vorn, gehen Sie in die Hocke und umfassen Sie die Hantel im Obergriff etwas weiter als schulterbreit; die Knie sind nah an der Stange.

RICHTIG
- den Gesäßmuskel als Unterstützung bei der Übungsausführung nutzen

FALSCH
- Rundrücken machen

ZIELE
- Rücken
- Oberschenkel
- Gesäßmuskeln
- ischiocrurale Muskulatur
- Körpermitte
- Unterarme
- Bizeps

SCHWIERIGKEIT
- mittel

NUTZEN
- steigert die Muskelmasse und Kraft im Rumpf

VERMEIDEN BEI …
- Knieproblemen

VARIANTEN
- **Leichter:** Verwenden Sie eine sehr leichte Stange oder einfach nur das eigene Körpergewicht.
- **Schwieriger:** Stellen Sie die Füße enger zusammen, um die Bewegungsamplitude zu vergrößern.

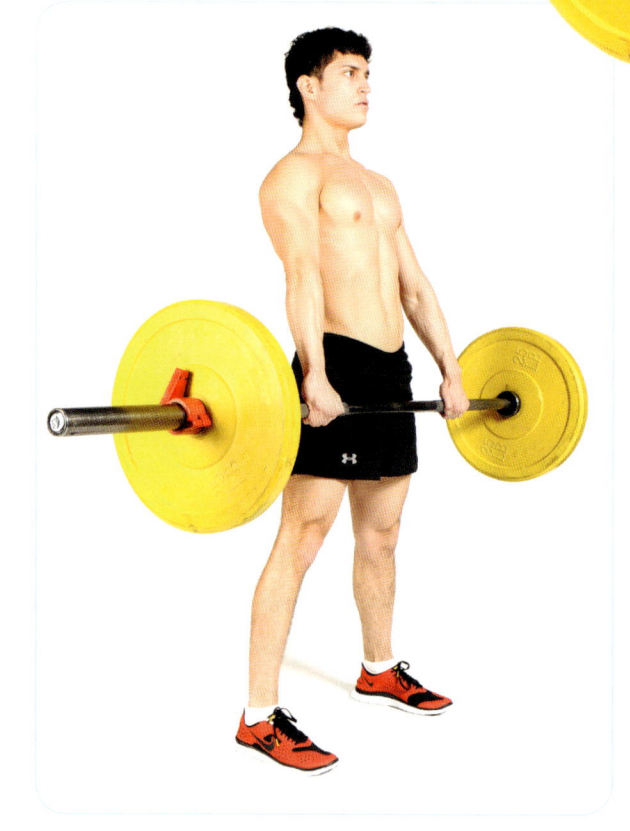

② Drücken Sie sich aus den Fersen langsam aufrecht, wobei Sie die Langhantel auf Armlänge unter sich halten. Achten Sie darauf, dass Ihr Rücken während dieser Bewegung gerade bleibt.

③ Wenn Sie vollständig aufrecht stehen, halten Sie die Endposition kurz, dann kehren Sie in umgekehrter Reihenfolge langsam zum Boden zurück und setzen die Langhantel vorsichtig wieder ab. Machen Sie 6-8 Wiederholungen.

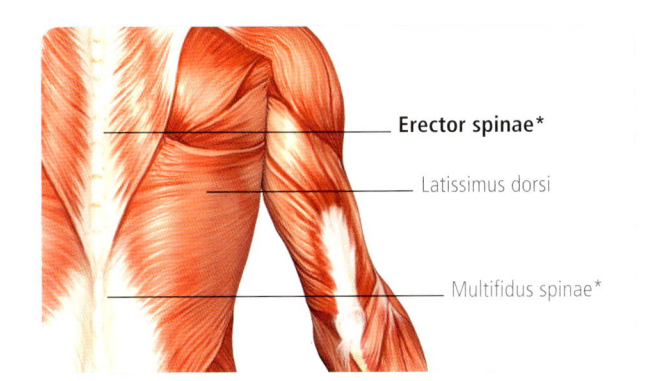

OBERKÖRPER: KREUZHEBEN MIT LANGHANTEL

TRAINIERT
- Erector spinae

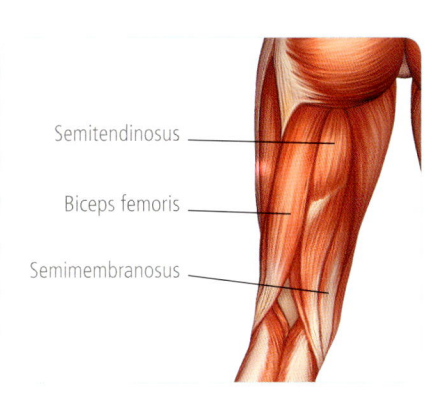

ERLÄUTERUNG
Schwarzer Text bezeichnet Zielmuskeln
Grauer Text bezeichnet stabilisierende Muskeln
* bezeichnet tiefe Muskeln

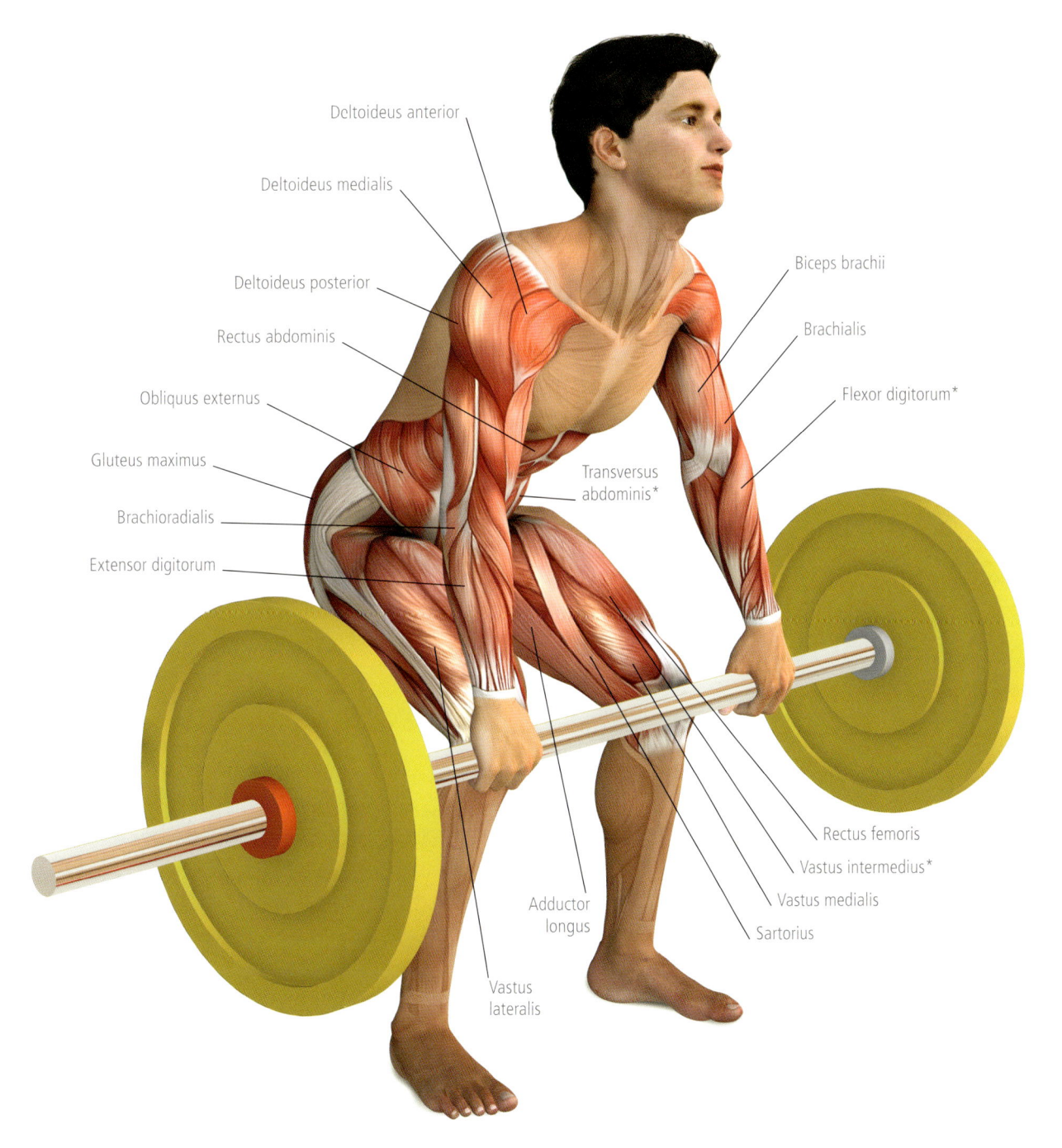

Erector spinae*
Latissimus dorsi
Multifidus spinae*

Semitendinosus
Biceps femoris
Semimembranosus

Deltoideus anterior
Deltoideus medialis
Deltoideus posterior
Rectus abdominis
Obliquus externus
Gluteus maximus
Brachioradialis
Extensor digitorum

Biceps brachii
Brachialis
Flexor digitorum*
Transversus abdominis*
Rectus femoris
Vastus intermedius*
Vastus medialis
Sartorius
Adductor longus
Vastus lateralis

35

LANGHANTELRUDERN VORGEBEUGT

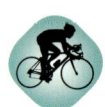

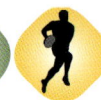

① Stellen Sie Ihre Füße parallel zueinander und schulterbreit auseinander und beugen Sie die Knie leicht.

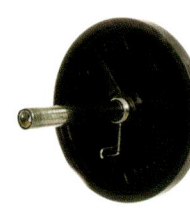

② Fassen Sie die Langhantel etwa schulterbreit im Obergriff, dann heben Sie die Hantel an.

③ Beugen Sie sich in der Taille so lang vor, bis sich Ihr Rumpf mit gestrecktem Rücken fast parallel zum Boden befindet. Halten Sie die Hantel eng vor Ihrem Körper und lassen Sie die Arme senkrecht zum Boden und Rumpf nach unten hängen. Das ist die Grundposition.

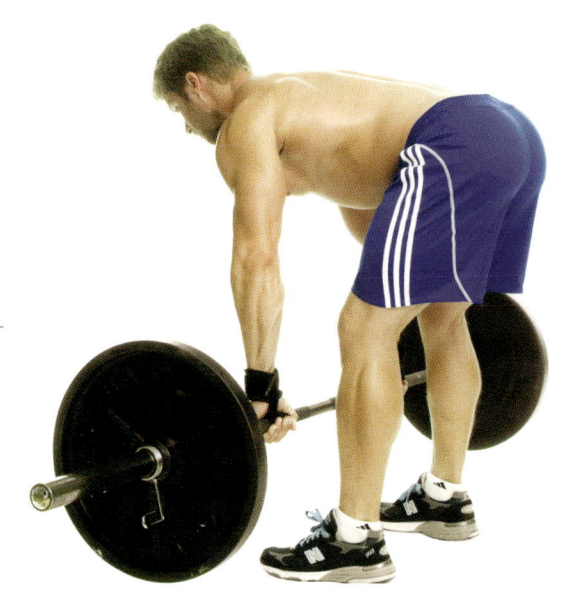

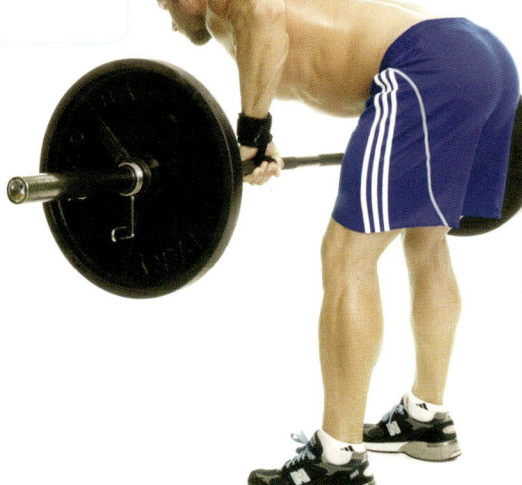

④ Ziehen Sie die Hantel in Richtung Rumpf, die Ellenbogen liegen dabei eng seitlich am Körper.

⑤ Führen Sie die Hantel wieder kontrolliert in die Grundposition zurück. Wiederholen Sie die Übung.

ZIELE
- Deltamuskeln
- Rücken

SCHWIERIGKEIT
- mittel

NUTZEN
- stärkt Schultern, Rücken und Arme

VERMEIDEN BEI …
- Rückenproblemen

TRAINERTIPPS
- Atmen Sie während des Hebens der Hantel aus und atmen Sie ein, wenn Sie die Hantel in die Grundposition senken.
- Bleiben Sie leicht in den Knien gebeugt, um die Gesäß- und ischiocrale Muskulatur zu beanspruchen.
- Benutzen Sie kontrollierbare Gewichte – zu schweres Heben kann eine schlechte Haltung und mögliche Rückenverletzungen bewirken.

RICHTIG
- den Rumpf die gesamte Übung hindurch waagrecht halten

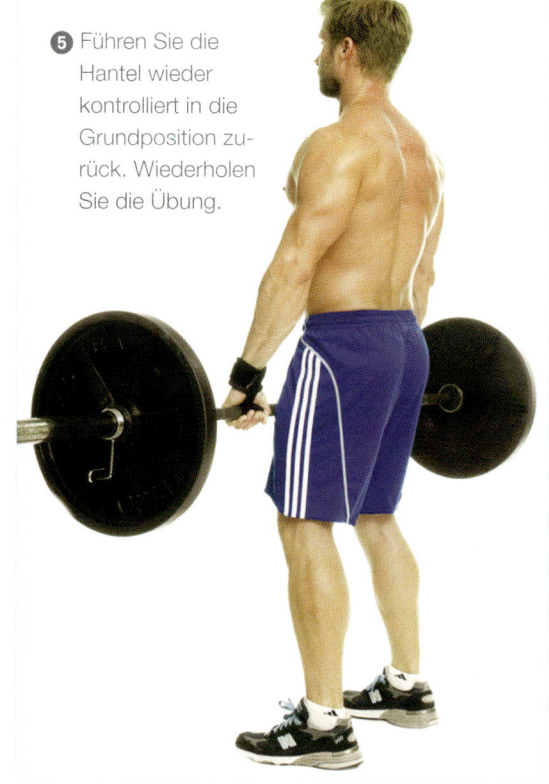

FALSCH
- den Kopf während der Übung senken

OBERKÖRPER: LANGHANTELRUDERN VORGEBEUGT

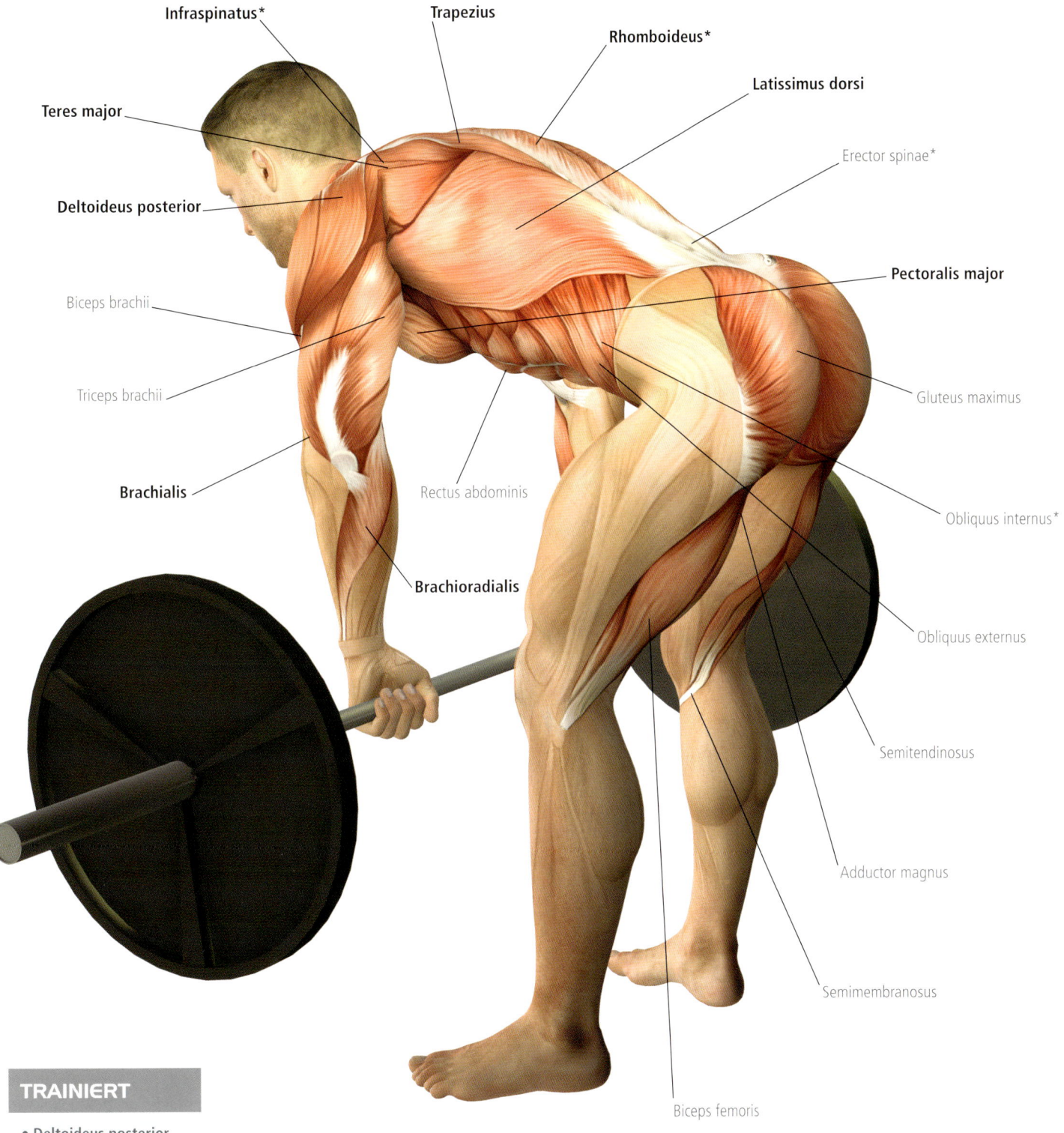

Infraspinatus*
Trapezius
Rhomboideus*
Latissimus dorsi
Teres major
Erector spinae*
Deltoideus posterior
Pectoralis major
Biceps brachii
Gluteus maximus
Triceps brachii
Rectus abdominis
Obliquus internus*
Brachialis
Obliquus externus
Brachioradialis
Semitendinosus
Adductor magnus
Semimembranosus
Biceps femoris

TRAINIERT

- Deltoideus posterior
- Trapezius
- Rhomboideus
- Latissimus dorsi
- Teres major
- Infraspinatus
- Brachialis
- Brachioradialis
- Pectoralis major

ERLÄUTERUNG

Schwarzer Text bezeichnet Zielmuskeln

Grauer Text bezeichnet stabilisierende Muskeln

* bezeichnet tiefe Muskeln

ÜBUNGEN: OBERKÖRPER

KURZHANTELRUDERN

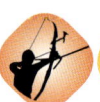

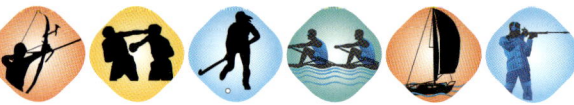

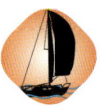

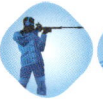

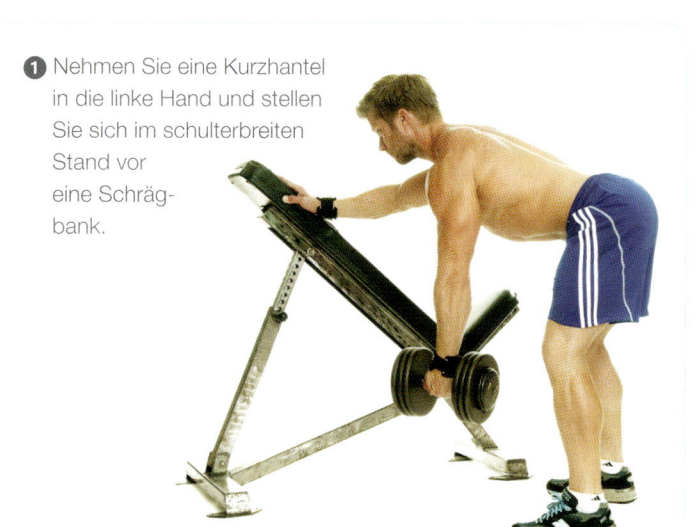

❶ Nehmen Sie eine Kurzhantel in die linke Hand und stellen Sie sich im schulterbreiten Stand vor eine Schrägbank.

❷ Neigen Sie sich nach vorn und legen Sie Ihre rechte Hand auf die Bank. Ihr Rücken sollte gestreckt sein, die Knie leicht gebeugt. Ihre linke Hand sollte die Kurzhantel im Hammergriff halten und Ihr Ellenbogen sollte eng an den Rippen liegen.

RICHTIG
- Brustkorb etwas herausschieben
- das Becken leicht gekippt und den Rücken gerade halten

FALSCH
- den Ellenbogen vom Brustkorb abspreizen
- die Hantel mit Schwung heben

❸ Ziehen Sie nun Ihren Ellenbogen nach oben zur Decke.

❹ Senken Sie die Hantel wieder in die Grundposition ab und wiederholen Sie die Übung. Wechseln Sie die Seiten und führen Sie alle Übungsschritte mit der rechten Hand durch.

ZIELE
- mittlerer Rücken

SCHWIERIGKEIT
- mittel

NUTZEN
- stärkt Schultern und Rücken

VERMEIDEN BEI …
- Rückenproblemen

TRAINERTIPPS
- Handgelenksbänder verbessern die Stabilität.
- Halten Sie den Stützarm leicht gebeugt.
- Spannen Sie die Kiefermuskulatur nicht an.

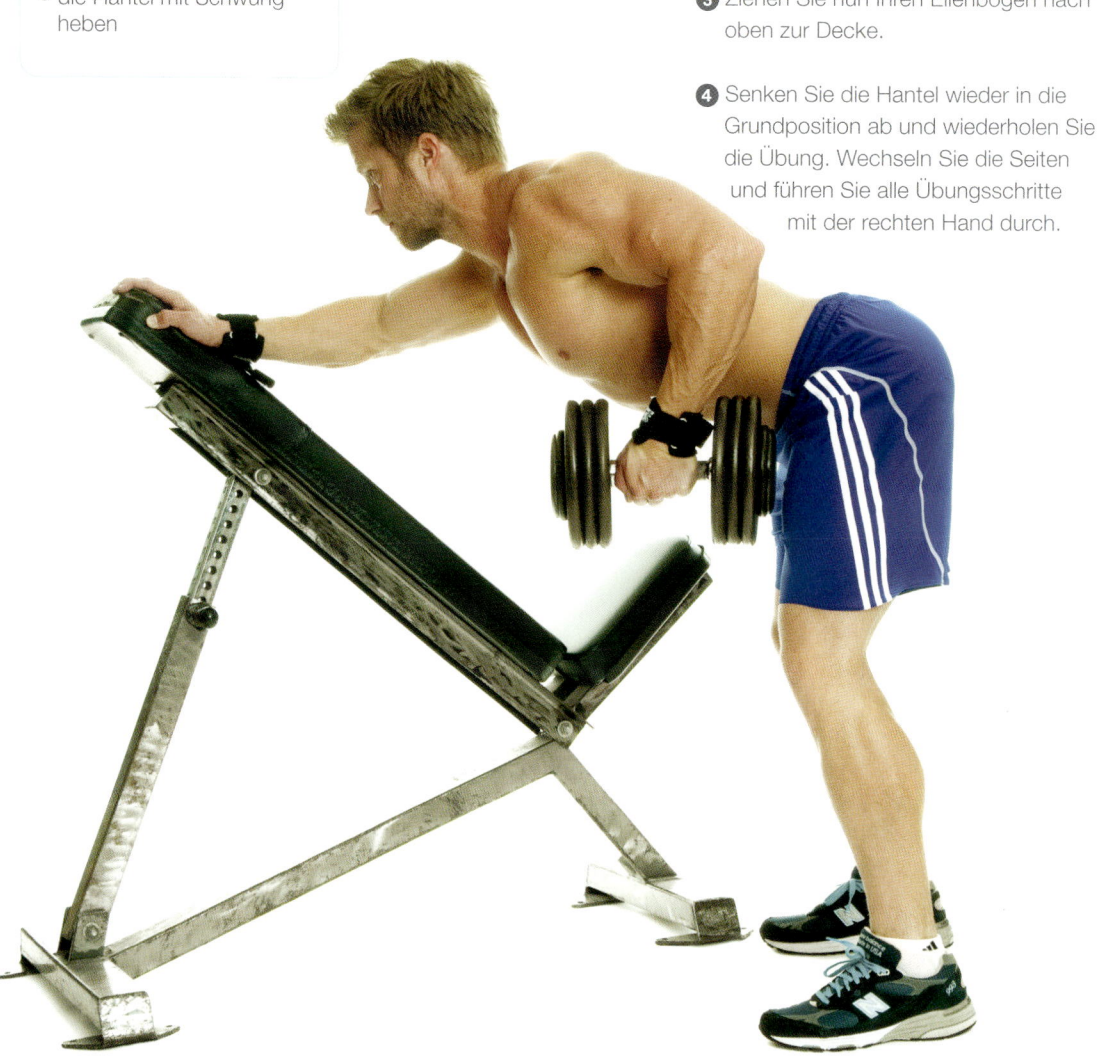

OBERKÖRPER: KURZHANTELRUDERN

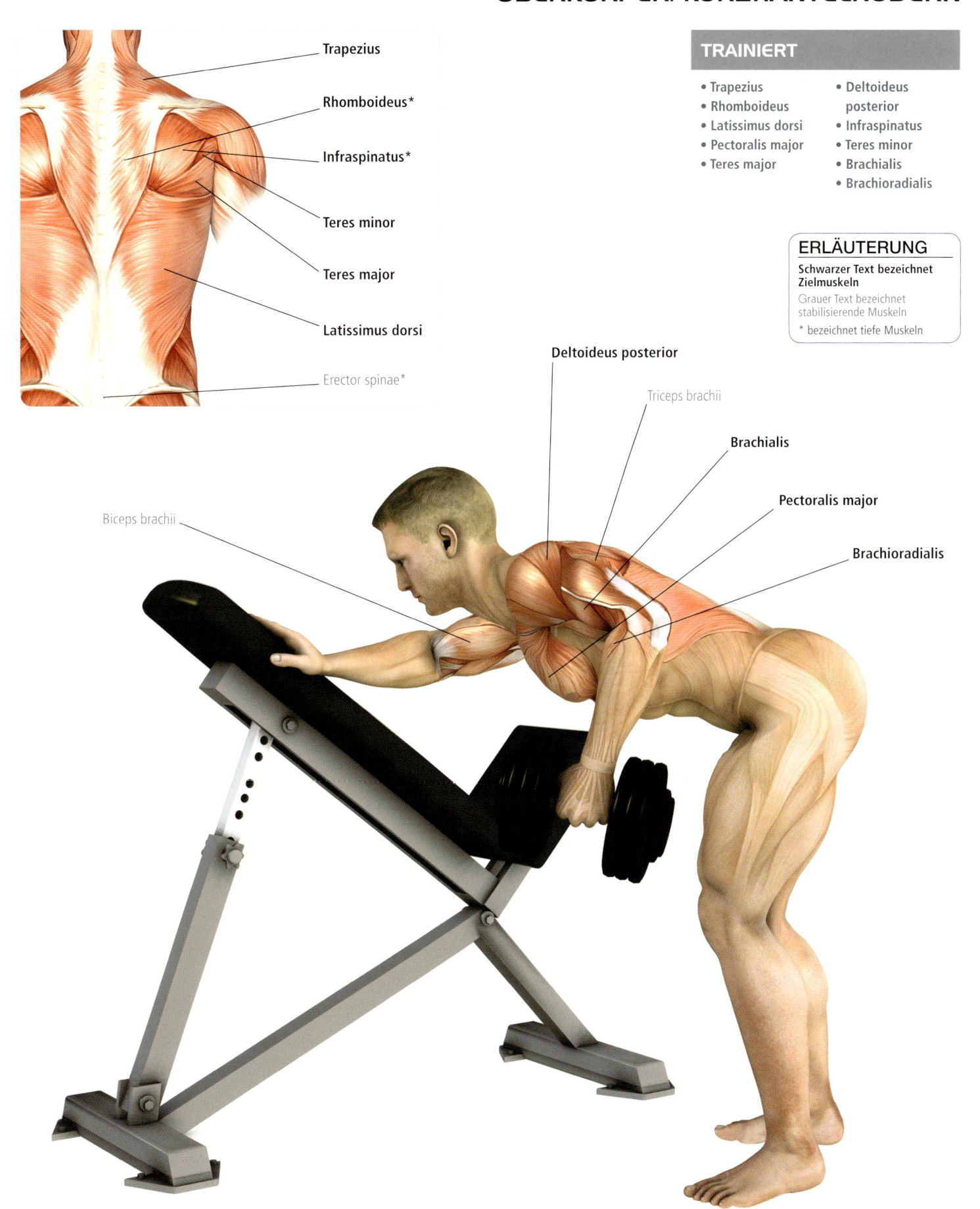

TRAINIERT

- Trapezius
- Rhomboideus
- Latissimus dorsi
- Pectoralis major
- Teres major
- Deltoideus posterior
- Infraspinatus
- Teres minor
- Brachialis
- Brachioradialis

ERLÄUTERUNG

Schwarzer Text bezeichnet Zielmuskeln

Grauer Text bezeichnet stabilisierende Muskeln

* bezeichnet tiefe Muskeln

Rückenansicht:
- Trapezius
- Rhomboideus*
- Infraspinatus*
- Teres minor
- Teres major
- Latissimus dorsi
- Erector spinae*

Übungsausführung:
- Biceps brachii
- Deltoideus posterior
- Triceps brachii
- Brachialis
- Pectoralis major
- Brachioradialis

KURZHANTEL-ÜBERZUG

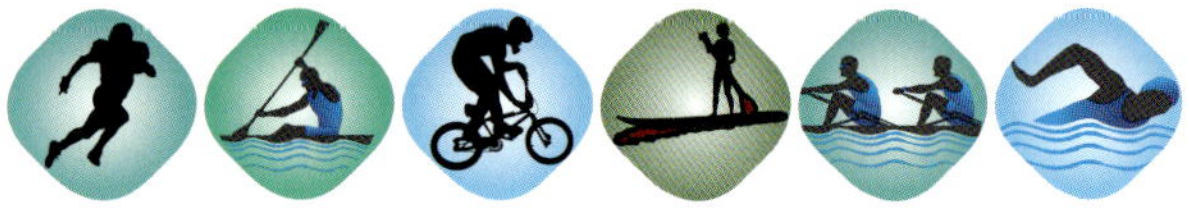

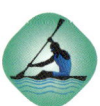

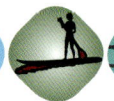

ÜBUNGEN: OBERKÖRPER

❶ Legen Sie sich flach auf eine Bank. Beugen Sie Ihre Beine und stellen Sie Ihre Füße schulterbreit sowie flach auf die Bank, um den unteren Rücken zu stützen.

❷ Halten Sie eine leichte Kurzhantel mit ausgestreckten Armen über Ihrer Brust.

RICHTIG
- die Arme immer beugen, wenn Sie diese Übung ausführen

FALSCH
- die Hantel mit Schwung hinter den Kopf bewegen

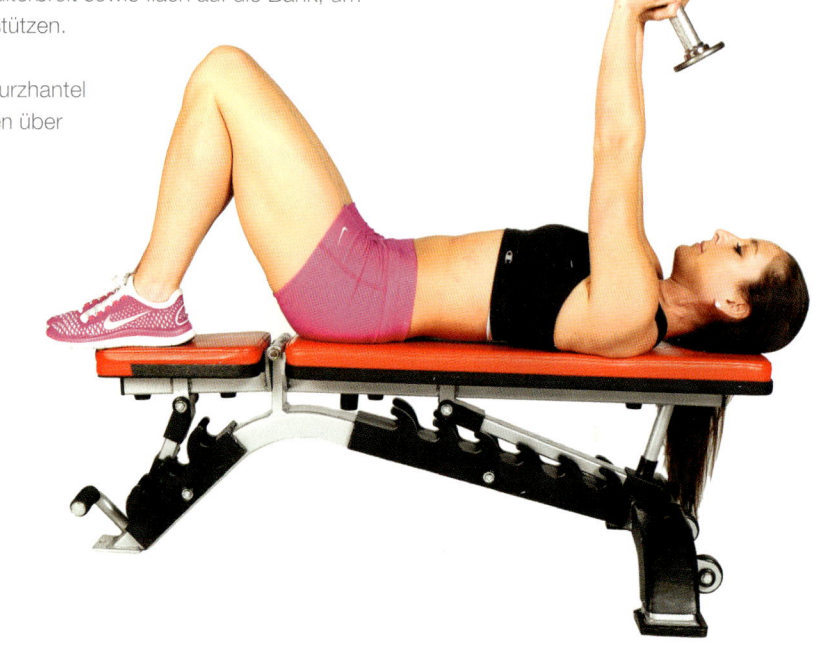

ZIELE
- Rücken
- Oberschenkel
- Gesäßmuskeln
- ischiocrurale Muskulatur
- Körpermitte
- Unterarme
- Bizeps

SCHWIERIGKEIT
- leicht

NUTZEN
- stärkt Schultern, Brust und Arme

VERMEIDEN BEI …
- Rückenproblemen
- Schulterbeschwerden

TRAINERTIPPS
- Platzieren Sie die Hantel nicht zu weit von sich entfernt. Die Startposition ist direkt über der Brust und sollte nirgendwo anders liegen.

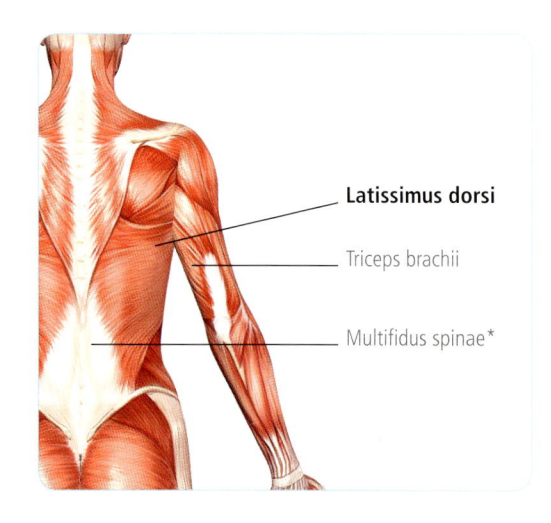

Latissimus dorsi
Triceps brachii
Multifidus spinae*

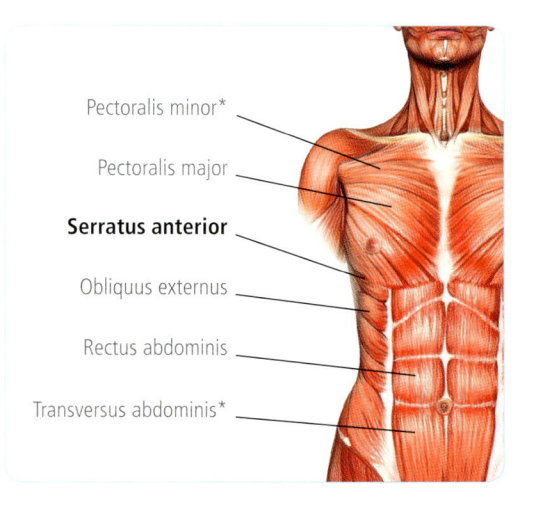

Pectoralis minor*
Pectoralis major
Serratus anterior
Obliquus externus
Rectus abdominis
Transversus abdominis*

VARIANTEN

Leichter: Benutzen Sie eine ganz leichte Kurzhantel.

Schwieriger: Legen Sie sich so quer auf eine Bank, dass nur Kopf und Schultern aufliegen (rechts).

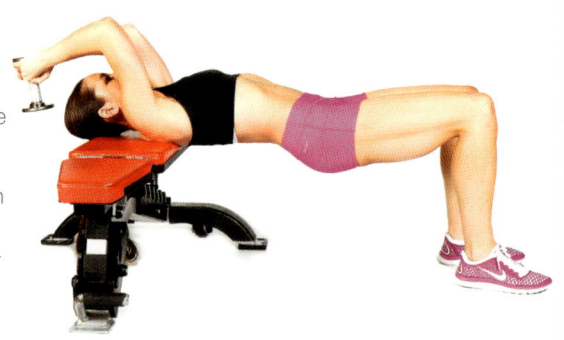

TRAINIERT
- Latissimus dorsi
- Serratus anterior

ERLÄUTERUNG

Schwarzer Text bezeichnet Zielmuskeln

Grauer Text bezeichnet stabilisierende Muskeln

* bezeichnet tiefe Muskeln

OBERKÖRPER: KURZHANTEL-ÜBERZUG

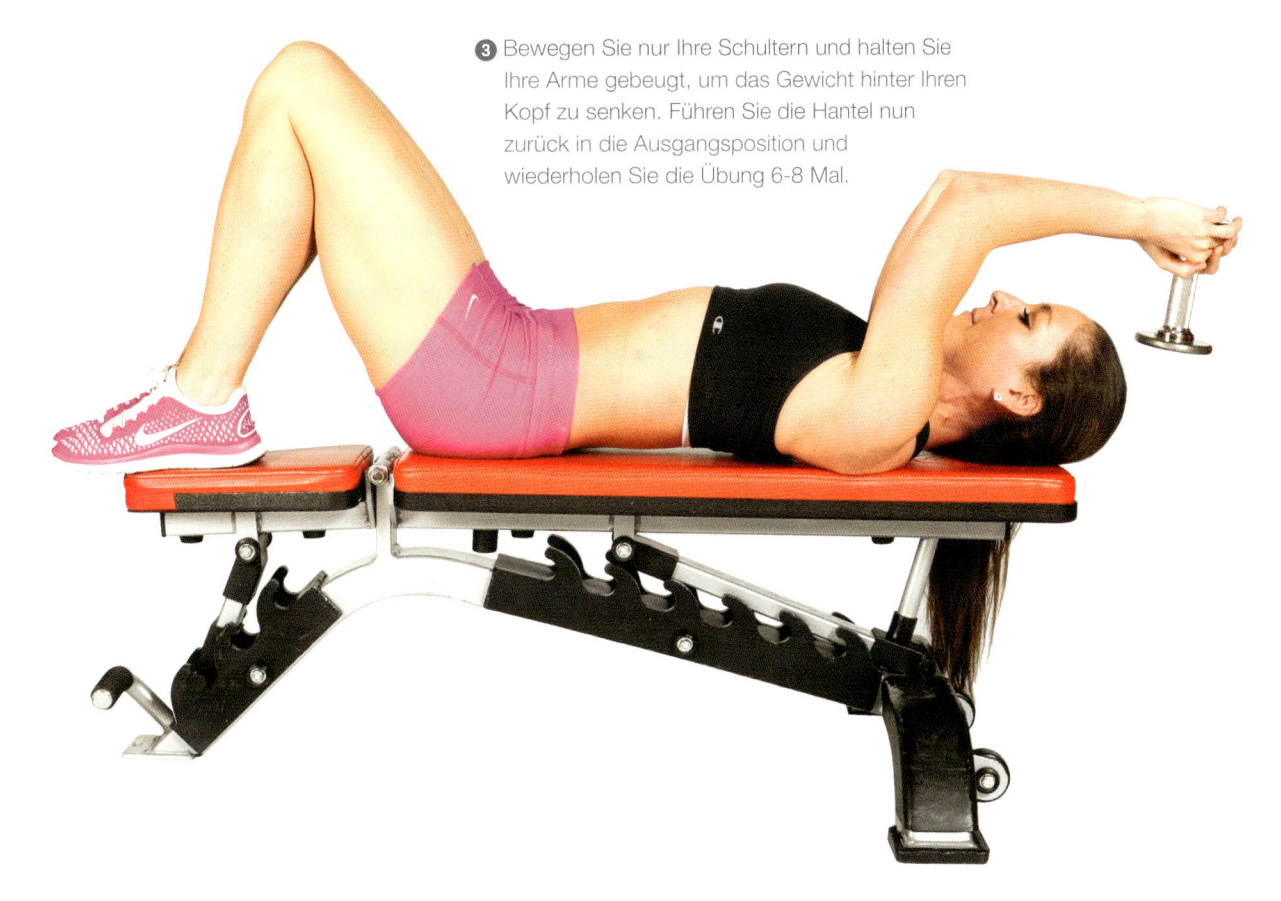

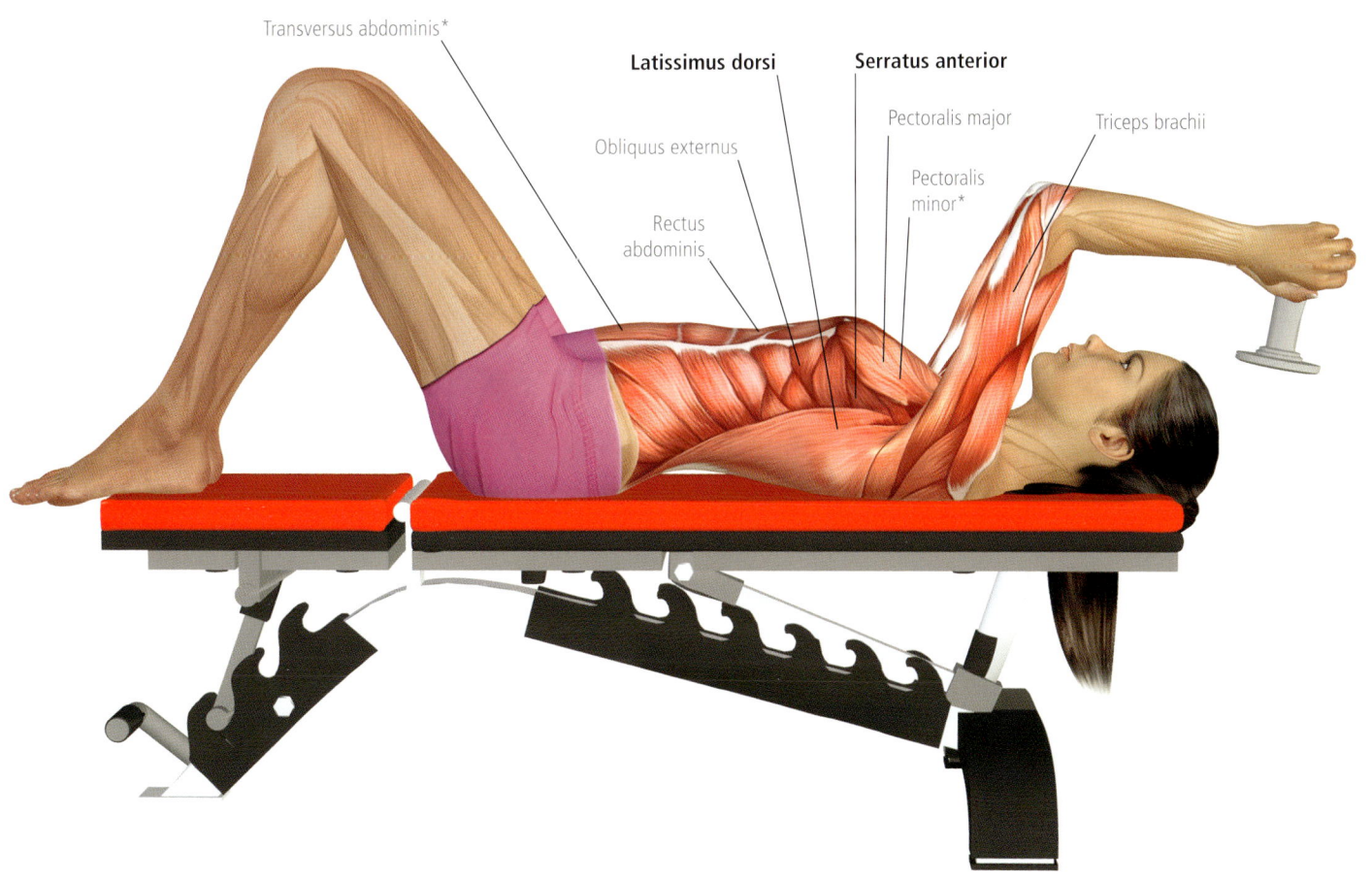

❸ Bewegen Sie nur Ihre Schultern und halten Sie Ihre Arme gebeugt, um das Gewicht hinter Ihren Kopf zu senken. Führen Sie die Hantel nun zurück in die Ausgangsposition und wiederholen Sie die Übung 6-8 Mal.

Transversus abdominis*
Latissimus dorsi
Serratus anterior
Obliquus externus
Pectoralis major
Triceps brachii
Rectus abdominis
Pectoralis minor*

41

ÜBUNGEN: OBERKÖRPER

LATZIEHEN

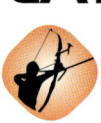

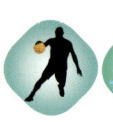

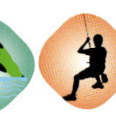

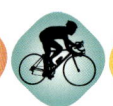

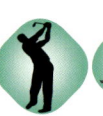

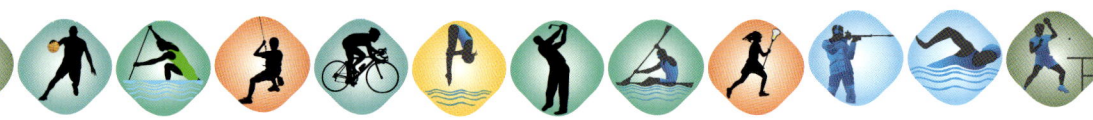

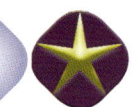

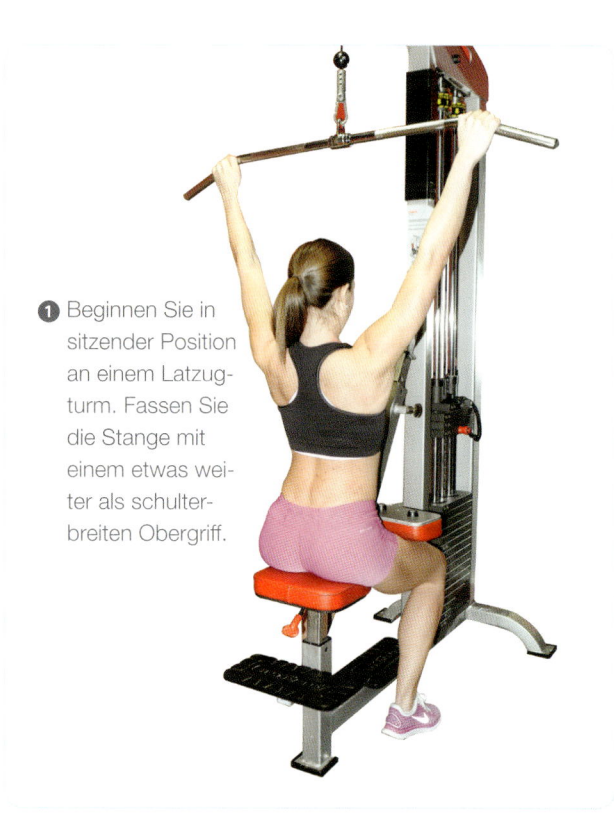

❶ Beginnen Sie in sitzender Position an einem Latzugturm. Fassen Sie die Stange mit einem etwas weiter als schulterbreiten Obergriff.

❷ Ziehen Sie die Stange bis ein paar Zentimeter über Ihrem Schlüsselbein nach unten.

❸ Führen Sie die Latzugstange mit einer kontrollierten Bewegung wieder nach oben. Machen Sie 8-10 Wiederholungen.

ZIELE
- Rücken
- Unterarme
- Bizeps

SCHWIERIGKEIT
- leicht

NUTZEN
- stärkt die Rückenmuskulatur

VERMEIDEN BEI …
- Rückenproblemen

VARIANTEN
- **Leichter:** Fassen Sie die Stange weiter, um den Bewegungsradius zu verringern.
- **Schwieriger:** Greifen Sie die Stanger enger, um den Bewegungsradius zu vergrößern.

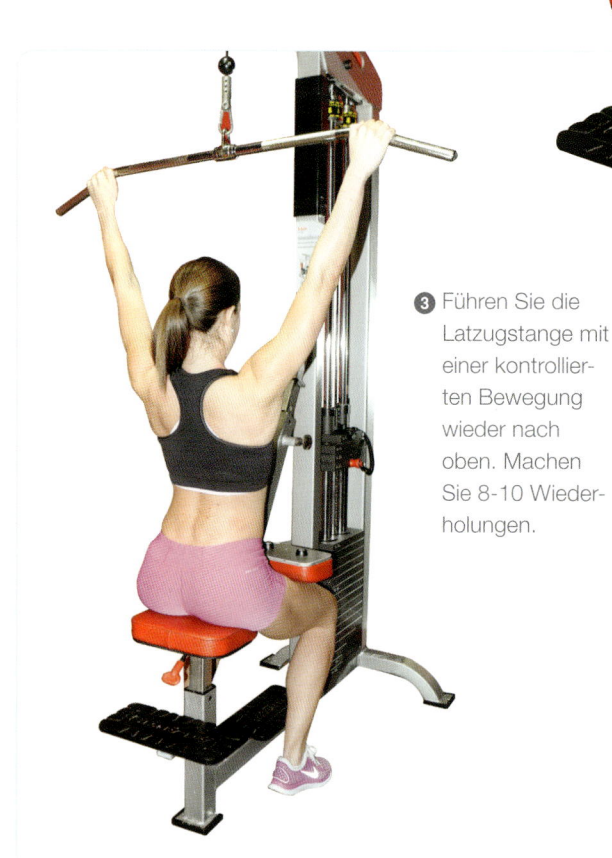

RICHTIG
- den Rücken während der Übung immer gestreckt halten

FALSCH
- die Latstange hinter den Nacken ziehen

OBERKÖRPER: LATZIEHEN

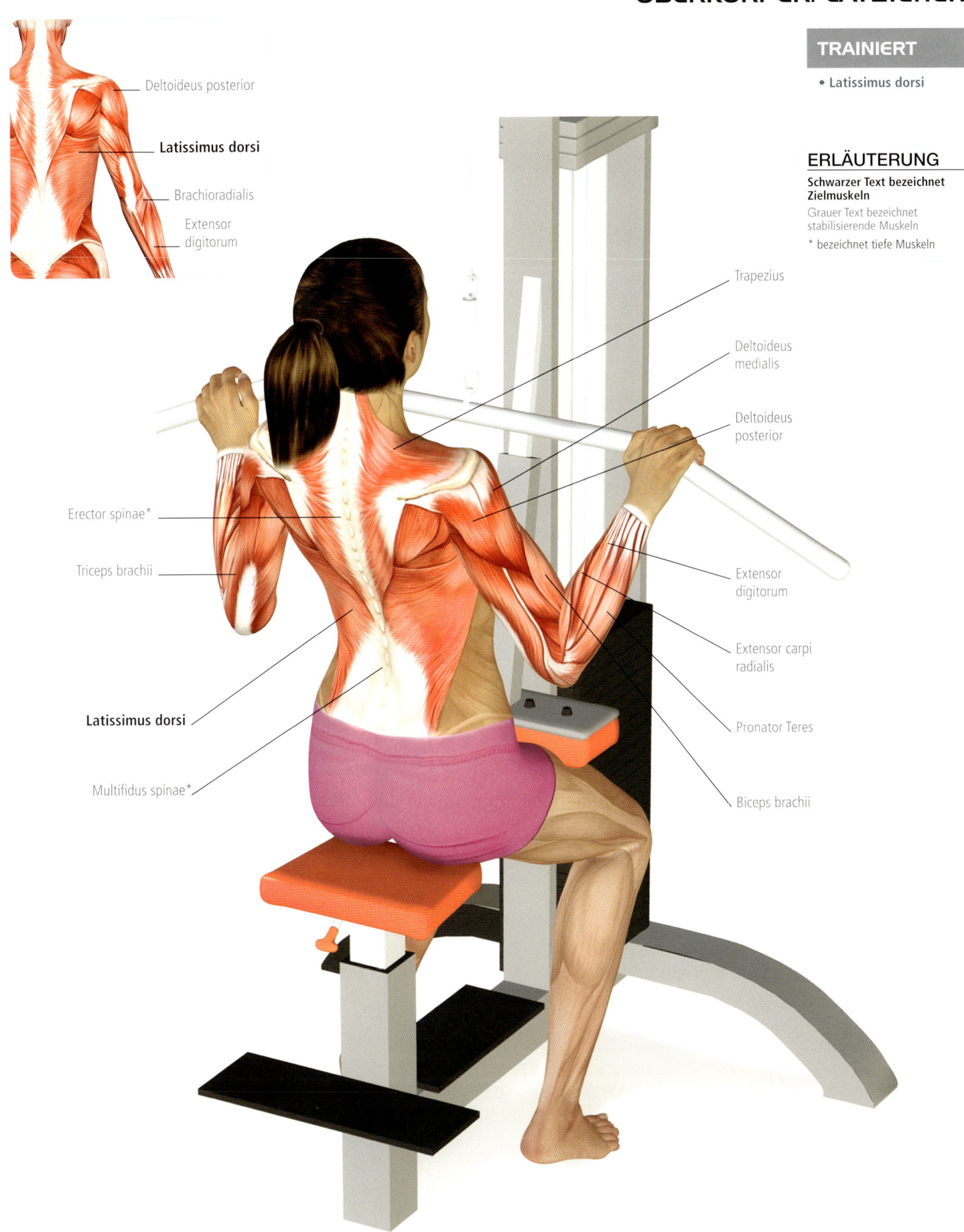

TRAINIERT
- Latissimus dorsi

ERLÄUTERUNG
Schwarzer Text bezeichnet Zielmuskeln
Grauer Text bezeichnet stabilisierende Muskeln
* bezeichnet tiefe Muskeln

- Deltoideus posterior
- **Latissimus dorsi**
- Brachioradialis
- Extensor digitorum

- Trapezius
- Deltoideus medialis
- Deltoideus posterior
- Erector spinae*
- Triceps brachii
- Extensor digitorum
- Extensor carpi radialis
- Pronator Teres
- **Latissimus dorsi**
- Biceps brachii
- Multifidus spinae*

SCHULTERBEWEGLICHKEIT

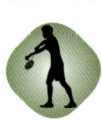

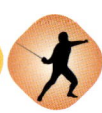

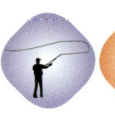

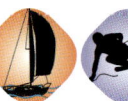

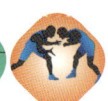

ÜBUNGEN: OBERKÖRPER

❶ Halten Sie im Sitzen oder Stand Nacken, Schultern und Rumpf in einer entspannten, neutralen Position und blicken Sie nach vorn.

RICHTIG
- die Schultern gleichmäßig und kontrolliert bewegen

FALSCH
- den Rumpf bewegen

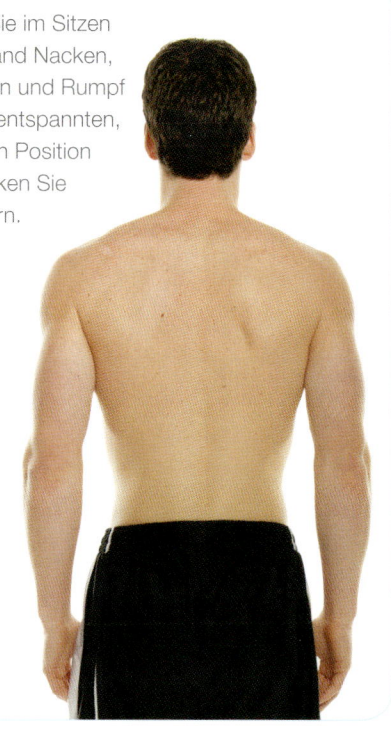

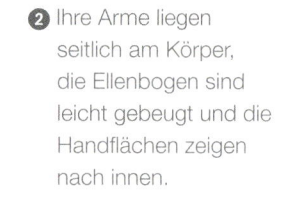

❷ Ihre Arme liegen seitlich am Körper, die Ellenbogen sind leicht gebeugt und die Handflächen zeigen nach innen.

❸ Während Sie Ihre Schultern nach vorn rollen, konzentrieren Sie sich darauf, die Schulterblätter von der Wirbelsäule zu lösen.

ZIELE
- Schultern
- Schulterblätter
- Nacken

SCHWIERIGKEIT
- leicht

NUTZEN
- verbessert die Bewegungsamplitude
- hilft gegen Verspannungen in Nacken, Schultern, Brust und oberer Rückenmuskulatur
- stabilisiert die Schulterblätter

VERMEIDEN BEI …
- Schulterbeschwerden

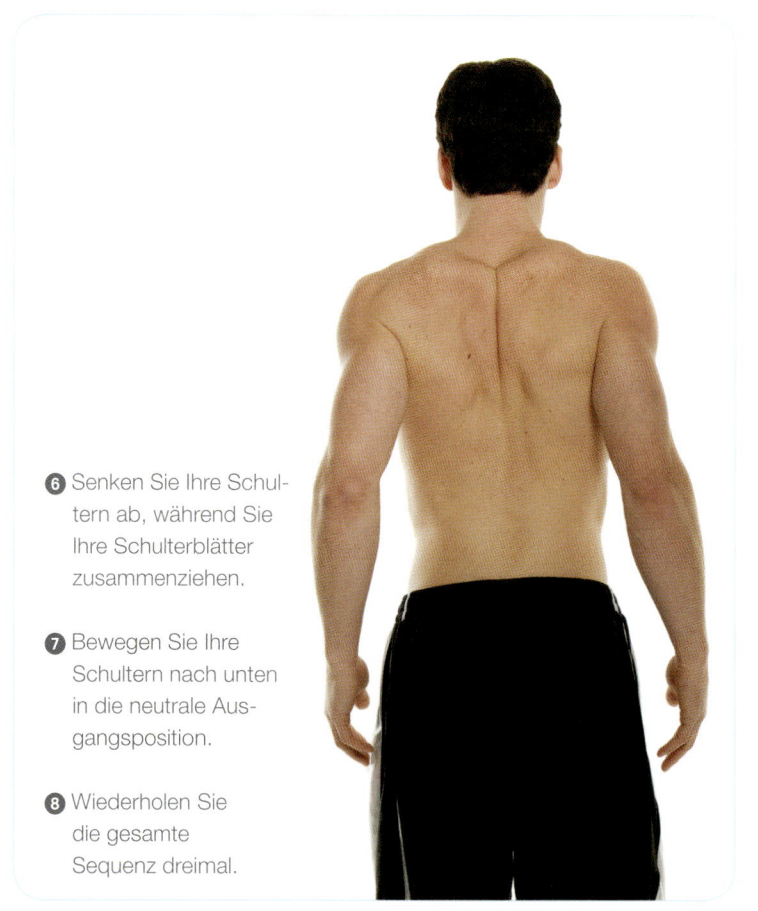

❻ Senken Sie Ihre Schultern ab, während Sie Ihre Schulterblätter zusammenziehen.

❼ Bewegen Sie Ihre Schultern nach unten in die neutrale Ausgangsposition.

❽ Wiederholen Sie die gesamte Sequenz dreimal.

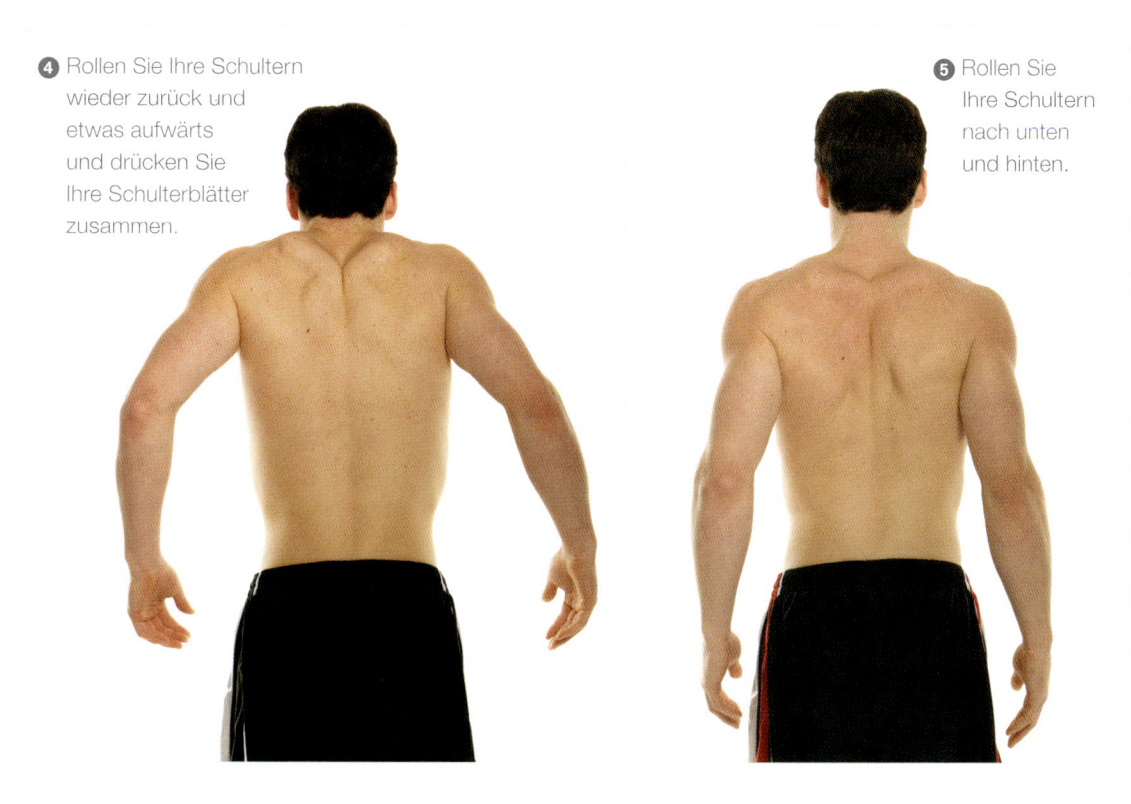

OBERKÖRPER: SCHULTERBEWEGLICHKEIT

❹ Rollen Sie Ihre Schultern wieder zurück und etwas aufwärts und drücken Sie Ihre Schulterblätter zusammen.

❺ Rollen Sie Ihre Schultern nach unten und hinten.

TRAINIERT

- Scapula (Schulterblatt)

ERLÄUTERUNG

Schwarzer Text bezeichnet Zielmuskeln

Grauer Text bezeichnet stabilisierende Muskeln

* bezeichnet tiefe Muskeln

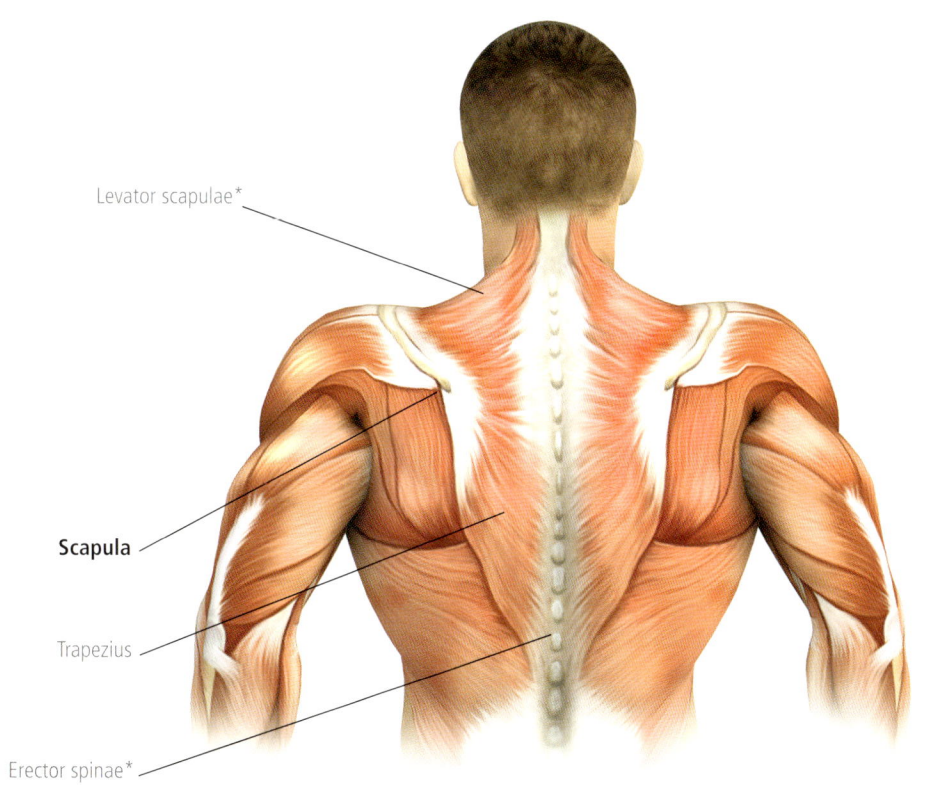

Levator scapulae*

Scapula

Trapezius

Erector spinae*

45

ABWECHSELNDES KETTLEBELL-RUDERN

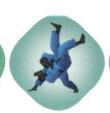

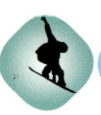

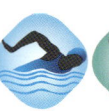

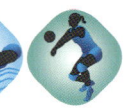

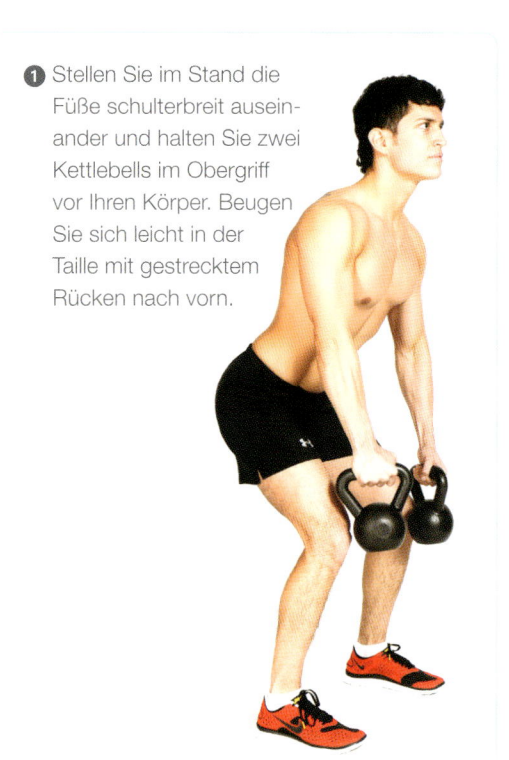

ÜBUNGEN: OBERKÖRPER

① Stellen Sie im Stand die Füße schulterbreit auseinander und halten Sie zwei Kettlebells im Obergriff vor Ihren Körper. Beugen Sie sich leicht in der Taille mit gestrecktem Rücken nach vorn.

② Beugen Sie Ihren linken Arm im Ellenbogen und ziehen Sie Ihre Hand in Richtung Bauch, dann bewegen Sie sie wieder nach unten.

RICHTIG
- den Rücken während der Übung gestreckt halten

FALSCH
- den Rumpf drehen

ZIELE
- mittlerer Rücken
- Bizeps

SCHWIERIGKEIT
- leicht

NUTZEN
- stärkt den mittleren Rücken

VERMEIDEN BEI …
- Rückenschmerzen

VARIANTEN

Leichter: Heben Sie mit beiden Armen gleichzeitig (unten).

Schwieriger: Führen Sie die Übung auf einem Bein durch.

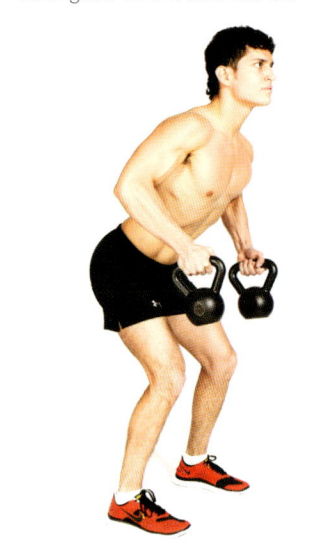

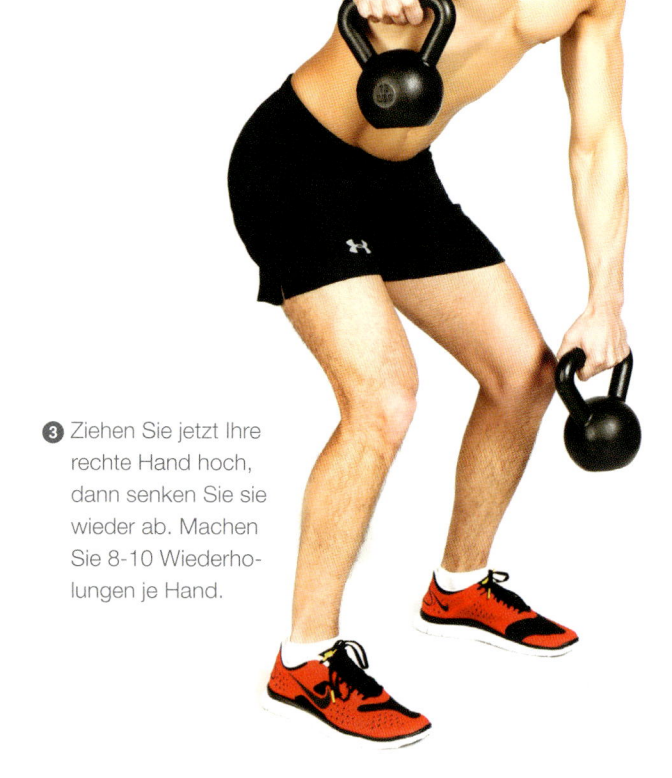

③ Ziehen Sie jetzt Ihre rechte Hand hoch, dann senken Sie sie wieder ab. Machen Sie 8-10 Wiederholungen je Hand.

OBERKÖRPER: ABWECHSELNDES KETTLEBELL-RUDERN

TRAINIERT
- Trapezius
- Rhomboideus
- Latissimus dorsi
- Erector spinae
- Multifidus spinae

ERLÄUTERUNG

Schwarzer Text bezeichnet Zielmuskeln

Grauer Text bezeichnet stabilisierende Muskeln

* bezeichnet tiefe Muskeln

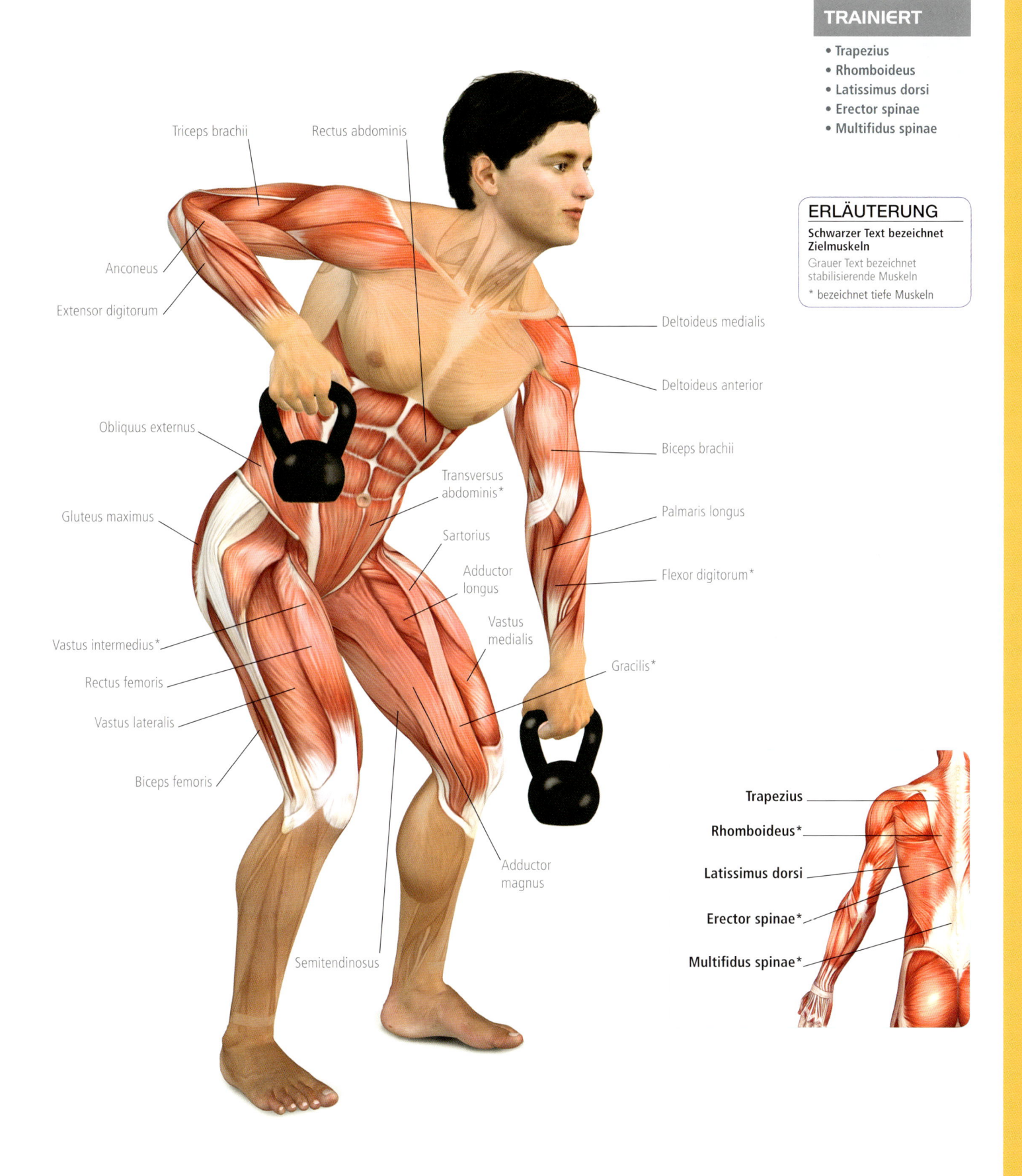

Triceps brachii
Rectus abdominis
Anconeus
Extensor digitorum
Obliquus externus
Gluteus maximus
Vastus intermedius*
Rectus femoris
Vastus lateralis
Biceps femoris
Semitendinosus
Transversus abdominis*
Sartorius
Adductor longus
Vastus medialis
Adductor magnus
Deltoideus medialis
Deltoideus anterior
Biceps brachii
Palmaris longus
Flexor digitorum*
Gracilis*

Trapezius
Rhomboideus*
Latissimus dorsi
Erector spinae*
Multifidus spinae*

47

ABWECHSELNDES LIEGESTÜTZRUDERN

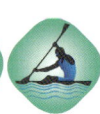

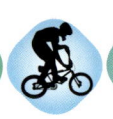

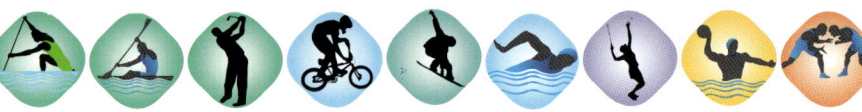

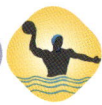

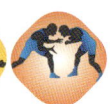

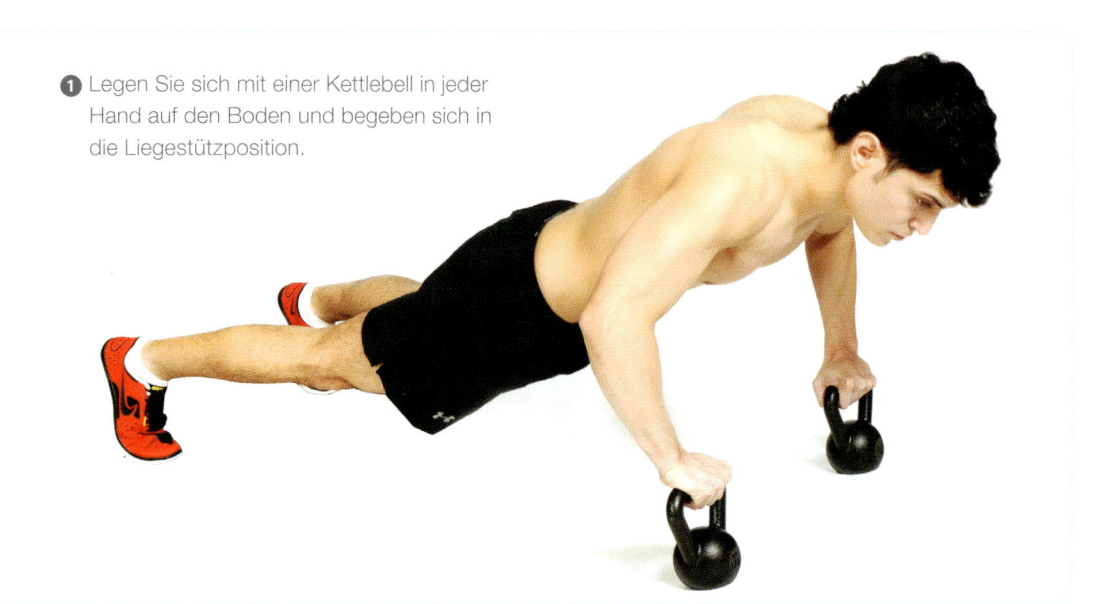

1 Legen Sie sich mit einer Kettlebell in jeder Hand auf den Boden und begeben sich in die Liegestützposition.

RICHTIG
- Körpermitte stabil und gerade halten

FALSCH
- das Gewicht auf den Boden herunterfallen lassen

2 Während Sie auf Ihren Zehen stehen und Ihren Rücken gerade halten, ziehen Sie die Kettlebell in Ihrer rechten Hand in Richtung Brust nach oben und strecken zugleich Ihren linken Arm durch, mit dem sie diese Kettlebell in den Boden drücken.

ÜBUNGEN: OBERKÖRPER

ZIELE
- mittlerer Rücken
- Bauchmuskulatur
- Bizeps
- Brust
- Trizeps

SCHWIERIGKEIT
- schwer

NUTZEN
- stärkt den mittleren Rücken

VERMEIDEN BEI …
- Rückenproblemen und Schulterbeschwerden

TRAINERTIPPS
- Drücken Sie so stark auf die Kettlebell am Boden, als ob Sie sie im Boden versenken wollen. Achten Sie darauf, dass Sie die Drehung Ihres Körpers so gering wie möglich halten, während Sie die andere Kettlebell zur Brust ziehen.

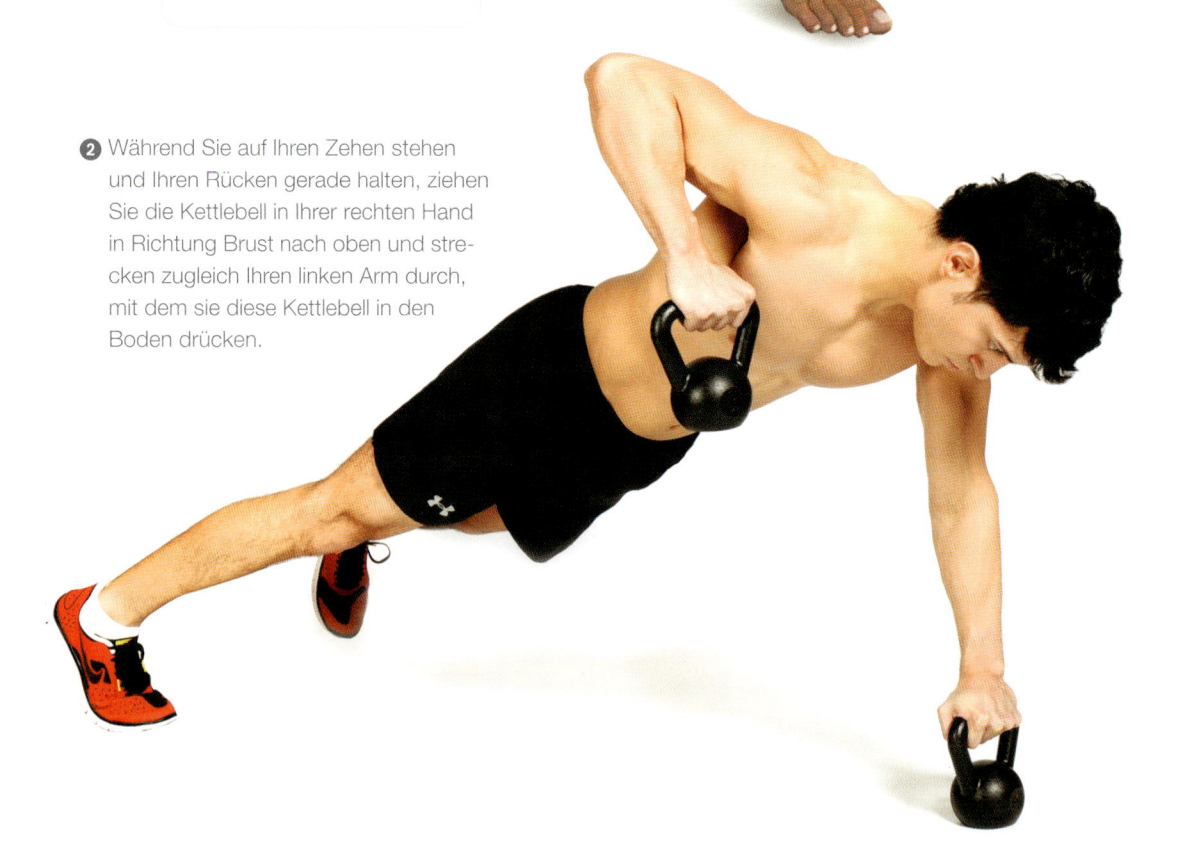

OBERKÖRPER: ABWECHSELNDES LIEGESTÜTZRUDERN

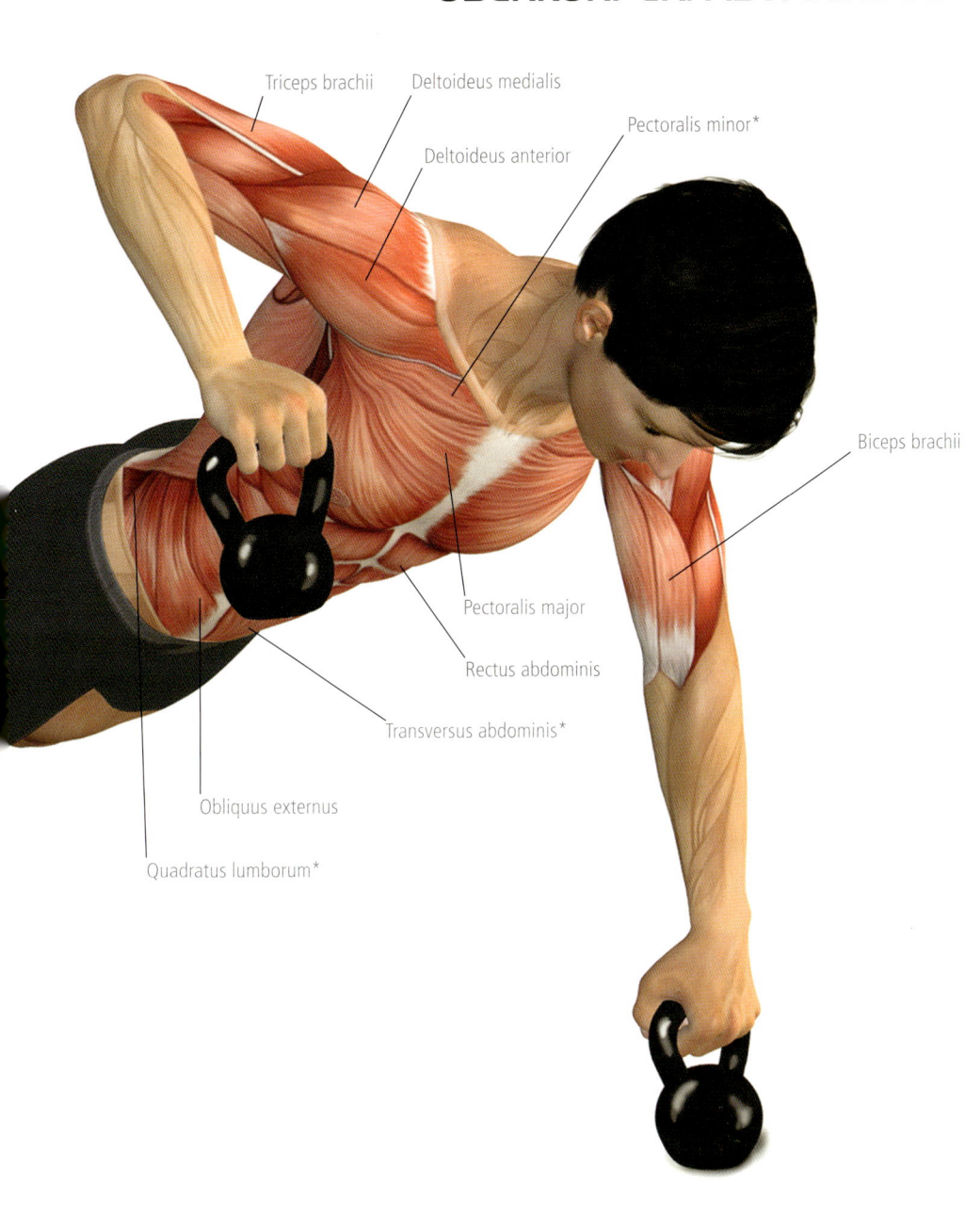

Triceps brachii
Deltoideus medialis
Deltoideus anterior
Pectoralis minor*
Pectoralis major
Rectus abdominis
Transversus abdominis*
Obliquus externus
Quadratus lumborum*
Biceps brachii

TRAINIERT

- Trapezius
- Rhomboideus
- Latissimus dorsi
- Erector spinae
- Multifidus spinae

ERLÄUTERUNG

Schwarzer Text bezeichnet Zielmuskeln

Grauer Text bezeichnet stabilisierende Muskeln

* bezeichnet tiefe Muskeln

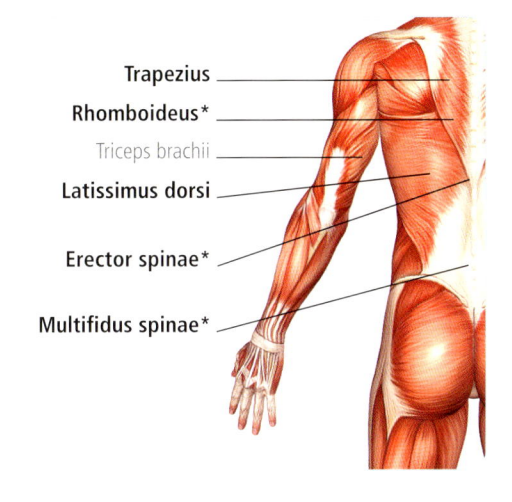

Trapezius
Rhomboideus*
Triceps brachii
Latissimus dorsi
Erector spinae*
Multifidus spinae*

VARIANTEN

Leichter: Rudern Sie nur mit einer Kettlebell, während Sie die freie Hand flach auf den Boden legen. Wechseln Sie die Hand nach 10 Wiederholungen.

Schwieriger: Heben Sie ein Bein während der Übung (unten).

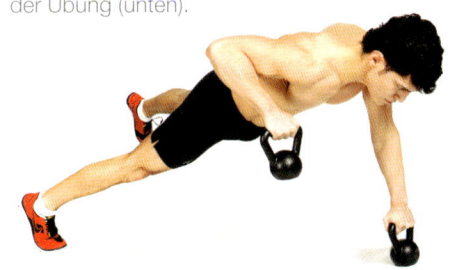

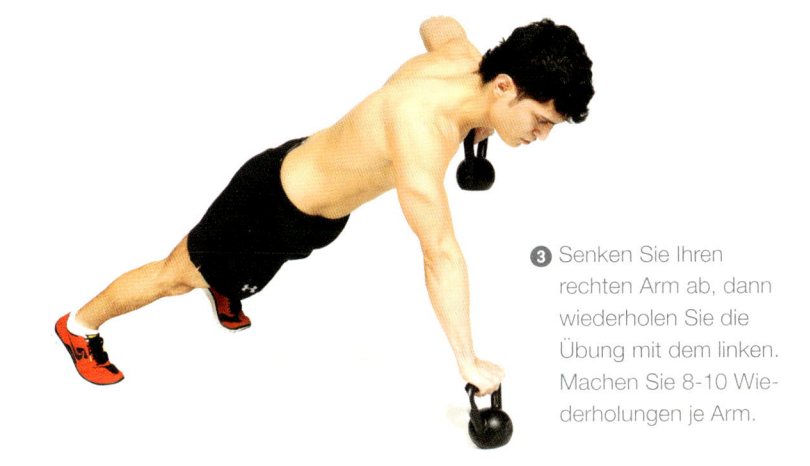

❸ Senken Sie Ihren rechten Arm ab, dann wiederholen Sie die Übung mit dem linken. Machen Sie 8-10 Wiederholungen je Arm.

ÜBUNGEN: OBERKÖRPER

KURZHANTELRUDERN AUF DER SCHRÄGBANK

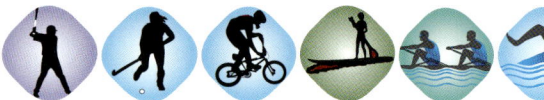

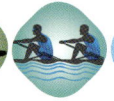

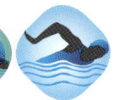

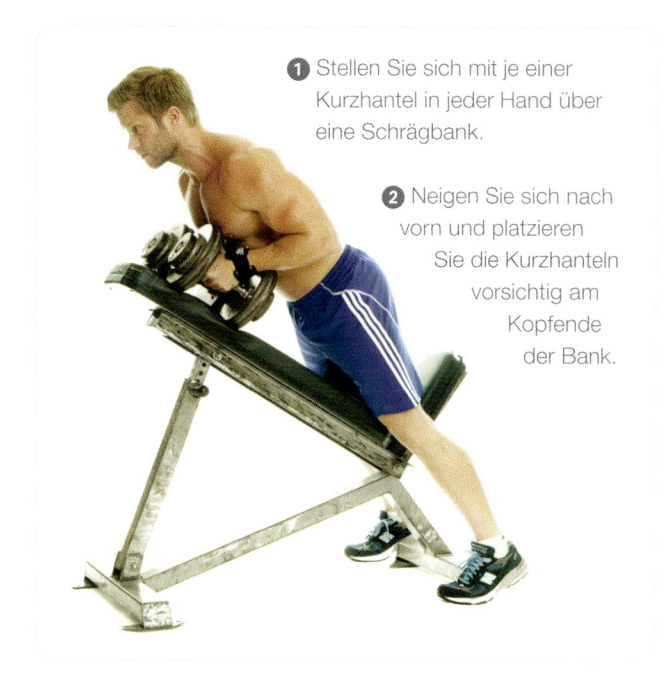

❶ Stellen Sie sich mit je einer Kurzhantel in jeder Hand über eine Schrägbank.

❷ Neigen Sie sich nach vorn und platzieren Sie die Kurzhanteln vorsichtig am Kopfende der Bank.

❸ Fassen Sie die Kurzhanteln im Hammergriff, dann rollen Sie sie seitlich von der Bank, während Sie Ihren Körper kontrolliert absenken, bis Ihr Rumpf vollständig die Bank berührt. Ihre Arme sind nun fast ganz ausgestreckt.

❹ Heben Sie die Hanteln jetzt bis auf Bankhöhe, wobei Sie Ihre Ellenbogen eng am Körper halten.

❺ Senken Sie die Hanteln wieder und wiederholen Sie die Übung.

ZIELE
- Rücken
- Schultern

SCHWIERIGKEIT
- schwer

NUTZEN
- steigert die Muskelmasse und Kraft im Rumpf

VERMEIDEN BEI …
- Schulterschmerzen

TRAINERTIPPS
- Wenn Sie Ihre Startposition einnehmen, platzieren Sie zuerst das Becken auf der Bank, dann den Bauch und zuletzt die Brust auf den Hanteln.
- Führen Sie am Ende der Übung die Hanteln kontrolliert nach unten, um Rücken und Schultern zu schützen.

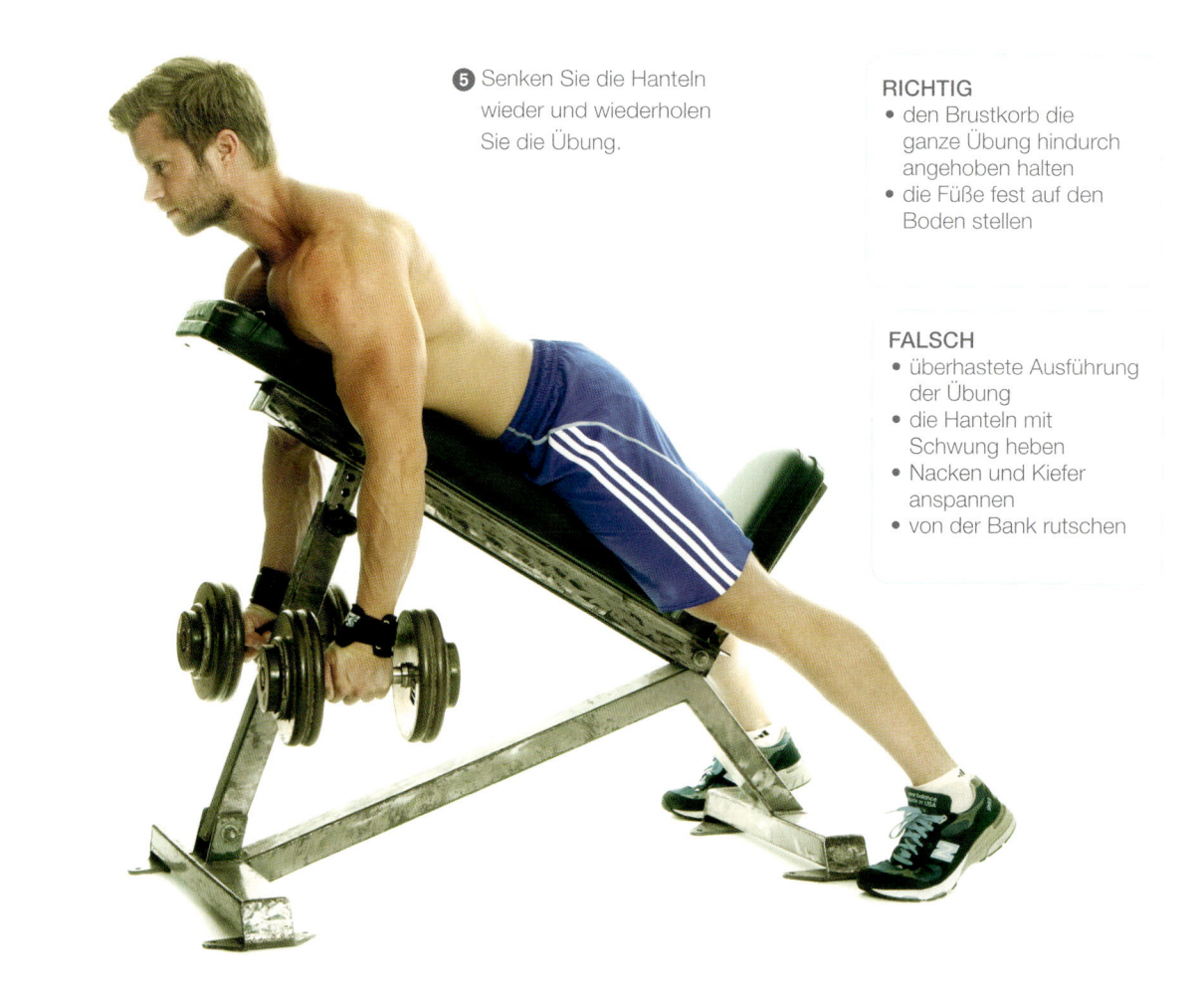

RICHTIG
- den Brustkorb die ganze Übung hindurch angehoben halten
- die Füße fest auf den Boden stellen

FALSCH
- überhastete Ausführung der Übung
- die Hanteln mit Schwung heben
- Nacken und Kiefer anspannen
- von der Bank rutschen

OBERKÖRPER: KURZHANTELRUDERN AUF DER SCHRÄGBANK

TRAINIERT

- Trapezius
- Rhomboideus
- Latissimus dorsi
- Teres major
- Deltoideus posterior
- Infraspinatus
- Teres minor
- Brachialis
- Brachioradialis
- Pectoralis major

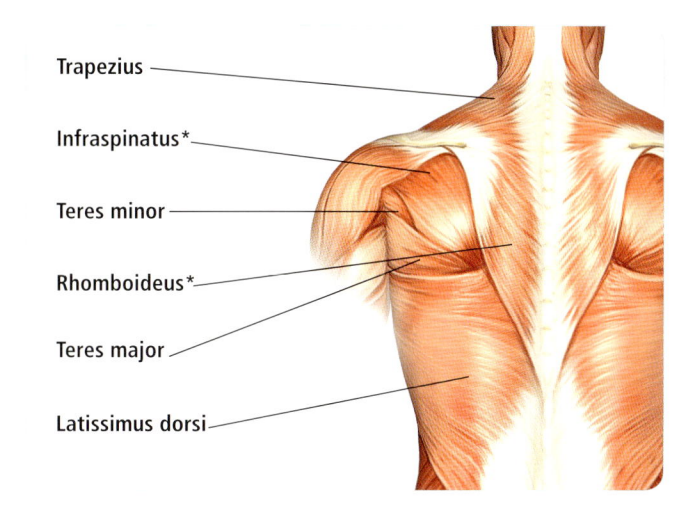

Trapezius
Infraspinatus*
Teres minor
Rhomboideus*
Teres major
Latissimus dorsi

VARIATION

Ähnlich schwierig: Ausführung wie beim Rudern, allerdings wird die Hantel so gehalten, dass die Handflächen nach hinten weisen.

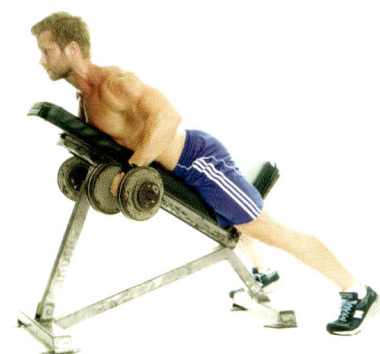

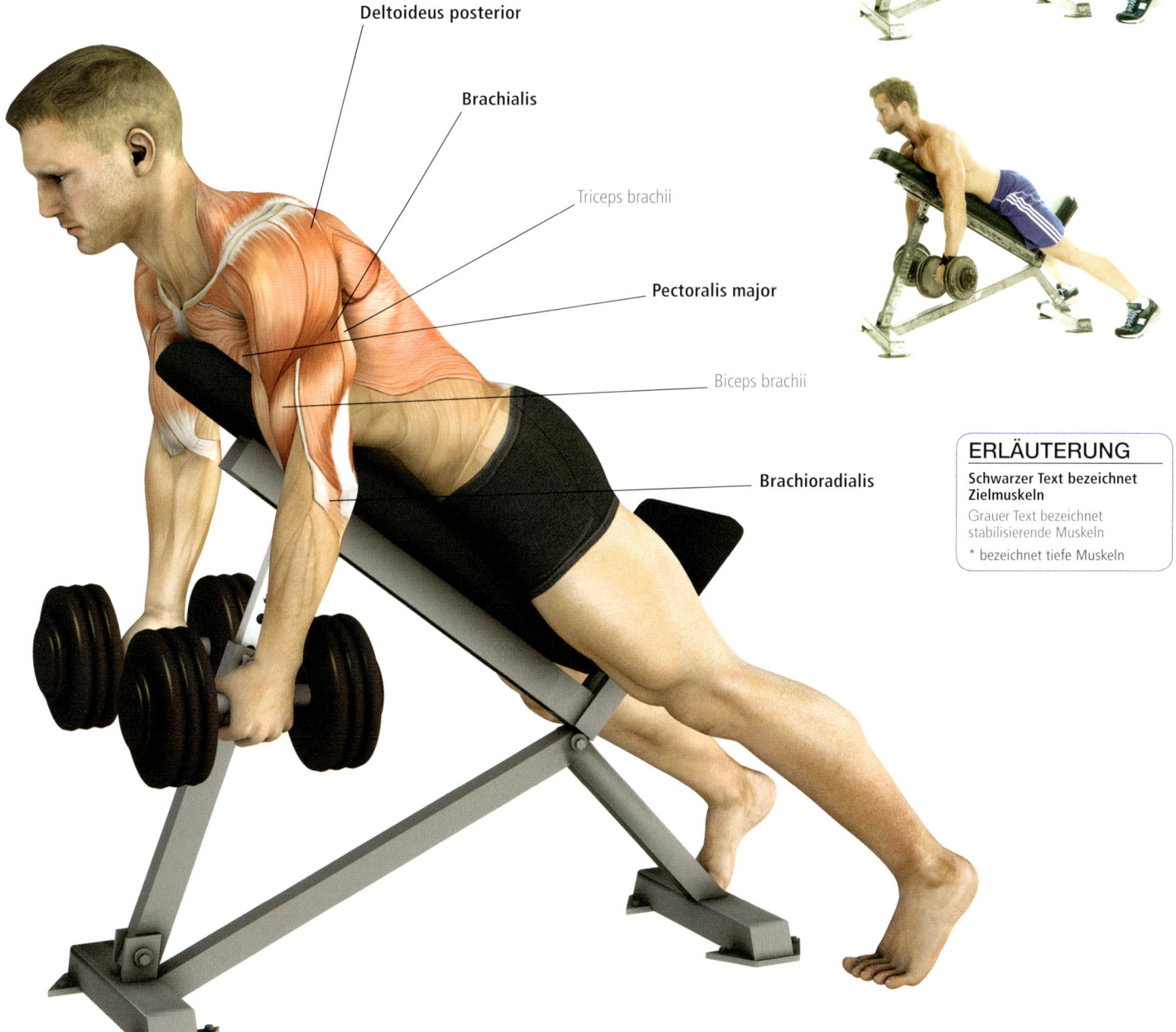

Deltoideus posterior
Brachialis
Triceps brachii
Pectoralis major
Biceps brachii
Brachioradialis

ERLÄUTERUNG

Schwarzer Text bezeichnet Zielmuskeln

Grauer Text bezeichnet stabilisierende Muskeln

* bezeichnet tiefe Muskeln

CRUNCH AM KABELZUG

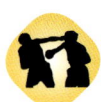

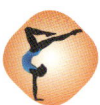

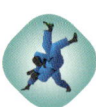

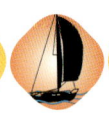

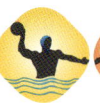

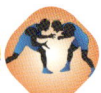

① Knien Sie sich auf den Boden vor einen Kabelzug.

② Greifen Sie das hängende Seil mit beiden Händen

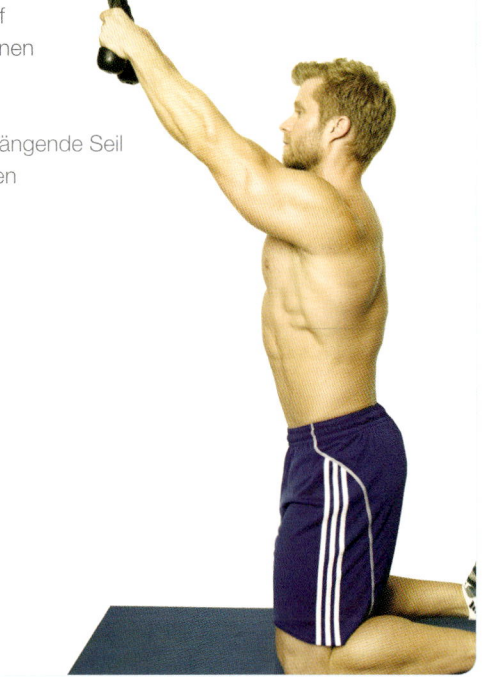

③ Beugen Sie sich in der Taille nach vorn, ziehen Sie das Seil nach unten und platzieren Sie Ihre Handgelenke am Kopf.

④ Beugen Sie Ihre Hüften so, dass der Widerstand an der Kabelrolle Ihren Rumpf nach oben hebt und dadurch Ihre Wirbelsäule überstreckt wird.

⑤ Halten Sie Ihre Hüfte stabil und beugen Sie Ihre Taille so, dass Ihre Ellenbogen sich in Richtung der Mitte Ihrer Oberschenkel bewegen. Kehren Sie in die Ausgangsposition zurück und wiederholen Sie die Übung.

ZIELE
- obere Bauchmuskulatur
- schräge Bauchmuskulatur

SCHWIERIGKEIT
- mittel

NUTZEN
- steigert Kraft und Elastizität im Rücken

VERMEIDEN BEI ...
- Rückenproblemen

TRAINERTIPPS
- Halten Sie nicht den Atem an. Lassen Sie die Luft aus Ihren Lungen entweichen und atmen gegebenenfalls kurz ein.
- Führen Sie die Übung ohne Unterstützung Ihrer Armmuskulatur aus.

RICHTIG
- den Fokus auf die Bauchmuskulatur richten

FALSCH
- die Hüften nach Beginn der Übung verschieben

OBERKÖRPER: CRUNCH AM KABELZUG

VARIANTE

Ähnlich schwierig: Folgen Sie Schritten 1 bis 4. Wenn Sie sich dann aber aus Ihrer Taille nach vorn beugen, drehen Sie sich seitlich und bewegen den Ellenbogen zur Mitte des gegenüberliegenden Oberschenkels.

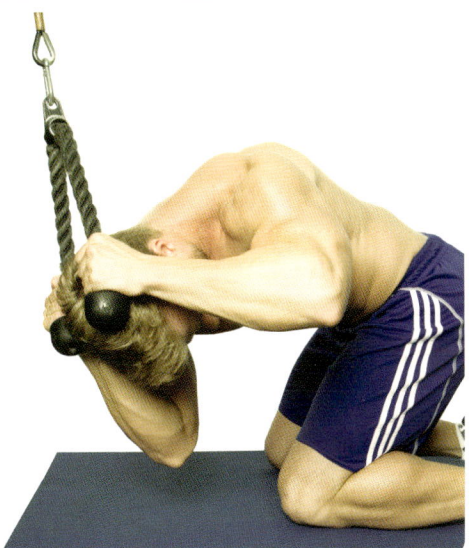

VARIANTE

Schwieriger: Folgen Sie den vorherigen Anweisungen, aber beugen Sie sich noch tiefer, bevor Sie sich drehen und den Ellenbogen zum gegenüberliegenden Oberschenkel führen.

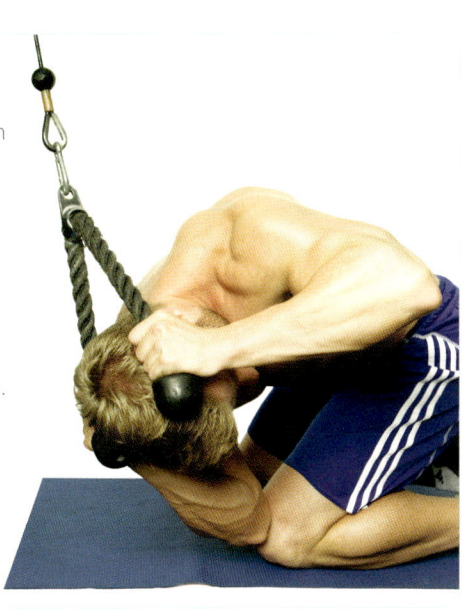

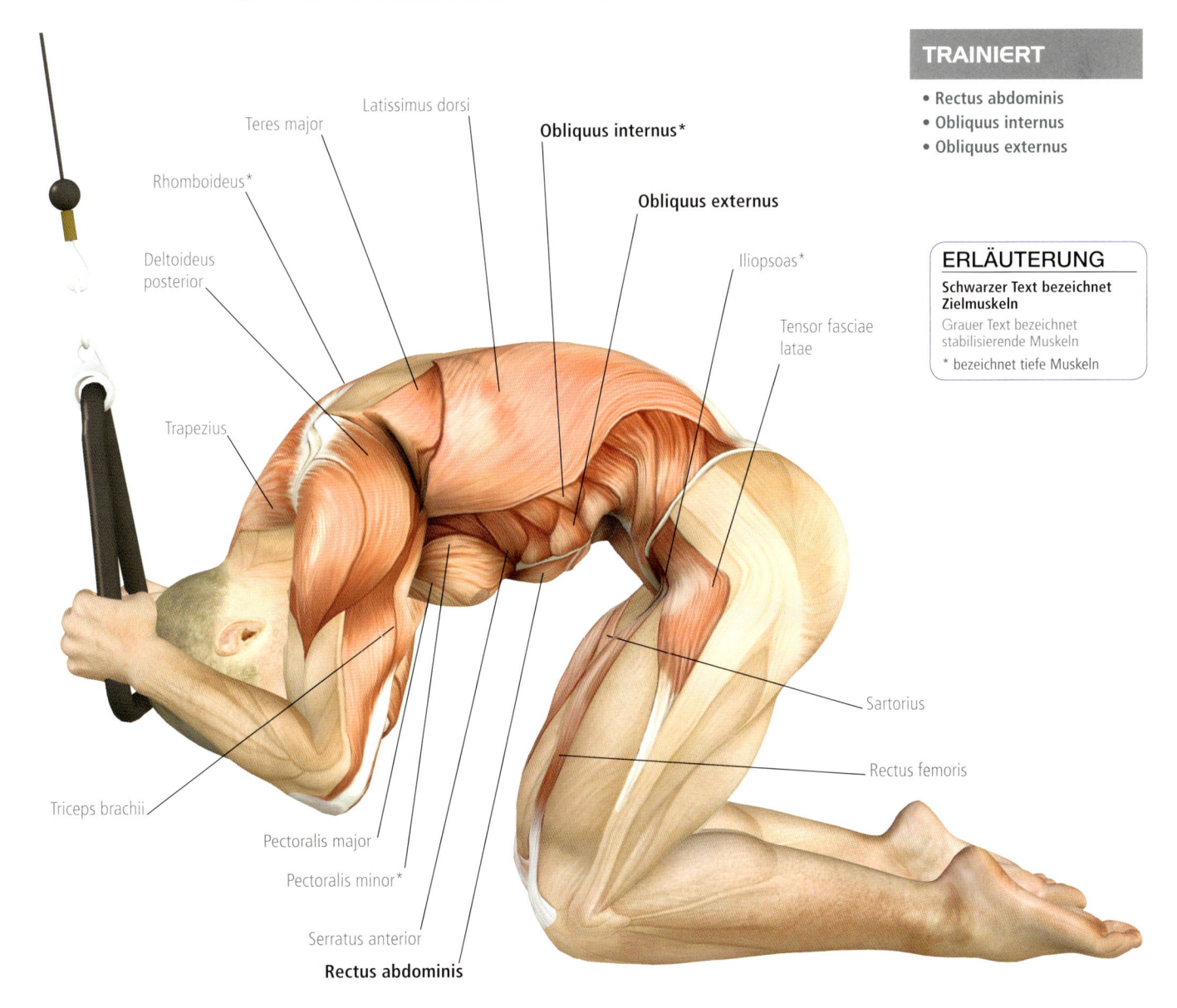

TRAINIERT

- Rectus abdominis
- Obliquus internus
- Obliquus externus

ERLÄUTERUNG

Schwarzer Text bezeichnet Zielmuskeln

Grauer Text bezeichnet stabilisierende Muskeln

* bezeichnet tiefe Muskeln

Teres major
Latissimus dorsi
Rhomboideus*
Obliquus internus*
Deltoideus posterior
Obliquus externus
Iliopsoas*
Tensor fasciae latae
Trapezius
Sartorius
Rectus femoris
Triceps brachii
Pectoralis major
Pectoralis minor*
Serratus anterior
Rectus abdominis

KLIMMZUG IM UNTERGRIFF

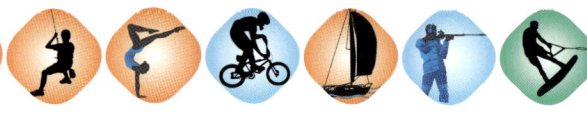

ÜBUNGEN: OBERKÖRPER

RICHTIG
- immer eine volle Bewegungsamplitude ausführen

FALSCH
- den Körper abrupt durchhängen lassen

ZIELE
- unterer Rücken
- Unterarme
- Bizeps

SCHWIERIGKEIT
- mittel

NUTZEN
- stärkt die Rückenmuskulatur und verbreitert den oberen Rücken

VARIANTEN
Leichter: Machen Sie die Übung mit einem Partner, der Ihnen ggfs. unter die Füße greift und die Aufwärtsbewegung so unterstützt.
Schwieriger: Platzieren Sie eine Kurzhantel zwischen ihre überkreuzten Unterschenkel.

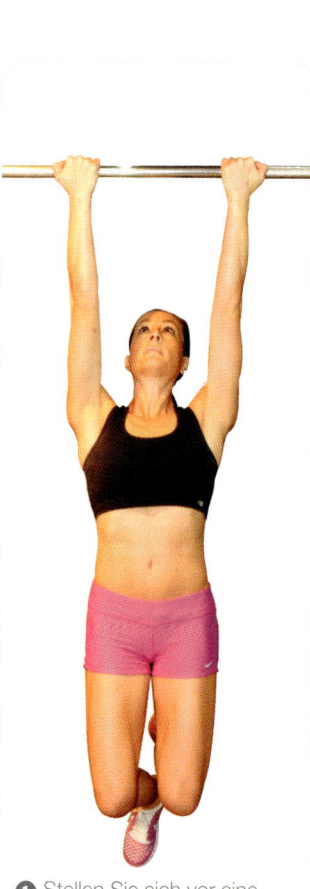

❶ Stellen Sie sich vor eine Klimmzugstange, greifen Sie nach oben oder steigen Sie auf einen Tritt. Fassen Sie die Stange im engen Untergriff und lassen Sie sich mit durchgestreckten Armen nach unten hängen.

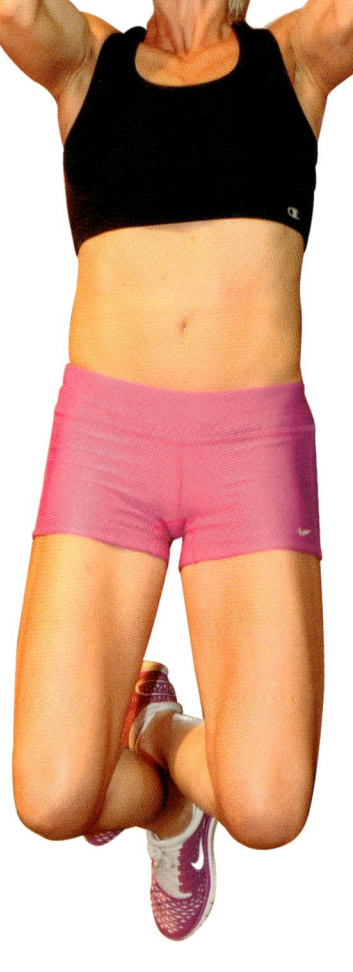

❷ Überkreuzen Sie Ihre Beine an den Sprunggelenken und ziehen Sie sich hoch.

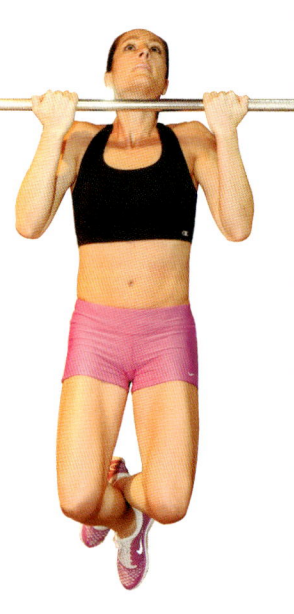

❸ Wenn Ihr Kinn kurz über der Stange liegt, senken Sie sich wieder ab und kehren in die Ausgangsposition zurück. Wiederholen Sie die Übung 8-10 Mal.

OBERKÖRPER: KLIMMZUG IM UNTERGRIFF

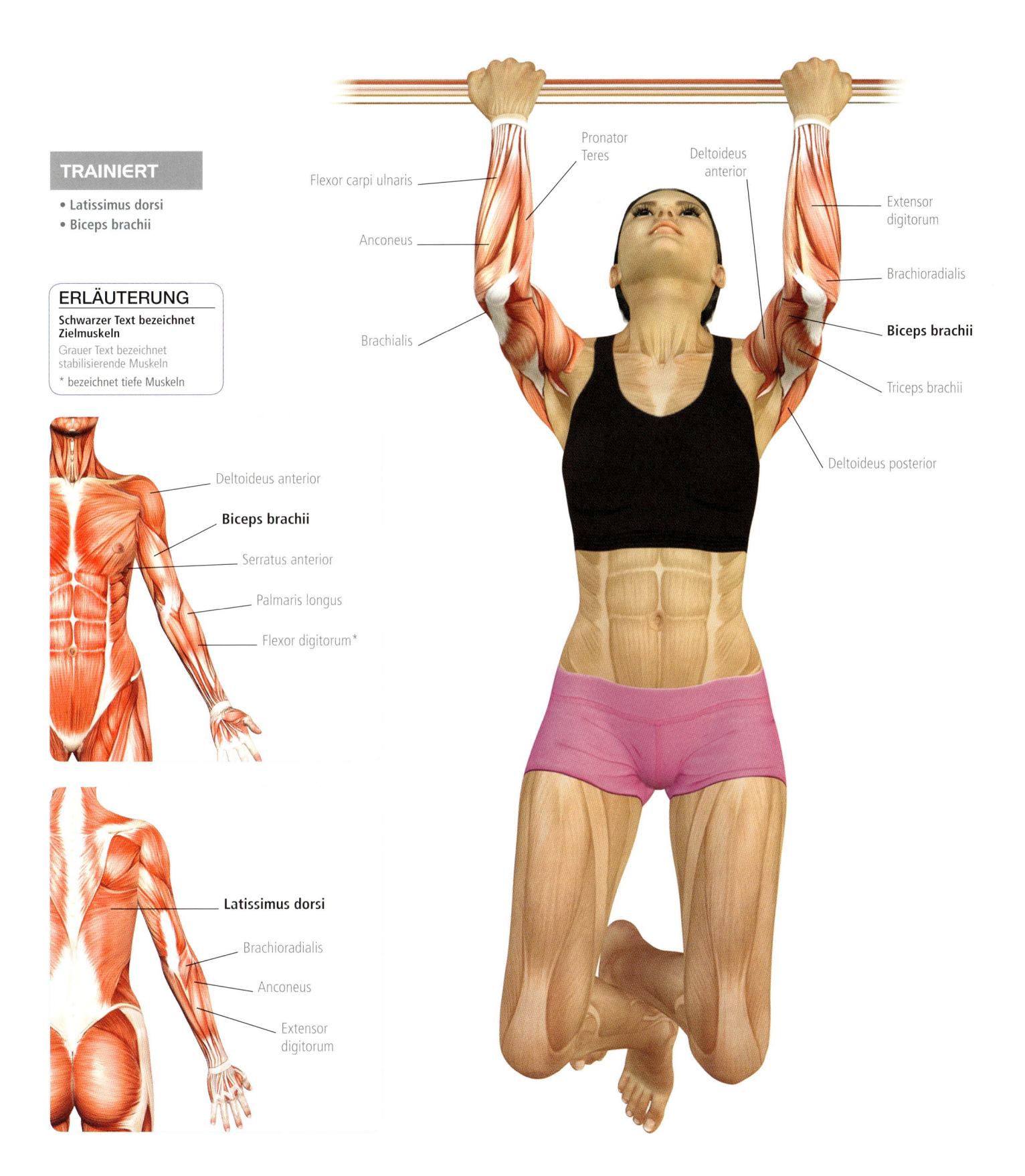

TRAINIERT
- Latissimus dorsi
- Biceps brachii

ERLÄUTERUNG
Schwarzer Text bezeichnet Zielmuskeln
Grauer Text bezeichnet stabilisierende Muskeln
* bezeichnet tiefe Muskeln

- Deltoideus anterior
- **Biceps brachii**
- Serratus anterior
- Palmaris longus
- Flexor digitorum*

- **Latissimus dorsi**
- Brachioradialis
- Anconeus
- Extensor digitorum

- Flexor carpi ulnaris
- Pronator Teres
- Anconeus
- Brachialis
- Deltoideus anterior
- Extensor digitorum
- Brachioradialis
- **Biceps brachii**
- Triceps brachii
- Deltoideus posterior

55

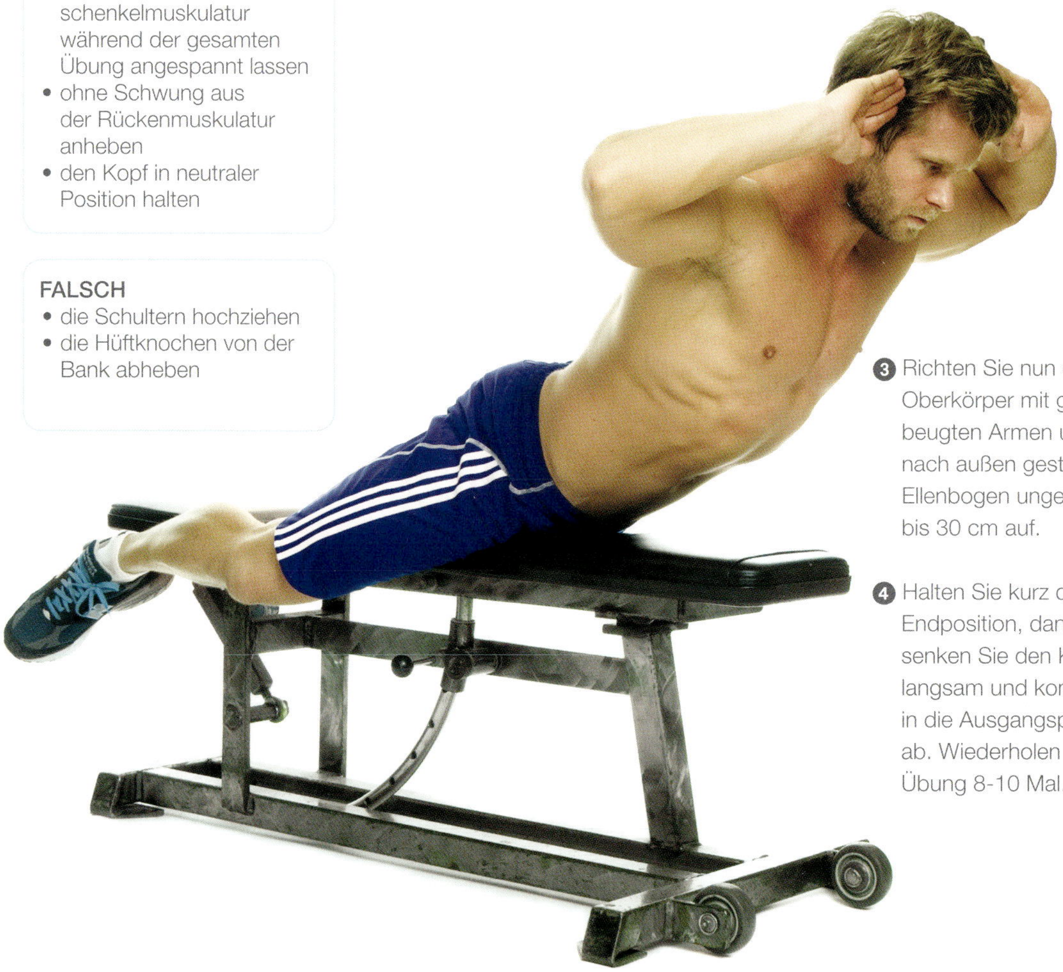

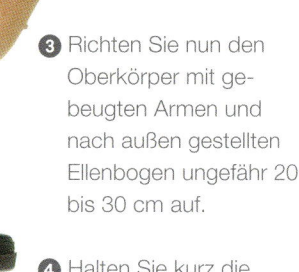

RÜCKENSTRECKEN AUF DER FLACHBANK

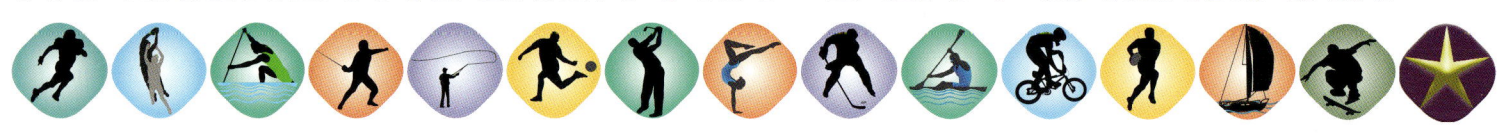

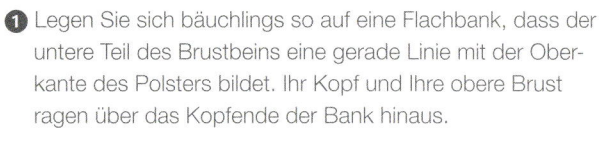

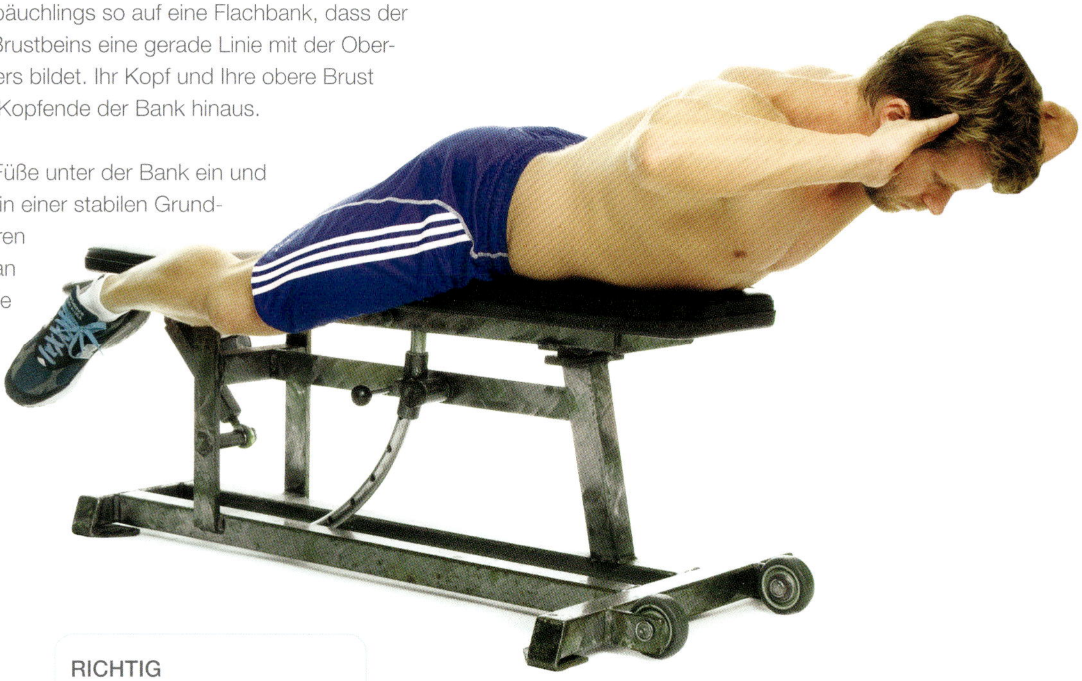

ÜBUNGEN: OBERKÖRPER

① Legen Sie sich bäuchlings so auf eine Flachbank, dass der untere Teil des Brustbeins eine gerade Linie mit der Oberkante des Polsters bildet. Ihr Kopf und Ihre obere Brust ragen über das Kopfende der Bank hinaus.

② Haken Sie Ihre Füße unter der Bank ein und fixieren Sie sich in einer stabilen Grundposition. Platzieren Sie Ihre Hände an den Schläfen, die Fingerspitzen berühren dabei die Ohren.

③ Richten Sie nun den Oberkörper mit gebeugten Armen und nach außen gestellten Ellenbogen ungefähr 20 bis 30 cm auf.

④ Halten Sie kurz die Endposition, dann senken Sie den Körper langsam und kontrolliert in die Ausgangsposition ab. Wiederholen Sie die Übung 8-10 Mal.

ZIELE
- unterer Rücken

SCHWIERIGKEIT
- mittel

NUTZEN
- erhöht Stärke und Flexibilität der Körpermitte

VERMEIDEN BEI …
- Rückenschmerzen

TRAINERTIPPS
- Tragen Sie Schuhe, die Ihren Halt an der Unterseite der Flachbank unterstützen.

RICHTIG
- die Gesäß- und Oberschenkelmuskulatur während der gesamten Übung angespannt lassen
- ohne Schwung aus der Rückenmuskulatur anheben
- den Kopf in neutraler Position halten

FALSCH
- die Schultern hochziehen
- die Hüftknochen von der Bank abheben

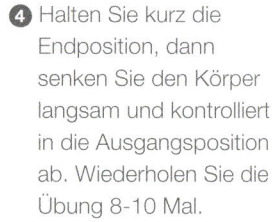

OBERKÖRPER: RÜCKENSTRECKEN AUF DER FLACHBANK

Trapezius

Deltoideus posterior

Rhomboideus*

Brachialis

Teres major

Erector spinae

Multifidus spinae*

Semitendinosus

Adductor magnus

Biceps femoris

Semimembranosus

TRAINIERT
- Erector spinae
- Gluteus maximus
- Adductor magnus

ERLÄUTERUNG
Schwarzer Text bezeichnet Zielmuskeln

Grauer Text bezeichnet stabilisierende Muskeln

* bezeichnet tiefe Muskeln

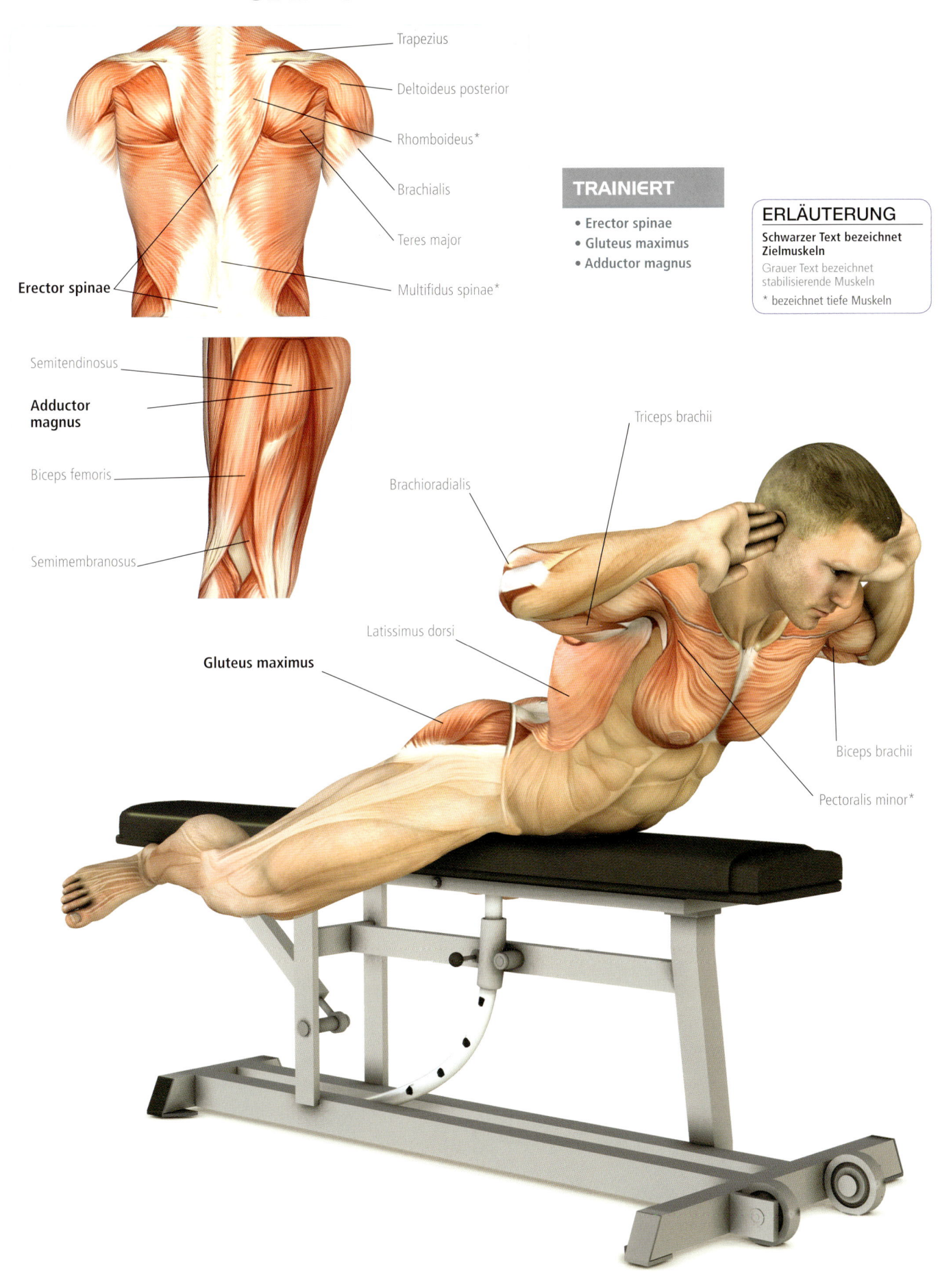

Triceps brachii

Brachioradialis

Latissimus dorsi

Gluteus maximus

Biceps brachii

Pectoralis minor*

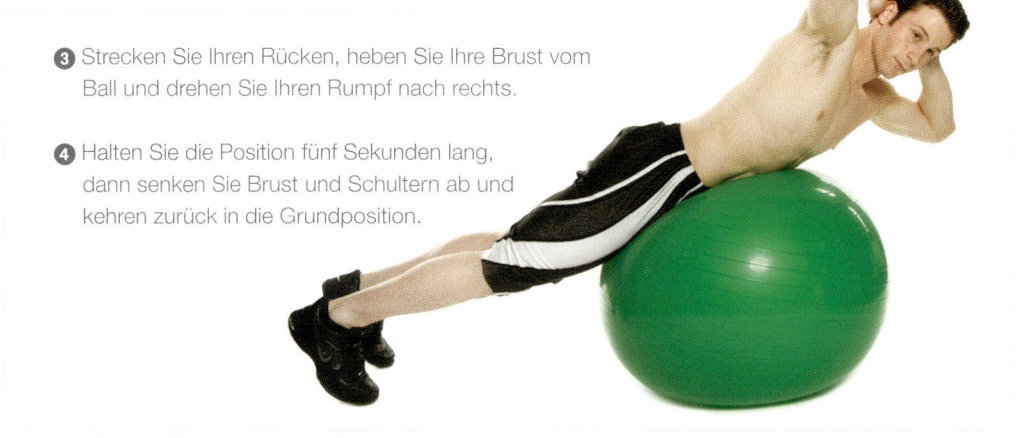

RÜCKENSTRECKEN MIT DREHUNG

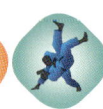

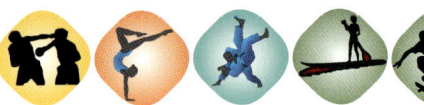

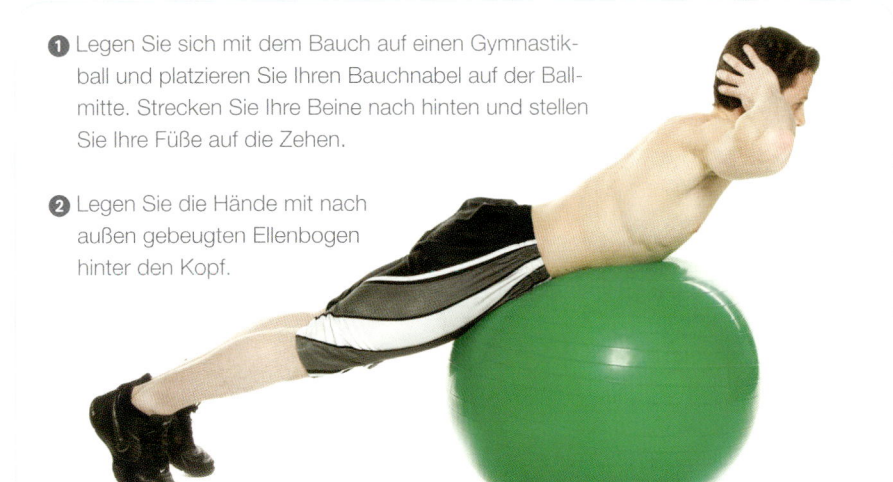

ÜBUNGEN: OBERKÖRPER

① Legen Sie sich mit dem Bauch auf einen Gymnastikball und platzieren Sie Ihren Bauchnabel auf der Ballmitte. Strecken Sie Ihre Beine nach hinten und stellen Sie Ihre Füße auf die Zehen.

② Legen Sie die Hände mit nach außen gebeugten Ellenbogen hinter den Kopf.

RICHTIG
- die Zehen durchwegs fest auf dem Boden platzieren
- die Arme mit gebeugten Ellenbogen rechtwinklig zum Körper halten
- zur Verbesserung der Stabilität die Füße weiter auseinander stellen

FALSCH
- die Hüften während der Drehung verschieben, statt sie die gesamte Übung hindurch rechtwinklig zum Ball zu halten

③ Strecken Sie Ihren Rücken, heben Sie Ihre Brust vom Ball und drehen Sie Ihren Rumpf nach rechts.

④ Halten Sie die Position fünf Sekunden lang, dann senken Sie Brust und Schultern ab und kehren zurück in die Grundposition.

ZIELE
- schräge Bauchmuskulatur
- Rücken

SCHWIERIGKEIT
- schwer

NUTZEN
- stärkt die Rücken- und schräge Bauchmuskulatur

VERMEIDEN BEI …
- Nackenbeschwerden
- Rückenschmerzen

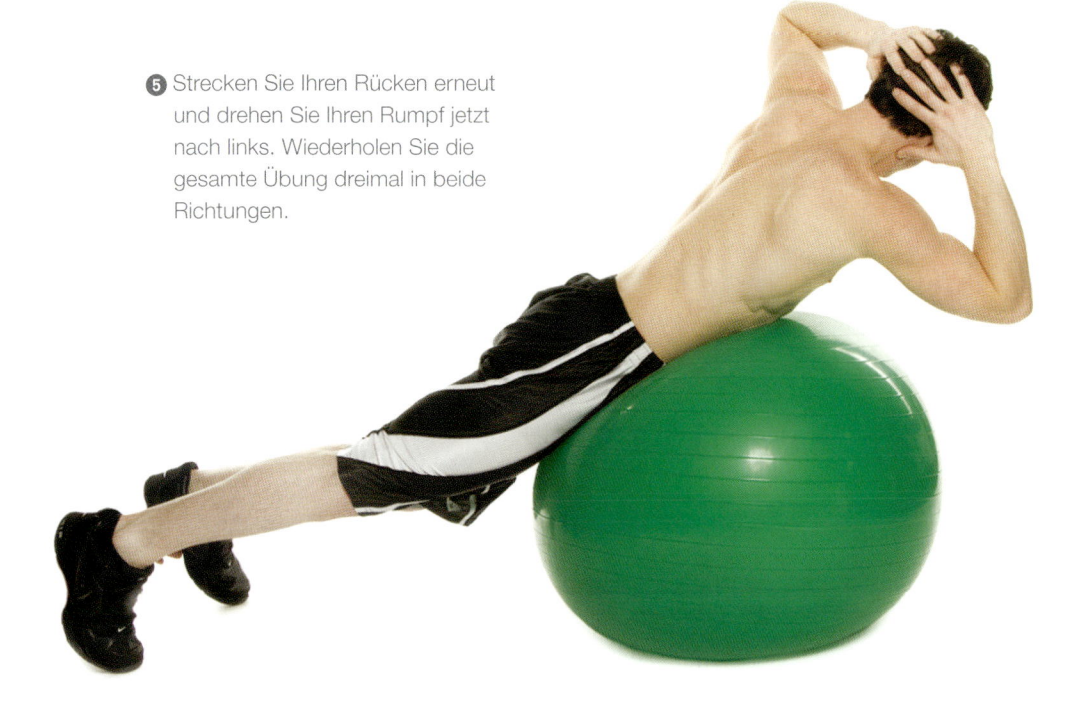

⑤ Strecken Sie Ihren Rücken erneut und drehen Sie Ihren Rumpf jetzt nach links. Wiederholen Sie die gesamte Übung dreimal in beide Richtungen.

OBERKÖRPER: RÜCKENSTRECKEN MIT DREHUNG

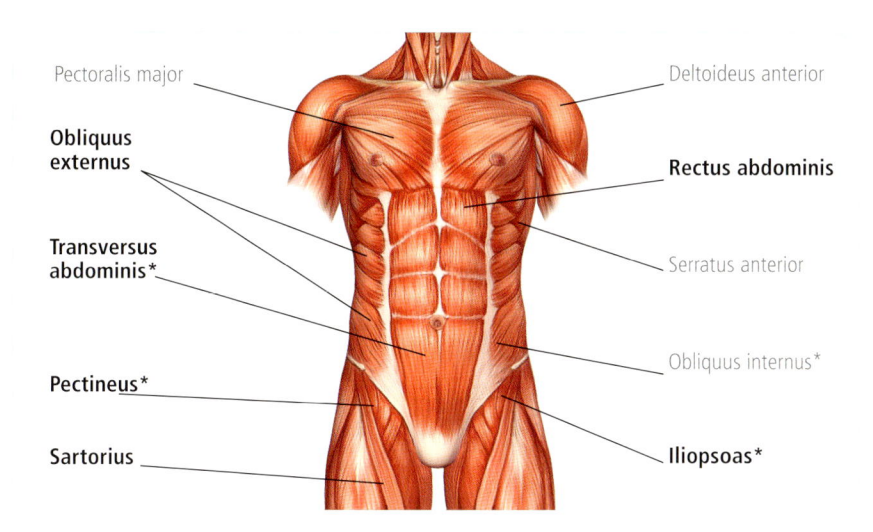

Pectoralis major
Deltoideus anterior
Obliquus externus
Rectus abdominis
Transversus abdominis*
Serratus anterior
Pectineus*
Sartorius
Obliquus internus*
Iliopsoas*

TRAINIERT

- Erector spinae
- Obliquus externus
- Transversus abdominis
- Pectineus
- Sartorius
- Rectus abdominis
- Iliopsoas
- Tensor fasciae latae
- Rectus femoris
- Tibialis anterior

ERLÄUTERUNG

Schwarzer Text bezeichnet Zielmuskeln
Grauer Text bezeichnet stabilisierende Muskeln
* bezeichnet tiefe Muskeln

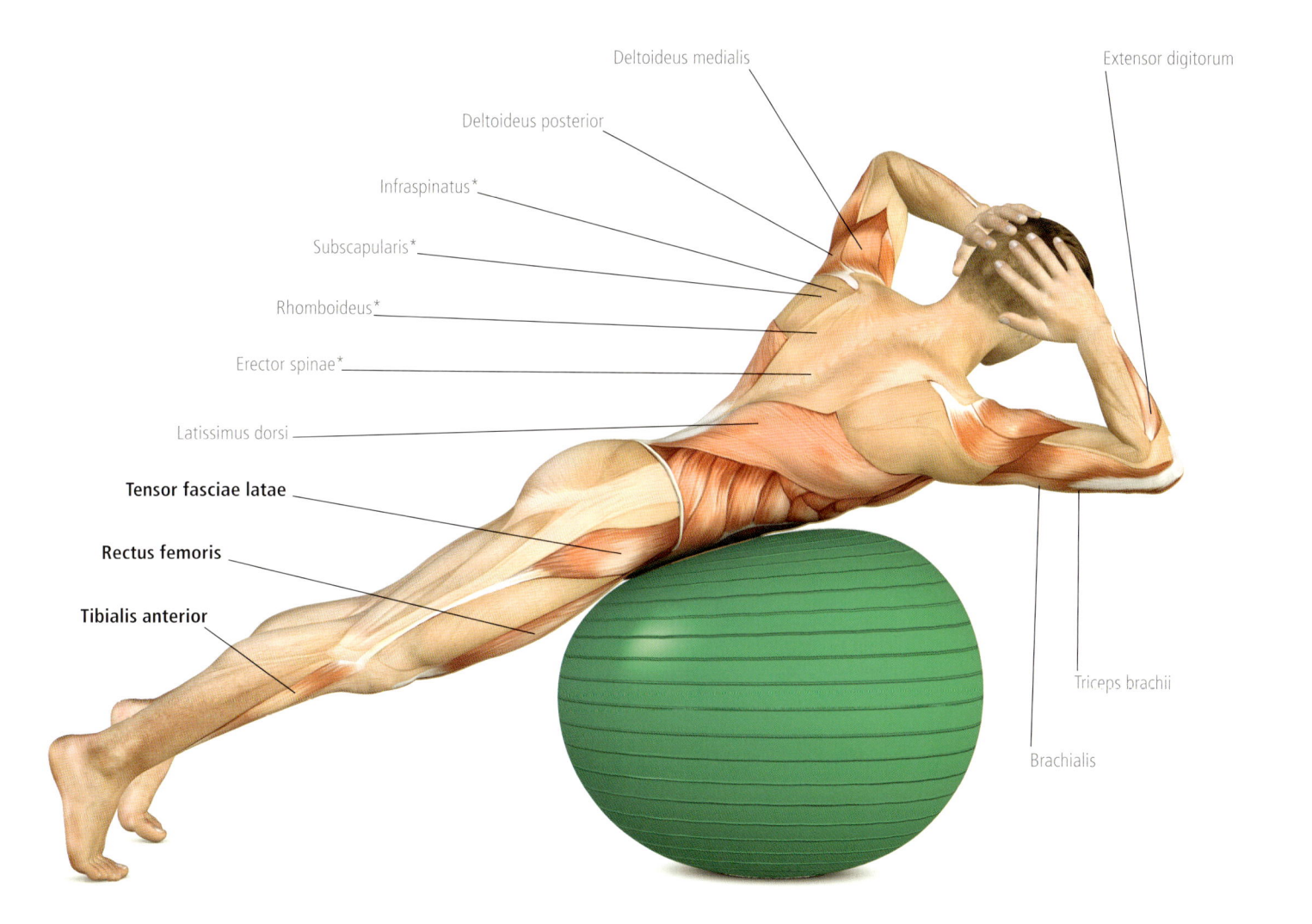

Deltoideus medialis
Extensor digitorum
Deltoideus posterior
Infraspinatus*
Subscapularis*
Rhomboideus*
Erector spinae*
Latissimus dorsi
Tensor fasciae latae
Rectus femoris
Tibialis anterior
Triceps brachii
Brachialis

59

LANGHANTEL-BANKDRÜCKEN

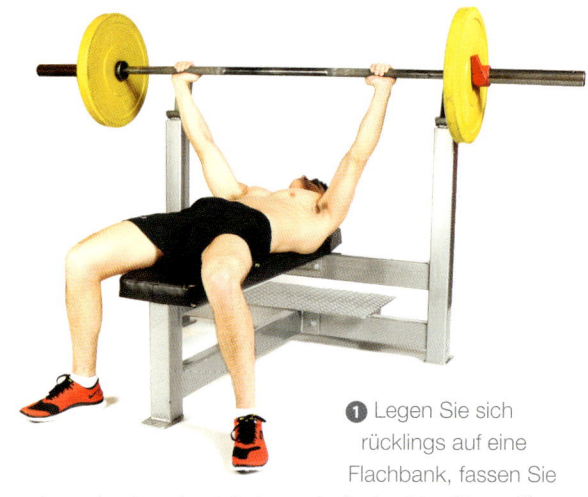

ÜBUNGEN: OBERKÖRPER

❶ Legen Sie sich rücklings auf eine Flachbank, fassen Sie dann eine Langhantel etwa schulterbreit im Obergriff und heben Sie diese aus der Ablage.

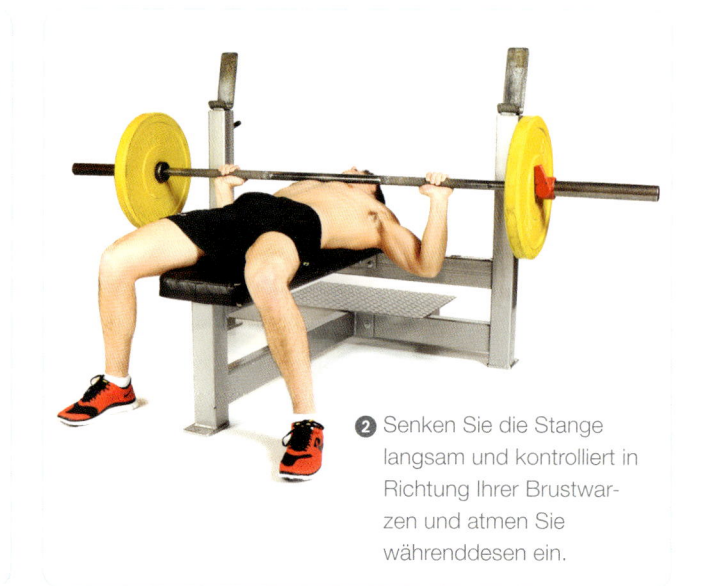

❷ Senken Sie die Stange langsam und kontrolliert in Richtung Ihrer Brustwarzen und atmen Sie währenddesen ein.

ZIELE
- Brustmuskulatur
- vorderer Deltamuskel
- Trizeps
- Bauchmuskulatur
- oberer Rücken

SCHWIERIGKEIT
- mittel

NUTZEN
- steigert die Muskelmasse und Kraft in der Brust

VERMEIDEN BEI …
- Schmerzen im Handgelenk
- Schulterschmerzen
- Schmerzen im unteren Rücken

TRAINERTIPPS
- Achten Sie darauf, die Arme am höchsten Punkt der Bewegung nicht zu überstrecken, um die Spannung auf den Muskeln zu erhalten.

RICHTIG
- Schulterblätter zusammenziehen und Brust rausdrücken

FALSCH
- das Gewicht auf der Brust abfedern lassen

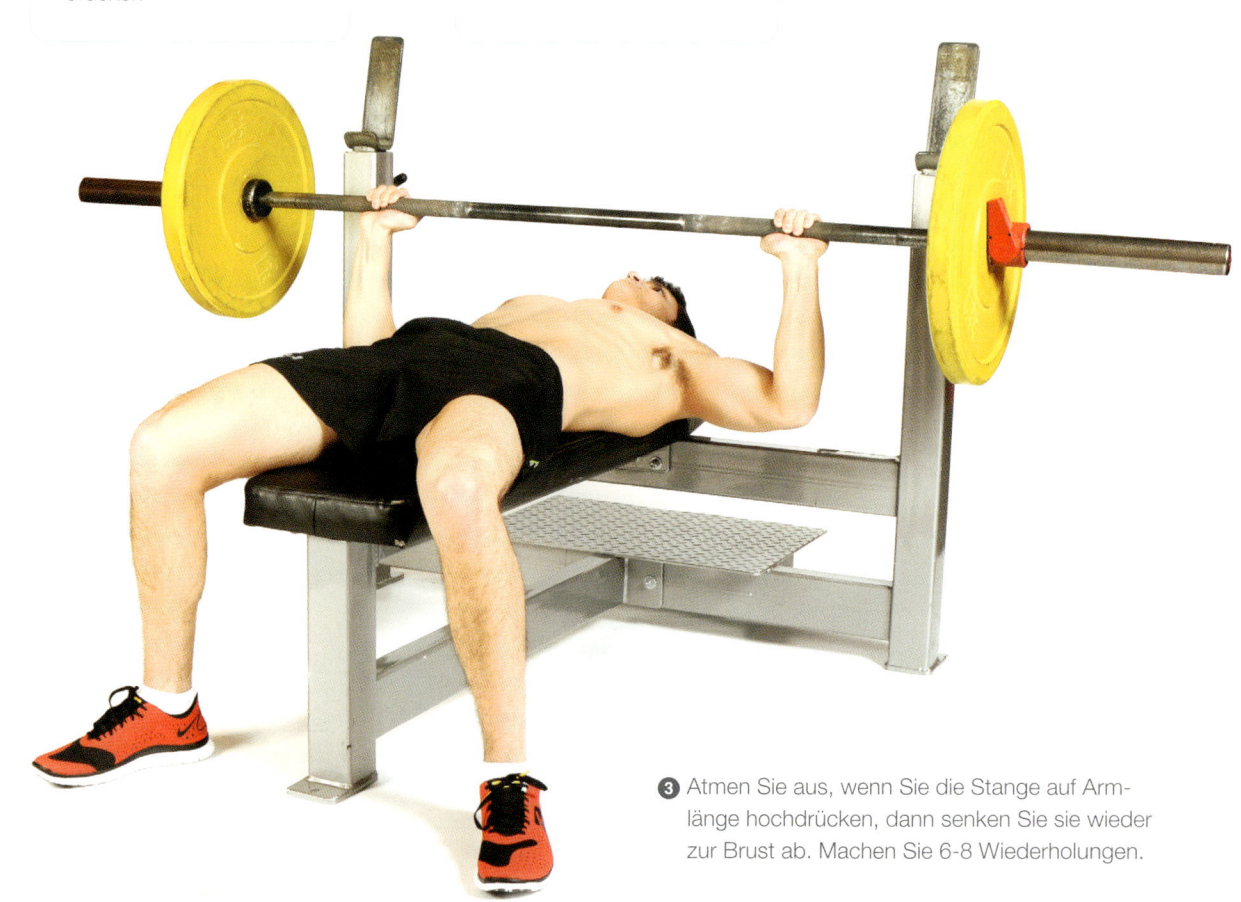

❸ Atmen Sie aus, wenn Sie die Stange auf Armlänge hochdrücken, dann senken Sie sie wieder zur Brust ab. Machen Sie 6-8 Wiederholungen.

OBERKÖRPER: LANGHANTEL-BANKDRÜCKEN

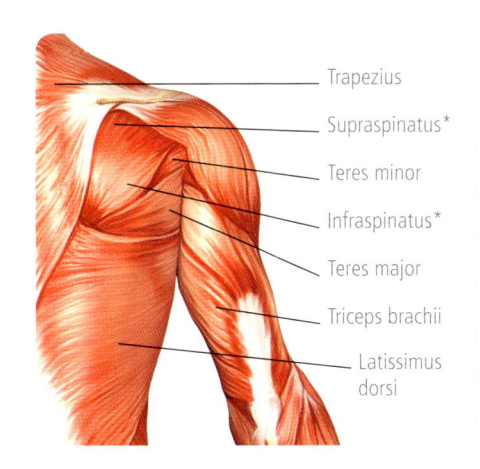

Trapezius
Supraspinatus*
Teres minor
Infraspinatus*
Teres major
Triceps brachii
Latissimus dorsi

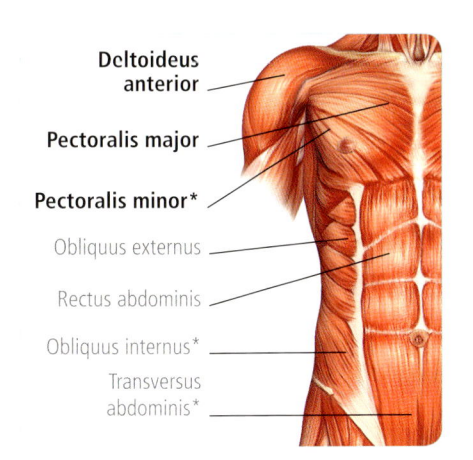

Deltoideus anterior
Pectoralis major
Pectoralis minor*
Obliquus externus
Rectus abdominis
Obliquus internus*
Transversus abdominis*

VARIANTEN

Leichter: Verwenden Sie ein sehr leichtes Gewicht oder drücken Sie Ihr eigenes Körpergewicht.

Schwieriger: Verändern Sie die Griffbreite. Ein engerer Griff (unten) macht die Übung anspruchsvoller und trainiert vor allem den Trizeps.

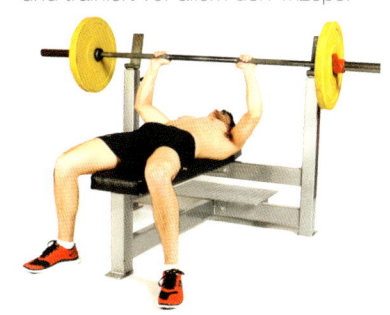

TRAINIERT
- Pectoralis major
- Pectoralis minor
- Deltoideus anterior

ERLÄUTERUNG
Schwarzer Text bezeichnet Zielmuskeln
Grauer Text bezeichnet stabilisierende Muskeln
* bezeichnet tiefe Muskeln

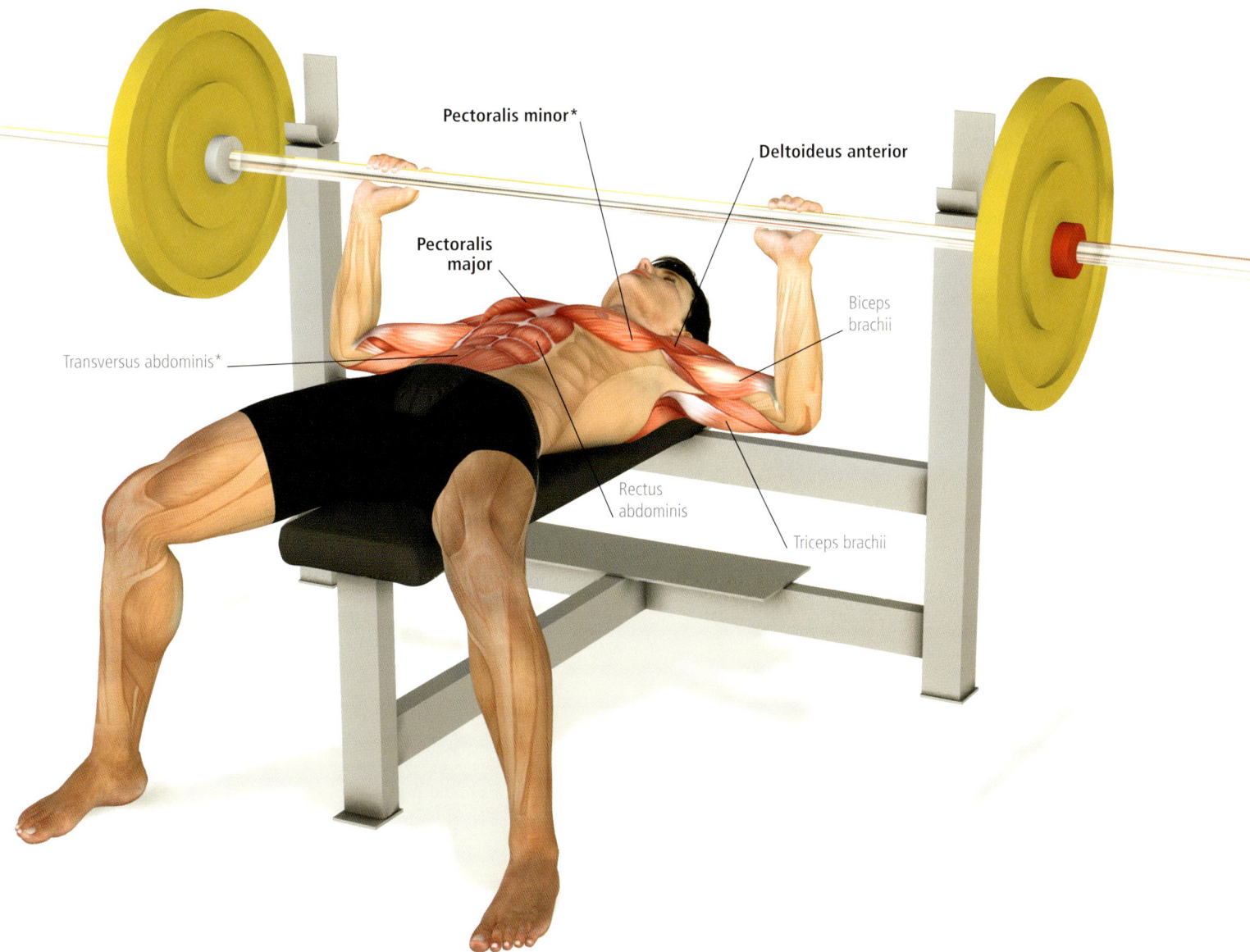

Pectoralis minor*
Deltoideus anterior
Pectoralis major
Transversus abdominis*
Biceps brachii
Rectus abdominis
Triceps brachii

61

LIEGESTÜTZ MIT FASZIENROLLE

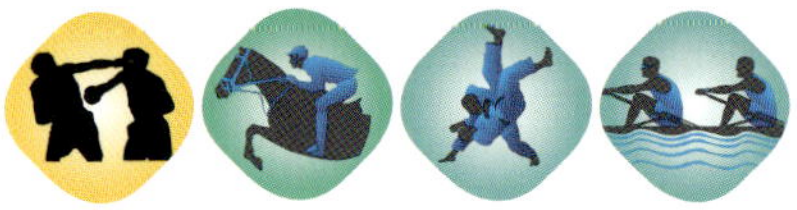

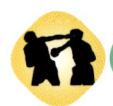

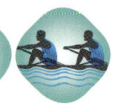

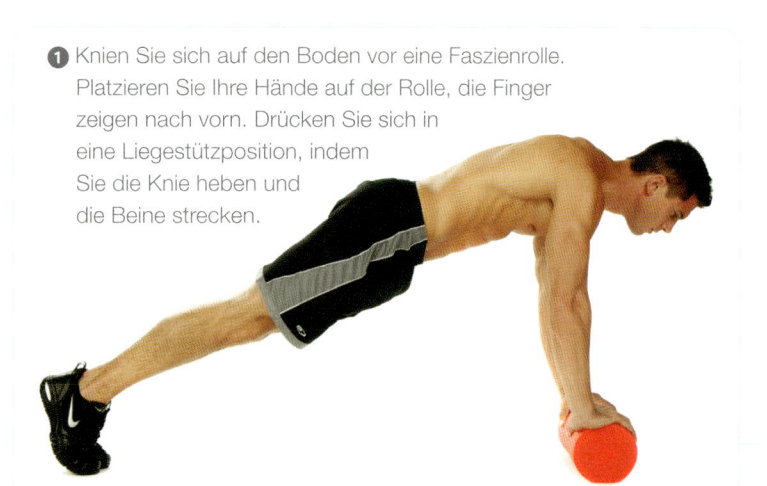

❶ Knien Sie sich auf den Boden vor eine Faszienrolle. Platzieren Sie Ihre Hände auf der Rolle, die Finger zeigen nach vorn. Drücken Sie sich in eine Liegestützposition, indem Sie die Knie heben und die Beine strecken.

RICHTIG
- gerade Linie von den Schultern bis zu den Sprunggelenken bilden
- die Körperspannung während der gesamten Übung halten

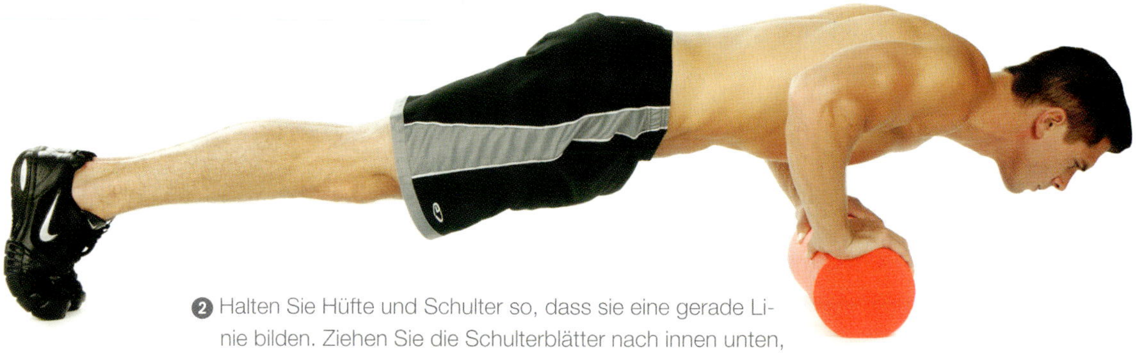

❷ Halten Sie Hüfte und Schulter so, dass sie eine gerade Linie bilden. Ziehen Sie die Schulterblätter nach innen unten, beugen Sie nun Ihre Ellenbogen und senken Sie Ihre Brust zur Faszienrolle ab. Vermeiden Sie jede Bewegung der Rolle während der Übung.

ZIELE
- Trizeps
- Bauchmuskulatur
- Schulterstabilisatoren

SCHWIERIGKEIT
- schwer

NUTZEN
- verbessert die Stabilität von Körpermitte, Becken und Schultern

VERMEIDEN BEI …
- Schmerzen im Handgelenk
- Schulterschmerzen
- Schmerzen im unteren Rücken

FALSCH
- die Schultern zu den Ohren hochziehen
- die Knie beugen
- die Hüfte durchsacken lassen

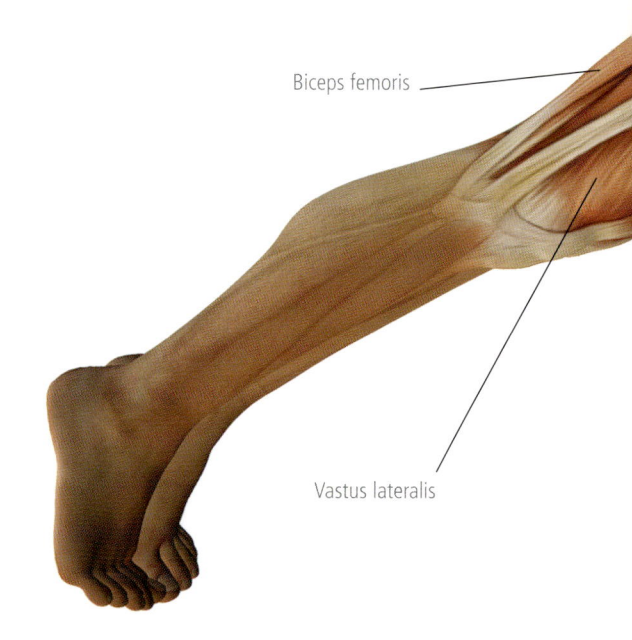

Biceps femoris

Vastus lateralis

ÜBUNGEN: OBERKÖRPER

OBERKÖRPER: LIEGESTÜTZ MIT FASZIENROLLE

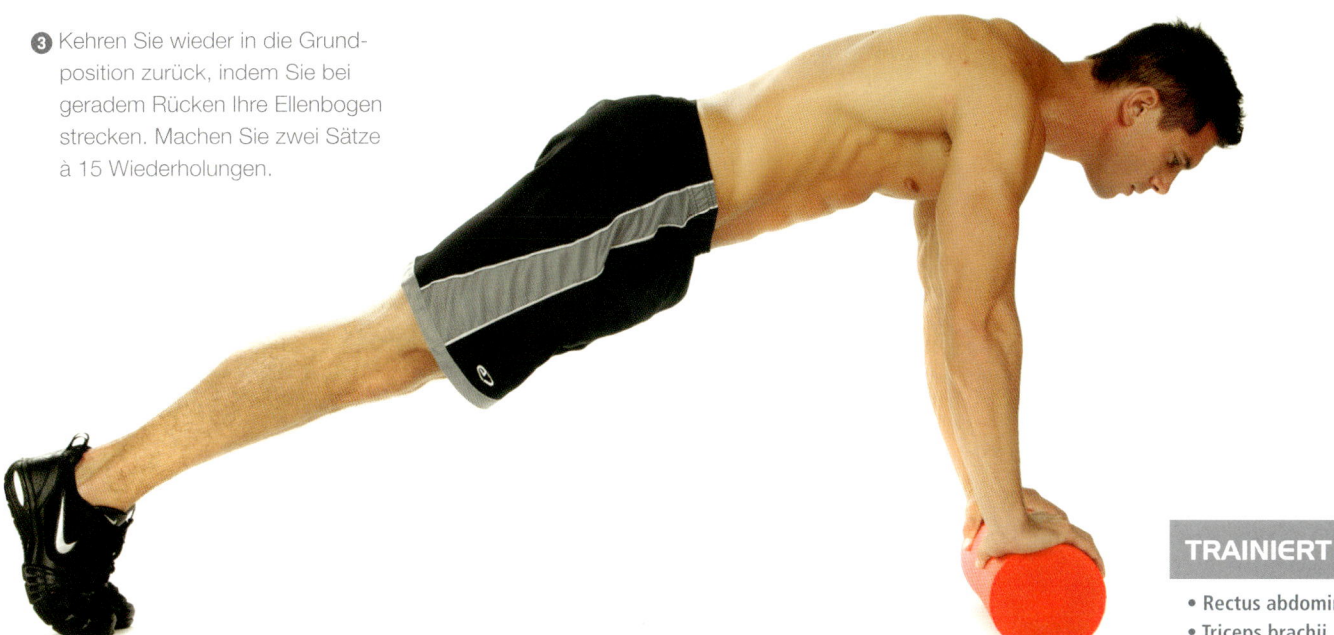

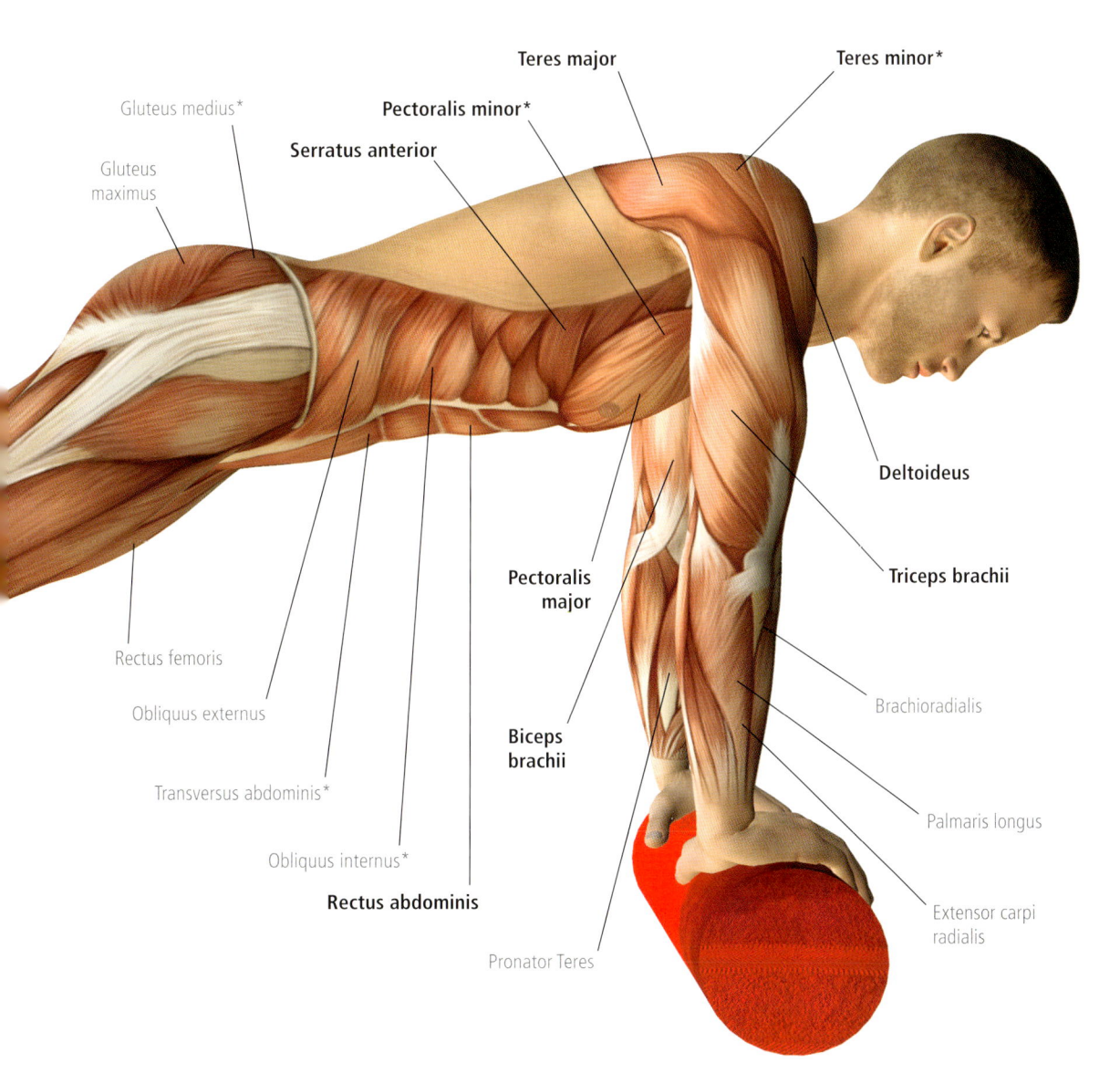

③ Kehren Sie wieder in die Grundposition zurück, indem Sie bei geradem Rücken Ihre Ellenbogen strecken. Machen Sie zwei Sätze à 15 Wiederholungen.

TRAINIERT
- Rectus abdominis
- Triceps brachii
- Deltoideus
- Pectoralis major
- Pectoralis minor
- Biceps brachii
- Teres minor
- Teres major
- Serratus anterior

ERLÄUTERUNG
Schwarzer Text bezeichnet Zielmuskeln
Grauer Text bezeichnet stabilisierende Muskeln
* bezeichnet tiefe Muskeln

Gluteus medius*
Gluteus maximus
Teres major
Pectoralis minor*
Serratus anterior
Teres minor*
Deltoideus
Triceps brachii
Pectoralis major
Brachioradialis
Rectus femoris
Obliquus externus
Biceps brachii
Transversus abdominis*
Palmaris longus
Obliquus internus*
Rectus abdominis
Extensor carpi radialis
Pronator Teres

FLIEGENDE MIT KURZHANTELN

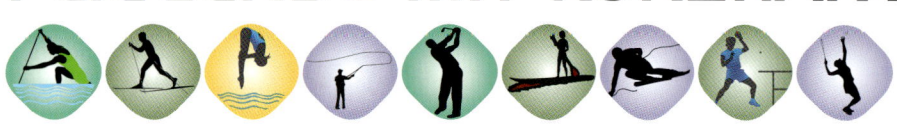

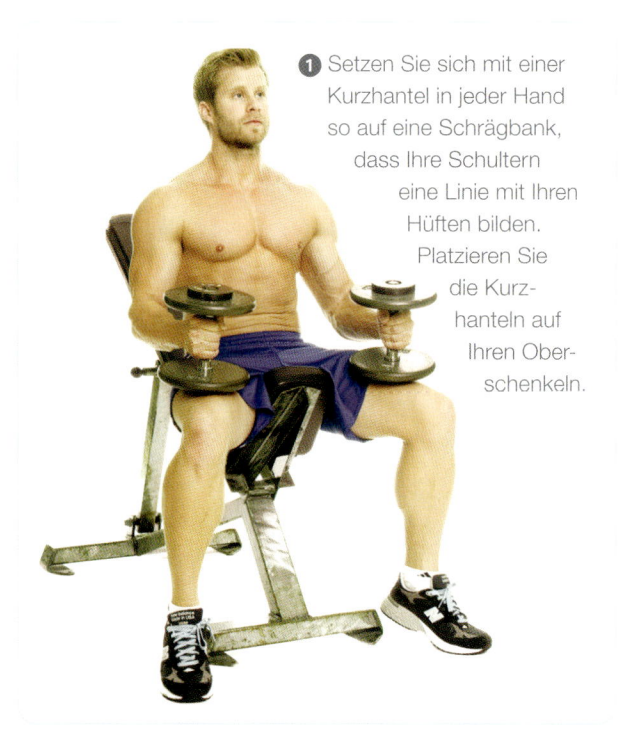

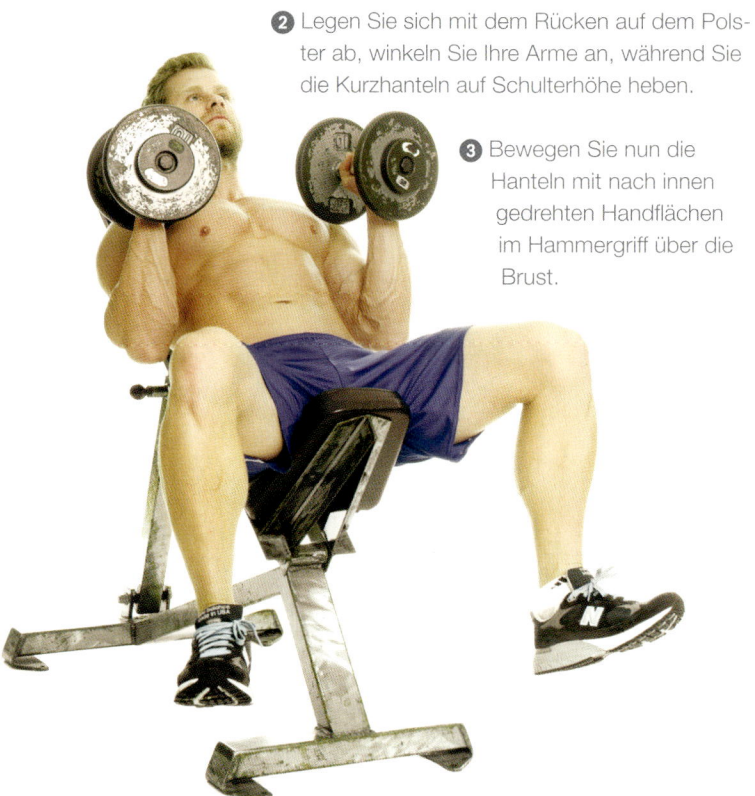

ÜBUNGEN: OBERKÖRPER

① Setzen Sie sich mit einer Kurzhantel in jeder Hand so auf eine Schrägbank, dass Ihre Schultern eine Linie mit Ihren Hüften bilden. Platzieren Sie die Kurzhanteln auf Ihren Oberschenkeln.

② Legen Sie sich mit dem Rücken auf dem Polster ab, winkeln Sie Ihre Arme an, während Sie die Kurzhanteln auf Schulterhöhe heben.

③ Bewegen Sie nun die Hanteln mit nach innen gedrehten Handflächen im Hammergriff über die Brust.

④ Halten Sie Ihren Rücken in einer neutralen Position und stellen Sie Ihre Füße flach auf den Boden. Führen Sie die Hanteln senkrecht über Ihre Brust, bis Ihre Ellenbogen nur noch ganz leicht gebeugt sind.

ZIELE
- mittlere Brust

SCHWIERIGKEIT
- mittel

NUTZEN
- steigert die Muskelmasse und Kraft im Rumpf

VERMEIDEN BEI …
- Schulterbeschwerden

TRAINERTIPPS
- Ziehen Sie vor jedem Satz die Schulterblätter zusammen und führen Sie alle Bewegungen die gesamte Übung hindurch kontrolliert aus.

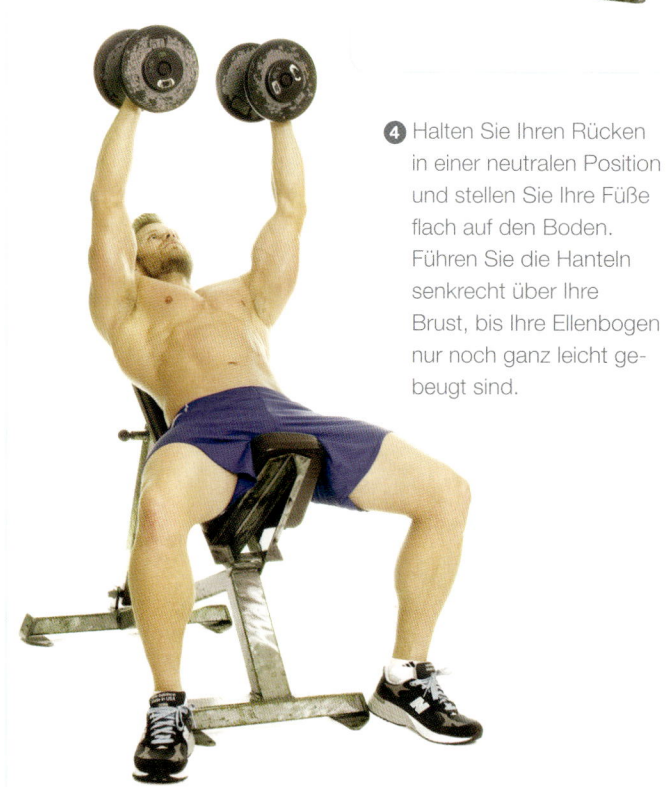

RICHTIG
- die Brust dehnen, während die Kurzhanteln abgesenkt werden
- bei der Rückkehr in die Ausgangsstellung Rücken und Schultern in der gleichen Position halten
- beim Hochdrücken der Kurzhanteln ausatmen, während des Absenkens einatmen

FALSCH
- Arme vollständig durchstrecken oder zu stark beugen
- ins Hohlkreuz gehen
- die Kurzhanteln mit Schwung heben
- die Schultern hochziehen
- Kopf anheben oder von der Bank bewegen

OBERKÖRPER: FLIEGENDE MIT KURZHANTELN

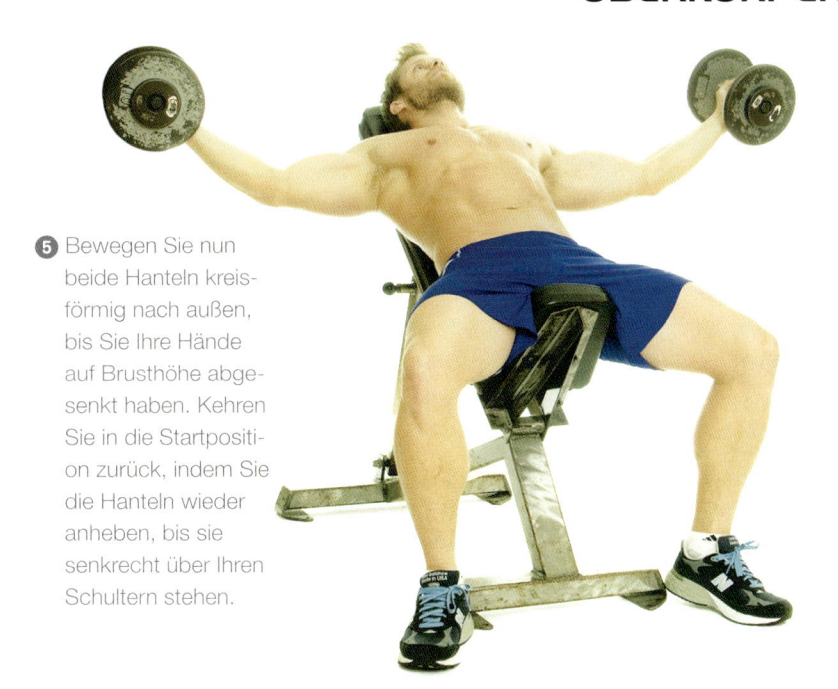

5 Bewegen Sie nun beide Hanteln kreisförmig nach außen, bis Sie Ihre Hände auf Brusthöhe abgesenkt haben. Kehren Sie in die Startposition zurück, indem Sie die Hanteln wieder anheben, bis sie senkrecht über Ihren Schultern stehen.

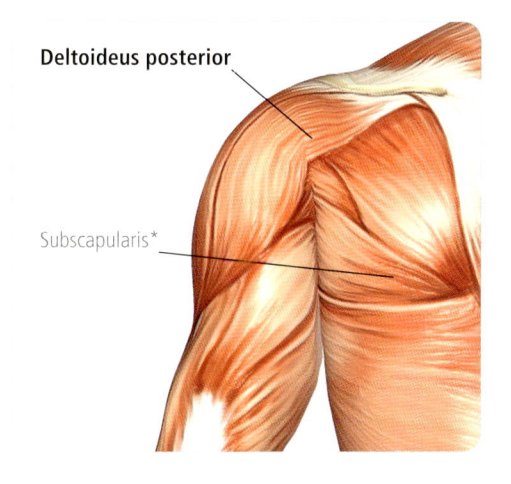

Deltoideus posterior

Subscapularis*

ERLÄUTERUNG
Schwarzer Text bezeichnet Zielmuskeln
Grauer Text bezeichnet stabilisierende Muskeln
* bezeichnet tiefe Muskeln

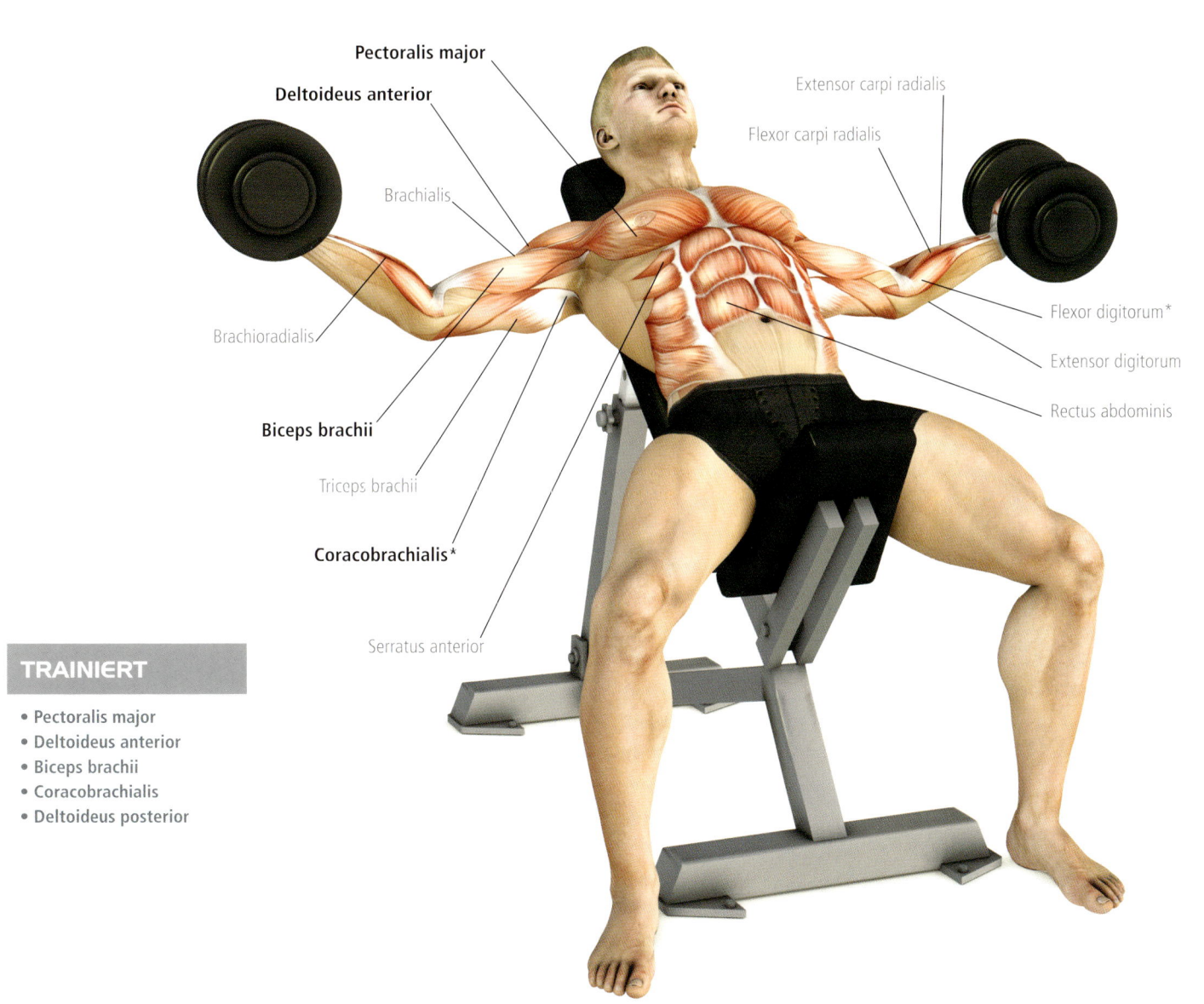

Pectoralis major
Deltoideus anterior
Brachialis
Brachioradialis
Biceps brachii
Triceps brachii
Coracobrachialis*
Serratus anterior
Extensor carpi radialis
Flexor carpi radialis
Flexor digitorum*
Extensor digitorum
Rectus abdominis

TRAINIERT
- **Pectoralis major**
- **Deltoideus anterior**
- **Biceps brachii**
- **Coracobrachialis**
- **Deltoideus posterior**

ÜBUNGEN: OBERKÖRPER

FLIEGENDE AM KABELZUG

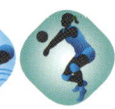

① Stellen Sie sich aufrecht zwischen zwei gegenüberliegende Kabelzüge. Fassen Sie nacheinander mit jeder Hand einen Handgriff.

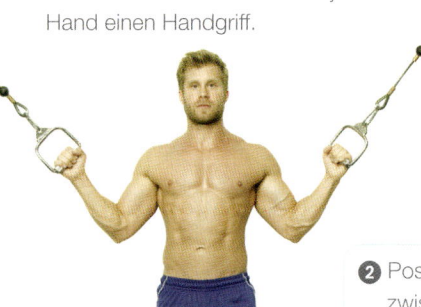

RICHTIG
- die Handflächen zeigen während der gesamten Übung im Hammergriff zueinander
- die Beine sind die gesamte Übung hindurch leicht angewinkelt

② Positionieren Sie sich mittig zwischen den beiden Kabeln.

③ Gehen Sie einen ganzen Schritt zurück und führen Sie Ihre Hände in Richtung Ihrer Oberschenkel.

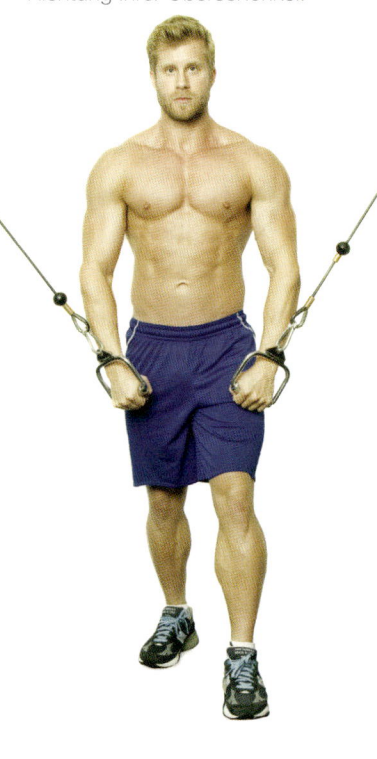

ZIELE
- obere Brust
- Deltamuskeln

SCHWIERIGKEIT
- mittel

NUTZEN
- stärkt Brust und Schultern

VERMEIDEN BEI …
- Schulterbeschwerden

TRAINERTIPPS
- Beginnen Sie mit einem leichten Gewicht, bis Sie die Übung beherrschen und sich sicher sind, dass Sie die Kraft haben, sie kontrolliert durchzuführen.
- Halten Sie Ihre Ellenbogen leicht gebeugt, um Ihre Schultergelenke nicht übermäßig stark zu belasten.

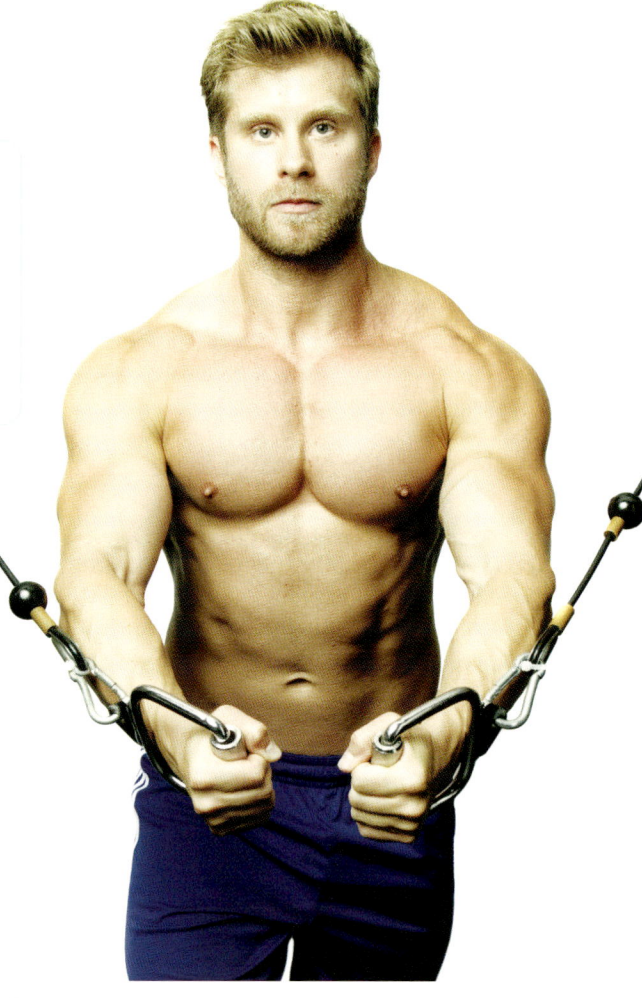

FALSCH
- die Arme zu weit nach hinten strecken – dies wird Ihre Technik beeinträchtigen und kann zu Verletzungen der Rotatorenmanschette führen

④ Machen Sie einen Schritt nach vorn und beginnen Sie die Übung. Ihre Hände zeigen knapp unter der Brust zueinander. Stellen Sie ein Bein vor das andere, beugen Sie sich leicht vor und verlagern Sie Ihr Gewicht auf den vorderen Fuß.

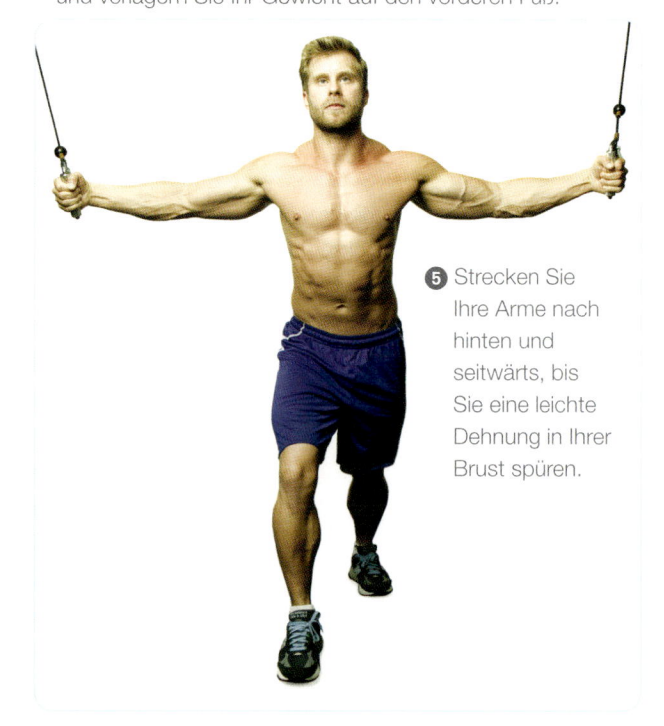

⑤ Strecken Sie Ihre Arme nach hinten und seitwärts, bis Sie eine leichte Dehnung in Ihrer Brust spüren.

66

OBERKÖRPER: FLIEGENDE AM KABELZUG

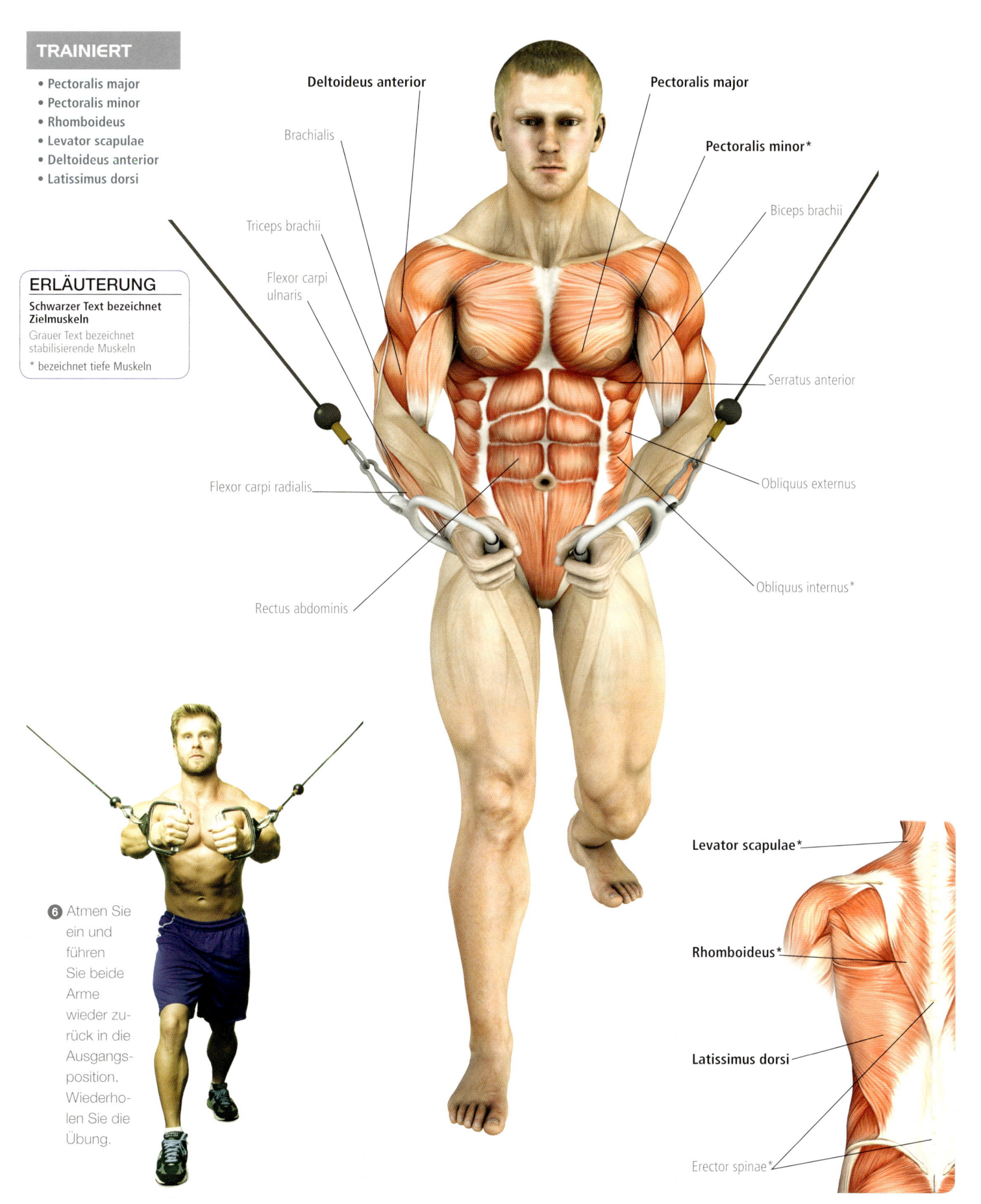

TRAINIERT
- Pectoralis major
- Pectoralis minor
- Rhomboideus
- Levator scapulae
- Deltoideus anterior
- Latissimus dorsi

ERLÄUTERUNG
Schwarzer Text bezeichnet Zielmuskeln
Grauer Text bezeichnet stabilisierende Muskeln
* bezeichnet tiefe Muskeln

Deltoideus anterior

Brachialis

Triceps brachii

Flexor carpi ulnaris

Flexor carpi radialis

Rectus abdominis

Pectoralis major

Pectoralis minor*

Biceps brachii

Serratus anterior

Obliquus externus

Obliquus internus*

Levator scapulae*

Rhomboideus*

Latissimus dorsi

Erector spinae*

❻ Atmen Sie ein und führen Sie beide Arme wieder zurück in die Ausgangsposition. Wiederholen Sie die Übung.

ÜBUNGEN: OBERKÖRPER

DIPS

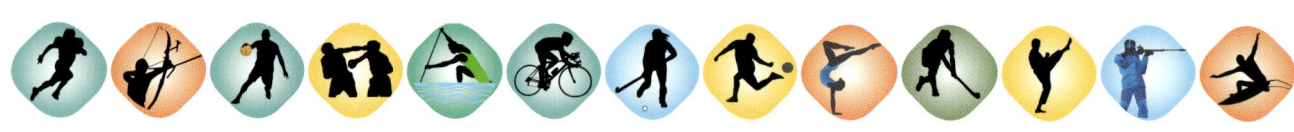

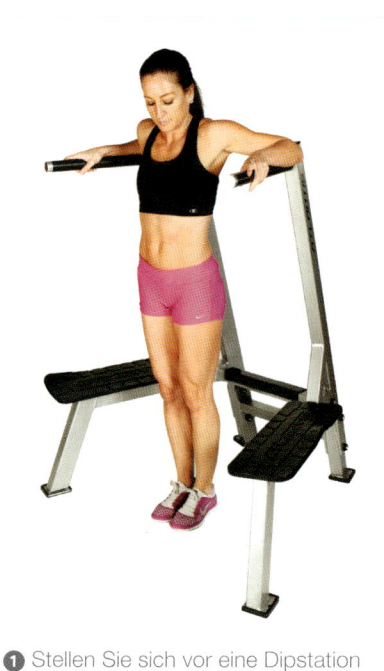

RICHTIG
- immer eine volle Bewegungsamplitude ausführen

FALSCH
- die Übung überhastet durchführen

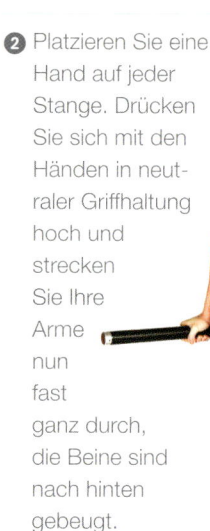

❶ Stellen Sie sich vor eine Dipstation oder einen Parallelbarren.

❷ Platzieren Sie eine Hand auf jeder Stange. Drücken Sie sich mit den Händen in neutraler Griffhaltung hoch und strecken Sie Ihre Arme nun fast ganz durch, die Beine sind nach hinten gebeugt.

❸ Senken Sie sich nun ab, bis Ihre Oberarme parallel zum Boden sind, dann drücken Sie sich wieder hoch in die Startposition. Machen Sie 8-10 Wiederholungen.

ZIELE
- Brustmuskulatur
- Trizeps
- unterer Rücken
- Unterarme
- Körpermitte

SCHWIERIGKEIT
- mittel

NUTZEN
- steigert die Muskelmasse und Kraft im Oberkörper

VARIANTEN
- **Leichter:** Lassen Sie sich beim Gewicht Ihrer Beine von einem Partner helfen.
- **Schwieriger:** Platzieren Sie eine Kurzhantel zwischen ihre Unterschenkel, um den Widerstand zu erhöhen.

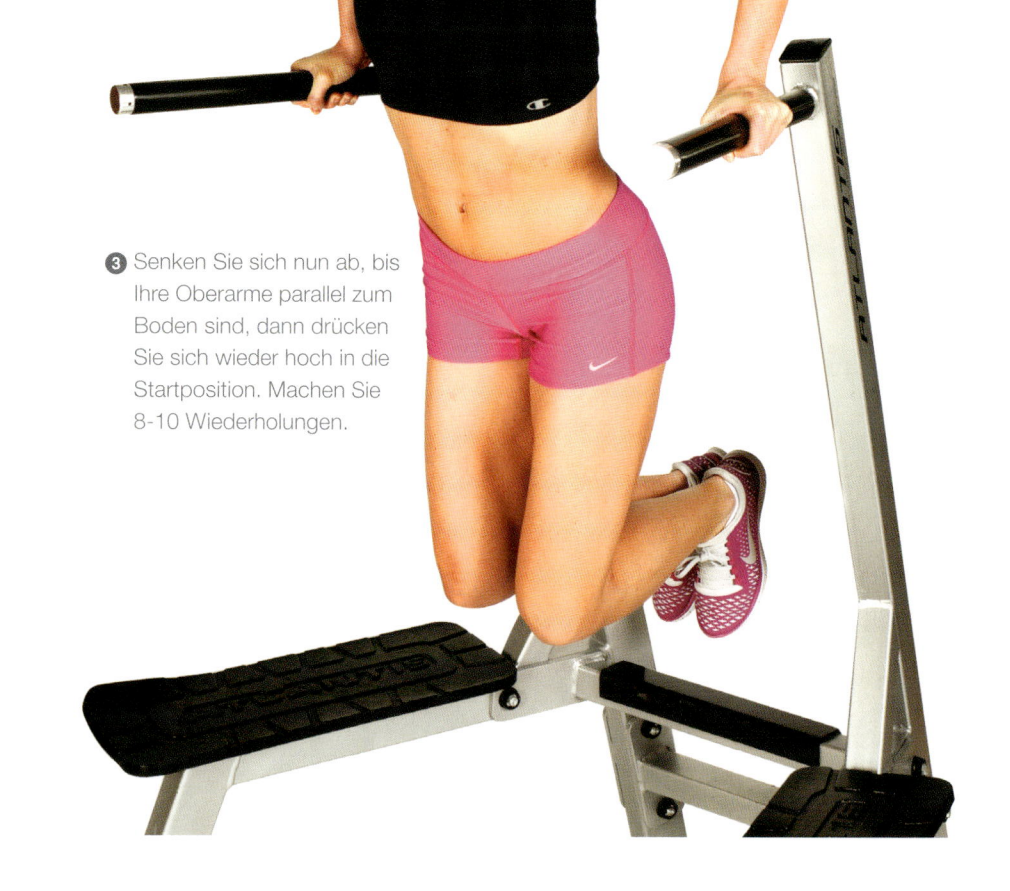

OBERKÖRPER: DIPS

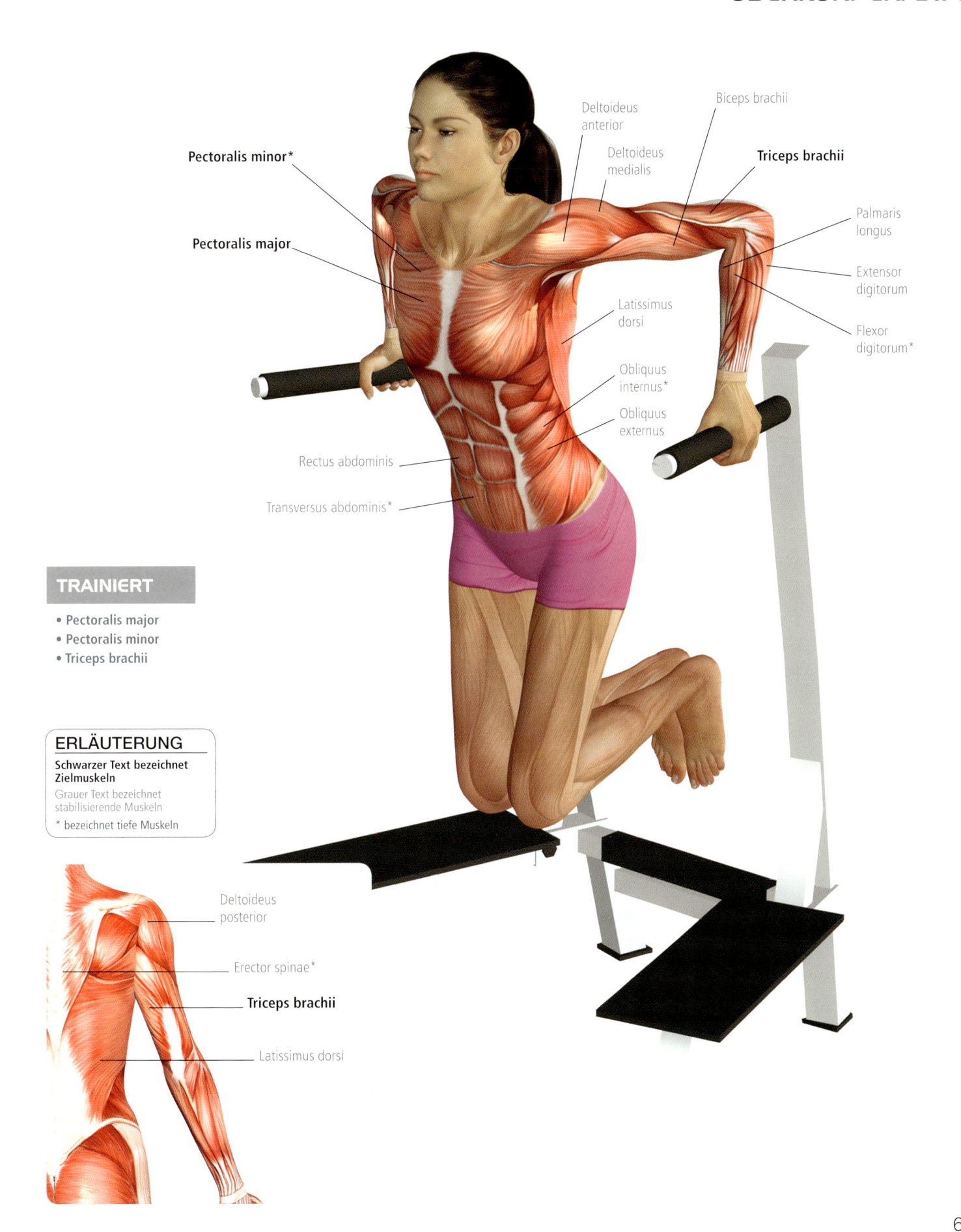

Pectoralis minor*
Pectoralis major
Deltoideus anterior
Deltoideus medialis
Biceps brachii
Triceps brachii
Palmaris longus
Extensor digitorum
Flexor digitorum*
Latissimus dorsi
Obliquus internus*
Obliquus externus
Rectus abdominis
Transversus abdominis*

TRAINIERT

- Pectoralis major
- Pectoralis minor
- Triceps brachii

ERLÄUTERUNG

Schwarzer Text bezeichnet Zielmuskeln
Grauer Text bezeichnet stabilisierende Muskeln
* bezeichnet tiefe Muskeln

Deltoideus posterior
Erector spinae*
Triceps brachii
Latissimus dorsi

69

ÜBUNGEN: OBERKÖRPER

LIEGESTÜTZ

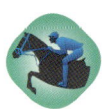

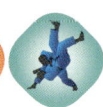

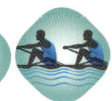

1 Stellen Sie sich aufrecht hin, atmen Sie ein und ziehen Sie Ihren Bauchnabel zur Wirbelsäule.

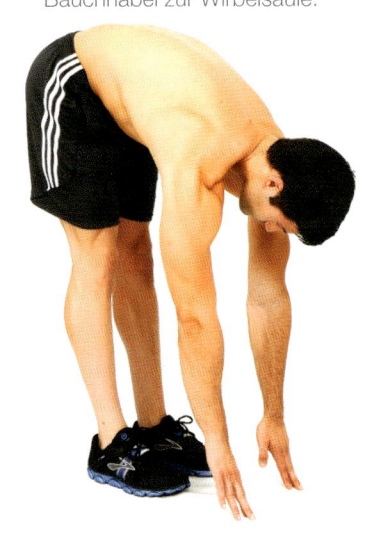

2 Atmen Sie aus, während Sie sich Wirbel für Wirbel nach unten rollen, bis Ihre Hände den Boden vor Ihnen berühren.

3 Bewegen Sie Ihre Arme so weit nach vorn, bis sich Ihre Hände direkt unterhalb Ihrer Schulter in der Liegestützposition befinden.

4 Atmen Sie ein und ziehen Sie Ihre Bauchmuskeln zur Wirbelsäule. Spannen Sie Ihre Gesäßmuskeln an, legen Sie Ihre Beine eng aneinander und strecken Sie nun die Fersen, sodass der gesamte Körper eine gerade Linie bildet.

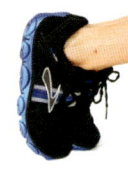

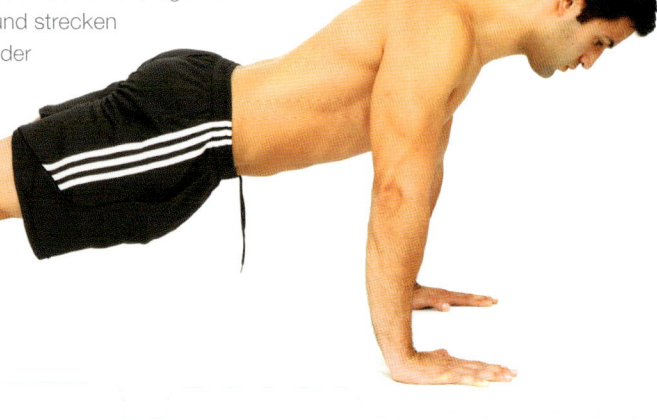

RICHTIG
- während der Ausführung des Liegestützes Nacken entspannen und lang machen
- Gesäßmuskeln anspannen, wenn die Bauchmuskeln nach innen gezogen werden

FALSCH
- die Schultern zu den Ohren hochziehen

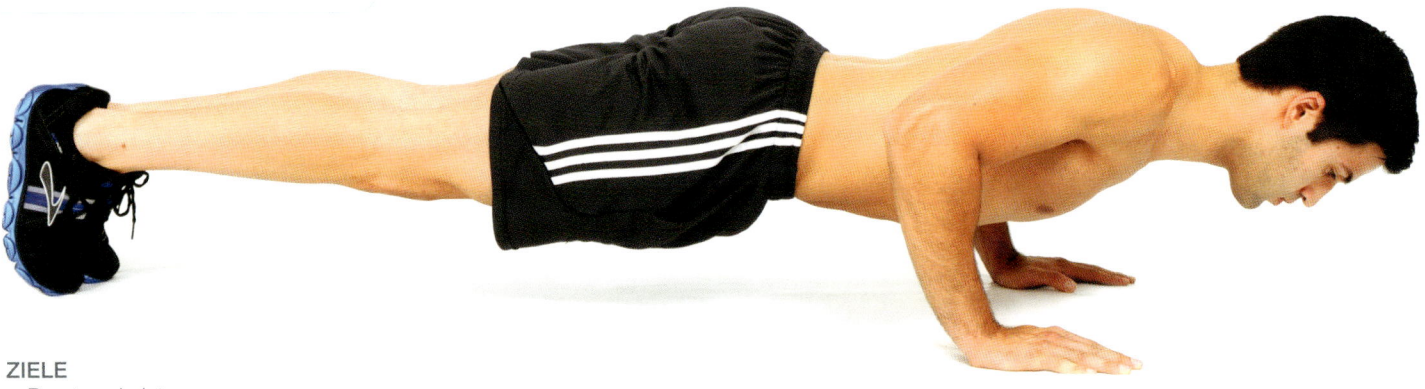

ZIELE
- Brustmuskulatur
- Trizeps

SCHWIERIGKEIT
- mittel

NUTZEN
- stärkt die Muskulatur von Körpermitte, Schultern, Rücken, Gesäß und Brust

VERMEIDEN BEI …
- Schulterbeschwerden

5 Atmen Sie aus, dann wieder ein, wenn Sie Ihre Ellenbogen beugen und den Körper zum Boden absenken. Drücken Sie sich wieder in die Liegestützposition zurück, indem Sie die Ellenbogen strecken. Halten Sie die Ellenbogen eng am Körper. Wiederholen Sie achtmal.

6 Atmen Sie ein, während Sie Ihre Hüften nach oben heben und Sie Ihre Hände nach hinten zu den Füßen bewegen. Atmen Sie langsam aus, rollen Sie Wirbel für Wirbel hoch, bis Sie Ihre Ausgangsstellung erreicht haben. Wiederholen Sie die gesamte Übung dreimal.

OBERKÖRPER: LIEGESTÜTZ

VARIANTEN

Leichter: Knien Sie sich auf den Boden, die Hände liegen vor Ihnen, um Ihren Rumpf zu stützen. Halten Sie Ihre Hüften geöffnet, beugen und strecken Sie die Ellenbogen wie bei der Ausführung eines Liegestützes.

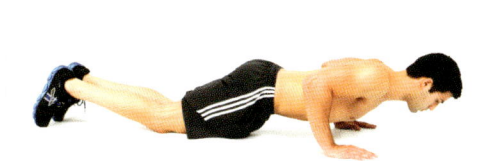

Schwieriger: Legen Sie Ihre Hände schulterbreit auseinander auf einen Gymnastikball. Führen Sie mit nach hinten fest auf den Boden gepressten Fußballen die Liegstützbewegungen durch und halten sich dabei stabil auf dem Ball.

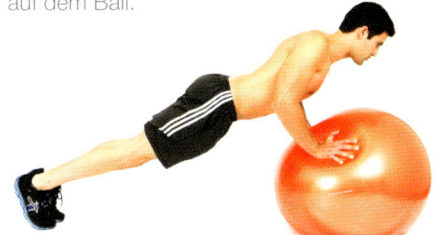

Schwieriger: Platzieren Sie Ihre Fußballen oben auf einem Gymnastikball, während Sie Ihren Körper mit den Händen auf dem Boden abstützen. Spannen Sie Ihre Bauchmuskeln an, um Ihren Körper während der gesamten Ausführung des Liegestützes in einer geraden Linie zu halten und auszubalancieren.

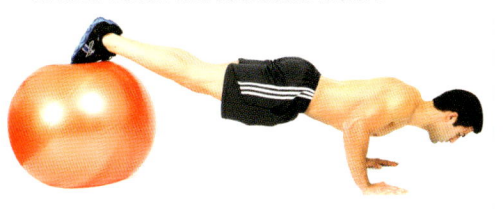

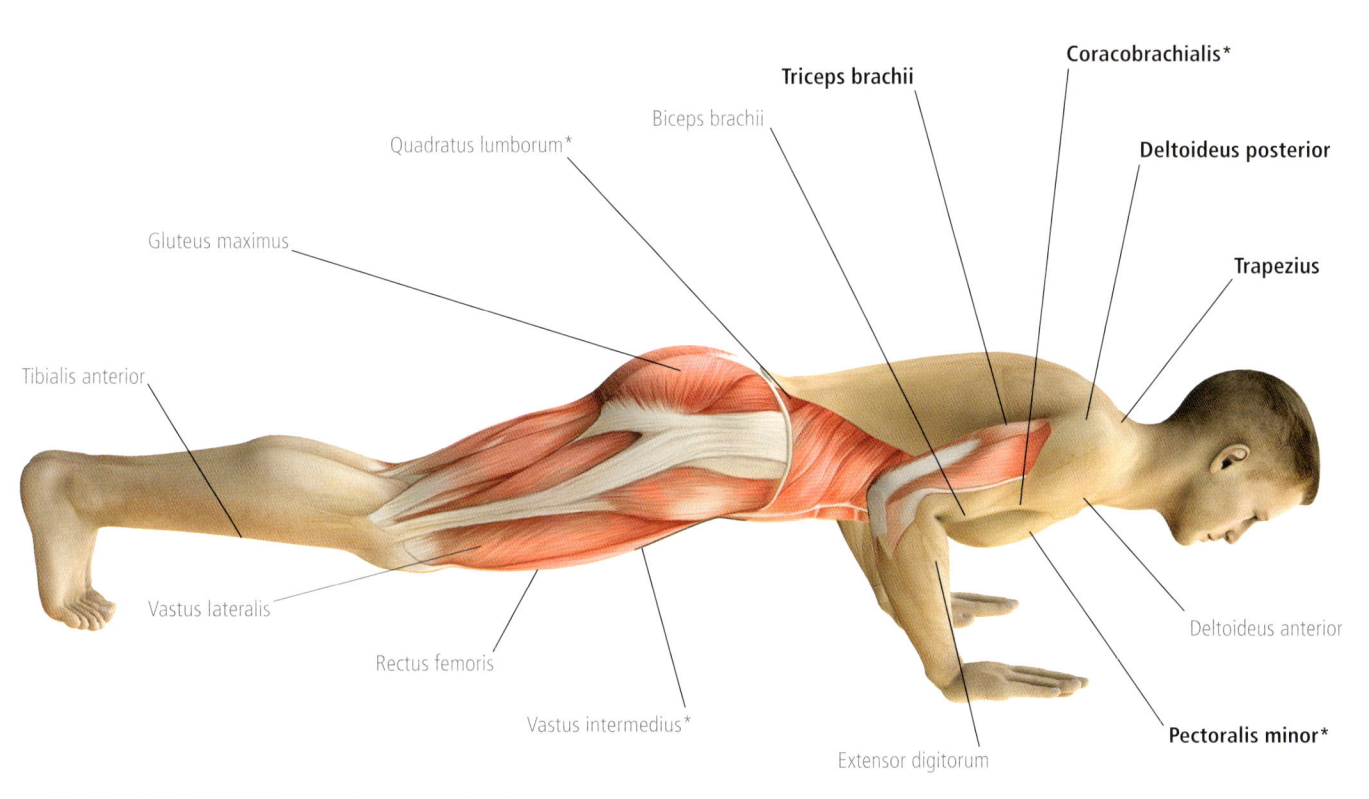

Quadratus lumborum*
Gluteus maximus
Tibialis anterior
Vastus lateralis
Rectus femoris
Vastus intermedius*
Extensor digitorum
Biceps brachii
Triceps brachii
Coracobrachialis*
Deltoideus posterior
Trapezius
Deltoideus anterior
Pectoralis minor*

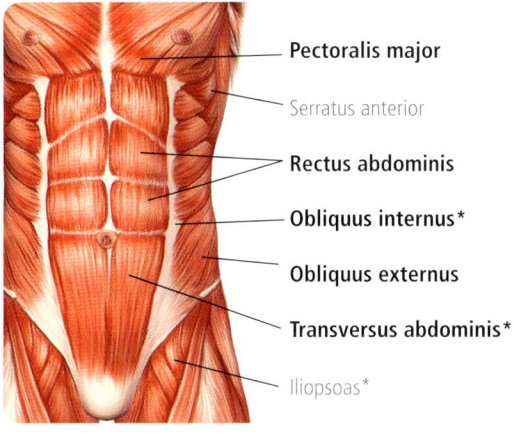

Pectoralis major
Serratus anterior
Rectus abdominis
Obliquus internus*
Obliquus externus
Transversus abdominis*
Iliopsoas*

TRAINIERT

- Triceps brachii
- Pectoralis major
- Pectoralis minor
- Coracobrachialis
- Deltoideus posterior
- Rectus abdominis
- Transversus abdominis
- Obliquus externus
- Obliquus internus
- Trapezius

ERLÄUTERUNG

Schwarzer Text bezeichnet Zielmuskeln
Grauer Text bezeichnet stabilisierende Muskeln
* bezeichnet tiefe Muskeln

LIEGESTÜTZ MIT HANDWECHSEL

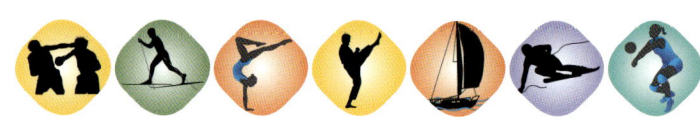

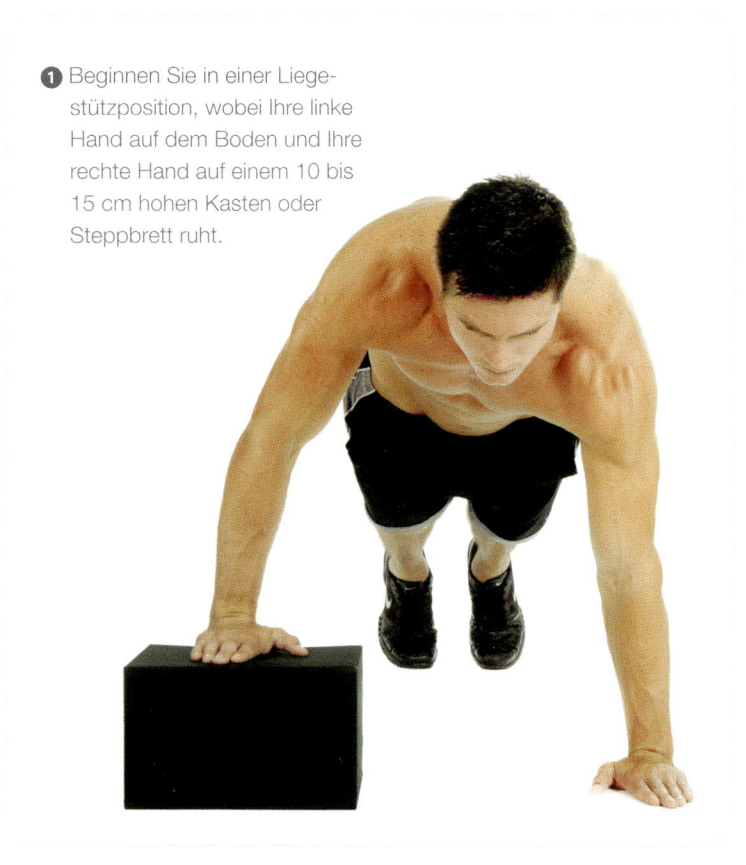

① Beginnen Sie in einer Liegestützposition, wobei Ihre linke Hand auf dem Boden und Ihre rechte Hand auf einem 10 bis 15 cm hohen Kasten oder Steppbrett ruht.

② Halten Sie Ihren Rumpf steif und die Beine gestreckt, dann beugen Sie die Ellenbogen und senken Ihren Oberkörper ab.

③ Drücken Sie sich langsam wieder hoch, indem Sie die Ellenbogen strecken, um in die Ausgangsposition zurückzukehren.

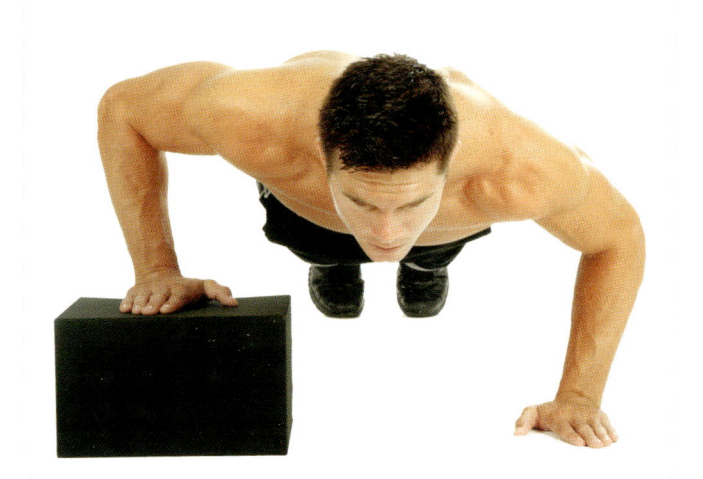

ZIELE
- gesamter Körper

SCHWIERIGKEIT
- mittel

NUTZEN
- stärkt die Hüft-, Rumpf- und Schulterstabilisatoren

VERMEIDEN BEI …
- Schulterschmerzen
- Rückenschmerzen
- Nackenschmerzen

RICHTIG
- die Hände parallel unter den Schultern ausrichten

FALSCH
- Handflächen nach innen drehen
- die Hüfte und den unteren Rücken durchsacken lassen
- den Kopf in den Nacken legen

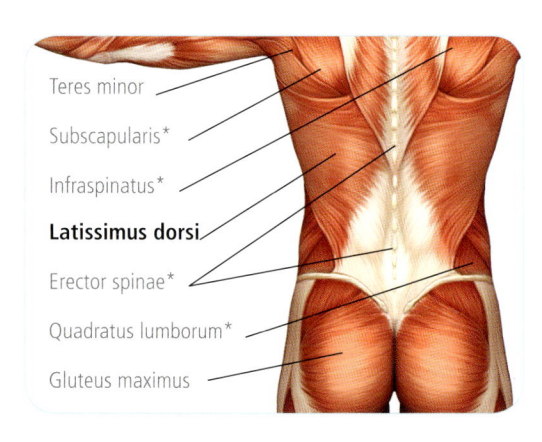

Teres minor
Subscapularis*
Infraspinatus*
Latissimus dorsi
Erector spinae*
Quadratus lumborum*
Gluteus maximus

TRAINIERT

- Vastus medialis
- Vastus lateralis
- Vastus intermedius
- Rectus femoris
- Sartorius
- Triceps brachii
- Transversus abdominis
- Gracilis
- Trapezius
- Latissimus dorsi
- Iliopsoas
- Pectineus
- Tensor fasciae latae
- Adductor longus

OBERKÖRPER: LIEGESTÜTZ MIT HANDWECHSEL

④ Heben Sie Ihre linke Hand vom Boden und platzieren Sie diese neben Ihrer rechten auf dem Kasten.

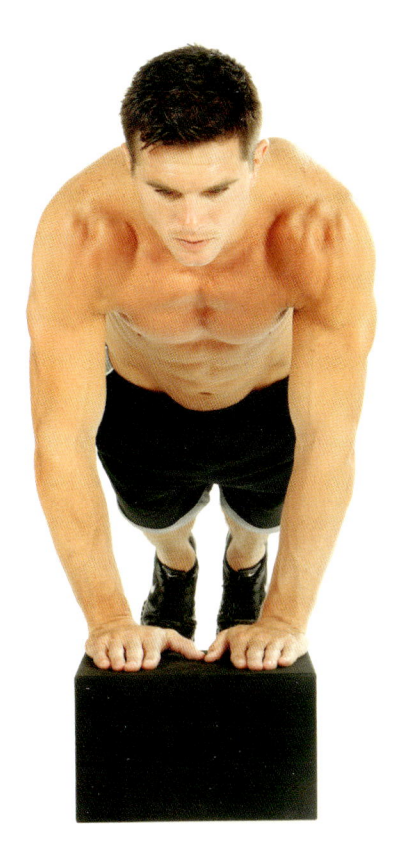

⑤ Heben Sie Ihre rechte Hand vom Kasten und legen Sie sie etwa schulterbreit auf den Boden.

⑥ Beugen Sie nun Ihre Ellenbogen, um einen weiteren Liegestütz auszuführen, diesmal rechts vom Kasten.

⑦ Kehren Sie nun auf den Kasten zurück und wiederholen den Liegestütz mit der linken Hand. Machen Sie fünf Liegestütze auf jeder Seite.

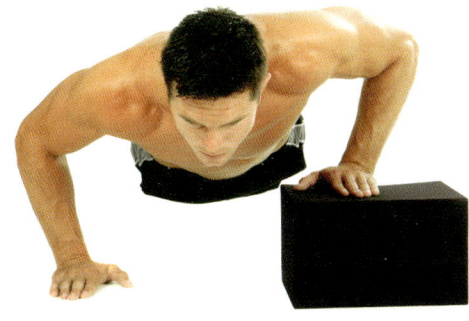

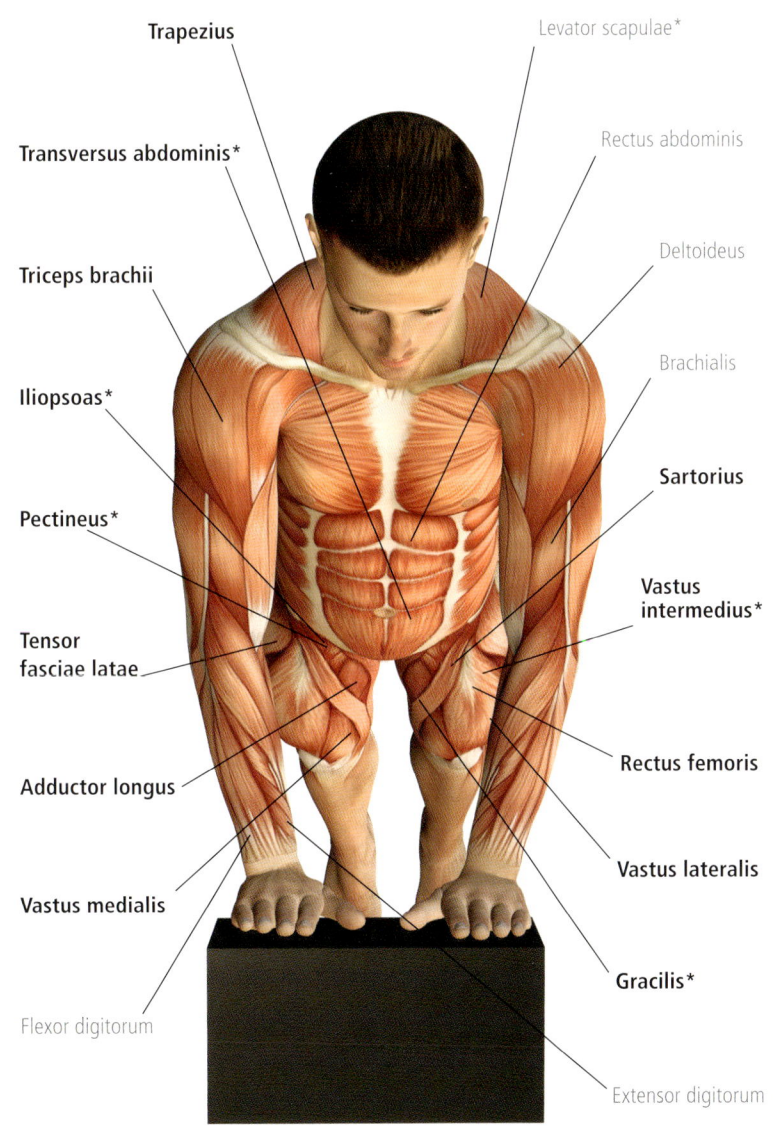

ERLÄUTERUNG
Schwarzer Text bezeichnet Zielmuskeln
Grauer Text bezeichnet stabilisierende Muskeln
* bezeichnet tiefe Muskeln

Trapezius
Levator scapulae*
Transversus abdominis*
Rectus abdominis
Triceps brachii
Deltoideus
Brachialis
Iliopsoas*
Sartorius
Pectineus*
Vastus intermedius*
Tensor fasciae latae
Rectus femoris
Adductor longus
Vastus lateralis
Vastus medialis
Gracilis*
Flexor digitorum
Extensor digitorum

73

ÜBUNGEN: OBERKÖRPER

KURZHANTEL-SCHULTERDRÜCKEN

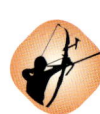

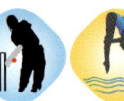

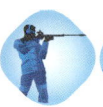

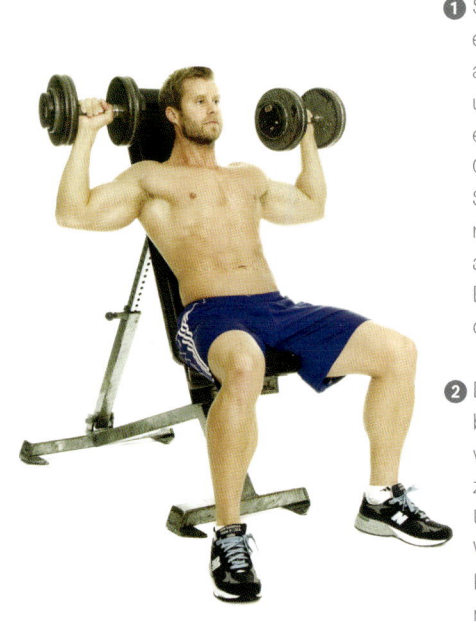

1. Setzen Sie sich auf eine Schrägbank mit aufrechter Rückenlehne und platzieren Sie je eine Kurzhantel auf Ihren Oberschenkeln. Winkeln Sie Ihre Arme an, während Sie die Kurzhanteln auf Schulterhöhe heben. Die Ellenbogen weisen dabei nach vorn.

2. Drehen Sie die Ellenbogen nach außen und winkeln sie so an, dass zwischen Ober- und Unterarm ein rechter Winkel entsteht. Die Handflächen zeigen nach vorn.

3. Drücken Sie die Hanteln gerade nach oben, wobei Sie die Aufwärtsbewegung stoppen, bevor die Arme vollständig gestreckt sind.

4. Führen Sie die Kurzhanteln wieder nach unten und kehren Sie in die Ausgangsposition zurück. Machen Sie 8-10 Wiederholungen.

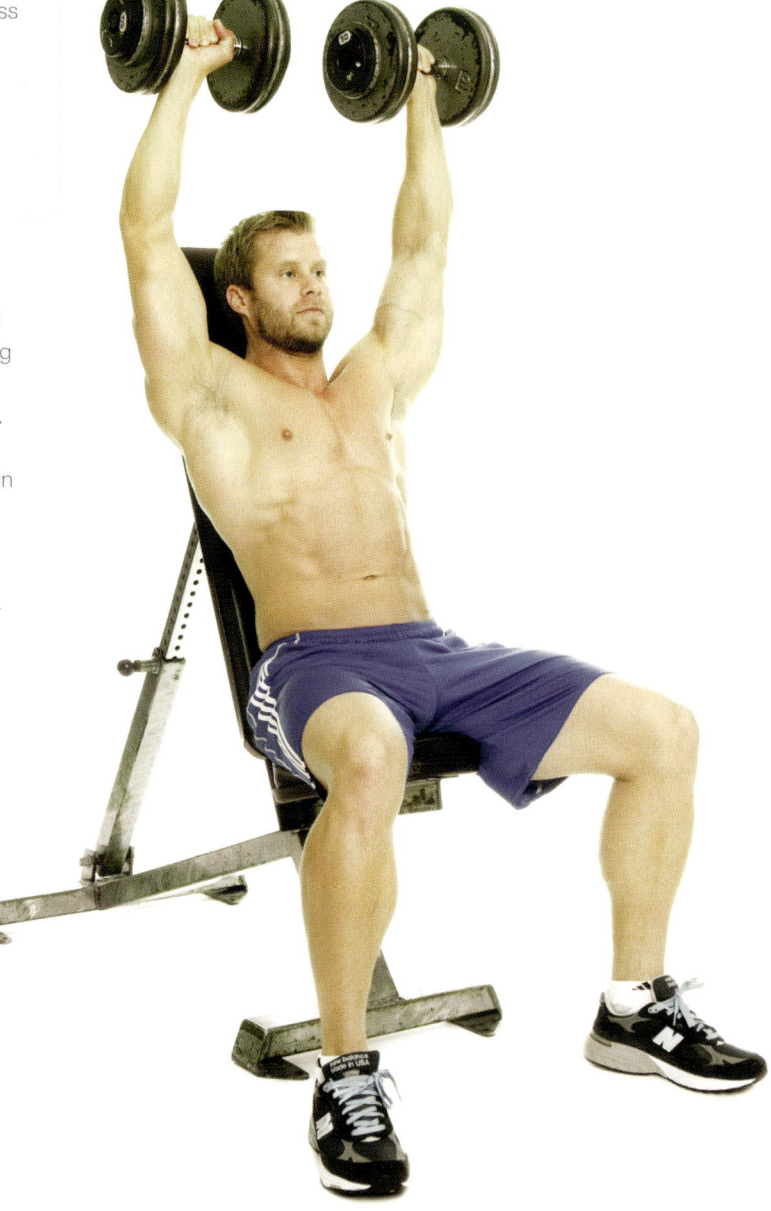

RICHTIG
- das Kinn während der gesamten Übung über den Schultern halten

FALSCH
- den Rücken überstrecken, wenn die Kurzhanteln während der Aufwärtsbewegung dieser Übung nach oben gedrückt werden

ZIELE
- mittlerer Deltamuskel

SCHWIERIGKEIT
- mittel

VERMEIDEN BEI …
- Schulterbeschwerden

TRAINERTIPPS
- Wenn Sie Ihren Satz beendet haben, führen Sie die Ellenbogen wieder nach innen, die Handflächen zeigen zueinander. Setzen Sie dann die Hanteln langsam auf Ihren Oberschenkeln ab.
- Spannen Sie während der Übung die untere Rücken- und Bauchmuskulatur an.

OBERKÖRPER: KURZHANTEL-SCHULTERDRÜCKEN

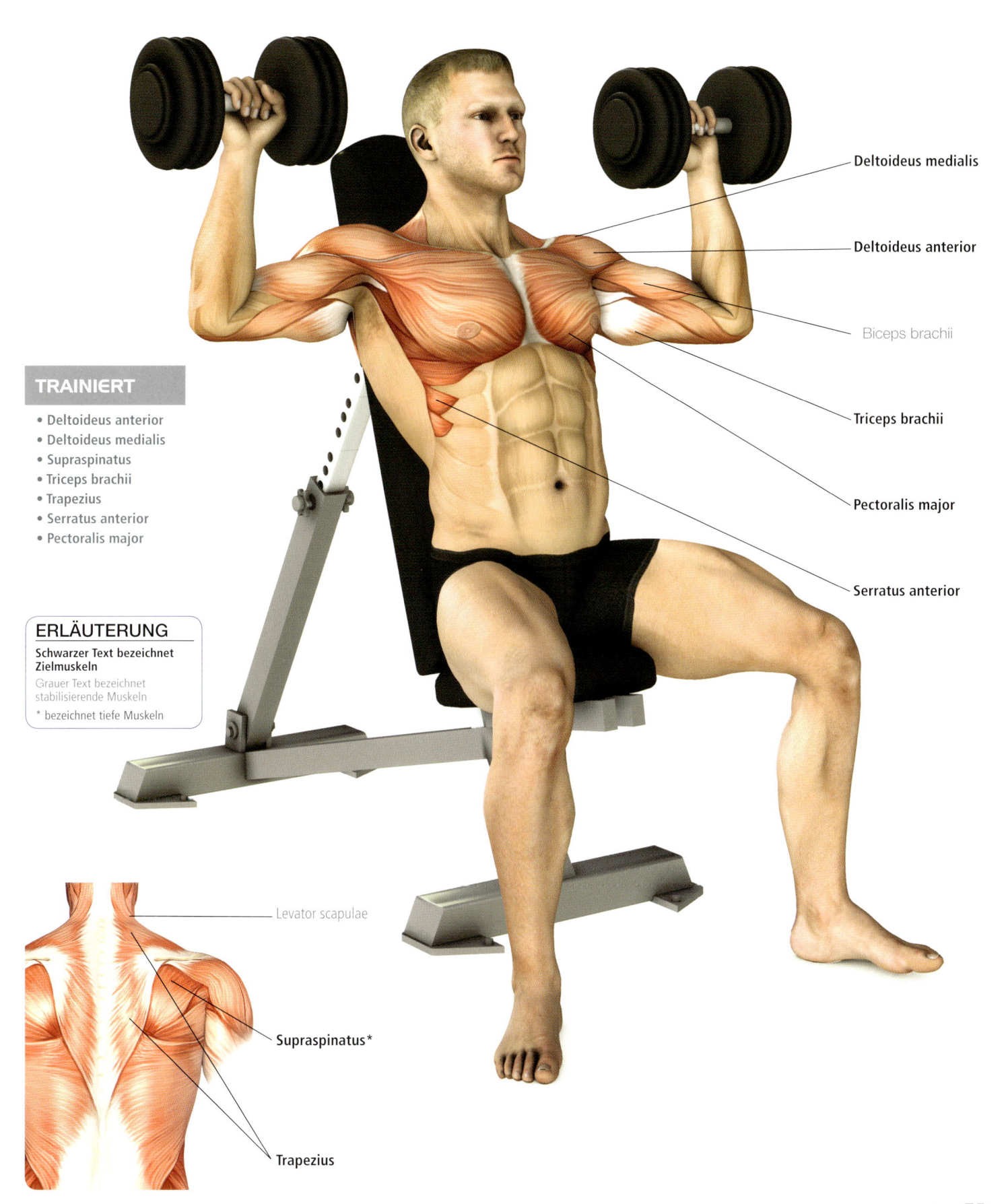

TRAINIERT
- Deltoideus anterior
- Deltoideus medialis
- Supraspinatus
- Triceps brachii
- Trapezius
- Serratus anterior
- Pectoralis major

ERLÄUTERUNG
Schwarzer Text bezeichnet Zielmuskeln
Grauer Text bezeichnet stabilisierende Muskeln
* bezeichnet tiefe Muskeln

Deltoideus medialis
Deltoideus anterior
Biceps brachii
Triceps brachii
Pectoralis major
Serratus anterior

Levator scapulae
Supraspinatus*
Trapezius

ÜBUNGEN: OBERKÖRPER

ÜBERKOPFDRÜCKEN MIT BAND

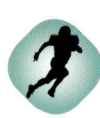

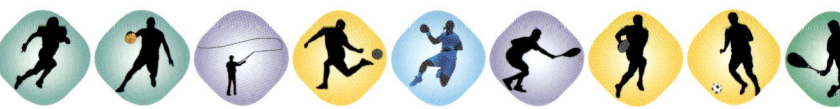

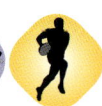

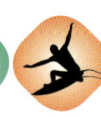

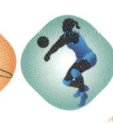

1 Im aufrechten Stand strecken Sie ein Bein ungefähr eine Fußlänge nach hinten und heben die Ferse. Platzieren Sie ein Widerstandsband unter dem Fuß Ihres vorderen Beins. Fassen Sie die Griffe mit beiden Händen im Obergriff und ziehen mit gebeugten Armen das Widerstandsband straff.

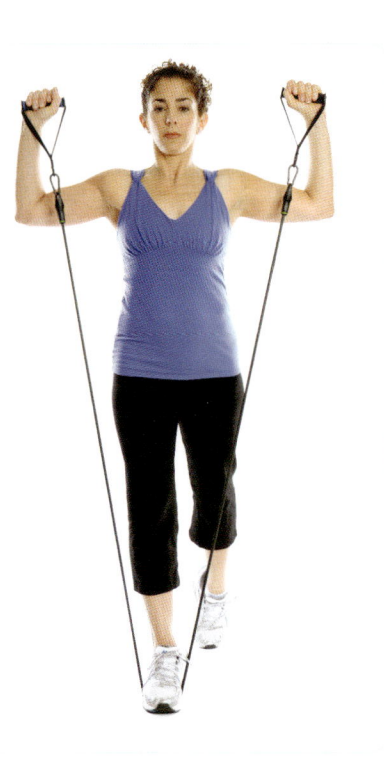

2 Strecken Sie beide Arme einige Zentimeter vor Ihren Schultern über Ihrem Kopf vollständig durch.

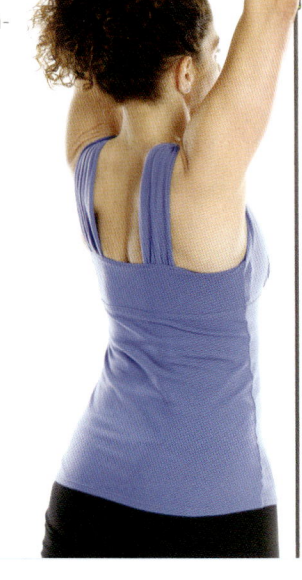

ZIELE
- Schultern
- Trizeps

SCHWIERIGKEIT
- leicht

NUTZEN
- stärkt und formt Schultern und Oberarme

VERMEIDEN BEI …
- Schulterbeschwerden

RICHTIG
- den Körper stabil halten, während die Arme gestreckt werden
- die Bauchmuskeln anspannen und nach innen ziehen
- die Arme gleichzeitig strecken
- die Ferse die ganze Übung hinduch angehoben halten

FALSCH
- den Rumpf drehen

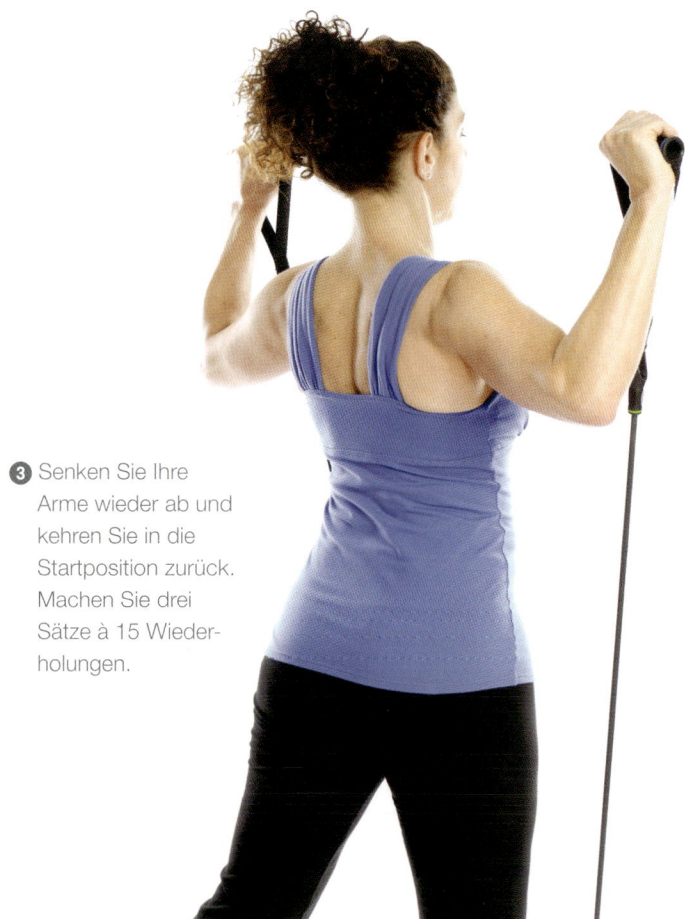

3 Senken Sie Ihre Arme wieder ab und kehren Sie in die Startposition zurück. Machen Sie drei Sätze à 15 Wiederholungen.

OBERKÖRPER: ÜBERKOPFDRÜCKEN MIT BAND

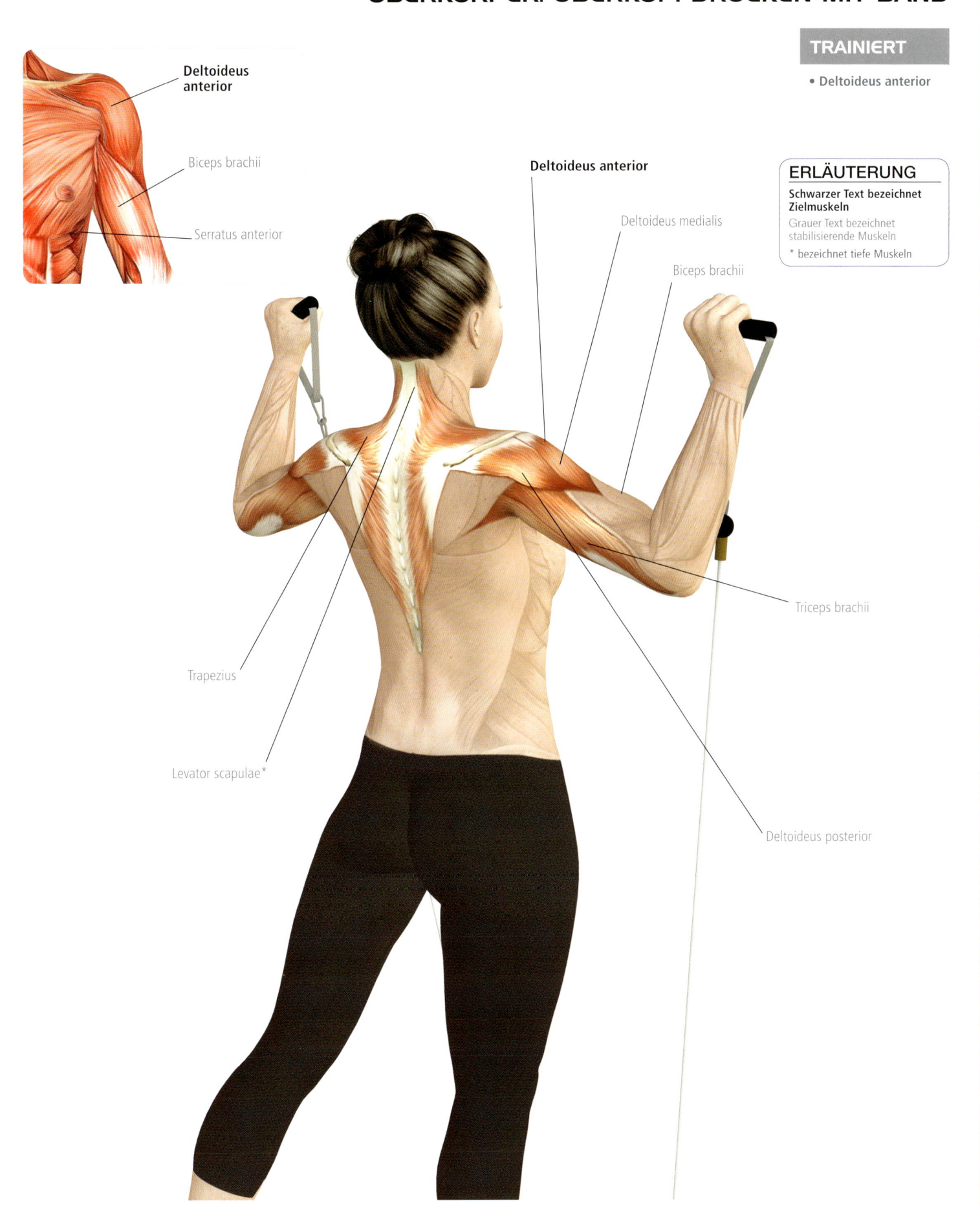

TRAINIERT

- Deltoideus anterior

Deltoideus anterior

Deltoideus anterior

Deltoideus medialis

Biceps brachii

Serratus anterior

Biceps brachii

ERLÄUTERUNG

Schwarzer Text bezeichnet Zielmuskeln
Grauer Text bezeichnet stabilisierende Muskeln
* bezeichnet tiefe Muskeln

Triceps brachii

Trapezius

Levator scapulae*

Deltoideus posterior

ÜBUNGEN: OBERKÖRPER

ROTATIONSÜBUNGEN

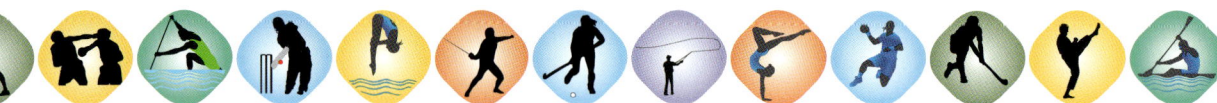

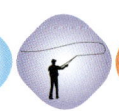

DEHNUNGSROTATION

❶ Halten Sie im Sitzen oder Stand Nacken, Schultern und Rumpf gerade. Legen Sie Ihre rechte Handfläche auf Ihre Stirn.

❷ Drehen Sie Ihren Kopf langsam nach rechts und bewegen Sie ihn behutsam, bis Sie eine Dehnung in der linken Nackenseite fühlen. Halten Sie die Position zehn Sekunden lang.

❸ Führen Sie Ihren Kopf zurück in die Ausgangsstellung und entspannen Sie sich.

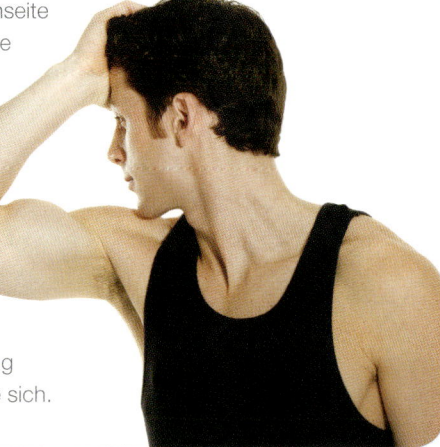

❹ Legen Sie Ihre linke Handfläche auf Ihre Stirn, drehen Sie Ihren Kopf langsam nach links und bewegen Sie ihn wieder behutsam, bis Sie eine Dehnung in der rechten Nackenseite spüren. Halten Sie die Position zehn Sekunden lang.

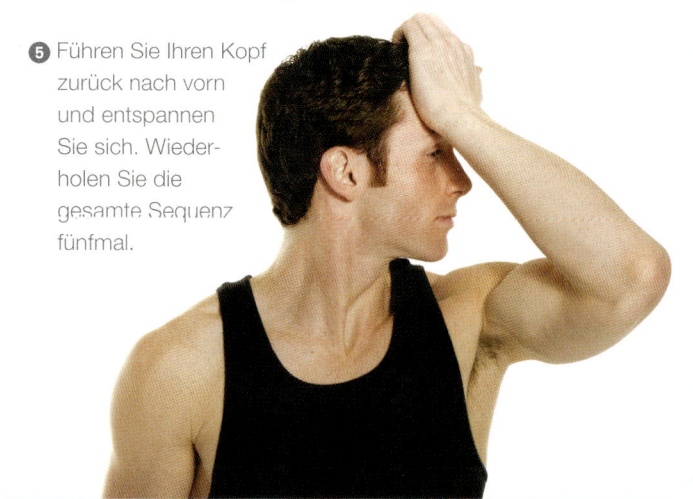

❺ Führen Sie Ihren Kopf zurück nach vorn und entspannen Sie sich. Wiederholen Sie die gesamte Sequenz fünfmal.

ZIELE
- Halsrotatoren

SCHWIERIGKEIT
- leicht

NUTZEN
- verbessert die Bewegungsamplitude
- lindert Nackenschmerzen

VERMEIDEN BEI …
- Taubheitsgefühl in Armen oder Händen

RICHTIG
- die Schultermuskeln entspannen
- den Kopf in einer neutralen Position halten

FALSCH
- zu fest mit Ihrer Hand drücken – dies ist eine sanfte Dehnung
- den Kopf strecken oder beugen

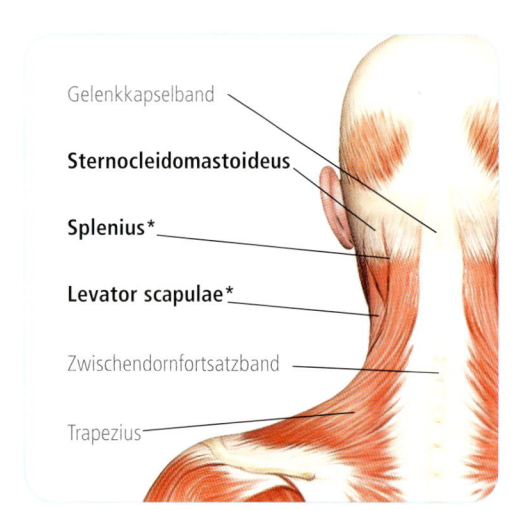

Gelenkkapselband
Sternocleidomastoideus
Splenius*
Levator scapulae*
Zwischendornfortsatzband
Trapezius

TRAINIERT
- Splenius
- Sternocleidomastoideus
- Levator scapulae

ERLÄUTERUNG
Schwarzer Text bezeichnet Zielmuskeln
Grauer Text bezeichnet stabilisierende Muskeln
* bezeichnet tiefe Muskeln

OBERKÖRPER: ROTATIONSÜBUNGEN

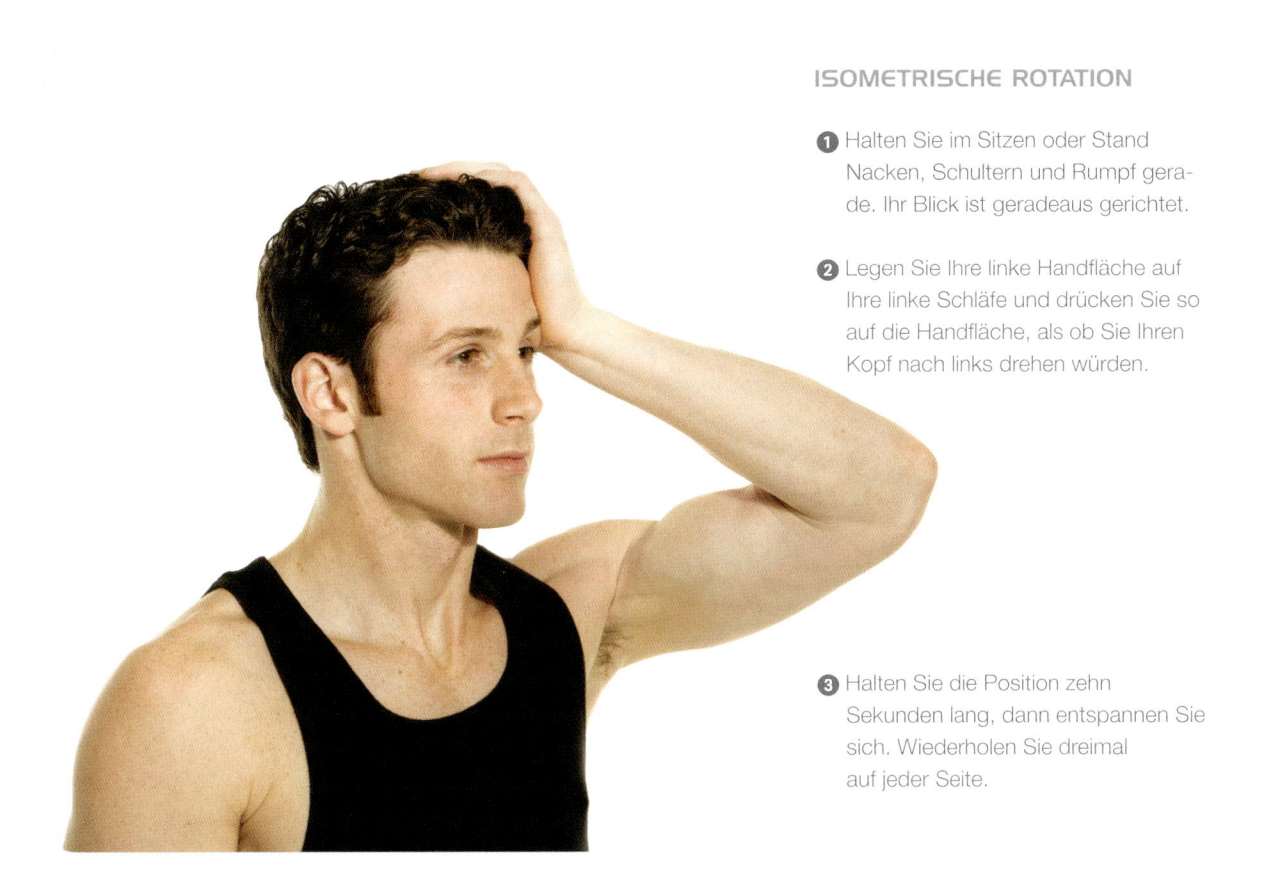

ISOMETRISCHE ROTATION

❶ Halten Sie im Sitzen oder Stand Nacken, Schultern und Rumpf gerade. Ihr Blick ist geradeaus gerichtet.

❷ Legen Sie Ihre linke Handfläche auf Ihre linke Schläfe und drücken Sie so auf die Handfläche, als ob Sie Ihren Kopf nach links drehen würden.

❸ Halten Sie die Position zehn Sekunden lang, dann entspannen Sie sich. Wiederholen Sie dreimal auf jeder Seite.

RICHTIG
- behutsam drücken – zu kräftiger Druck führt zur Versteifung der Nackenmuskulatur, insbesondere wenn die Übung zum ersten Mal ausgeführt wird

FALSCH
- irgendwelche Bewegung im Nacken ausführen

ZIELE
- Halsrotatoren

SCHWIERIGKEIT
- leicht

NUTZEN
- stärkt die Halsmuskulatur, ohne Bänder, Sehnen oder Gelenke zu belasten

VERMEIDEN BEI …
- Taubheitsgefühl in Armen oder Händen

TRAINIERT
- Splenius
- Sternocleidomastoideus
- Levator scapulae
- Trapezius

Splenius*
Sternocleidomastoideus
Levator scapulae*
Scalenus*
Trapezius

ERLÄUTERUNG
Schwarzer Text bezeichnet Zielmuskeln
Grauer Text bezeichnet stabilisierende Muskeln
* bezeichnet tiefe Muskeln

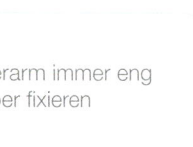

AUSSENROTATION MIT BAND

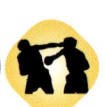

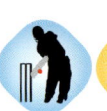

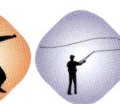

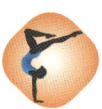

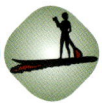

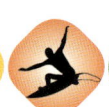

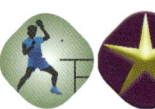

ÜBUNGEN: OBERKÖRPER

❶ Befestigen Sie ein Ende eines Widerstandbandes auf Ellenbogenhöhe zum Beispiel an der Stange eines Übungsgeräts. Im schulterbreiten Stand fassen Sie das andere Ende mit Ihrer rechten Hand und beugen Ihren Arm im rechten Winkel. Halten Sie Ihren Oberarm fest am Körper und den Unterarm parallel zum Boden.

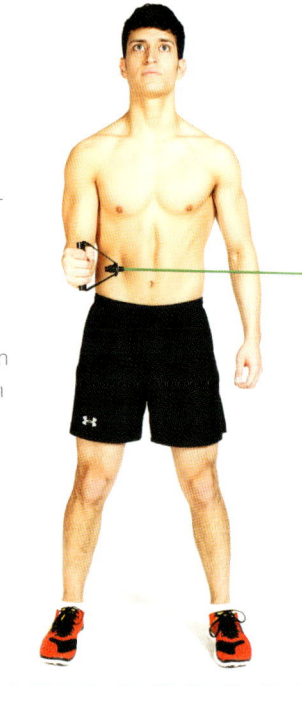

ZIELE
- Deltamuskeln

SCHWIERIGKEIT
- leicht

NUTZEN
- stärkt die Schultermuskulatur

VERMEIDEN BEI …
- Handgelenk oder Ellenbogenschmerzen

RICHTIG
- den Oberarm immer eng am Körper fixieren

FALSCH
- die Übung überhastet ausführen

❷ Ziehen Sie nun Ihren Unterarm so weit wie möglich nach außen, der Oberarm bleibt dabei fixiert am Körper. Kehren Sie dann in die Ausgangsposition zurück. Machen Sie 10-15 Wiederholungen

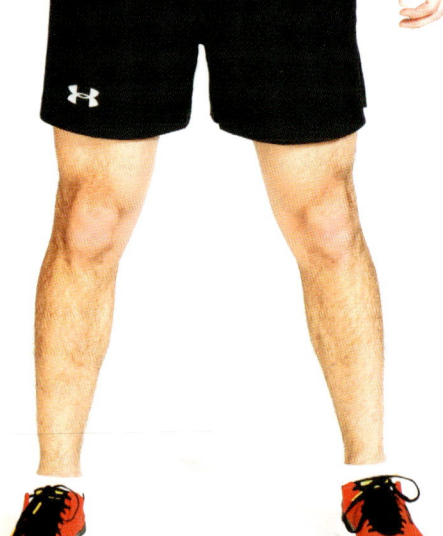

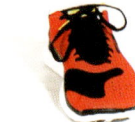

OBERKÖRPER: AUSSENROTATION MIT BAND

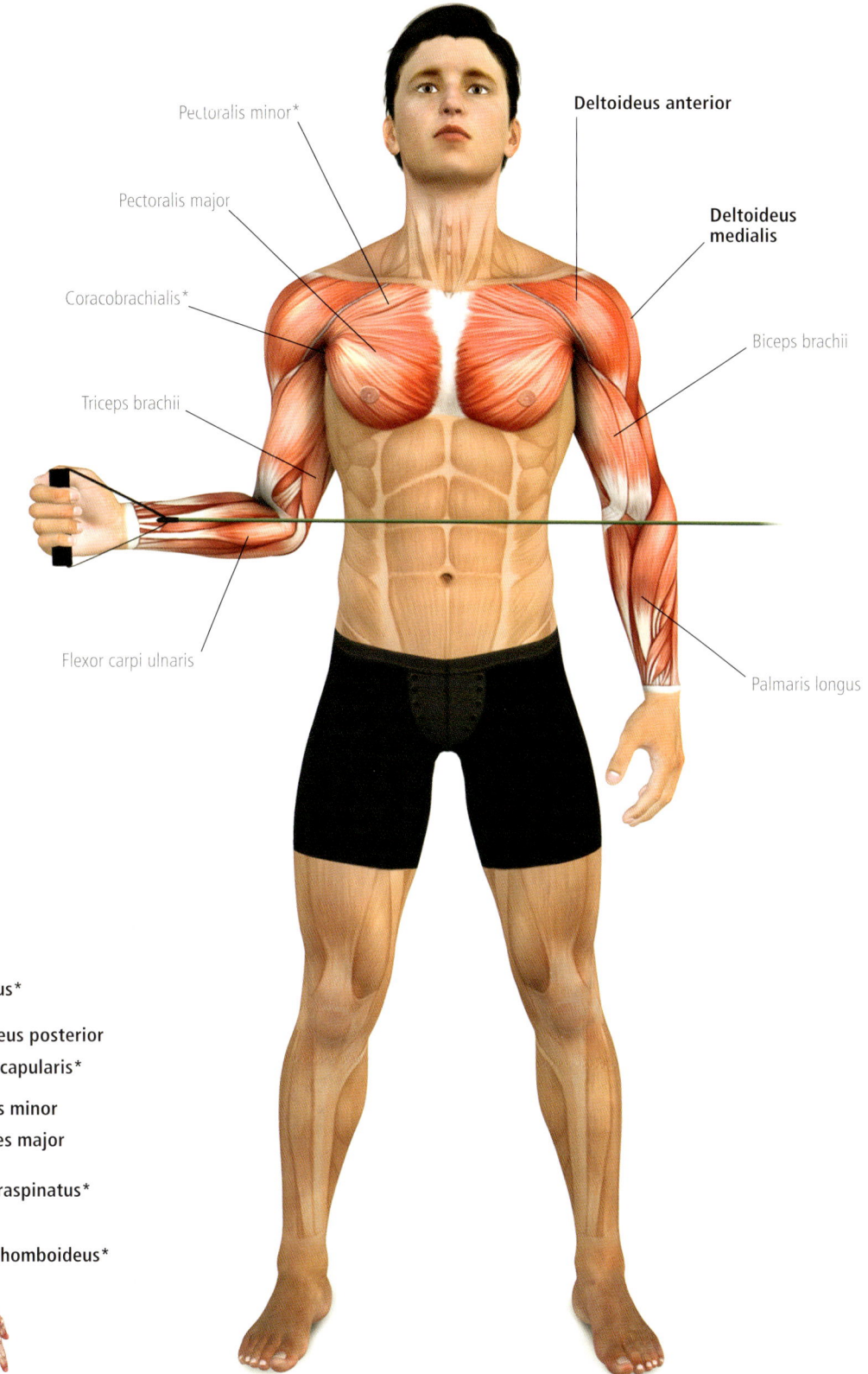

TRAINIERT

- Supraspinatus
- Infraspinatus
- Deltoideus anterior
- Deltoideus medialis
- Deltoideus posterior
- Teres major
- Teres minor
- Trapezius
- Rhomboideus
- Subscapularis

ERLÄUTERUNG

Schwarzer Text bezeichnet Zielmuskeln
Grauer Text bezeichnet stabilisierende Muskeln
* bezeichnet tiefe Muskeln

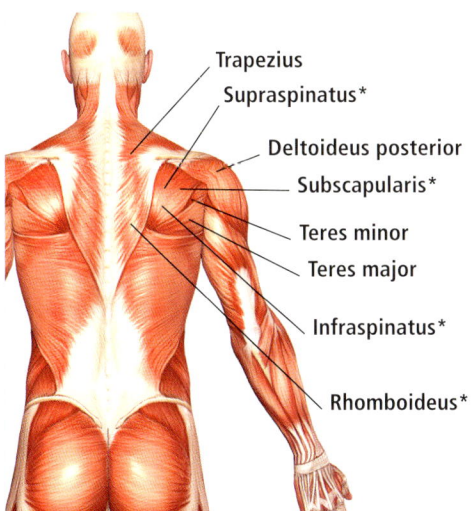

Pectoralis minor*
Pectoralis major
Coracobrachialis*
Triceps brachii
Flexor carpi ulnaris

Deltoideus anterior
Deltoideus medialis
Biceps brachii
Palmaris longus

Trapezius
Supraspinatus*
Deltoideus posterior
Subscapularis*
Teres minor
Teres major
Infraspinatus*
Rhomboideus*

ÜBUNGEN: OBERKÖRPER

SEITHEBEN MIT BAND

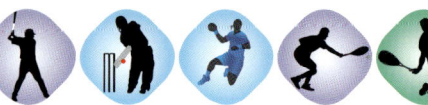

1 Im aufrechten Stand mit seitlich am Körper angelegten Armen stellen Sie Ihre Füße etwa hüftbreit auseinander mittig auf ein Widerstandsband. Fassen Sie mit jeder Hand einen Griff, die Handflächen zeigen nach innen.

RICHTIG
- die Arme gleichzeitig seitlich vom Körper heben
- die Bewegung langsam und kontrolliert ausführen
- mit nach vorn gerichtetem Blick den Rumpf gestreckt und die Bauchmuskeln angespannt halten

FALSCH
- die Übung überhastet ausführen oder die Arme ungleichmäßig heben
- die Arme über Schulterhöhe führen
- die Füße bewegen

ZIELE
- Deltamuskeln

SCHWIERIGKEIT
- mittel

NUTZEN
- stärkt und formt die Deltamuskeln

VERMEIDEN BEI …
- Schulterbeschwerden

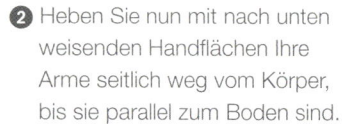

2 Heben Sie nun mit nach unten weisenden Handflächen Ihre Arme seitlich weg vom Körper, bis sie parallel zum Boden sind.

3 Senken Sie die Arme wieder ab und wiederholen Sie die Bewegung. Machen Sie drei Sätze à 15 Wiederholungen.

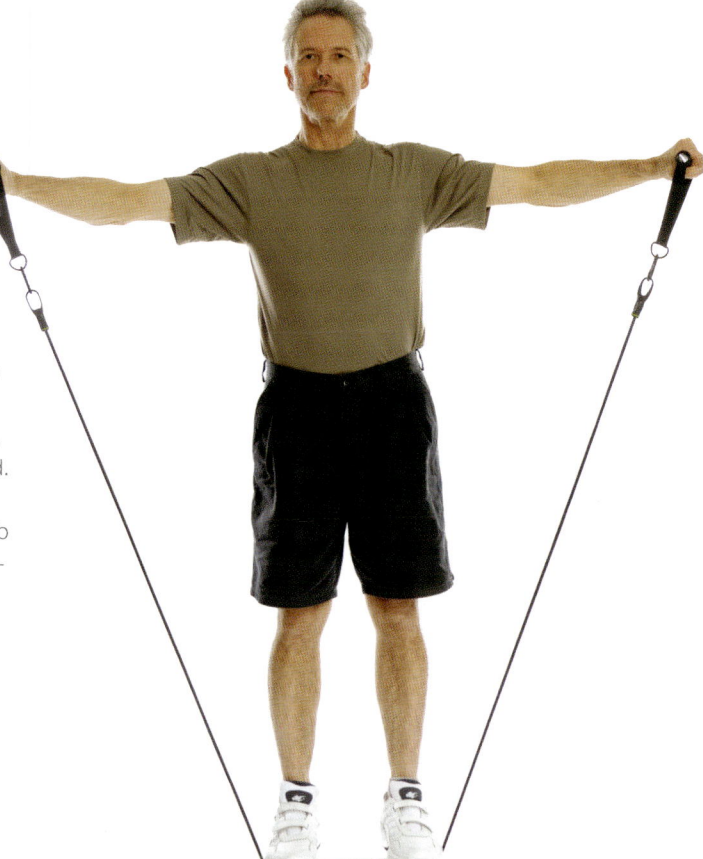

OBERKÖRPER: SEITHEBEN MIT BAND

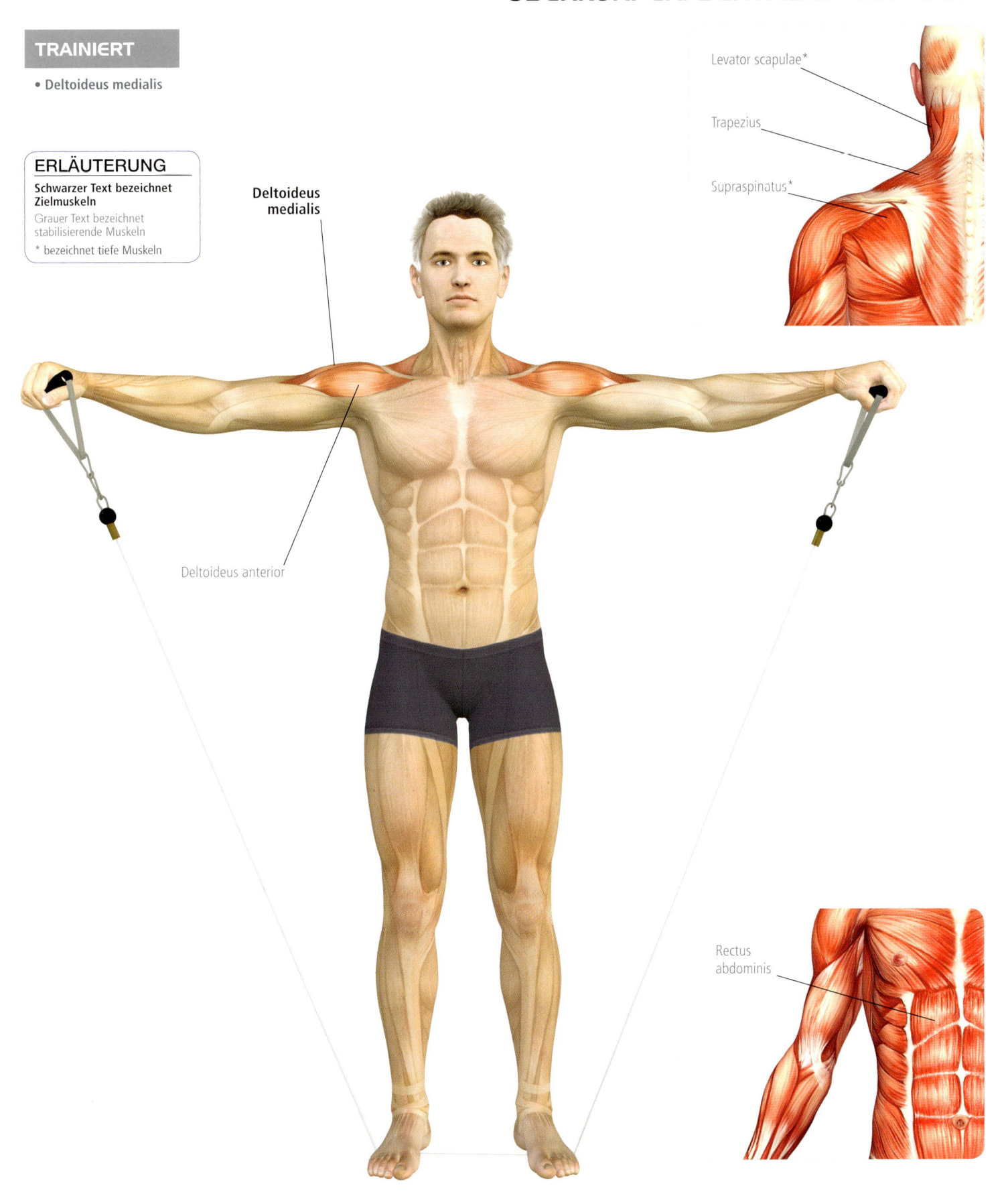

TRAINIERT
- Deltoideus medialis

ERLÄUTERUNG
Schwarzer Text bezeichnet Zielmuskeln
Grauer Text bezeichnet stabilisierende Muskeln
* bezeichnet tiefe Muskeln

Deltoideus medialis

Deltoideus anterior

Levator scapulae*
Trapezius
Supraspinatus*

Rectus abdominis

83

FRONTHEBEN MIT KURZHANTELN

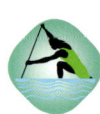

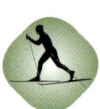

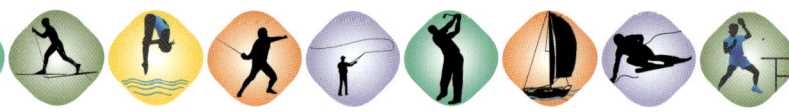

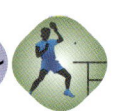

ÜBUNGEN: OBERKÖRPER

❶ Halten Sie im aufrechten Stand in jeder Hand eine Kurzhantel, die Handflächen zeigen nach innen. Stellen Sie die Beine schulterbreit auseinander, die Füße stehen parallel zueinander und die Knie sind leicht gebeugt. Schieben Sie Ihre Hüfte etwas nach vorn, heben Sie Ihre Brust und drücken Sie Ihre Schultern nach unten und hinten.

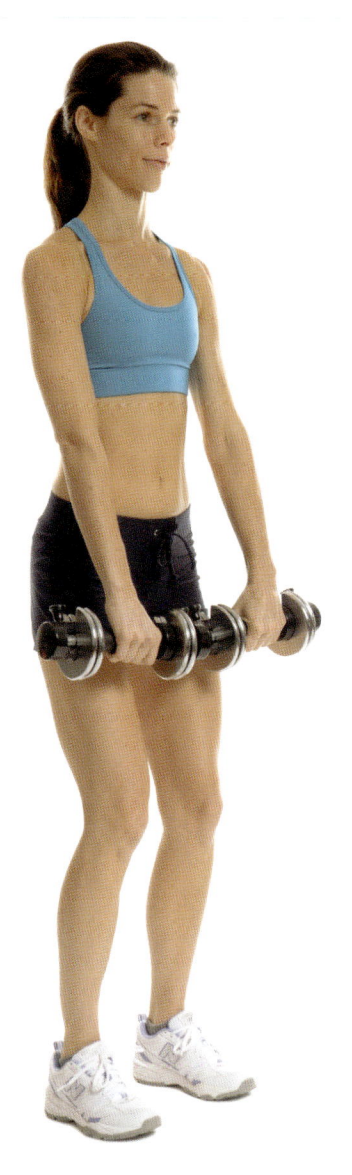

❷ Heben Sie die Hanteln mit fast ausgestreckten Armen so, dass Ihre Arme parallel zum Boden sind.

ZIELE
- Deltamuskeln

SCHWIERIGKEIT
- leicht

NUTZEN
- stärkt die Schultern

VERMEIDEN BEI …
- Schulterbeschwerden
- Verletzung der Rotatorenmanschette

RICHTIG
- die Ellenbogen beim Heben leicht gebeugt halten, um die Gelenke nicht zu belasten

FALSCH
- die Ellenbogen oder Gewichte über Schulterhöhe bewegen

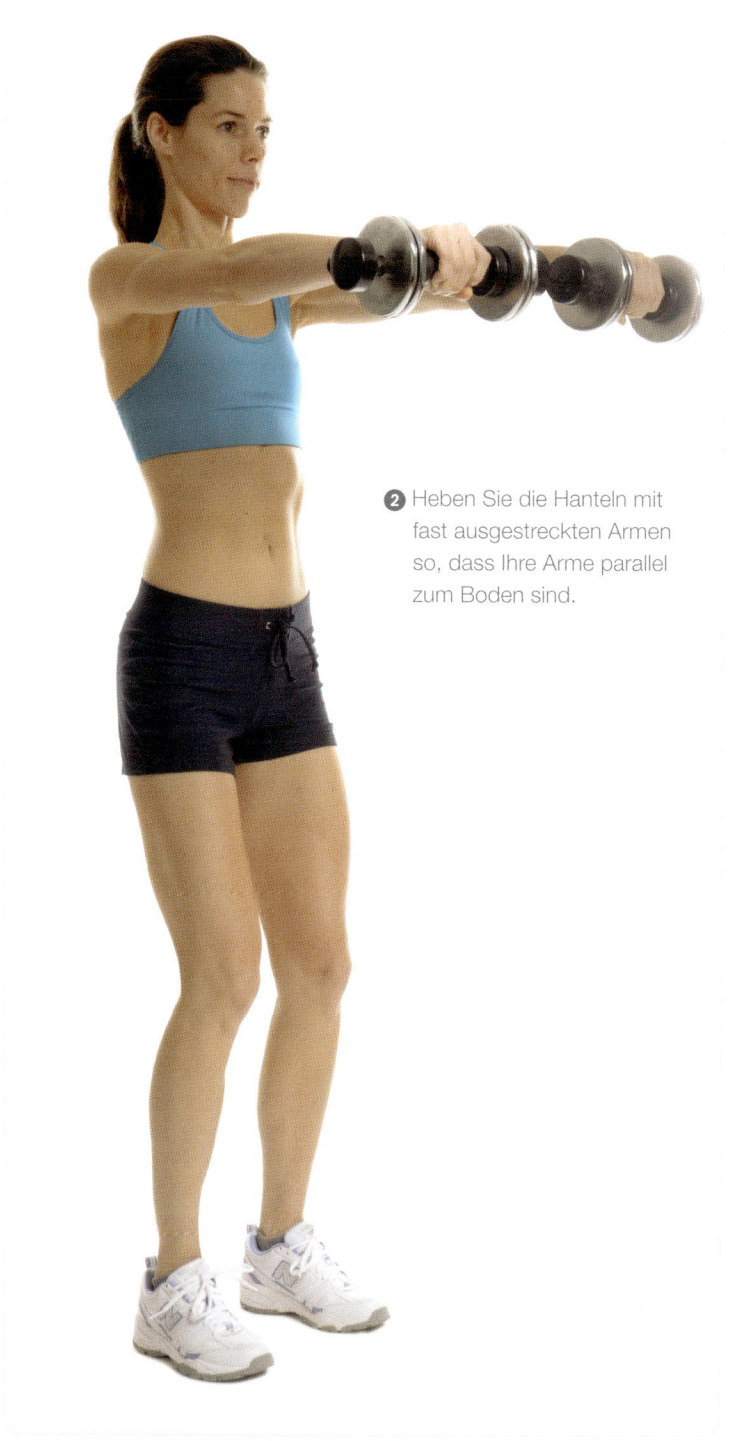

OBERKÖRPER: FRONTHEBEN MIT KURZHANTELN

TRAINIERT
- Deltoideus anterior
- Pectoralis major
- Serratus anterior
- Deltoideus medialis

ERLÄUTERUNG
Schwarzer Text bezeichnet Zielmuskeln
Grauer Text bezeichnet stabilisierende Muskeln
* bezeichnet tiefe Muskeln

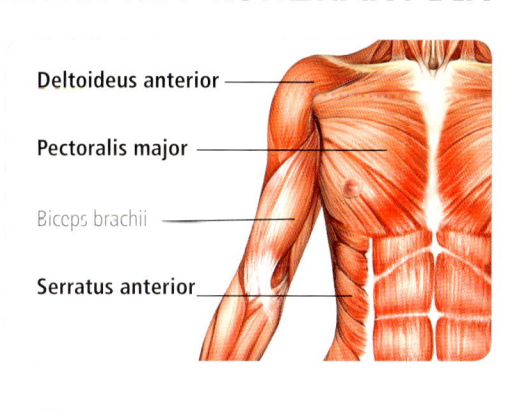

Deltoideus anterior
Pectoralis major
Biceps brachii
Serratus anterior

Rhomboideus*
Deltoideus medialis
Triceps brachii
Deltoideus posterior

❸ Ziehen Sie nun die Kurzhanteln zu Ihren Schultern, die Ellenbogen zeigen nach außen.

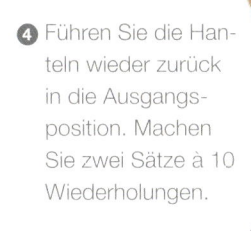

❹ Führen Sie die Hanteln wieder zurück in die Ausgangsposition. Machen Sie zwei Sätze à 10 Wiederholungen.

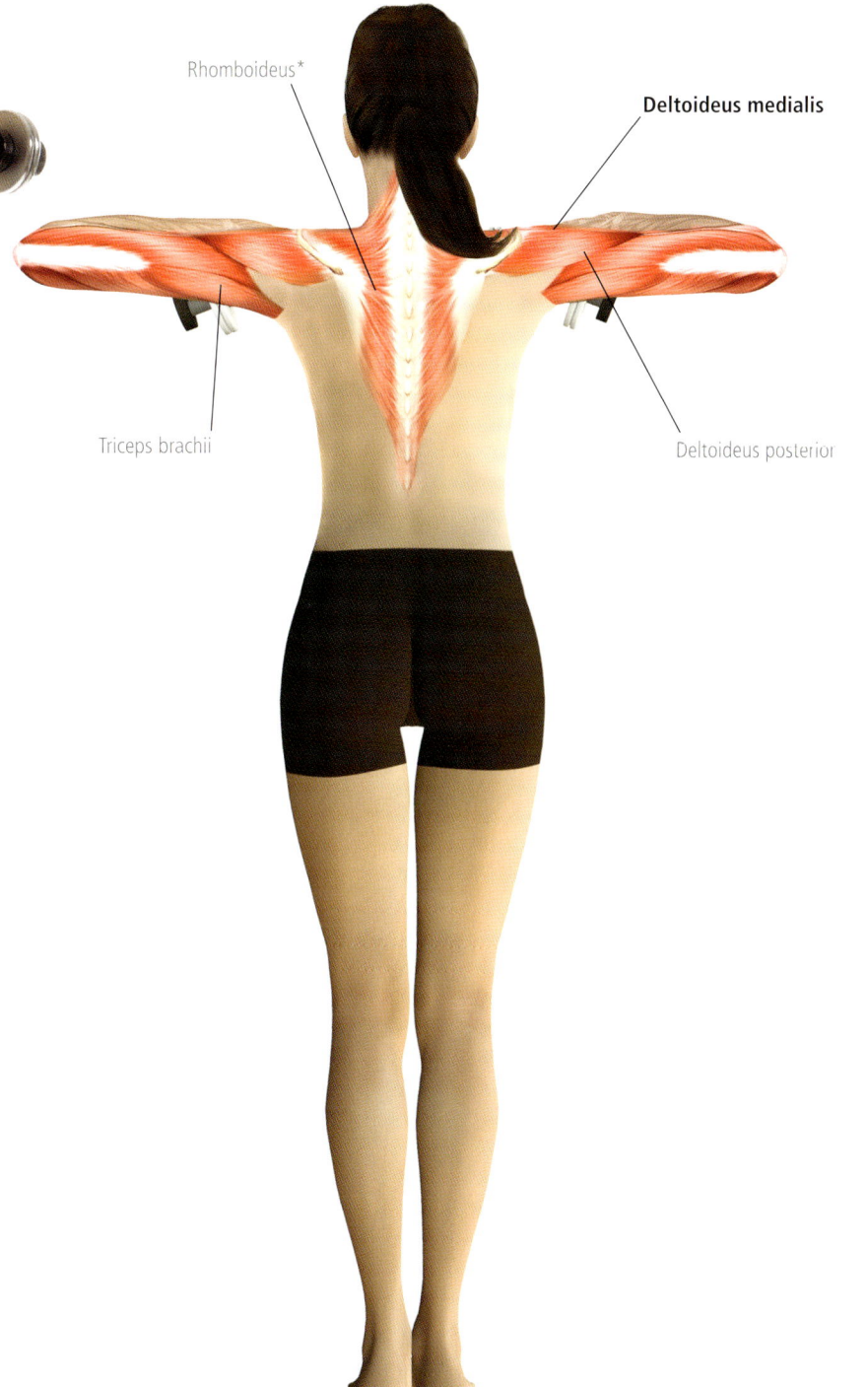

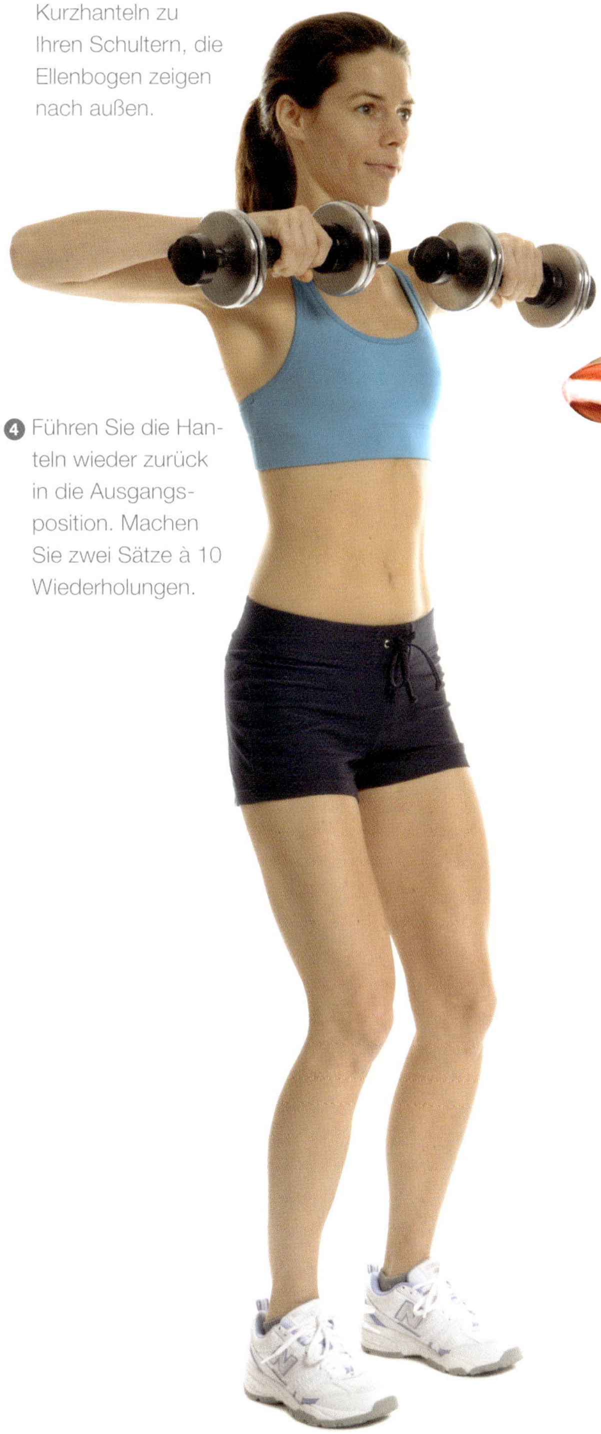

ÜBUNGEN: OBERKÖRPER

LANGHANTELRUDERN AUFRECHT

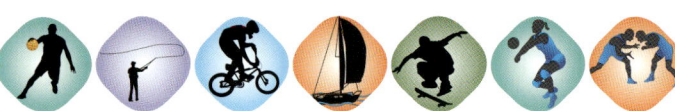

❶ Im hüftbreiten Stand nehmen Sie eine Langhantel im Obergriff mit relativ geringem Abstand zwischen den Händen auf und lassen sie auf Armlänge vor Ihrem Körper hängen.

❷ Halten Sie Ihren Körper aufrecht und ziehen Sie die Langhantel gerade hoch.

ZIELE
- vorderer Deltamuskel
- Trapezius
- oberer Rücken
- Unterarme
- Bizeps
- Körpermitte

SCHWIERIGKEIT
- mittel

NUTZEN
- steigert die Masse und Kraft im Trapezmuskel

VERMEIDEN BEI …
- Schulterbeschwerden
- Schmerzen im unteren Rücken

❸ Wenn die Langhantel fast Ihr Kinn berührt, bewegen Sie sie wieder in die Ausgangsstellung auf Armlänge zurück. Wiederholen Sie die Übung 10-12 Mal.

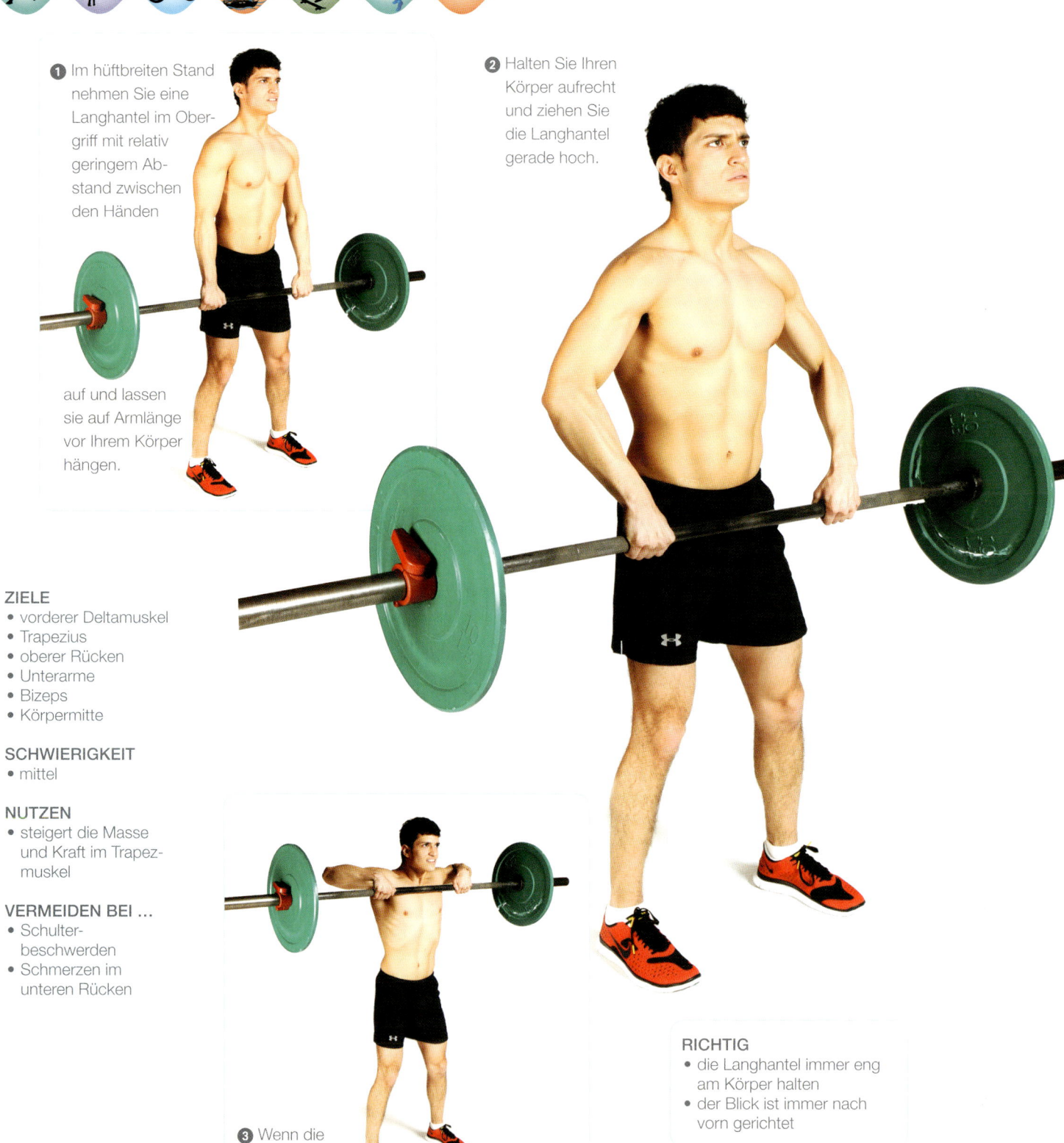

RICHTIG
- die Langhantel immer eng am Körper halten
- der Blick ist immer nach vorn gerichtet

FALSCH
- die Langhantel mit Schwung heben

86

OBERKÖRPER: LANGHANTELRUDERN AUFRECHT

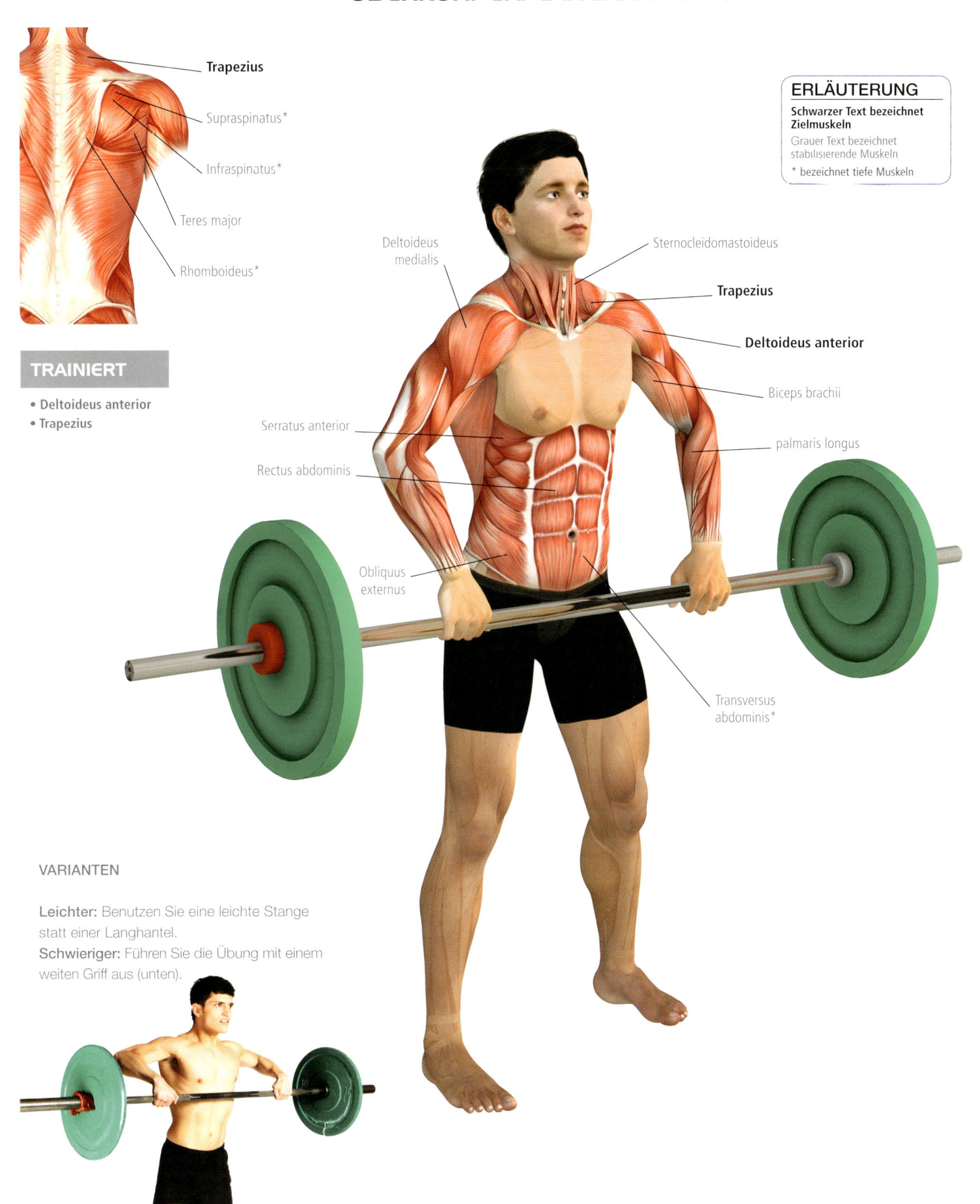

Trapezius

Supraspinatus*

Infraspinatus*

Teres major

Rhomboideus*

TRAINIERT

- Deltoideus anterior
- Trapezius

Deltoideus medialis

Sternocleidomastoideus

Trapezius

Deltoideus anterior

Biceps brachii

Serratus anterior

palmaris longus

Rectus abdominis

Obliquus externus

Transversus abdominis*

ERLÄUTERUNG

Schwarzer Text bezeichnet Zielmuskeln

Grauer Text bezeichnet stabilisierende Muskeln

* bezeichnet tiefe Muskeln

VARIANTEN

Leichter: Benutzen Sie eine leichte Stange statt einer Langhantel.

Schwieriger: Führen Sie die Übung mit einem weiten Griff aus (unten).

REVERSE FLY MIT KURZHANTELN

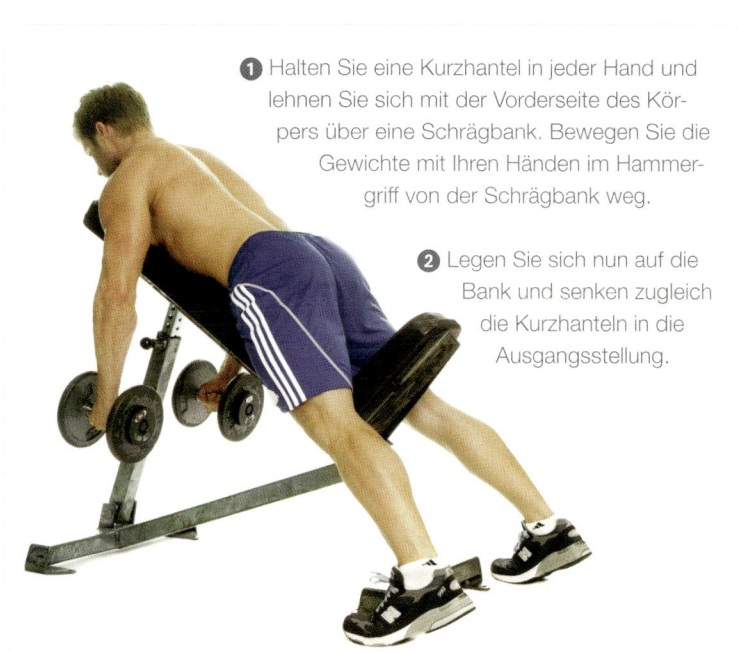

ÜBUNGEN: OBERKÖRPER

① Halten Sie eine Kurzhantel in jeder Hand und lehnen Sie sich mit der Vorderseite des Körpers über eine Schrägbank. Bewegen Sie die Gewichte mit Ihren Händen im Hammergriff von der Schrägbank weg.

② Legen Sie sich nun auf die Bank und senken zugleich die Kurzhanteln in die Ausgangsstellung.

RICHTIG
- durch die gesamte Übung hindurch eine gleichmäßige, kontrollierte Bewegung während des Anhebens und Absenkens ausführen

FALSCH
- den Nacken anspannen
- von der Bank rutschen
- die Hanteln mit Schwung heben

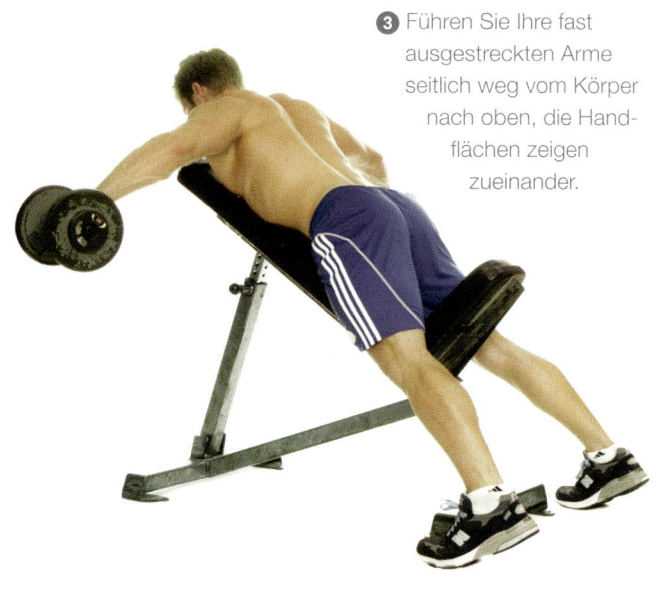

③ Führen Sie Ihre fast ausgestreckten Arme seitlich weg vom Körper nach oben, die Handflächen zeigen zueinander.

④ Heben Sie die Gewichte auf Schulterhöhe, dann lassen Sie sie wieder in die Grundposition sinken. Wiederholen Sie die Übung 6-8 Mal.

ZIELE
- hinterer Deltamuskel

SCHWIERIGKEIT
- mittel

NUTZEN
- stärkt Schultern und oberen Rücken

VERMEIDEN BEI ...
- Schulter- oder Rückenbeschwerden

TRAINERTIPPS
- Halten Sie Ihre Füße fest auf dem Boden.
- Die Brust während der gesamten Übung angehoben lassen.
- Atmen Sie beim Anheben der Hanteln aus und atmen Sie beim Absenken der Gewichte ein.

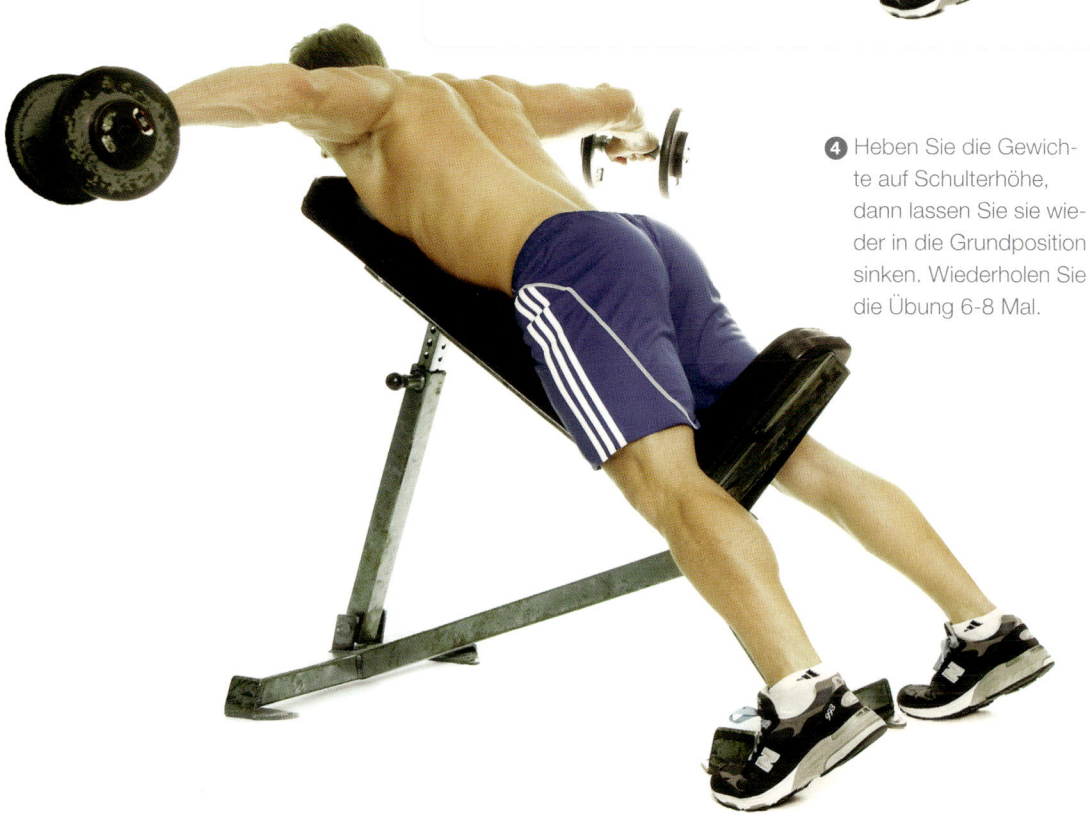

OBERKÖRPER: REVERSE FLY MIT KURZHANTELN

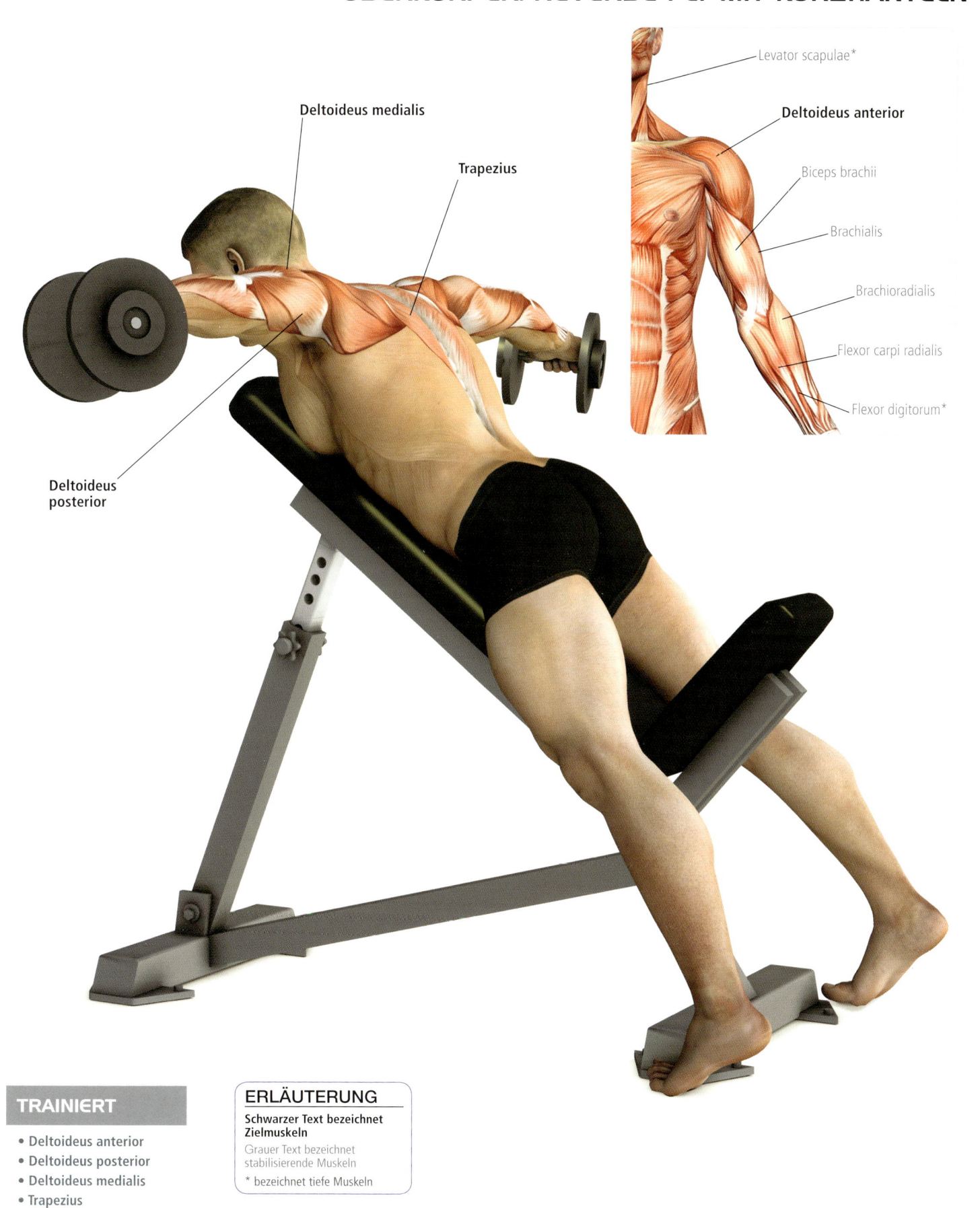

Deltoideus medialis

Trapezius

Deltoideus posterior

Levator scapulae*

Deltoideus anterior

Biceps brachii

Brachialis

Brachioradialis

Flexor carpi radialis

Flexor digitorum*

TRAINIERT

- Deltoideus anterior
- Deltoideus posterior
- Deltoideus medialis
- Trapezius

ERLÄUTERUNG

Schwarzer Text bezeichnet Zielmuskeln

Grauer Text bezeichnet stabilisierende Muskeln

* bezeichnet tiefe Muskeln

ÜBUNGEN: OBERKÖRPER

REVERSE FLY AUF DEM BALL

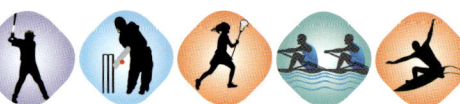

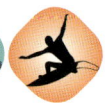

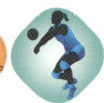

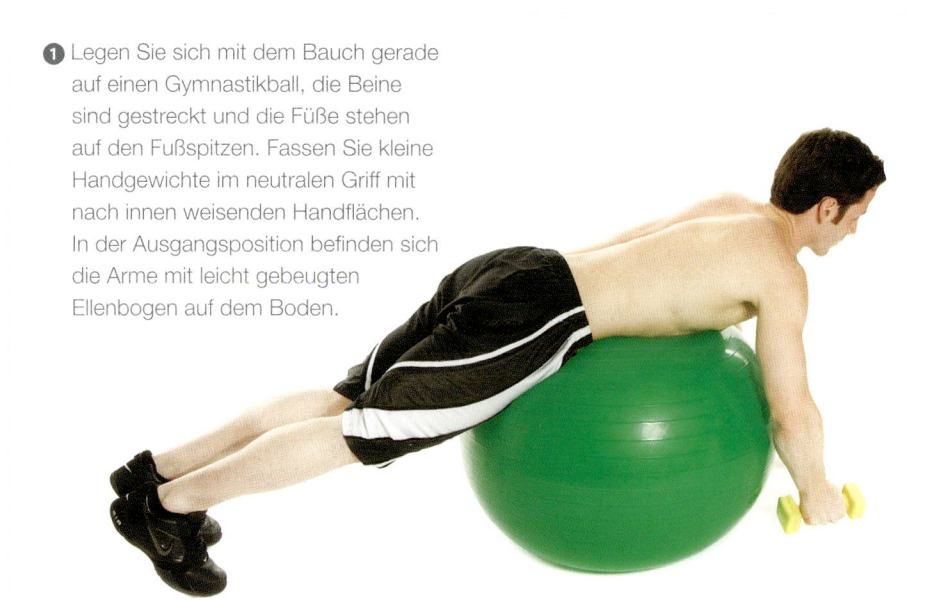

1 Legen Sie sich mit dem Bauch gerade auf einen Gymnastikball, die Beine sind gestreckt und die Füße stehen auf den Fußspitzen. Fassen Sie kleine Handgewichte im neutralen Griff mit nach innen weisenden Handflächen. In der Ausgangsposition befinden sich die Arme mit leicht gebeugten Ellenbogen auf dem Boden.

RICHTIG
- die gesamte Übung hindurch die Ellenbogengelenke leicht gebeugt halten
- die Ellenbogen gleichzeitig so hoch wie möglich heben

FALSCH
- den Rumpf während der Übung bewegen
- mit den Handgewichten den Boden berühren

ZIELE
- Rücken
- Oberschenkelmuskulatur
- Gesäßmuskulatur
- ischiocrurale Muskulatur
- Körpermitte
- Unterarme
- Bizeps

SCHWIERIGKEIT
- mittel

NUTZEN
- stärkt den oberen Rücken und die Schultern
- dehnt die Brustmuskulatur

VERMEIDEN BEI …
- Nackenbeschwerden
- Schmerzen im unteren Rücken

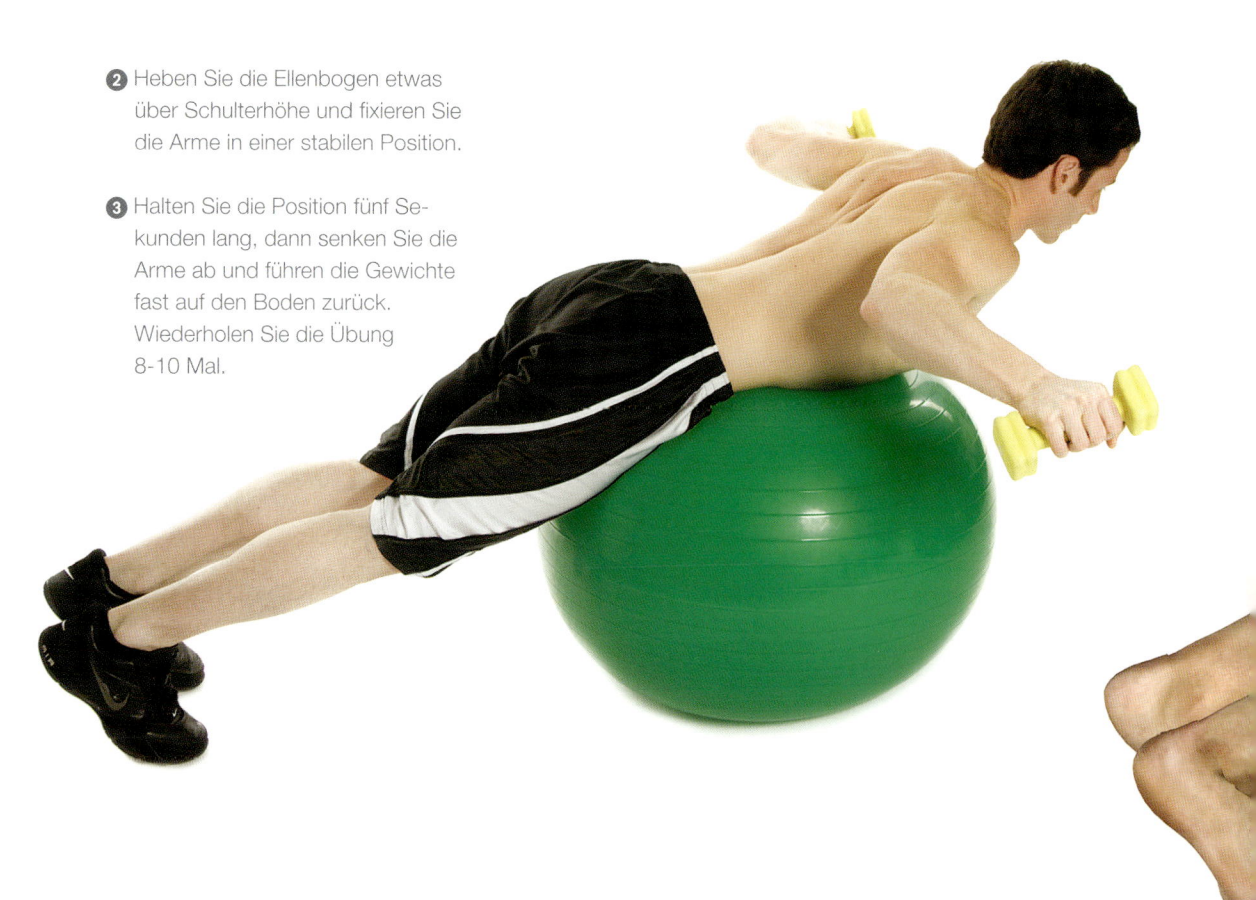

2 Heben Sie die Ellenbogen etwas über Schulterhöhe und fixieren Sie die Arme in einer stabilen Position.

3 Halten Sie die Position fünf Sekunden lang, dann senken Sie die Arme ab und führen die Gewichte fast auf den Boden zurück. Wiederholen Sie die Übung 8-10 Mal.

OBERKÖRPER: REVERSE FLY AUF DEM BALL

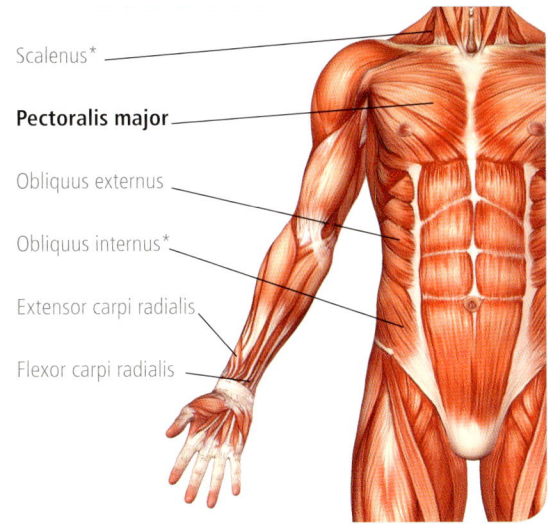

TRAINIERT

- Teres minor
- Trapezius
- Deltoideus medialis
- Deltoideus posterior
- Triceps brachii
- Pectoralis major

ERLÄUTERUNG

Schwarzer Text bezeichnet Zielmuskeln

Grauer Text bezeichnet stabilisierende Muskeln

* bezeichnet tiefe Muskeln

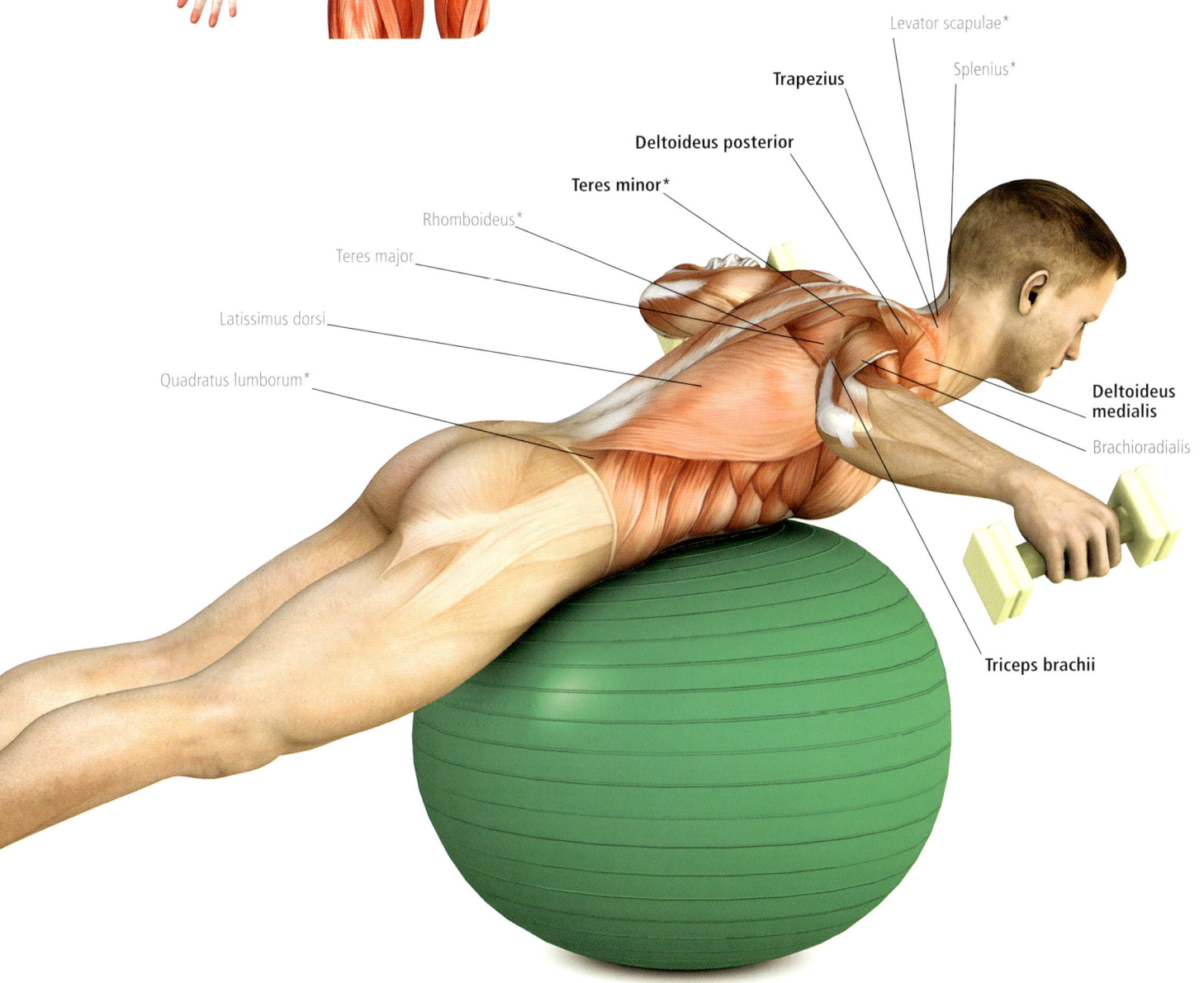

Scalenus*
Pectoralis major
Obliquus externus
Obliquus internus*
Extensor carpi radialis
Flexor carpi radialis

Rhomboideus*
Teres major
Latissimus dorsi
Quadratus lumborum*

Teres minor*
Deltoideus posterior
Trapezius
Levator scapulae*
Splenius*
Deltoideus medialis
Brachioradialis
Triceps brachii

91

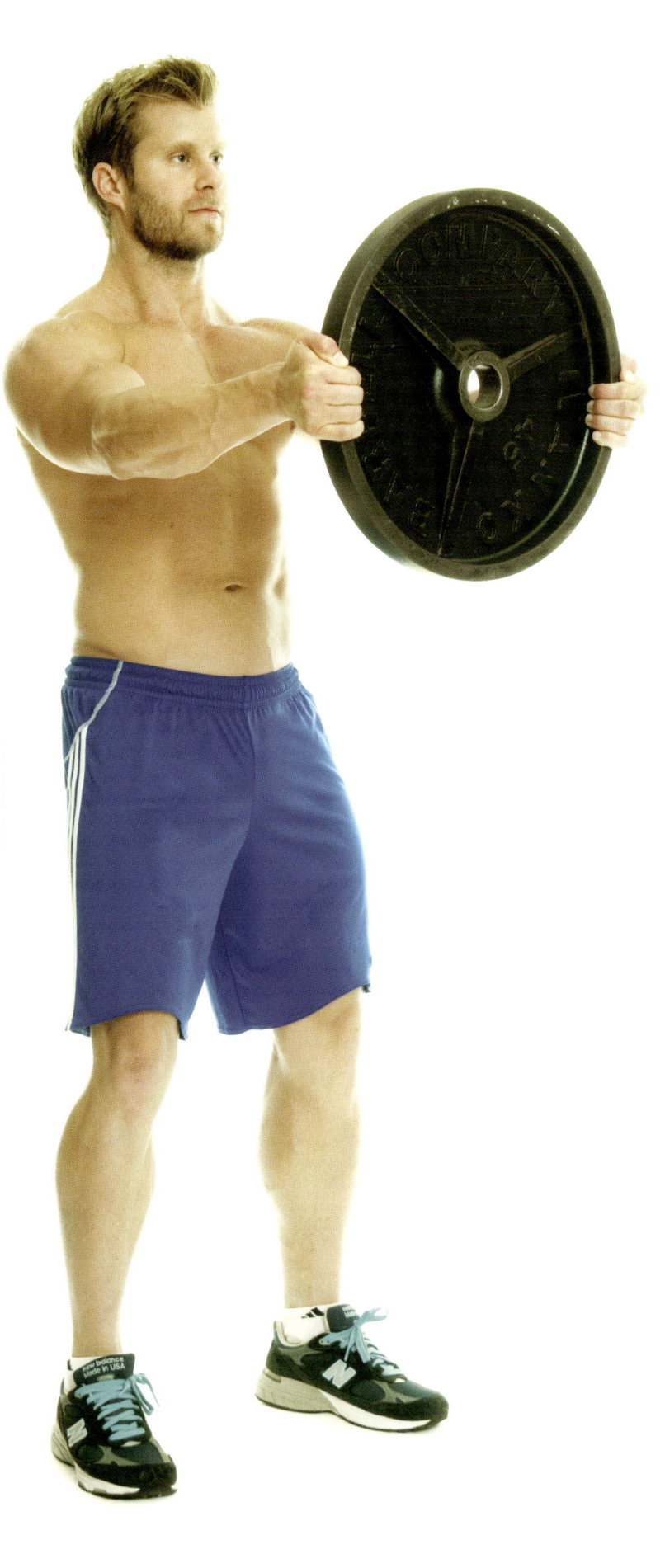

ÜBUNGEN: OBERKÖRPER

FRONTHEBEN MIT HANTELSCHEIBE

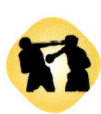

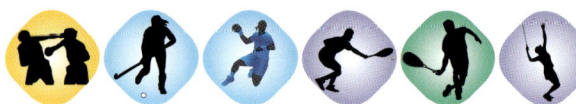

❶ Stellen Sie im aufrechten Stand Ihre Beine schulterbreit auseinander und die Füße parallel zueinander und schieben Sie das Becken leicht vor. Halten Sie eine 20-kg-Hantelscheibe mit beiden Händen im Hammergriff vor Ihren Hüften.

❷ Heben Sie die Hantelscheibe auf Schulterhöhe.

❸ Führen Sie das Gewicht wieder zurück in die Ausgangsposition.

ZIELE
- Deltamuskeln

SCHWIERIGKEIT
- mittel

NUTZEN
- stärkt und definiert die Schultern

VERMEIDEN BEI …
- Schulter- oder Rückenbeschwerden

TRAINERTIPPS
- Atmen Sie beim Anheben der Hantelscheibe aus und atmen Sie beim Absenken des Gewichts ein.
- Bewahren Sie während der Übung eine aufrechte Haltung.
- Halten Sie Ihre Schultern nach unten und hinten gezogen und weg von Ihren Ohren.

RICHTIG
- während der Übung eine gleichmäßige und kontrollierte Bewegung ausführen

FALSCH
- das Ellenbogengelenk während des Hebens überstrecken
- die Schultern nach innen drehen

OBERKÖRPER: FRONTHEBEN MIT HANTELSCHEIBE

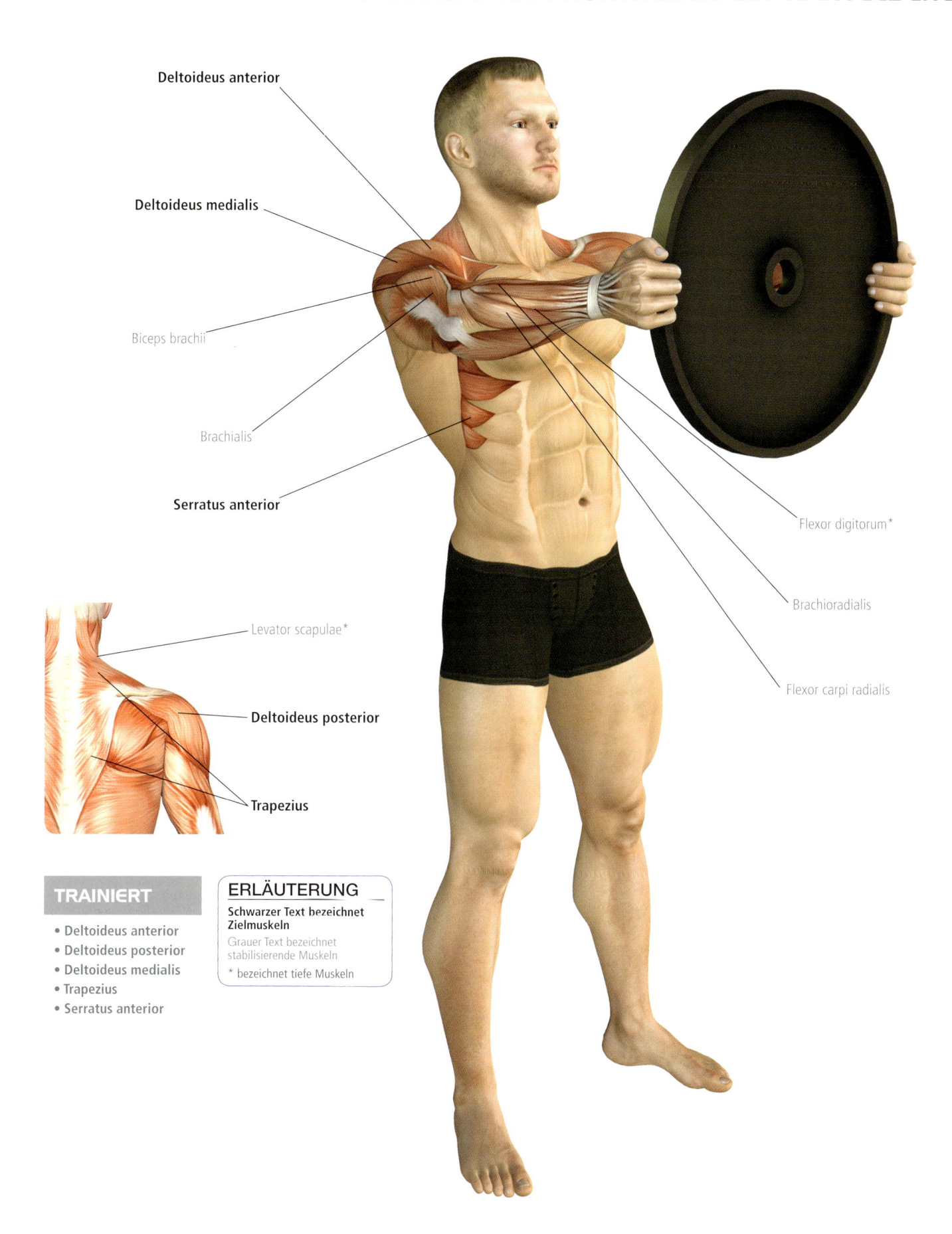

Deltoideus anterior

Deltoideus medialis

Biceps brachii

Brachialis

Serratus anterior

Flexor digitorum*

Brachioradialis

Flexor carpi radialis

Levator scapulae*

Deltoideus posterior

Trapezius

TRAINIERT

- Deltoideus anterior
- Deltoideus posterior
- Deltoideus medialis
- Trapezius
- Serratus anterior

ERLÄUTERUNG

Schwarzer Text bezeichnet Zielmuskeln

Grauer Text bezeichnet stabilisierende Muskeln

* bezeichnet tiefe Muskeln

LANGHANTEL-SHRUG

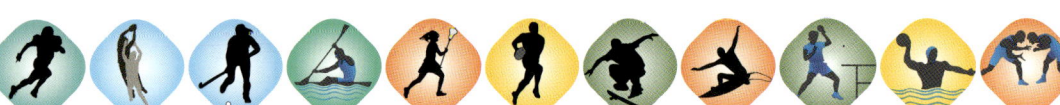

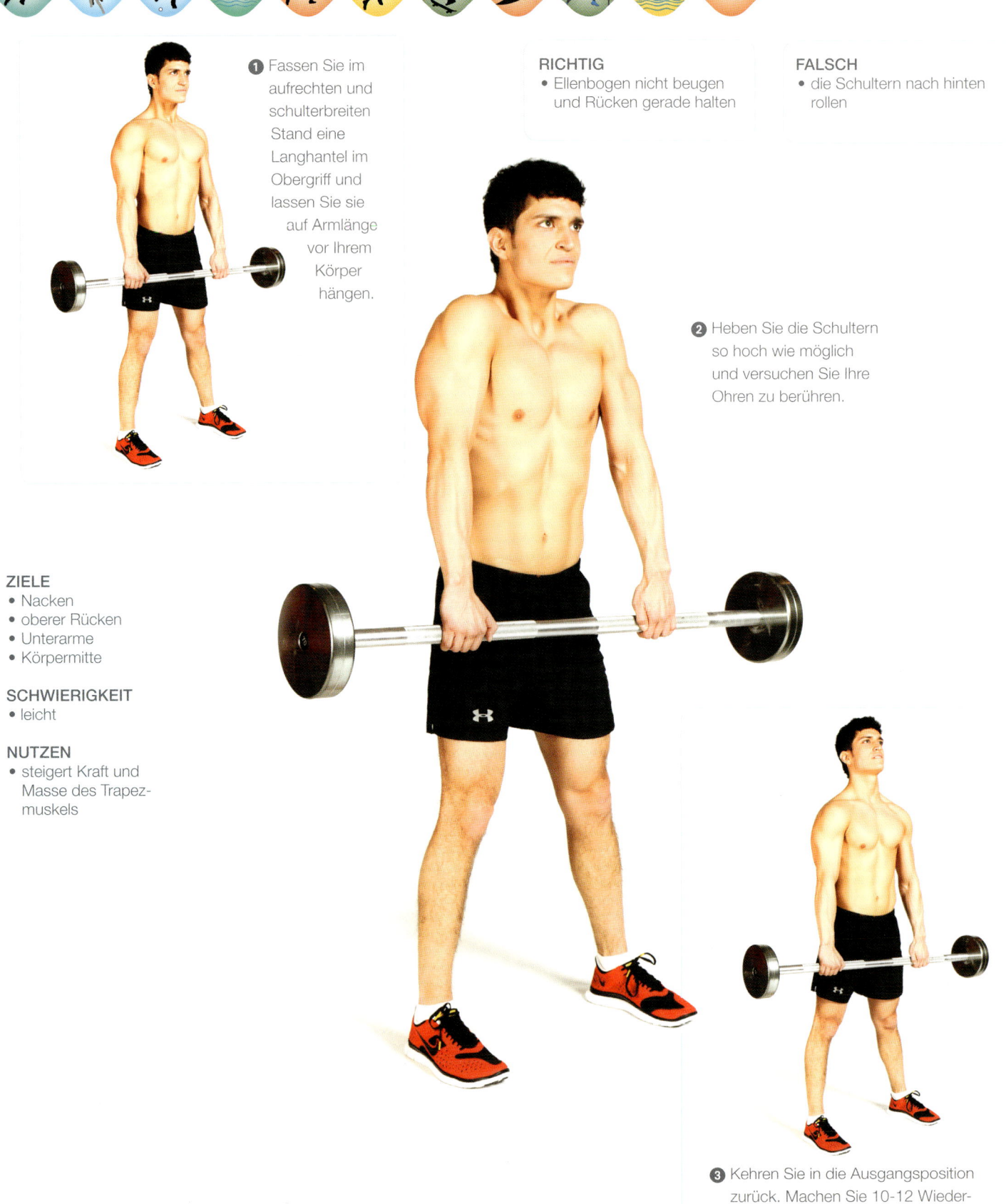

ÜBUNGEN: OBERKÖRPER

① Fassen Sie im aufrechten und schulterbreiten Stand eine Langhantel im Obergriff und lassen Sie sie auf Armlänge vor Ihrem Körper hängen.

RICHTIG
- Ellenbogen nicht beugen und Rücken gerade halten

FALSCH
- die Schultern nach hinten rollen

② Heben Sie die Schultern so hoch wie möglich und versuchen Sie Ihre Ohren zu berühren.

ZIELE
- Nacken
- oberer Rücken
- Unterarme
- Körpermitte

SCHWIERIGKEIT
- leicht

NUTZEN
- steigert Kraft und Masse des Trapezmuskels

③ Kehren Sie in die Ausgangsposition zurück. Machen Sie 10-12 Wiederholungen.

OBERKÖRPER: LANGHANTEL-SHRUG

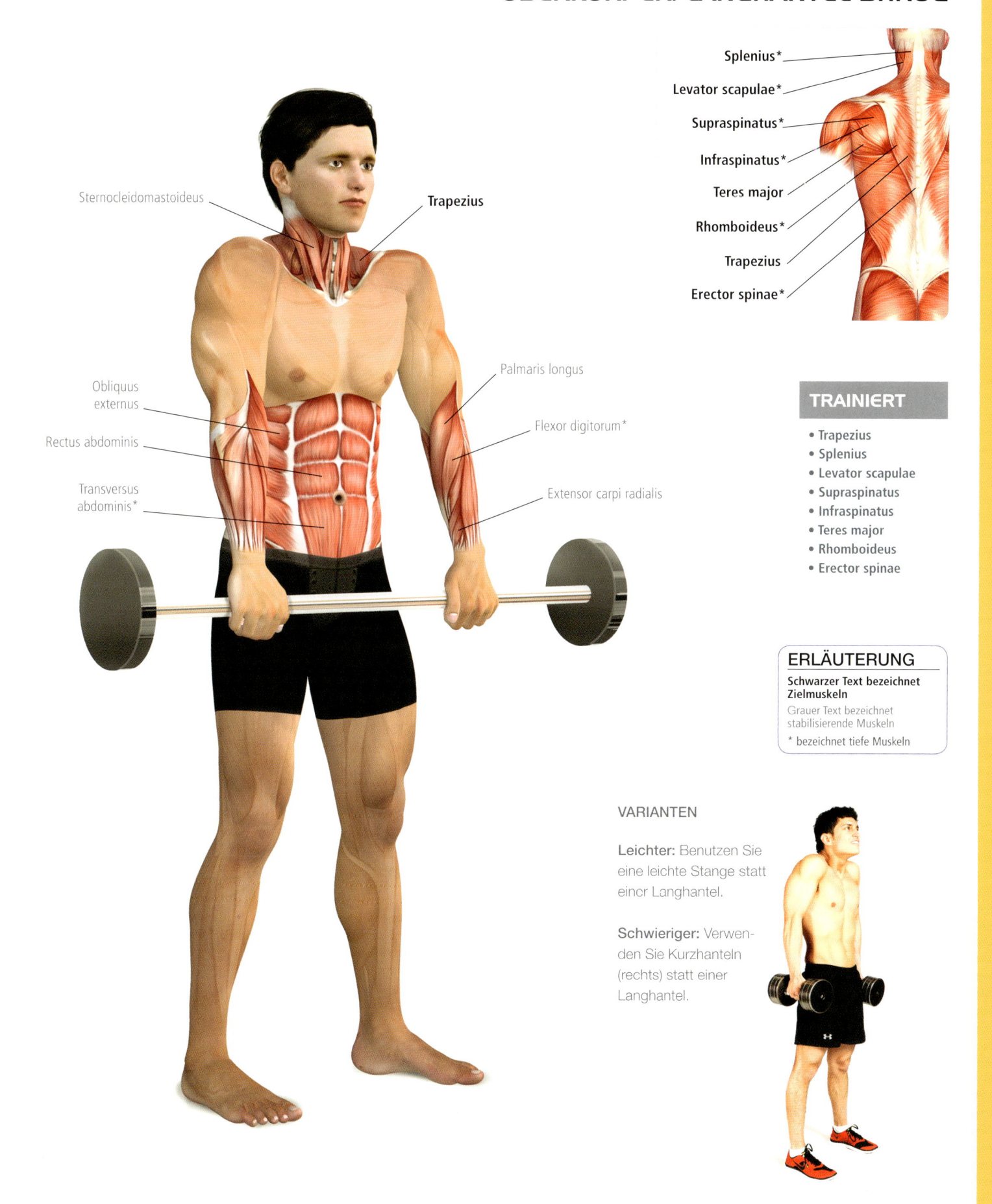

Sternocleidomastoideus
Trapezius

Obliquus externus
Rectus abdominis
Transversus abdominis*

Palmaris longus
Flexor digitorum*
Extensor carpi radialis

Splenius*
Levator scapulae*
Supraspinatus*
Infraspinatus*
Teres major
Rhomboideus*
Trapezius
Erector spinae*

TRAINIERT

- Trapezius
- Splenius
- Levator scapulae
- Supraspinatus
- Infraspinatus
- Teres major
- Rhomboideus
- Erector spinae

ERLÄUTERUNG

Schwarzer Text bezeichnet Zielmuskeln

Grauer Text bezeichnet stabilisierende Muskeln

* bezeichnet tiefe Muskeln

VARIANTEN

Leichter: Benutzen Sie eine leichte Stange statt einer Langhantel.

Schwieriger: Verwenden Sie Kurzhanteln (rechts) statt einer Langhantel.

ÜBUNGEN: OBERKÖRPER

BIZEPSCURL

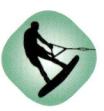

1 Legen Sie im aufrechten Stand ein Widerstandsband unter Ihre Füße. Fassen Sie nun beide Griffe mit den Händen, die Handflächen zeigen nach vorn und die Arme sind leicht gebeugt.

RICHTIG
- die Ellenbogen eng am Körper halten

FALSCH
- die Übung überhastet ausführen

ZIEL
- Bizeps

SCHWIERIGKEIT
- leicht

NUTZEN
- stärkt und formt den Bizeps

VERMEIDEN BEI ...
- Handgelenk- oder Ellenbogenschmerzen

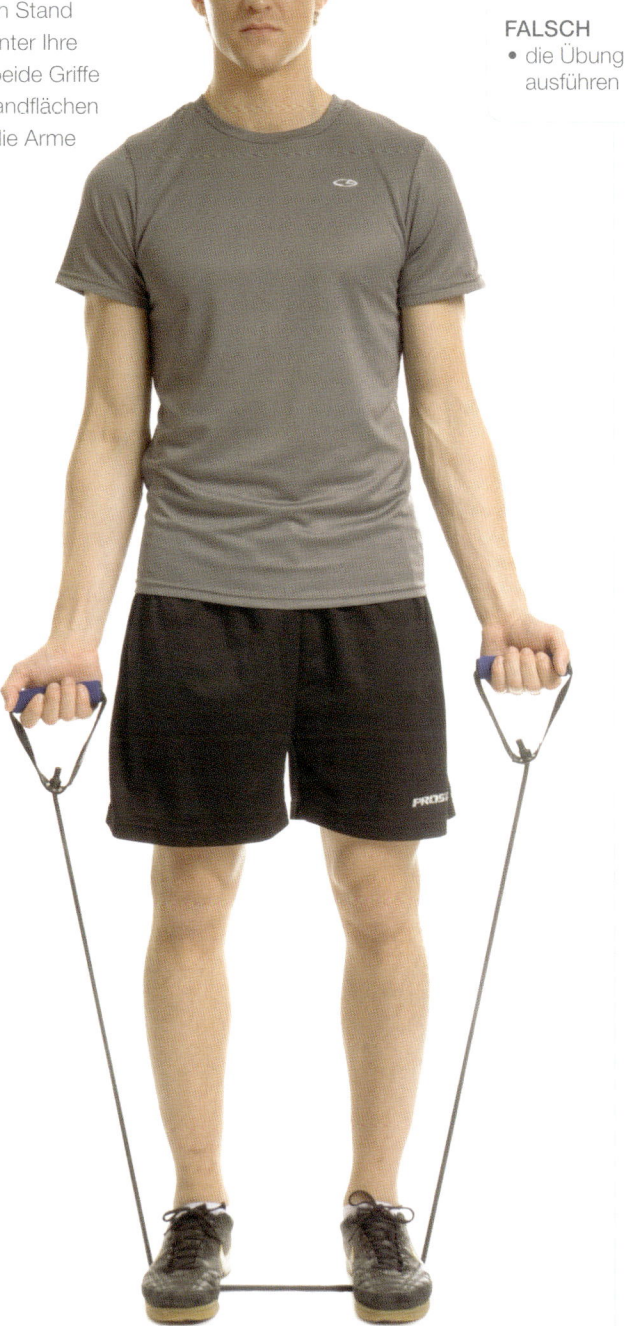

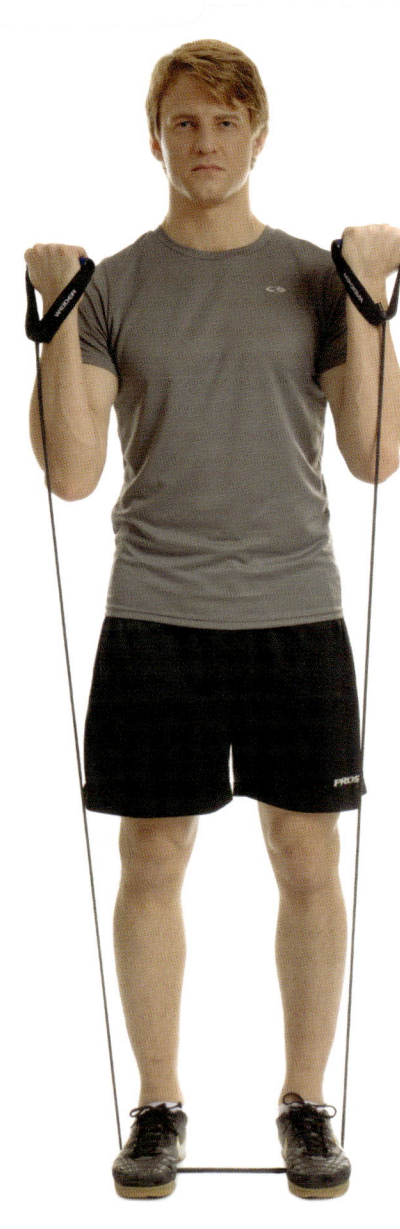

2 Ziehen Sie das Widerstandsband nun hoch zu Ihren Schultern.

3 Senken Sie die Arme ab und wiederholen Sie. Machen Sie 3 Sätze à 15 Wiederholungen.

OBERKÖRPER: BIZEPSCURL

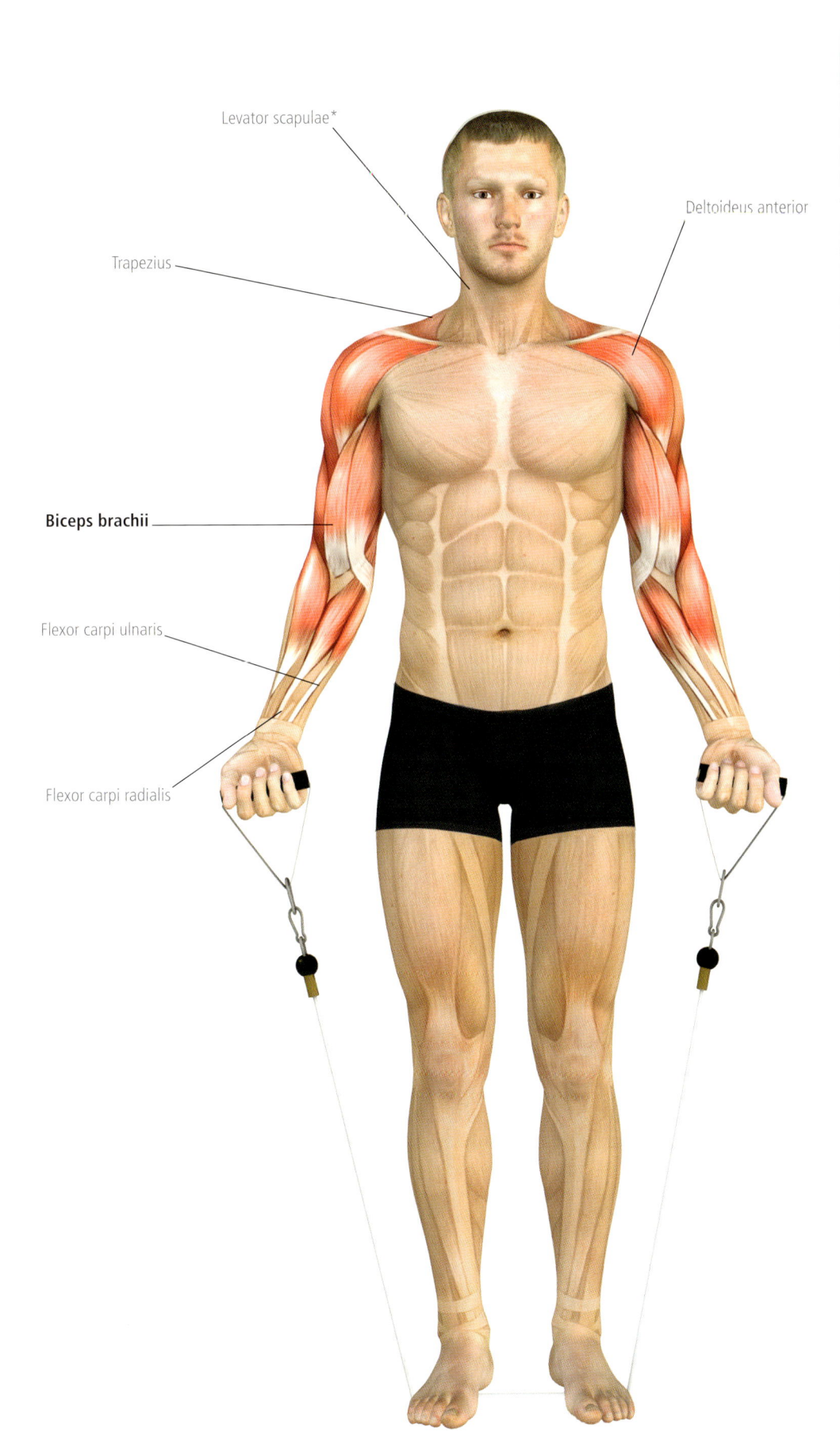

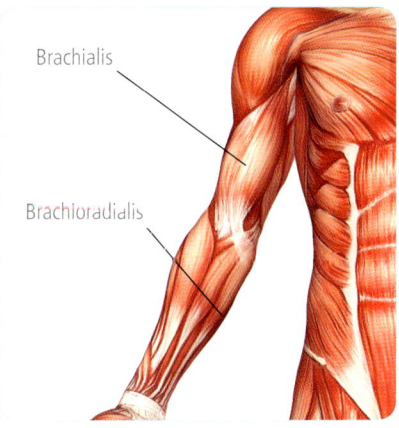

Levator scapulae*

Trapezius

Deltoideus anterior

Biceps brachii

Flexor carpi ulnaris

Flexor carpi radialis

Brachialis

Brachioradialis

TRAINIERT
• Biceps brachii

ERLÄUTERUNG
Schwarzer Text bezeichnet Zielmuskeln

Grauer Text bezeichnet stabilisierende Muskeln

* bezeichnet tiefe Muskeln

ÜBUNGEN: OBERKÖRPER

HAMMERCURL ABWECHSELND

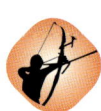

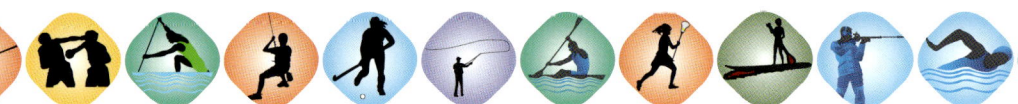

1 Stellen Sie im aufrechten Stand die Füße parallel zueinander und schulterbreit auseinander, beugen Sie die Knie leicht und schieben Sie das Becken etwas nach vorn.

2 Fassen Sie eine Kurzhantel mit jeder Hand im Hammergriff. Ihre Ellenbogen sollten eng am Rumpf liegen.

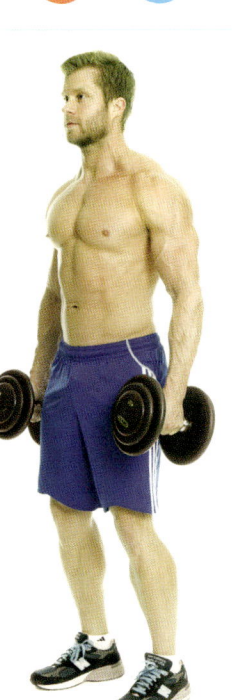

RICHTIG
- den Bizeps auf dem höchsten Punkt der Bewegung bewusst anspannen

FALSCH
- das Gewicht mit Schwung heben – Rumpf und Oberarm bleiben fixiert, um den Trainingsreiz auf den Bizeps zu konzentrieren
- das Handgelenk beugen – die Handgelenke bilden eine Linie mit den Unterarmen

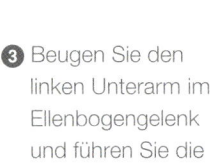

ZIELE
- Bizeps

SCHWIERIGKEIT
- mittel

NUTZEN
- steigert Kraft und Masse der Oberarmmuskulatur

VERMEIDEN BEI ...
- Ellenbogenbeschwerden

TRAINERTIPPS
- Atmen Sie beim Anheben der Kurzhantel aus und atmen Sie beim Absenken des Gewichts ein.
- Benutzen Sie leichtere Gewichte, wenn Sie sich während der Übung zu stark nach hinten neigen.

3 Beugen Sie den linken Unterarm im Ellenbogengelenk und führen Sie die Kurzhantel zur Brust. Der Oberarm bleibt währenddessen fixiert.

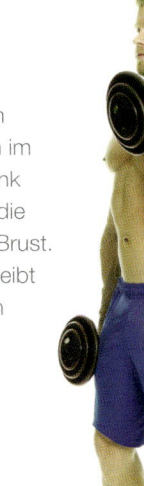

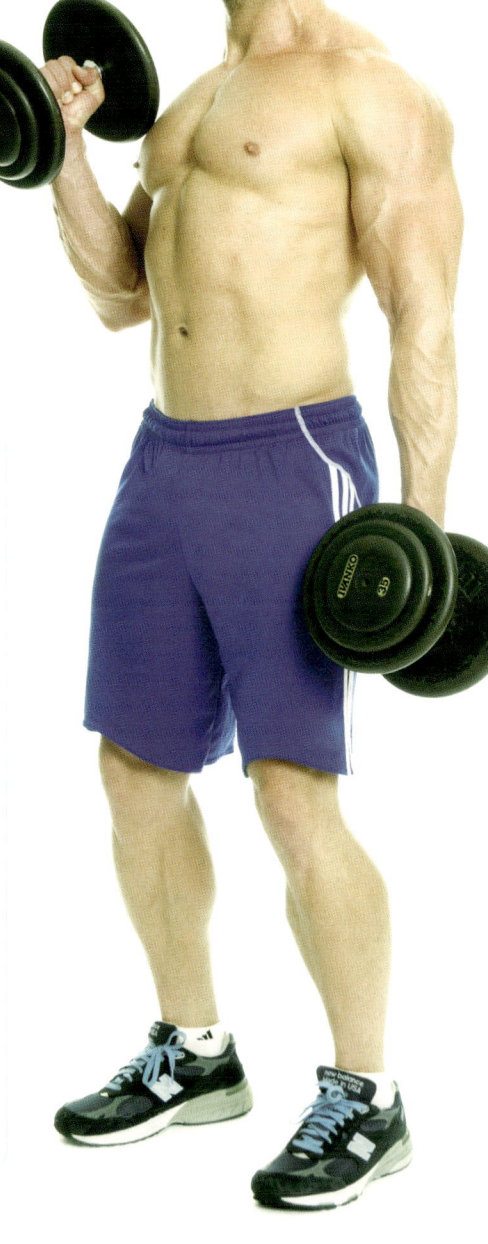

4 Lassen Sie das Gewicht zurück in die Ausgangsposition sinken und wiederholen Sie die Bewegung mit der rechten Kurzhantel. Machen Sie abwechselnd auf jeder Seite 10-12 Wiederholungen.

OBERKÖRPER: HAMMERCURL ABWECHSELND

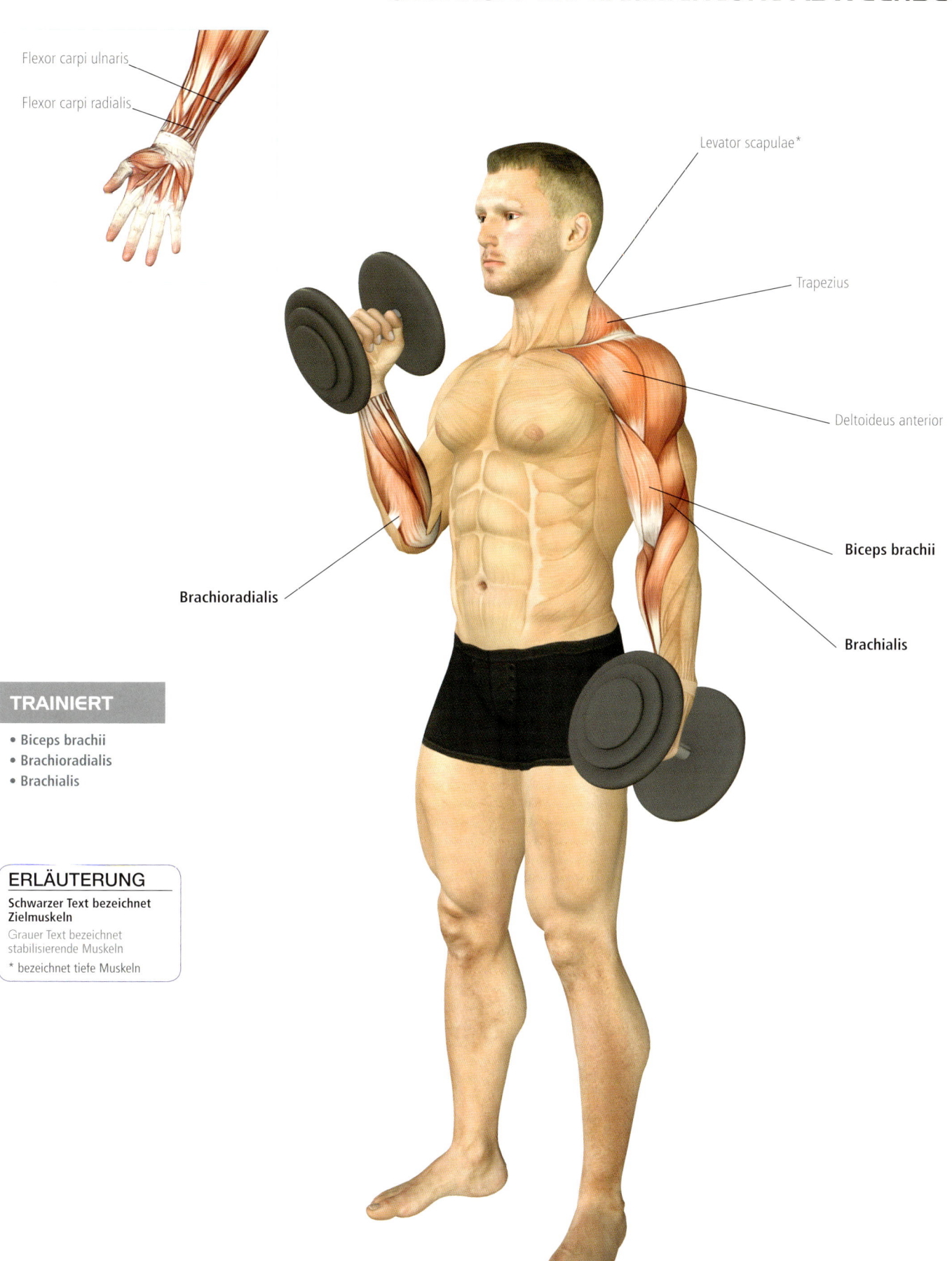

Flexor carpi ulnaris
Flexor carpi radialis

Levator scapulae*
Trapezius
Deltoideus anterior
Biceps brachii
Brachialis
Brachioradialis

TRAINIERT
- Biceps brachii
- Brachioradialis
- Brachialis

ERLÄUTERUNG
Schwarzer Text bezeichnet Zielmuskeln
Grauer Text bezeichnet stabilisierende Muskeln
* bezeichnet tiefe Muskeln

LANGHANTELCURL

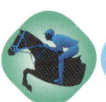

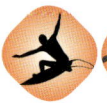

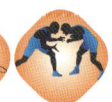

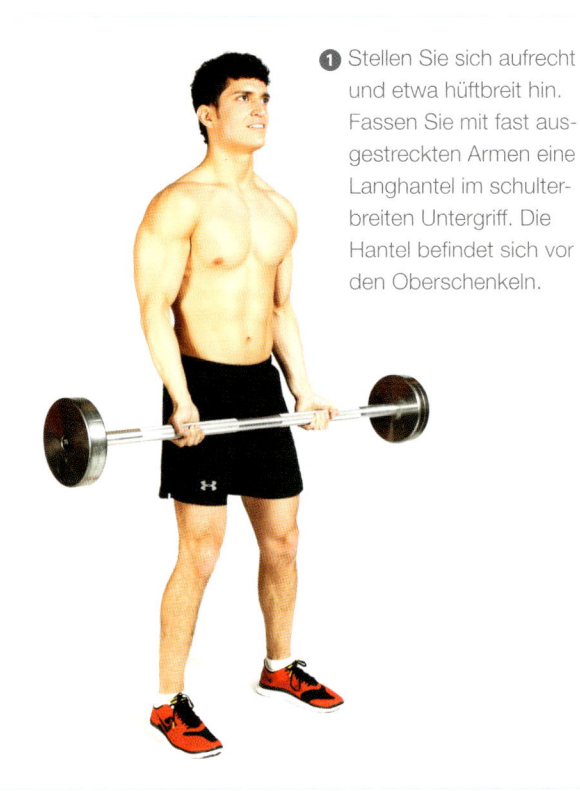

ÜBUNGEN: OBERKÖRPER

❶ Stellen Sie sich aufrecht und etwa hüftbreit hin. Fassen Sie mit fast ausgestreckten Armen eine Langhantel im schulterbreiten Untergriff. Die Hantel befindet sich vor den Oberschenkeln.

❷ Halten Sie Ihre Ellenbogen eng am Rumpf, beugen Sie die Unterarme über das Ellenbogengelenk und führen Sie die Handflächen in Richtung Brust.

❸ Wenn die Langhantel fast am Schlüsselbein aufliegt, senken Sie die Arme nach unten ab. Wiederholen Sie 8–10 Mal.

ZIELE
- Bizeps
- Unterarme
- Körpermitte

SCHWIERIGKEIT
- mittel

NUTZEN
- steigert Kraft und Masse des Bizeps

VERMEIDEN BEI …
- Ellenbogenbeschwerden

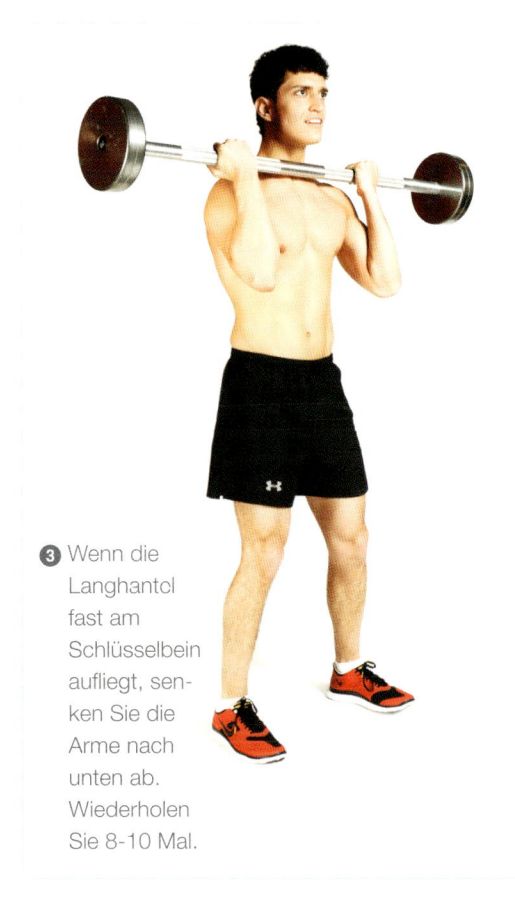

RICHTIG
- immer eine volle Bewegungsamplitude ausführen

FALSCH
- die Langhantel schwungvoll mit dem Rumpf heben

OBERKÖRPER: LANGHANTELCURL

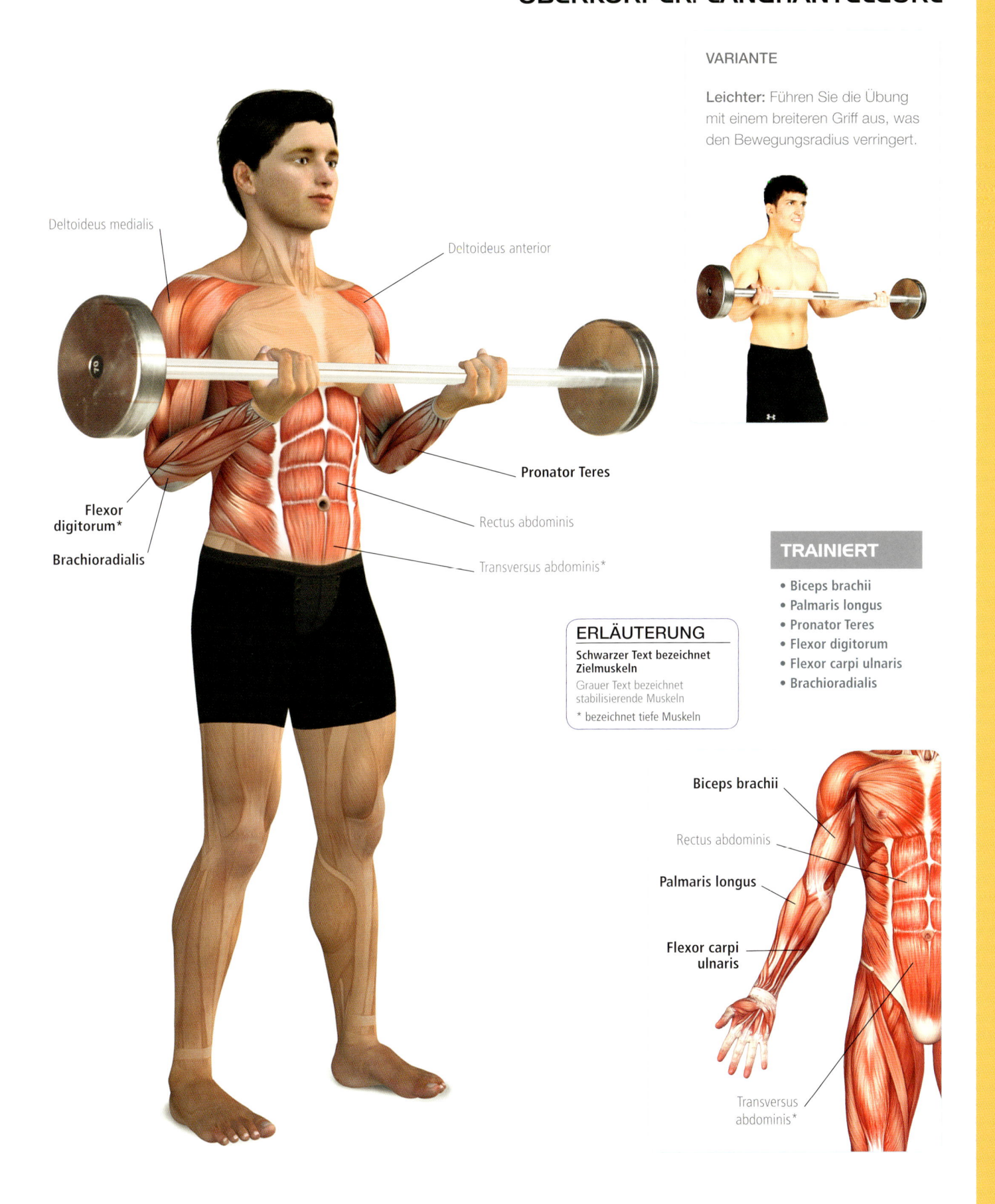

VARIANTE

Leichter: Führen Sie die Übung mit einem breiteren Griff aus, was den Bewegungsradius verringert.

Deltoideus medialis

Deltoideus anterior

Pronator Teres

Rectus abdominis

Flexor digitorum*

Brachioradialis

Transversus abdominis*

ERLÄUTERUNG
Schwarzer Text bezeichnet Zielmuskeln
Grauer Text bezeichnet stabilisierende Muskeln
* bezeichnet tiefe Muskeln

TRAINIERT

- Biceps brachii
- Palmaris longus
- Pronator Teres
- Flexor digitorum
- Flexor carpi ulnaris
- Brachioradialis

Biceps brachii

Rectus abdominis

Palmaris longus

Flexor carpi ulnaris

Transversus abdominis*

EINARMIGER KONZENTRATIONSCURL

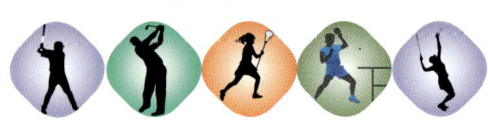

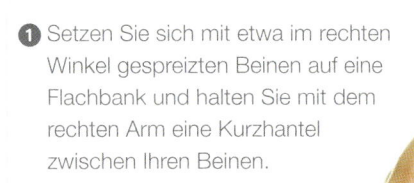

ÜBUNGEN: OBERKÖRPER

① Setzen Sie sich mit etwa im rechten Winkel gespreizten Beinen auf eine Flachbank und halten Sie mit dem rechten Arm eine Kurzhantel zwischen Ihren Beinen.

② Stützen Sie die Rückseite Ihres Oberarms mit dem Ellenbogengelenk an der Innenseite des rechten Oberschenkels ab. Legen Sie zur Stabilisierung die linke Hand auf dem linken Oberschenkel ab.

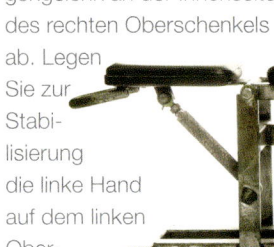

RICHTIG
- die Kurzhantel einige Zentimeter vom Boden entfernt halten, wenn der Arm in die Ausgangsposition abgesenkt wird

FALSCH
- Schwungbewegungen während der Übung
- Beugung des Handgelenks – Handgelenk und Unterarm bilden eine Linie
- die Schultern nach innen rollen

ZIELE
- Bizeps

SCHWIERIGKEIT
- leicht

NUTZEN
- steigert Kraft und Masse der Oberarmmuskulatur

VERMEIDEN BEI …
- Knieschmerzen

TRAINERTIPPS
- Machen Sie auf dem höchsten Punkt der Bewegung eine kurze Pause, um sich auf die Anspannung des Bizeps zu konzentrieren.

③ Beugen Sie nun mit nach oben zeigender Handfläche die Kurzhantel hoch in Richtung Ihres Gesichts bis auf Schulterhöhe. Während des Hebens bleibt der Oberarm unbeweglich.

④ Senken Sie das Gewicht wieder in die Ausgangsstellung und wiederholen Sie.

⑤ Wechseln Sie die Seite und wiederholen Sie alle Schritte mit dem linken Arm.

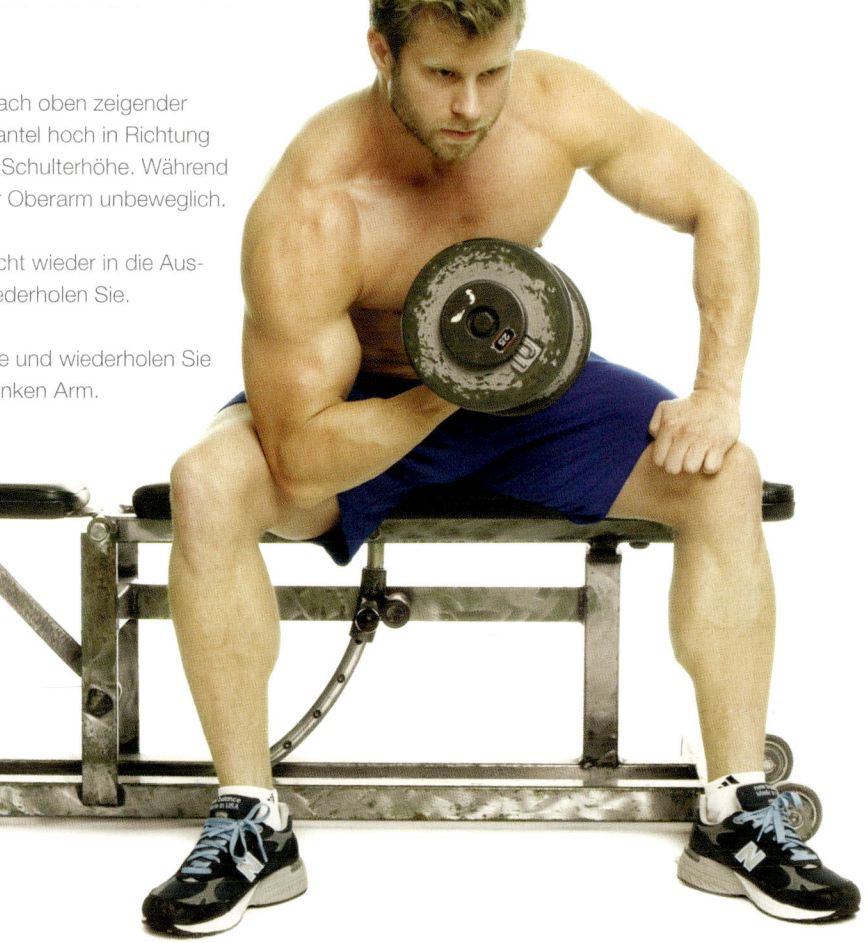

OBERKÖRPER: EINARMIGER KONZENTRATIONSCURL

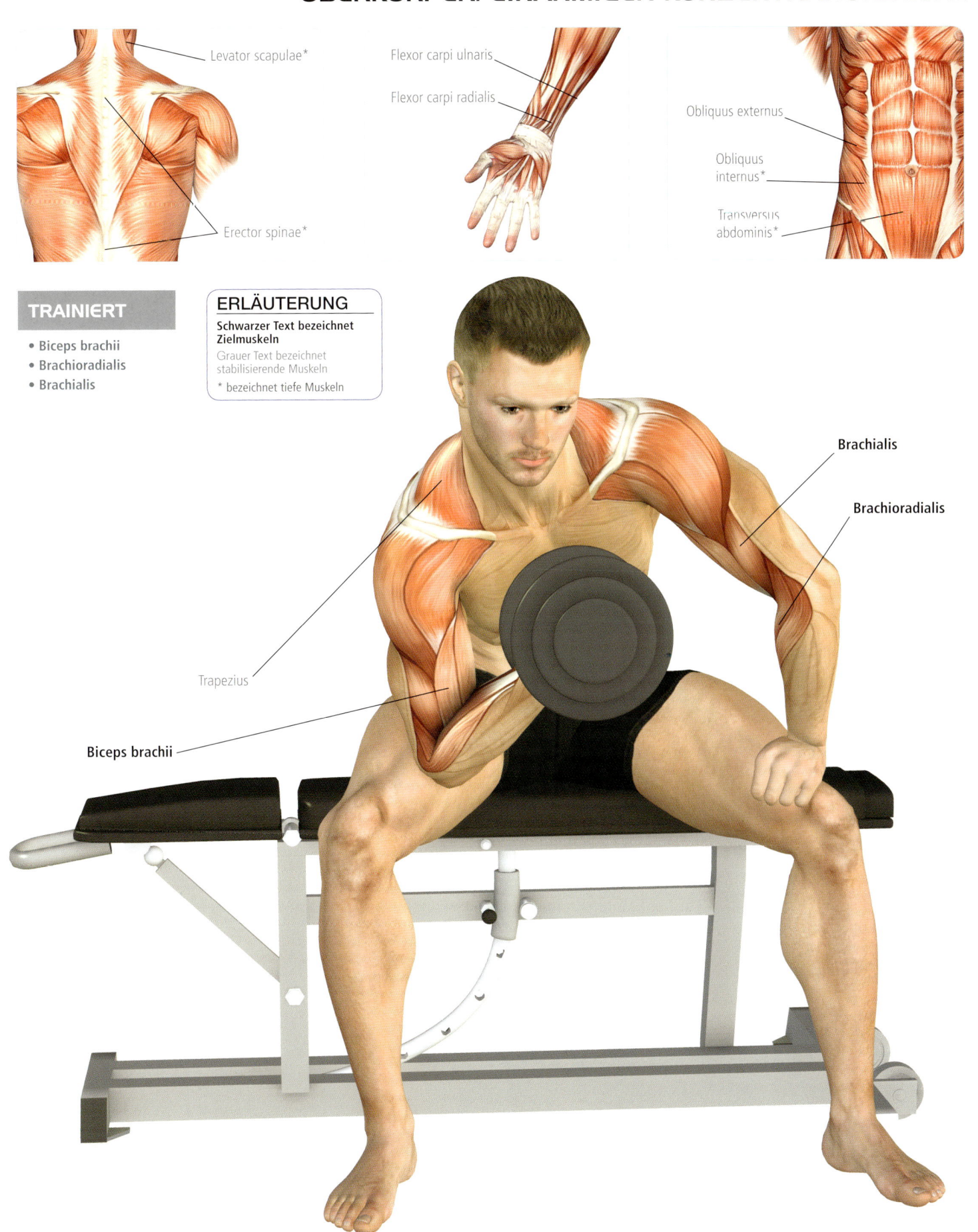

Levator scapulae*

Erector spinae*

Flexor carpi ulnaris

Flexor carpi radialis

Obliquus externus

Obliquus internus*

Transversus abdominis*

TRAINIERT
- Biceps brachii
- Brachioradialis
- Brachialis

ERLÄUTERUNG
Schwarzer Text bezeichnet Zielmuskeln
Grauer Text bezeichnet stabilisierende Muskeln
* bezeichnet tiefe Muskeln

Brachialis

Brachioradialis

Trapezius

Biceps brachii

103

HAMMERCURL AM KABELZUG

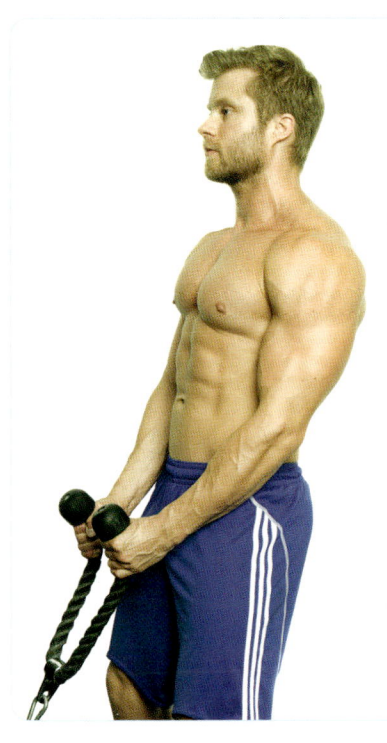

ÜBUNGEN: OBERKÖRPER

① Befestigen Sie ein Seil in unterster Position an einer Kabelrolle eines Kabelzugs.

② Stellen Sie eine Fußlänge vom Kabel entfernt im aufrechten Stand die Füße parallel zueinander und schulterbreit auseinander, beugen Sie leicht die Knie und schieben Sie die Hüfte etwas vor. Fassen Sie das Seil mit beiden Händen im Hammergriff und halten Sie Ihre Ellenbogen eng am Körper.

③ Ziehen Sie das Kabelgewicht in Richtung Ihrer oberen Brust, Ihr Oberarm bleibt dabei unbeweglich.

④ Lassen Sie das Gewicht wieder kontrolliert in die Ausgangsposition sinken und wiederholen Sie die Übung.

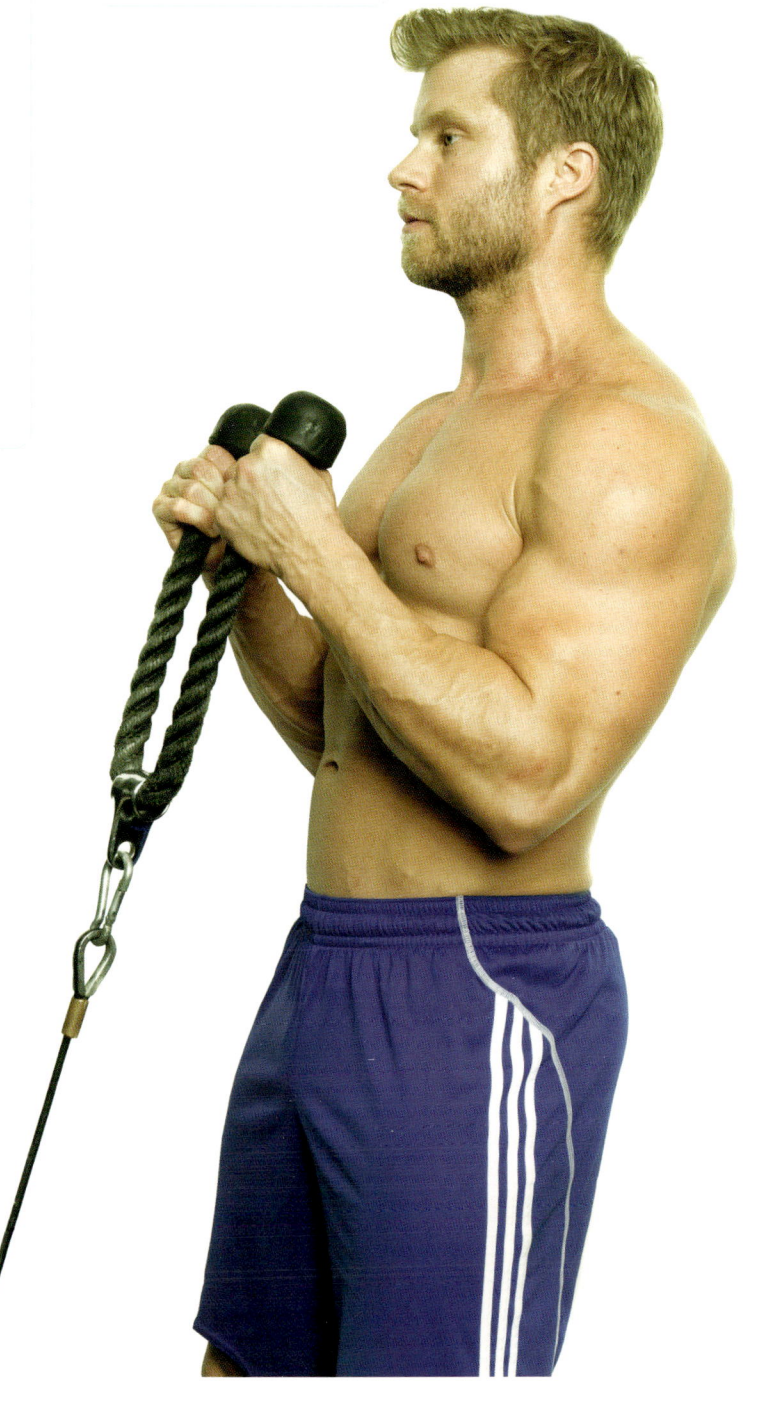

RICHTIG
- die Oberarme während der gesamten Übung nicht bewegen
- die Handgelenke in einer Linie mit den Unterarmen halten

FALSCH
- den Nacken während der Übung anspannen

ZIELE
- Bizeps

SCHWIERIGKEIT
- mittel

NUTZEN
- steigert Kraft und Masse der Oberarmmuskulatur

VERMEIDEN BEI …
- Ellenbogenschmerzen

TRAINERTIPPS
- Überstrecken Sie den unteren Rücken nicht.
- Machen Sie eine kleine Pause auf dem höchsten Punkt der Bewegung, bevor Sie das Kabelgewicht wieder in die Ausgangsposition zurückführen.

OBERKÖRPER: HAMMERCURL AM KABELZUG

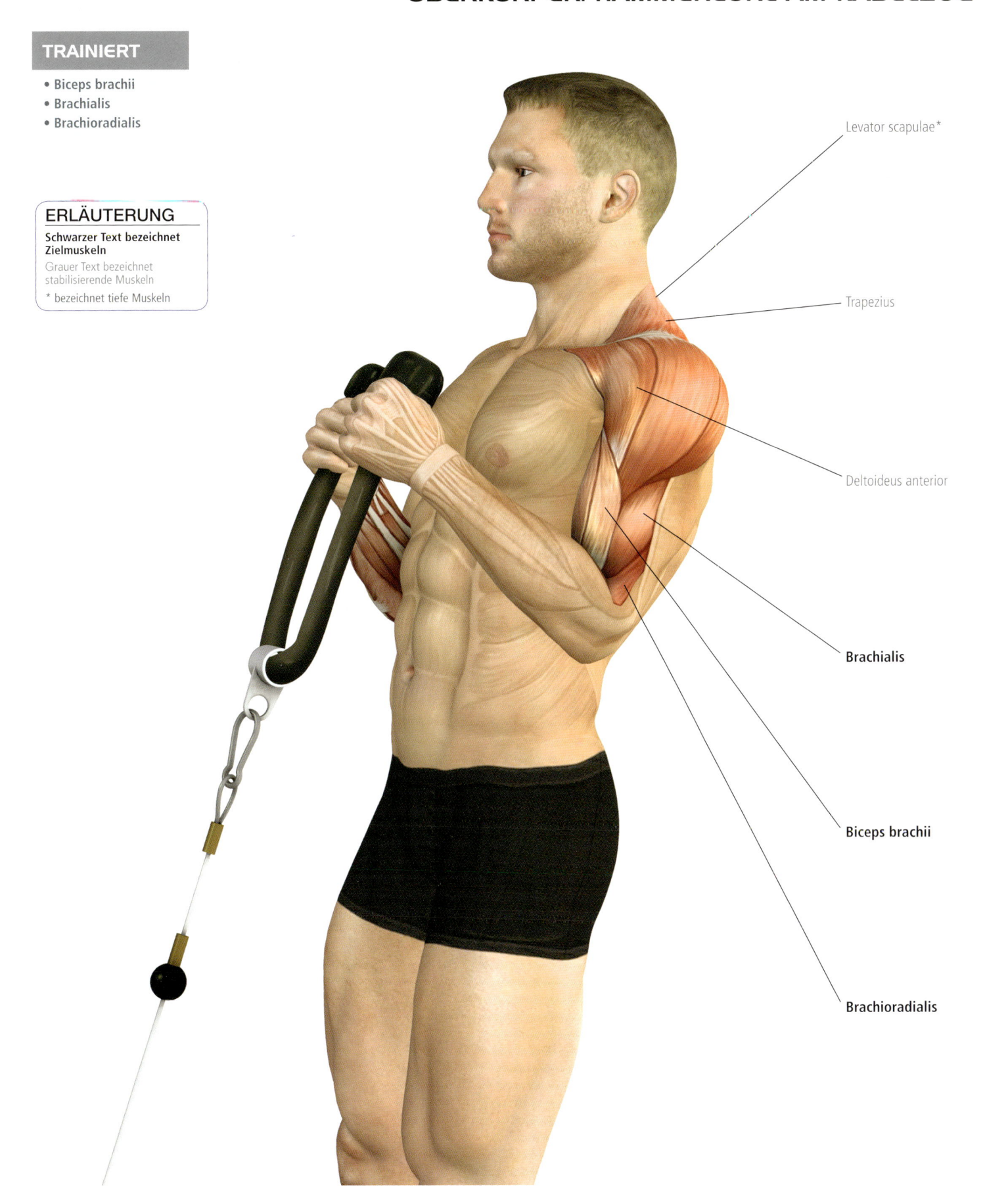

TRAINIERT
- Biceps brachii
- Brachialis
- Brachioradialis

ERLÄUTERUNG
Schwarzer Text bezeichnet Zielmuskeln
Grauer Text bezeichnet stabilisierende Muskeln
* bezeichnet tiefe Muskeln

Levator scapulae*

Trapezius

Deltoideus anterior

Brachialis

Biceps brachii

Brachioradialis

105

TRIZEPSDRÜCKEN AM KABELZUG

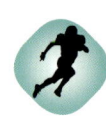

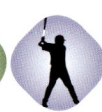

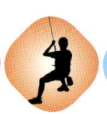

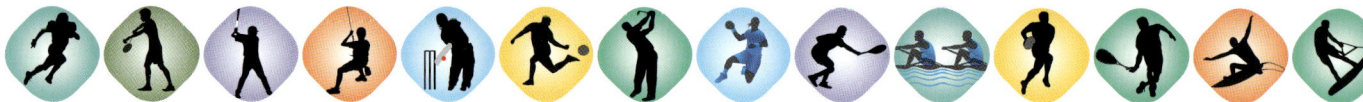

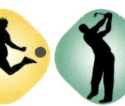

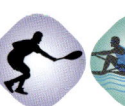

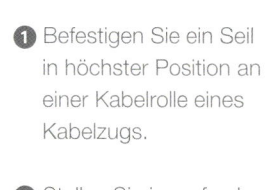

① Befestigen Sie ein Seil in höchster Position an einer Kabelrolle eines Kabelzugs.

② Stellen Sie im aufrechten Stand die Füße parallel zueinander und schulterbreit auseinander, beugen Sie leicht die Knie und schieben Sie die Hüfte etwas vor. Fassen Sie das Seil mit beiden Händen im Hammergriff.

③ Halten Sie die Ellenbogen eng an Ihrem Körper und drücken Sie das Gewicht nach unten in Richtung auf Ihre Oberschenkel.

④ Führen Sie das Kabelgewicht kontrolliert zurück in die Ausgangsposition. Wiederholen Sie die Übung 8-10 Mal.

ZIELE
- Trizeps

SCHWIERIGKEIT
- mittel

NUTZEN
- steigert Kraft und Masse der Rumpfmuskulatur

VERMEIDEN BEI ...
- Ellenbogen- oder Handgelenkschmerzen

TRAINERTIPPS
- Drücken Sie die Brust nach oben und ziehen Sie die Schultern nach hinten.
- Atmen Sie beim Absenken des Kabelgewichts aus und atmen Sie ein, wenn es in die Startposition zurückgeführt wird.
- Machen Sie eine kurze Pause am untersten Punkt der Bewegung.

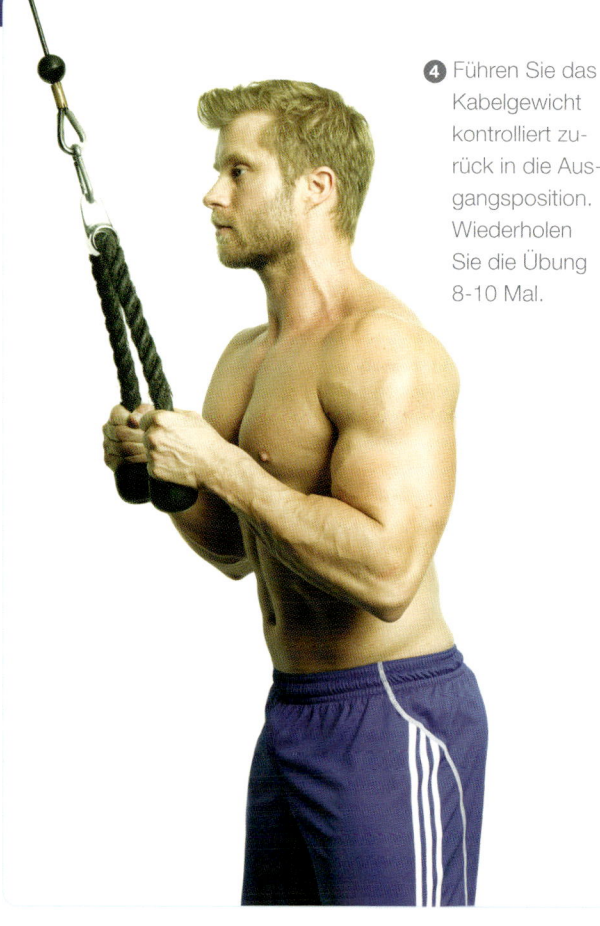

RICHTIG
- die Oberarme die gesamte Übung hindurch fixieren
- die Handgelenke gerade und gestreckt lassen

FALSCH
- die Handgelenke beim Ablassen des Gewichts beugen
- die Übung mit Schwung ausführen – der Fokus liegt auf einer kontrollierten Bewegung und vollen Anspannung des Trizeps

ÜBUNGEN: OBERKÖRPER

OBERKÖRPER: TRIZEPSDRÜCKEN AM KABELZUG

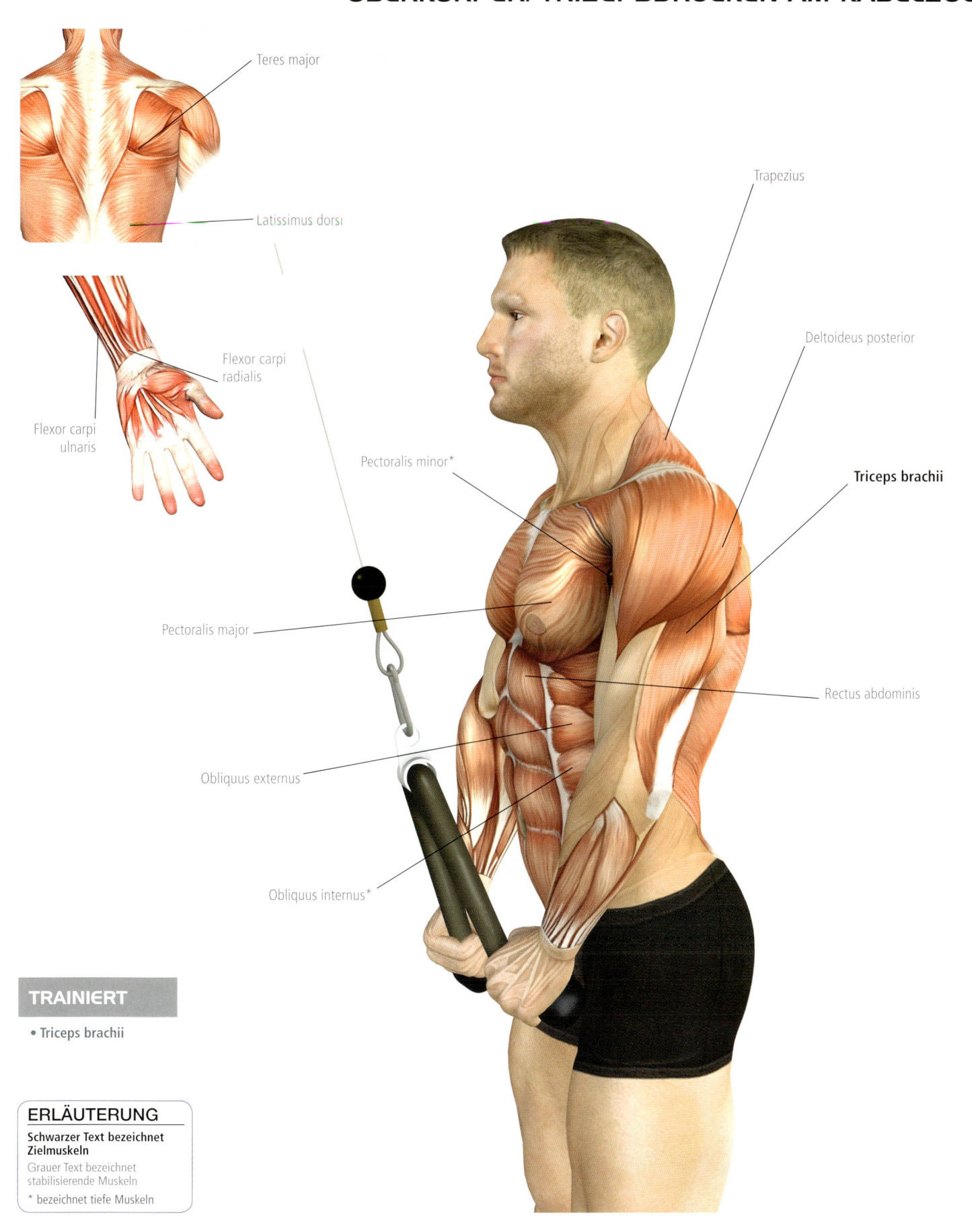

Teres major

Latissimus dorsi

Flexor carpi radialis

Flexor carpi ulnaris

Pectoralis minor*

Pectoralis major

Obliquus externus

Obliquus internus*

Trapezius

Deltoideus posterior

Triceps brachii

Rectus abdominis

TRAINIERT
- Triceps brachii

ERLÄUTERUNG
Schwarzer Text bezeichnet Zielmuskeln

Grauer Text bezeichnet stabilisierende Muskeln

* bezeichnet tiefe Muskeln

107

ÜBUNGEN: OBERKÖRPER

TRIZEPSSTRECKEN IM LIEGEN

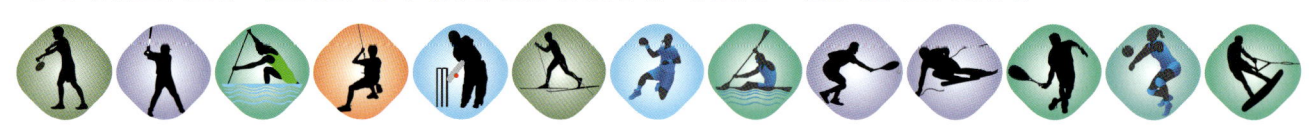

RICHTIG
- die Unterarme stabil und die Ellenbogen über den Schultern halten
- den Rumpf stabilisiert und die Füße fest auf dem Boden lassen
- die Bauchmuskulatur anspannen
- die Hüfte angehoben lassen, sodass Oberschenkel, Rumpf und Nacken eine gerade Linie bilden
- langsame und kontrollierte Bewegungen ausführen

FALSCH
- den Rücken runden
- die Ellenbogen nach außen beugen
- die Gewichte mit Schwung bewegen – besonders wichtig, da die Gewichte nah am Kopf geführt werden

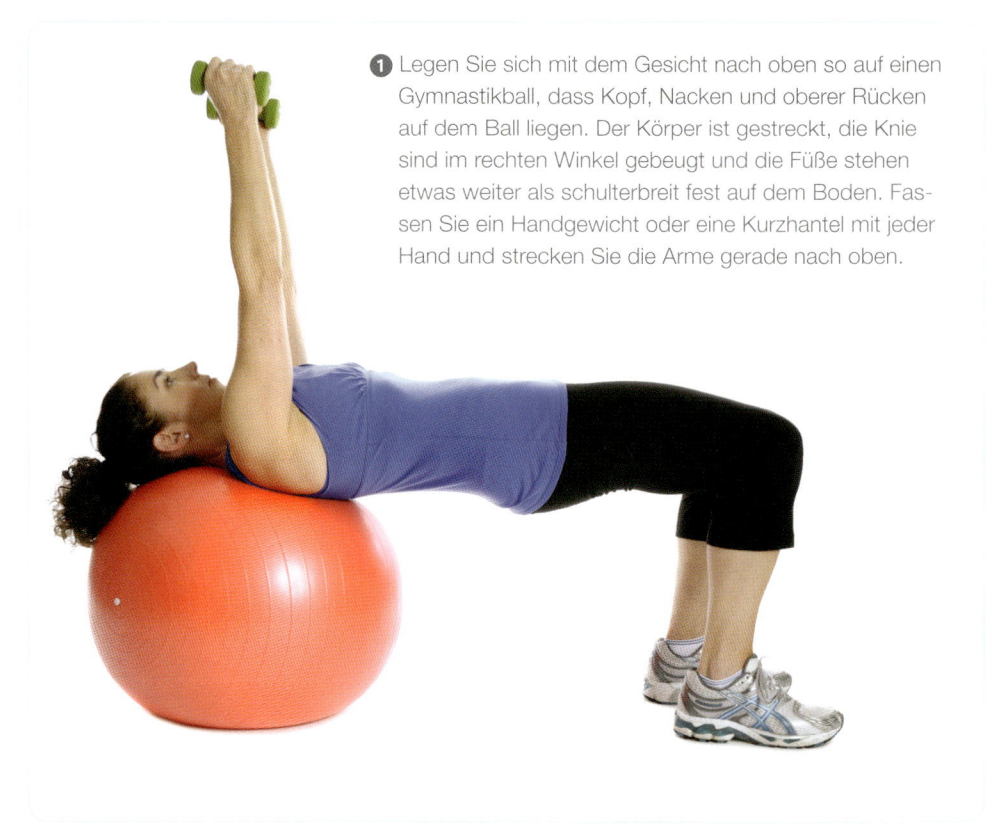

ZIELE
- Trizeps

SCHWIERIGKEIT
- mittel

NUTZEN
- stärkt und formt den Trizeps

VERMEIDEN BEI . . .
- Ellenbogenschmerzen

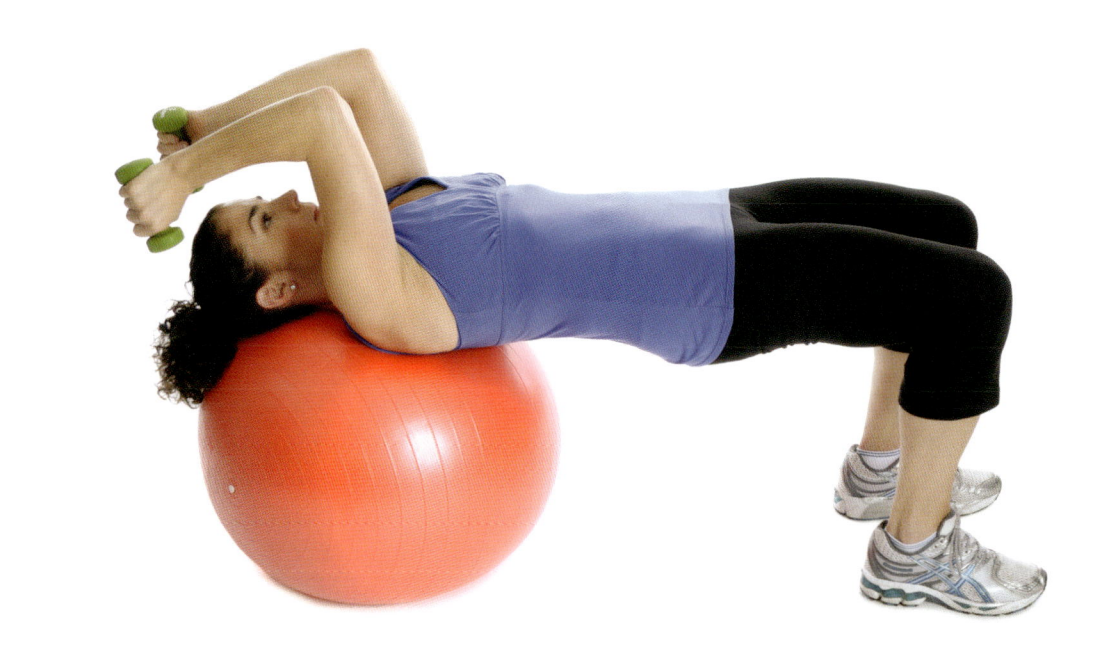

❶ Legen Sie sich mit dem Gesicht nach oben so auf einen Gymnastikball, dass Kopf, Nacken und oberer Rücken auf dem Ball liegen. Der Körper ist gestreckt, die Knie sind im rechten Winkel gebeugt und die Füße stehen etwas weiter als schulterbreit fest auf dem Boden. Fassen Sie ein Handgewicht oder eine Kurzhantel mit jeder Hand und strecken Sie die Arme gerade nach oben.

❷ Beugen Sie die Ellenbogen, während Sie die Gewichte in Richtung Ihres Kopfes senken.

❸ Strecken Sie Ihre Arme wieder gerade, bis Sie die Ausgangsposition erreicht haben. Machen Sie drei Sätze à 15 Wiederholungen.

OBERKÖRPER: TRIZEPSSTRECKEN IM LIEGEN

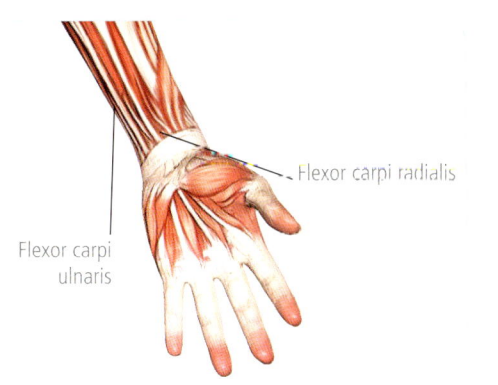

TRAINIERT

- Triceps brachii

ERLÄUTERUNG

Schwarzer Text bezeichnet Zielmuskeln

Grauer Text bezeichnet stabilisierende Muskeln

* bezeichnet tiefe Muskeln

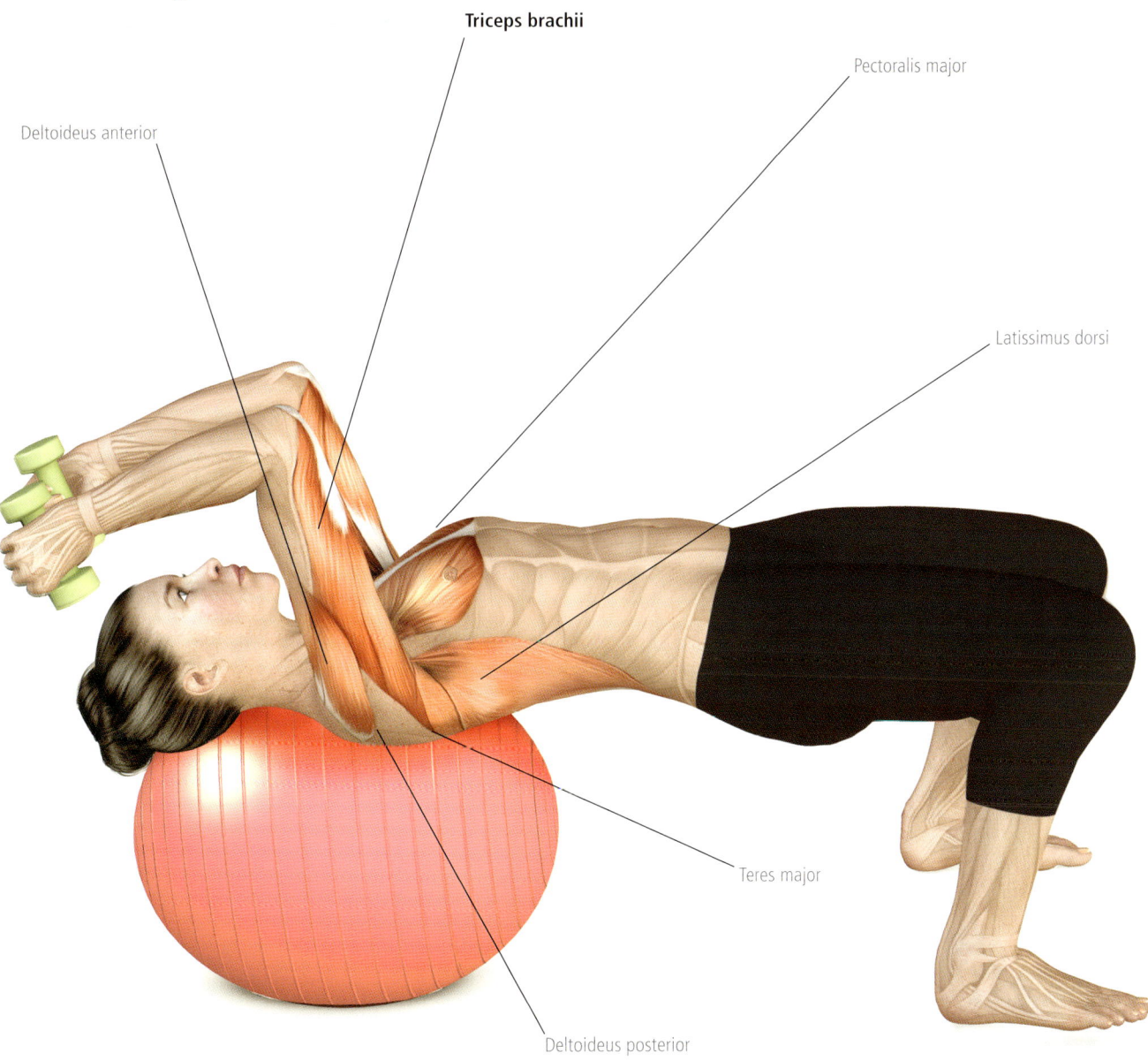

Flexor carpi radialis

Flexor carpi ulnaris

Triceps brachii

Pectoralis major

Deltoideus anterior

Latissimus dorsi

Teres major

Deltoideus posterior

109

ÜBUNGEN: OBERKÖRPER

TRIZEPS AUSROLLEN

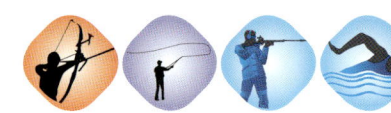

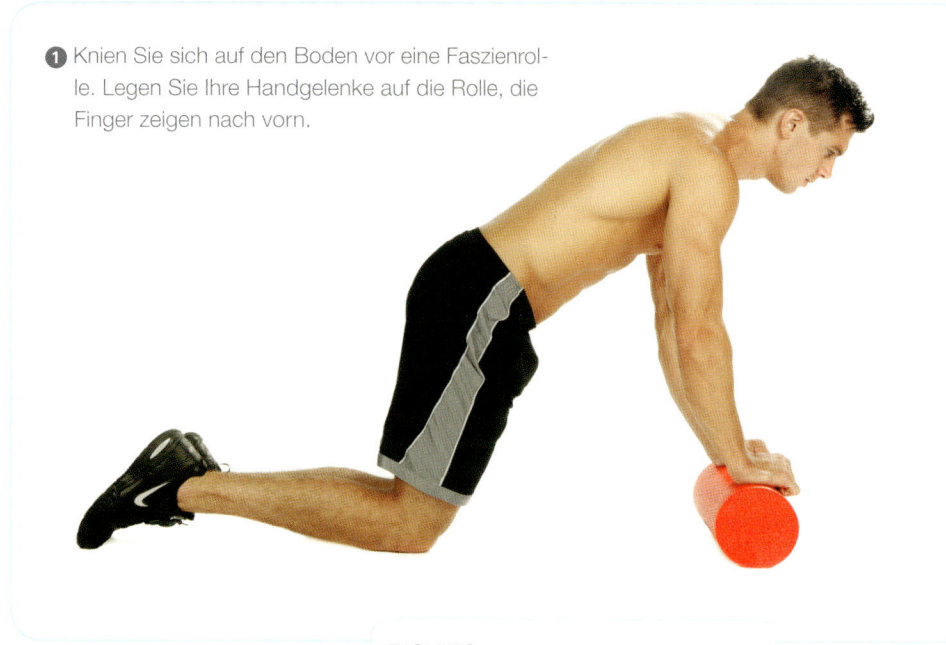

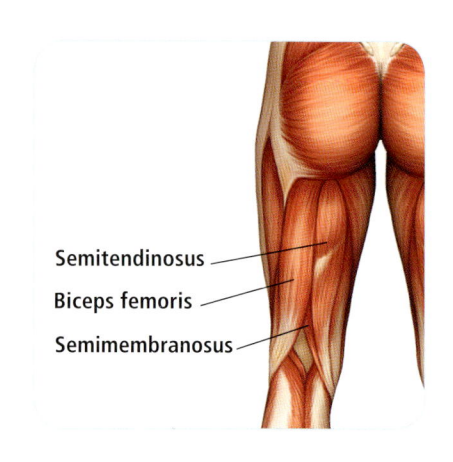

1 Knien Sie sich auf den Boden vor eine Faszienrolle. Legen Sie Ihre Handgelenke auf die Rolle, die Finger zeigen nach vorn.

Semitendinosus
Biceps femoris
Semimembranosus

RICHTIG
- alle Bewegungen gleichzeitig ausführen
- die Schultern die gesamte Übung hindurch entspannt halten
- die Füße fest in den Boden pressen

FALSCH
- die Schultern hoch zu den Ohren ziehen
- Hüfte und unteren Rücken während der Übung durchsacken lassen
- den Rücken runden

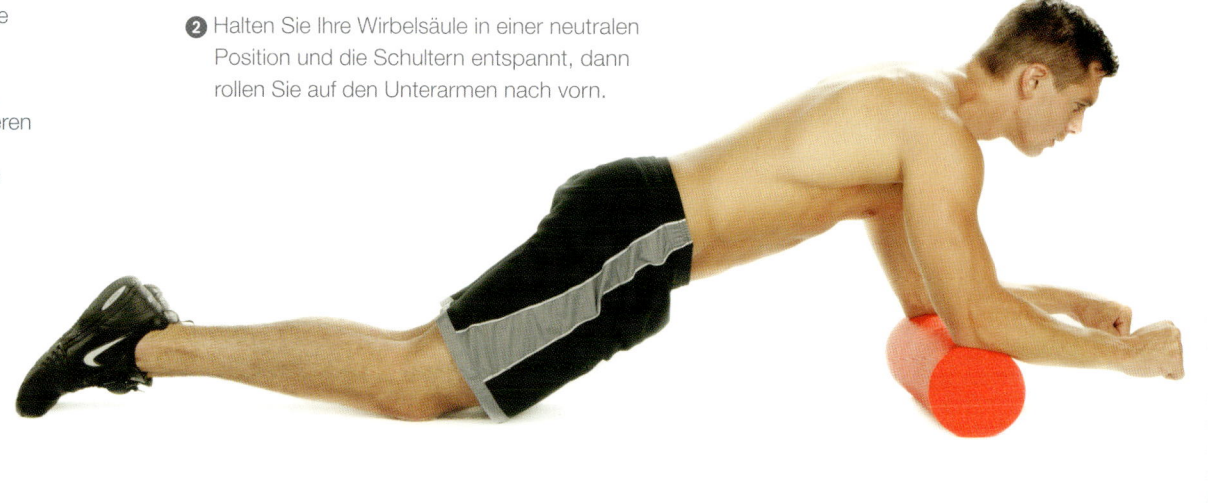

ZIELE
- Trizeps
- Bauchmuskulatur
- Rumpfstabilisatoren

SCHWIERIGKEIT
- mittel

NUTZEN
- verbessert die Stabilität von Körpermitte und Schultern

VERMEIDEN BEI …
- Schmerzen im unteren Rücken
- Schulterschmerzen

2 Halten Sie Ihre Wirbelsäule in einer neutralen Position und die Schultern entspannt, dann rollen Sie auf den Unterarmen nach vorn.

110

OBERKÖRPER: TRIZEPS AUSROLLEN

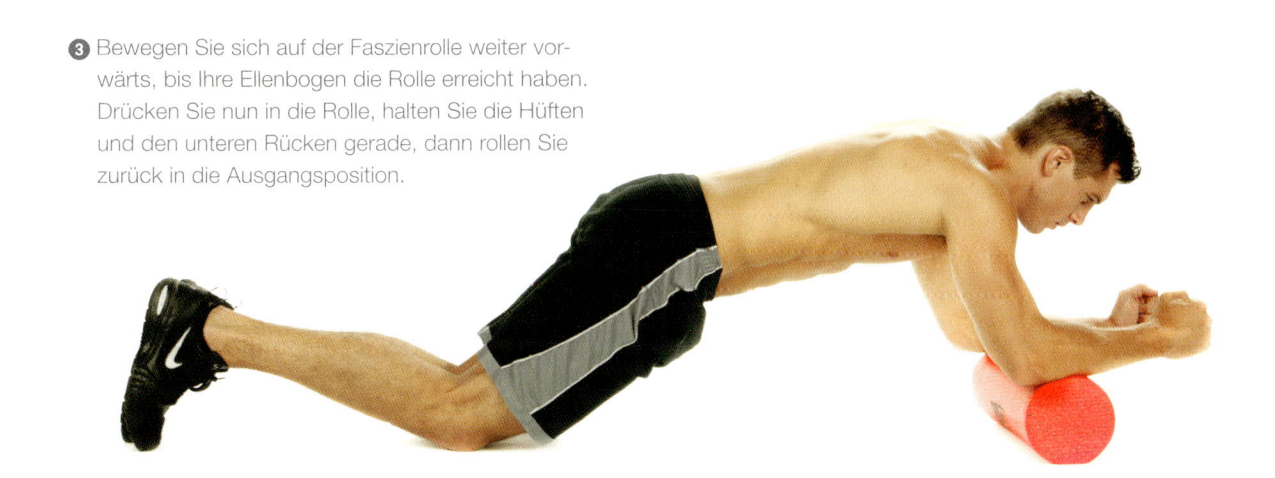

❸ Bewegen Sie sich auf der Faszienrolle weiter vorwärts, bis Ihre Ellenbogen die Rolle erreicht haben. Drücken Sie nun in die Rolle, halten Sie die Hüften und den unteren Rücken gerade, dann rollen Sie zurück in die Ausgangsposition.

TRAINIERT

- Rectus abdominis
- Triceps brachii
- Gluteus maximus
- Gluteus medius
- Biceps femoris
- Semitendinosus
- Semimembranosus
- Seratus anterior
- Pectoralis major
- Pectoralis minor

ERLÄUTERUNG

Schwarzer Text bezeichnet Zielmuskeln
Grauer Text bezeichnet stabilisierende Muskeln
* bezeichnet tiefe Muskeln

Pectoralis major
Serratus anterior
Pectoralis minor*
Obliquus internus*
Triceps brachii
Obliquus externus
Quadratus lumborum
Gluteus medius*
Gluteus maximus
Semitendinosus
Semimembranosus
Biceps femoris
Vastus lateralis
Rectus femoris
Tensor fasciae latae*
Transversus abdominis*
Rectus abdominis

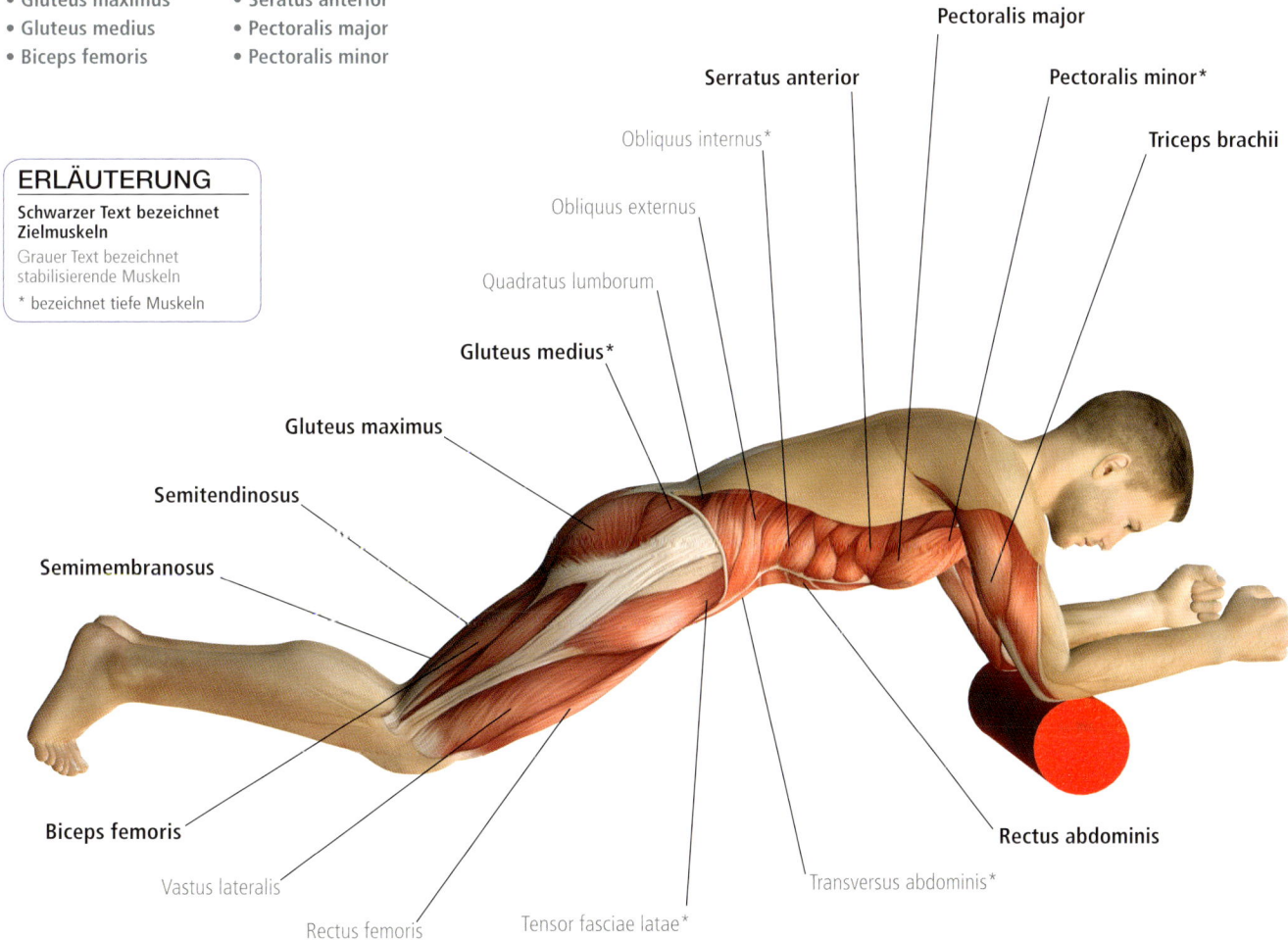

111

STUHL-DIPS

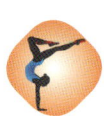

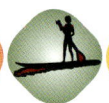

① Setzen Sie sich aufrecht auf die Vorderkante eines stabilen Stuhls. Legen Sie Ihre Hände neben die Oberschenkel und umfassen Sie die Vorderkante der Sitzfläche fest mit den Händen. Die Finger zeigen nach vorn, die Handrücken nach oben.

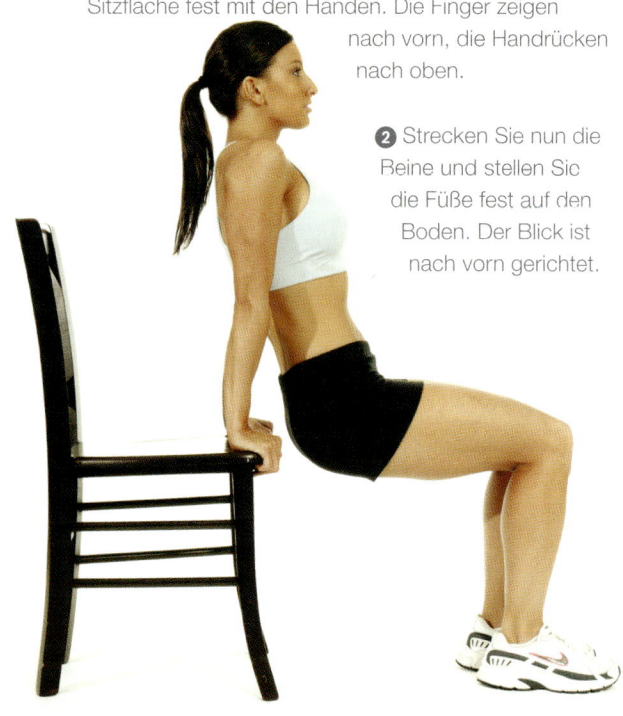

② Strecken Sie nun die Beine und stellen Sie die Füße fest auf den Boden. Der Blick ist nach vorn gerichtet.

RICHTIG
- den Körper nahe am Stuhl halten
- die Arme immer leicht gebeugt lassen
- während der gesamten Übung eine neutrale Stellung der Wirbelsäule bewahren

FALSCH
- die Schultern hoch zu den Ohren ziehen
- die Füße bewegen
- nur mit den Füßen hochdrücken, statt die Arme zu benutzen
- den unteren Rücken runden

③ Schieben Sie Ihr Gesäß vom Stuhl, bis die Knie eine Linie bilden mit den Fußspitzen. Verlagern Sie Ihr Körpergewicht gleichmäßig auf Arme und Beine.

④ Beugen Sie die Arme direkt hinter sich, ohne die Ellenbogen nach außen zu führen, und bewegen Sie den Rumpf nach unten, bis die Oberarme parallel zum Boden sind.

⑤ Strecken Sie die Arme nun wieder kontrolliert in die Ausgangsposition. Machen Sie zwei Sätze à 15 Wiederholungen.

ZIELE
- Trizeps
- Deltamuskeln
- Körpermitte

SCHWIERIGKEIT
- leicht

NUTZEN
- stärkt den Schultergürtel
- Stabilisierungstraining für den Rumpf, wenn Arme und Beine in Bewegung sind

VERMEIDEN BEI …
- Schulterschmerzen
- Handgelenkschmerzen

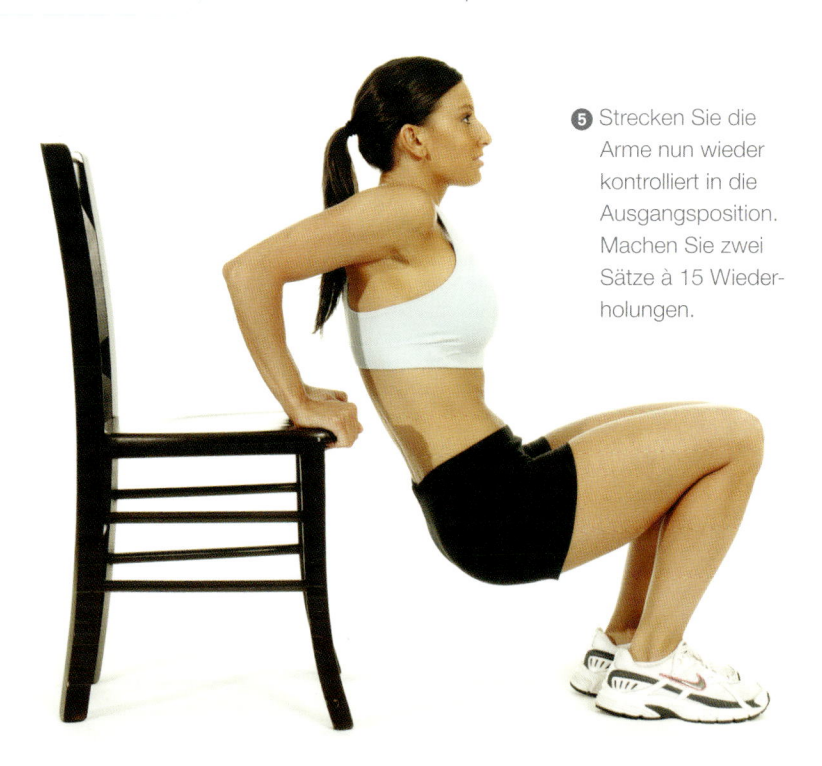

ÜBUNGEN: OBERKÖRPER

112

OBERKÖRPER: STUHL-DIPS

VARIATION

Schwieriger:
Halten Sie Ihre Knie gegeneinander gedrückt, dann führen Sie die Dips so aus, dass ein Bein parallel zum Boden nach oben gestreckt wird. Wiederholen Sie die Übung 15 Mal auf jeder Seite.

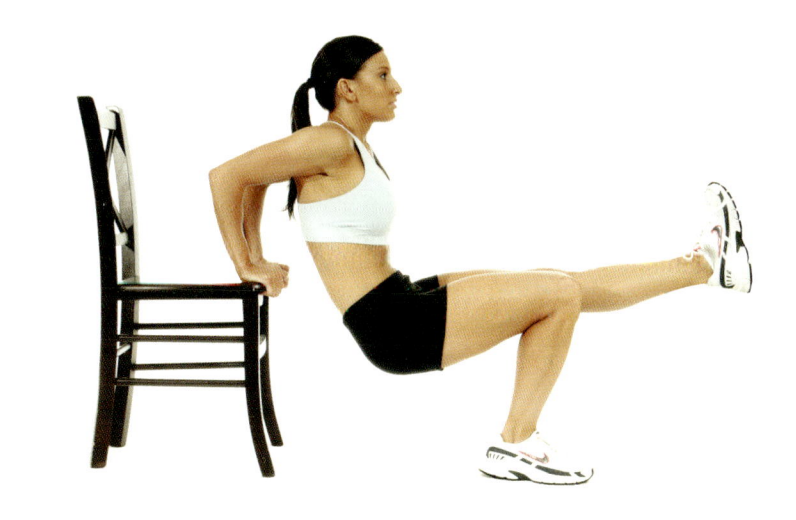

TRAINIERT

- Triceps brachii
- Deltoideus
- Pectoralis major
- Pectoralis minor
- Coracobrachialis

Pectoralis major
Pectoralis minor*
Coracobrachialis*
Deltoideus anterior
Biceps brachii

Triceps brachii
Deltoideus
Latissimus dorsi
Rectus abdominis
Transversus abdominis*
Gluteus maximus
Obliquus externus

ERLÄUTERUNG

Schwarzer Text bezeichnet Zielmuskeln

Grauer Text bezeichnet stabilisierende Muskeln

* bezeichnet tiefe Muskeln

113

TRIZEPSDRÜCKEN ÜBER KOPF

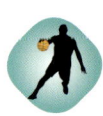

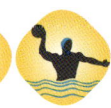

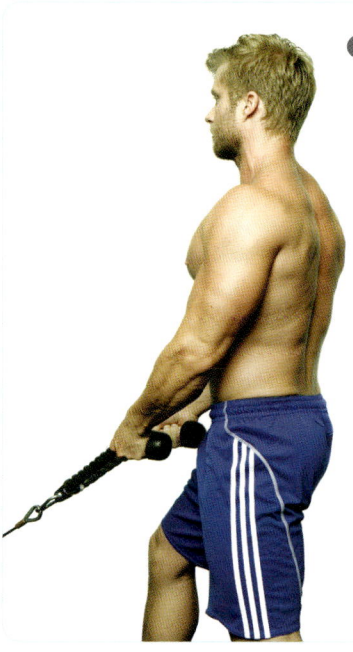

ÜBUNGEN: OBERKÖRPER

❶ Befestigen Sie ein Seil in unterster Position an einer Kabelrolle eines Kabelzugs. Fassen Sie das Seil mit beiden Händen in neutraler Griffposition, die Ellenbogen liegen dabei eng am Körper.

RICHTIG
- den Oberam ruhig halten beim Absenken des Gewichts hinter den Kopf

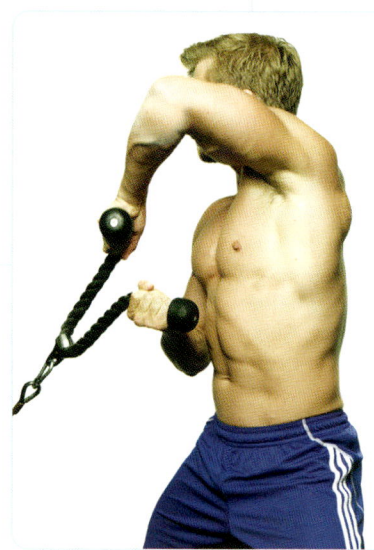

❷ Im Stemmschritt beginnen Sie Ihren Rumpf zu drehen und ziehen zugleich das Seil nach oben.

❸ Während Sie sich weiter drehen, führen Sie Ihre Hände über den Kopf.

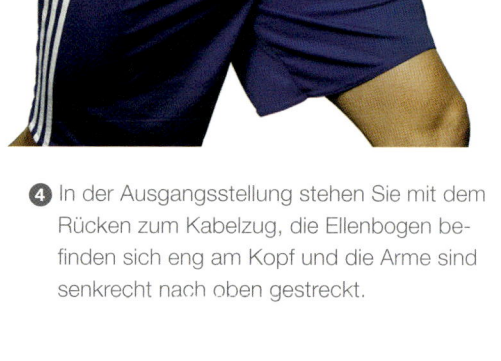

❹ In der Ausgangsstellung stehen Sie mit dem Rücken zum Kabelzug, die Ellenbogen befinden sich eng am Kopf und die Arme sind senkrecht nach oben gestreckt.

FALSCH
- Schwung holen, um die Bewegung auszuführen – die Übung dient vor allem der Isolation und vollen Anspannung des Trizeps

ZIELE
- Trizeps

SCHWIERIGKEIT
- mittel

NUTZEN
- steigert Kraft und Masse der Schulter- und Oberarmmuskulatur

VERMEIDEN BEI …
- Rücken-, Schulter- oder Ellenbogenbeschwerden

TRAINERTIPPS
- Machen Sie eine kurze Pause am untersten Punkt der Bewegung, wenn Ihre Trizepse vollständig gestreckt sind.
- Wenn Sie die Übung beendet haben, führen Sie das Seil langsam und kontrolliert nach unten und halten die Ellenbogen eng am Körper, um Schulterverletzungen zu vermeiden.

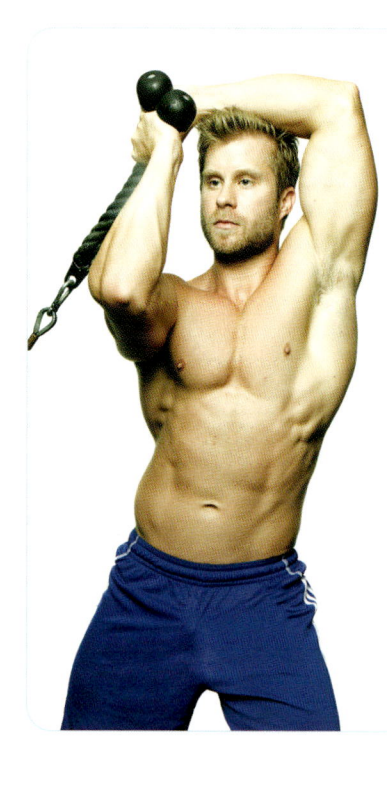

OBERKÖRPER: TRIZEPSDRÜCKEN ÜBER KOPF

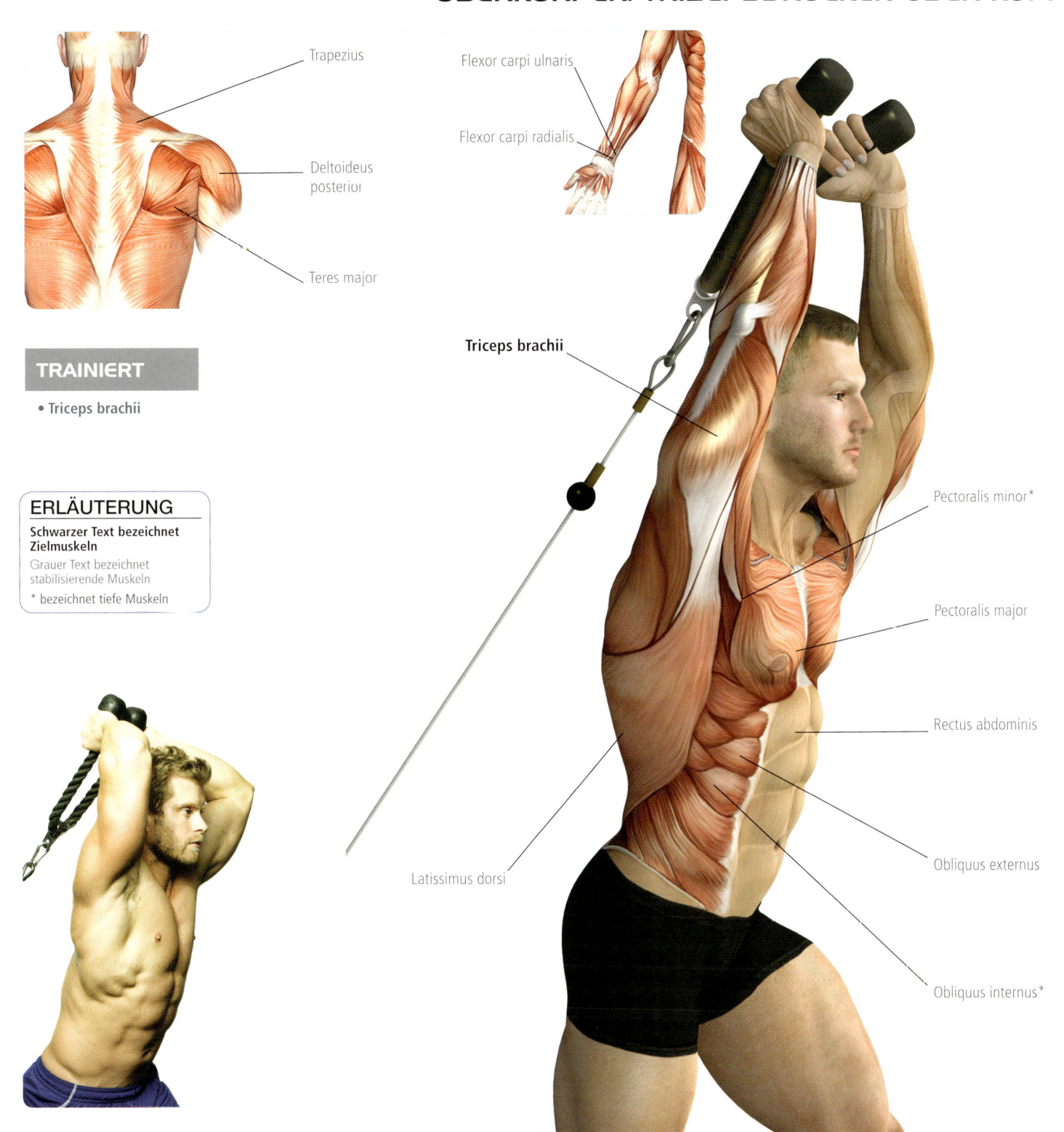

Trapezius

Deltoideus posterior

Teres major

Flexor carpi ulnaris

Flexor carpi radialis

Triceps brachii

Pectoralis minor*

Pectoralis major

Rectus abdominis

Latissimus dorsi

Obliquus externus

Obliquus internus*

TRAINIERT

- Triceps brachii

ERLÄUTERUNG

Schwarzer Text bezeichnet Zielmuskeln

Grauer Text bezeichnet stabilisierende Muskeln

* bezeichnet tiefe Muskeln

❺ Senken Sie das Gewicht langsam mit gebeugten Unterarmen hinter Ihren Kopf, dann ziehen Sie es wieder hoch in die Ausgangsposition. Machen Sie 8–10 Wiederholungen.

HANDGELENK BEUGEN

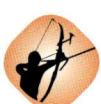

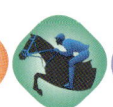

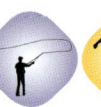

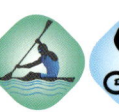

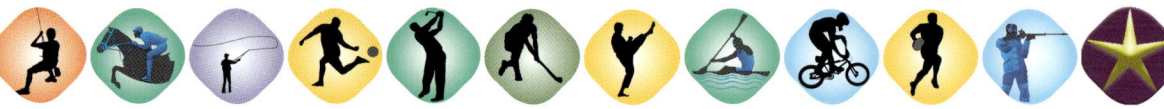

ÜBUNGEN: OBERKÖRPER

RICHTIG
- Beachten Sie, dass eine Beugebewegung die Streckmuskeln dehnt, eine Streckbewegung hingegen die Beugemuskel.
- Drücken Sie Ihren Daumen bewusst in den fleischigen Teil der Handfläche am Daumen, um die Dehnung im Unterarm und Handgelenk zu verstärken.

FALSCH
- die Schultern heben oder anspannen

ZIELE
- Handgelenke
- Hände
- Unterarme

TRAINERTIPPS
- Führen Sie diese Dehnungen aus nach einem langen Telefonat, um Spannungen in Ihren Händen oder Armen zu lösen, aber auch wenn Sie ausgiebig auf der Computertastatur getippt haben oder oft ein Gewicht in den Armen halten, etwa ein kleines Kind.

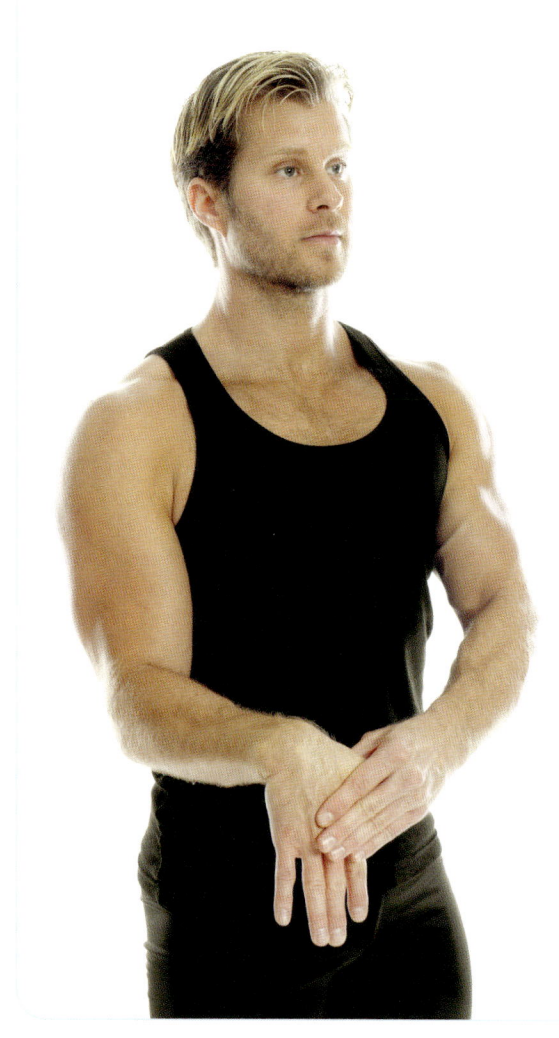

❶ Halten Sie im Stand oder Sitzen die Arme seitlich am Körper.

❷ Beugen Sie nun Ihren Unterarm vom Ellenbogen aus so hoch, dass er einen rechten Winkel mit dem Oberarm bildet. Ihre Handflächen zeigen nach unten auf den Boden.

❸ Beugen Sie Ihr rechtes Handgelenk nach unten, die Handflächen weisen nach innen.

❹ Legen Sie Ihre linken Finger über den rechten Handrücken und Ihren linken Daumen auf die rechte Handfläche, und zwar direkt auf den Daumenmuskel.

❺ Pressen Sie nun sanft Ihre linken Finger in den rechten Handrücken, um eine 60- bis 90-Grad-Beugung Ihres rechten Handgelenks zu erzeugen, während Sie mit Ihrem linken Daumen die Handfläche weg vom Körper drücken, um so die Dehnung zu vertiefen.

❻ Lösen Sie die Dehnung, wechseln Sie die Hand und wiederholen Sie die Übung auf der anderen Seite.

TRAINIERT
- Extensor carpi radialis
- Extensor carpi ulnaris
- Extensor digiti minimi
- Extensor digitorum
- Extensor indicis
- Extensor pollicis

ERLÄUTERUNG
Schwarzer Text bezeichnet Zielmuskeln
Grauer Text bezeichnet stabilisierende Muskeln
* bezeichnet tiefe Muskeln

Extensor digitorum — Fingerstrecker
Extensor carpi radialis — radialer (speichenseitiger) Handstrecker
Extensor carpi ulnaris — ulnarer (ellenseitiger) Handstrecker
Extensor digiti minimi — Kleinfingerstrecker
Extensor pollicis — Daumenstrecker
Extensor indicis — Zeigefingerstrecker

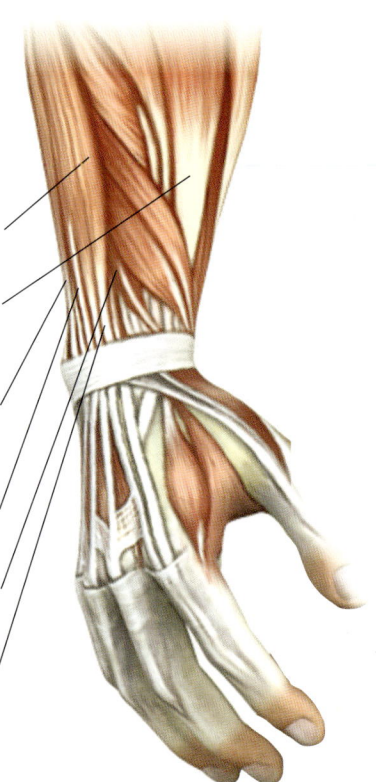

HANDGELENK STRECKEN

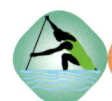

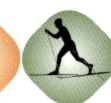

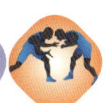

1. Halten Sie im Stand oder Sitzen die Arme seitlich am Körper.

2. Beugen Sie nun Ihren Unterarm vom Ellenbogen aus so hoch, dass er einen rechten Winkel mit dem Oberarm bildet. Ihre Handflächen weisen nach oben zur Decke.

3. Beugen Sie Ihr rechtes Handgelenk nach unten, die Handflächen zeigen nach außen.

4. Legen Sie Ihre linken Finger über den rechten Handrücken und Ihren linken Daumen auf die rechte Handfläche, und zwar direkt auf den Daumenmuskel.

5. Drücken Sie nun sanft mit dem linken Daumen und der linken Handfläche den rechten Daumen und die rechte Handfläche in Richtung Ihres Körpers. Pressen Sie gleichzeitig Ihre linken Finger auf den rechten Handrücken, um so die rechte Handfläche zu strecken und die Dehnung zu vertiefen.

6. Lösen Sie die Dehnung, wechseln Sie die Hand und wiederholen Sie die Übung auf der anderen Seite.

TRAINERTIPPS
- Angenommen unter jedem Ihrer Arme befindet sich ein Bleistift. Spannen Sie die Muskeln unter Ihren Achselhöhlen an, um den imaginären Bleistift zu halten, wobei Sie die Schultern währenddessen perfekt fixieren. Benutzen Sie diese Technik für alle Dehnungen und jedes Widerstandstraining, bei denen die Ellenbogen eng am Körper liegen.

TRAINIERT
- Flexor carpi radialis
- Flexor carpi ulnaris
- Flexor digiti minimi
- Flexor digitorum
- Palmaris longus
- Flexor pollicis

ERLÄUTERUNG
Schwarzer Text bezeichnet Zielmuskeln
Grauer Text bezeichnet stabilisierende Muskeln
* bezeichnet tiefe Muskeln

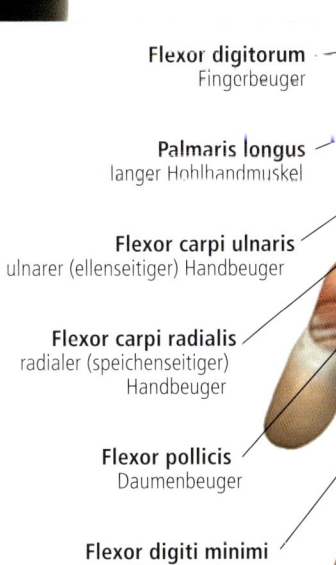

Flexor digitorum – Fingerbeuger
Palmaris longus – langer Hohlhandmuskel
Flexor carpi ulnaris – ulnarer (ellenseitiger) Handbeuger
Flexor carpi radialis – radialer (speichenseitiger) Handbeuger
Flexor pollicis – Daumenbeuger
Flexor digiti minimi – Kleinfingerbeuger

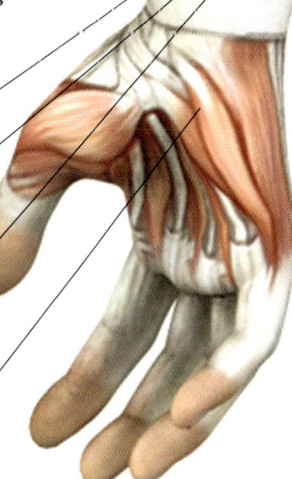

ÜBUNGEN: OBERKÖRPER

GERADER CRUNCH

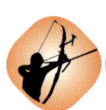

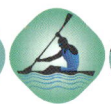

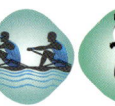

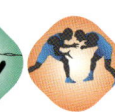

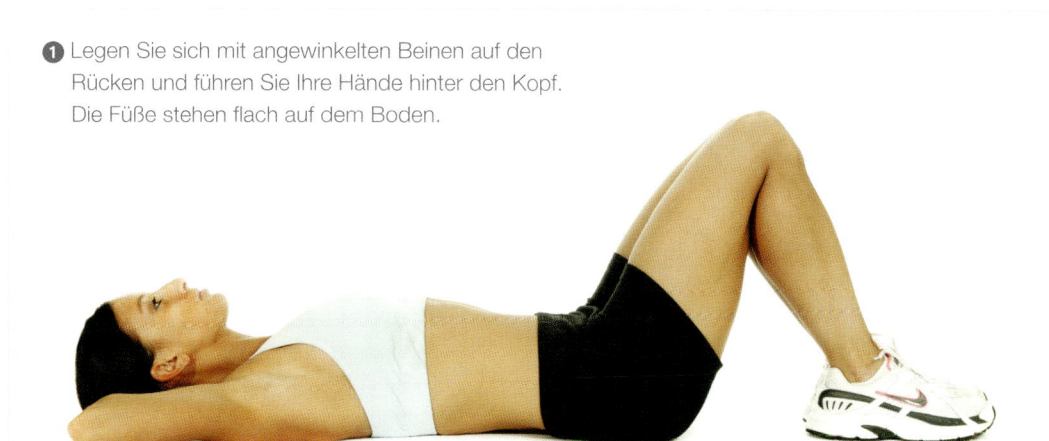

1 Legen Sie sich mit angewinkelten Beinen auf den Rücken und führen Sie Ihre Hände hinter den Kopf. Die Füße stehen flach auf dem Boden.

RICHTIG
- die Bewegung aus den Schultern und Bauchmuskeln heraus machen
- das Becken während der Bewegungsphase in neutraler Stellung halten
- in der Endposition kurz innehalten

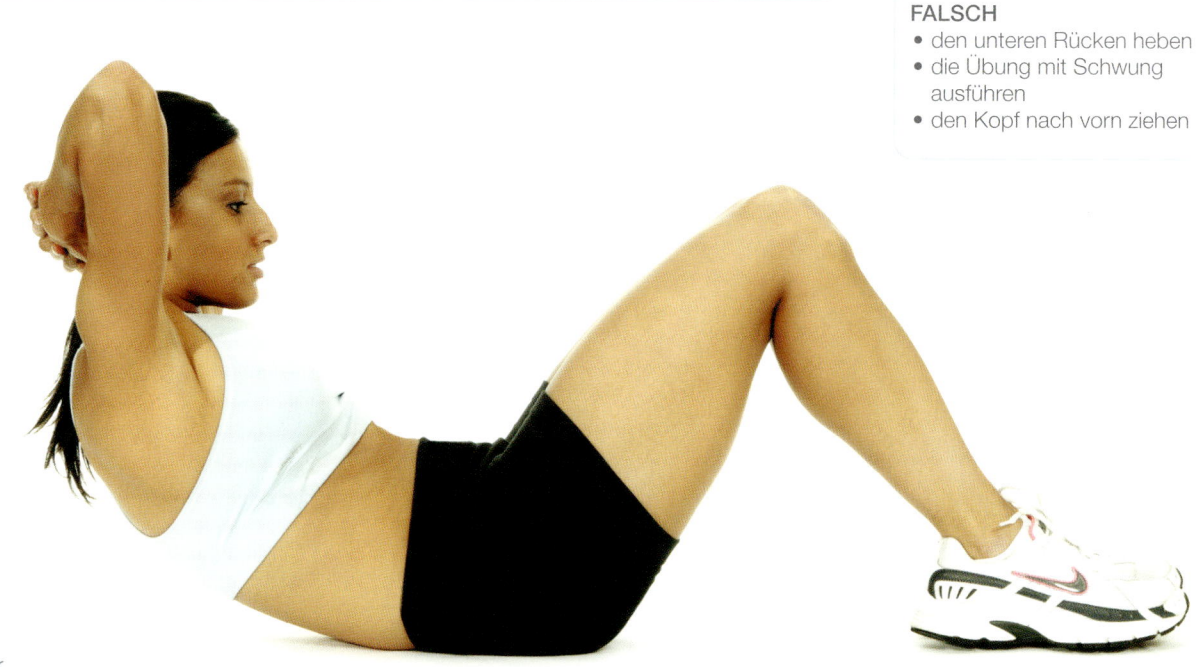

FALSCH
- den unteren Rücken heben
- die Übung mit Schwung ausführen
- den Kopf nach vorn ziehen

ZIELE
- Bauchmuskulatur

SCHWIERIGKEIT
- leicht

NUTZEN
- stärkt die Bauchmuskulatur
- verbessert die Stabilität von Becken und Körpermitte

VERMEIDEN BEI …
- Rückenschmerzen
- Nackenschmerzen

2 Halten Sie Ihre Ellenbogen weit auseinander und spannen Sie Ihre Bauchmuskeln an, um dann Ihren oberen Rücken und die Schultern vom Boden zu heben.

3 Kehren Sie langsam in die Ausgangsstellung zurück. Machen Sie zwei Sätze à 15 Wiederholungen.

OBERKÖRPER: GERADER CRUNCH

VARIATION

Schwieriger: Legen Sie sich rücklings auf den Boden und strecken Sie Ihre Beine nach vorn und die Hände über den Kopf. Heben Sie Arme und Rumpf kontrolliert nach oben, die Beine bleiben dabei stabil auf dem Boden. Beugen Sie sich weiter vorwärts und fassen Sie Ihre Fußspitzen.

TRAINIERT

- Rectus abdominis
- Obliquus externus

Muskeln (Beschriftung):
- Serratus anterior
- **Rectus abdominis**
- Transversus abdominis*
- Coracobrachialis
- **Obliquus externus**
- Latissimus dorsi
- Iliopsoas*
- Tensor fasciae latae

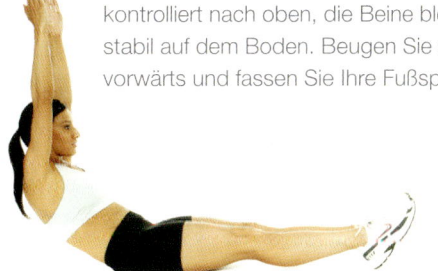

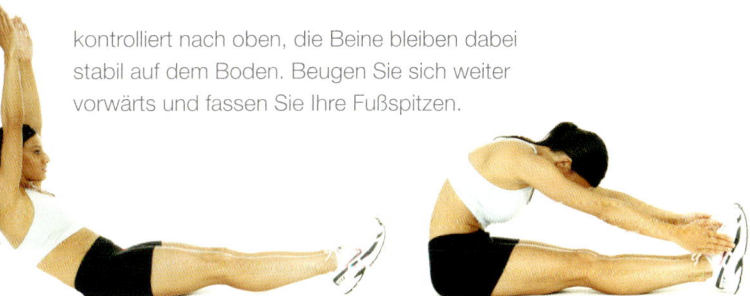

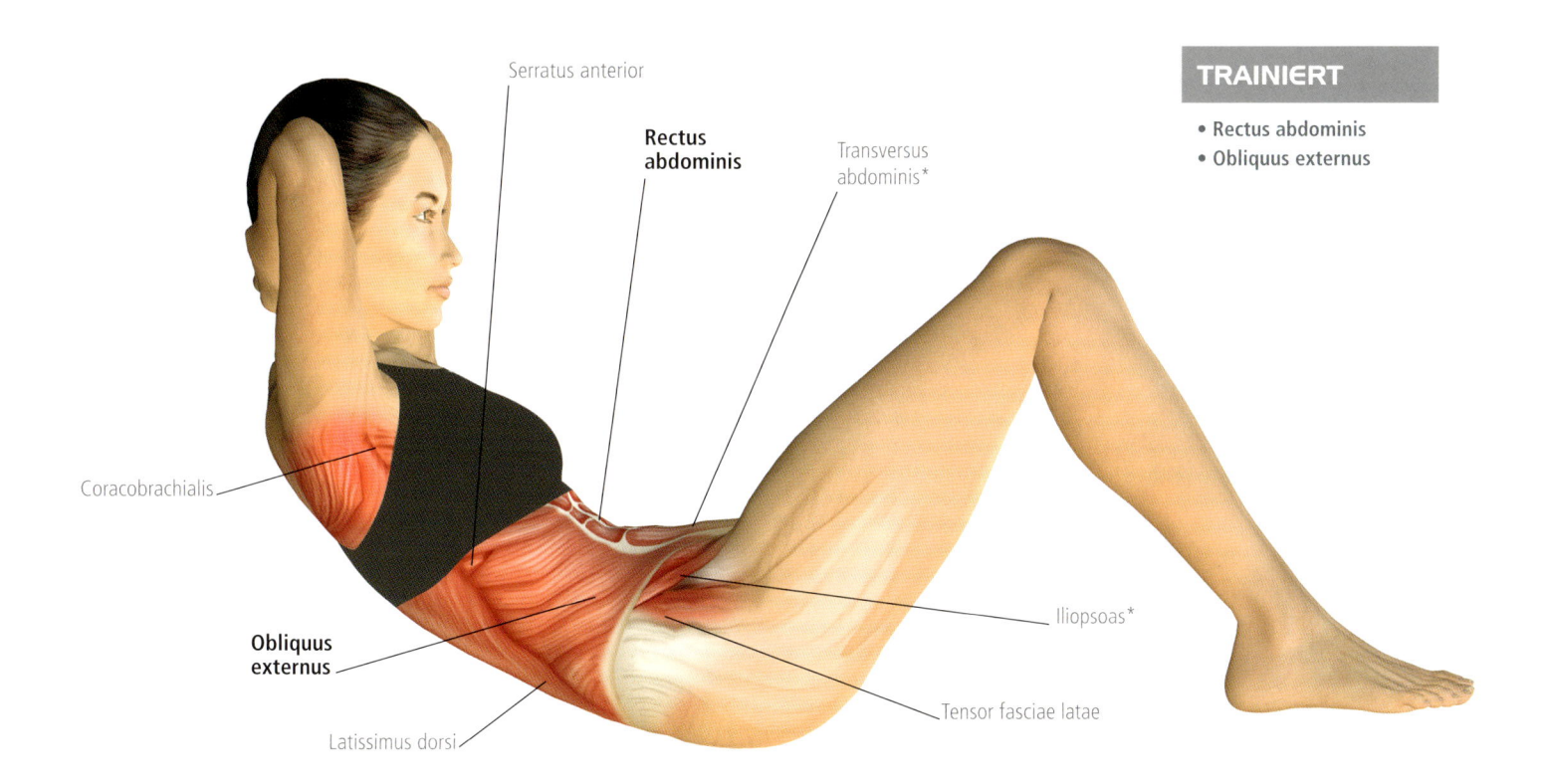

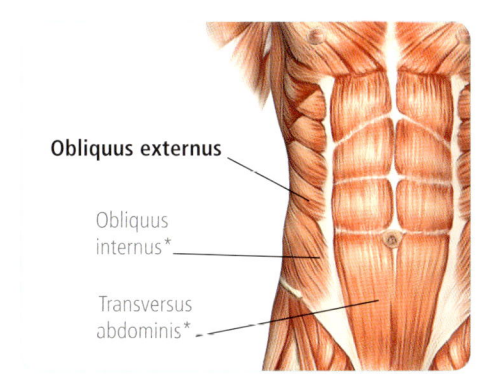

- Obliquus externus
- Obliquus internus*
- Transversus abdominis*

ERLÄUTERUNG

Schwarzer Text bezeichnet Zielmuskeln

Grauer Text bezeichnet stabilisierende Muskeln

* bezeichnet tiefe Muskeln

UNTERARMSTÜTZ

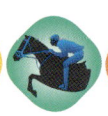

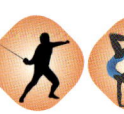

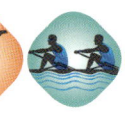

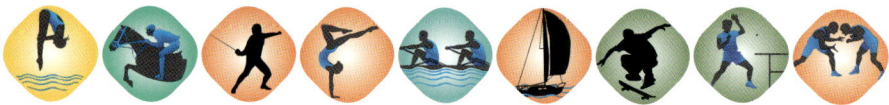

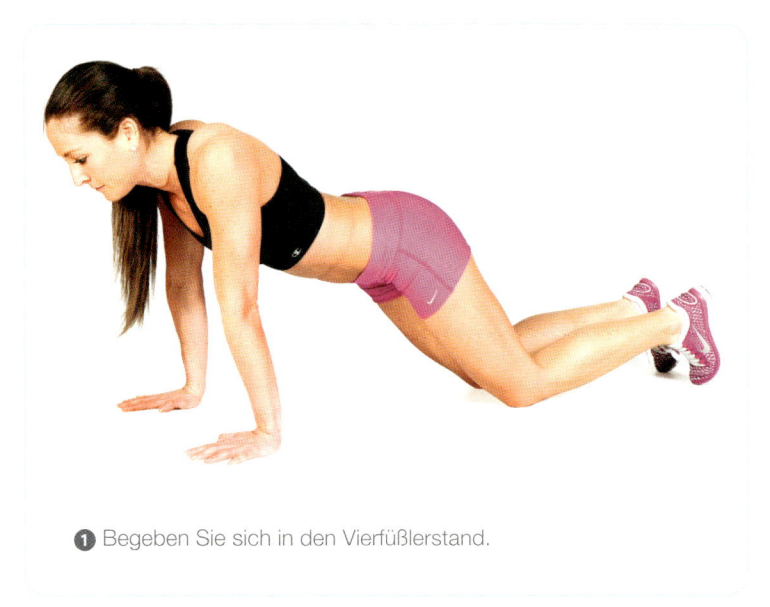

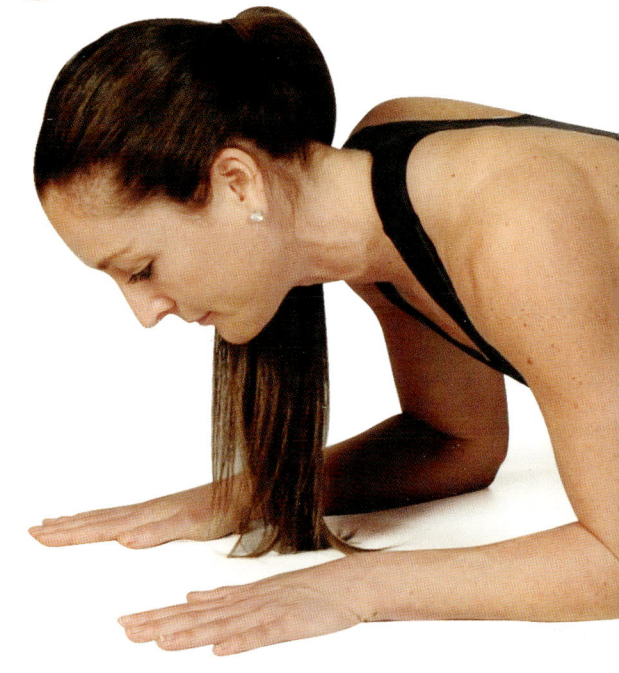

❶ Begeben Sie sich in den Vierfüßlerstand.

ZIELE
- gerade und schräge Bauchmuskulatur
- Rücken

SCHWIERIGKEIT
- leicht

NUTZEN
- stärkt die gesamte Körpermitte

VERMEIDEN BEI …
- Schulterbeschwerden
- Rückenschmerzen
- Ellenbogenschmerzen

VARIATION
- **Schwieriger:** Ein Bein während der Übung nach oben heben.

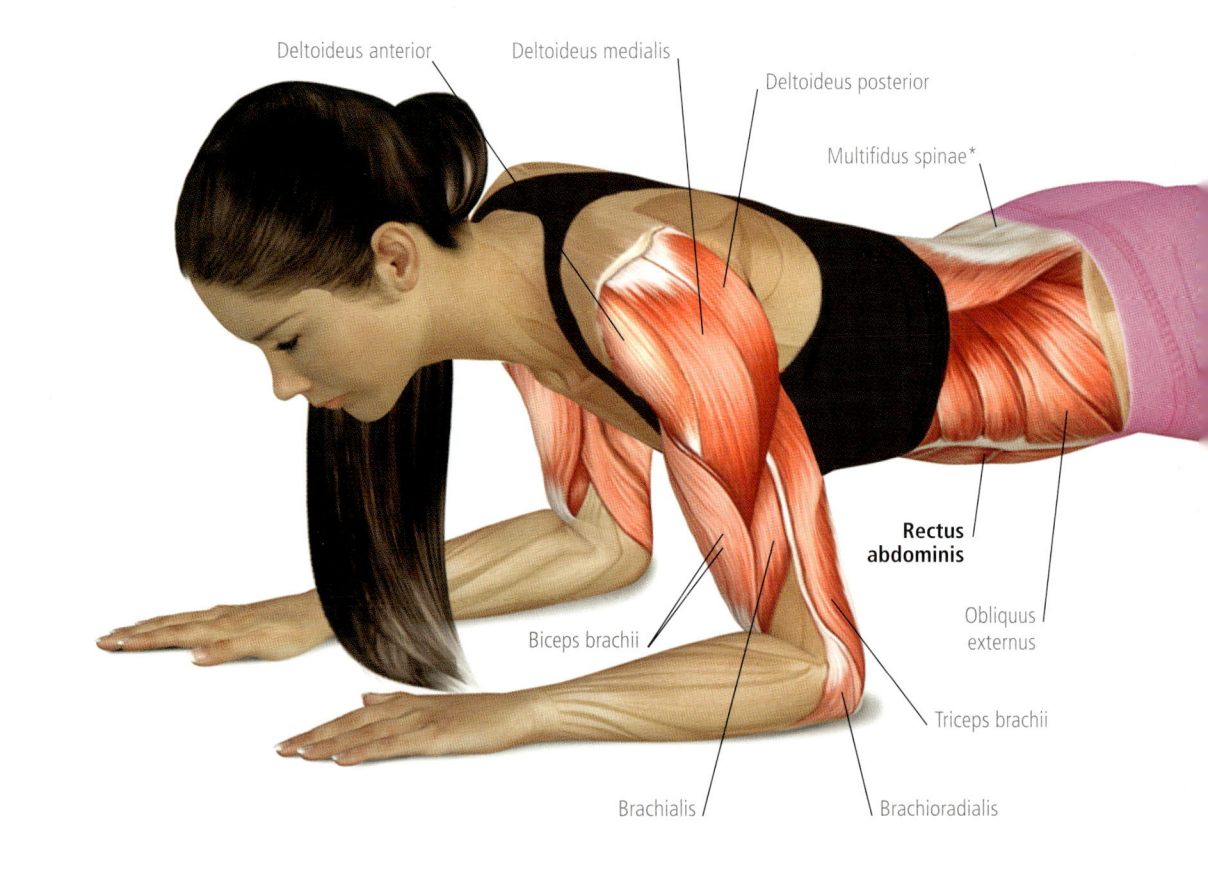

Deltoideus anterior
Deltoideus medialis
Deltoideus posterior
Multifidus spinae*
Rectus abdominis
Obliquus externus
Triceps brachii
Brachioradialis
Brachialis
Biceps brachii

ÜBUNGEN: OBERKÖRPER

120

OBERKÖRPER: UNTERARMSTÜTZ

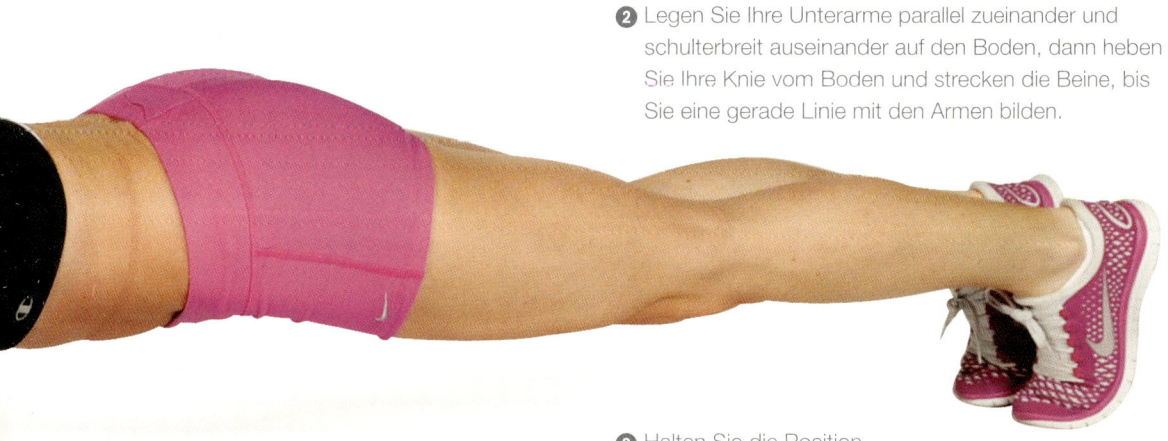

② Legen Sie Ihre Unterarme parallel zueinander und schulterbreit auseinander auf den Boden, dann heben Sie Ihre Knie vom Boden und strecken die Beine, bis Sie eine gerade Linie mit den Armen bilden.

③ Halten Sie die Position 30-90 Sekunden lang.

RICHTIG
- die Bauchmuskeln angespannt halten und von den Sprunggelenken bis zu den Schultern eine gerade Linie bilden

FALSCH
- das Gesäß zu hoch strecken
- die Hüfte durchhängen lassen
- den Nacken anspannen

TRAINIERT
- Rectus abdominis
- Erector spinae

Rhomboideus
Erector spinae*
Latissimus dorsi
Multifidus spinae*

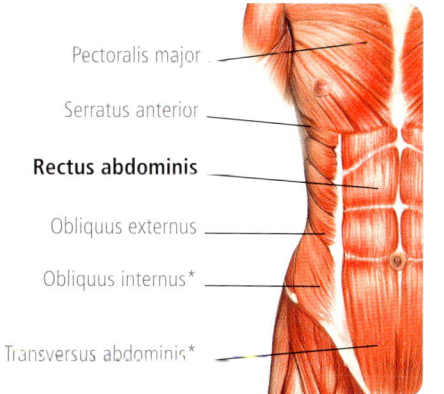

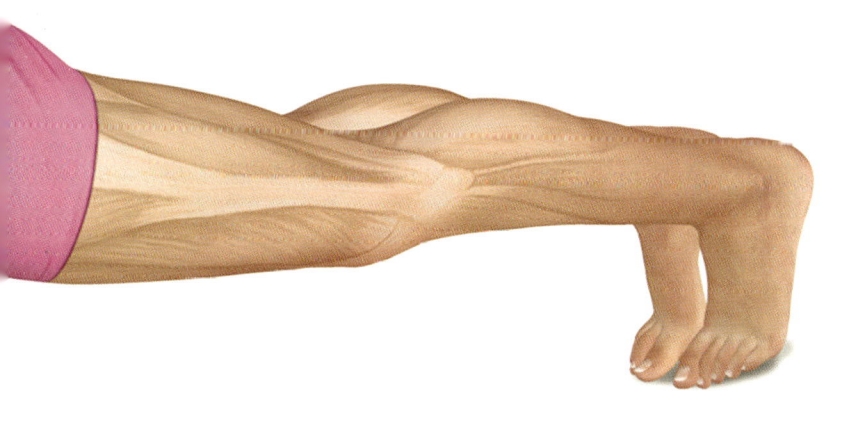

Pectoralis major
Serratus anterior
Rectus abdominis
Obliquus externus
Obliquus internus*
Transversus abdominis*

ERLÄUTERUNG
Schwarzer Text bezeichnet Zielmuskeln
Grauer Text bezeichnet stabilisierende Muskeln
* bezeichnet tiefe Muskeln

SEITLICHER UNTERARMSTÜTZ

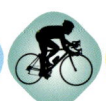

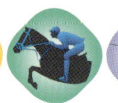

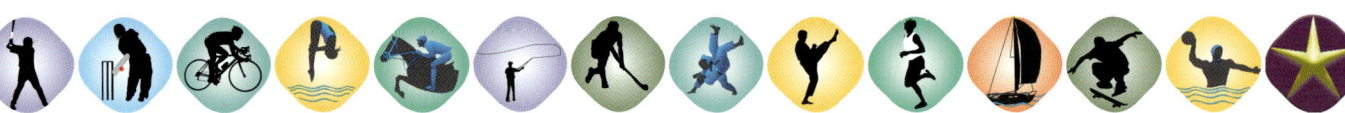

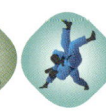

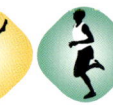

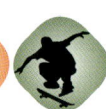

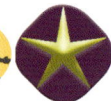

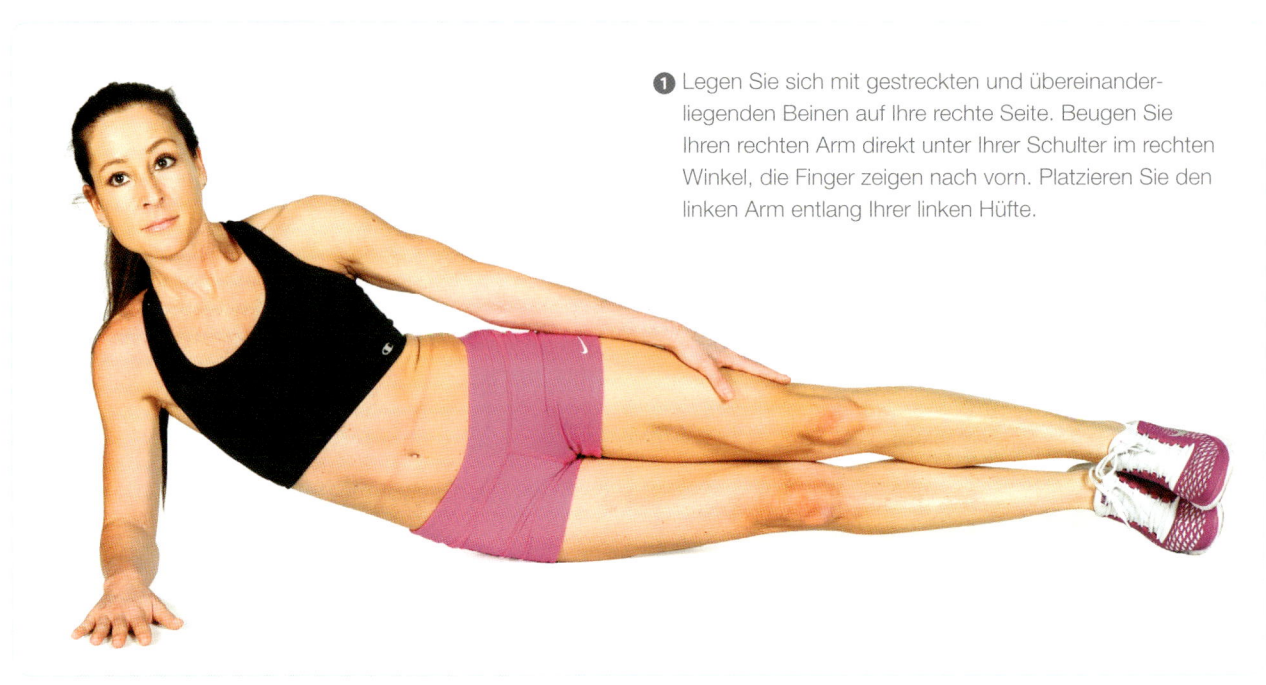

❶ Legen Sie sich mit gestreckten und übereinanderliegenden Beinen auf Ihre rechte Seite. Beugen Sie Ihren rechten Arm direkt unter Ihrer Schulter im rechten Winkel, die Finger zeigen nach vorn. Platzieren Sie den linken Arm entlang Ihrer linken Hüfte.

ZIELE
- untere Bauchmuskeln
- Rücken
- Deltamuskeln

SCHWIERIGKEIT
- mittel

NUTZEN
- stärkt die Bauchmuskulatur, den unteren Rücken und die Schultern

VERMEIDEN BEI …
- Schulterbeschwerden
- Rückenschmerzen
- Ellenbogenschmerzen

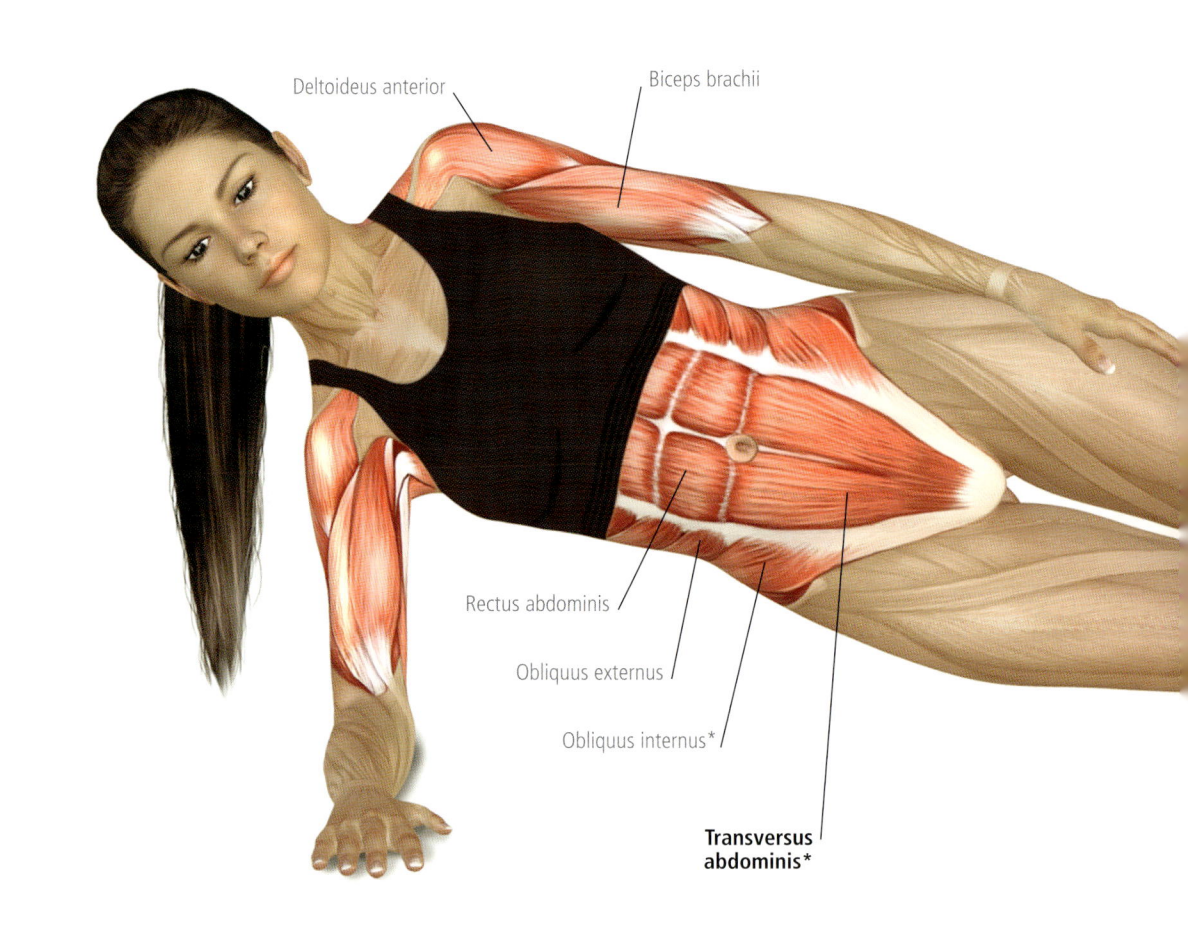

Deltoideus anterior
Biceps brachii
Rectus abdominis
Obliquus externus
Obliquus internus*
Transversus abdominis*

ÜBUNGEN: OBERKÖRPER

OBERKÖRPER: SEITLICHER UNTERARMSTÜTZ

VARIATIONEN

Leichter: Stützen Sie sich mit dem oberen Arm zusätzlich vor dem Bauch ab.
Schwieriger: Spreizen Sie während des Haltens das obere Bein ab (rechts).

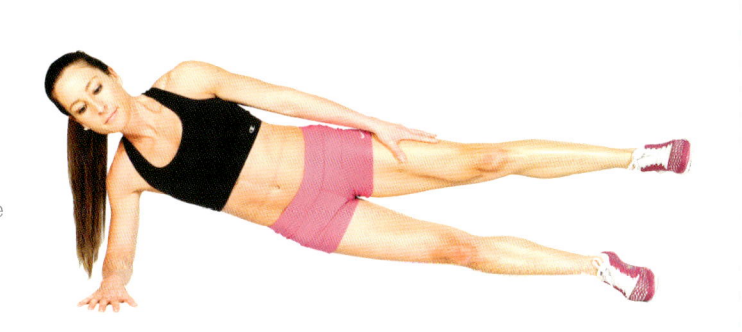

RICHTIG
- während der gesamten Übung die Gesäß-, Bauch- und Beinmuskulatur angespannt lassen

FALSCH
- die Bewegungen überhastet oder ruckartig ausführen

❷ Stützen Sie sich fest auf den rechten Unterarm, dann heben Sie die Hüfte, bis Ihr Körper vom Sprunggelenk bis zu den Schultern eine gerade Linie bildet. Halten Sie die Position 30-60 Sekunden lang, dann wechseln Sie die Seite und wiederholen die Übung.

TRAINIERT
- Transversus abdominis
- Erector spinae

ERLÄUTERUNG
Schwarzer Text bezeichnet Zielmuskeln
Grauer Text bezeichnet stabilisierende Muskeln
* bezeichnet tiefe Muskeln

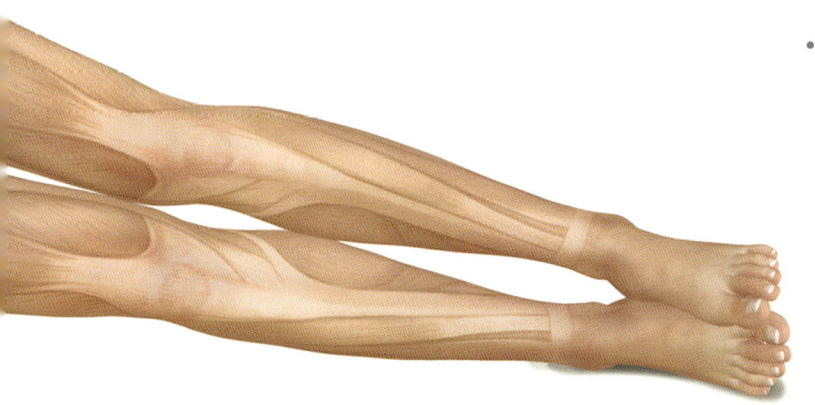

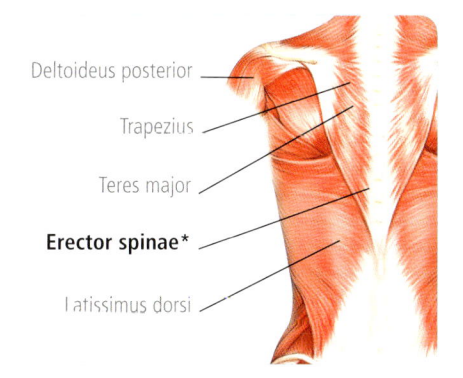

- Deltoideus posterior
- Trapezius
- Teres major
- **Erector spinae***
- Latissimus dorsi

ÜBUNGEN: OBERKÖRPER

T-LIEGESTÜTZ

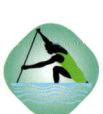

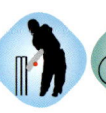

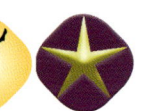

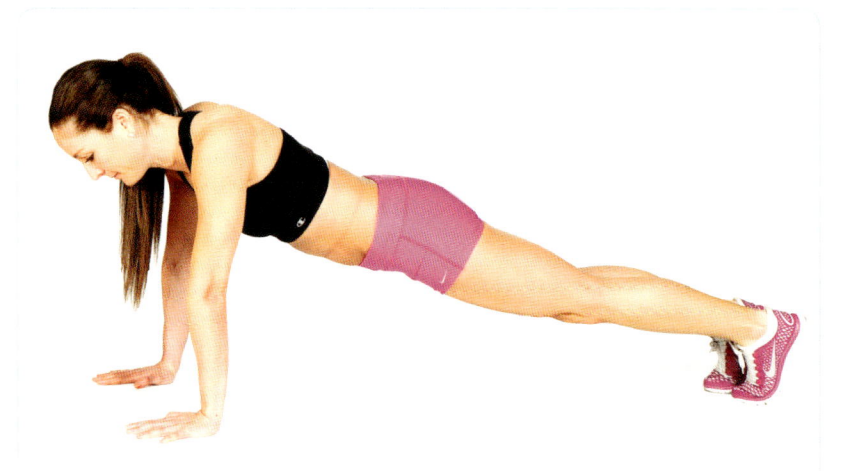

1 Beginnen Sie in der Endposition eines Liegestützes, Ihre Arme sind gestreckt, die Handflächen zeigen nach vorn und die Füße sind auf die Fußspitzen gestellt.

RICHTIG
- den Körper während der gesamten Übung gerade halten

FALSCH
- die Hüfte während des Hebens absenken

ZIELE
- Bauchmuskulatur
- Hüften
- unterer Rücken
- schräge Bauchmuskulatur

SCHWIERIGKEIT
- mittel

NUTZEN
- stärkt die Bauchmuskulatur, die Hüften, den unteren Rücken und die schräge Bauchmuskulatur

VERMEIDEN BEI …
- Schulterbeschwerden
- Rückenschmerzen
- Ellenbogenschmerzen

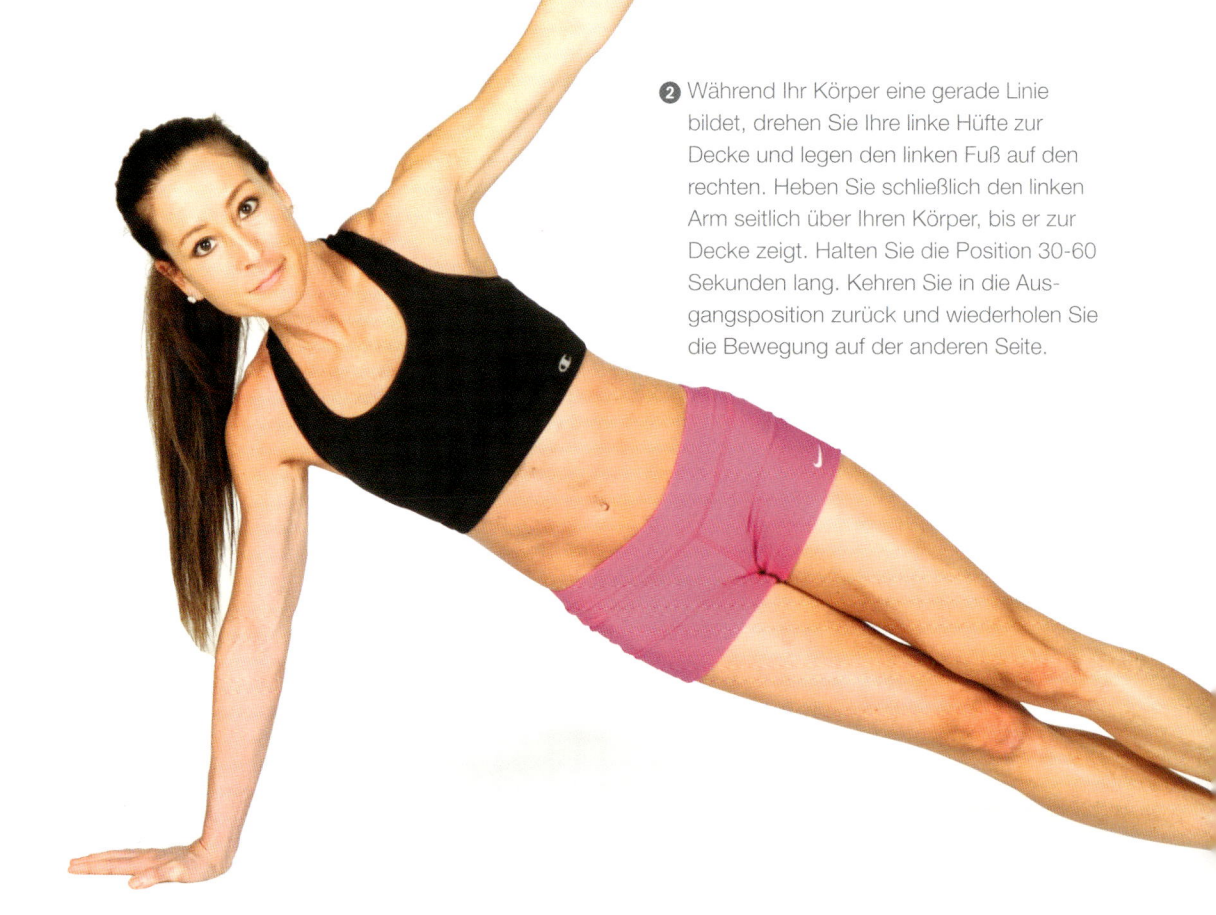

2 Während Ihr Körper eine gerade Linie bildet, drehen Sie Ihre linke Hüfte zur Decke und legen den linken Fuß auf den rechten. Heben Sie schließlich den linken Arm seitlich über Ihren Körper, bis er zur Decke zeigt. Halten Sie die Position 30-60 Sekunden lang. Kehren Sie in die Ausgangsposition zurück und wiederholen Sie die Bewegung auf der anderen Seite.

OBERKÖRPER: T-LIEGESTÜTZ

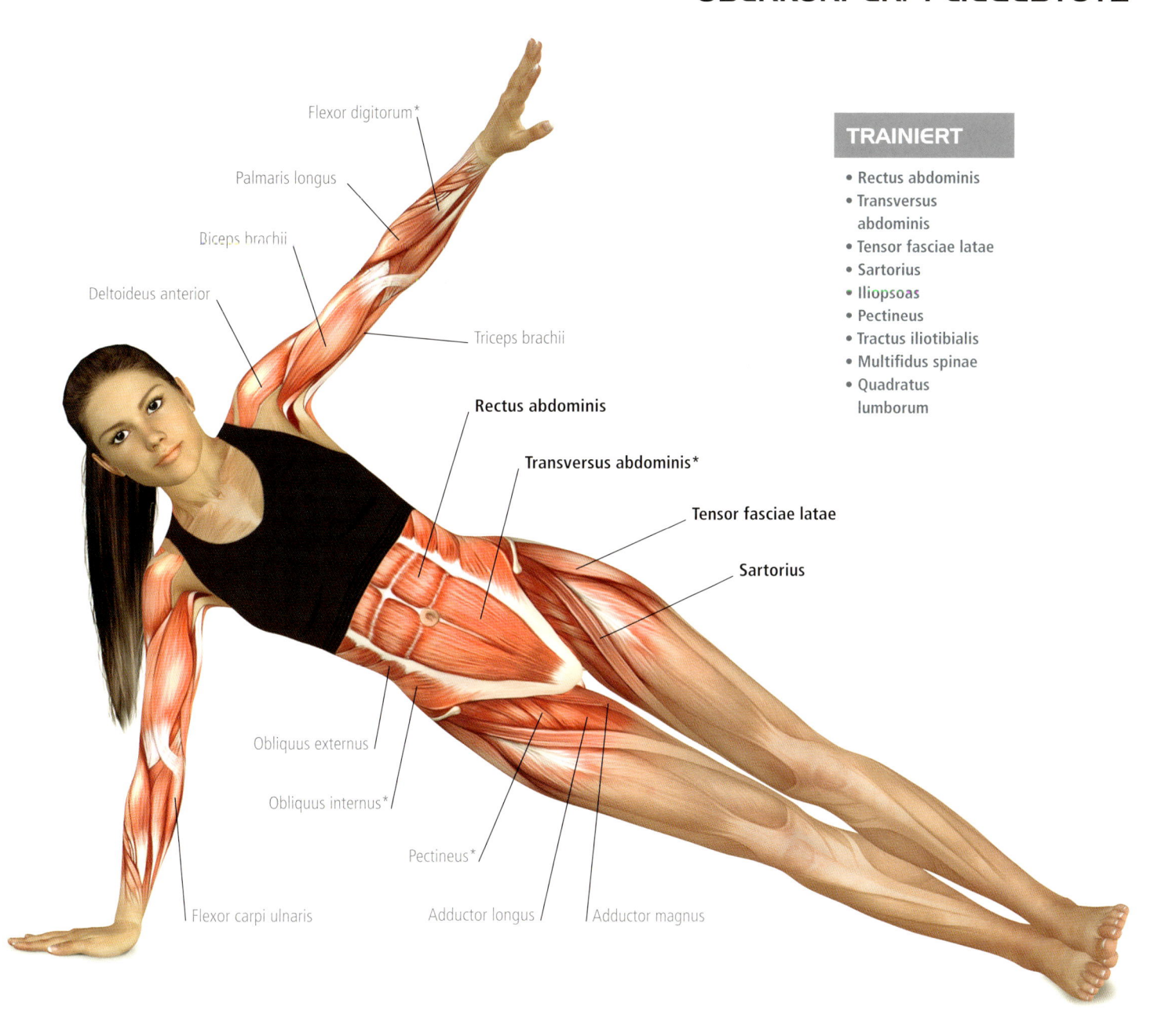

TRAINIERT
- Rectus abdominis
- Transversus abdominis
- Tensor fasciae latae
- Sartorius
- Iliopsoas
- Pectineus
- Tractus iliotibialis
- Multifidus spinae
- Quadratus lumborum

Flexor digitorum*
Palmaris longus
Biceps brachii
Deltoideus anterior
Triceps brachii
Rectus abdominis
Transversus abdominis*
Tensor fasciae latae
Sartorius
Obliquus externus
Obliquus internus*
Pectineus*
Flexor carpi ulnaris
Adductor longus
Adductor magnus

ERLÄUTERUNG
Schwarzer Text bezeichnet Zielmuskeln
Grauer Text bezeichnet stabilisierende Muskeln
* bezeichnet tiefe Muskeln

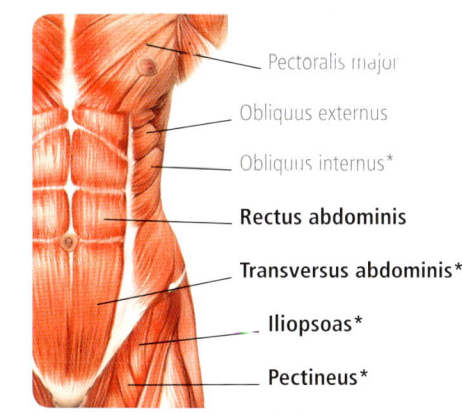

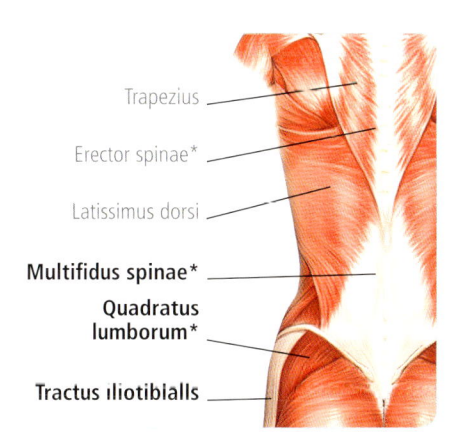

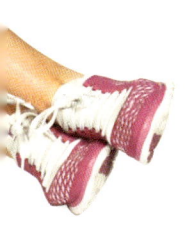

Pectoralis major
Obliquus externus
Obliquus internus*
Rectus abdominis
Transversus abdominis*
Iliopsoas*
Pectineus*

Trapezius
Erector spinae*
Latissimus dorsi
Multifidus spinae*
Quadratus lumborum*
Tractus iliotibialis

LIEGESTÜTZ AUF DEM BALL

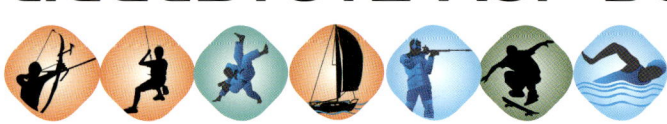

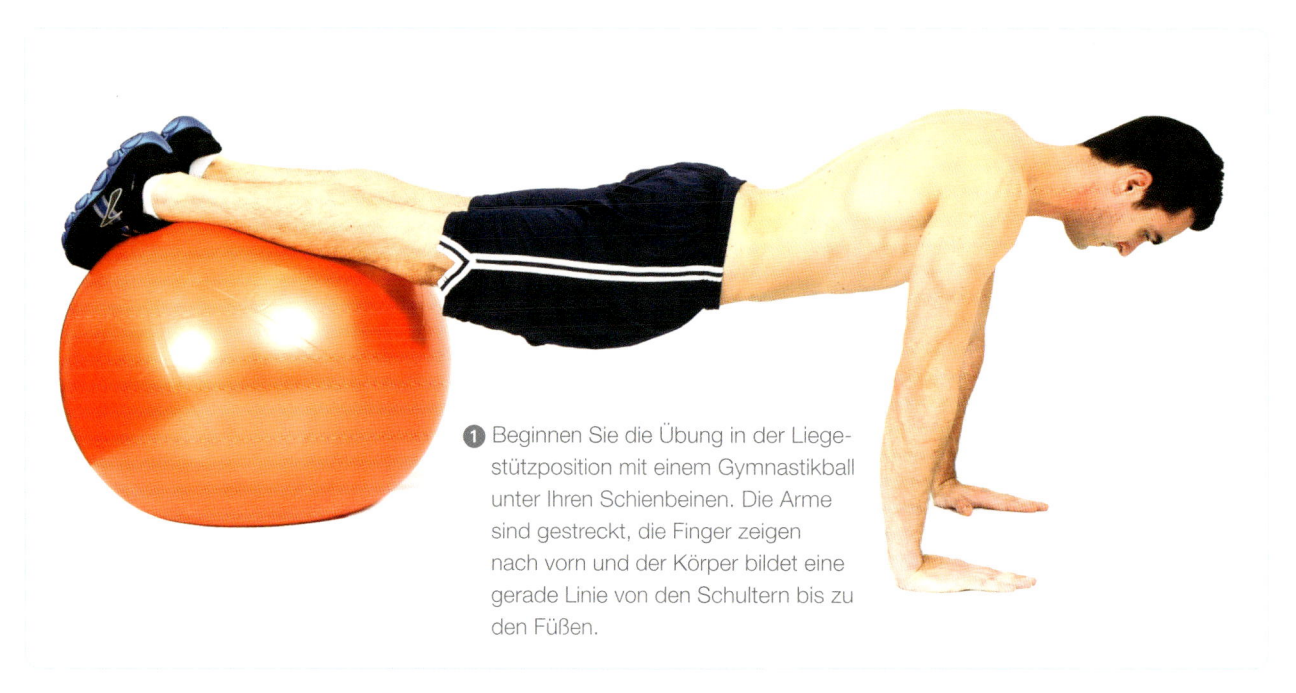

ÜBUNGEN: OBERKÖRPER

❶ Beginnen Sie die Übung in der Liegestützposition mit einem Gymnastikball unter Ihren Schienbeinen. Die Arme sind gestreckt, die Finger zeigen nach vorn und der Körper bildet eine gerade Linie von den Schultern bis zu den Füßen.

ZIELE
- Trizeps
- Bauchmuskulatur
- Rumpfstabilisatoren

SCHWIERIGKEIT
- mittel

NUTZEN
- verbessert die Rückenstabilität und Bewegungskoordination

VERMEIDEN BEI …
- Schmerzen im unteren Rücken
- Schulterschmerzen

RICHTIG
- den Gymnastikball so ruhig und zentriert wie möglich halten

FALSCH
- die Handgelenke zu stark belasten
- den unteren Rücken durchsacken lassen

❷ Bewegen Sie jetzt Ihre Hände nacheinander nach rechts und drehen zugleich den Körper mit, bis Sie einen Halbkreis ausgeführt haben. Lassen Sie dann Ihre Hände wieder nach links wandern, um in die Ausgangsposition zurückzukehren. Wiederholen Sie die Bewegung dreimal in jeder Richtung.

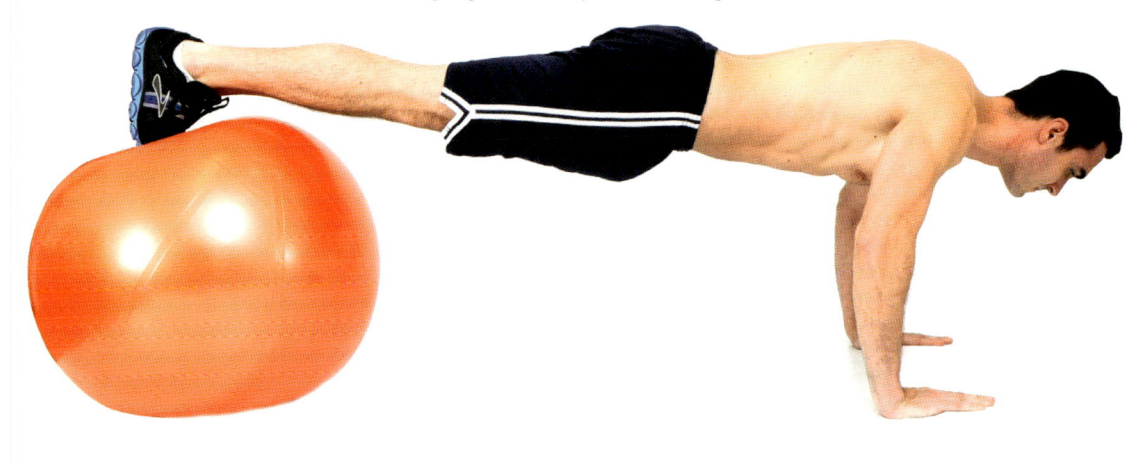

OBERKÖRPER: LIEGESTÜTZ AUF DEM BALL

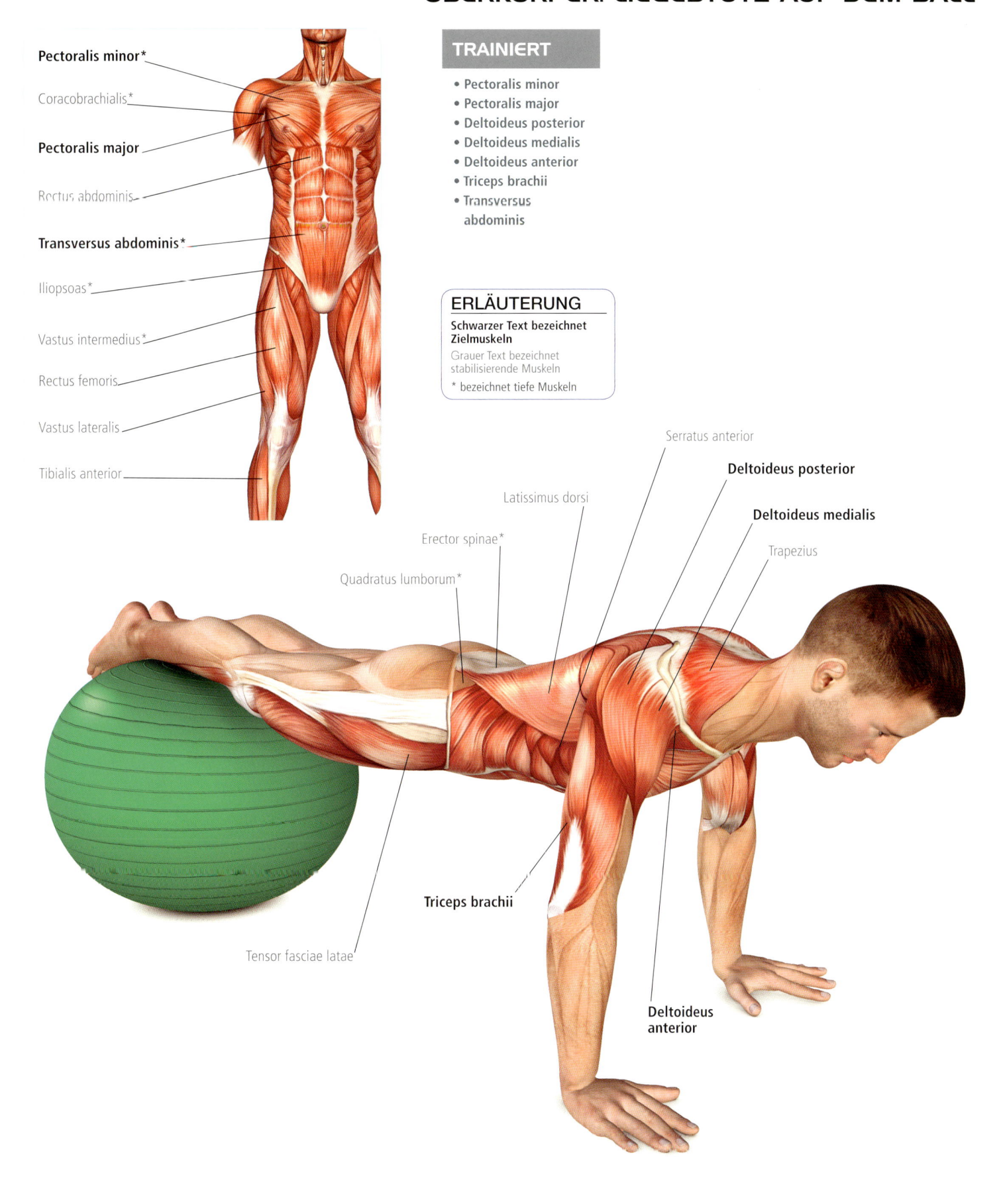

TRAINIERT

- Pectoralis minor
- Pectoralis major
- Deltoideus posterior
- Deltoideus medialis
- Deltoideus anterior
- Triceps brachii
- Transversus abdominis

ERLÄUTERUNG

Schwarzer Text bezeichnet Zielmuskeln

Grauer Text bezeichnet stabilisierende Muskeln

* bezeichnet tiefe Muskeln

Pectoralis minor*

Coracobrachialis*

Pectoralis major

Rectus abdominis

Transversus abdominis*

Iliopsoas*

Vastus intermedius*

Rectus femoris

Vastus lateralis

Tibialis anterior

Serratus anterior

Deltoideus posterior

Latissimus dorsi

Deltoideus medialis

Erector spinae*

Trapezius

Quadratus lumborum*

Triceps brachii

Tensor fasciae latae

Deltoideus anterior

ÜBUNGEN: OBERKÖRPER

KLAPPMESSER AUF DEM BALL

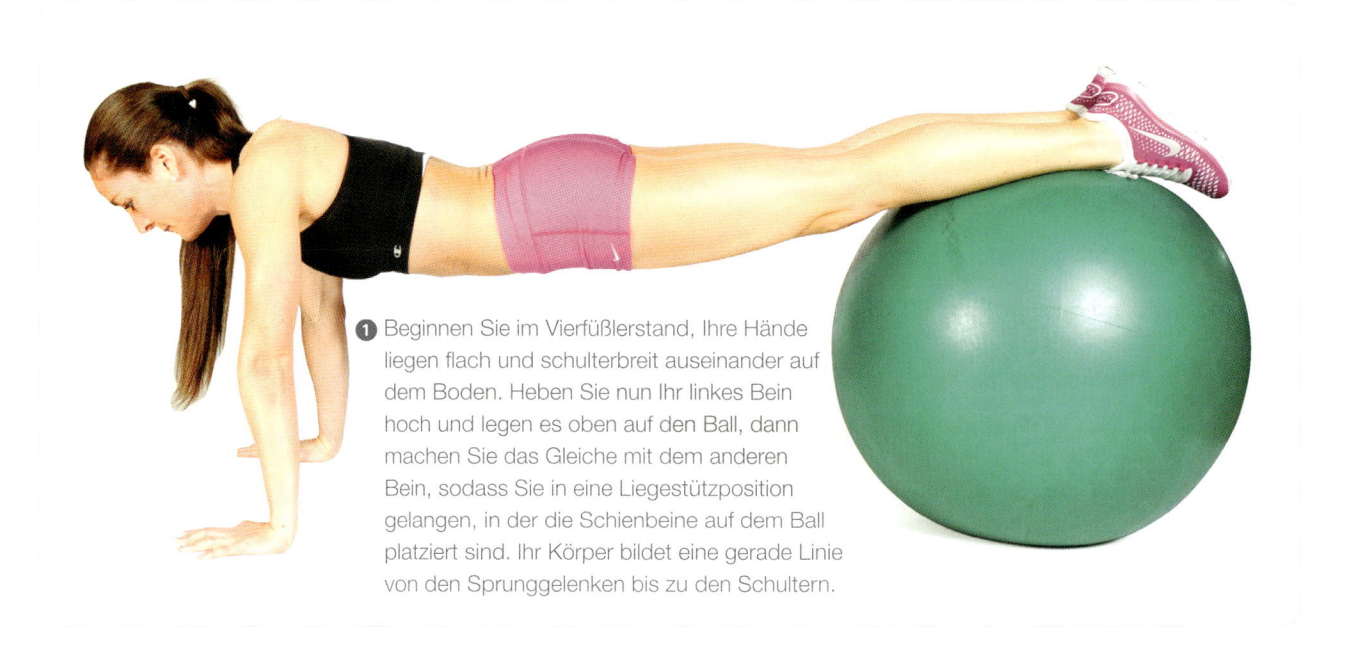

1 Beginnen Sie im Vierfüßlerstand, Ihre Hände liegen flach und schulterbreit auseinander auf dem Boden. Heben Sie nun Ihr linkes Bein hoch und legen es oben auf den Ball, dann machen Sie das Gleiche mit dem anderen Bein, sodass Sie in eine Liegestützposition gelangen, in der die Schienbeine auf dem Ball platziert sind. Ihr Körper bildet eine gerade Linie von den Sprunggelenken bis zu den Schultern.

ZIELE
- Hüftbeuger
- Bauchmuskulatur
- Rückenstrecker
- schräge Bauchmuskulatur

SCHWIERIGKEIT
- mittel

NUTZEN
- stärkt die Hüftbeuge-, Bauch- und Rückenstreckmuskulatur

VERMEIDEN BEI …
- Schmerzen im unteren Rücken
- Schulterschmerzen

VARIANTE
- **Schwieriger:** Versuchen Sie während der Übung ein Bein vom Ball zu nehmen.

RICHTIG
- die Bauchmuskeln anspannen
- den Rücken gerade und die Hüfte oben halten

FALSCH
- die Schultern absinken lassen
- den unteren Rücken runden

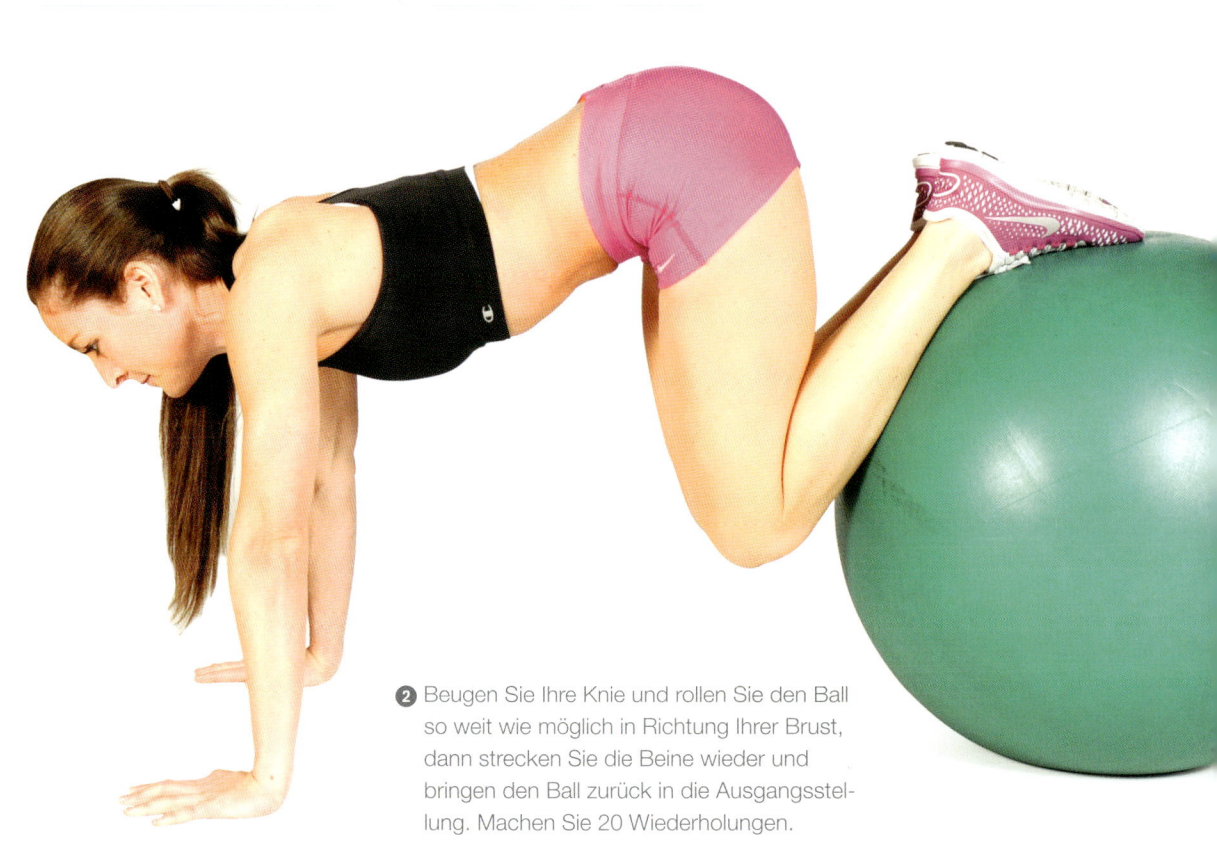

2 Beugen Sie Ihre Knie und rollen Sie den Ball so weit wie möglich in Richtung Ihrer Brust, dann strecken Sie die Beine wieder und bringen den Ball zurück in die Ausgangsstellung. Machen Sie 20 Wiederholungen.

OBERKÖRPER: KLAPPMESSER AUF DEM BALL

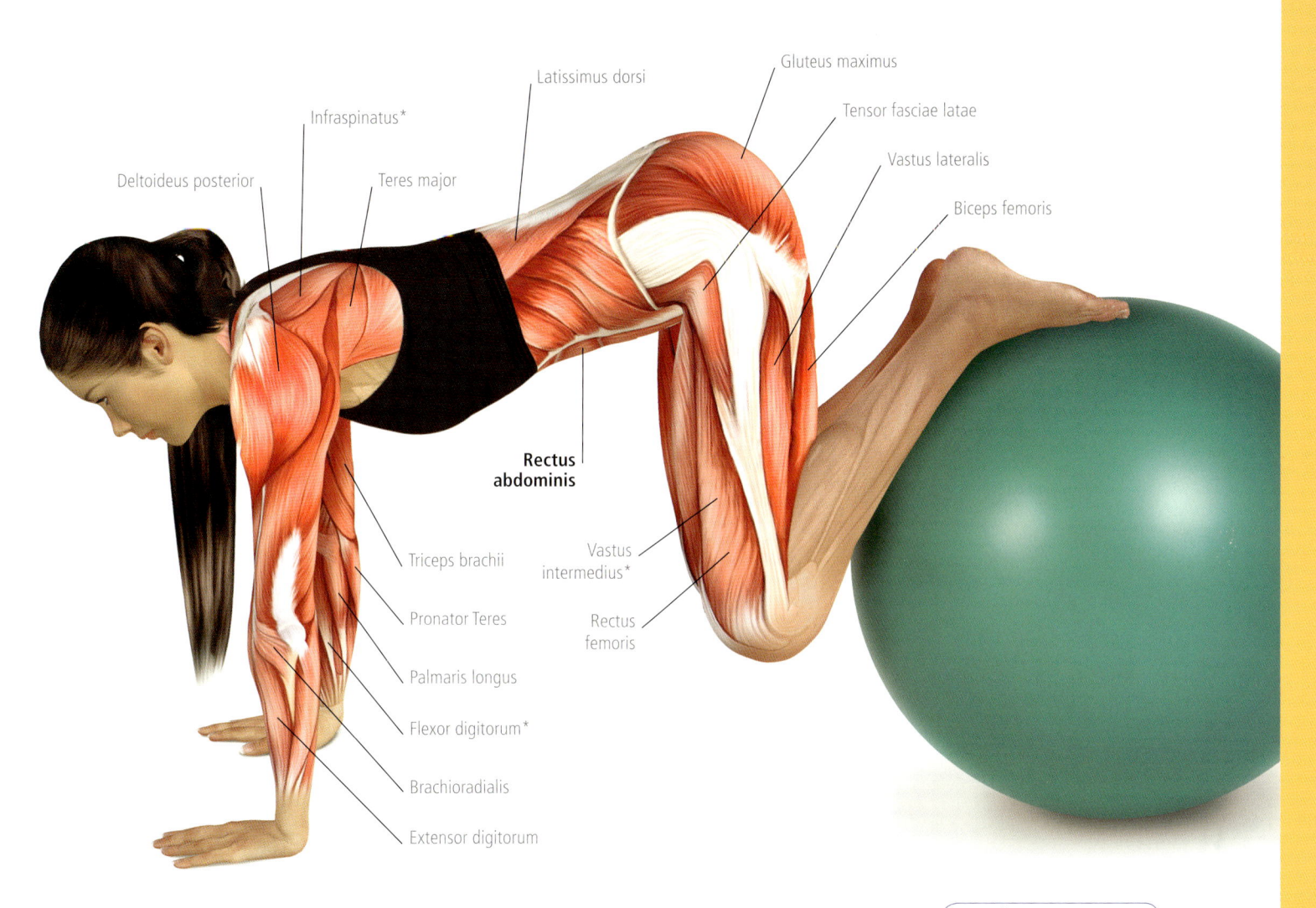

Latissimus dorsi
Gluteus maximus
Infraspinatus*
Tensor fasciae latae
Deltoideus posterior
Teres major
Vastus lateralis
Biceps femoris
Triceps brachii
Rectus abdominis
Vastus intermedius*
Pronator Teres
Rectus femoris
Palmaris longus
Flexor digitorum*
Brachioradialis
Extensor digitorum

ERLÄUTERUNG
Schwarzer Text bezeichnet Zielmuskeln
Grauer Text bezeichnet stabilisierende Muskeln
* bezeichnet tiefe Muskeln

TRAINIERT
- Sartorius
- Iliopsoas
- Pectineus
- Rectus abdominis
- Erector spinae

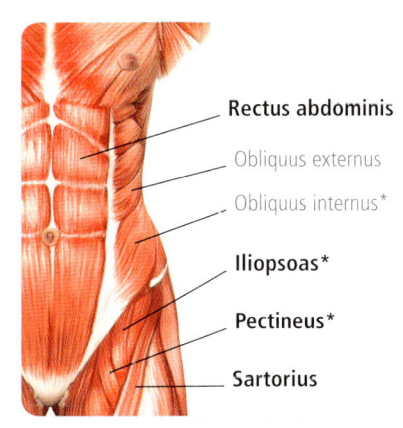

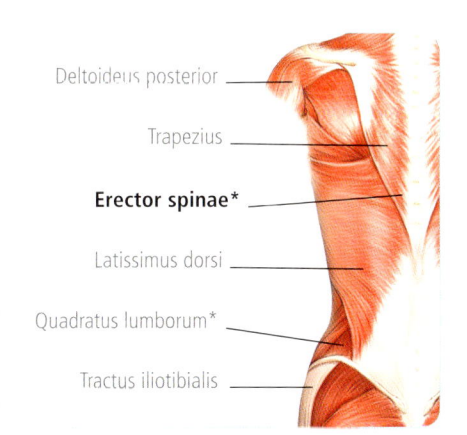

Rectus abdominis
Obliquus externus
Obliquus internus*
Iliopsoas*
Pectineus*
Sartorius

Deltoideus posterior
Trapezius
Erector spinae*
Latissimus dorsi
Quadratus lumborum*
Tractus iliotibialis

129

HOLZHACKEN MIT DEM MEDIZINBALL

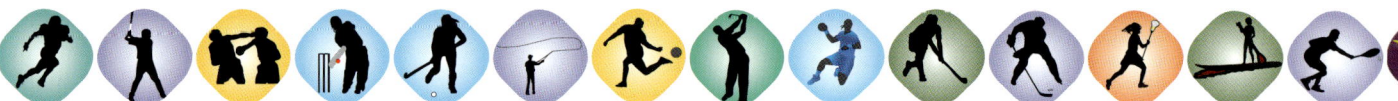

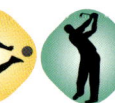

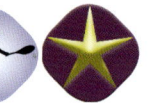

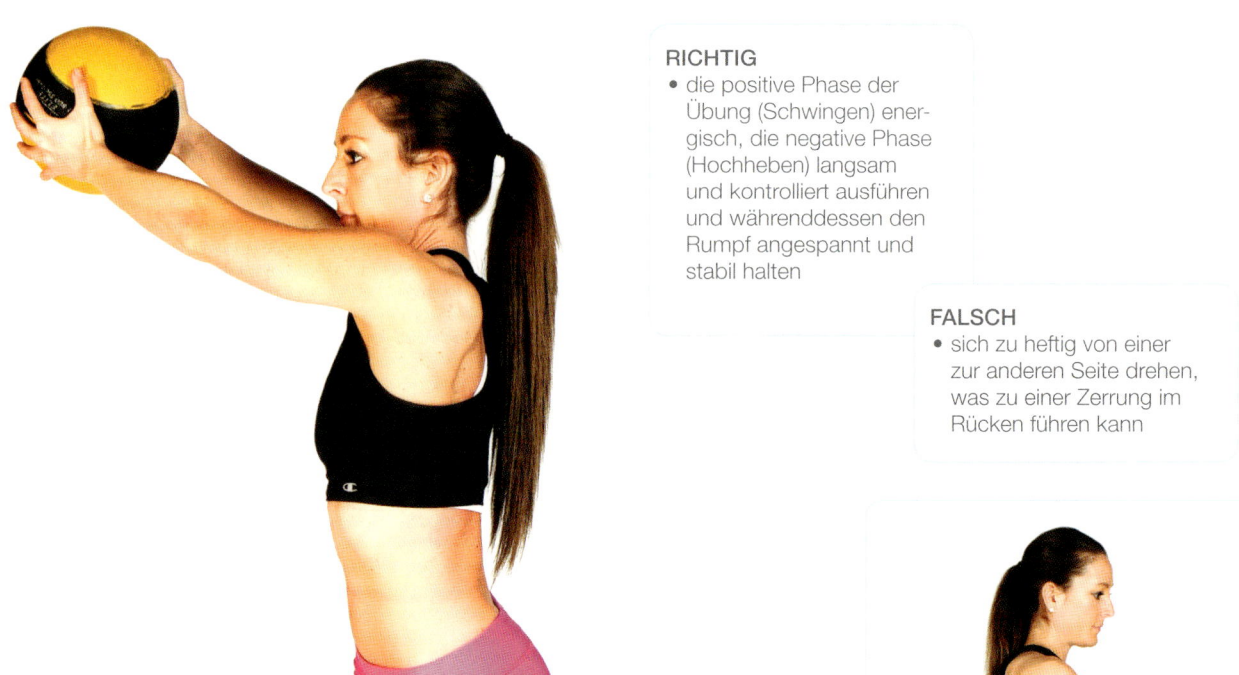

ÜBUNGEN: OBERKÖRPER

RICHTIG
- die positive Phase der Übung (Schwingen) energisch, die negative Phase (Hochheben) langsam und kontrolliert ausführen und währenddessen den Rumpf angespannt und stabil halten

FALSCH
- sich zu heftig von einer zur anderen Seite drehen, was zu einer Zerrung im Rücken führen kann

ZIELE
- schräge Bauchmuskulatur
- Bauchmuskulatur
- Rücken

SCHWIERIGKEIT
- leicht

NUTZEN
- stärkt die schräge Bauchmuskulatur

VERMEIDEN BEI …
- Schmerzen im unteren Rücken
- Schulterschmerzen

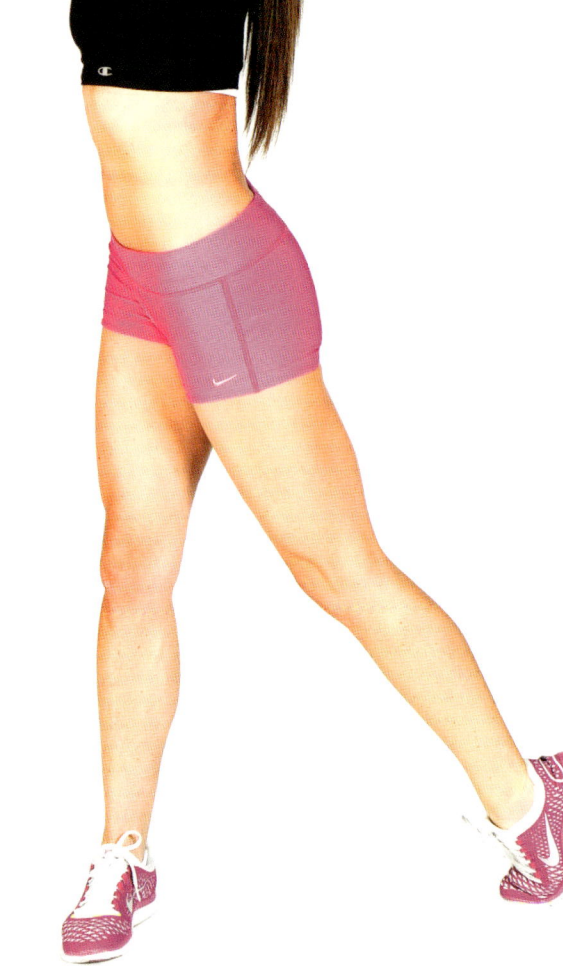

❶ Stellen Sie im aufrechten Stand Ihre Füße schulterweit auseinander und halten Sie einen Medizinball mit beiden Händen rechts von Ihrem Kopf.

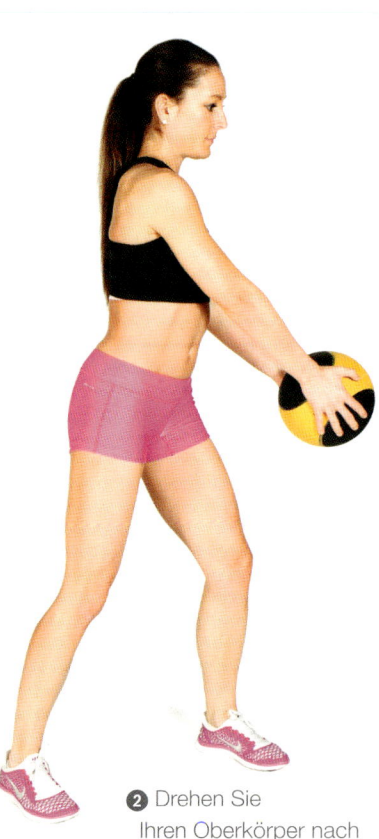

❷ Drehen Sie Ihren Oberkörper nach links, während Sie zugleich den Medizinball nach unten in Richtung Außenseite Ihres linken Oberschenkels führen, dann kehren Sie zurück in die Ausgangsposition. Wiederholen Sie die Bewegung 20 Mal, dann wechseln Sie die Seite.

OBERKÖRPER: HOLZHACKEN MIT DEM MEDIZINBALL

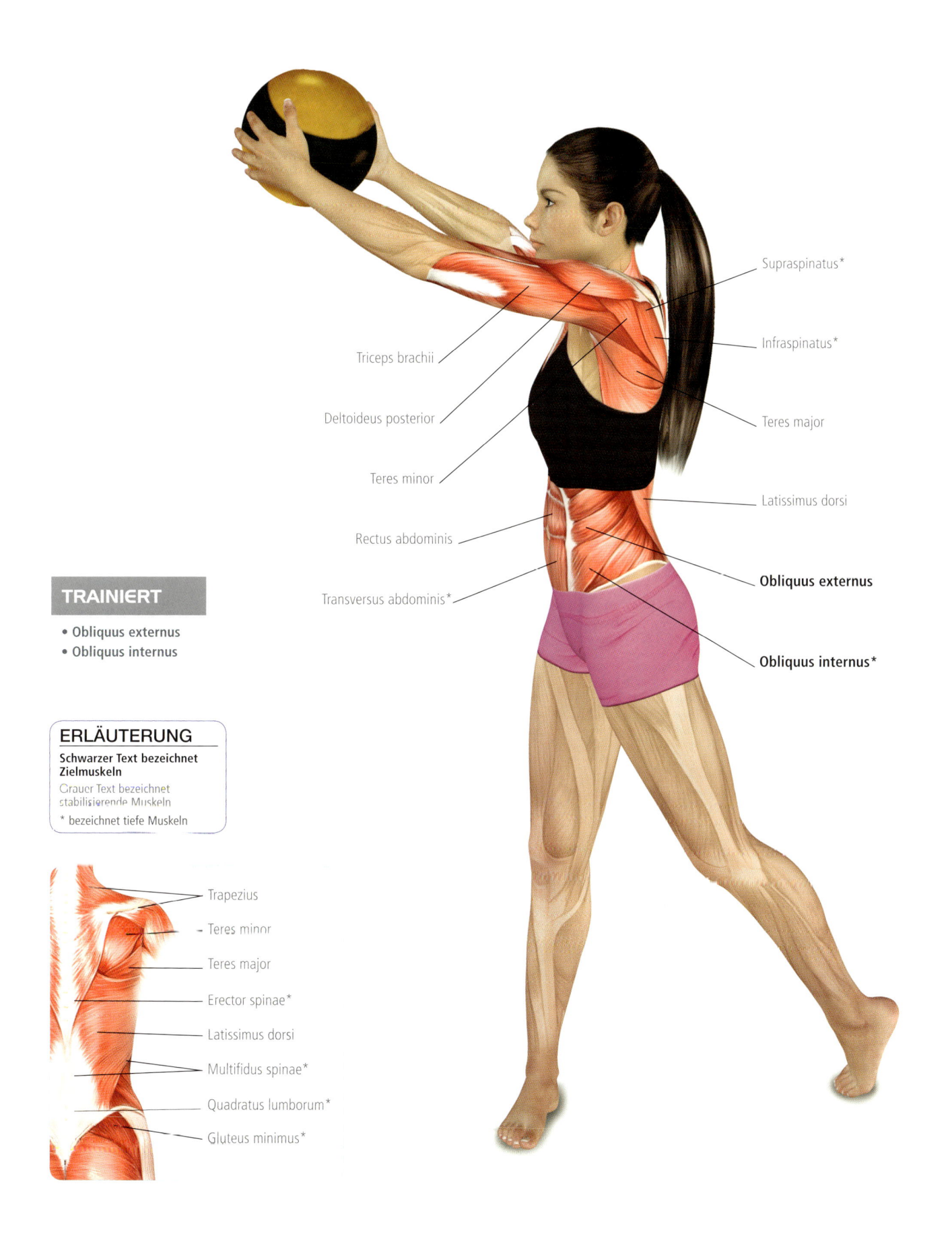

- Supraspinatus*
- Infraspinatus*
- Teres major
- Latissimus dorsi
- **Obliquus externus**
- **Obliquus internus***

- Triceps brachii
- Deltoideus posterior
- Teres minor
- Rectus abdominis
- Transversus abdominis*

TRAINIERT
- **Obliquus externus**
- **Obliquus internus**

ERLÄUTERUNG
Schwarzer Text bezeichnet Zielmuskeln
Grauer Text bezeichnet stabilisierende Muskeln
* bezeichnet tiefe Muskeln

- Trapezius
- Teres minor
- Teres major
- Erector spinae*
- Latissimus dorsi
- Multifidus spinae*
- Quadratus lumborum*
- Gluteus minimus*

131

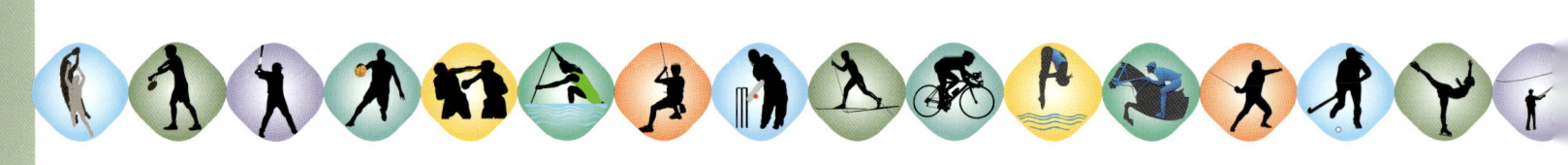

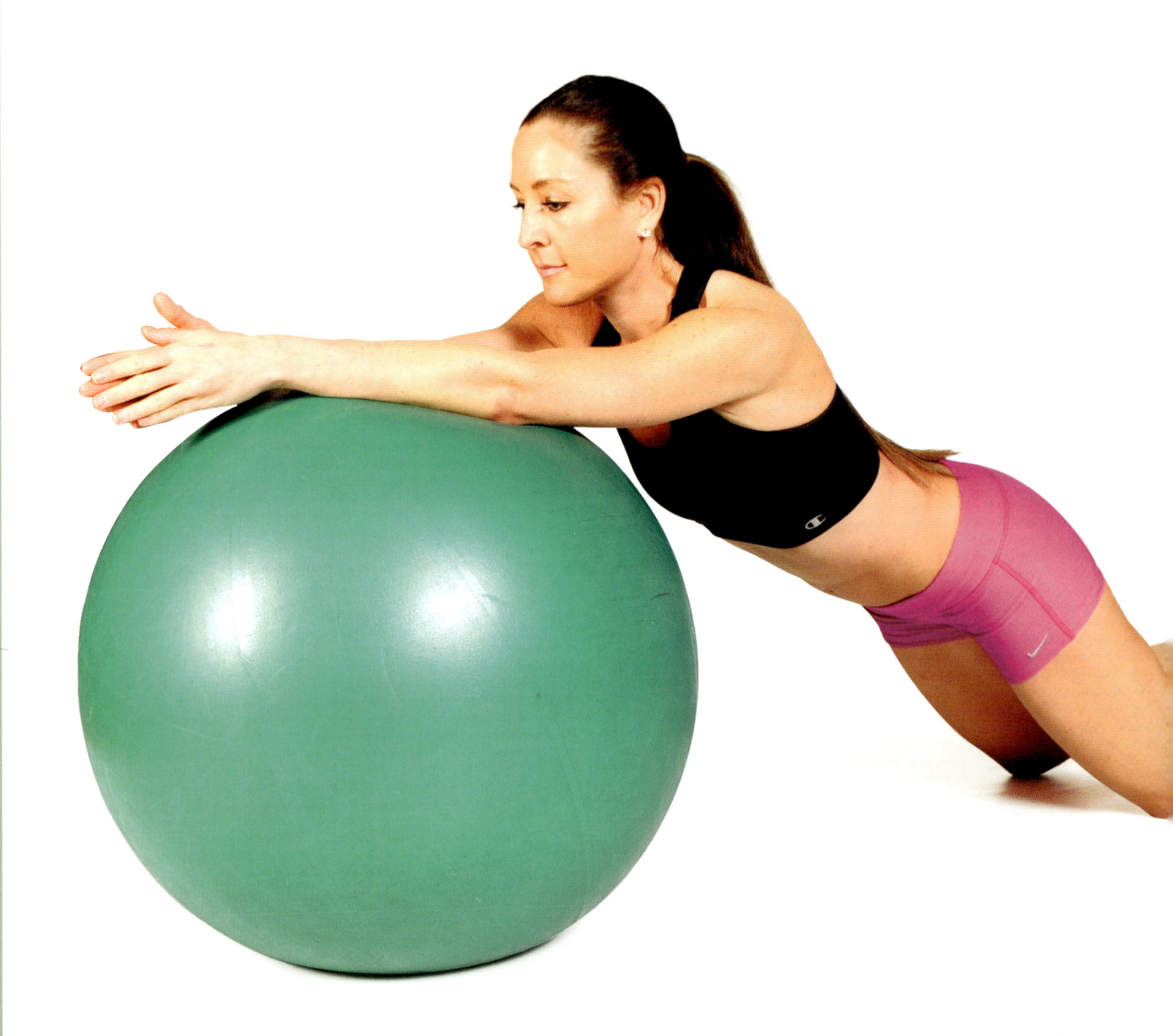

ÜBUNGEN: UNTERKÖRPER

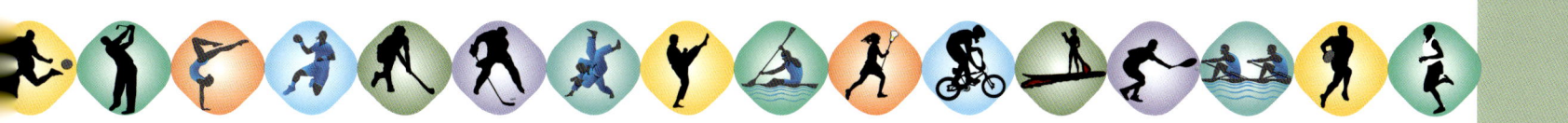

ÜBUNGEN FÜR DEN UNTERKÖRPER

Die hier für den Unterkörper zusammengestellten Übungen zeigen einige der effizientesten Bewegungen, die sich zur Steigerung Ihrer Leistung in einer Sportart oder Aktivität bewährt haben. Alle Übungen sind klar umrissen und enthalten Schritt-für-Schritt-Anweisungen. Dieser Abschnitt umfasst Übungen zur Stärkung und zum Aufbau der Bein-, der Hüft- und der Gesäßmuskulatur. Diese Übungen werden später im Buch zu wirkungsvollen Trainingsplänen für bestimmte Sportarten und Aktivitäten miteinander kombiniert. Werfen Sie einen Blick auf die folgenden Seiten und wählen Sie jederzeit neue Übungen aus, um Abwechslung in Ihr Training zu bringen. Achten Sie immer auf Ihre Haltung und die korrekte Ausführung einer Übung, um tatsächlich den gewünschten Muskel zu beanspruchen und Verletzungen zu vermeiden.

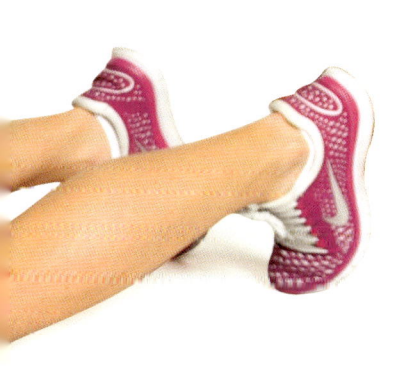

ÜBUNGEN: UNTERKÖRPER

WANDSITZ MIT BALL

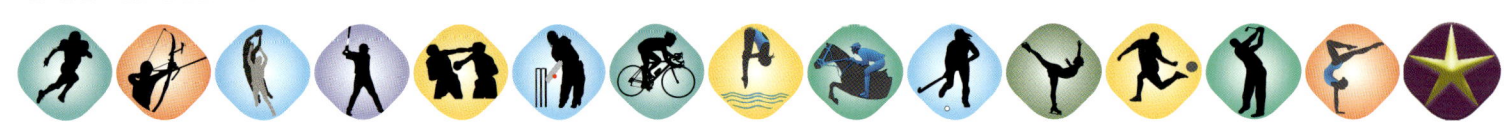

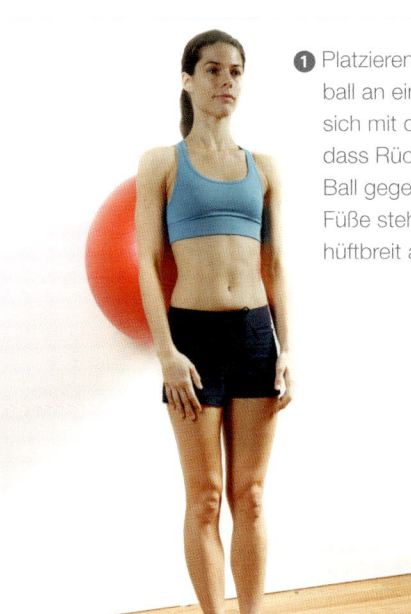

① Platzieren Sie einen Gymnastikball an einer Wand und stellen Sie sich mit dem Rücken so davor, dass Rücken und Schultern den Ball gegen die Wand drücken. Ihre Füße stehen etwas vor der Hüfte hüftbreit auseinander.

RICHTIG
- den Körper während der Übung stabil halten
- die Knie etwas vor den Fußspitzen platzieren
- Schultern und Nacken locker lassen

FALSCH
- tiefer als 90 Grad beugen
- die Fersen vom Boden abheben

② Heben Sie die Arme gerade vor Ihren Körper, sodass sie parallel zum Boden sind, und entspannen Sie Ihren oberen Rücken. Während Sie den Ball gegen die Wand gedrückt halten, beugen Sie nun Hüfte und Knie und rollen zugleich den Ball nach unten.

③ Halten Sie die Position 10 Sekunden lang, dann strecken Sie die Beine und rollen den Ball mit den Schultern wieder zurück in die Ausgangsstellung. Wiederholen Sie die Übung insgesamt zehnmal.

ZIELE
- Quadrizeps
- Gesäßmuskulatur

SCHWIERIGKEIT
- mittel

NUTZEN
- stärkt den Quadrizeps und die Gesäßmuskulatur
- trainiert den Körper, Gewicht gleichmäßig auf die Beine zu verteilen

VERMEIDEN BEI …
- Knieschmerzen

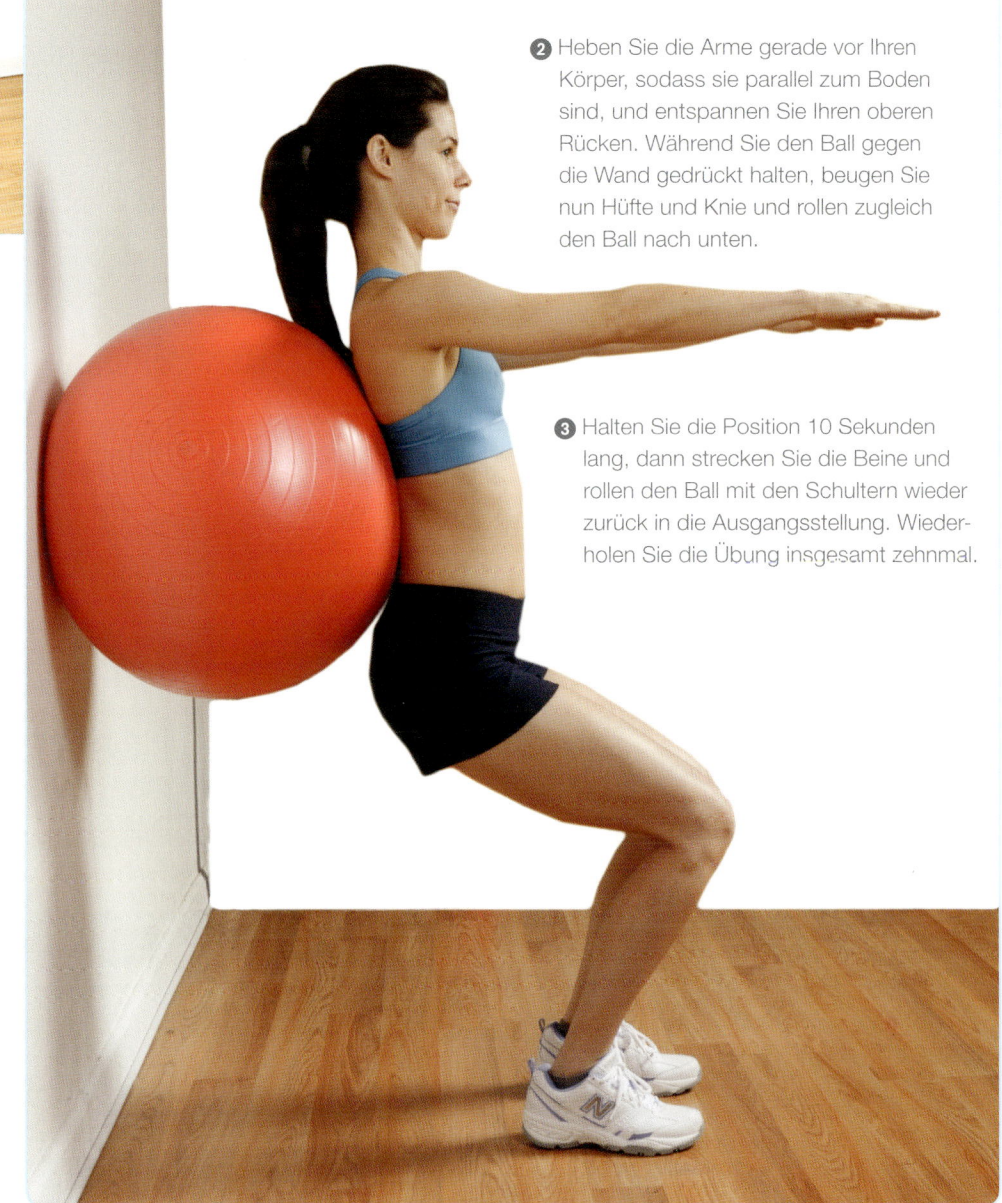

UNTERKÖRPER: WANDSITZ MIT BALL

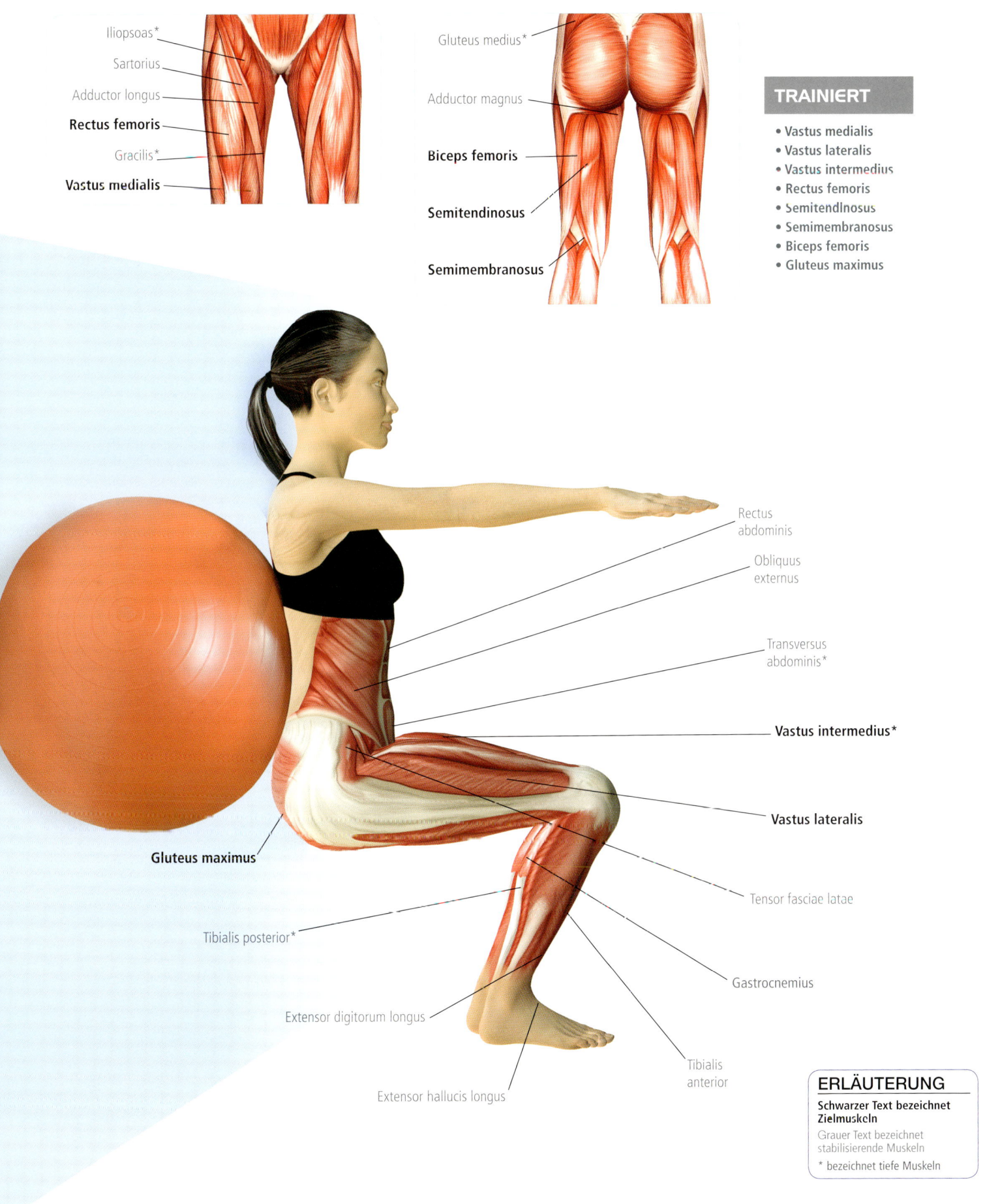

Iliopsoas*
Sartorius
Adductor longus
Rectus femoris
Gracilis*
Vastus medialis

Gluteus medius*
Adductor magnus
Biceps femoris
Semitendinosus
Semimembranosus

TRAINIERT

- Vastus medialis
- Vastus lateralis
- Vastus intermedius
- Rectus femoris
- Semitendinosus
- Semimembranosus
- Biceps femoris
- Gluteus maximus

Rectus abdominis
Obliquus externus
Transversus abdominis*
Vastus intermedius*
Vastus lateralis
Tensor fasciae latae
Gastrocnemius
Tibialis anterior
Gluteus maximus
Tibialis posterior*
Extensor digitorum longus
Extensor hallucis longus

ERLÄUTERUNG

Schwarzer Text bezeichnet Zielmuskeln

Grauer Text bezeichnet stabilisierende Muskeln

* bezeichnet tiefe Muskeln

135

LANGHANTEL-KNIEBEUGEN

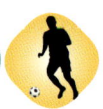

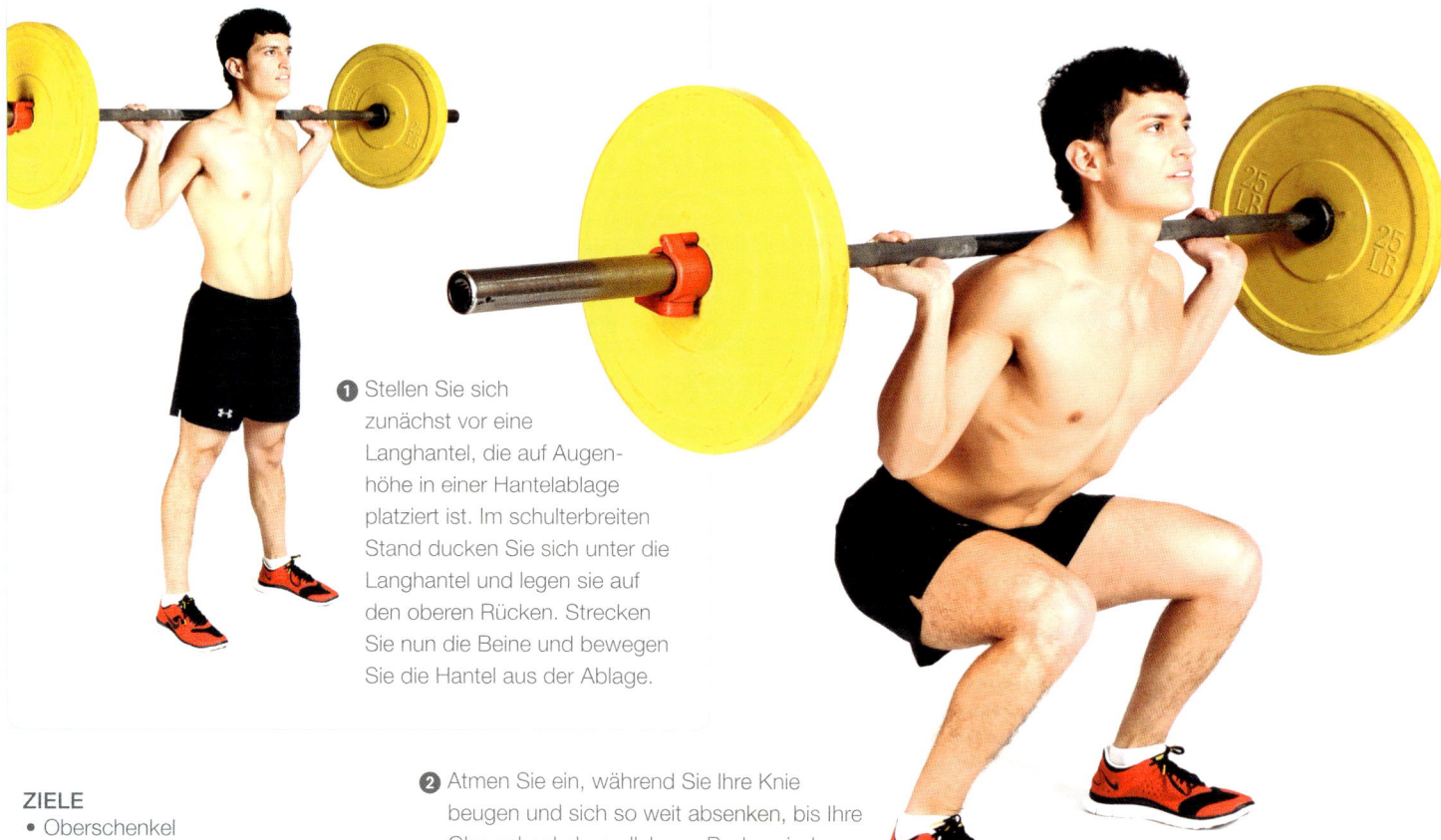

① Stellen Sie sich zunächst vor eine Langhantel, die auf Augenhöhe in einer Hantelablage platziert ist. Im schulterbreiten Stand ducken Sie sich unter die Langhantel und legen sie auf den oberen Rücken. Strecken Sie nun die Beine und bewegen Sie die Hantel aus der Ablage.

ZIELE
- Oberschenkel
- Gesäßmuskulatur
- Körpermitte

SCHWIERIGKEIT
- mittel

NUTZEN
- steigert Kraft und Muskelmasse der Oberschenkel

VERMEIDEN BEI …
- Knieschmerzen

② Atmen Sie ein, während Sie Ihre Knie beugen und sich so weit absenken, bis Ihre Oberschenkel parallel zum Boden sind. Achten Sie darauf, dass die Bauchmuskeln angespannt sind und der Rücken gerade ist, wenn Sie diese Bewegung ausführen.

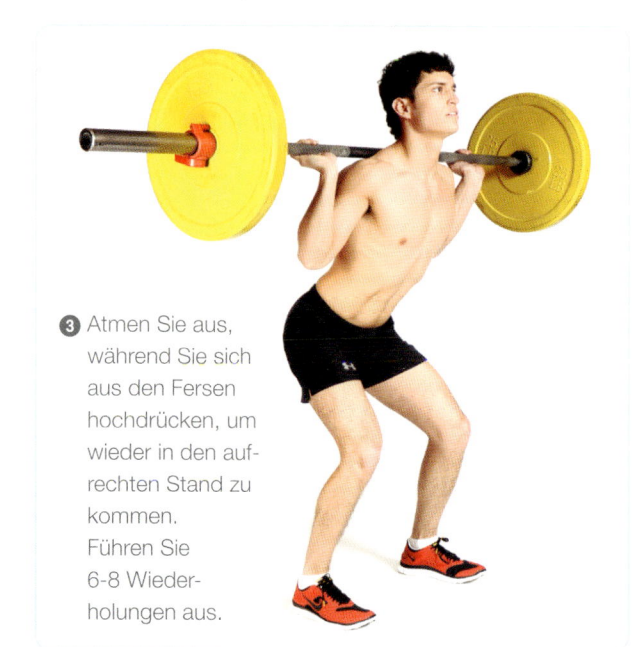

③ Atmen Sie aus, während Sie sich aus den Fersen hochdrücken, um wieder in den aufrechten Stand zu kommen. Führen Sie 6-8 Wiederholungen aus.

RICHTIG
- am tiefstenPunkt der Bewegung die Muskelspannung aufrecht halten
- das Körpergewicht auf die Fersen legen

FALSCH
- die Knie über die Fußspitzen schieben

UNTERKÖRPER: LANGHANTEL-KNIEBEUGEN

TRAINIERT

- Vastus intermedius
- Vastus lateralis
- Vastus medialis
- Rectus femoris
- Semitendinosus
- Biceps femoris
- Semimembranosus
- Gluteus maximus
- Gluteus medius
- Gluteus minimus

ERLÄUTERUNG

Schwarzer Text bezeichnet Zielmuskeln

Grauer Text bezeichnet stabilisierende Muskeln

* bezeichnet tiefe Muskeln

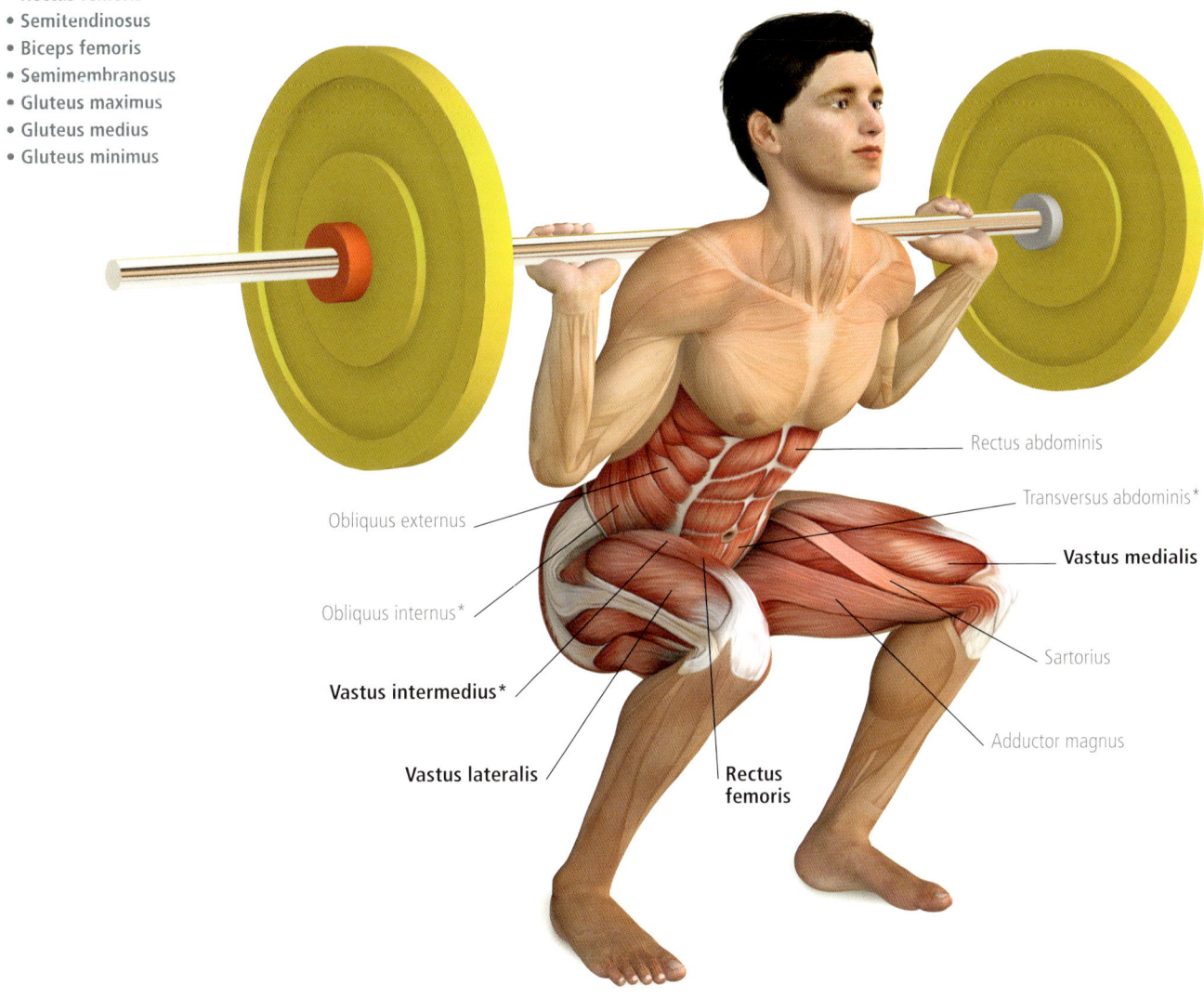

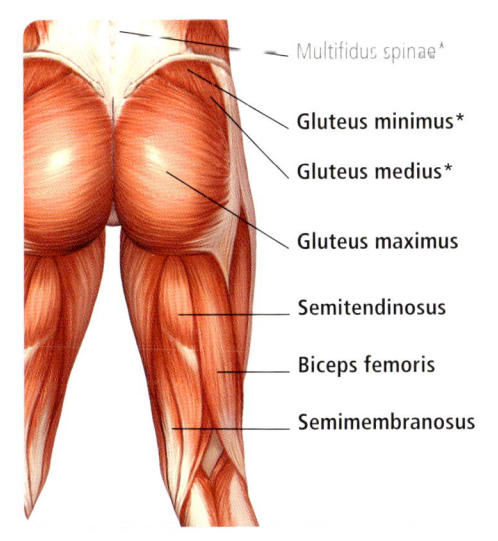

Rectus abdominis
Transversus abdominis*
Vastus medialis
Sartorius
Adductor magnus
Rectus femoris
Vastus lateralis
Vastus intermedius*
Obliquus internus*
Obliquus externus

Multifidus spinae*
Gluteus minimus*
Gluteus medius*
Gluteus maximus
Semitendinosus
Biceps femoris
Semimembranosus

VARIANTEN

Leichter: Die Übung wie beschrieben ausführen, aber statt einer Langhantel das eigene Körpergewicht verwenden.

Schwieriger: Variieren Sie den Fußabstand. Wenn Sie die Füße enger stellen, vergrößert sich der Bewegungsradius und erschwert so die Übungsausführung.

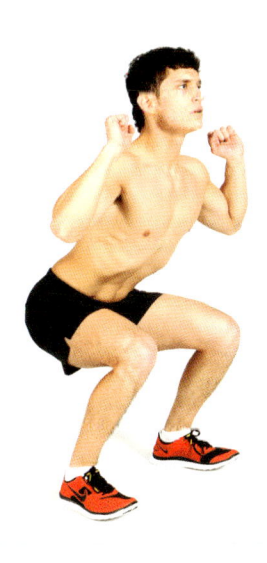

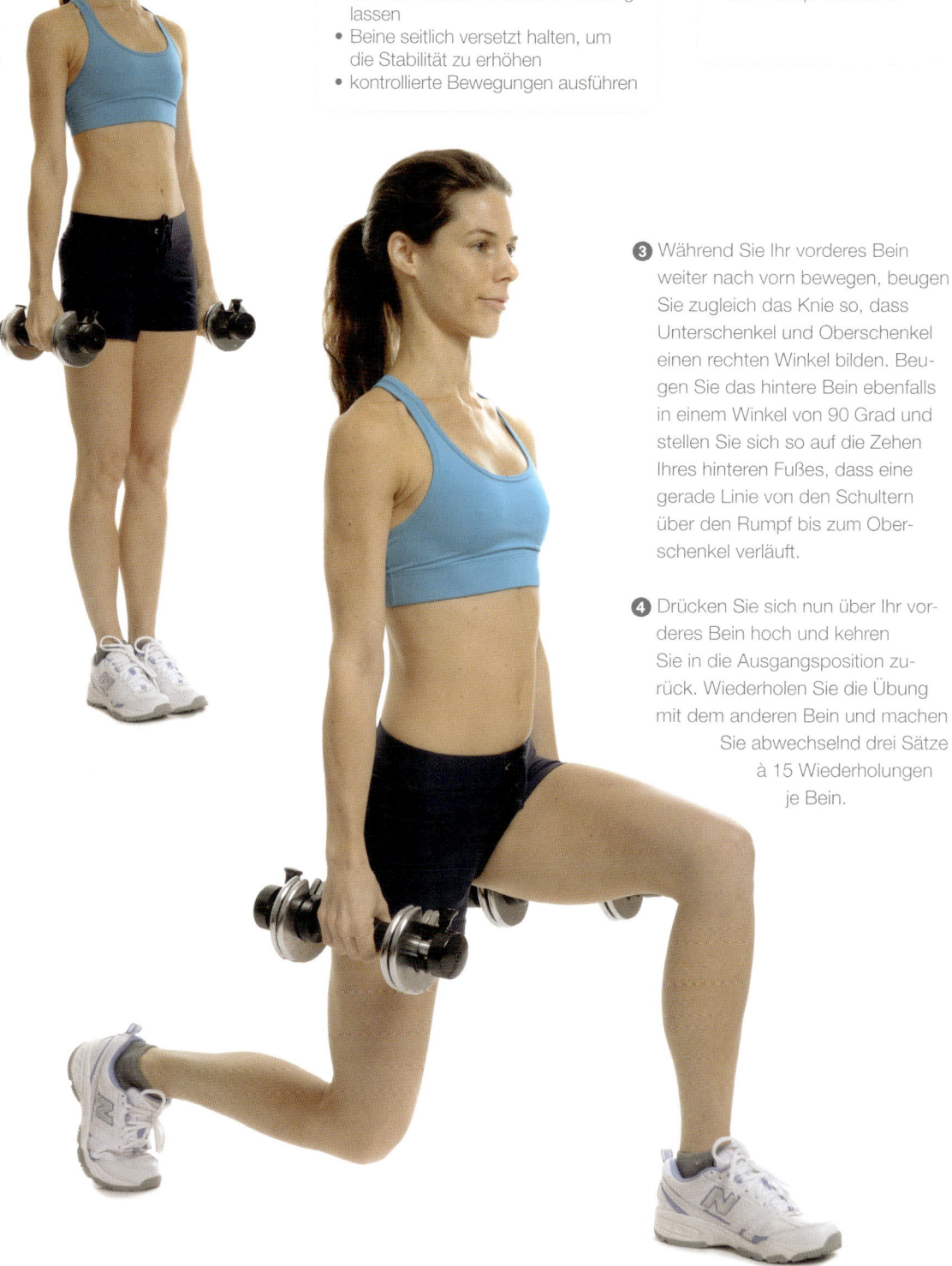

KURZHANTEL-AUSFALLSCHRITT

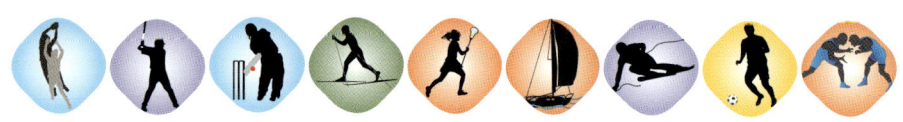

1 Stellen Sie im Stand Ihre Füße schulterbreit auseinander, Ihre Arme befinden sich seitlich am Körper und in jeder Hand halten Sie ein Handgewicht oder eine Kurzhantel.

2 Halten Sie bei neutraler Stellung der Wirbelsäule Ihren Kopf hoch und machen Sie einen großen Schritt nach vorn.

RICHTIG
- das vordere Knie etwas hinter der Fußspitze positionieren
- den Blick nach vorn richten
- die Wirbelsäule in neutraler Stellung lassen
- Beine seitlich versetzt halten, um die Stabilität zu erhöhen
- kontrollierte Bewegungen ausführen

FALSCH
- den Rücken runden
- mit dem hinteren Knie den Boden berühren
- den Rumpf verdrehen

3 Während Sie Ihr vorderes Bein weiter nach vorn bewegen, beugen Sie zugleich das Knie so, dass Unterschenkel und Oberschenkel einen rechten Winkel bilden. Beugen Sie das hintere Bein ebenfalls in einem Winkel von 90 Grad und stellen Sie sich so auf die Zehen Ihres hinteren Fußes, dass eine gerade Linie von den Schultern über den Rumpf bis zum Oberschenkel verläuft.

4 Drücken Sie sich nun über Ihr vorderes Bein hoch und kehren Sie in die Ausgangsposition zurück. Wiederholen Sie die Übung mit dem anderen Bein und machen Sie abwechselnd drei Sätze à 15 Wiederholungen je Bein.

ZIELE
- Quadrizeps
- Gesäßmuskulatur

SCHWIERIGKEIT
- leicht

NUTZEN
- stärkt und formt den Quadrizeps und die Gesäßmuskeln

VERMEIDEN BEI …
- Kniebeschwerden

ÜBUNGEN: UNTERKÖRPER

UNTERKÖRPER: KURZHANTEL-AUSFALLSCHRITT

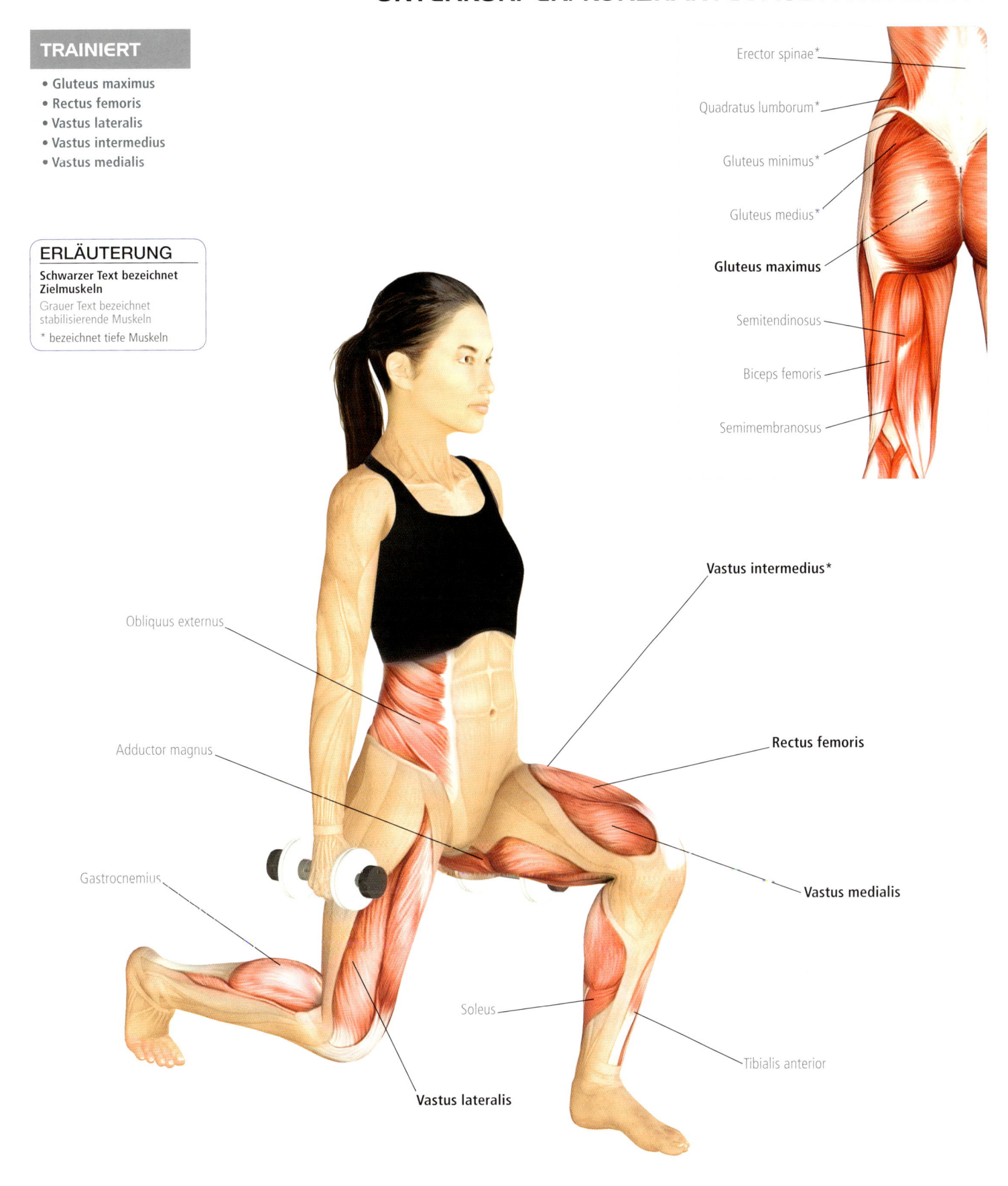

TRAINIERT
- Gluteus maximus
- Rectus femoris
- Vastus lateralis
- Vastus intermedius
- Vastus medialis

ERLÄUTERUNG
Schwarzer Text bezeichnet Zielmuskeln
Grauer Text bezeichnet stabilisierende Muskeln
* bezeichnet tiefe Muskeln

Erector spinae*
Quadratus lumborum*
Gluteus minimus*
Gluteus medius*
Gluteus maximus
Semitendinosus
Biceps femoris
Semimembranosus

Obliquus externus
Adductor magnus
Gastrocnemius

Vastus intermedius*
Rectus femoris
Vastus medialis
Soleus
Tibialis anterior
Vastus lateralis

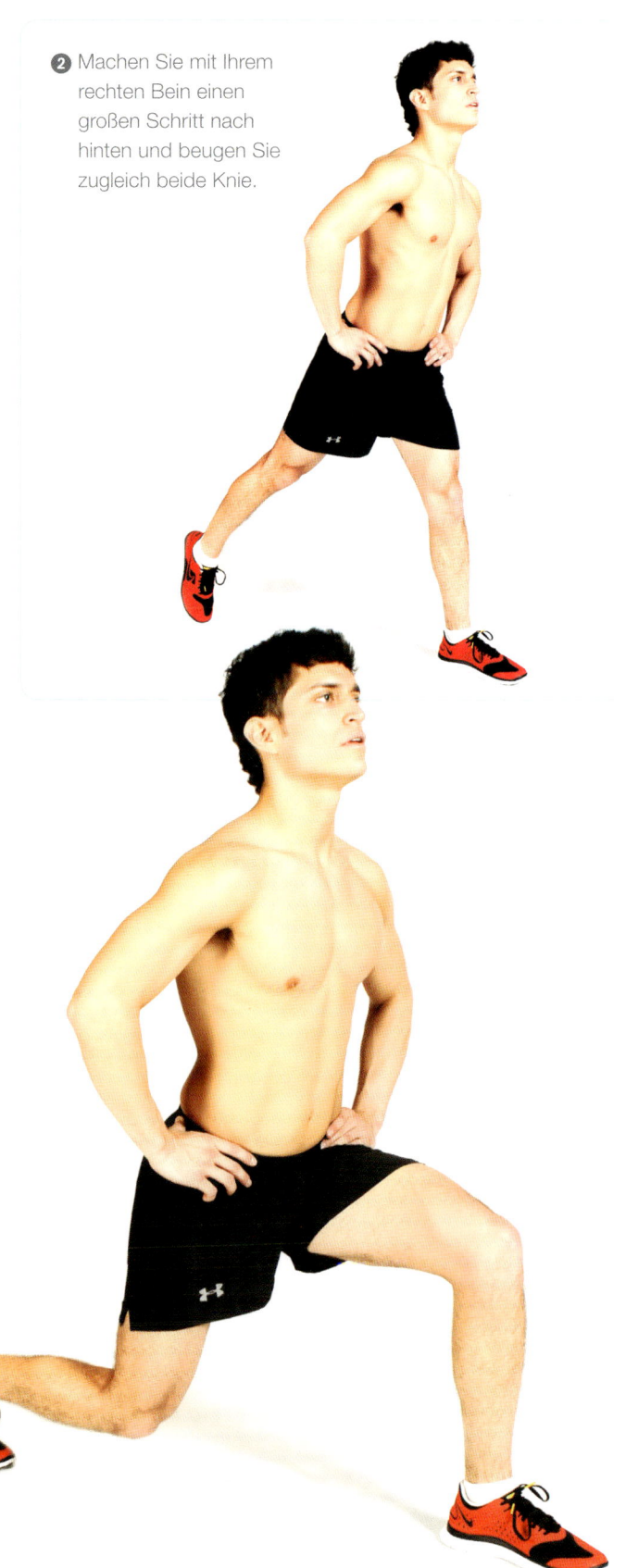

AUSFALLSCHRITT NACH HINTEN

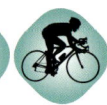

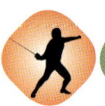

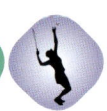

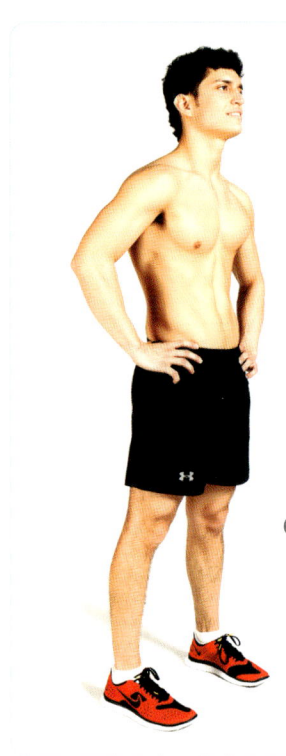

ÜBUNGEN: UNTERKÖRPER

❶ Im schulterbreiten Stand legen Sie Ihre Hände auf die Hüften.

❷ Machen Sie mit Ihrem rechten Bein einen großen Schritt nach hinten und beugen Sie zugleich beide Knie.

❸ Wenn Ober- und Unterschenkel des vorderen Beins einen Winkel von 90 Grad bilden, drücken Sie sich aus der Ferse des vorderen Beins wieder hoch und kehren in die Ausgangsstellung zurück. Führen Sie 15 Wiederholungen je Bein aus.

ZIELE
- Quadrizeps
- Gesäßmuskulatur
- ischiocrurale Muskulatur

SCHWIERIGKEIT
- leicht

NUTZEN
- stärkt den Quadrizeps und die Gesäßmuskeln
- verbessert das Gleichgewicht

VERMEIDEN BEI …
- Kniebeschwerden

RICHTIG
- während der gesamten Übung eine aufrechte Körperhaltung beibehalten

FALSCH
- das Knie des vorderen Beins während des Beugens über die Fußspitze schieben

UNTERKÖRPER: AUSFALLSCHRITT NACH HINTEN

Gluteus minimus*
Gluteus medius*
Gluteus maximus
Semitendinosus
Biceps femoris
Semimembranosus

ERLÄUTERUNG
Schwarzer Text bezeichnet Zielmuskeln
Grauer Text bezeichnet stabilisierende Muskeln
* bezeichnet tiefe Muskeln

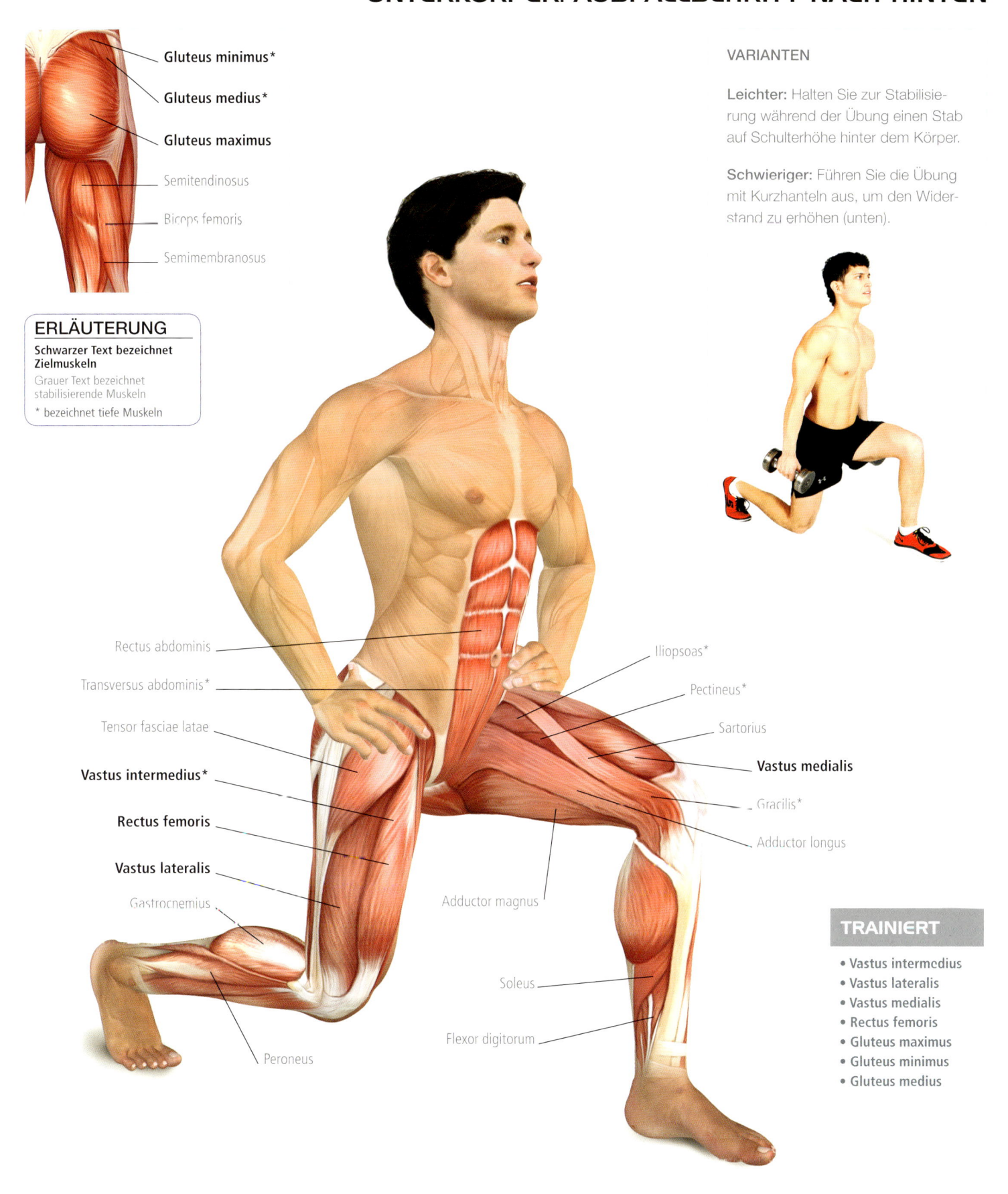

VARIANTEN

Leichter: Halten Sie zur Stabilisierung während der Übung einen Stab auf Schulterhöhe hinter dem Körper.

Schwieriger: Führen Sie die Übung mit Kurzhanteln aus, um den Widerstand zu erhöhen (unten).

Rectus abdominis
Transversus abdominis*
Tensor fasciae latae
Vastus intermedius*
Rectus femoris
Vastus lateralis
Gastrocnemius
Peroneus
Iliopsoas*
Pectineus*
Sartorius
Vastus medialis
Gracilis*
Adductor longus
Adductor magnus
Soleus
Flexor digitorum

TRAINIERT
- Vastus intermedius
- Vastus lateralis
- Vastus medialis
- Rectus femoris
- Gluteus maximus
- Gluteus minimus
- Gluteus medius

TIEFER SEITLICHER AUSFALLSCHRITT

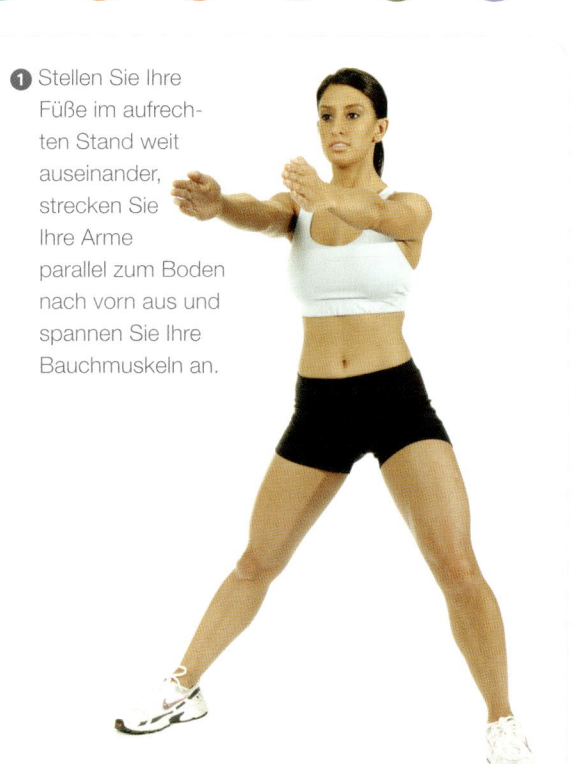

ÜBUNGEN: UNTERKÖRPER

❶ Stellen Sie Ihre Füße im aufrechten Stand weit auseinander, strecken Sie Ihre Arme parallel zum Boden nach vorn aus und spannen Sie Ihre Bauchmuskeln an.

RICHTIG
- die Wirbelsäule während des Beugens der Hüften neutral halten
- Schultern und Nacken locker lassen
- das Knie des gebeugten Beins mit der Fußspitze auf eine Linie bringen
- die Gesäßmuskeln beim Beugen anspannen

FALSCH
- den Nacken während der Bewegung strecken
- die Füße vom Boden abheben
- den Rücken runden oder strecken

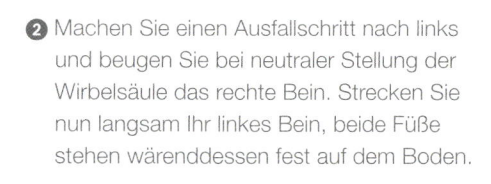

❷ Machen Sie einen Ausfallschritt nach links und beugen Sie bei neutraler Stellung der Wirbelsäule das rechte Bein. Strecken Sie nun langsam Ihr linkes Bein, beide Füße stehen wärenddessen fest auf dem Boden.

❸ Beugen Sie das rechte Knie, bis sich Ihr Oberschenkel parallel zum Boden befindet und das linke Bein ganz durchgestreckt ist.

❹ Halten Sie Ihre Arme parallel zum Boden, spannen Sie Ihre Gesäßmuskeln an und drücken Sie sich kräftig in die Ausgangsstellung zurück, dann wiederholen Sie die Bewegung. Führen Sie die Sequenz zehnmal auf jeder Seite aus.

ZIELE
- Gesäßmuskulatur
- Quadrizeps

SCHWIERIGKEIT
- leicht

NUTZEN
- stärkt die Hüft-, Becken-, Rumpf- und Kniestabilisatoren

VERMEIDEN BEI …
- heftigen Knieschmerzen
- Rückenschmerzen
- Problemen, das Körpergewicht auf ein Bein zu verlagern

UNTERKÖRPER: TIEFER SEITLICHER AUSFALLSCHRITT

TRAINIERT

- Adductor longus
- Adductor magnus
- Sartorius
- Vastus lateralis
- Rectus femoris
- Transversus abdominis
- Trapezius
- Rhombodieus

ERLÄUTERUNG

Schwarzer Text bezeichnet Zielmuskeln
Grauer Text bezeichnet stabilisierende Muskeln
* bezeichnet tiefe Muskeln

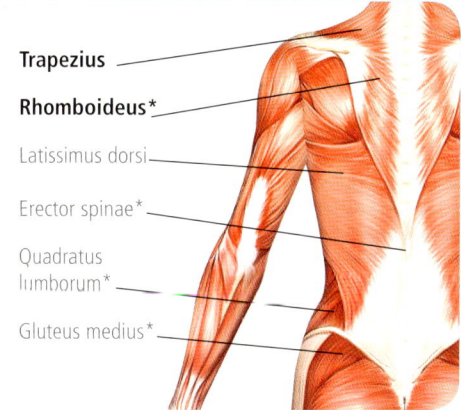

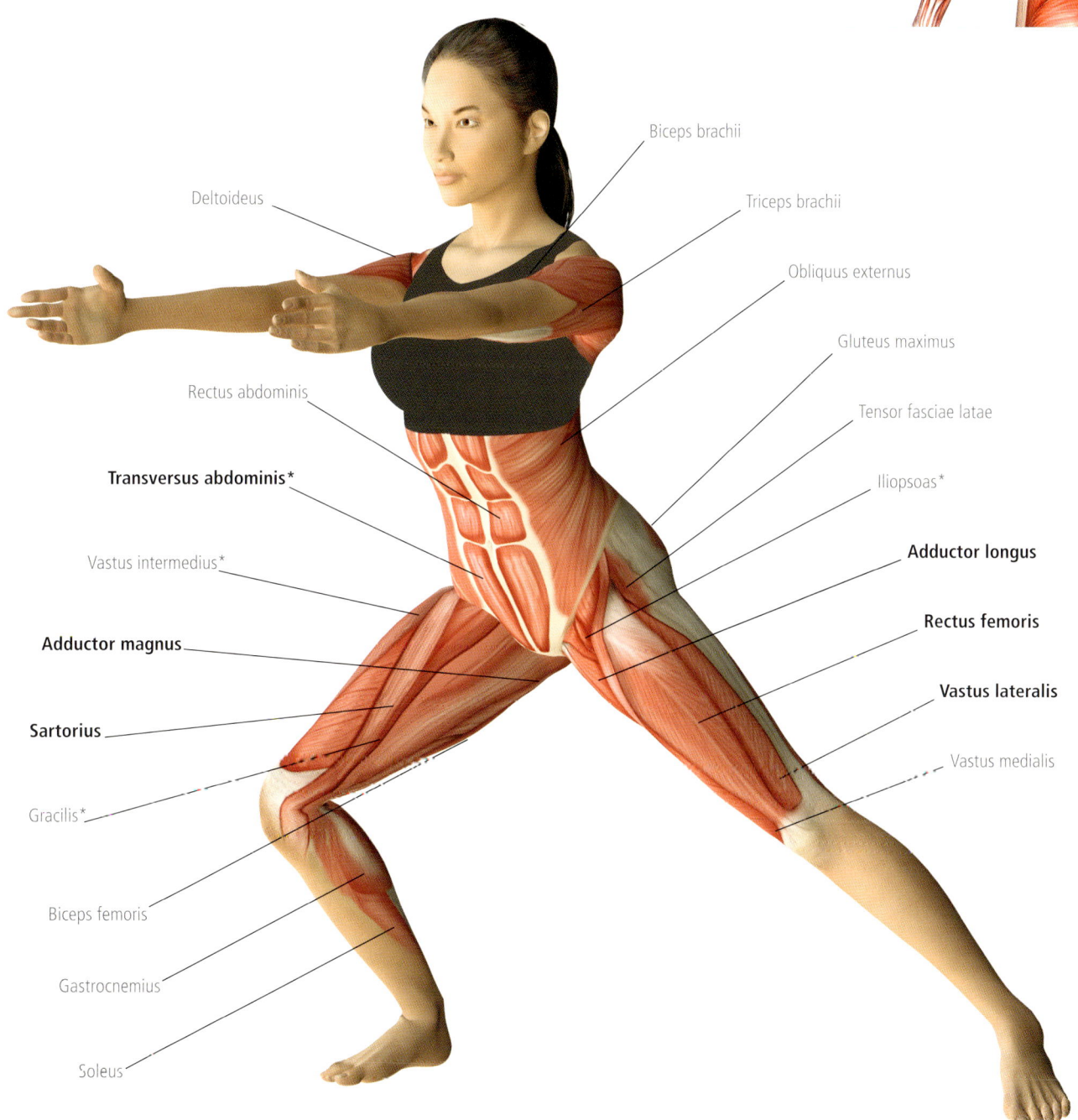

Trapezius
Rhomboideus*
Latissimus dorsi
Erector spinae*
Quadratus lumborum*
Gluteus medius*

Deltoideus
Biceps brachii
Triceps brachii
Obliquus externus
Gluteus maximus
Tensor fasciae latae
Iliopsoas*
Rectus abdominis
Transversus abdominis*
Adductor longus
Vastus intermedius*
Rectus femoris
Adductor magnus
Vastus lateralis
Sartorius
Vastus medialis
Gracilis*
Biceps femoris
Gastrocnemius
Soleus

ÜBUNGEN: UNTERKÖRPER

KURZHANTEL-AUSFALLSCHRITT IM GEHEN

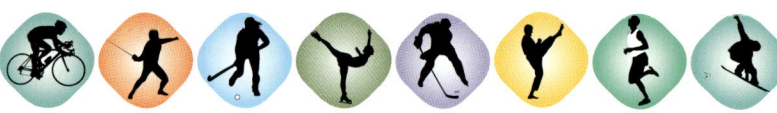

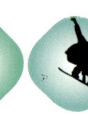

❶ Stellen Sie Ihre Füße im aufrechten Stand parallel zueinander und etwas enger als schulterbreit auseinander und fassen Sie mit jeder Hand eine Kurzhantel im Hammergriff, die Handflächen zeigen zum Körper. Halten Sie Ihre Arme eng an Ihren Körperseiten.

RICHTIG
- den Blick die ganze Zeit nach vorn richten
- den Rumpf während der Übungsausführung aufrecht und die Bauchmuskulatur angespannt halten

FALSCH
- das Knie des vorgestellten Beins während des Absenkens über die Fußspitze schieben – dies könnte zur Überbelastung des Kniegelenks führen und mögliche Verletzungen verursachen

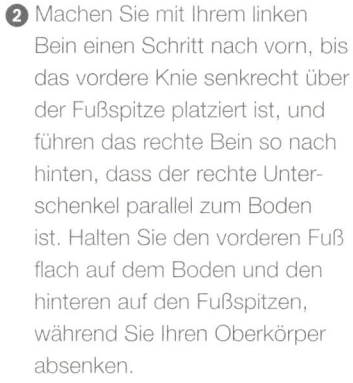

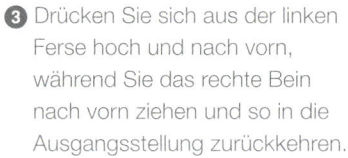

❷ Machen Sie mit Ihrem linken Bein einen Schritt nach vorn, bis das vordere Knie senkrecht über der Fußspitze platziert ist, und führen das rechte Bein so nach hinten, dass der rechte Unterschenkel parallel zum Boden ist. Halten Sie den vorderen Fuß flach auf dem Boden und den hinteren auf den Fußspitzen, während Sie Ihren Oberkörper absenken.

❸ Drücken Sie sich aus der linken Ferse hoch und nach vorn, während Sie das rechte Bein nach vorn ziehen und so in die Ausgangsstellung zurückkehren.

❹ Wiederholen Sie die Schritte 2 und 3 mit dem rechten Bein.

ZIELE
- Quadrizeps
- Gesäßmuskulatur

SCHWIERIGKEIT
- schwer

NUTZEN
- steigert Kraft und Masse des Quadrizeps und der Gesäßmuskulatur

VERMEIDEN BEI …
- Knieschmerzen

TRAINERTIPPS
- Stellen Sie sich vor, es ginge in der Übung darum, ein Buch auf dem Kopf zu balancieren. Auf diese Weise werden Sie auf eine korrekte Haltung Ihres Oberköpers während der Ausführung dieses Ausfallschritts achten.

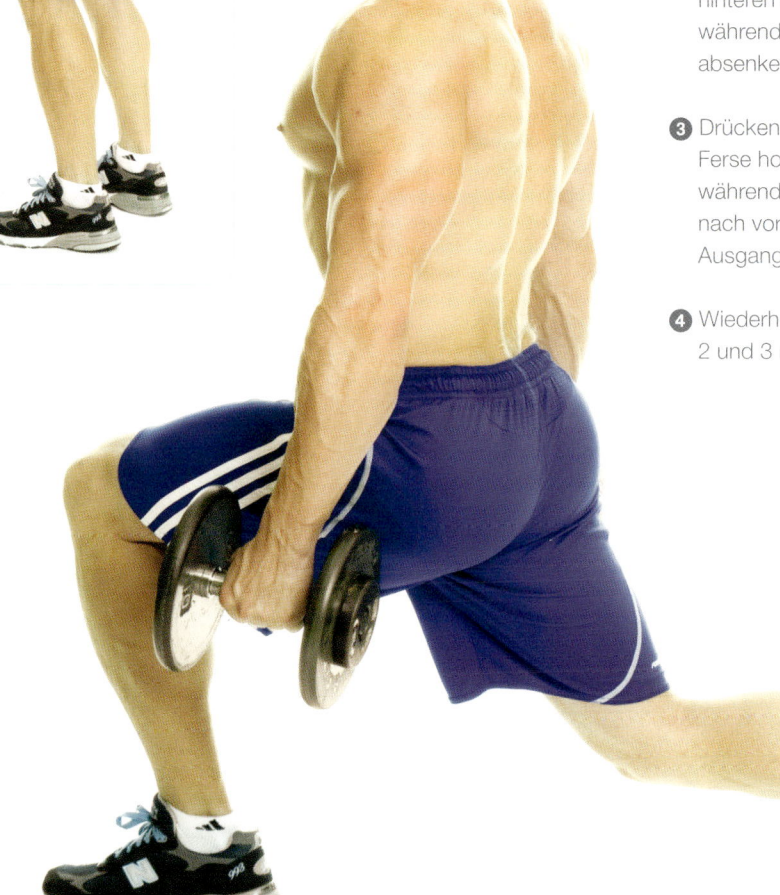

UNTERKÖRPER: KURZHANTEL-AUSFALLSCHRITT IM GEHEN

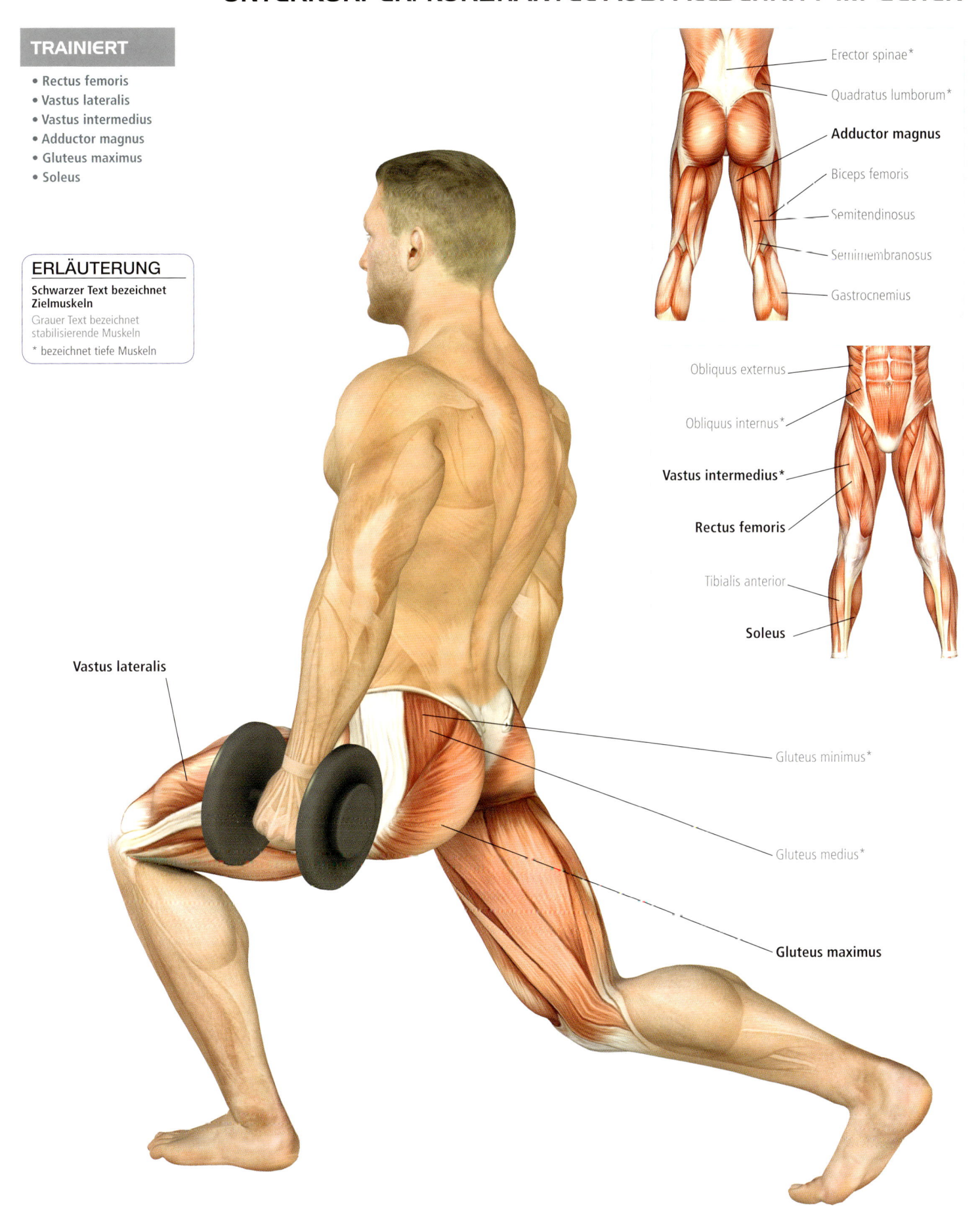

TRAINIERT
- Rectus femoris
- Vastus lateralis
- Vastus intermedius
- Adductor magnus
- Gluteus maximus
- Soleus

ERLÄUTERUNG
Schwarzer Text bezeichnet Zielmuskeln
Grauer Text bezeichnet stabilisierende Muskeln
* bezeichnet tiefe Muskeln

Erector spinae*
Quadratus lumborum*
Adductor magnus
Biceps femoris
Semitendinosus
Semimembranosus
Gastrocnemius

Obliquus externus
Obliquus internus*
Vastus intermedius*
Rectus femoris
Tibialis anterior
Soleus

Vastus lateralis

Gluteus minimus*
Gluteus medius*
Gluteus maximus

ÜBUNGEN: UNTERKÖRPER

HOHER AUSFALLSCHRITT

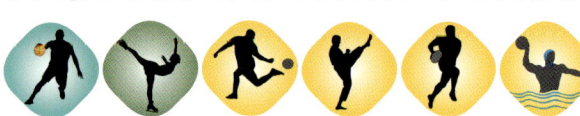

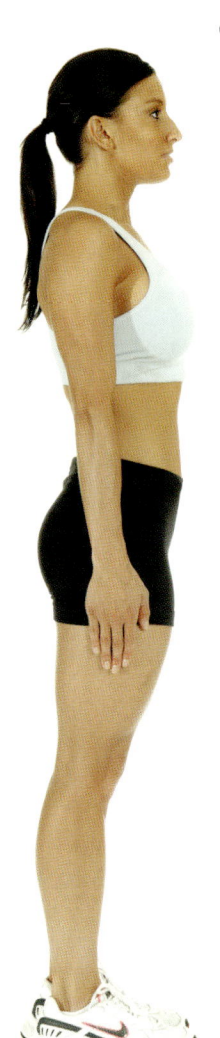

1 Stellen Sie im aufrechten Stand die Füße hüftbreit auseinander. Bewegen Sie den rechten Fuß nach vorn, beugen Sie sich aus der Hüfte und legen Sie Ihre Hände auf den Boden rechts und links neben den Fuß.

RICHTIG
- Nacken in Verlängerung der Wirbelsäule lang ziehen
- vorderes Bein nicht tiefer als 90 Grad beugen

FALSCH
- das Knie des nach hinten gestreckten Beins nach unten sinken lassen

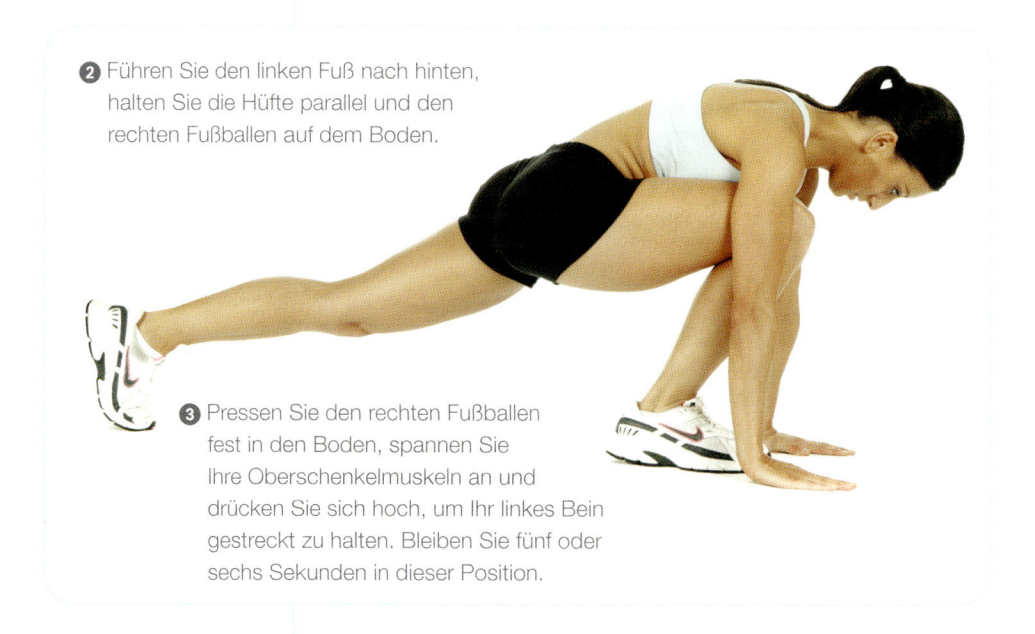

2 Führen Sie den linken Fuß nach hinten, halten Sie die Hüfte parallel und den rechten Fußballen auf dem Boden.

3 Pressen Sie den rechten Fußballen fest in den Boden, spannen Sie Ihre Oberschenkelmuskeln an und drücken Sie sich hoch, um Ihr linkes Bein gestreckt zu halten. Bleiben Sie fünf oder sechs Sekunden in dieser Position.

ZIELE
- Oberschenkelmuskulatur
- Bauchmuskulatur

SCHWIERIGKEIT
- leicht

NUTZEN
- dehnt die Leiste
- stärkt die Bein- und Bauchmuskulatur

VERMEIDEN BEI …
- Hüftbeschwerden
- zu hohem oder niedrigem Blutdruck

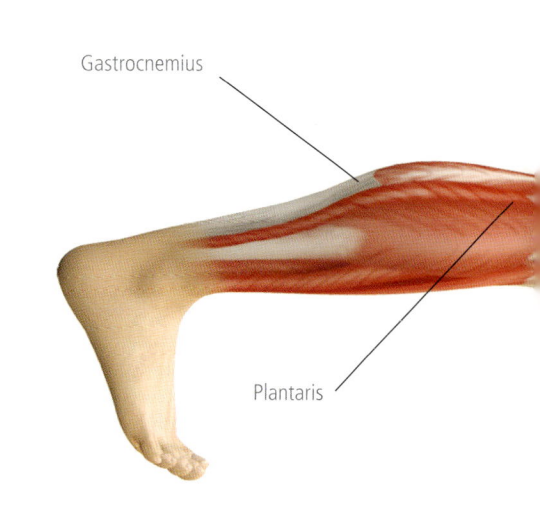

Gastrocnemius

Plantaris

UNTERKÖRPER: HOHER AUSFALLSCHRITT

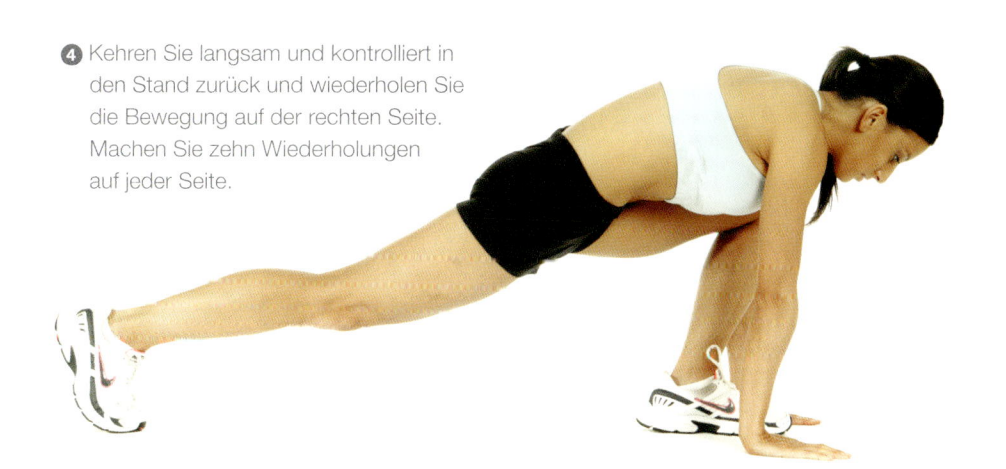

④ Kehren Sie langsam und kontrolliert in den Stand zurück und wiederholen Sie die Bewegung auf der rechten Seite. Machen Sie zehn Wiederholungen auf jeder Seite.

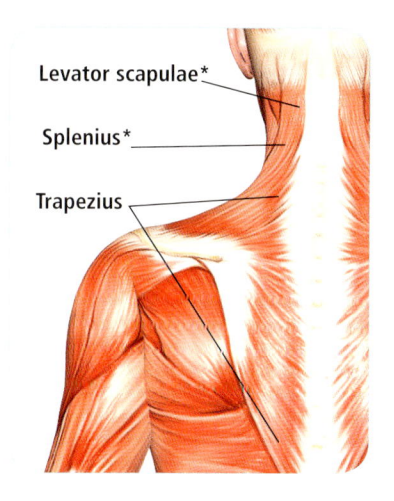

ERLÄUTERUNG
Schwarzer Text bezeichnet Zielmuskeln
Grauer Text bezeichnet stabilisierende Muskeln
* bezeichnet tiefe Muskeln

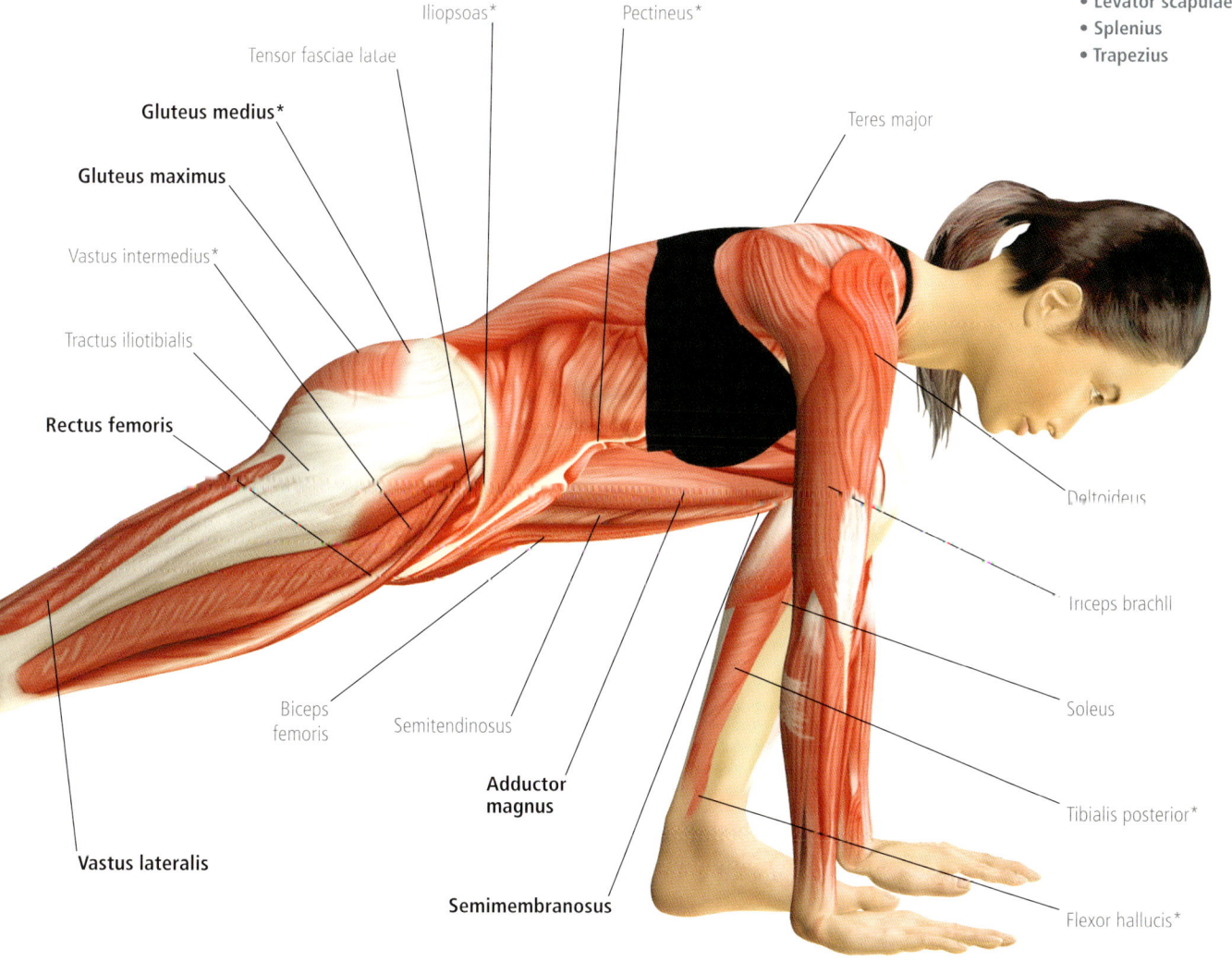

TRAINIERT
- Gluteus medius
- Gluteus maximus
- Adductor magnus
- Vastus lateralis
- Semimembranosus
- Rectus femoris
- Levator scapulae
- Splenius
- Trapezius

Levator scapulae*
Splenius*
Trapezius

Iliopsoas*
Pectineus*
Tensor fasciae latae
Gluteus medius*
Gluteus maximus
Vastus intermedius*
Tractus iliotibialis
Rectus femoris
Teres major
Deltoideus
Triceps brachii
Soleus
Tibialis posterior*
Flexor hallucis*
Vastus lateralis
Biceps femoris
Semitendinosus
Adductor magnus
Semimembranosus

147

ÜBERKREUZSCHRITT

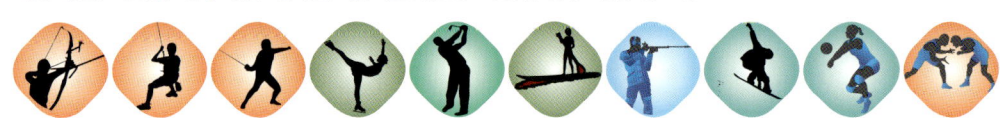

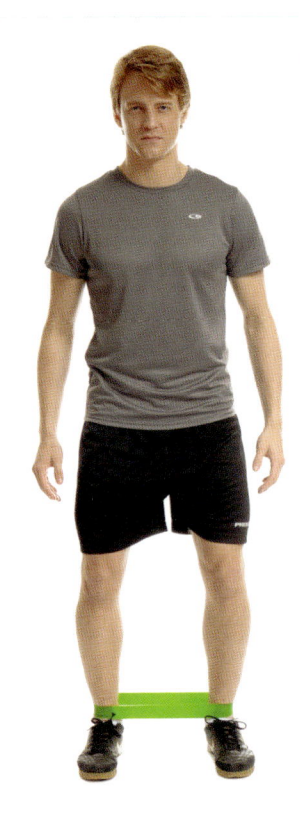

ÜBUNGEN: UNTERKÖRPER

① Stellen Sie im aufrechten Stand Ihre Füße schulterbreit auseinander und legen Sie ein Mini- oder Loopband um Ihre Sprunggelenke. Schieben Sie Ihr Becken etwas nach vorn, heben Sie Ihre Brust an und drücken Sie Ihre Schultern nach unten und hinten.

RICHTIG
- die Zehen des aktiven Fußes zum Schienbein ziehen
- die Hüfte parallel halten
- die Bewegungen so ausführen, dass das Band stets unter Spannung steht

FALSCH
- den Rumpf drehen
- die Schultern nach vorn ziehen

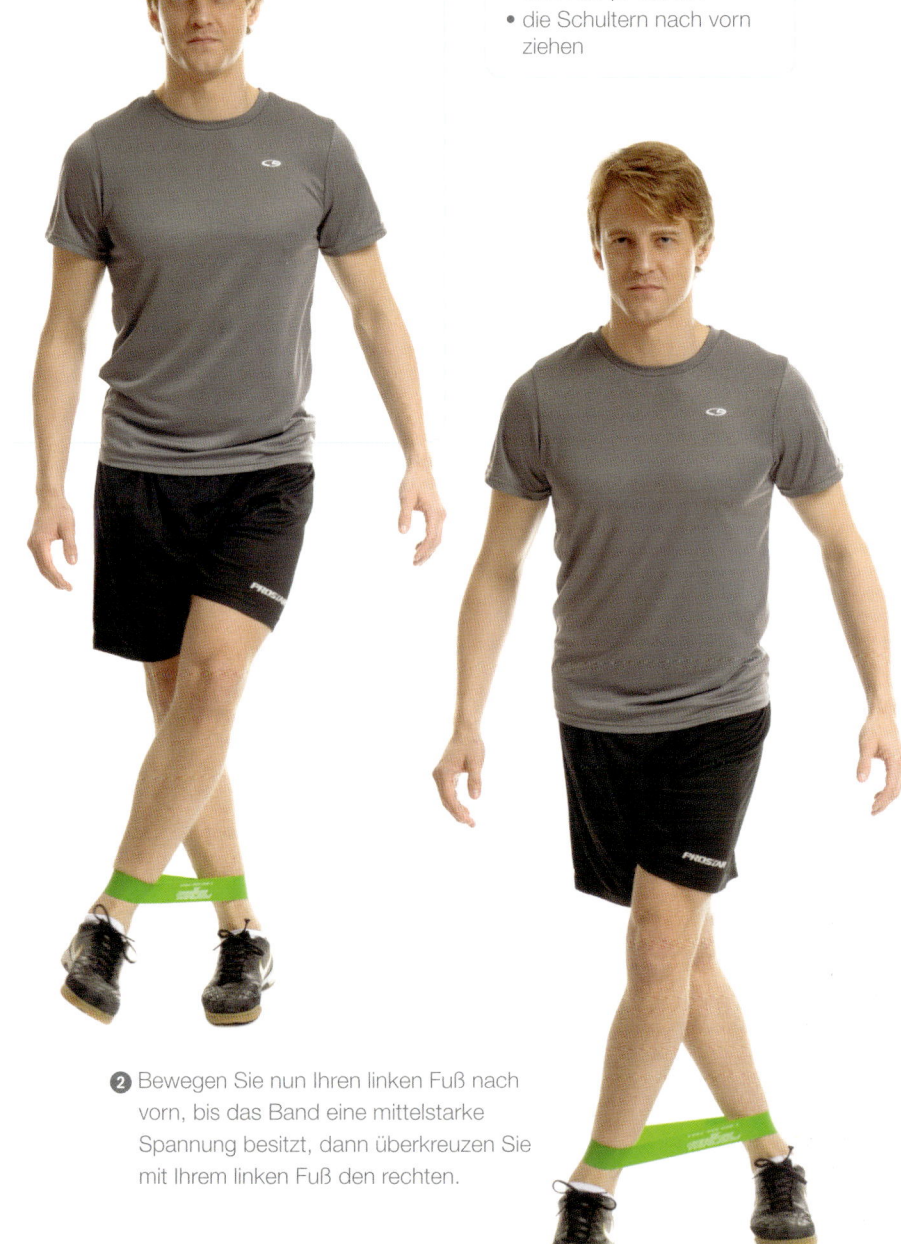

ZIELE
- Hüftadduktoren

SCHWIERIGKEIT
- leicht

NUTZEN
- stärkt die Hüfte

VERMEIDEN BEI …
- akuten Hüftschmerzen

② Bewegen Sie nun Ihren linken Fuß nach vorn, bis das Band eine mittelstarke Spannung besitzt, dann überkreuzen Sie mit Ihrem linken Fuß den rechten.

UNTERKÖRPER: ÜBERKREUZSCHRITT

Obturator externus*

Adductor magnus

TRAINIERT

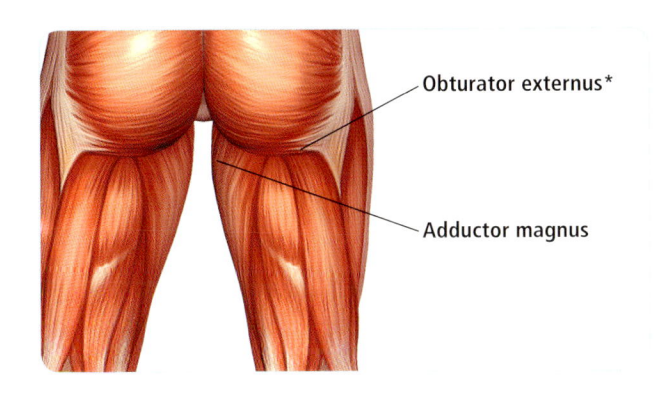

- Adductor longus
- Adductor magnus
- Adductor brevis
- Gracilis
- Pectineus
- Obturator externus

ERLÄUTERUNG
Schwarzer Text bezeichnet Zielmuskeln
Grauer Text bezeichnet stabilisierende Muskeln
* bezeichnet tiefe Muskeln

❸ Stellen Sie jetzt den rechten Fuß vor den linken, bewegen Sie dann den linken Fuß nach links außen und dann nach vorn, sodass Sie die Ausgangsstellung wieder erreichen.

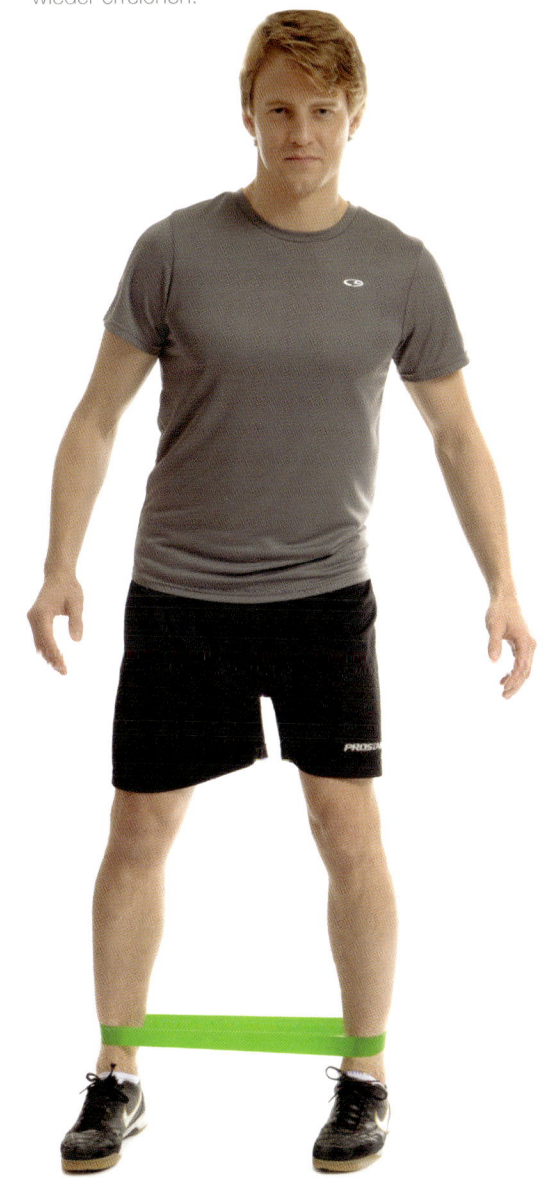

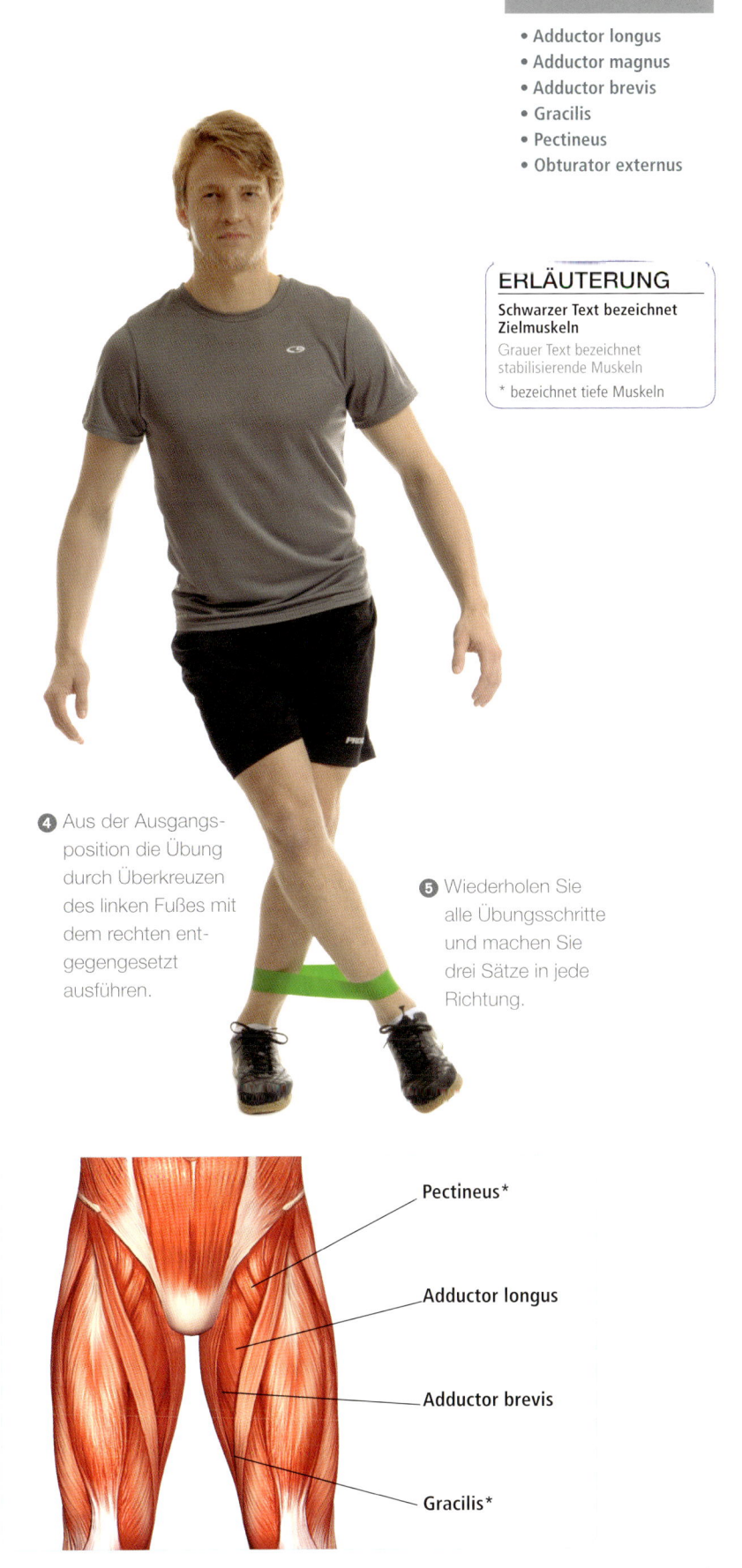

❹ Aus der Ausgangsposition die Übung durch Überkreuzen des linken Fußes mit dem rechten entgegengesetzt ausführen.

❺ Wiederholen Sie alle Übungsschritte und machen Sie drei Sätze in jede Richtung.

Pectineus*

Adductor longus

Adductor brevis

Gracilis*

GOBLET-KNIEBEUGE

ÜBUNGEN: UNTERKÖRPER

RICHTIG
- immer eine volle Bewegungsamplitude ausführen
- die Knie nach außen öffnen

FALSCH
- die Knie über die Fußspitzen schieben
- das Gewicht tiefer als auf Brusthöhe halten

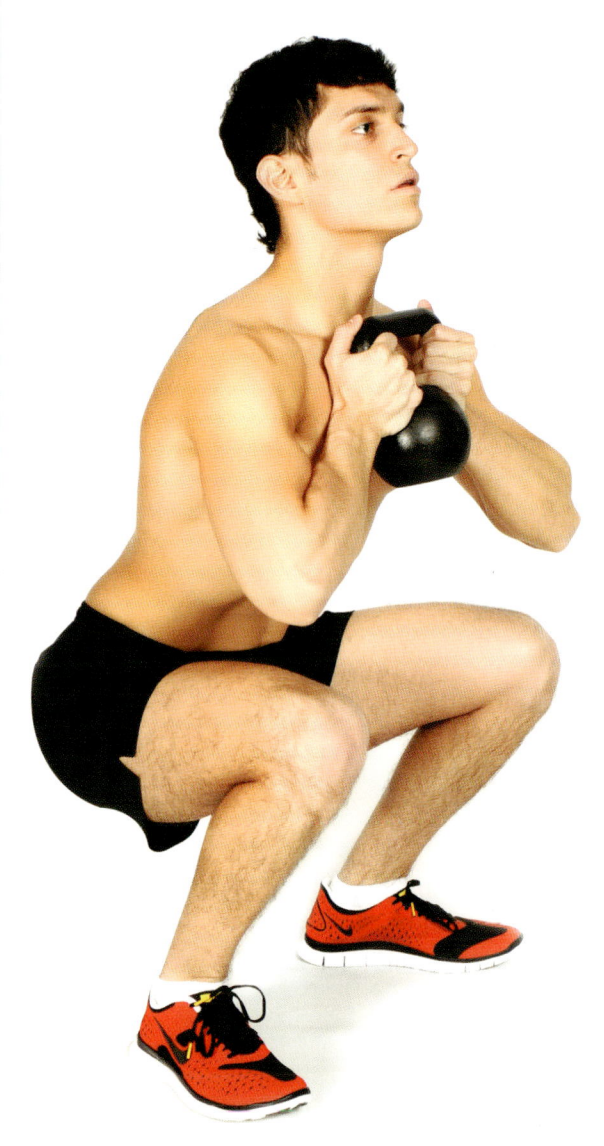

ZIELE
- Quadrizeps
- Wadenmuskulatur
- Gesäßmuskulatur
- ischiocrurale Muskulatur
- Schultern

SCHWIERIGKEIT
- leicht

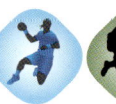

NUTZEN
- stärkt die Oberschenkelmuskulatur

VERMEIDEN BEI …
- akuten Hüftschmerzen

VARIANTEN
- **Leichter:** Ein breiterer Stand reduziert den Bewegungsradius.
- **Schwieriger:** Ein engerer Stand vergrößert den Bewegungsradius.

❶ Im aufrechten Stand halten Sie eine Kettlebell mit beiden Händen auf Brusthöhe vor dem Körper. Stellen Sie Ihre Beine etwa schulterbreit auseinander, Ihre Zehen zeigen leicht nach außen.

❷ Schieben Sie die Hüfte leicht nach hinten, beugen Sie die Knie, bis Ihre Oberschenkel parallel zum Boden sind und die Ellenbogen die Oberschenkelinnseiten berühren.

❸ Halten Sie Ihren Rücken gerade, während sie sich aus den Fersen wieder in die Ausgangsstellung hochdrücken. Machen Sie 8-10 Wiederholungen.

UNTERKÖRPER: GOBLET-KNIEBEUGE

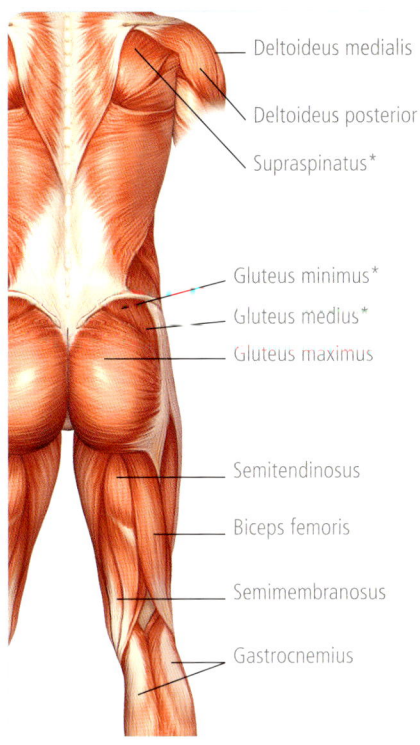

Deltoideus medialis
Deltoideus posterior
Supraspinatus*

Gluteus minimus*
Gluteus medius*
Gluteus maximus

Semitendinosus
Biceps femoris
Semimembranosus
Gastrocnemius

ERLÄUTERUNG
Schwarzer Text bezeichnet Zielmuskeln
Grauer Text bezeichnet stabilisierende Muskeln
* bezeichnet tiefe Muskeln

TRAINIERT
- Vastus intermedius
- Vastus lateralis
- Vastus medialis
- Rectus femoris

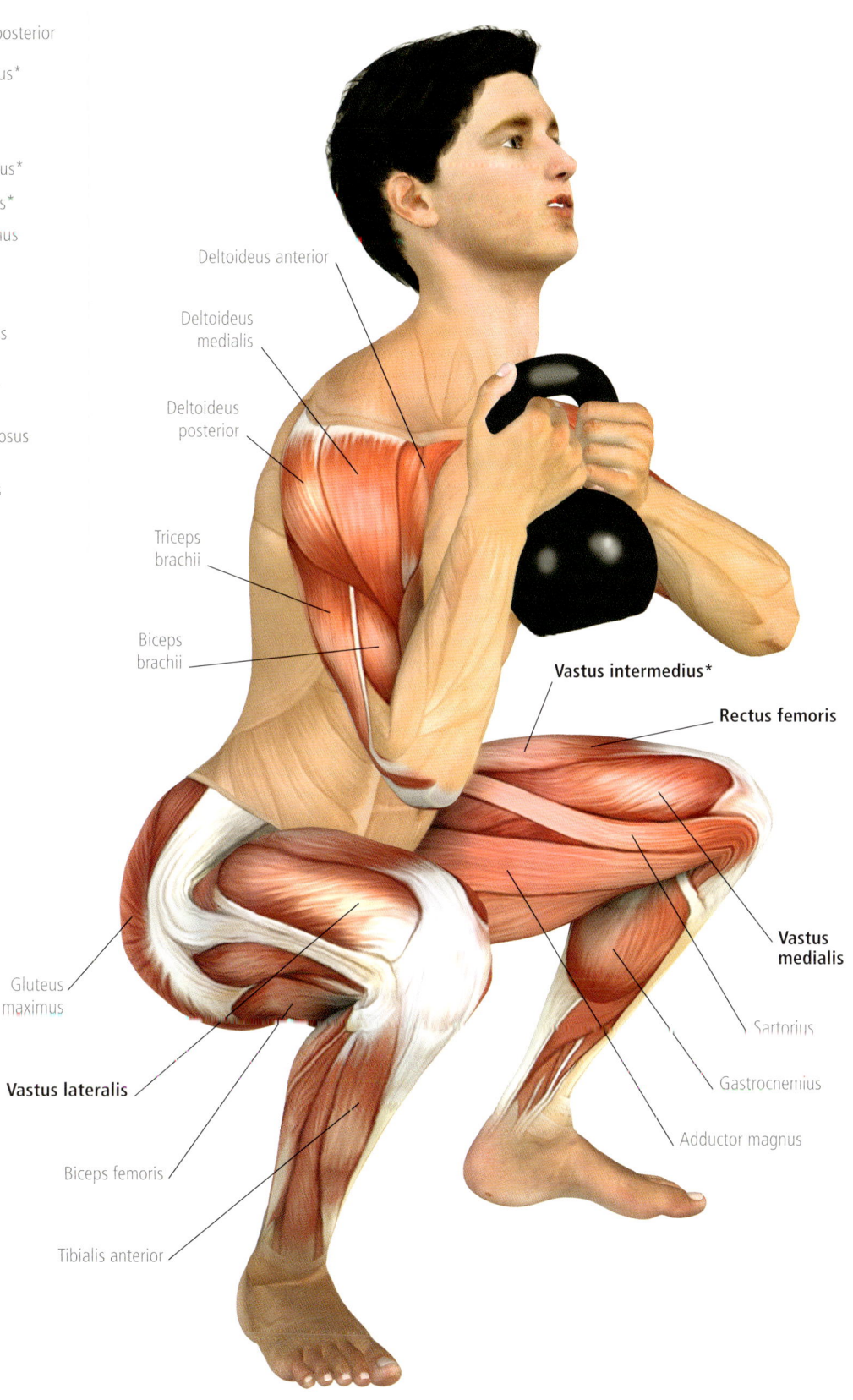

Deltoideus anterior
Deltoideus medialis
Deltoideus posterior
Triceps brachii
Biceps brachii

Vastus intermedius*
Rectus femoris
Vastus medialis
Sartorius
Gastrocnemius
Adductor magnus

Gluteus maximus
Vastus lateralis
Biceps femoris
Tibialis anterior

151

ABSTEIGEN VOM STEP

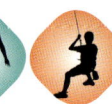

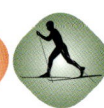

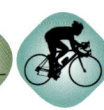

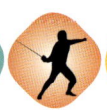

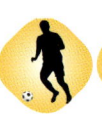

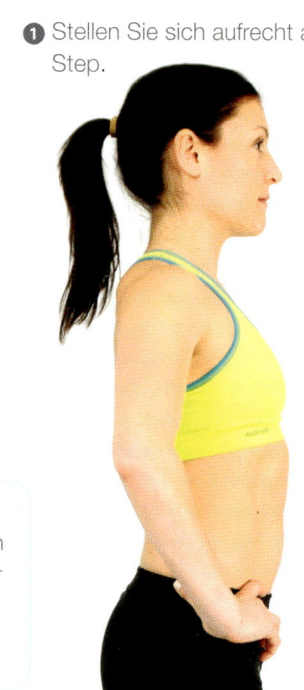

① Stellen Sie sich aufrecht auf einen Step.

FALSCH
- das Knie nach innen drehen, anstatt es auf einer Linie mit dem mittleren Zeh zu halten
- die Bewegungen überhastet ausführen

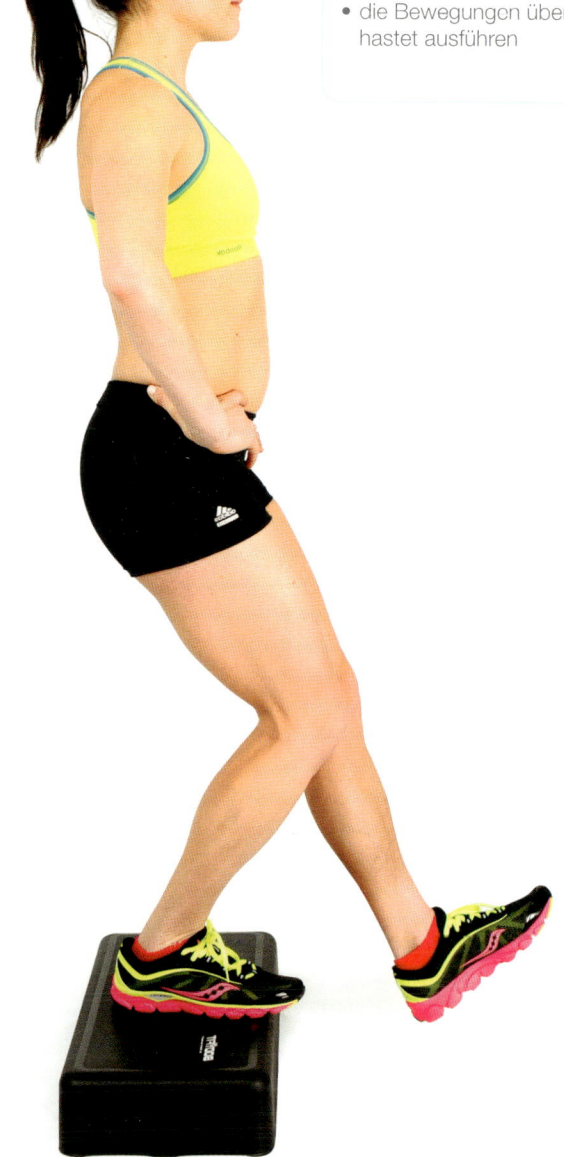

RICHTIG
- während der gesamten Übung kontrollierte Bewegungen ausführen und auf eine gute Körperhaltung achten

ZIELE
- Quadrizeps
- Gesäßmuskulatur

SCHWIERIGKEIT
- mittel

NUTZEN
- stärkt die Becken- und Kniestabilisatoren

VERMEIDEN BEI …
- Kniebeschwerden

TRAINERTIPPS
- Halten Sie sich gegebenenfalls an einer Wand fest, um im Gleichgewicht zu bleiben und die richtige Körperhaltung zu bewahren.

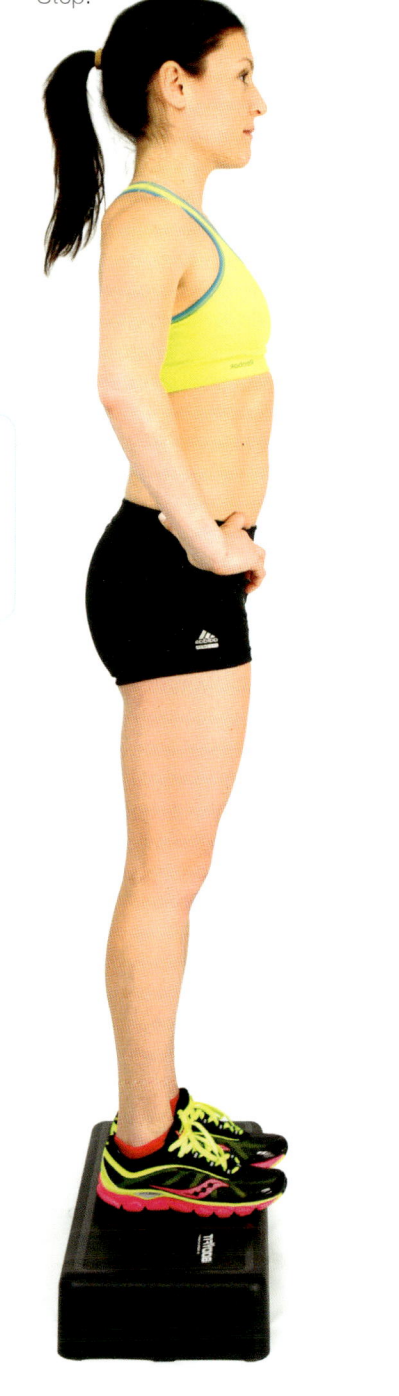

② Steigen Sie mit Ihrem linken Bein vom Step herab auf den Boden. Heben Sie Ihre rechte Ferse so vom Step ab, dass sich nur noch der rechte Zeh darauf befindet, und balancieren Sie sich auf dem Fußballen aus. Beugen Sie Ihre Arme und führen Sie die Hände auf Schulterhöhe, während Sie Ihren Fuß absenken.

③ Strecken Sie langsam Ihr Stützbein und kehren Sie in die Ausgangsposition zurück. Wiederholen Sie die Bewegung mit dem anderen Bein und führen Sie je Bein 10 Wiederholungen aus.

UNTERKÖRPER: ABSTEIGEN VOM STEP

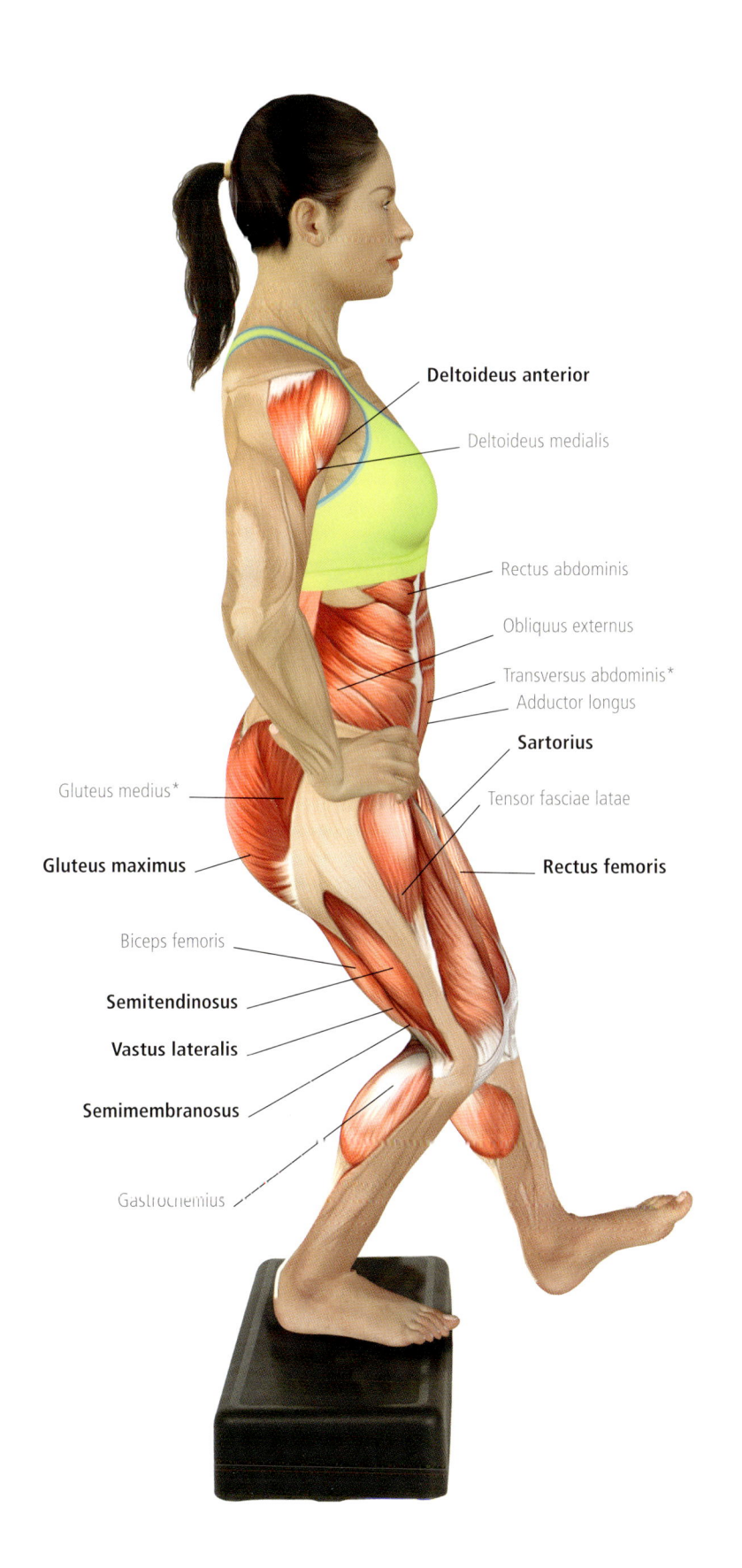

TRAINIERT

- Deltoideus anterior
- Quadratus lumborum
- Vastus lateralis
- Vastus intermedius
- Vastus medialis
- Sartorius
- Rectus femoris
- Gluteus maximus
- Semitendinosus
- Semimembranosus
- Gluteus minimus

ERLÄUTERUNG

Schwarzer Text bezeichnet Zielmuskeln
Grauer Text bezeichnet stabilisierende Muskeln
* bezeichnet tiefe Muskeln

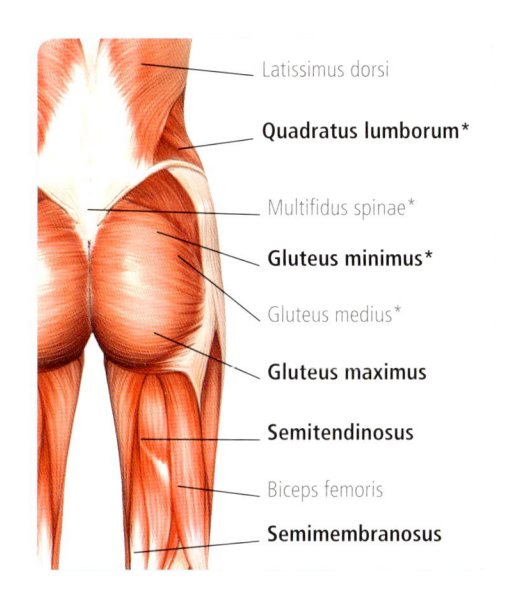

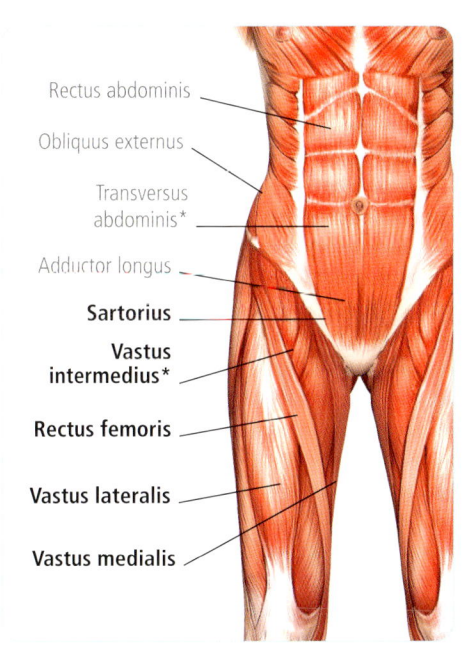

Deltoideus anterior
Deltoideus medialis
Rectus abdominis
Obliquus externus
Transversus abdominis*
Adductor longus
Sartorius
Tensor fasciae latae
Rectus femoris
Gluteus medius*
Gluteus maximus
Biceps femoris
Semitendinosus
Vastus lateralis
Semimembranosus
Gastrocnemius

Latissimus dorsi
Quadratus lumborum*
Multifidus spinae*
Gluteus minimus*
Gluteus medius*
Gluteus maximus
Semitendinosus
Biceps femoris
Semimembranosus

Rectus abdominis
Obliquus externus
Transversus abdominis*
Adductor longus
Sartorius
Vastus intermedius*
Rectus femoris
Vastus lateralis
Vastus medialis

KNIESTRECKUNG MIT ROTATION

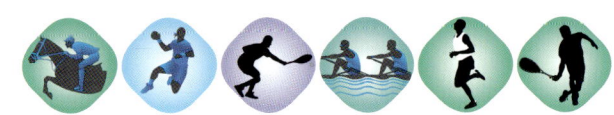

1 Setzen Sie sich aufrecht auf einen Stuhl, Ihre Füße stehen fest auf dem Boden, Ihre Hände liegen auf den Oberschenkeln und Ihr Blick ist nach vorn gerichtet.

2 Strecken Sie nun langsam ein Bein und heben es so hoch wie möglich oder bis es parallel zum Boden ist. Ziehen Sie Ihre Fußspitze an, drehen Sie Ihr Bein nach außen und wieder zurück zur Mitte. Halten Sie kurz die Position, dann drehen Sie das Bein nach innen und erneut zurück zur Mitte.

3 Senken Sie nun Ihr Bein auf den Boden und wiederholen Sie die Übung mit dem anderen Bein. Machen Sie abwechselnd 2 Sätze à 15 Wiederholungen je Bein.

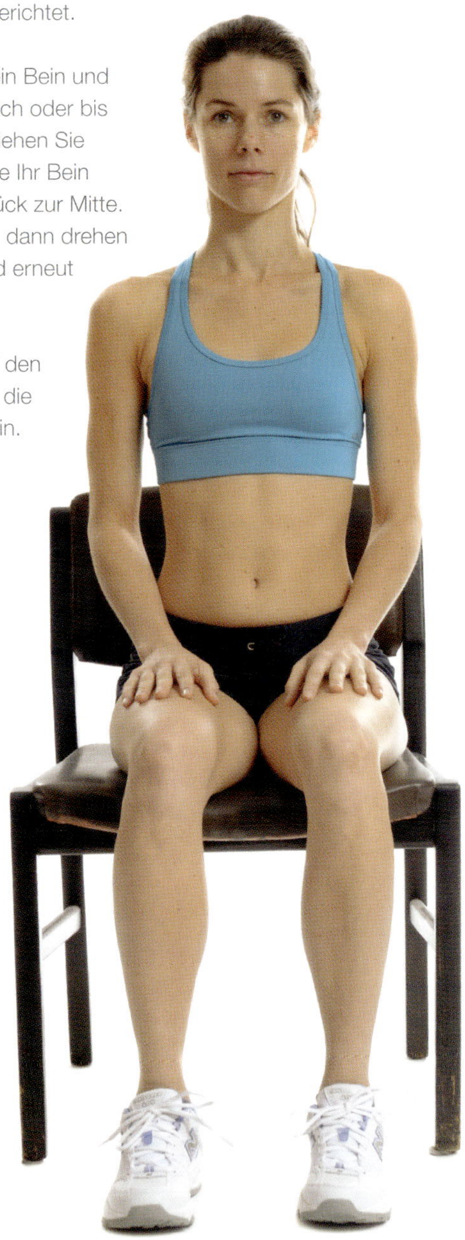

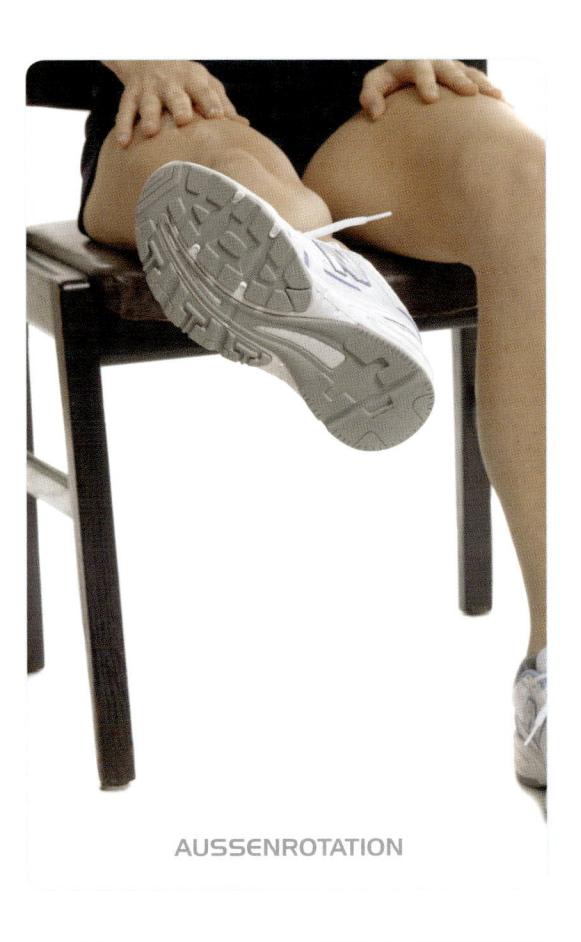

ÜBUNGEN: UNTERKÖRPER

ZIELE
- Oberschenkelinnen- und -außenseite

SCHWIERIGKEIT
- leicht

NUTZEN
- stärkt die Muskulatur an der Oberschenkelaußenseite während der Außenrotationsphase
- stärkt die Muskulatur an der Oberschenkelinnenseite während der Innenrotationsphase

VERMEIDEN BEI …
- Knieschmerzen
- Sprunggelenkschmerzen

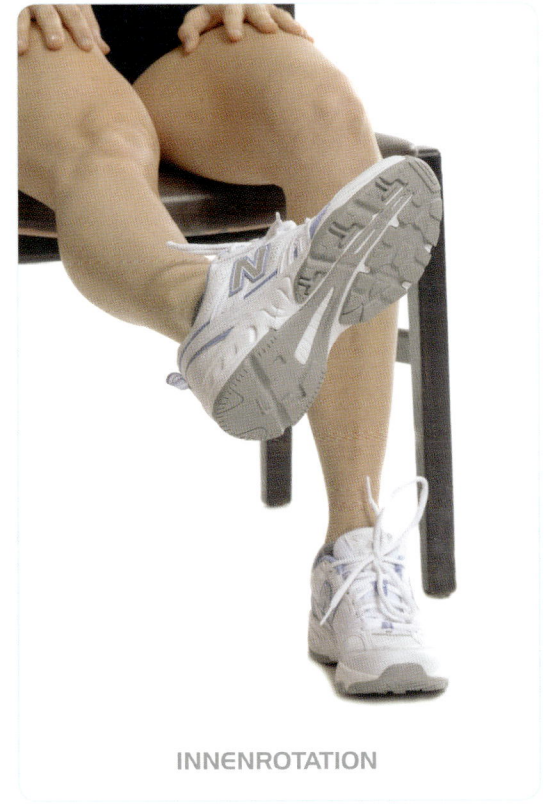

RICHTIG
- den Oberschenkel des aktiven Beins stabil halten

FALSCH
- das Knie anheben

AUSSENROTATION

INNENROTATION

UNTERKÖRPER: KNIESTRECKUNG MIT ROTATION

VARIATION

Schwieriger: Legen Sie ein Ende eines Mini- oder Loopbands um ein Stuhlbein, das andere um Ihren Knöchel. Führen Sie dann die Schritte 2 und 3 durch.

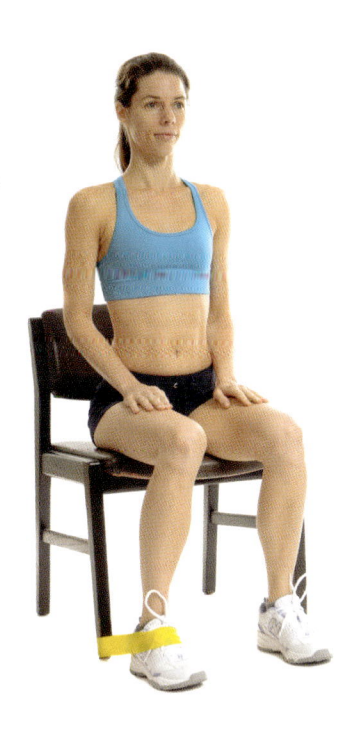

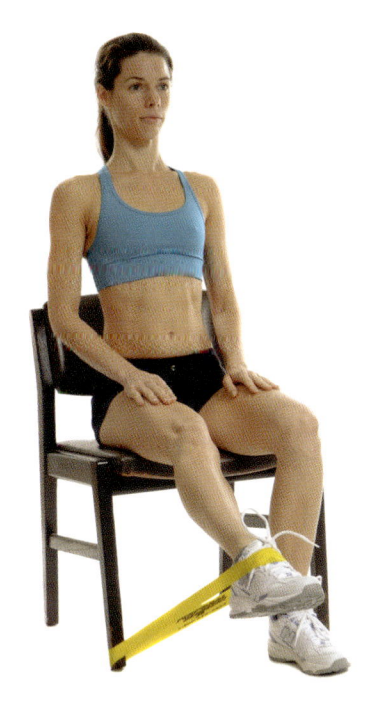

TRAINIERT
- Vastus lateralis
- Vastus medialis

ERLÄUTERUNG
Schwarzer Text bezeichnet Zielmuskeln

Grauer Text bezeichnet stabilisierende Muskeln

* bezeichnet tiefe Muskeln

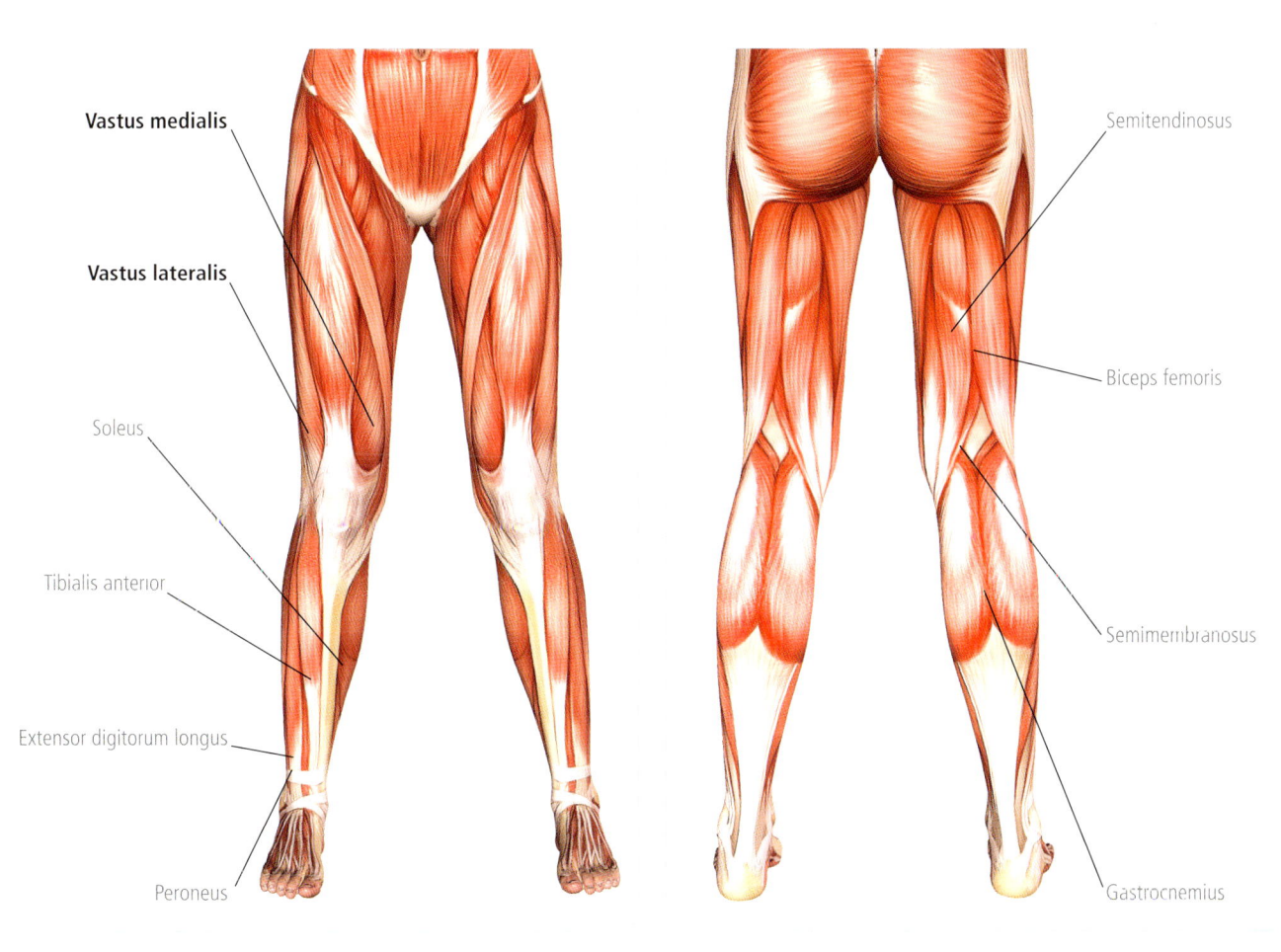

Vastus medialis

Vastus lateralis

Soleus

Tibialis anterior

Extensor digitorum longus

Peroneus

Semitendinosus

Biceps femoris

Semimembranosus

Gastrocnemius

STERNSPRUNG

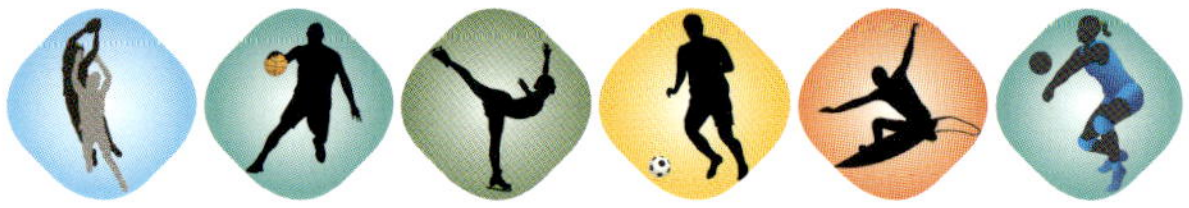

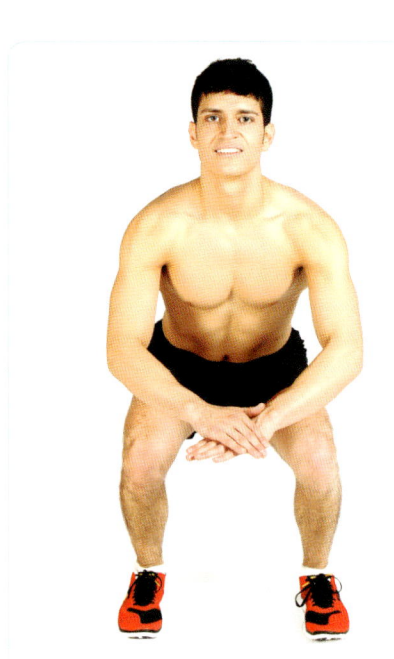

ÜBUNGEN: UNTERKÖRPER

❶ Gehen Sie in die Hocke, beugen Sie Ihre Arme leicht vor dem Körper und legen Sie Ihre Hände übereinander.

ZIELE
- Quadrizeps
- ischiocrurale Muskulatur
- Gesäßmuskulatur
- Wadenmuskulatur

SCHWIERIGKEIT
- leicht

NUTZEN
- trainiert die Explosivkraft des Unterkörpers

VERMEIDEN BEI …
- Kniebeschwerden

VARIATIONEN
- Leichter: Machen Sie nur kleine Sprünge.
- Schwieriger: Führen Sie sehr hohe Sprünge aus.

RICHTIG
- während der Übungsausführung die Körpermitte gespannt halten

FALSCH
- beim Zurückspringen zu hart landen und die Knie nach innen drehen

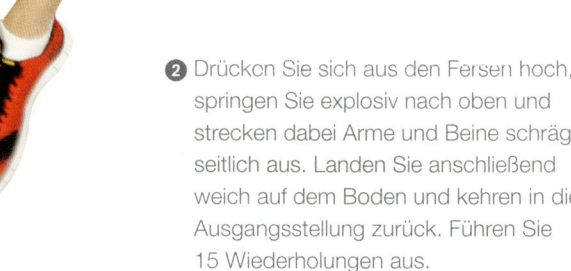

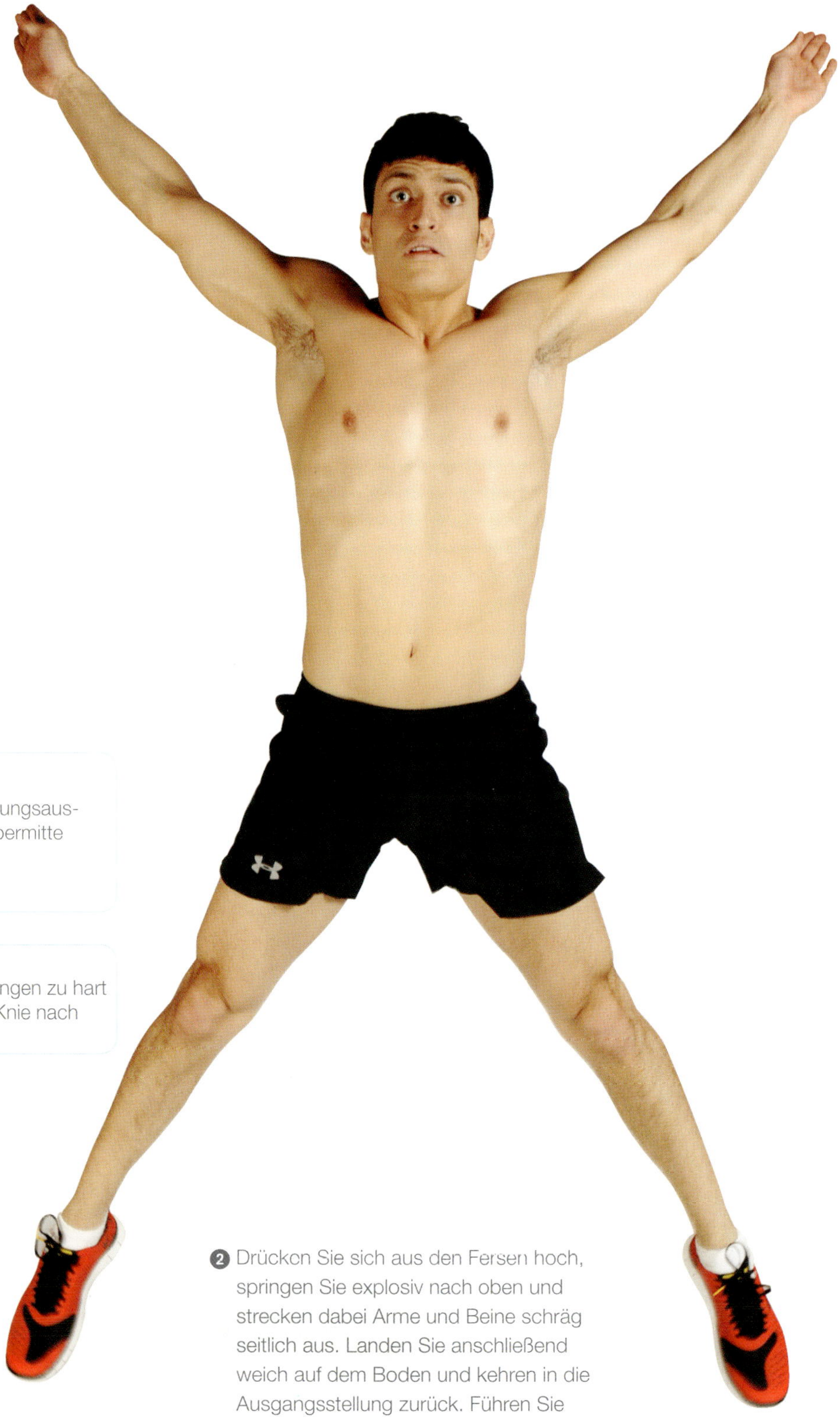

❷ Drücken Sie sich aus den Fersen hoch, springen Sie explosiv nach oben und strecken dabei Arme und Beine schräg seitlich aus. Landen Sie anschließend weich auf dem Boden und kehren in die Ausgangsstellung zurück. Führen Sie 15 Wiederholungen aus.

UNTERKÖRPER: STERNSPRUNG

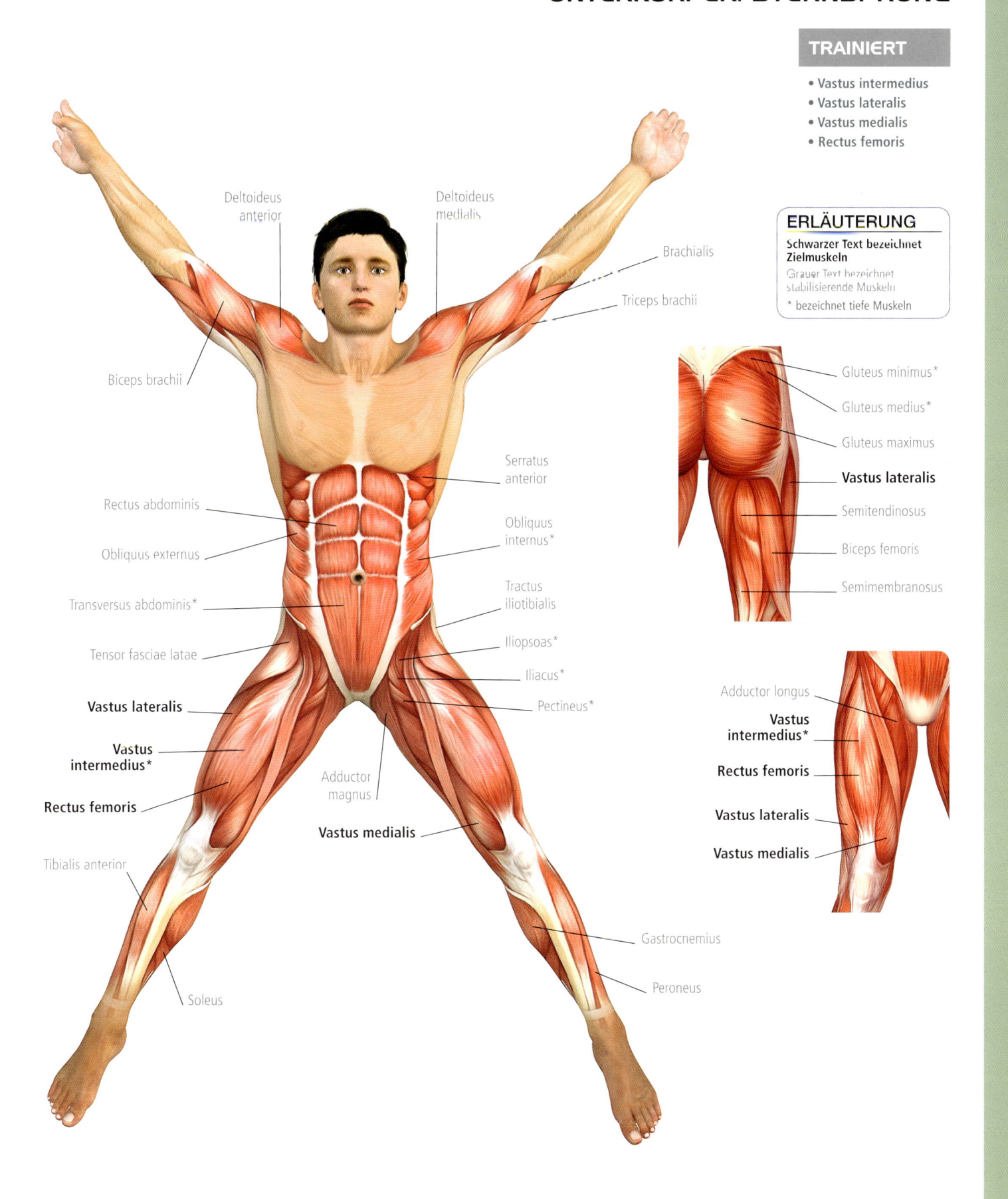

TRAINIERT

- Vastus intermedius
- Vastus lateralis
- Vastus medialis
- Rectus femoris

ERLÄUTERUNG

Schwarzer Text bezeichnet Zielmuskeln

Grauer Text bezeichnet stabilisierende Muskeln

* bezeichnet tiefe Muskeln

Deltoideus anterior
Deltoideus medialis
Brachialis
Triceps brachii
Biceps brachii
Serratus anterior
Rectus abdominis
Obliquus internus*
Obliquus externus
Tractus iliotibialis
Transversus abdominis*
Iliopsoas*
Tensor fasciae latae
Iliacus*
Pectineus*
Vastus lateralis
Vastus intermedius*
Rectus femoris
Adductor magnus
Vastus medialis
Tibialis anterior
Gastrocnemius
Peroneus
Soleus

Gluteus minimus*
Gluteus medius*
Gluteus maximus
Vastus lateralis
Semitendinosus
Biceps femoris
Semimembranosus

Adductor longus
Vastus intermedius*
Rectus femoris
Vastus lateralis
Vastus medialis

157

BERGSTEIGER

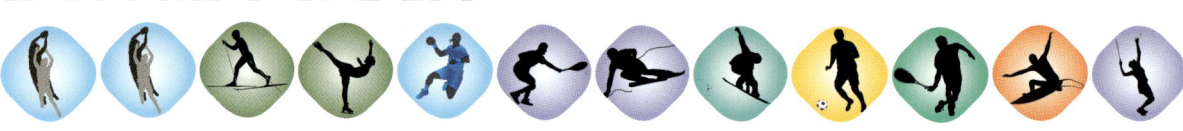

ÜBUNGEN: UNTERKÖRPER

❶ Beginnen Sie in der Endposition eines Liegestützes,

Ihre Arme sind gestreckt, die Handflächen zeigen nach vorn und die Füße sind auf die Fußspitzen gestellt.

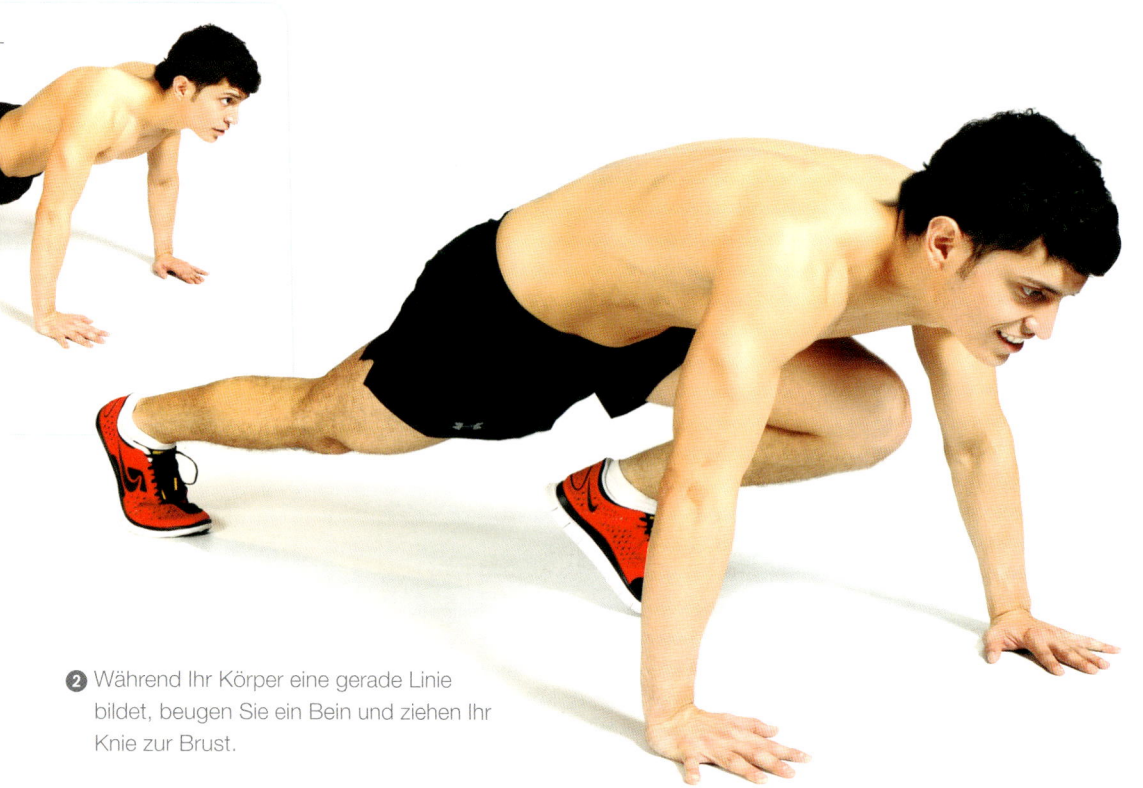

❷ Während Ihr Körper eine gerade Linie bildet, beugen Sie ein Bein und ziehen Ihr Knie zur Brust.

ZIELE
- Quadrizeps
- ischiocrurale Muskulatur
- Gesäßmuskulatur
- Wadenmuskulatur
- Körpermitte

SCHWIERIGKEIT
- leicht

NUTZEN
- trainiert die Ausdauerfähigkeit und stärkt die Beinmuskulatur

VERMEIDEN BEI …
- Kniebeschwerden

VARIATION
- **Schwieriger:** Verwenden Sie Knöchelgewichte, um den Widerstand zu erhöhen.

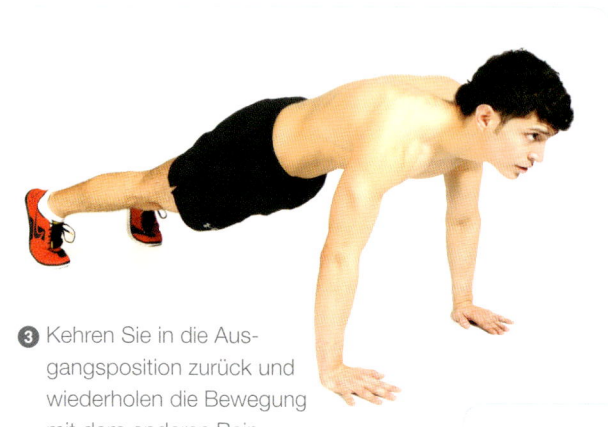

❸ Kehren Sie in die Ausgangsposition zurück und wiederholen die Bewegung mit dem anderen Bein.

FALSCH
- die Hüfte seitlich drehen
- den Rücken runden

RICHTIG
- während der gesamten Übung die Körperspannung aufrecht halten und den Blick zum Boden richten

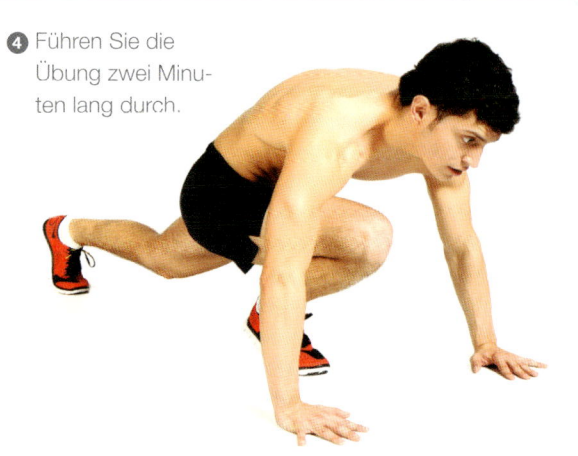

❹ Führen Sie die Übung zwei Minuten lang durch.

UNTERKÖRPER: BERGSTEIGER

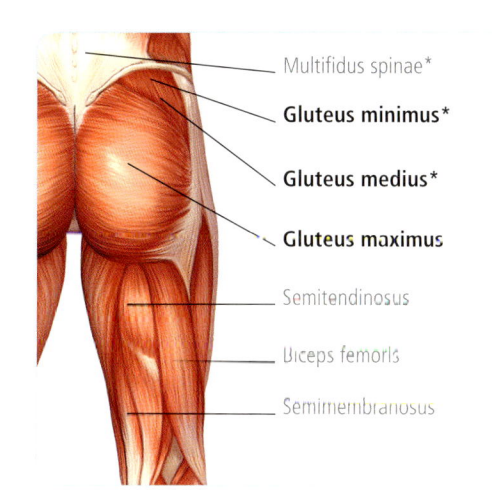

Multifidus spinae*
Gluteus minimus*
Gluteus medius*
Gluteus maximus
Semitendinosus
Biceps femoris
Semimembranosus

ERLÄUTERUNG
Schwarzer Text bezeichnet Zielmuskeln
Grauer Text bezeichnet stabilisierende Muskeln
* bezeichnet tiefe Muskeln

TRAINIERT
- Vastus intermedius
- Vastus lateralis
- Vastus medialis
- Rectus femoris
- Gluteus maximus
- Gluteus minimus
- Gluteus medius

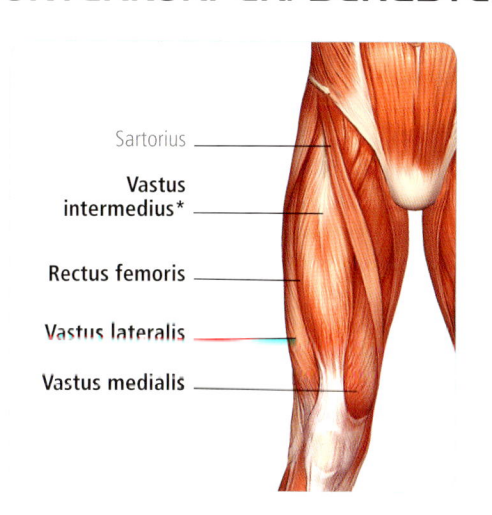

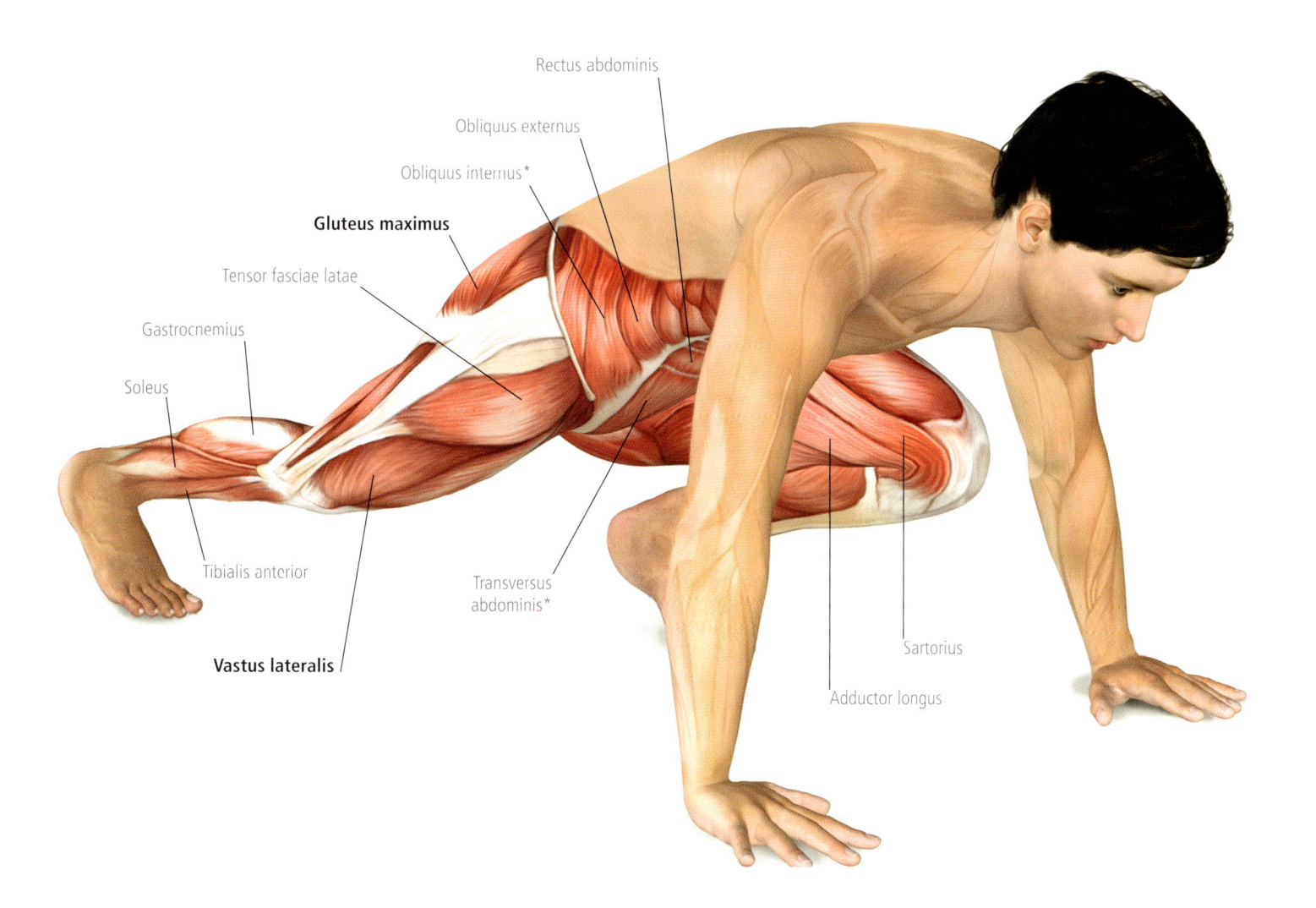

Sartorius
Vastus intermedius*
Rectus femoris
Vastus lateralis
Vastus medialis

Rectus abdominis
Obliquus externus
Obliquus internus*
Gluteus maximus
Tensor fasciae latae
Gastrocnemius
Soleus
Tibialis anterior
Vastus lateralis
Transversus abdominis*
Sartorius
Adductor longus

159

BURPEE

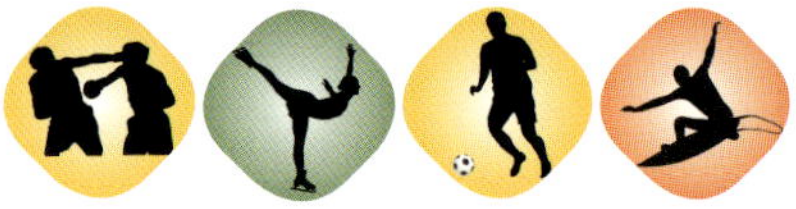

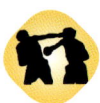

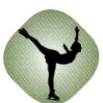

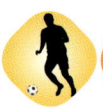

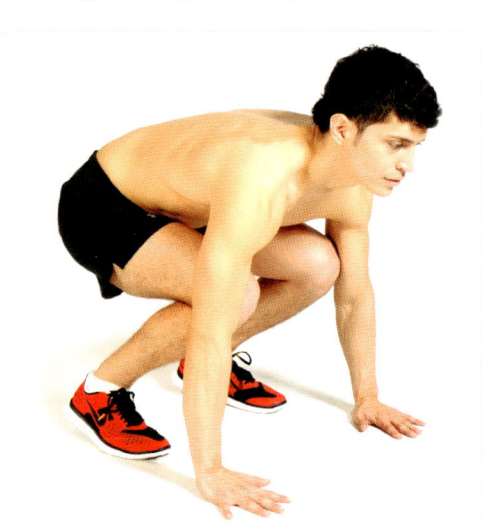

ÜBUNGEN: UNTERKÖRPER

FALSCH
- harte Landung beim Zurückspringen
- Hüfte beim Liegestütz durchhängen lassen

RICHTIG
- die gesamte Übung hindurch die Rumpfmuskulatur angespannt halten

① Gehen Sie in die Hocke und legen Sie Ihre Hände schulterbreit fest auf den Boden.

② Strecken Sie Ihre Beine in einer schnellen Bewegung nach hinten, um in die Liegestützposition zu kommen.

③ Kehren Sie nun rasch in die Hock-Position zurück.

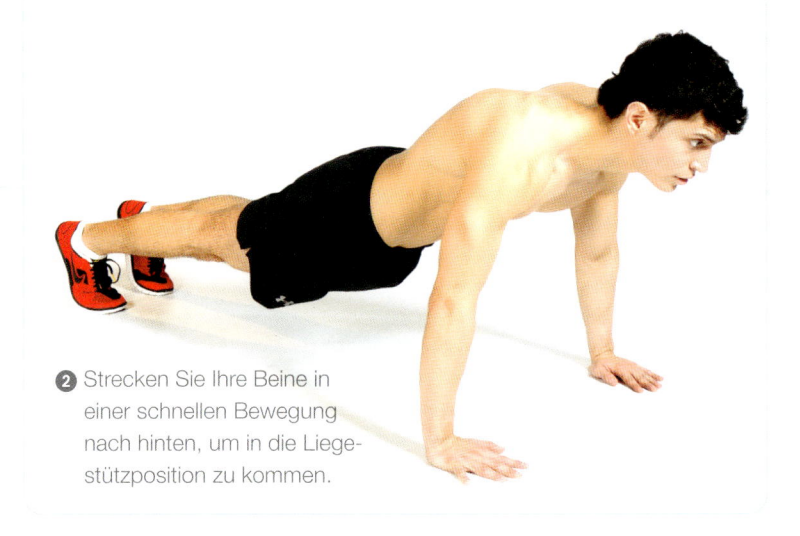

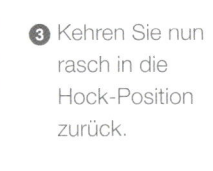

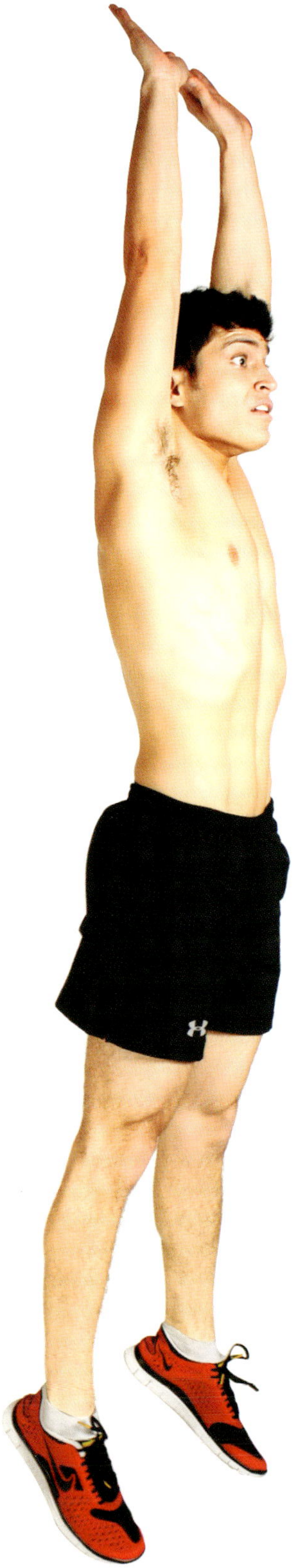

④ Springen Sie jetzt schwungvoll aus der Hocke senkrecht hoch und strecken dabei Ihre Arme nach oben über den Kopf. Machen Sie 15 Wiederholungen.

ZIELE
- Gesäßmuskulatur
- Quadrizeps
- ischiocrurale Muskulatur
- Rücken
- Wadenmuskulatur

SCHWIERIGKEIT
- mittel

NUTZEN
- verbessert die Muskelkraft und trainiert die Ausdauerfähigkeit

VERMEIDEN BEI …
- Kniebeschwerden

VARIATIONEN
- **Leichter:** Führen Sie nur kleine Sprünge aus.
- **Schwieriger:** Machen Sie noch einen zusätzlichen Liegestütz.

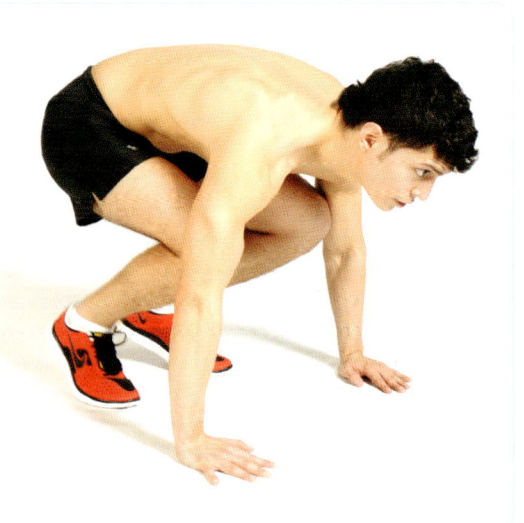

UNTERKÖRPER: BURPEE

TRAINIERT

- Gluteus maximus
- Gluteus minimus
- Gluteus medius
- Vastus intermedius
- Vastus lateralis
- Vastus medialis
- Rectus femoris

ERLÄUTERUNG

Schwarzer Text bezeichnet Zielmuskeln

Grauer Text bezeichnet stabilisierende Muskeln

* bezeichnet tiefe Muskeln

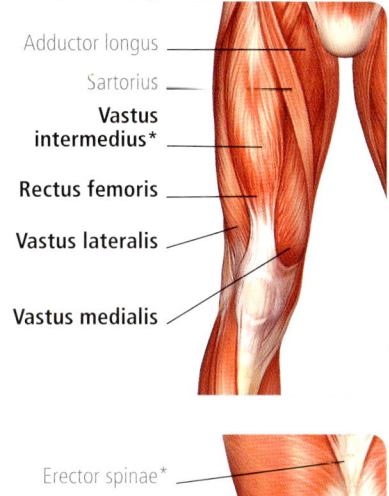

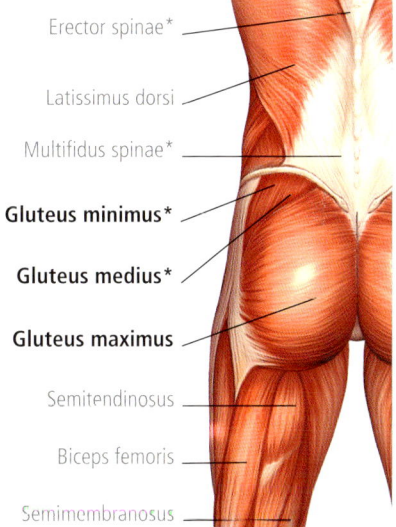

Serratus anterior
Obliquus externus
Obliquus internus*
Gluteus maximus
Tractus iliotibialis
Tensor fasciae latae
Biceps femoris
Rectus femoris
Vastus lateralis
Extensor digitorum
Tibialis anterior

Rectus abdominis
Transversus abdominis*
Iliacus*
Pectineus*
Adductor longus
Sartorius
Vastus intermedius*
Vastus medialis
Gracilis*
Gastrocnemius
Soleus
Flexor digitorum

Adductor longus
Sartorius
Vastus intermedius*
Rectus femoris
Vastus lateralis
Vastus medialis

Erector spinae*
Latissimus dorsi
Multifidus spinae*
Gluteus minimus*
Gluteus medius*
Gluteus maximus
Semitendinosus
Biceps femoris
Semimembranosus

161

ÜBUNGEN: UNTERKÖRPER

ADDUKTORENSTRECKUNG

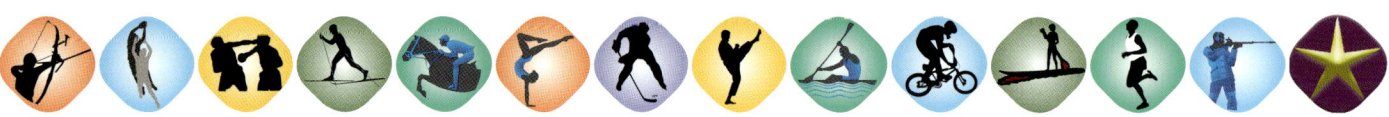

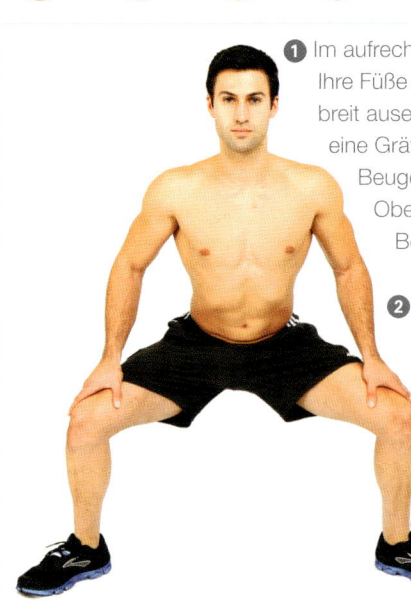

① Im aufrechten Stand stellen Sie Ihre Füße etwas weiter als hüftbreit auseinander, sodass Sie in eine Grätschposition kommen. Beugen Sie Ihre Beine, bis Ihre Oberschenkel parallel zum Boden sind.

② Legen Sie die Hände auf die Oberschenkel und schieben Sie die Hüfte nach hinten. Halten Sie die Wirbelsäule in einer neutralen Stellung und bewegen Sie die Schultern leicht nach vorn.

③ Verlagern Sie in dieser Körperhaltung das Gewicht auf eine Seite, während ein Bein gebeugt und das andere Bein gestreckt wird. Halten Sie die Position zehn Sekunden lang, dann wiederholen Sie die Bewegung auf der anderen Seite.

RICHTIG
- die Wirbelsäule während der Übungsausführung in einer neutralen Position halten
- zur Stabilisierung Ihrer Haltung die Hände während der Bewegung auf den Oberschenkeln platzieren
- Nacken und Schultern locker lassen

FALSCH
- den Rücken runden
- die Füße verschieben oder vom Boden abheben
- die Knie während des Beugens über die Fußspitzen schieben

TRAINIERT
- Adductor longus
- Adductor magnus
- Peroneus
- Biceps femoris
- Semitendinosus
- Semimembranosus
- Piriformis

ERLÄUTERUNG
Schwarzer Text bezeichnet Zielmuskeln
Grauer Text bezeichnet stabilisierende Muskeln
* bezeichnet tiefe Muskeln

ZIELE
- Hüftadduktoren
- ischiocrurale Muskulatur
- Gesäßmuskulatur

SCHWIERIGKEIT
- mittel

NUTZEN
- dehnt die Hüft- und Gesäßmuskeln sowie die ischiocrurale Muskulatur

VERMEIDEN BEI …
- Hüftbeschwerden
- Knieverletzungen

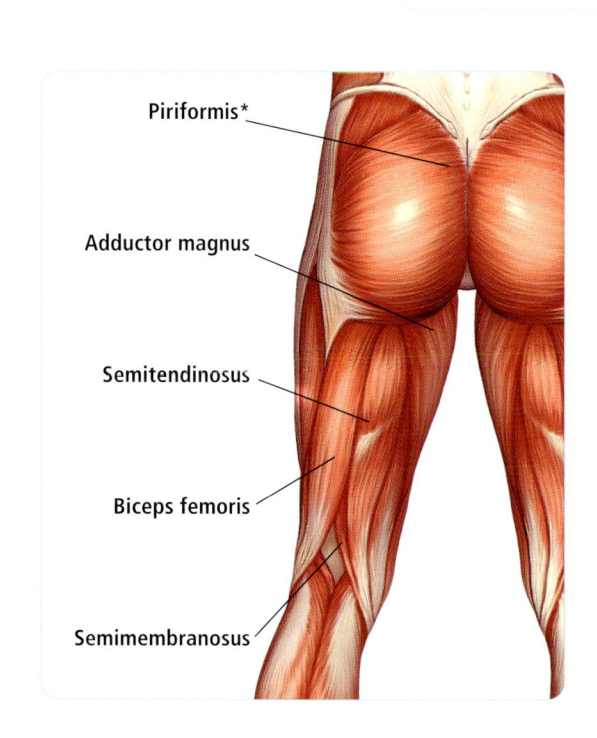

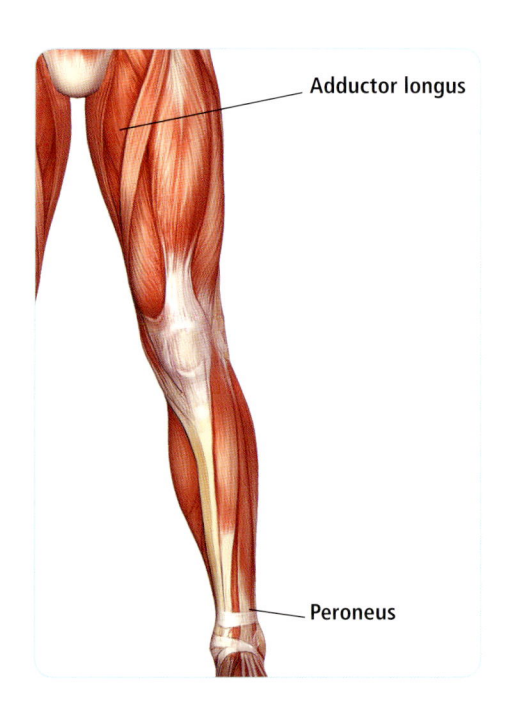

Piriformis*
Adductor magnus
Semitendinosus
Biceps femoris
Semimembranosus

Adductor longus
Peroneus

ABDUKTORENDEHNUNG

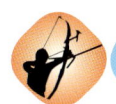

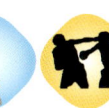

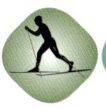

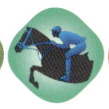

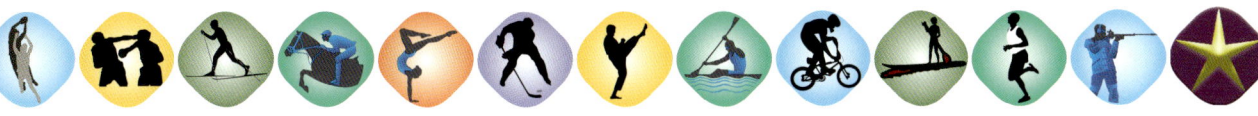

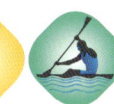

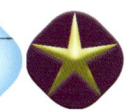

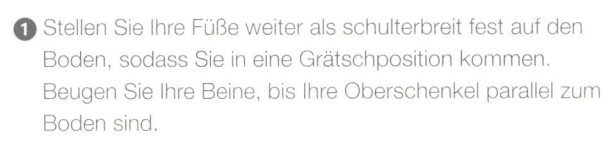

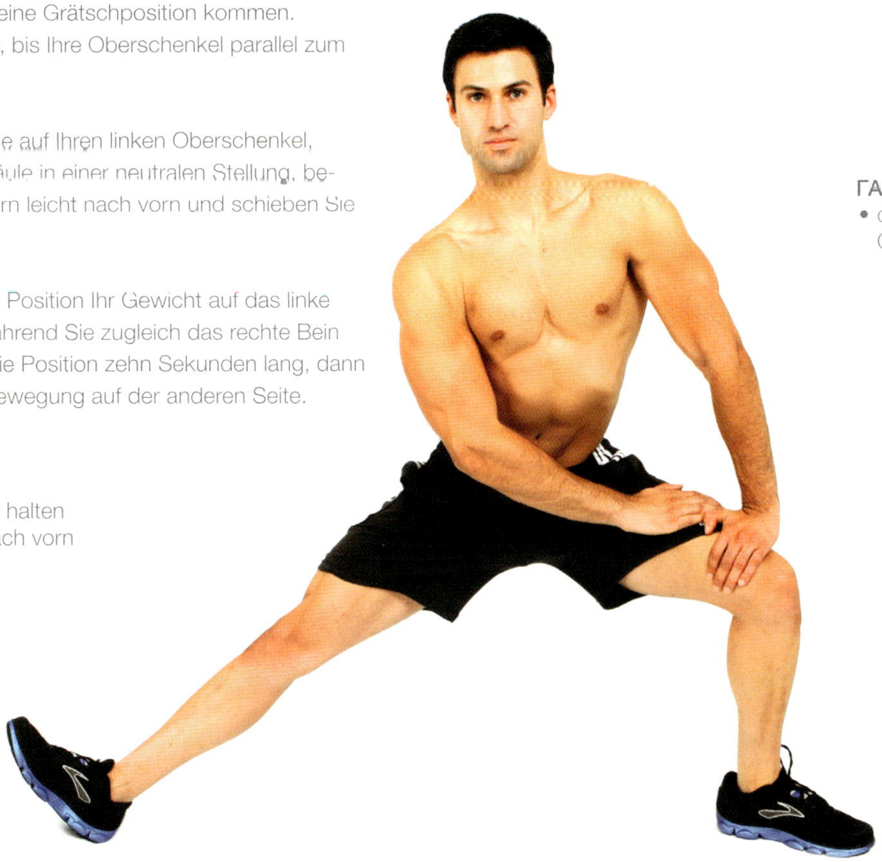

① Stellen Sie Ihre Füße weiter als schulterbreit fest auf den Boden, sodass Sie in eine Grätschposition kommen. Beugen Sie Ihre Beine, bis Ihre Oberschenkel parallel zum Boden sind.

② Legen Sie beide Hände auf Ihren linken Oberschenkel, halten Sie die Wirbelsäule in einer neutralen Stellung, bewegen Sie die Schultern leicht nach vorn und schieben Sie die Hüfte nach hinten.

③ Verlagern Sie in dieser Position Ihr Gewicht auf das linke angewinkelte Bein, während Sie zugleich das rechte Bein strecken. Halten Sie die Position zehn Sekunden lang, dann wiederholen Sie die Bewegung auf der anderen Seite.

RICHTIG
- die Hüfte gerade halten und den Blick nach vorn richten

FALSCH
- die Beine tiefer als 90 Grad beugen

TRAINIERT
- Adductor longus
- Adductor magnus
- Peroneus
- Biceps femoris
- Semitendinosus
- Semimembranosus
- Piriformis

ERLÄUTERUNG
Schwarzer Text bezeichnet Zielmuskeln
Grauer Text bezeichnet stabilisierende Muskeln
* bezeichnet tiefe Muskeln

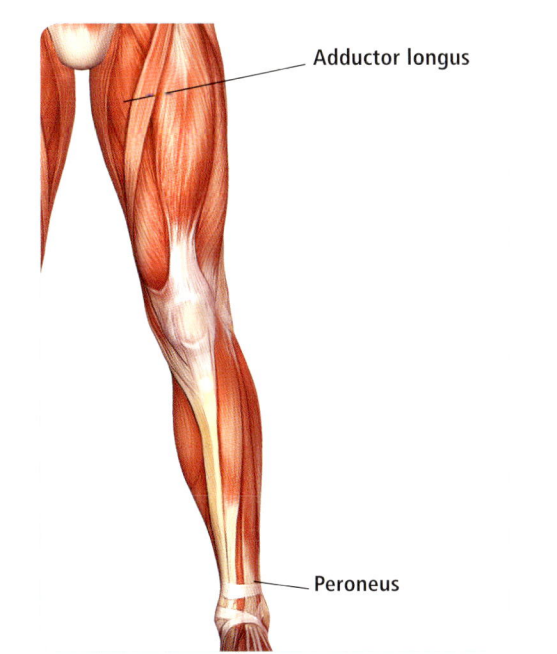

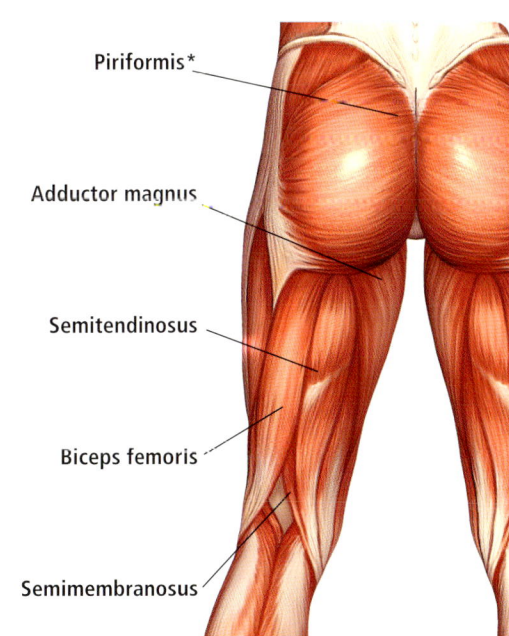

Adductor longus
Piriformis*
Adductor magnus
Semitendinosus
Biceps femoris
Semimembranosus
Peroneus

ZIELE
- ischiocrurale Muskulatur
- innere Oberschenkelmuskulatur

SCHWIERIGKEIT
- mittel

NUTZEN
- dehnt die ischiocrurale Muskulatur, die Gesäßmuskeln und die Hüftadduktoren

VERMEIDEN BEI …
- Knieverletzungen

BEINCURL MIT BALL

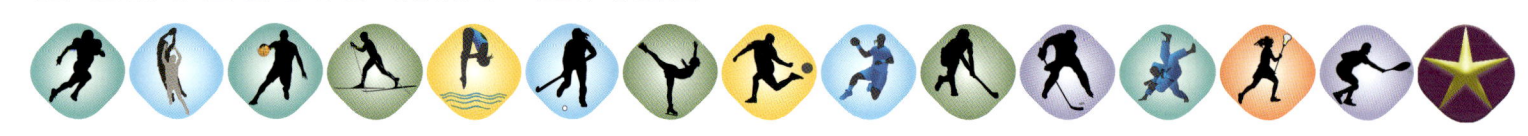

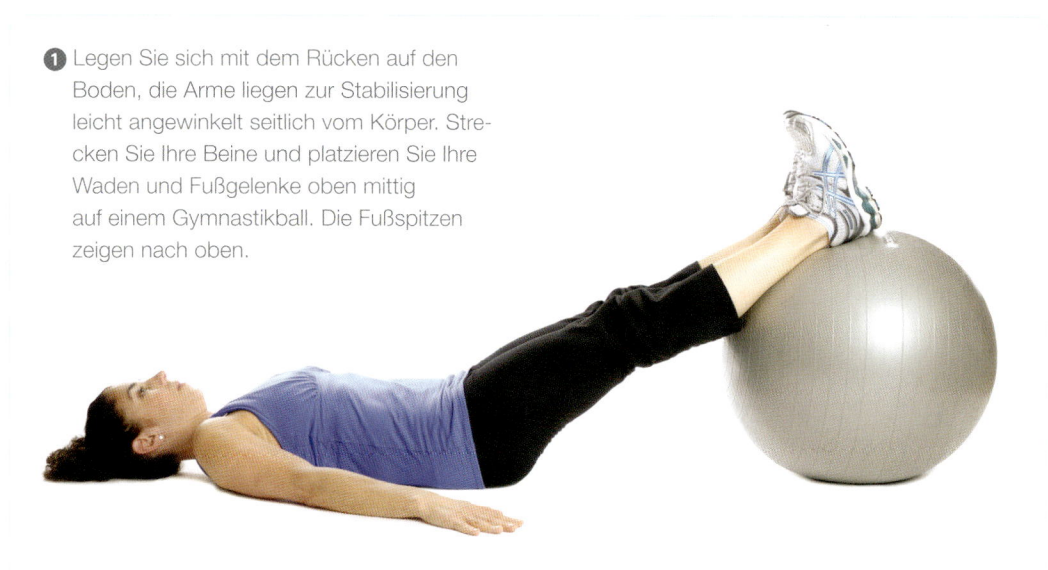

① Legen Sie sich mit dem Rücken auf den Boden, die Arme liegen zur Stabilisierung leicht angewinkelt seitlich vom Körper. Strecken Sie Ihre Beine und platzieren Sie Ihre Waden und Fußgelenke oben mittig auf einem Gymnastikball. Die Fußspitzen zeigen nach oben.

RICHTIG
- die Beine so auf dem Ball platzieren, dass sie mit dem Rest des Körpers vor dem Beugen einen Winkel von 45 Grad bilden
- langsame Bewegungen ausführen, um den Ball unter Kontrolle zu halten
- die Arme fest auf dem Boden verankern
- die Bauch- und Gesäßmuskeln anspannen

FALSCH
- die Übung überhastet durchführen
- den Rücken während der Beugephase runden, statt ihn gerade zu halten

ZIELE
- Gesäßmuskulatur
- ischiocrurale Muskulatur

SCHWIERIGKEIT
- mittel

NUTZEN
- stärkt und formt die Gesäßmuskeln und die ischiocrurale Muskulatur

VERMEIDEN BEI…
- Beschwerden im unteren Rücken
- Schulterbeschwerden
- Nackenbeschwerden

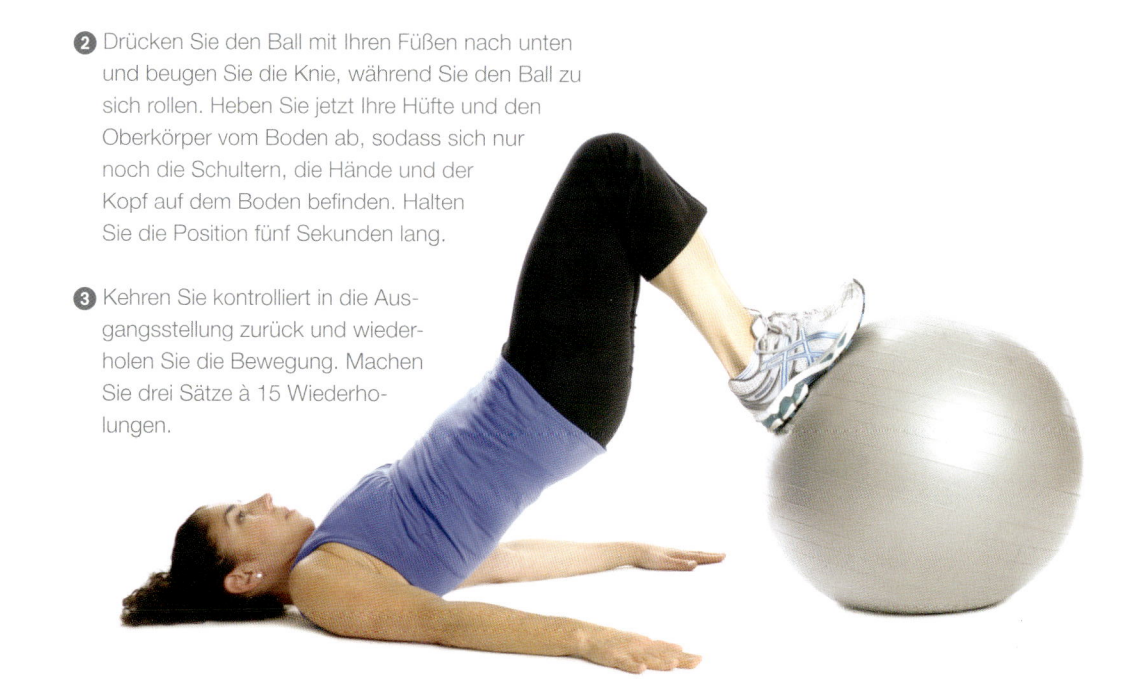

② Drücken Sie den Ball mit Ihren Füßen nach unten und beugen Sie die Knie, während Sie den Ball zu sich rollen. Heben Sie jetzt Ihre Hüfte und den Oberkörper vom Boden ab, sodass sich nur noch die Schultern, die Hände und der Kopf auf dem Boden befinden. Halten Sie die Position fünf Sekunden lang.

③ Kehren Sie kontrolliert in die Ausgangsstellung zurück und wiederholen Sie die Bewegung. Machen Sie drei Sätze à 15 Wiederholungen.

ÜBUNGEN: UNTERKÖRPER

UNTERKÖRPER: BEINCURL MIT BALL

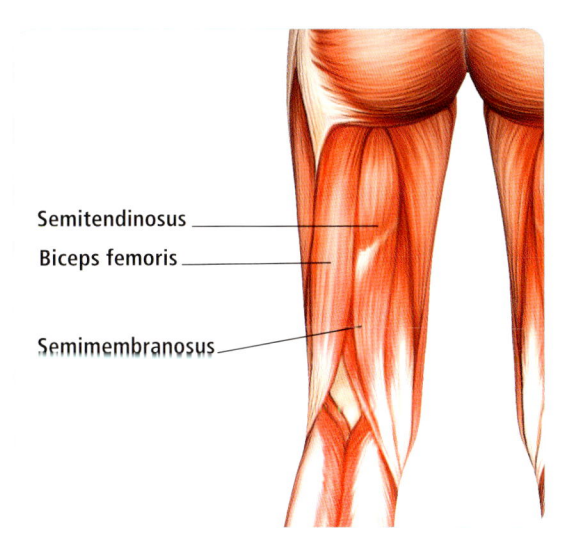

TRAINIERT
- Biceps femoris
- Semitendinosus
- Semimembranosus

ERLÄUTERUNG
Schwarzer Text bezeichnet Zielmuskeln
Grauer Text bezeichnet stabilisierende Muskeln
* bezeichnet tiefe Muskeln

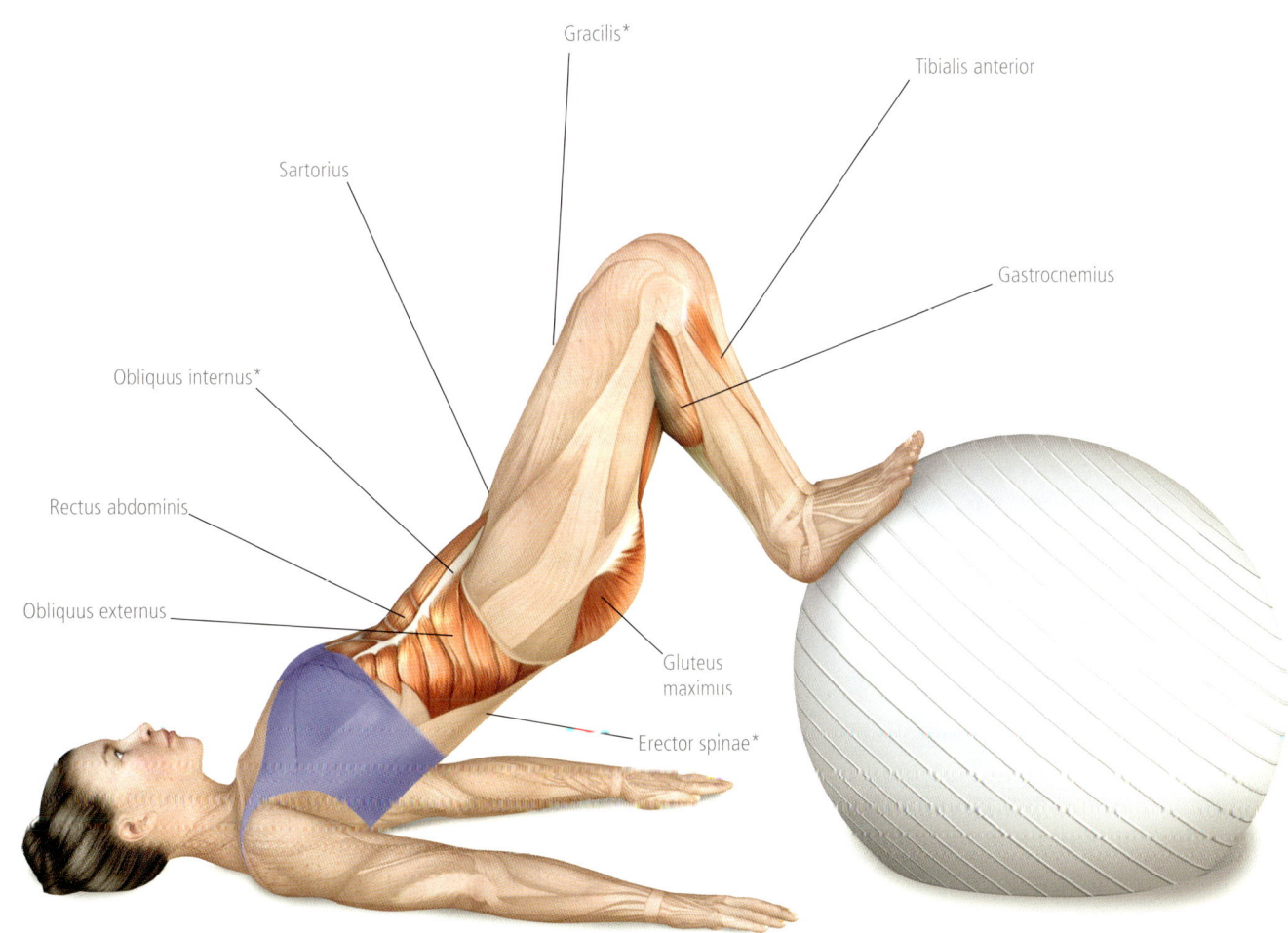

Semitendinosus
Biceps femoris
Semimembranosus

Gracilis*
Tibialis anterior
Sartorius
Gastrocnemius
Obliquus internus*
Rectus abdominis
Obliquus externus
Gluteus maximus
Erector spinae*

165

ÜBUNGEN: UNTERKÖRPER

BEINRÜCKHEBEN

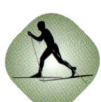

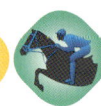

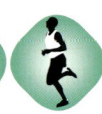

❶ Stellen Sie im aufrechten Stand die Füße schulterbreit auseinander, beugen Sie die Beine leicht und strecken Sie die Arme über den Kopf.

RICHTIG
- die gesamte Übung hindurch den Rücken gerade halten

FALSCH
- das nach hinten gehobene Bein durchsacken lassen

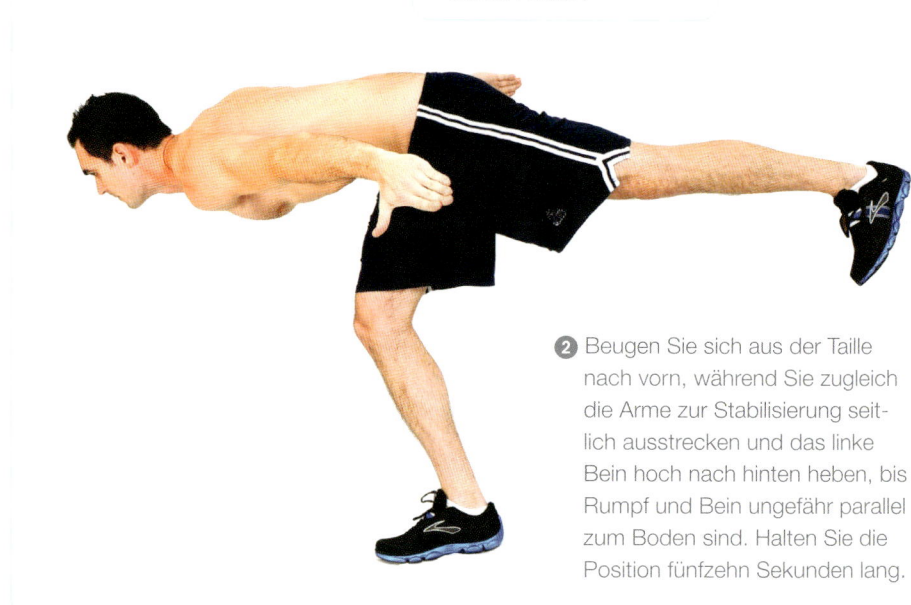

❷ Beugen Sie sich aus der Taille nach vorn, während Sie zugleich die Arme zur Stabilisierung seitlich ausstrecken und das linke Bein hoch nach hinten heben, bis Rumpf und Bein ungefähr parallel zum Boden sind. Halten Sie die Position fünfzehn Sekunden lang.

ZIELE
- gesamter Körper

SCHWIERIGKEIT
- schwer

NUTZEN
- Stabilisierungsübung für den gesamten Körper

VERMEIDEN BEI…
- Problemen im unteren Rücken

VARIATION
- Diese Übung lässt sich vereinfachen, indem Sie eine Balancierstange vor Ihrem Körper halten.

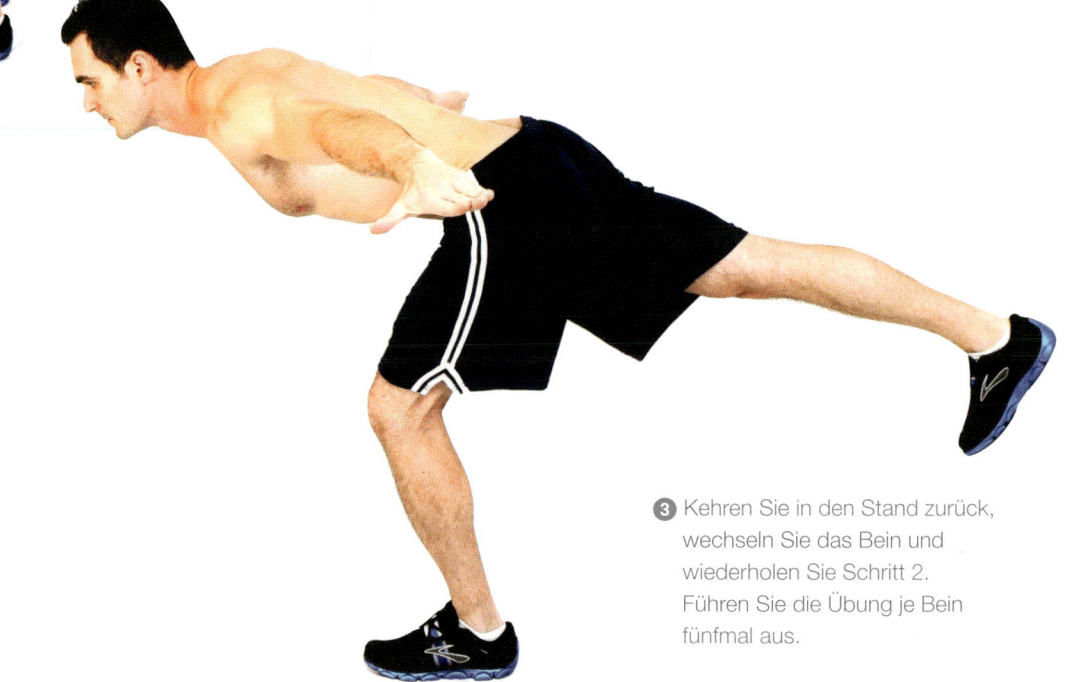

❸ Kehren Sie in den Stand zurück, wechseln Sie das Bein und wiederholen Sie Schritt 2. Führen Sie die Übung je Bein fünfmal aus.

UNTERKÖRPER: BEINRÜCKHEBEN

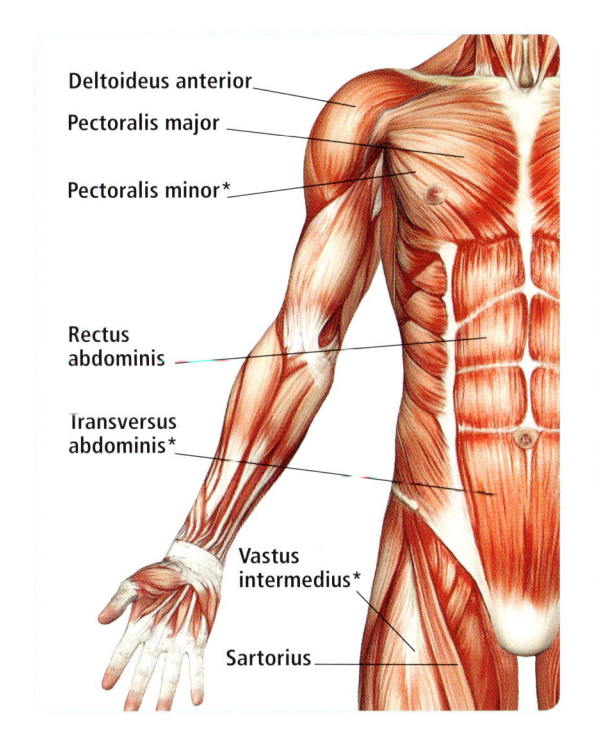

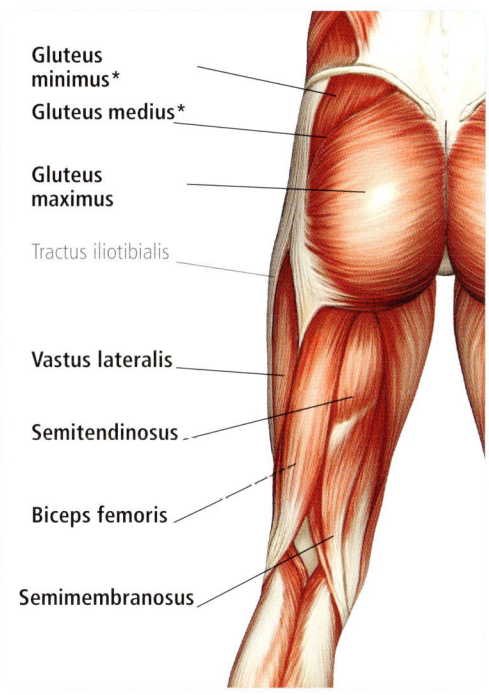

Deltoideus anterior
Pectoralis major
Pectoralis minor*
Rectus abdominis
Transversus abdominis*
Vastus intermedius*
Sartorius

Gluteus minimus*
Gluteus medius*
Gluteus maximus
Tractus iliotibialis
Vastus lateralis
Semitendinosus
Biceps femoris
Semimembranosus

ERLÄUTERUNG
Schwarzer Text bezeichnet Zielmuskeln
Grauer Text bezeichnet stabilisierende Muskeln
* bezeichnet tiefe Muskeln

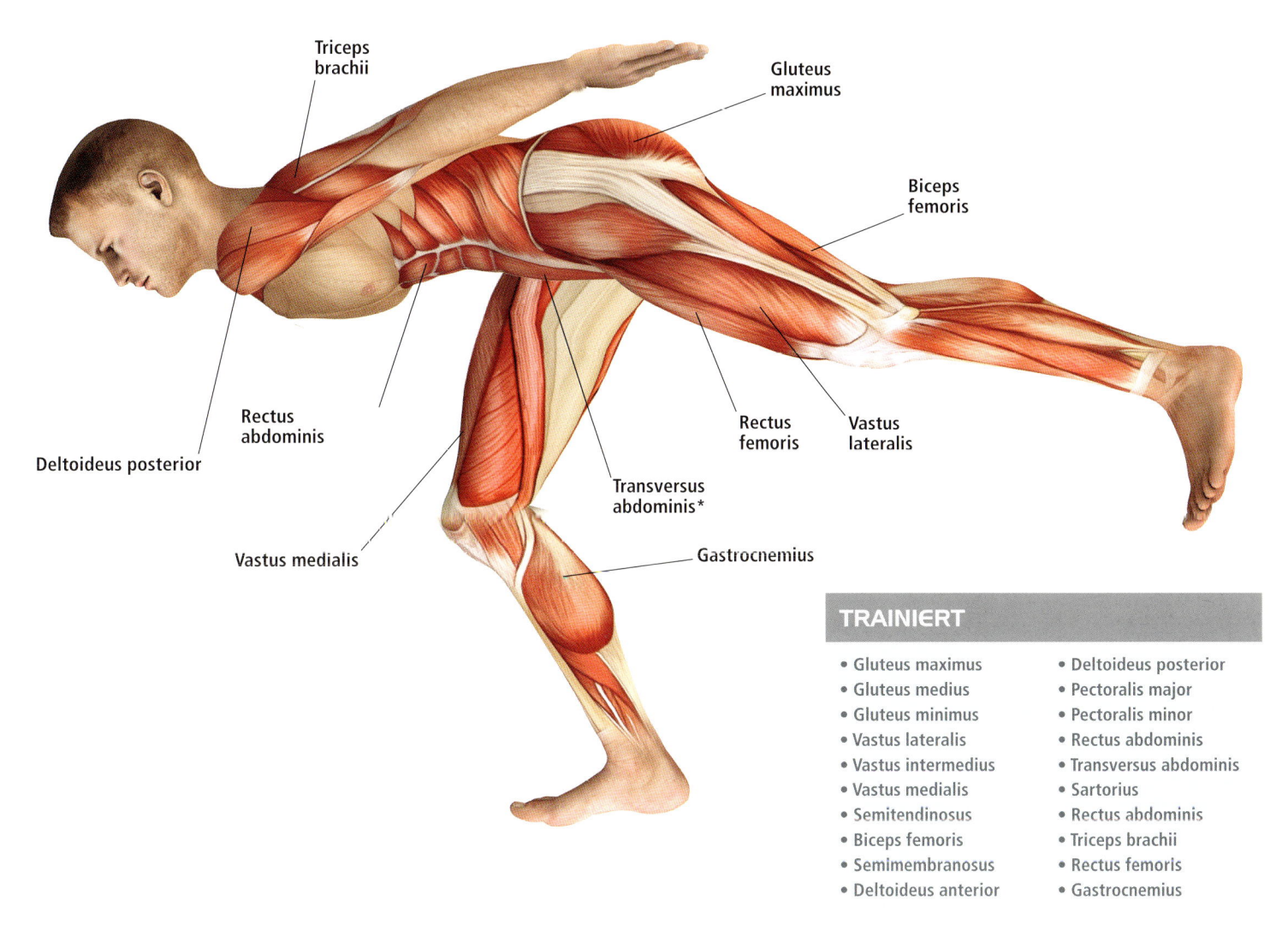

Triceps brachii
Gluteus maximus
Biceps femoris
Rectus abdominis
Deltoideus posterior
Rectus femoris
Vastus lateralis
Transversus abdominis*
Vastus medialis
Gastrocnemius

TRAINIERT

- Gluteus maximus
- Gluteus medius
- Gluteus minimus
- Vastus lateralis
- Vastus intermedius
- Vastus medialis
- Semitendinosus
- Biceps femoris
- Semimembranosus
- Deltoideus anterior

- Deltoideus posterior
- Pectoralis major
- Pectoralis minor
- Rectus abdominis
- Transversus abdominis
- Sartorius
- Rectus abdominis
- Triceps brachii
- Rectus femoris
- Gastrocnemius

ÜBUNGEN: UNTERKÖRPER

KREUZHEBEN MIT GESTRECKTEN BEINEN I

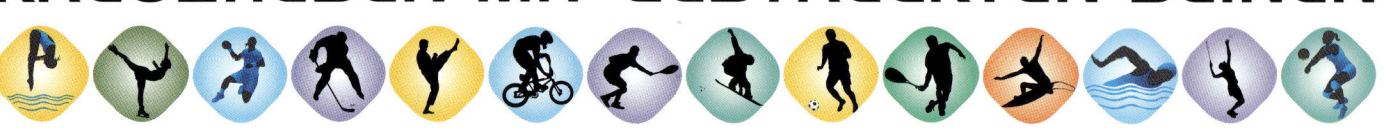

❶ Stellen Sie sich aufrecht vor eine Langhantel auf dem Boden, die Füße stehen parallel zueinander und schulterbreit auseinander. Halten Sie Ihren Rücken gerade, beugen Sie sich aus der Hüfte nach vorn und fassen Sie die Stange im Obergriff etwa schulterbreit, die Handflächen zeigen nach unten.

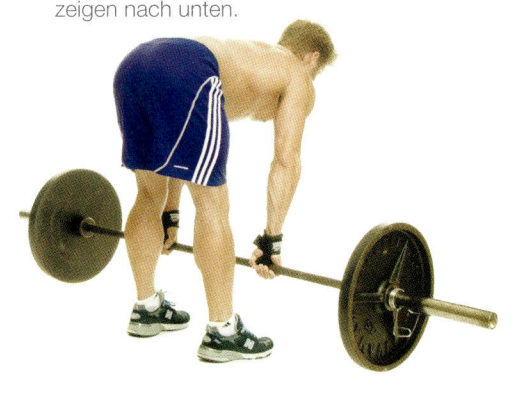

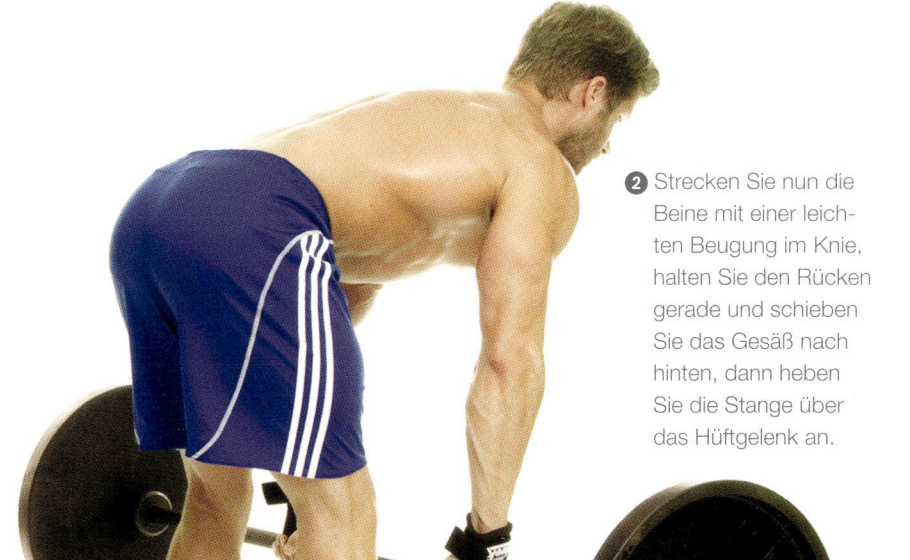

❷ Strecken Sie nun die Beine mit einer leichten Beugung im Knie, halten Sie den Rücken gerade und schieben Sie das Gesäß nach hinten, dann heben Sie die Stange über das Hüftgelenk an.

❸ Bewegen Sie die Langhantel weiter nach oben, bis Sie im aufrechten Stand angekommen sind.

❹ Führen Sie das Gewicht wieder zurück in die Ausgangsstellung. Achten Sie darauf, dass die Hantel während des Absenkens eng am Körper bleibt.

ZIELE
- ischiocrurale Muskulatur
- Gesäßmuskulatur
- unterer Rücken

SCHWIERIGKEIT
- schwer

NUTZEN
- stärkt die ischiocrurale Muskulatur und die Gesäßmuskeln

VERMEIDEN BEI …
- Beschwerden im unteren Rücken

TRAINERTIPPS
- Wenn Sie das Gefühl mangelnder Griffkraft haben, verwenden Sie Zughilfen, um das Rutschen der Stange aus den Händen zu vermeiden, insbesondere bei höheren Gewichten.
- Die Übung kann auch mit Kurzhanteln ausgeführt werden.

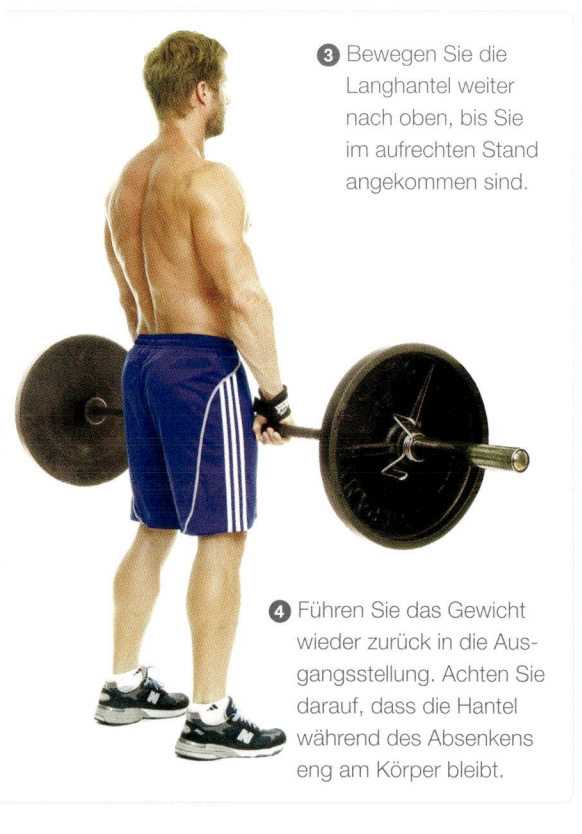

RICHTIG
- eine dynamische Aufwärtsbewegung ohne Schwung durchführen
- die Bauch- und Gesäßmuskeln während der Bewegung anspannen
- die gesamte Übung hindurch die Arme gestreckt lassen

FALSCH
- den Rücken während der Übungsausführung krümmen
- die Beine während der Abwärtsbewegung beugen
- die Bewegungen überhastet ausführen

UNTERKÖRPER: KREUZHEBEN MIT GESTRECKTEN BEINEN I

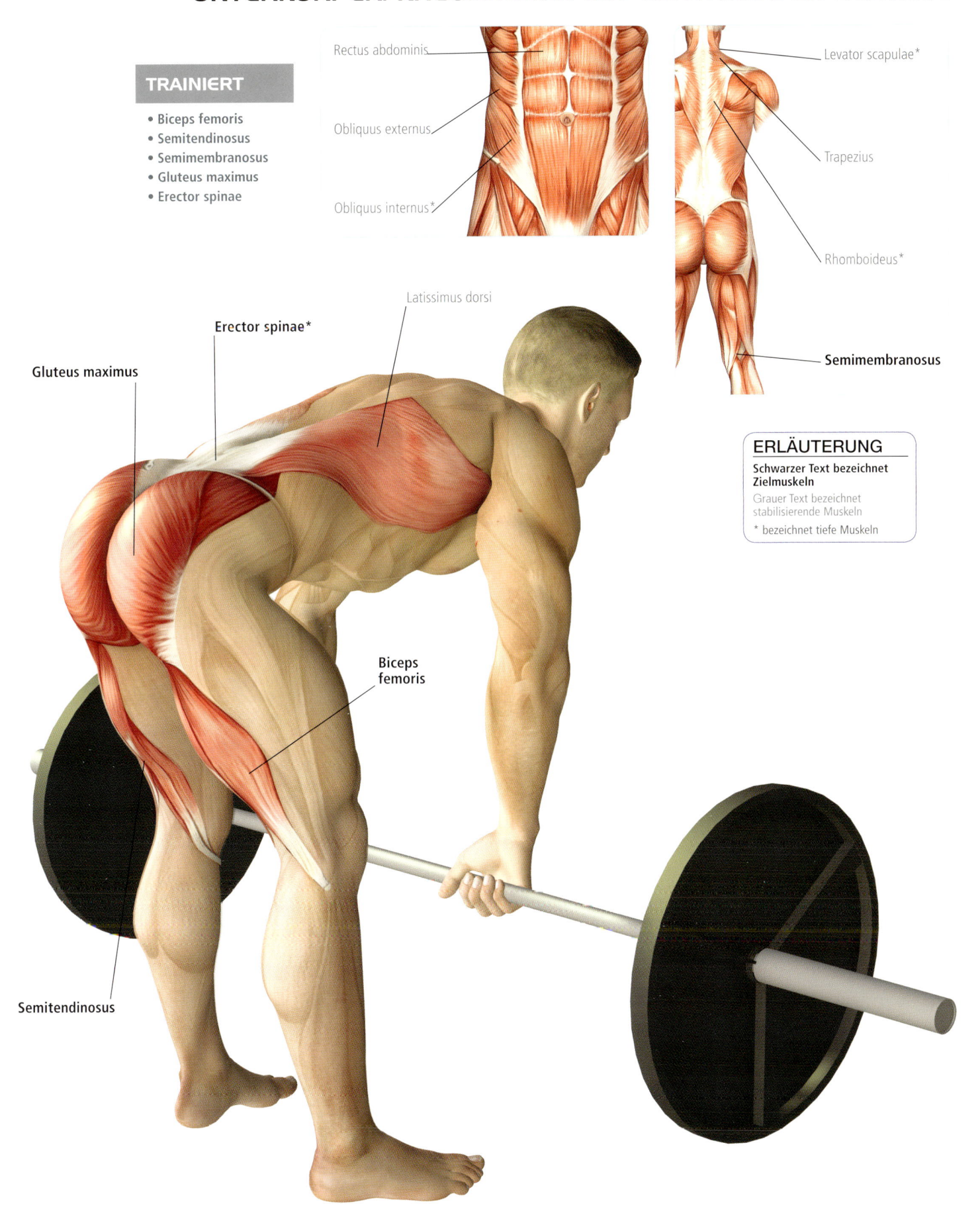

TRAINIERT

- Biceps femoris
- Semitendinosus
- Semimembranosus
- Gluteus maximus
- Erector spinae

Rectus abdominis

Obliquus externus

Obliquus internus*

Levator scapulae*

Trapezius

Rhomboideus*

Semimembranosus

Gluteus maximus

Erector spinae*

Latissimus dorsi

Biceps femoris

Semitendinosus

ERLÄUTERUNG

Schwarzer Text bezeichnet Zielmuskeln

Grauer Text bezeichnet stabilisierende Muskeln

* bezeichnet tiefe Muskeln

SCHULTERBRÜCKE MIT FASZIENROLLE

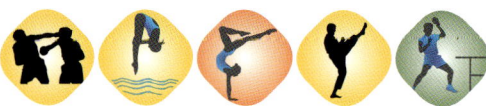

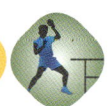

ÜBUNGEN: UNTERKÖRPER

❶ Legen Sie sich rücklings auf den Boden, platzieren Sie die Arme parallel zum Körper, beugen Sie die Beine und stellen Sie die Fersen oben auf eine Faszienrolle.

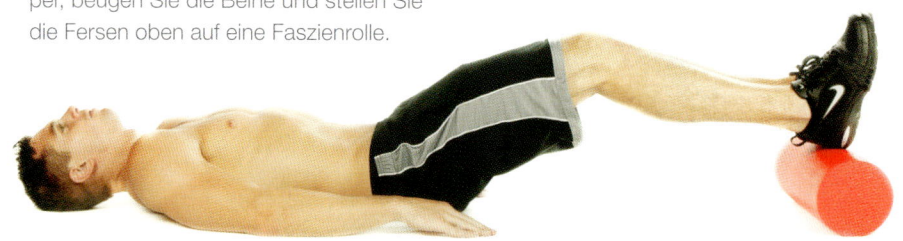

RICHTIG
- die Schultern während der gesamten Übung locker halten
- auf dem höchsten Punkt der Bewegung von den Schultern bis zu den Knien eine gerade Linie bilden

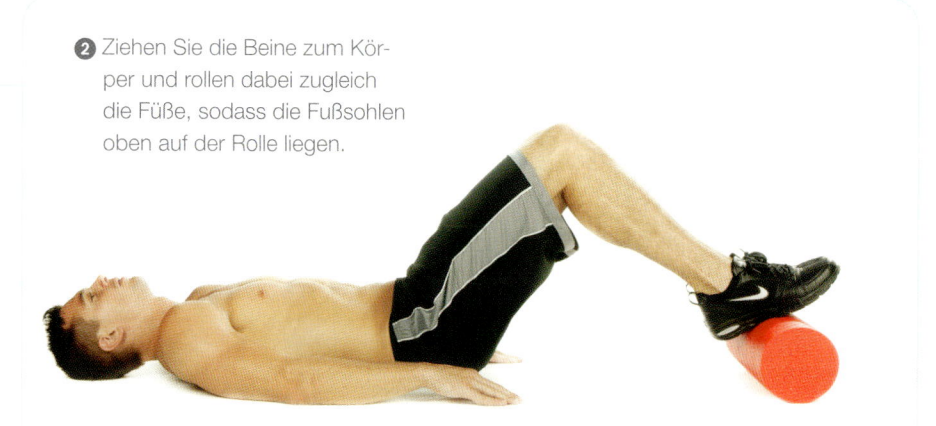

❷ Ziehen Sie die Beine zum Körper und rollen dabei zugleich die Füße, sodass die Fußsohlen oben auf der Rolle liegen.

ZIELE
- ischiocrurale Muskulatur
- Gesäßmuskulatur

SCHWIERIGKEIT
- mittel

NUTZEN
- kräftigt die ischiocrurale Muskulatur
- stärkt die Gesäßmuskeln und Beckenstabilisatoren

VERMEIDEN BEI …
- Verletzungen der ischiocruralen Muskulatur
- Schmerzen im unteren Rücken
- Knöchelschmerzen

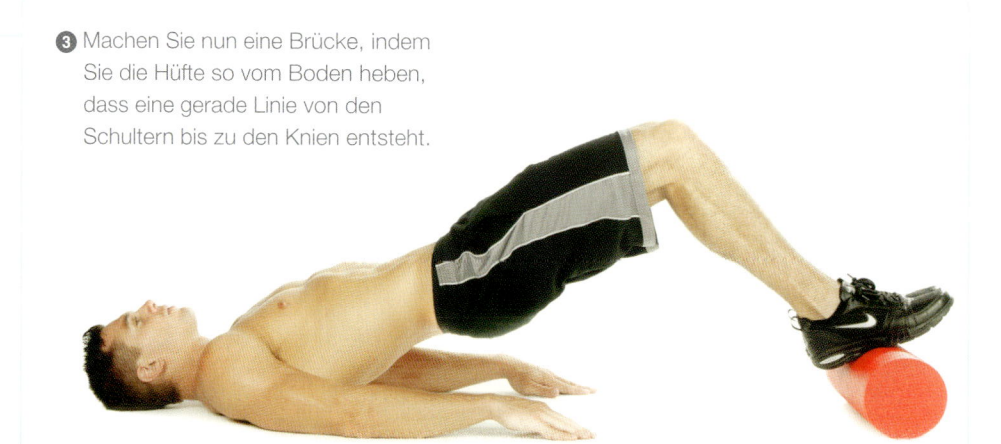

❸ Machen Sie nun eine Brücke, indem Sie die Hüfte so vom Boden heben, dass eine gerade Linie von den Schultern bis zu den Knien entsteht.

FALSCH
- die Hüften und den unteren Rücken während der Übungsausführung durchsacken lassen
- den Rücken runden

UNTERKÖRPER: SCHULTERBRÜCKE MIT FASZIENROLLE

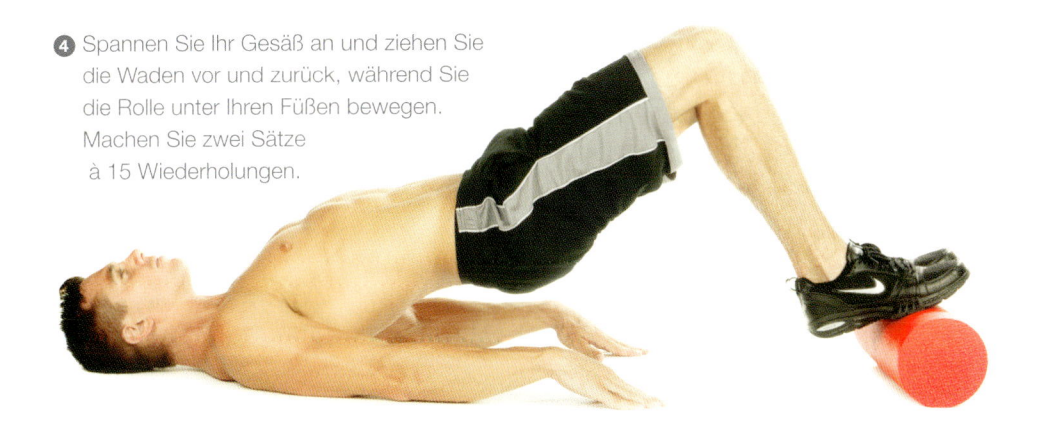

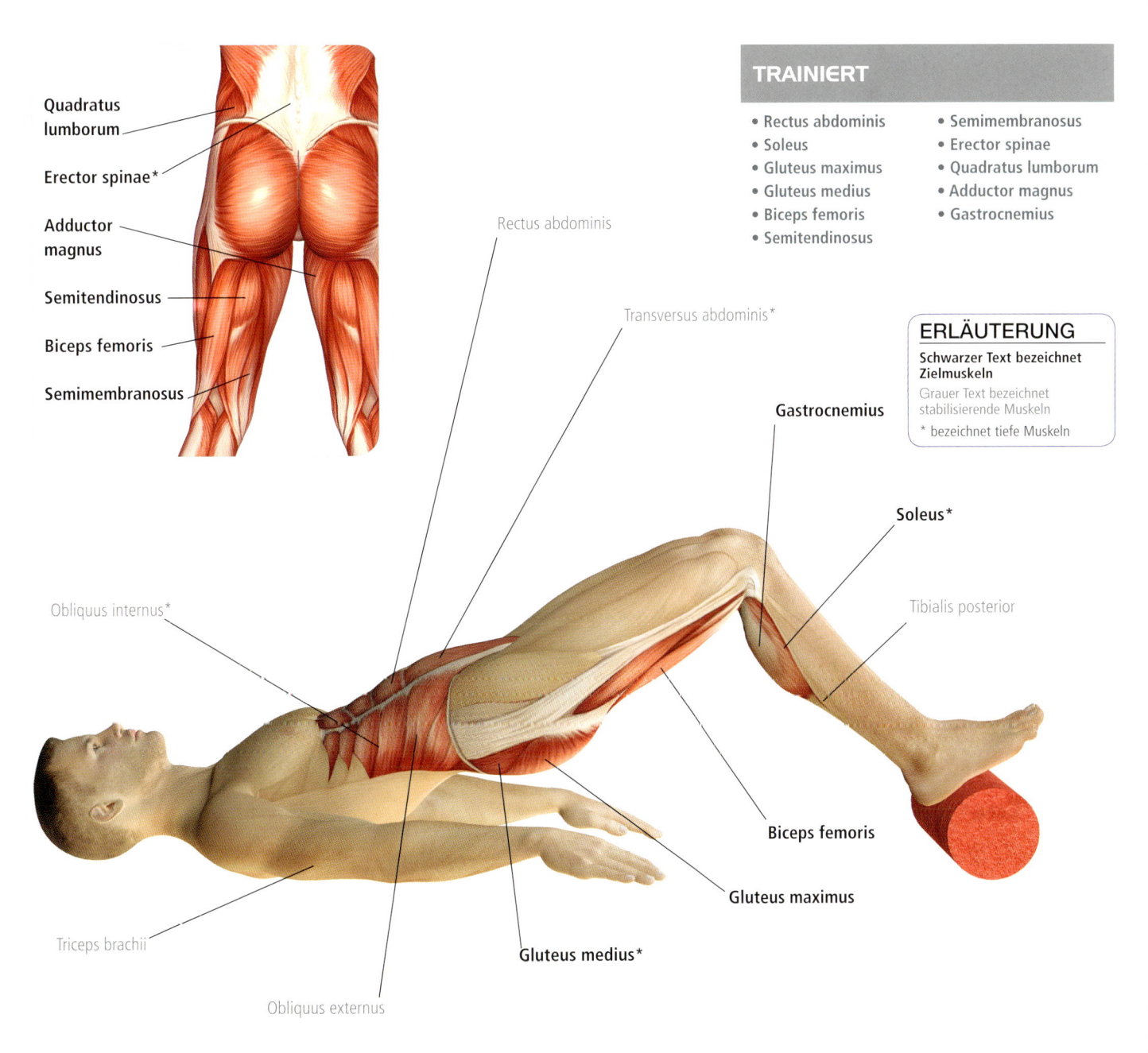

❹ Spannen Sie Ihr Gesäß an und ziehen Sie die Waden vor und zurück, während Sie die Rolle unter Ihren Füßen bewegen. Machen Sie zwei Sätze à 15 Wiederholungen.

TRAINIERT

- Rectus abdominis
- Soleus
- Gluteus maximus
- Gluteus medius
- Biceps femoris
- Semitendinosus
- Semimembranosus
- Erector spinae
- Quadratus lumborum
- Adductor magnus
- Gastrocnemius

ERLÄUTERUNG

Schwarzer Text bezeichnet Zielmuskeln
Grauer Text bezeichnet stabilisierende Muskeln
* bezeichnet tiefe Muskeln

Quadratus lumborum
Erector spinae*
Adductor magnus
Semitendinosus
Biceps femoris
Semimembranosus

Rectus abdominis
Transversus abdominis*
Gastrocnemius
Soleus*
Tibialis posterior
Obliquus internus*
Biceps femoris
Gluteus maximus
Gluteus medius*
Triceps brachii
Obliquus externus

171

SUMO-KNIEBEUGE

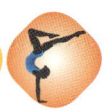

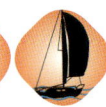

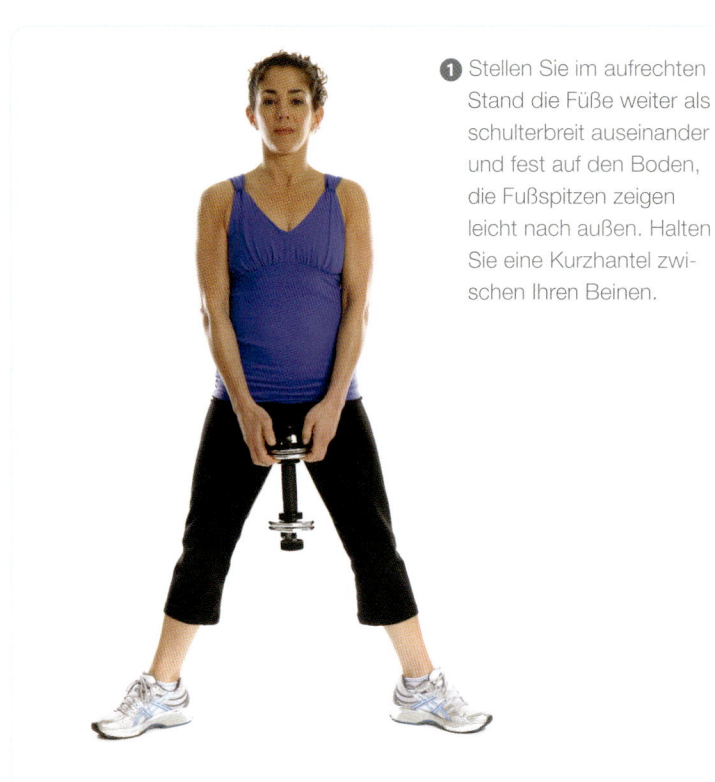

1 Stellen Sie im aufrechten Stand die Füße weiter als schulterbreit auseinander und fest auf den Boden, die Fußspitzen zeigen leicht nach außen. Halten Sie eine Kurzhantel zwischen Ihren Beinen.

RICHTIG
- den Blick immer nach vorn richten
- die Körperspannung während der Übung aufrecht halten
- die Füße die ganze Zeit fest auf dem Boden lassen

FALSCH
- die Knie über die Fußspitzen schieben
- den Rücken runden oder nach vorn neigen
- die Knie nach innen bewegen
- den Rumpf verdrehen

ZIELE
- Gesäßmuskulatur
- Oberschenkelmuskulatur

SCHWIERIGKEIT
- leicht

NUTZEN
- formt die Gesäß- und Oberschenkelmuskulatur

VERMEIDEN BEI …
- Beschwerden im unteren Rücken

2 Schieben Sie die Hüfte mit geradem Rücken nach hinten, spannen Sie Brust- und Gesäßmuskeln an und beugen Sie die Beine, bis Ihre Oberschenkel etwa parallel zum Boden sind.

3 Drücken Sie sich aus den Fersen wieder hoch in die Ausgangsstellung. Führen Sie die Bewegung erneut aus und machen Sie drei Sätze à 15 Wiederholungen.

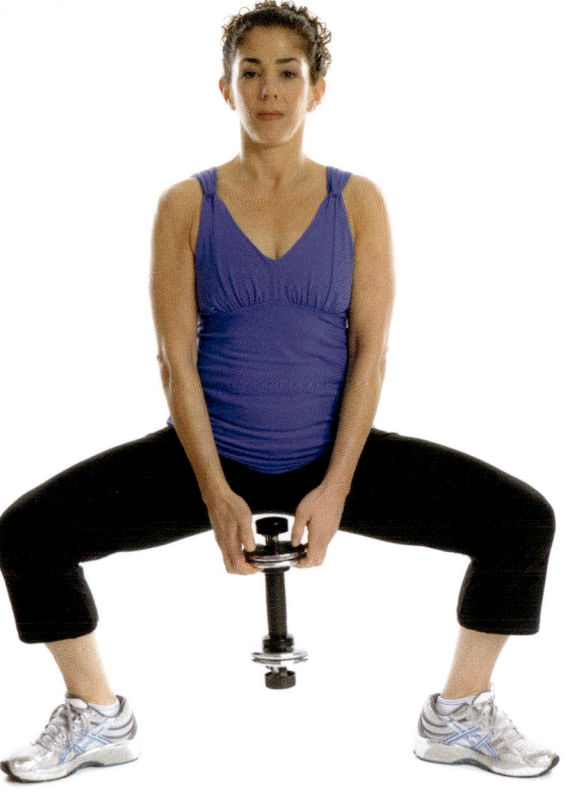

UNTERKÖRPER: SUMO-KNIEBEUGE

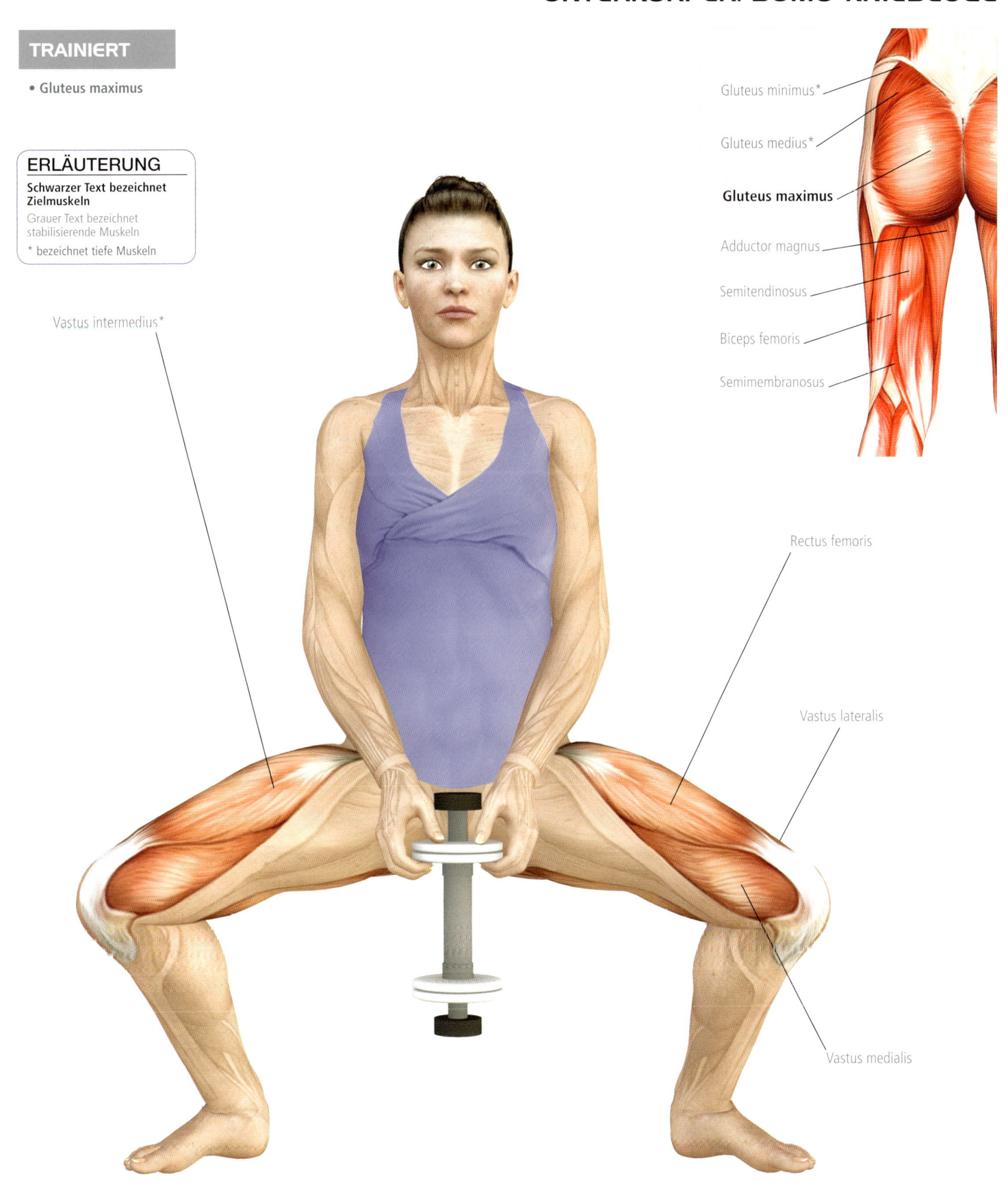

TRAINIERT

• Gluteus maximus

ERLÄUTERUNG
Schwarzer Text bezeichnet Zielmuskeln
Grauer Text bezeichnet stabilisierende Muskeln
* bezeichnet tiefe Muskeln

Gluteus minimus*
Gluteus medius*
Gluteus maximus
Adductor magnus
Semitendinosus
Biceps femoris
Semimembranosus

Vastus intermedius*

Rectus femoris

Vastus lateralis

Vastus medialis

173

KREUZHEBEN MIT GESTRECKTEN BEINEN II

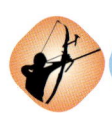

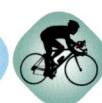

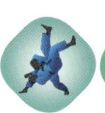

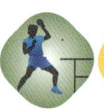

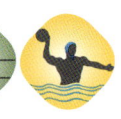

① Stellen Sie im aufrechten Stand die Füße etwa schulterbreit auseinander und fest auf den Boden, die Arme befinden sich mit einem Handgewicht oder einer Kurzhantel in jeder Hand vor Ihren Oberschenkeln. Ihre Beine sind leicht gebeugt, der Oberkörper ist durchgestreckt und bildet ein leichtes Hohlkreuz.

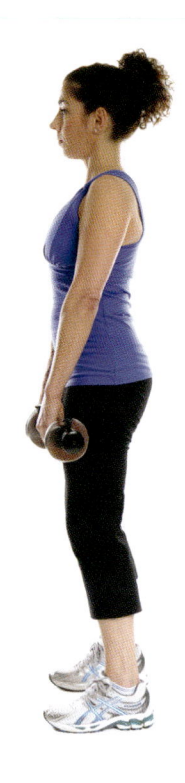

RICHTIG
- die Arme während der gesamten Übung gestreckt lassen
- den Kopf in der Abwärtsbewegung auf einer Linie mit der Wirbelsäule halten
- beim Beugen kontrollierte und langsame Bewegungen ausführen

FALSCH
- den Rücken krümmen
- die Bewegung aus den Knien machen
- die Füße vom Boden abheben
- die Übung überhastet ausführen

ZIELE
- Rücken
- Gesäßmuskulatur
- ischiocrurale Muskulatur

SCHWIERIGKEIT
- mittel

NUTZEN
- verbessert die Elastizität und Stabilisation des unteren Rückens

VERMEIDEN BEI …
- Beschwerden im unteren Rücken

② Beugen Sie sich mit geradem Rücken über das Hüftgelenk nach vorn und schieben Sie das Gesäß nach hinten. Die Kurzhanteln gleiten an den ausgestreckten Armen in Richtung Boden. Sie sollten nun an den Rückseiten der Beine einen Dehnreiz verspüren.

③ Heben Sie den Oberkörper kontrolliert wieder nach oben und kehren Sie in die Ausgangsstellung zurück. Führen Sie die Übung erneut durch und machen Sie drei Sätze à 15 Wiederholungen.

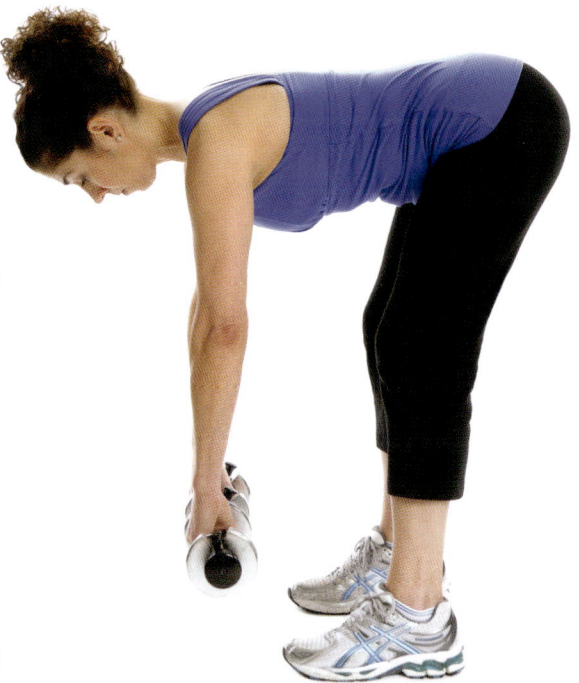

UNTERKÖRPER: KREUZHEBEN MIT GESTRECKTEN BEINEN II

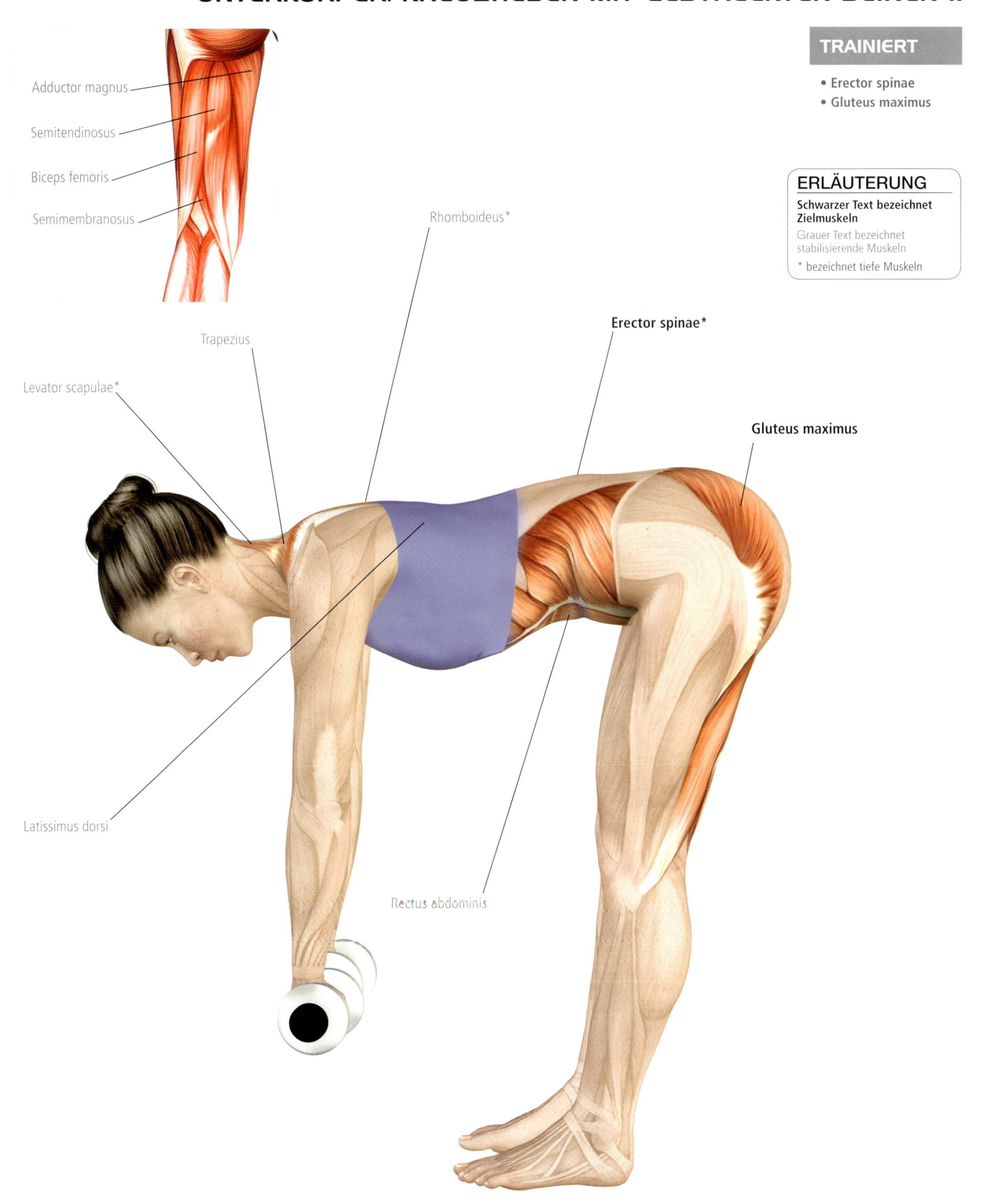

TRAINIERT
- Erector spinae
- Gluteus maximus

ERLÄUTERUNG
Schwarzer Text bezeichnet Zielmuskeln
Grauer Text bezeichnet stabilisierende Muskeln
* bezeichnet tiefe Muskeln

Adductor magnus
Semitendinosus
Biceps femoris
Semimembranosus

Rhomboideus*
Trapezius
Erector spinae*
Levator scapulae*
Gluteus maximus
Latissimus dorsi
Rectus abdominis

WADENDRÜCKEN MIT ROLLE

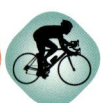

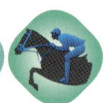

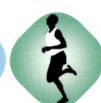

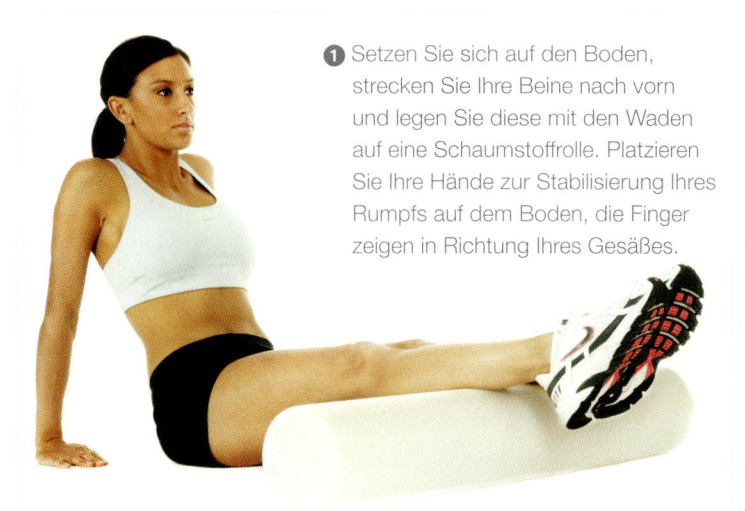

1 Setzen Sie sich auf den Boden, strecken Sie Ihre Beine nach vorn und legen Sie diese mit den Waden auf eine Schaumstoffrolle. Platzieren Sie Ihre Hände zur Stabilisierung Ihres Rumpfs auf dem Boden, die Finger zeigen in Richtung Ihres Gesäßes.

2 Drücken Sie nun Ihre Hände kräftig in den Boden, spannen Sie Ihre Bauchmuskeln an, heben Sie Ihre Hüfte hoch und halten Sie dabei Ihre Beine fest auf der Rolle.

RICHTIG
- während der gesamten Übung von den Schultern bis zu den Hüften eine gerade Linie bilden
- das angehobene Bein die ganze Zeit durchgestreckt lassen

FALSCH
- die Schultern hoch zu den Ohren ziehen
- die Knie anwinkeln
- die Ellenbogen beugen

ZIELE
- Trizeps
- Schulterstabilisatoren
- Bauchmuskulatur
- ischiocrurale Muskulatur

SCHWIERIGKEIT
- mittel

NUTZEN
- verbessert die Stabilität von Körpermitte, Becken und Schultern

VERMEIDEN BEI …
- Handgelenkschmerzen
- Schulterschmerzen
- Hüftbeschwerden

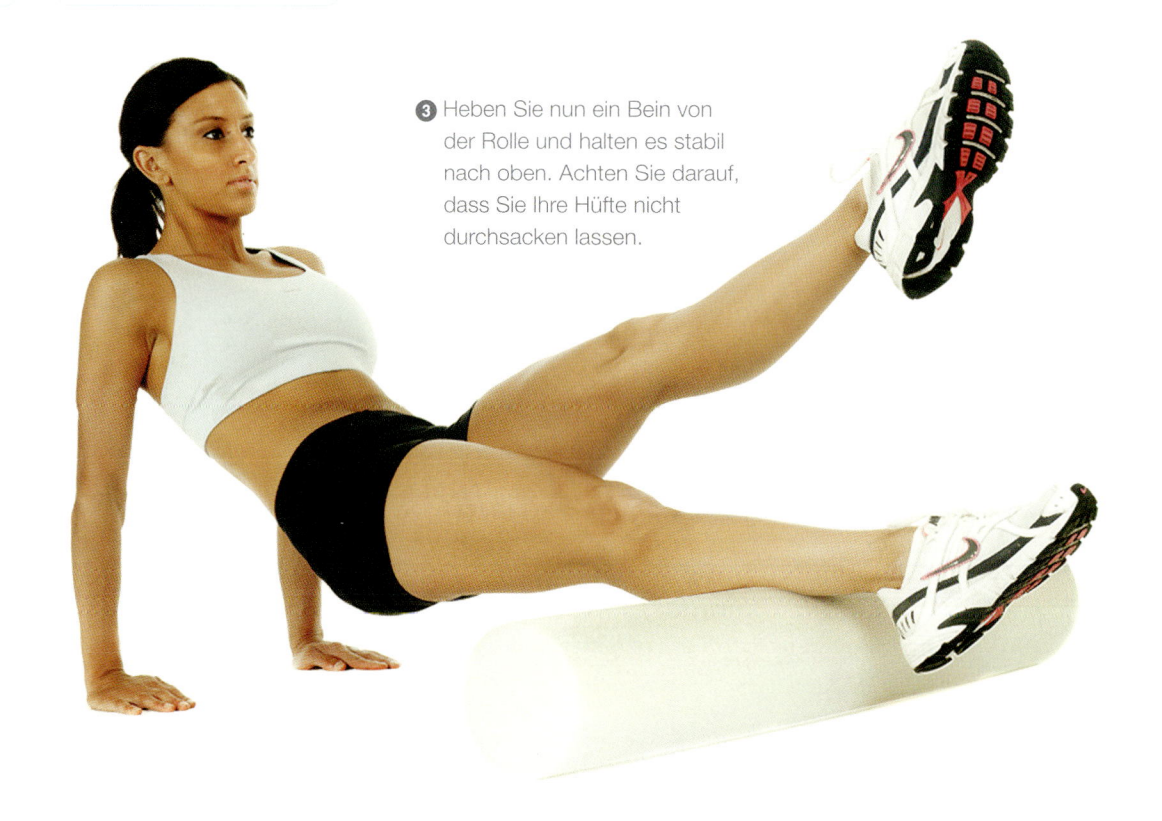

3 Heben Sie nun ein Bein von der Rolle und halten es stabil nach oben. Achten Sie darauf, dass Sie Ihre Hüfte nicht durchsacken lassen.

ÜBUNGEN: UNTERKÖRPER

UNTERKÖRPER: WADENDRÜCKEN MIT ROLLE

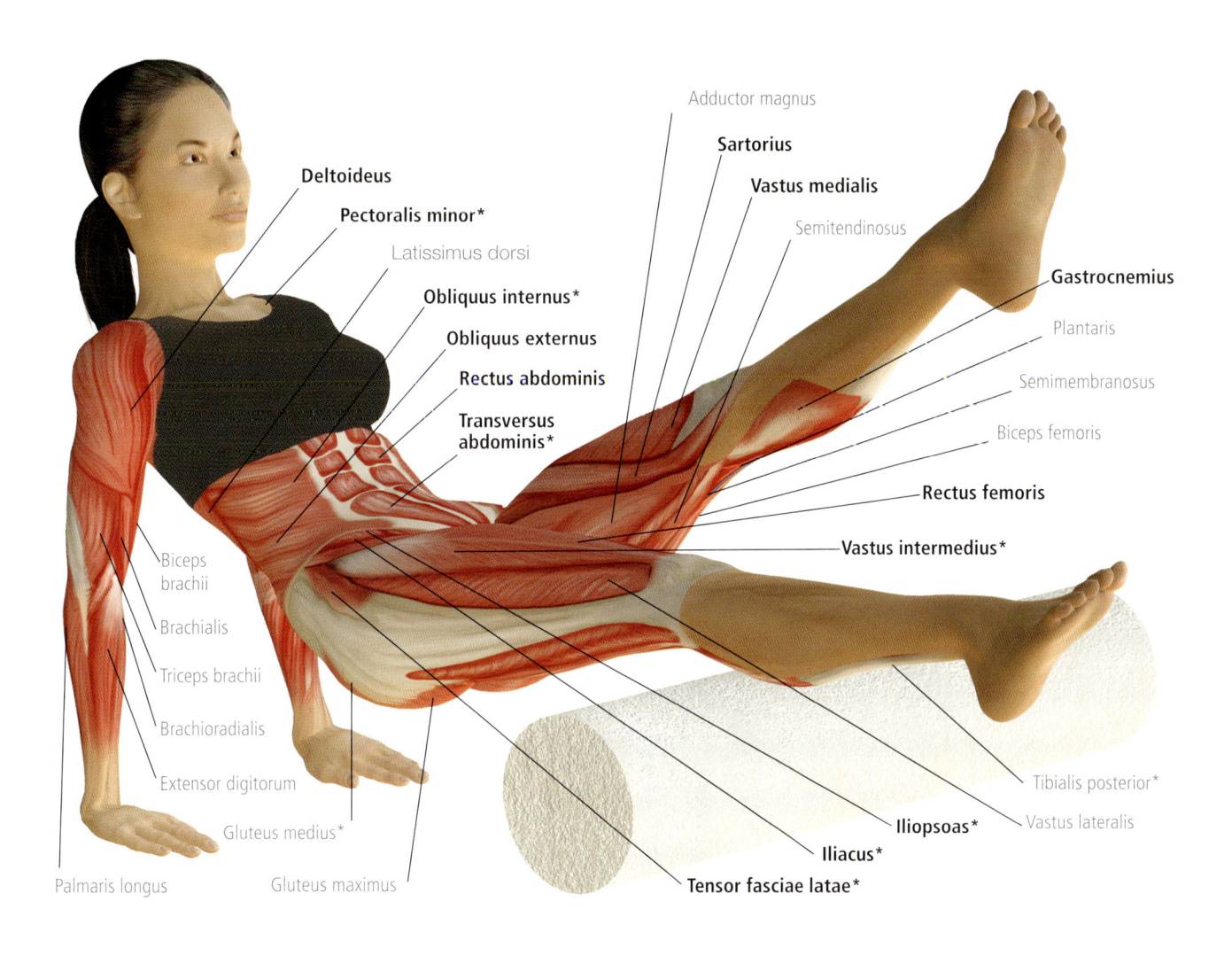

Adductor magnus
Sartorius
Vastus medialis
Semitendinosus
Gastrocnemius
Plantaris
Semimembranosus
Biceps femoris
Rectus femoris
Vastus intermedius*
Tibialis posterior*
Vastus lateralis
Iliopsoas*
Iliacus*
Tensor fasciae latae*

Deltoideus
Pectoralis minor*
Latissimus dorsi
Obliquus internus*
Obliquus externus
Rectus abdominis
Transversus abdominis*
Biceps brachii
Brachialis
Triceps brachii
Brachioradialis
Extensor digitorum
Gluteus medius*
Palmaris longus
Gluteus maximus

④ Während Sie das Bein angehoben halten, drücken Sie das andere Bein in die Rolle und bewegen Sie Ihre Hüfte zurück in Richtung Ihrer Hände.

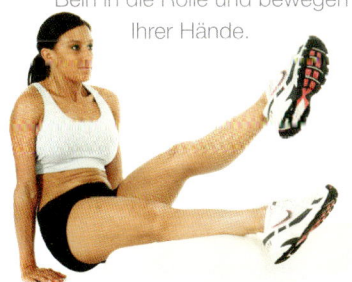

⑤ Kehren Sie in die Ausgangsposition zurück, rollen Sie dabei Ihren Wadenmuskel entlang der Rolle aus und halten Sie das angehobene Bein währenddessen gerade nach oben. Wiederholen Sie die Bewegung 15 Mal je Bein.

TRAINIERT

- Rectus abdominis
- Transversus abdominis
- Deltoideus
- Pectoralis minor
- Rectus femoris
- Obliquus externus
- Obliquus internus
- Sartorius
- Vastus medialis
- Vastus internedius
- Tensor fasciae latae
- Iliacus
- Iliopsoas
- Gastrocnemius

ERLÄUTERUNG

Schwarzer Text bezeichnet Zielmuskeln

Grauer Text bezeichnet stabilisierende Muskeln

* bezeichnet tiefe Muskeln

177

ÜBUNGEN: UNTERKÖRPER

KURZHANTEL-WADENHEBEN

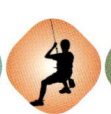

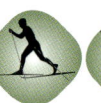

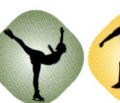

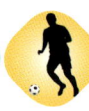

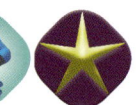

❶ Im aufrechten Stand halten Sie seitlich neben Ihrem Körper ein Handgewicht oder eine Kurzhantel in jeder Hand, die Handflächen zeigen nach innen.

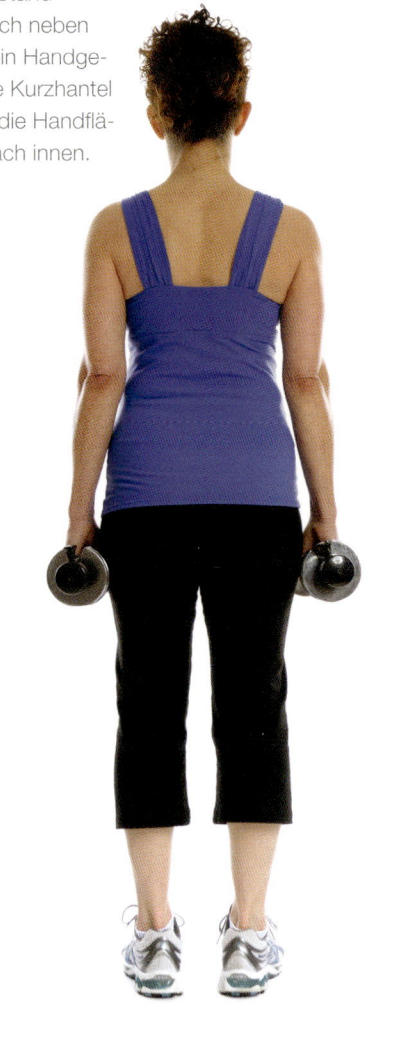

RICHTIG
- die Beine gerade halten
- den Fokus auf die Kontraktion der Wadenmuskulatur legen, wenn die Fersen vom Boden abgehoben werden; je höher die Fersen bewegt werden, desto intensiver ist die Muskelkontraktion
- den Blick nach vorn richten
- den Nacken in Verlängerung der Wirbelsäule halten

ZIELE
- Wadenmuskulatur

SCHWIERIGKEIT
- mittel

NUTZEN
- kräftigt die Wadenmuskulatur

VERMEIDEN BEI …
- Sprunggelenkschmerzen

FALSCH
- die Knie beugen
- die Übung überhastet ausführen
- den Rücken runden oder nach vorn neigen
- die Arme anwinkeln

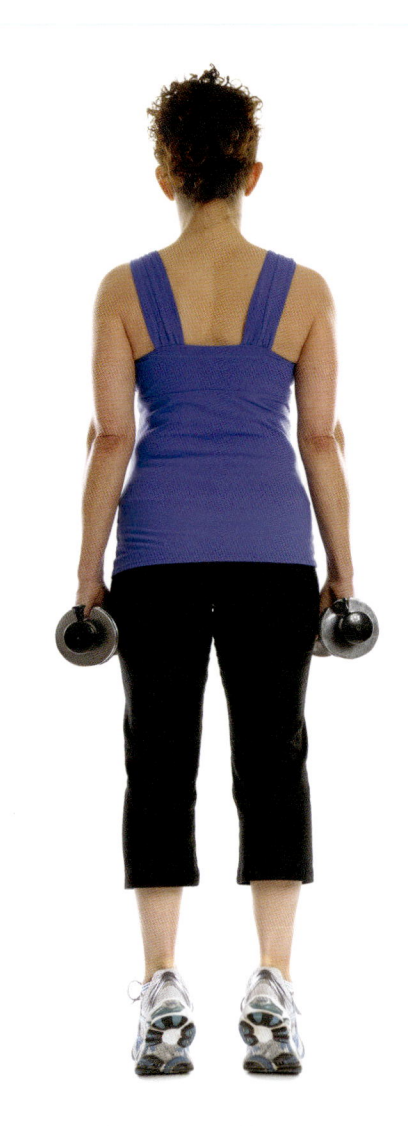

❷ Stabilisieren Sie nun Ihren Körper, dann heben Sie Ihre Ferse druckvoll so hoch wie möglich vom Boden ab, indem Sie Ihre Wadenmuskulatur anspannen.

❸ Halten Sie die Position zehn Sekunden lang, dann senken Sie die Ferse langsam wieder ab und führen die Übung erneut durch. Machen Sie drei Sätze à 15 Wiederholungen.

UNTERKÖRPER: KURZHANTEL-WADENHEBEN

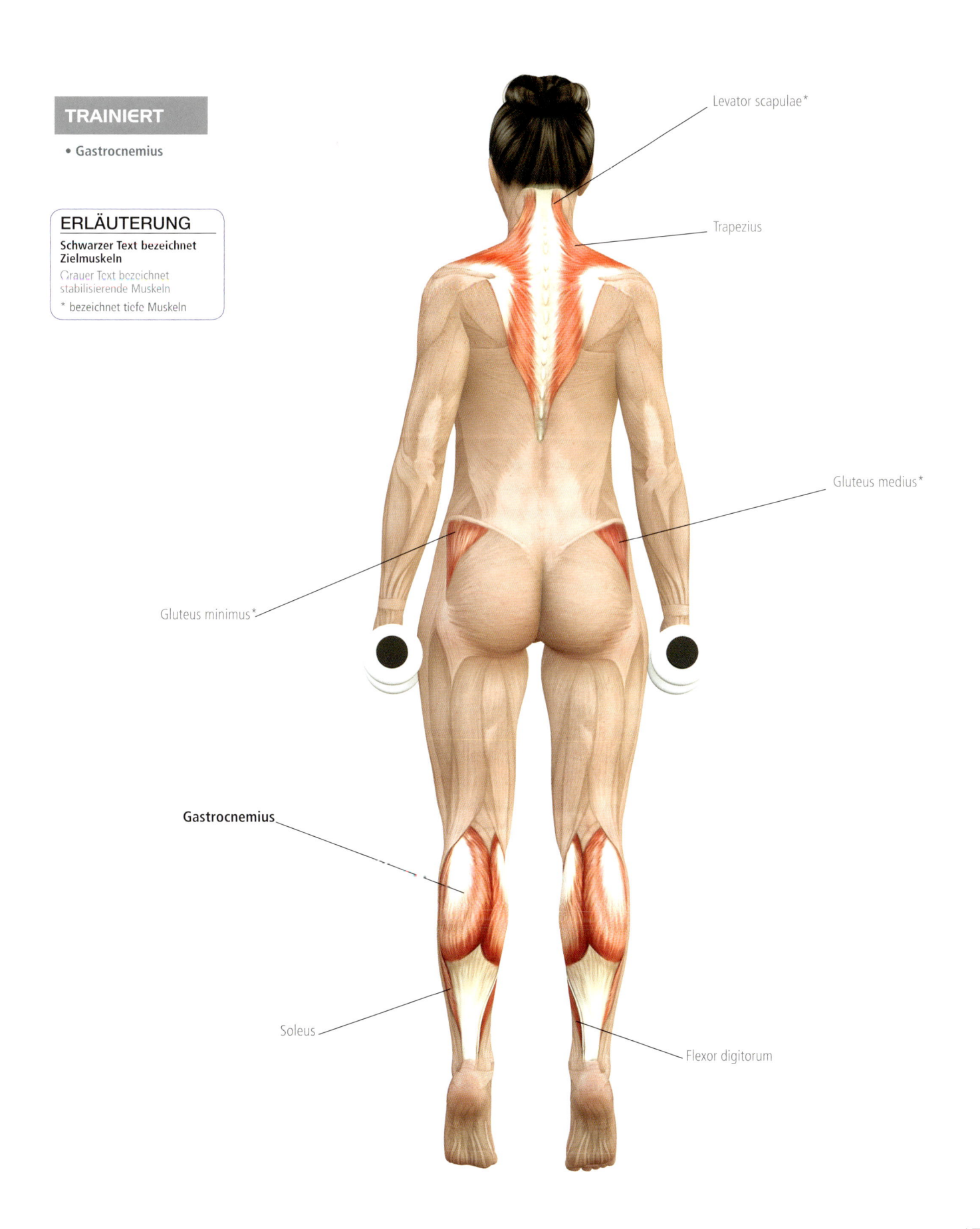

TRAINIERT

- Gastrocnemius

ERLÄUTERUNG

Schwarzer Text bezeichnet Zielmuskeln

Grauer Text bezeichnet stabilisierende Muskeln

* bezeichnet tiefe Muskeln

Levator scapulae*

Trapezius

Gluteus medius*

Gluteus minimus*

Gastrocnemius

Soleus

Flexor digitorum

ÜBUNGEN: UNTERKÖRPER

SCHIENBEINHEBEN

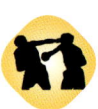

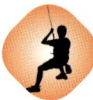

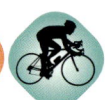

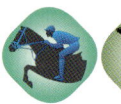

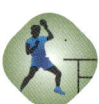

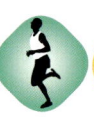

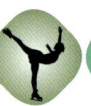

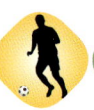

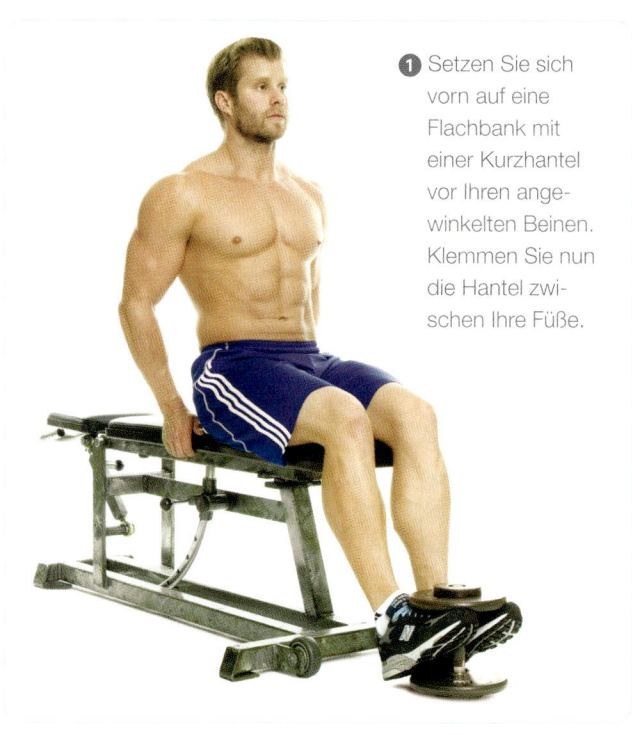

1 Setzen Sie sich vorn auf eine Flachbank mit einer Kurzhantel vor Ihren angewinkelten Beinen. Klemmen Sie nun die Hantel zwischen Ihre Füße.

2 Strecken Sie jetzt Ihre Beine und bewegen Sie sich so weit auf der Flachbank zurück, dass nur noch Ihre Füße über der Vorderkante der Bank hinaus platziert sind. Halten Sie die Beine gerade und den Rumpf aufrecht, dann strecken Sie langsam Ihre Füße.

3 Während Sie Ihre Position bewahren, ziehen Sie Ihre Füße kontrolliert zum Körper. Wiederholen Sie die Übung.

ZIELE
- vorderer Schienbeinmuskel

SCHWIERIGKEIT
- mittel

NUTZEN
- kräftigt die Beinmuskulatur

VERMEIDEN BEI …
- Knieschmerzen

TRAINERTIPPS
- Wenn Sie die Übung beendet haben, bewegen Sie die Hantel kontrolliert und langsam zurück auf den Boden.

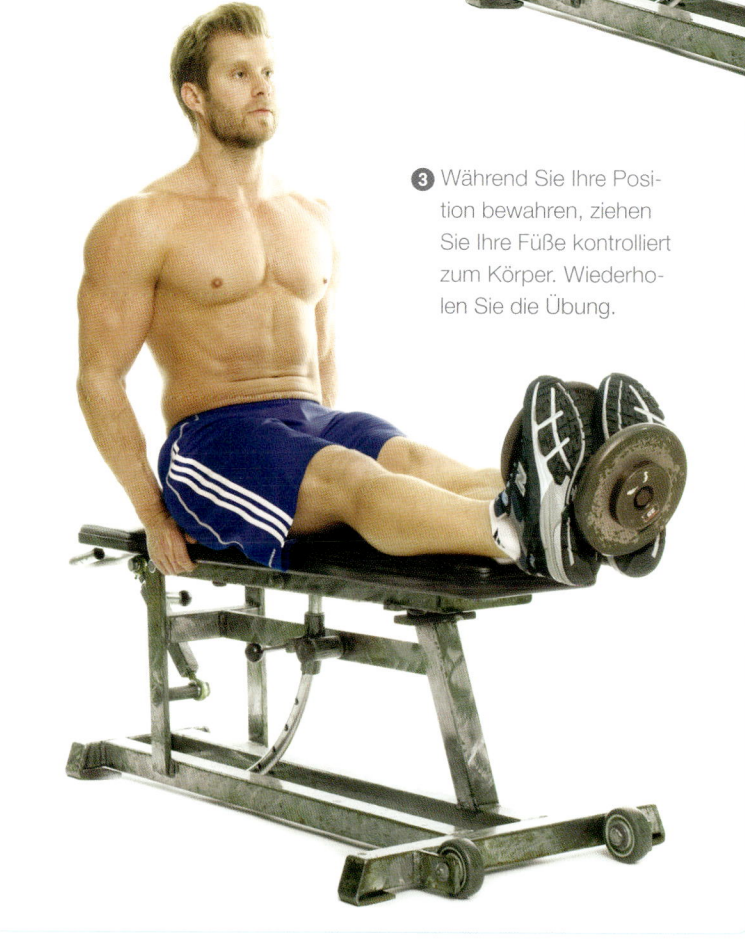

RICHTIG
- eine volle Bewegungsamplitude ausführen, wenn die Füße gestreckt oder angezogen werden
- den Blick nach vorn richten
- den Nacken während der Übung locker lassen

FALSCH
- die Knie während des Streckens und Anziehens der Füße beugen

UNTERKÖRPER: SCHIENBEINHEBEN

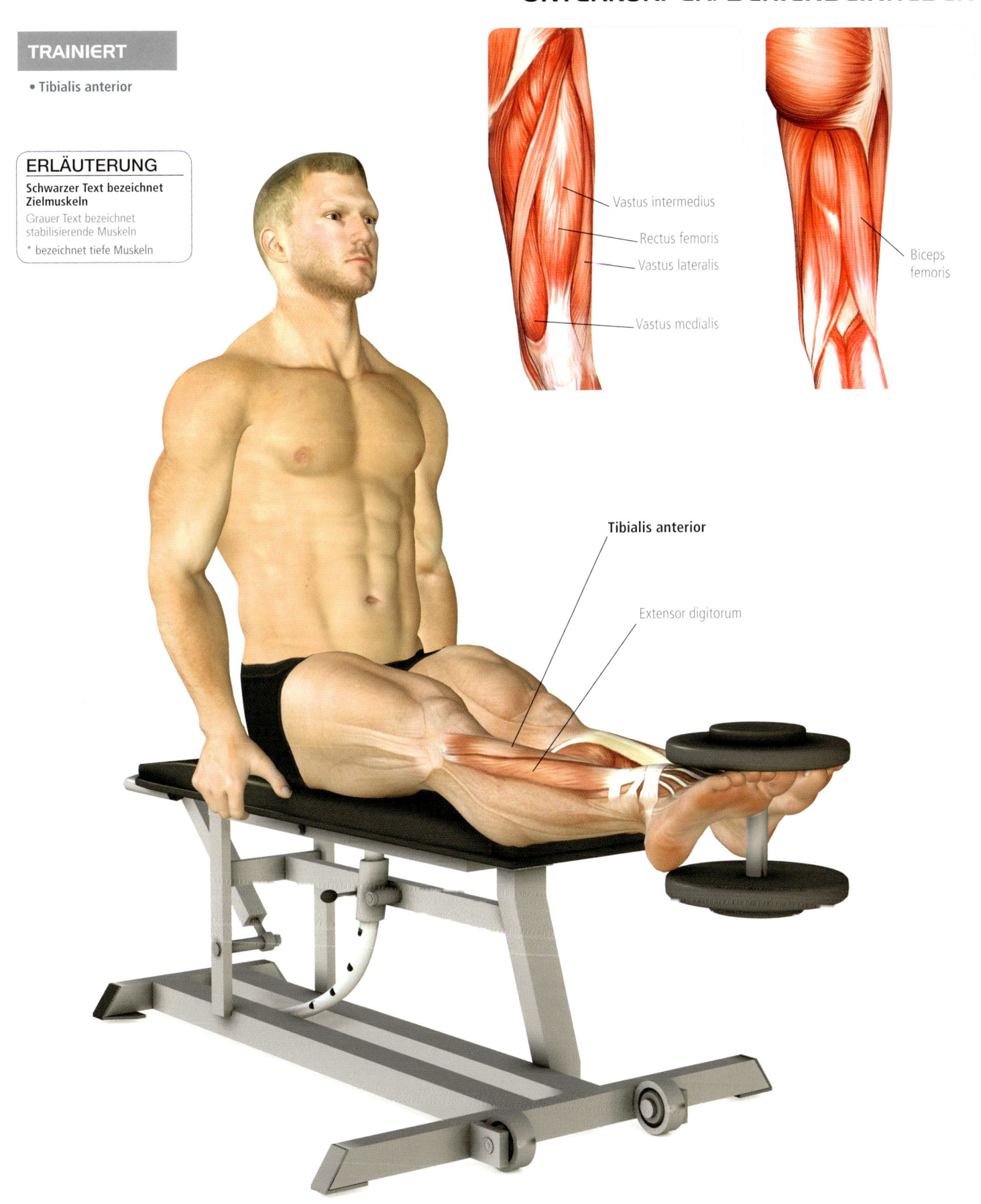

TRAINIERT
- Tibialis anterior

ERLÄUTERUNG
Schwarzer Text bezeichnet Zielmuskeln
Grauer Text bezeichnet stabilisierende Muskeln
* bezeichnet tiefe Muskeln

Vastus intermedius
Rectus femoris
Vastus lateralis
Vastus medialis

Biceps femoris

Tibialis anterior

Extensor digitorum

181

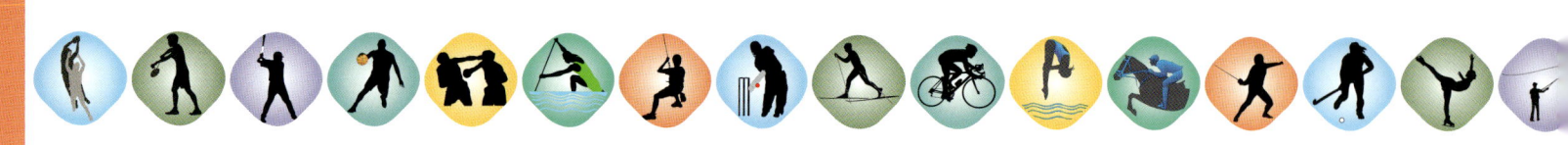

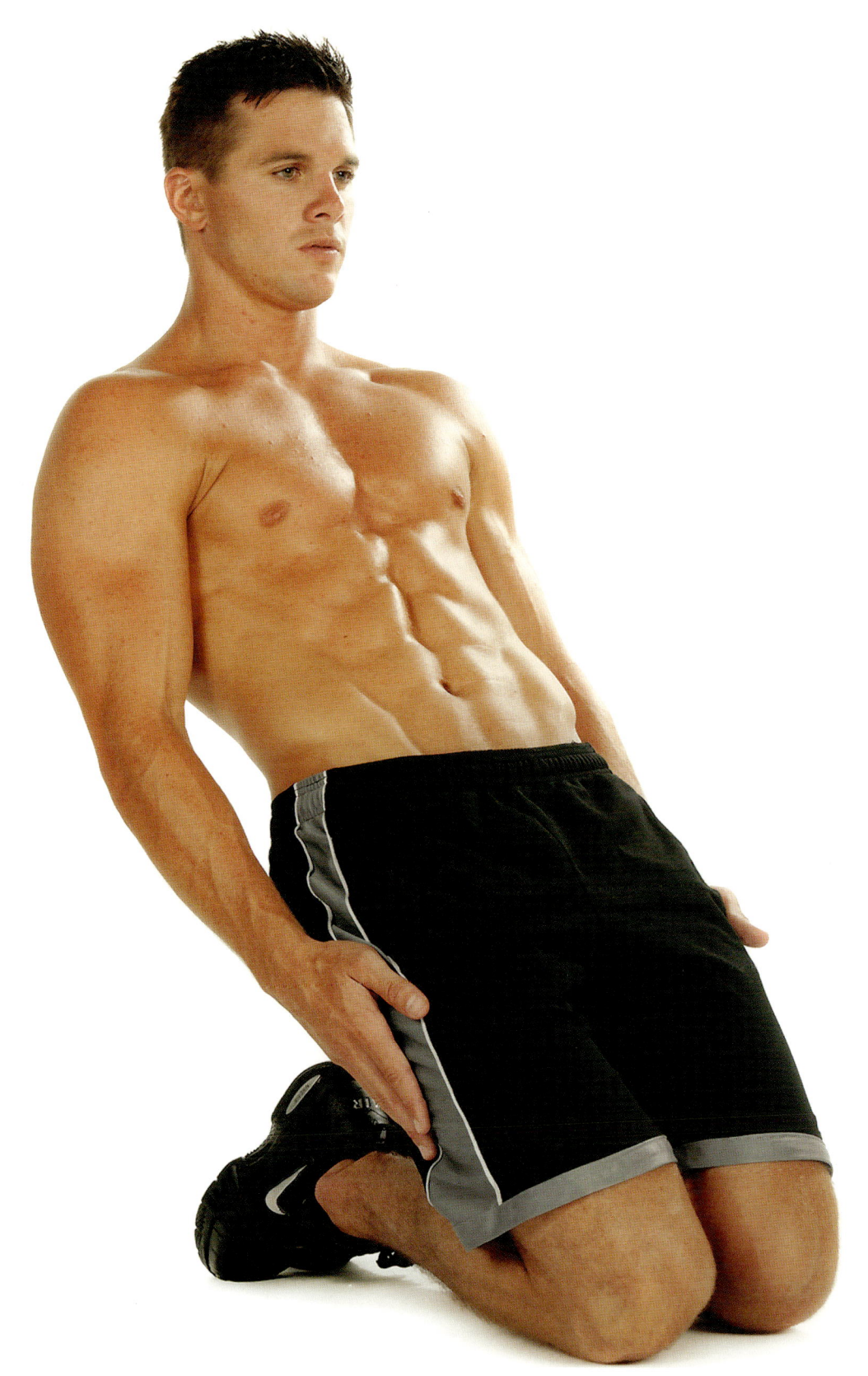

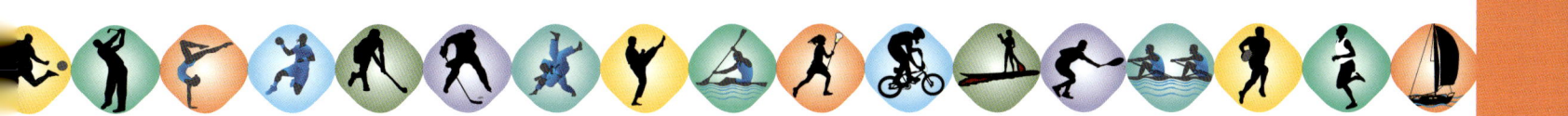

CORE-TRAINING

Die hier für die Körpermitte oder den Rumpf zusammengestellten Übungen zeigen einige der effizientesten Bewegungen, die sich zur Steigerung Ihrer Leistung in einer Sportart oder Aktivität bewährt haben. Alle Übungen sind klar umrissen und enthalten Schritt-für-Schritt-Anweisungen. In diesem Abschnitt werden Übungen zur Stärkung und zum Aufbau der Rumpfmuskulatur aufgeführt, die unter anderem die Bauch-, Rücken- und Gesäßmuskulatur sowie die Hüftrotatoren umfasst. Diese Übungen werden später im Buch zu wirkungsvollen Trainingsplänen für bestimmte Sportarten und Aktivitäten miteinander kombiniert. Werfen Sie einen Blick auf die folgenden Seiten und wählen Sie jederzeit neue Übungen aus, um Abwechslung in Ihr Training zu bringen. Achten Sie immer auf Ihre Haltung und die korrekte Ausführung einer Übung, um tatsächlich den gewünschten Muskel zu beanspruchen und Verletzungen zu vermeiden.

CRUNCH MIT BEINKICK

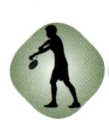

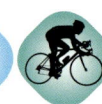

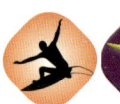

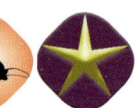

① Ziehen Sie in Rückenlage Ihr rechtes Knie zur Brust und strecken Sie Ihr linkes Bein knapp über dem Boden aus.

② Führen Sie Ihre rechte Hand nun an das rechte Sprunggelenk und Ihre linke Hand an das rechte Knie (damit Ihr Bein richtig ausgerichtet ist).

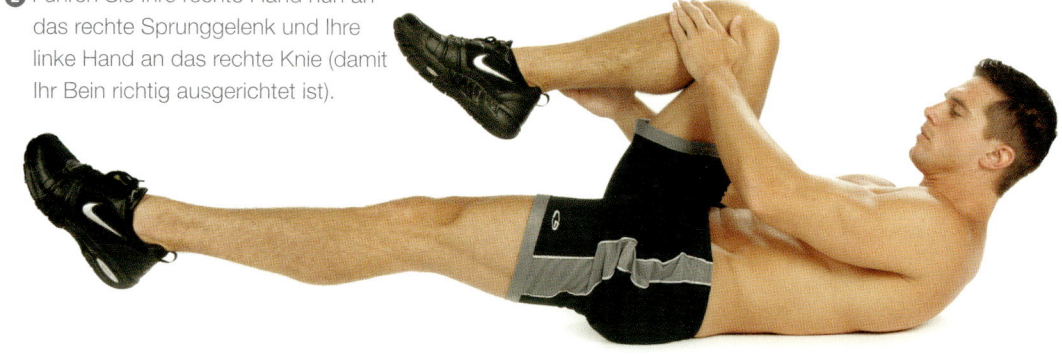

RICHTIG
- die äußere Hand immer an das Sprunggelenk des angewinkelten Beins legen, die innere auf das gebeugte Knie
- den oberen Teil des Brustbeins in Richtung Beine heben

FALSCH
- den unteren Rücken vom Boden abheben; zur Rumpfstabilisierung beim Beinwechsel stets die Bauchmuskulatur anspannen

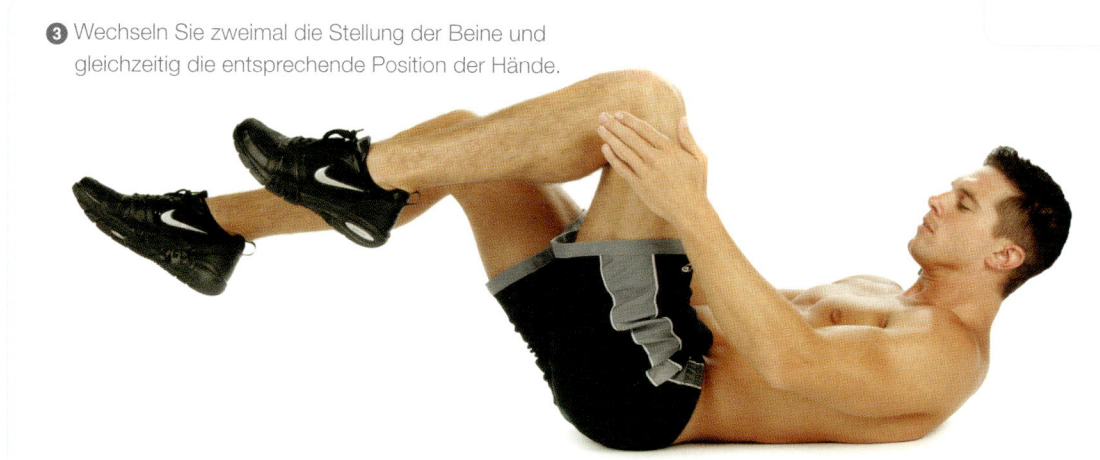

③ Wechseln Sie zweimal die Stellung der Beine und gleichzeitig die entsprechende Position der Hände.

ZIELE
- Bauchmuskulatur

SCHWIERIGKEIT
- mittel

NUTZEN
- stabilisiert die Körpermitte
- kräftigt die Bauchmuskulatur

VERMEIDEN BEI …
- Nackenbeschwerden
- Schmerzen im unteren Rücken

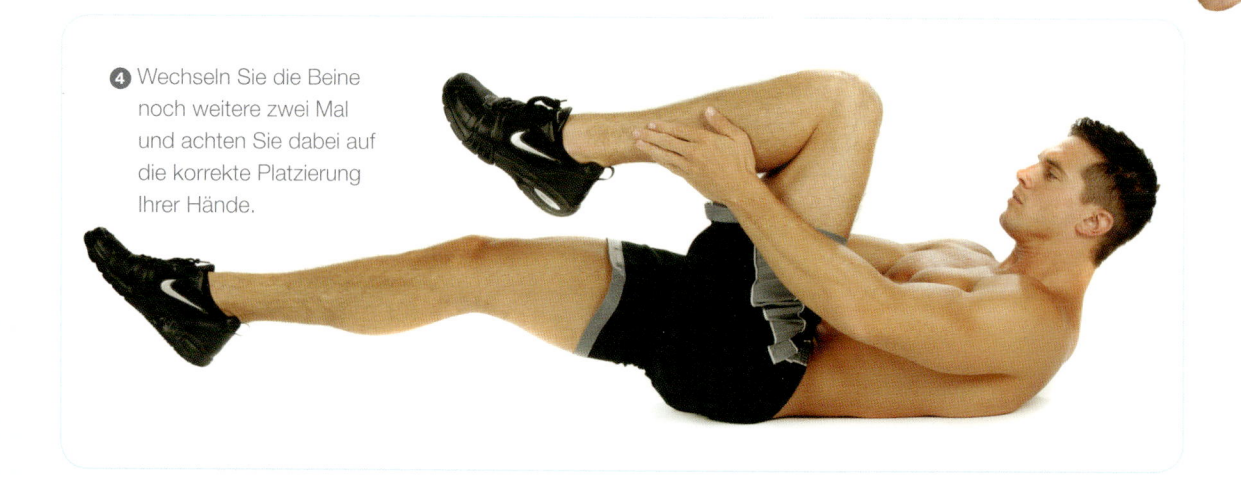

④ Wechseln Sie die Beine noch weitere zwei Mal und achten Sie dabei auf die korrekte Platzierung Ihrer Hände.

ÜBUNGEN: KÖRPERMITTE

KÖRPERMITTE: CRUNCH MIT BEINKICK

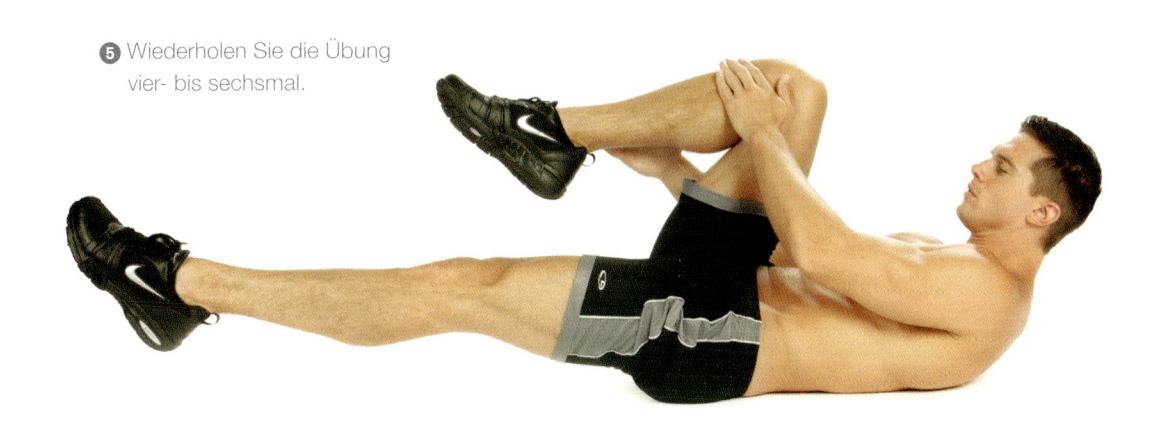

TRAINIERT

- Rectus abdominis
- Transversus abdominis
- Obliquus internus
- Biceps femoris
- Triceps brachii
- Biceps brachii
- Tibialis anterior
- Tensor fasciae latae
- Rectus femoris

ERLÄUTERUNG

Schwarzer Text bezeichnet Zielmuskeln

Grauer Text bezeichnet stabilisierende Muskeln

* bezeichnet tiefe Muskeln

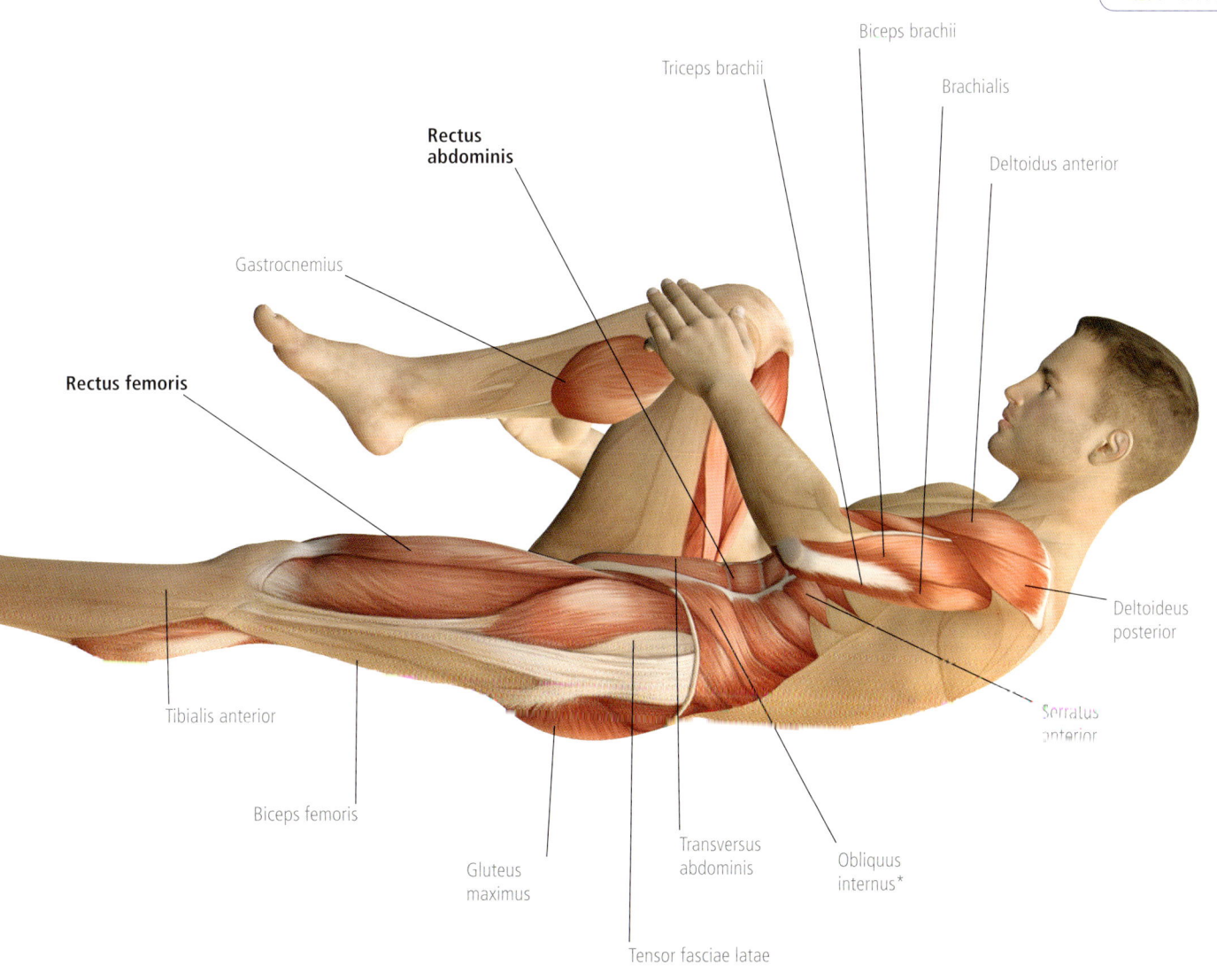

❺ Wiederholen Sie die Übung vier- bis sechsmal.

Rectus abdominis

Gastrocnemius

Rectus femoris

Triceps brachii

Biceps brachii

Brachialis

Deltoidus anterior

Deltoidus posterior

Serratus anterior

Tibialis anterior

Biceps femoris

Gluteus maximus

Transversus abdominis

Tensor fasciae latae

Obliquus internus*

185

HÜFTHEBEN MIT GEKREUZTEN BEINEN

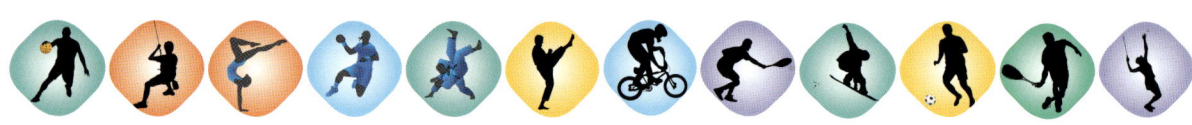

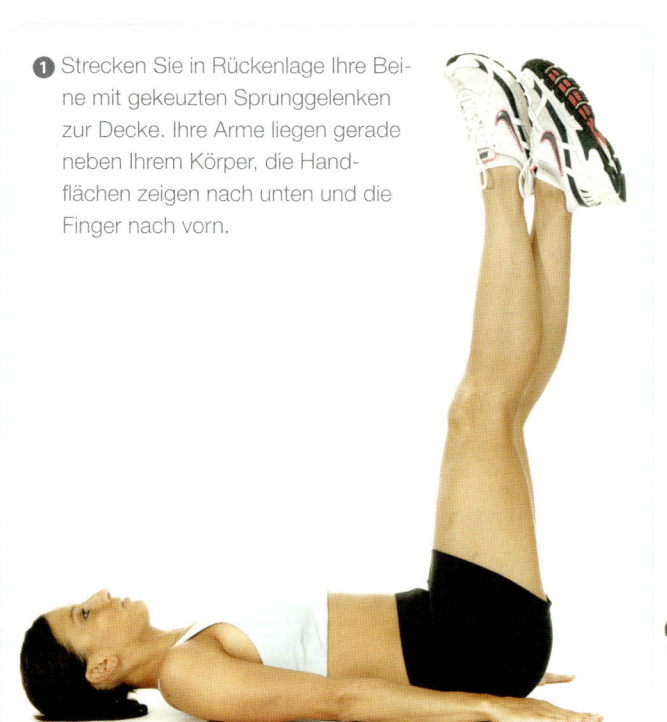

ÜBUNGEN: KÖRPERMITTE

❶ Strecken Sie in Rückenlage Ihre Beine mit gekeuzten Sprunggelenken zur Decke. Ihre Arme liegen gerade neben Ihrem Körper, die Handflächen zeigen nach unten und die Finger nach vorn.

RICHTIG
- die Beine während der Übung gerade und stabil halten
- Schultern und Nacken beim Abheben der Hüfte locker lassen

FALSCH
- die Hüfte ruckartig oder mit Schwung nach oben bewegen

ZIELE
- Bauchmuskulatur
- Trizeps

SCHWIERIGKEIT
- mittel

NUTZEN
- stärkt die Rumpf- und Beckenstabilisatoren
- kräftigt und formt die untere Bauchmuskulatur

VERMEIDEN BEI …
- Rückenschmerzen
- Nackenschmerzen
- Schulterschmerzen

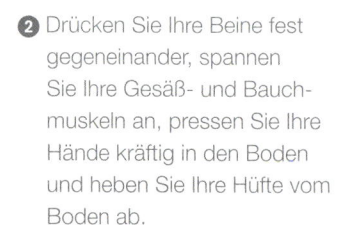

❷ Drücken Sie Ihre Beine fest gegeneinander, spannen Sie Ihre Gesäß- und Bauchmuskeln an, pressen Sie Ihre Hände kräftig in den Boden und heben Sie Ihre Hüfte vom Boden ab.

❸ Senken Sie die Hüfte langsam wieder ab. Machen Sie zehn Wiederholungen und kreuzen Sie anschließend die Sprunggelenke andersherum.

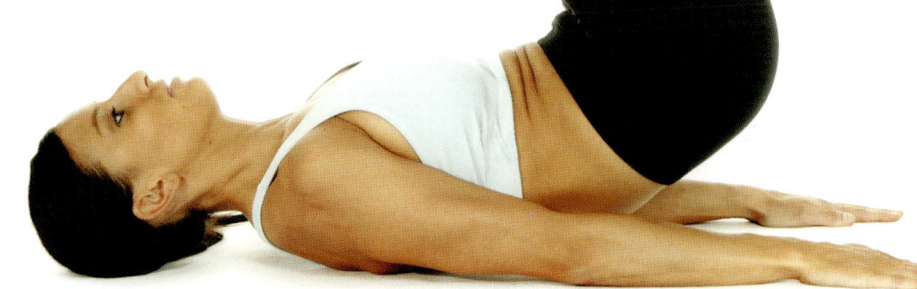

KÖRPERMITTE: HÜFTHEBEN MIT GEKREUZTEN BEINEN

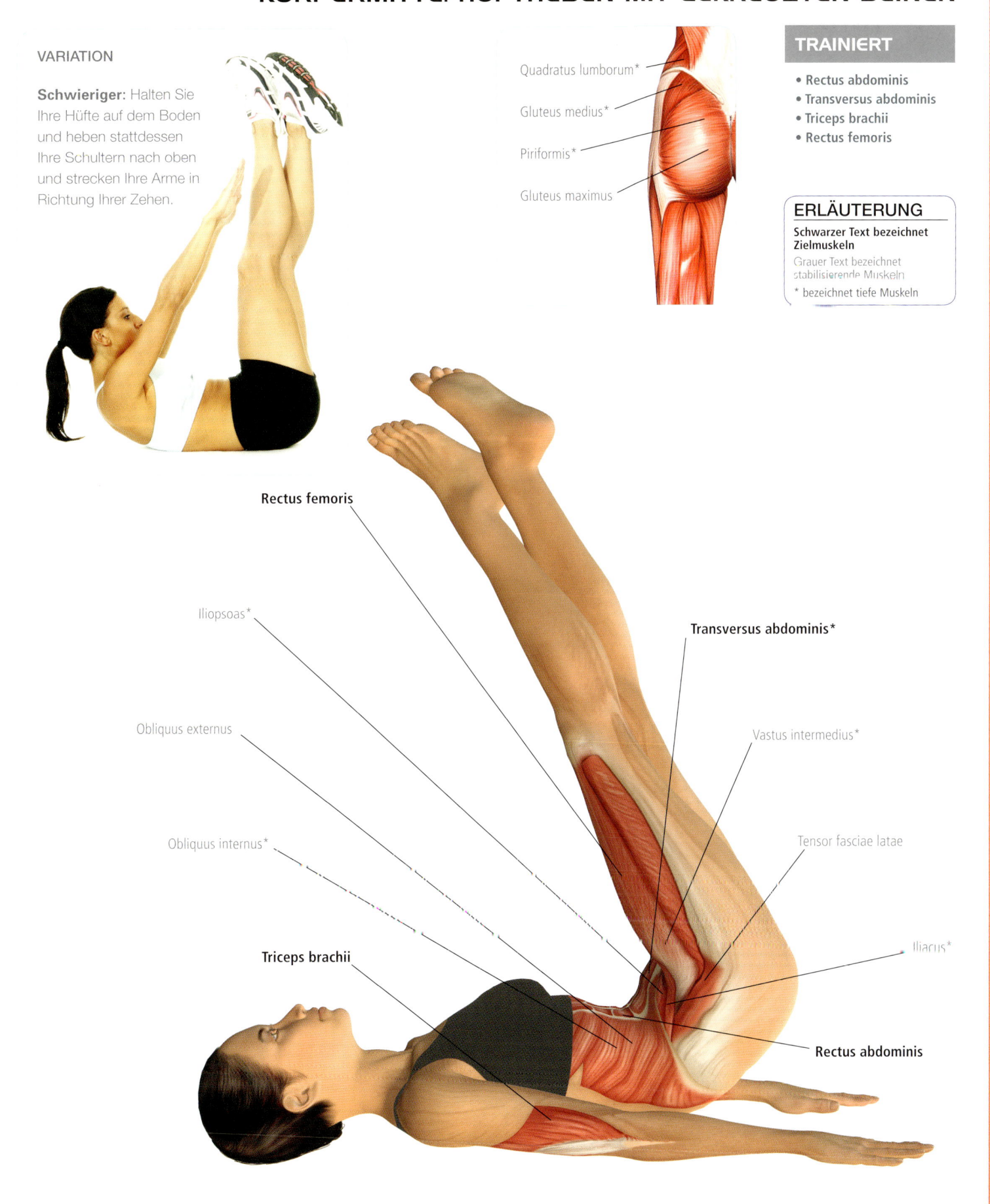

VARIATION

Schwieriger: Halten Sie Ihre Hüfte auf dem Boden und heben stattdessen Ihre Schultern nach oben und strecken Ihre Arme in Richtung Ihrer Zehen.

TRAINIERT

- Rectus abdominis
- Transversus abdominis
- Triceps brachii
- Rectus femoris

ERLÄUTERUNG

Schwarzer Text bezeichnet Zielmuskeln

Grauer Text bezeichnet stabilisierende Muskeln

* bezeichnet tiefe Muskeln

Quadratus lumborum*
Gluteus medius*
Piriformis*
Gluteus maximus

Rectus femoris
Iliopsoas*
Obliquus externus
Obliquus internus*
Triceps brachii
Transversus abdominis*
Vastus intermedius*
Tensor fasciae latae
Iliacus*
Rectus abdominis

TURKISH GET-UP

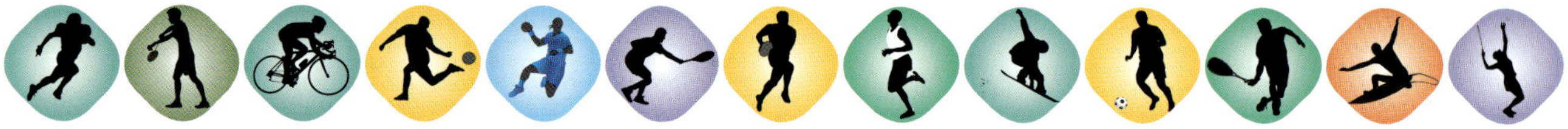

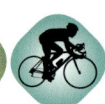

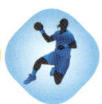

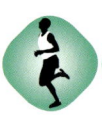

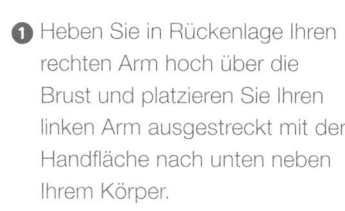

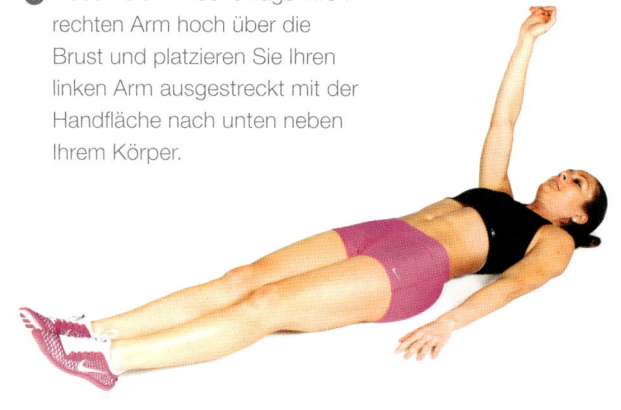

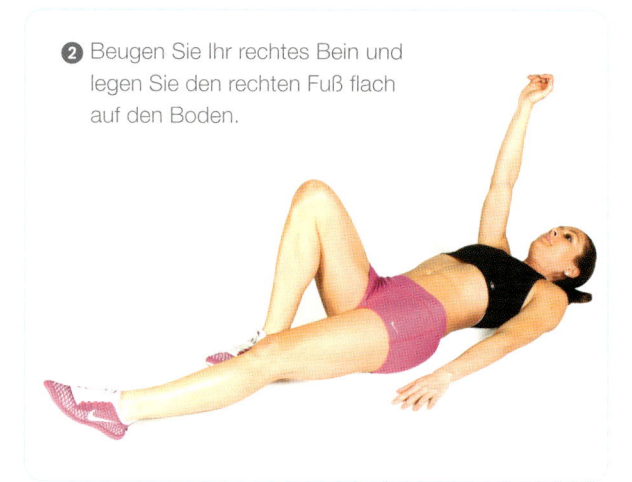

① Heben Sie in Rückenlage Ihren rechten Arm hoch über die Brust und platzieren Sie Ihren linken Arm ausgestreckt mit der Handfläche nach unten neben Ihrem Körper.

② Beugen Sie Ihr rechtes Bein und legen Sie den rechten Fuß flach auf den Boden.

RICHTIG
- die gesamte Übung hindurch die Rumpfspannung aufrechterhalten

FALSCH
- das hintere oder vordere Bein beim Aufrichten drehen

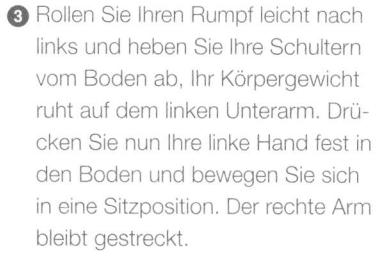

③ Rollen Sie Ihren Rumpf leicht nach links und heben Sie Ihre Schultern vom Boden ab, Ihr Körpergewicht ruht auf dem linken Unterarm. Drücken Sie nun Ihre linke Hand fest in den Boden und bewegen Sie sich in eine Sitzposition. Der rechte Arm bleibt gestreckt.

④ Heben Sie Ihre Hüfte in Richtung Decke, führen Sie dann das linke Bein unter dem Körper durch, setzen Sie das Knie in etwa unter der Hüfte ab, dann knien Sie sich auf das Knie.

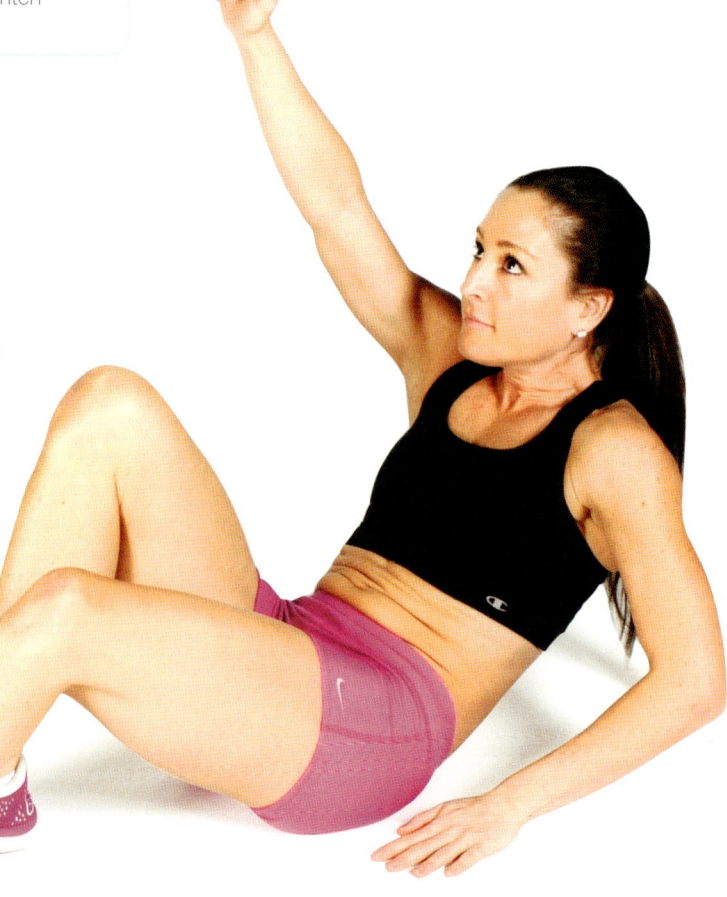

ZIELE
- Schulter
- Körpermitte
- Oberschenkelmuskulatur
- Gesäßmuskulatur
- oberer Rücken
- Trizeps

SCHWIERIGKEIT
- mittel

NUTZEN
- fördert die Hüftstabilität, das Körpergleichgewicht und die Körperkoordination

VERMEIDEN BEI …
- Handgelenkschmerzen
- Schulterschmerzen
- Knieproblemen

ÜBUNGEN: KÖRPERMITTE

KÖRPERMITTE: TURKISH GET-UP

TRAINIERT

- Deltoideus anterior
- Deltoideus posterior
- Deltoideus medialis
- Rectus abdominis
- Transversus abdominis
- Obliquus externus
- Obliquus internus
- Multifidus spinae
- Vastus intermedius
- Vastus lateralis
- Vastus medialis
- Rectus femoris
- Semitendinosus
- Biceps femoris
- Semimembranosus
- Gluteus minimus
- Gluteus medius
- Gluteus maximus

ERLÄUTERUNG

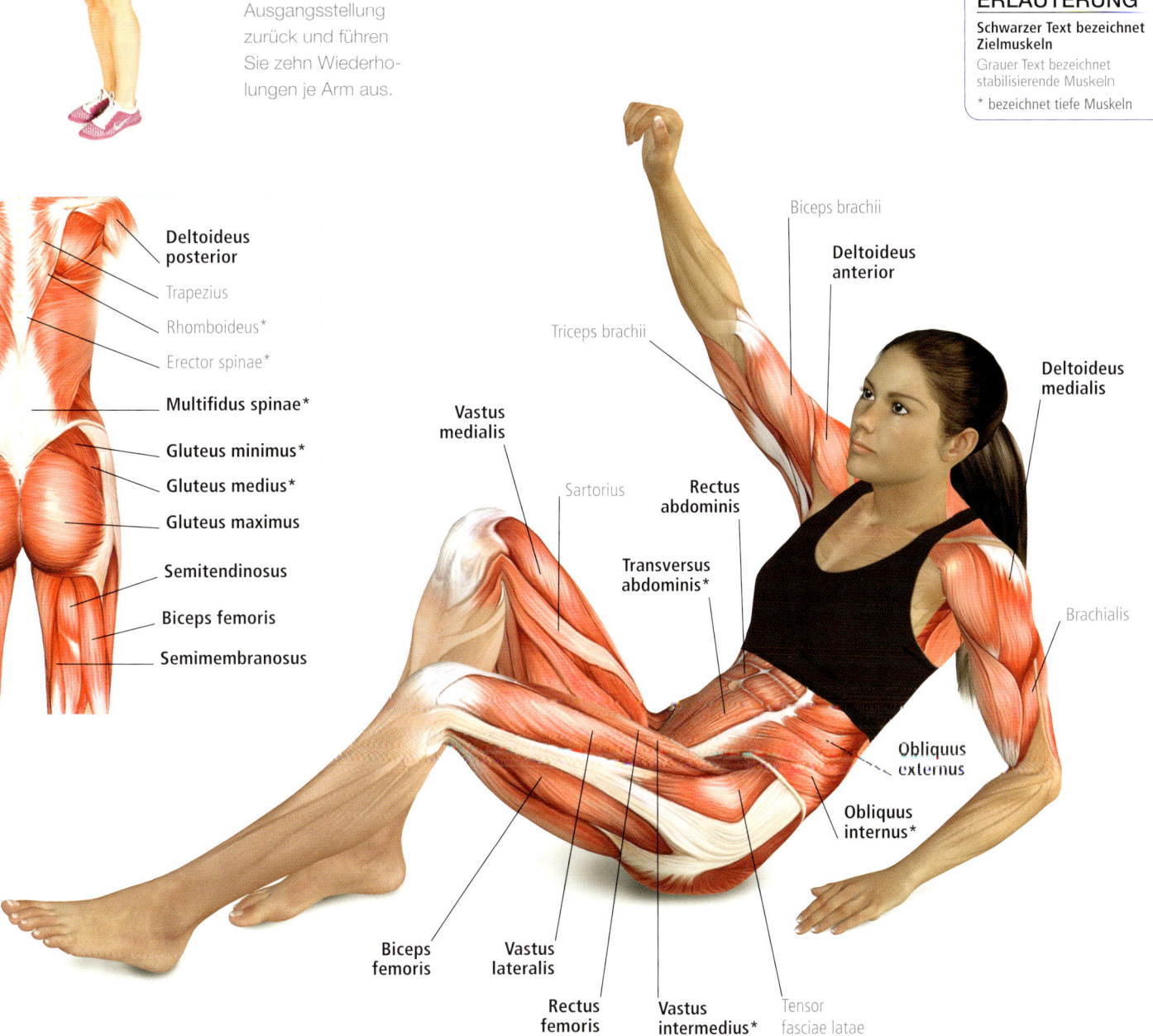

Schwarzer Text bezeichnet Zielmuskeln

Grauer Text bezeichnet stabilisierende Muskeln

* bezeichnet tiefe Muskeln

❺ Richten Sie den Oberkörper aufrecht, heben Sie die linke Hand vom Boden ab und drücken Sie sich mit dem rechten Fuß nach oben in den Stand. Der rechte Arm bleibt weiterhin durchgestreckt.

❻ Kehren Sie in die Ausgangsstellung zurück und führen Sie zehn Wiederholungen je Arm aus.

ÜBUNGEN: KÖRPERMITTE

RADFAHRER-CRUNCH

1 Legen Sie sich rücklings mit gebeugten Beinen auf den Boden. Verschränken Sie Ihre Hände hinter dem Kopf, die Ellenbogen zeigen nach außen. Heben Sie nun Ihre Beine vom Boden so ab, dass Hüfte und Knie etwa 90 Grad angewinkelt sind.

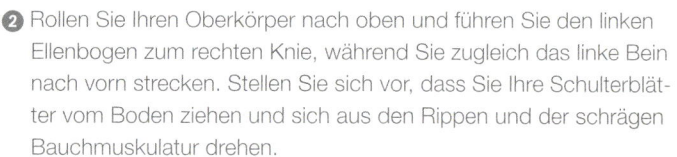

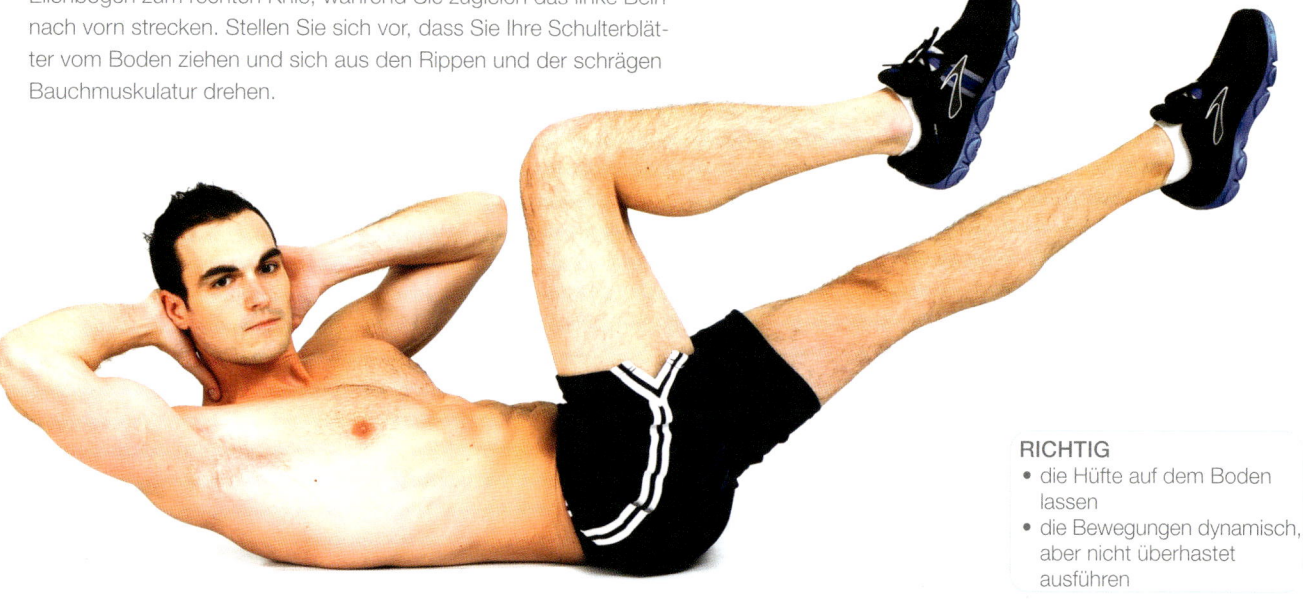

2 Rollen Sie Ihren Oberkörper nach oben und führen Sie den linken Ellenbogen zum rechten Knie, während Sie zugleich das linke Bein nach vorn strecken. Stellen Sie sich vor, dass Sie Ihre Schulterblätter vom Boden ziehen und sich aus den Rippen und der schrägen Bauchmuskulatur drehen.

RICHTIG
- die Hüfte auf dem Boden lassen
- die Bewegungen dynamisch, aber nicht überhastet ausführen

FALSCH
- den Rücken runden
- das Kinn in Richtung Brust drücken

ZIELE
- Körpermitte
- Oberschenkelmuskulatur
- Gesäßmuskulatur

SCHWIERIGKEIT
- schwer

NUTZEN
- stabilisiert die Körpermitte und kräftigt die Bauchmuskeln

VERMEIDEN BEI …
- Rücken- und Nackenproblemen

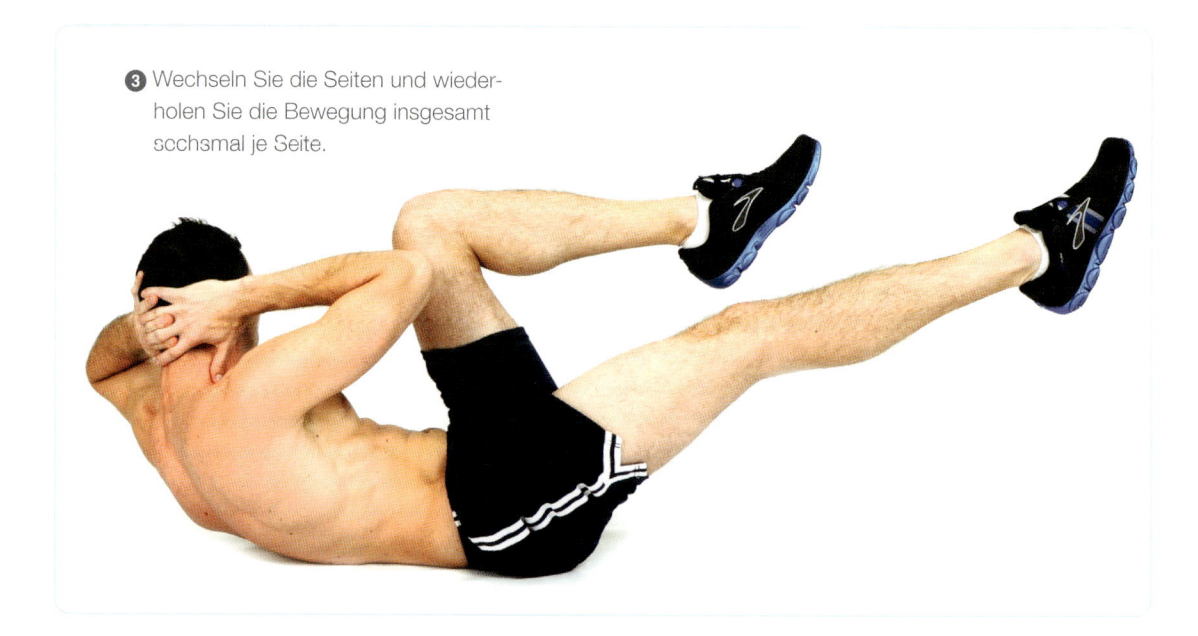

3 Wechseln Sie die Seiten und wiederholen Sie die Bewegung insgesamt sechsmal je Seite.

KÖRPERMITTE: RADFAHRER-CRUNCH

TRAINIERT

- Transversus abdominis
- Rectus abdominis
- Obliquus internus
- Obliquus externus

ERLÄUTERUNG

Schwarzer Text bezeichnet Zielmuskeln

Grauer Text bezeichnet stabilisierende Muskeln

* bezeichnet tiefe Muskeln

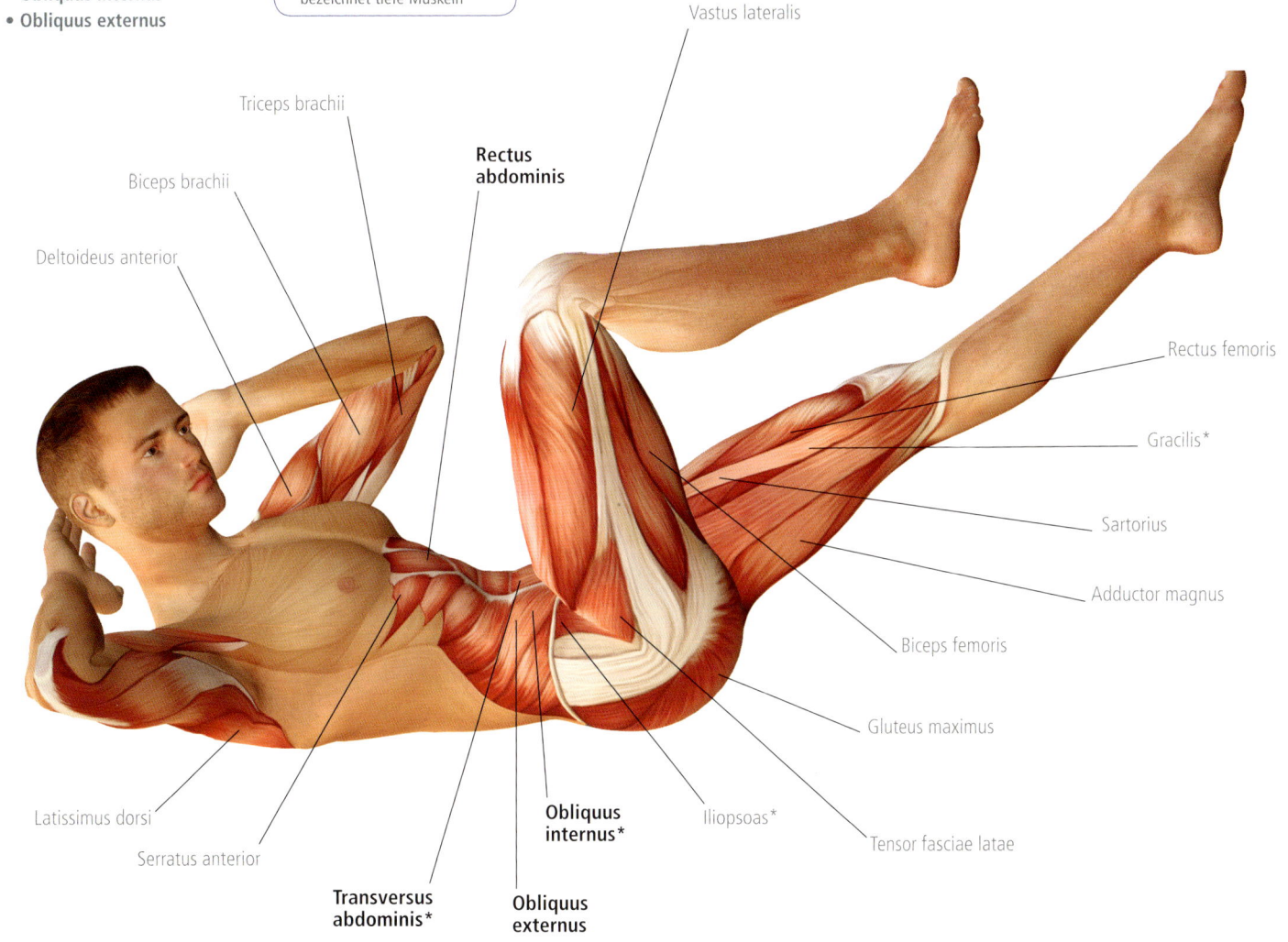

Vastus lateralis · Triceps brachii · Biceps brachii · Deltoideus anterior · **Rectus abdominis** · Rectus femoris · Gracilis* · Sartorius · Adductor magnus · Biceps femoris · Gluteus maximus · Latissimus dorsi · Serratus anterior · **Transversus abdominis*** · **Obliquus internus*** · **Obliquus externus** · Iliopsoas* · Tensor fasciae latae

VARIATION

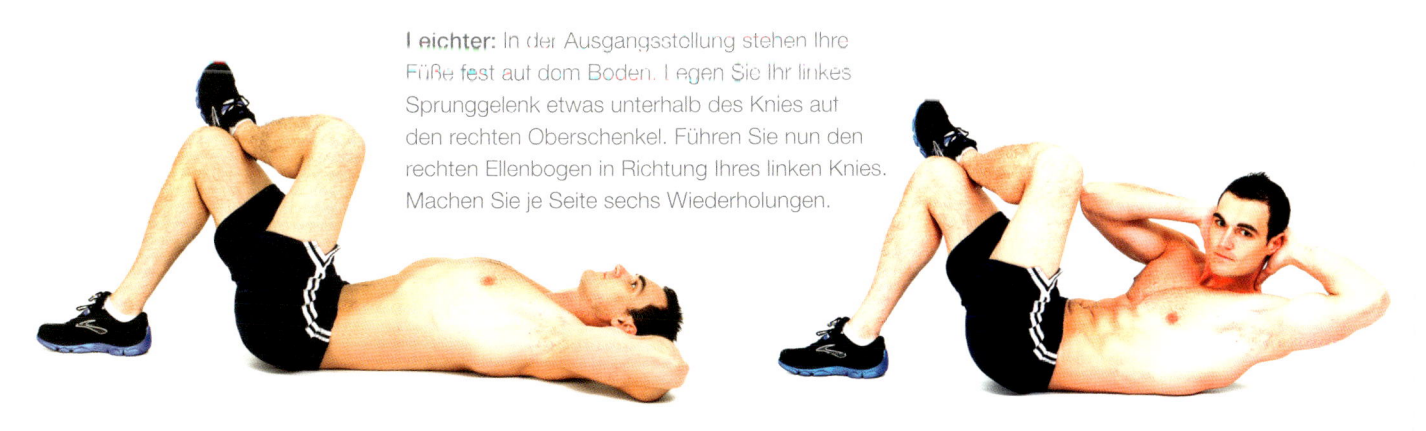

Leichter: In der Ausgangsstellung stehen Ihre Füße fest auf dem Boden. Legen Sie Ihr linkes Sprunggelenk etwas unterhalb des Knies auf den rechten Oberschenkel. Führen Sie nun den rechten Ellenbogen in Richtung Ihres linken Knies. Machen Sie je Seite sechs Wiederholungen.

UMGEKEHRTER CRUNCH

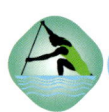

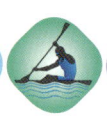

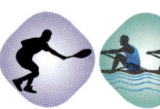

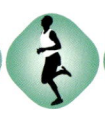

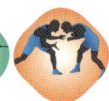

① Legen Sie sich mit dem Rücken auf den Boden. Die Arme sind neben Ihrem Körper ausgestreckt, die Handflächen zeigen nach unten, die Finger nach vorn. Halten Sie Ihre Füße mit leicht angewinkelten Beinen über dem Boden.

RICHTIG
- die Bauchmuskeln anspannen, um die Bewegungen im unteren Rücken auszuführen
- die Arme während der Übung auf dem Boden lassen

FALSCH
- die Übung mit Schwung durchführen
- die Aufwärtsbewegung mit dem unteren Rücken oder Nacken machen

ZIELE
- obere Bauchmuskeln

SCHWIERIGKEIT
- mittel

NUTZEN
- kräftigt die Bauchmuskulatur

VERMEIDEN BEI …
- Hüftinstabilität
- Beschwerden im unteren Rücken

② Ziehen Sie Ihre Beine in Richtung Körper und heben Sie zugleich Ihr Gesäß nach oben, dann senken Sie sich bis kurz über dem Boden wieder ab.

③ Bewegen Sie sich kontrolliert nach unten und bringen Sie Ihre Füße in die Ausgangsposition zurück. Führen Sie die Bewegung erneut aus und machen Sie drei Sätze à 20 Wiederholungen.

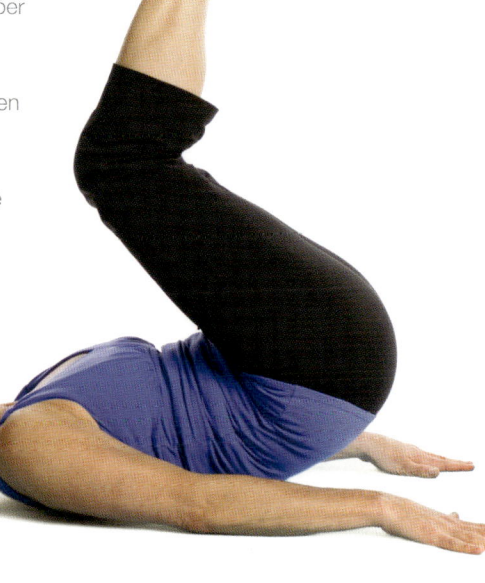

ÜBUNGEN: KÖRPERMITTE

KÖRPERMITTE: UMGEKEHRTER CRUNCH

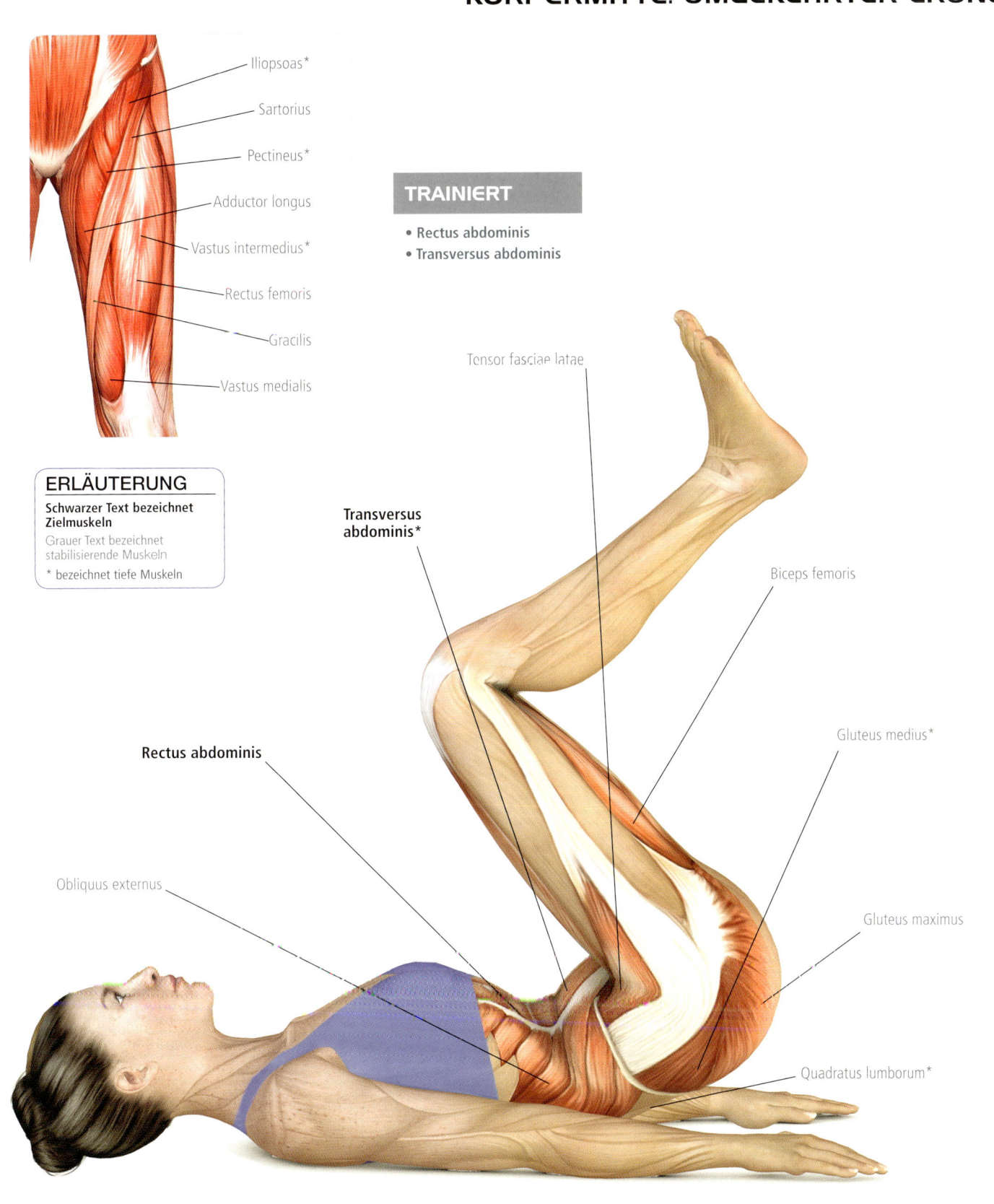

Iliopsoas*
Sartorius
Pectineus*
Adductor longus
Vastus intermedius*
Rectus femoris
Gracilis
Vastus medialis

TRAINIERT

- Rectus abdominis
- Transversus abdominis

Tensor fasciae latae
Transversus abdominis*
Biceps femoris
Gluteus medius*
Rectus abdominis
Gluteus maximus
Obliquus externus
Quadratus lumborum*

ERLÄUTERUNG
Schwarzer Text bezeichnet Zielmuskeln
Grauer Text bezeichnet stabilisierende Muskeln
* bezeichnet tiefe Muskeln

193

ÜBUNGEN: KÖRPERMITTE

DIE KOBRA

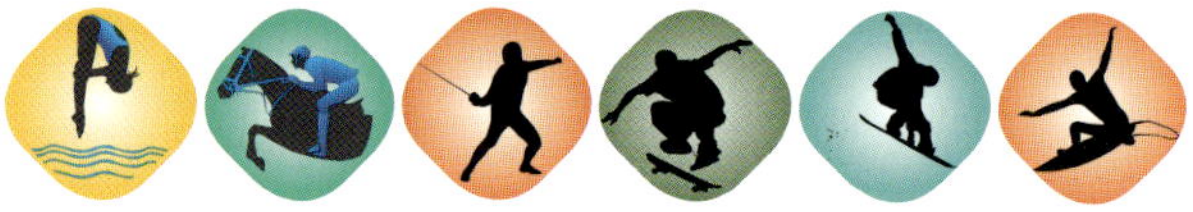

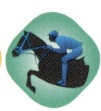

① Legen Sie sich mit dem Gesicht nach unten auf den Bauch, strecken Sie Ihre Beine nach hinten, die Zehen pressen in den Boden. Platzieren Sie Ihre Hände etwas vor den Schultern, die Handflächen zeigen nach unten, die Finger nach vorn.

RICHTIG
- die Schultern locker lassen und nicht zu den Ohren ziehen
- den unteren Rücken entspannt lassen
- aus der Brustsäule nach oben heben
- die Bauchmuskeln während der gesamten Übung aktiv halten

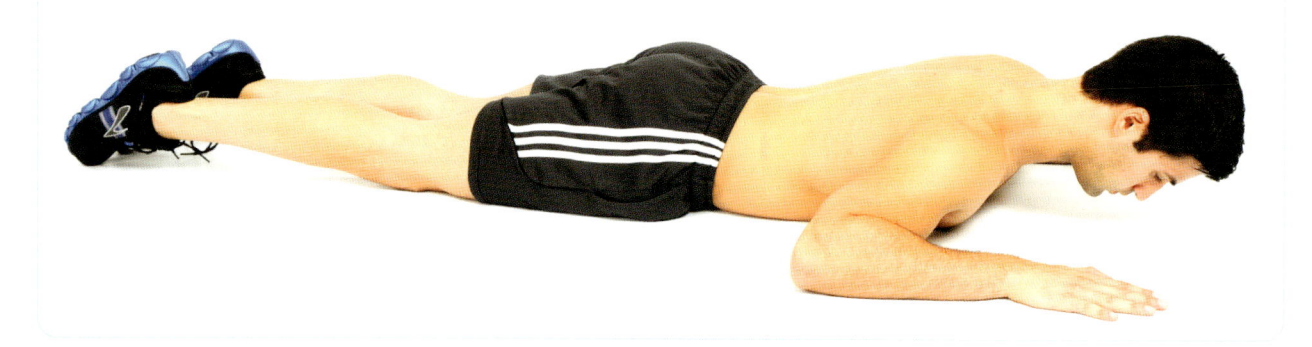

② Drücken Sie nun Ihre Handflächen in den Boden, strecken Sie Ihre Arme mit einer leichten Beuge im Ellenbogengelenk durch und heben Sie Ihren Oberkörper langsam vom Boden ab.

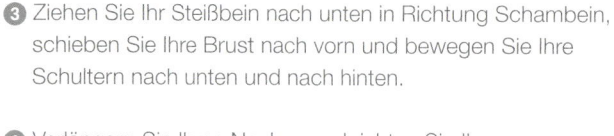

③ Ziehen Sie Ihr Steißbein nach unten in Richtung Schambein, schieben Sie Ihre Brust nach vorn und bewegen Sie Ihre Schultern nach unten und nach hinten.

④ Verlängern Sie Ihren Nacken und richten Sie Ihren Blick nach vorn.

⑤ Halten Sie die Position kurz, dann legen Sie Ihren Körper wieder kontrolliert am Boden ab.

ZIELE
- Rücken
- Bauchmuskulatur

SCHWIERIGKEIT
- mittel

NUTZEN
- stärkt die Wirbelsäule
- dehnt die Brust, die Bauchmuskulatur und die Schultern

VERMEIDEN BEI …
- Verletzungen im unteren Rücken

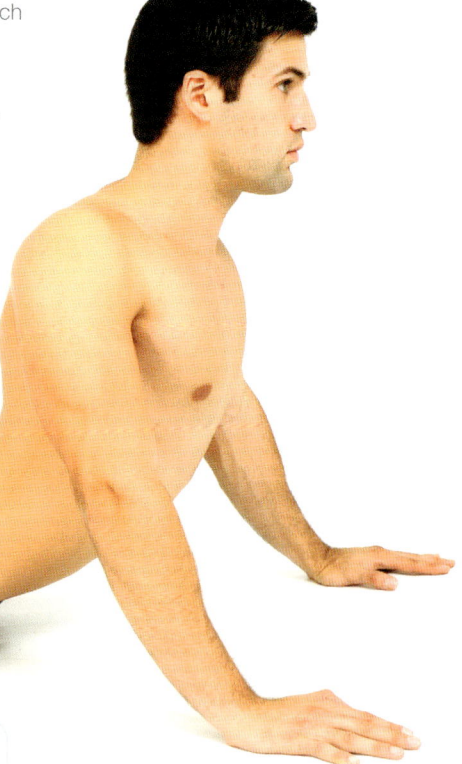

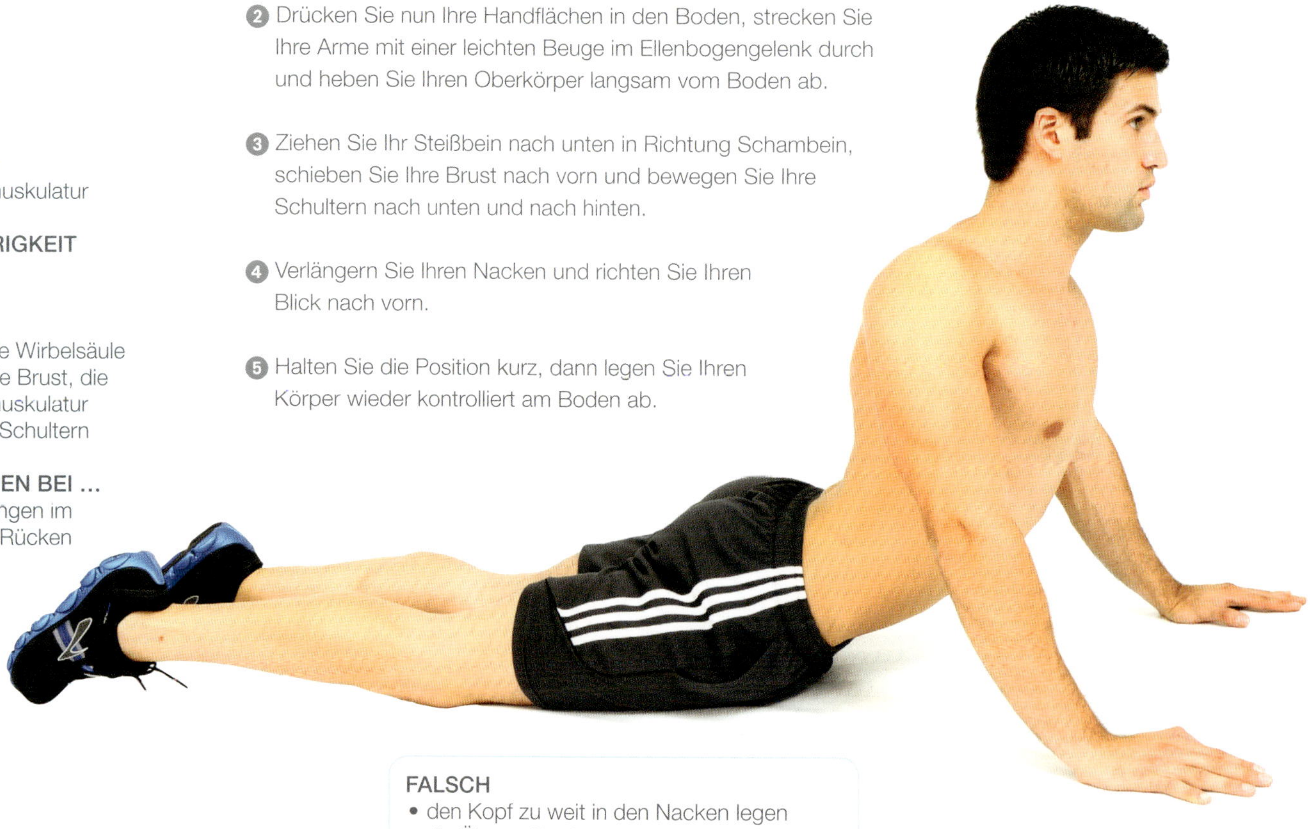

FALSCH
- den Kopf zu weit in den Nacken legen
- die Übung überhastet ausführen
- die Gesäßmuskeln anspannen
- die Hüfte vom Boden heben

KÖRPERMITTE: DIE KOBRA

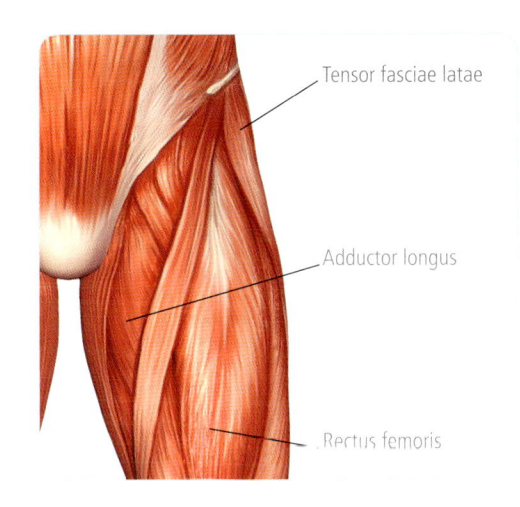

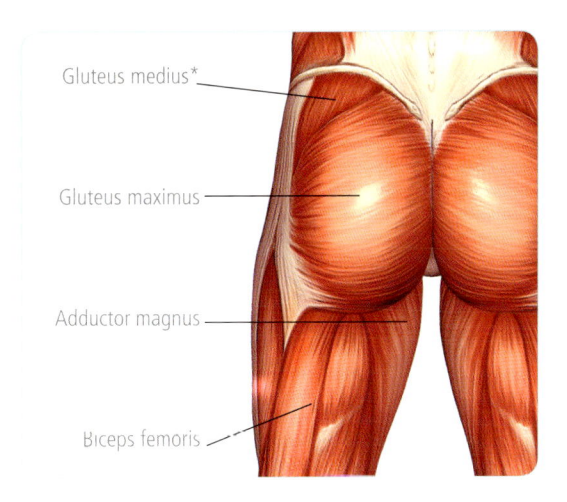

TRAINIERT

- Rectus abdominis
- Transversus abdominis
- Obliquus externus
- Obliquus internus

ERLÄUTERUNG

Schwarzer Text bezeichnet Zielmuskeln

Grauer Text bezeichnet stabilisierende Muskeln

* bezeichnet tiefe Muskeln

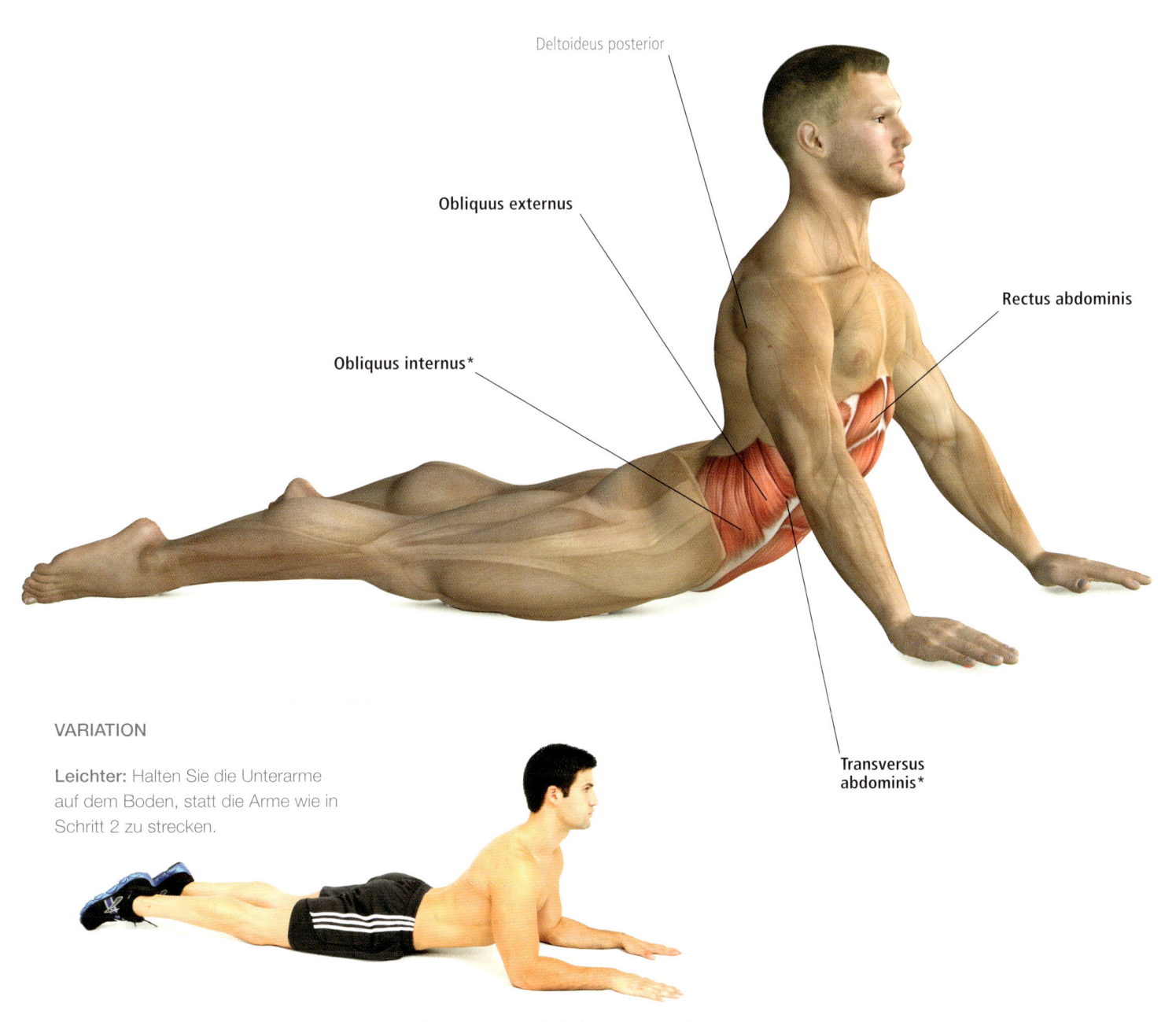

Bildbeschriftungen: Tensor fasciae latae, Gluteus medius*, Adductor longus, Gluteus maximus, Adductor magnus, Rectus femoris, Biceps femoris, Deltoideus posterior, Obliquus externus, Rectus abdominis, Obliquus internus*, Transversus abdominis*

VARIATION

Leichter: Halten Sie die Unterarme auf dem Boden, statt die Arme wie in Schritt 2 zu strecken.

ÜBUNGEN: KÖRPERMITTE

BECKENKIPPEN AUF DEM BALL

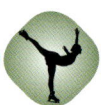

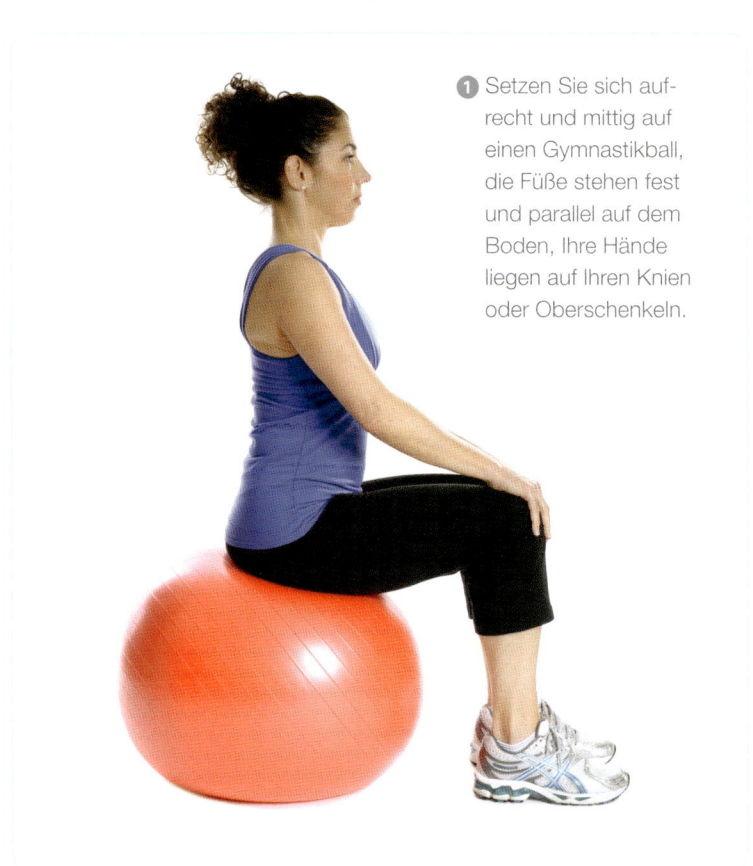

❶ Setzen Sie sich aufrecht und mittig auf einen Gymnastikball, die Füße stehen fest und parallel auf dem Boden, Ihre Hände liegen auf Ihren Knien oder Oberschenkeln.

RICHTIG
- zur Stabilisierung die Hüfte mittig auf dem Ball platzieren
- die Schultern locker lassen
- beim Kippen nach vorn den Rücken runden und beim Kippen nach hinten ein leichtes Hohlkreuz bilden

FALSCH
- die Bewegungen überhastet ausführen

ZIELE
- unterer Rücken
- Bauchmuskulatur
- Gesäßmuskulatur

SCHWIERIGKEIT
- leicht

NUTZEN
- verbessert die Körperhaltung
- lindert leichte bis mittelschwere Schmerzen im unteren Rücken

VERMEIDEN BEI …
- heftigen Schmerzen im unteren Rücken

❷ Kippen Sie das Becken langsam nach vorn, wobei Sie die Bewegung des Balls nutzen. Spannen Sie die Bauchmuskeln an und halten Sie die Position fünf Sekunden lang.

❸ Kehren Sie in die Ausgangsstellung zurück und kippen Sie dann das Becken nach hinten und spannen Sie die Bauchmuskulatur wieder an. Führen Sie die Vor- und Rückbewegung erneut durch, halten Sie beide Positionen jeweils fünf Sekunden lang. Machen Sie insgesamt 10 Wiederholungen.

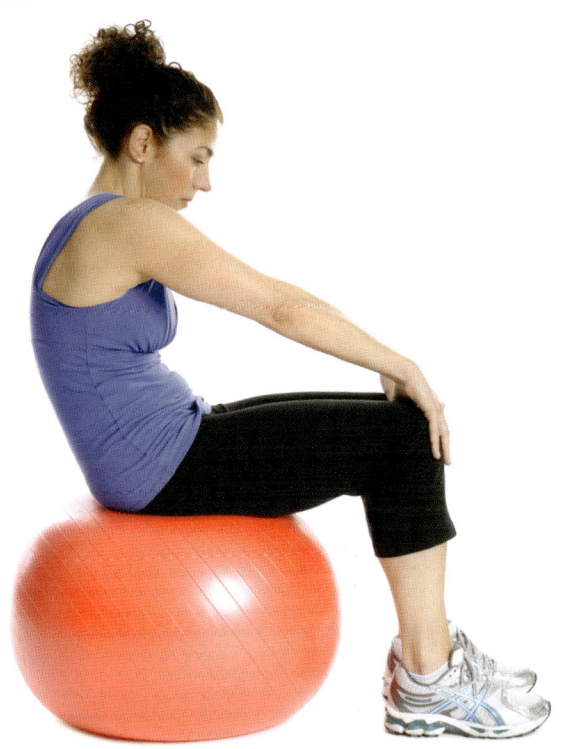

KÖRPERMITTE: BECKENKIPPEN AUF DEM BALL

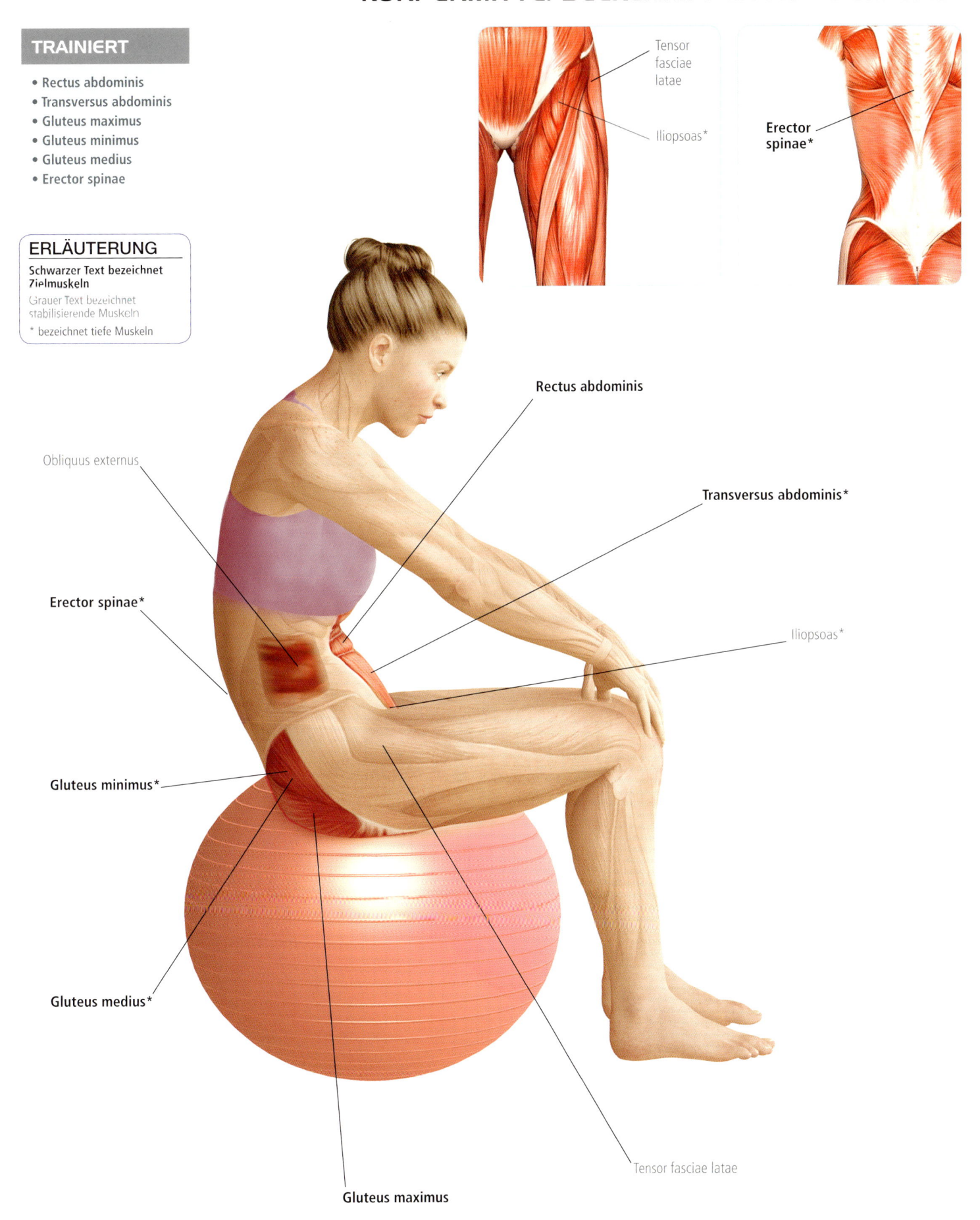

TRAINIERT

- Rectus abdominis
- Transversus abdominis
- Gluteus maximus
- Gluteus minimus
- Gluteus medius
- Erector spinae

ERLÄUTERUNG

Schwarzer Text bezeichnet Zielmuskeln
Grauer Text bezeichnet stabilisierende Muskeln
* bezeichnet tiefe Muskeln

Tensor fasciae latae
Iliopsoas*
Erector spinae*

Rectus abdominis
Transversus abdominis*
Obliquus externus
Iliopsoas*
Erector spinae*
Gluteus minimus*
Gluteus medius*
Tensor fasciae latae
Gluteus maximus

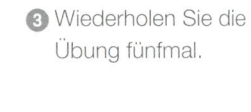

SCHULTERDRÜCKEN IM UNTERARMSTÜTZ

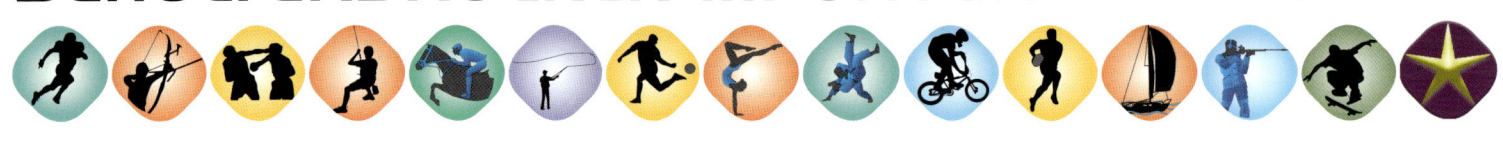

1 Legen Sie sich mit den Unterarmen unter der Brust auf eine Matte und drücken Sie Ihren Körper hoch in den Unterarmstütz. Ihr Körper ist jetzt auf Unterarmen und Fußspitzen abgestützt und bildet eine gerade Linie von den Fersen bis zum Kopf. Der Blick ist nach unten gerichtet, sodass der Kopf in Verlängerung der Wirbelsäule gehalten wird.

RICHTIG
- den Blick nach unten richten und den Kopf in Verlängerung der Wirbelsäule halten

2 Drücken Sie nun Ihre Schultern durch die Unterarme hoch in Richtung Decke. Senken Sie Ihre Schultern kontrolliert wieder nach unten, bis Sie das Gefühl haben, dass Ihre Schultern wieder zusammenkommen.

FALSCH
- den Rücken durchsacken lassen
- die Schultergelenke belasten durch unkontrolliertes Anheben und Absenken der Schultern

ZIELE
- Deltamuskeln
- Rumpfstabilisatoren

SCHWIERIGKEIT
- mittel

NUTZEN
- kräftigt die Rumpfmuskulatur
- erhöht die Rumpfstabilität
- stärkt den Trizeps
- verbessert die Körperhaltung

VERMEIDEN BEI …
- Schulterverletzungen
- starken Rückenschmerzen

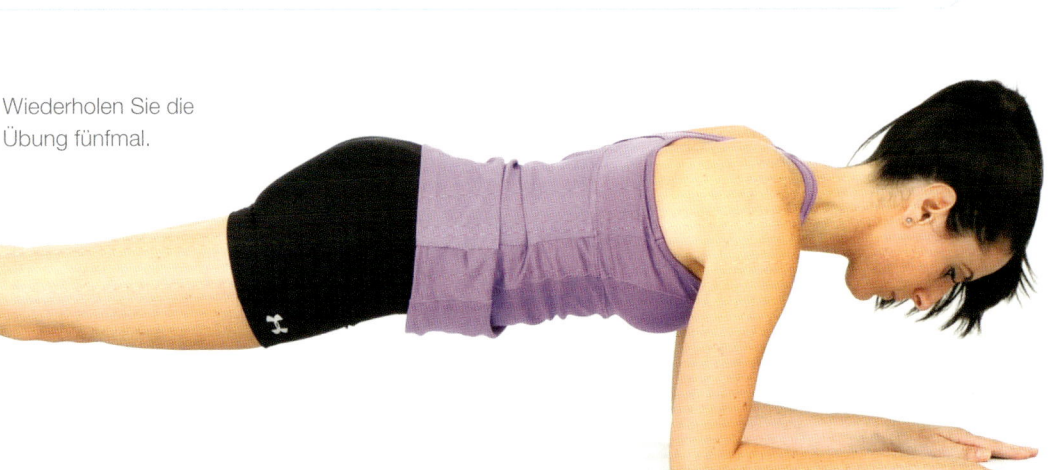

3 Wiederholen Sie die Übung fünfmal.

ÜBUNGEN: KÖRPERMITTE

KÖRPERMITTE: SCHULTERDRÜCKEN IM UNTERARMSTÜTZ

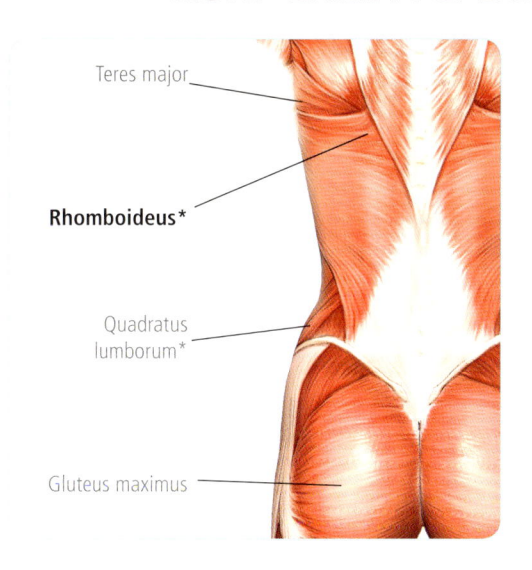

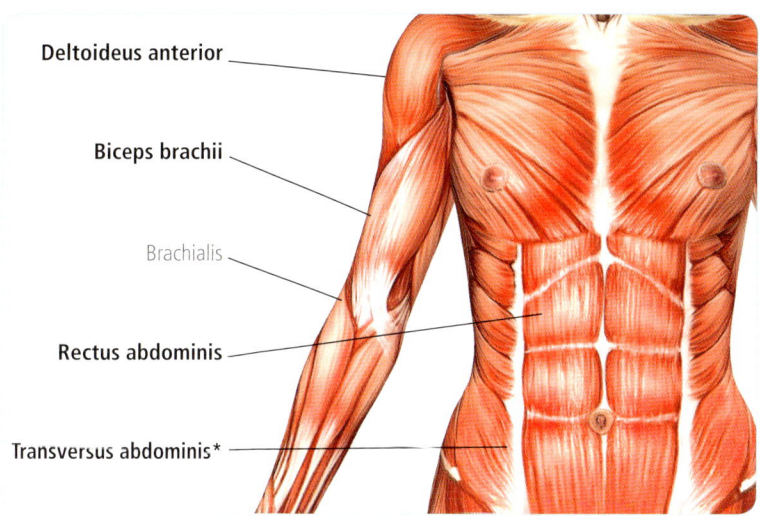

Teres major

Rhomboideus*

Quadratus lumborum*

Gluteus maximus

Deltoideus anterior

Biceps brachii

Brachialis

Rectus abdominis

Transversus abdominis*

TRAINIERT

- Deltoideus anterior
- Deltoideus posterior
- Rhomboideus
- Rectus abdominis
- Biceps brachii
- Triceps brachii
- Tensor fasciae latae
- Rectus femoris
- Transversus abdominis
- Obliquus internus
- Serratus anterior
- Tibialis anterior

ERLÄUTERUNG

Schwarzer Text bezeichnet Zielmuskeln

Grauer Text bezeichnet stabilisierende Muskeln

* bezeichnet tiefe Muskeln

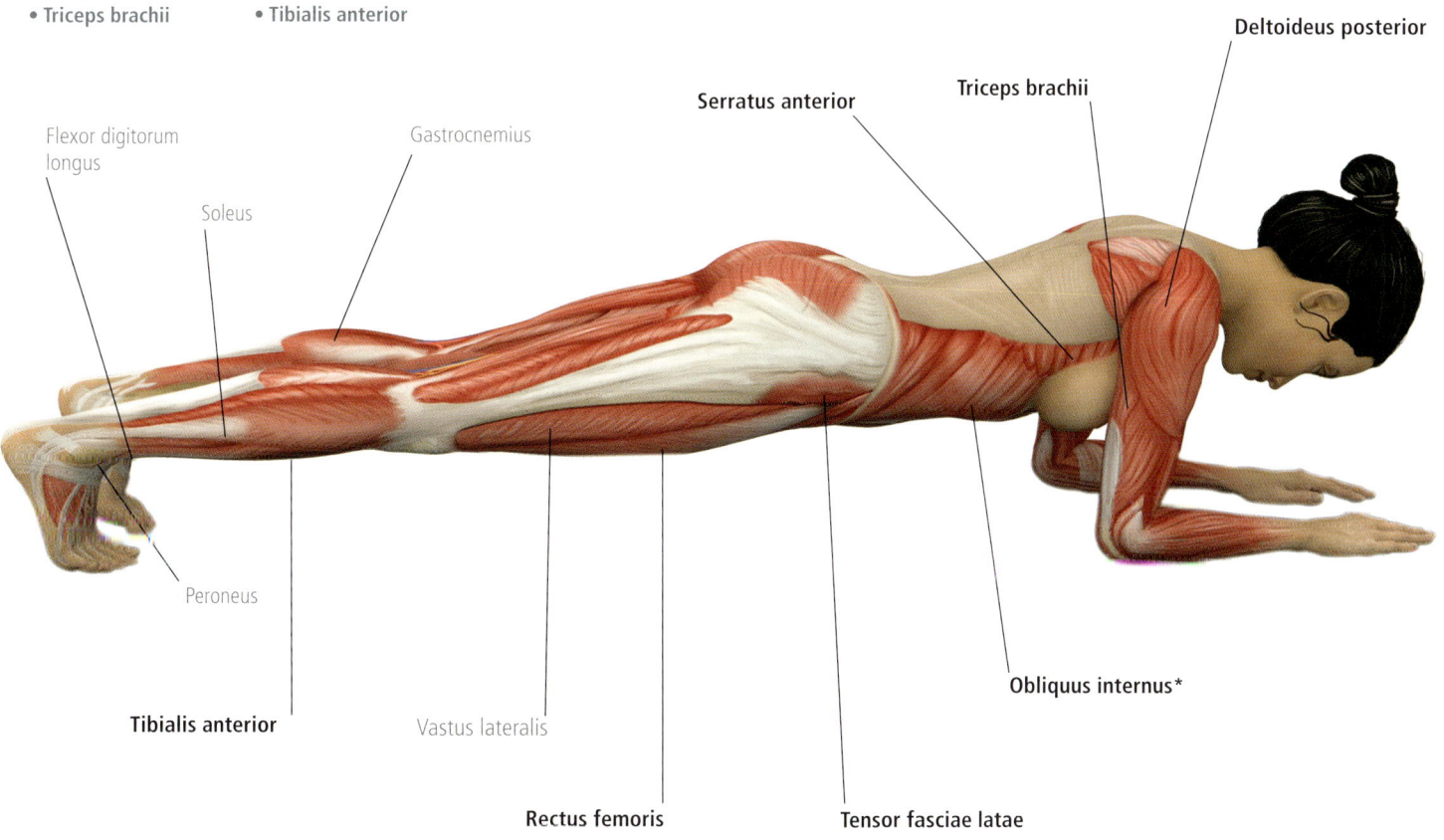

Flexor digitorum longus

Soleus

Gastrocnemius

Serratus anterior

Triceps brachii

Deltoideus posterior

Peroneus

Tibialis anterior

Vastus lateralis

Rectus femoris

Tensor fasciae latae

Obliquus internus*

199

RUSSISCHE DREHUNG IM SITZEN

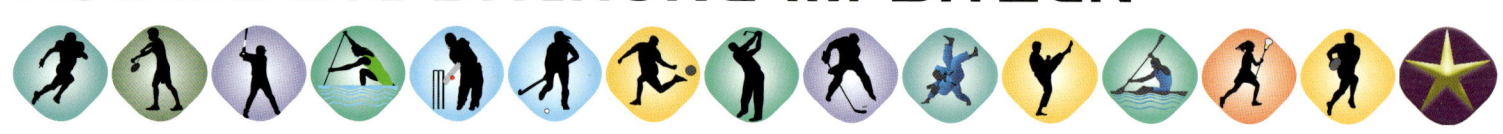

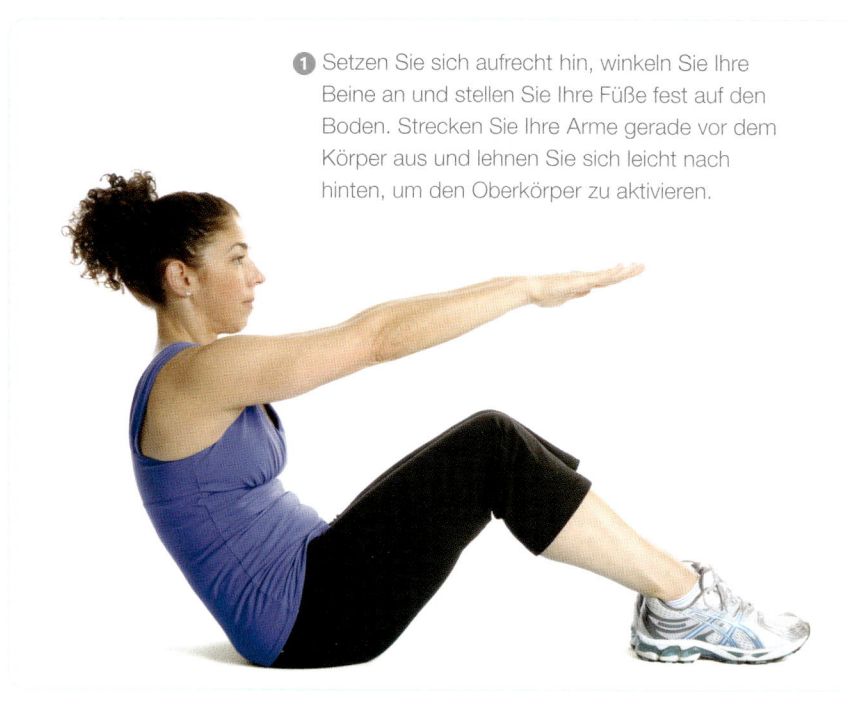

ÜBUNGEN: KÖRPERMITTE

❶ Setzen Sie sich aufrecht hin, winkeln Sie Ihre Beine an und stellen Sie Ihre Füße fest auf den Boden. Strecken Sie Ihre Arme gerade vor dem Körper aus und lehnen Sie sich leicht nach hinten, um den Oberkörper zu aktivieren.

RICHTIG
- die Drehung langsam und kontrolliert ausführen
- den Rücken gerade halten
- die Füße fest auf dem Boden lassen
- die Arme gerade vor dem Körper ausstrecken

FALSCH
- die Bewegungen überhastet durchführen
- die Füße oder Knie während der Übung zur Seite drehen

ZIELE
- Rücken
- schräge Bauchmuskulatur
- obere Bauchmuskulatur

SCHWIERIGKEIT
- mittel

NUTZEN
- stabilisiert und kräftigt die Körpermitte

VERMEIDEN BEI …
- Beschwerden im unteren Rücken

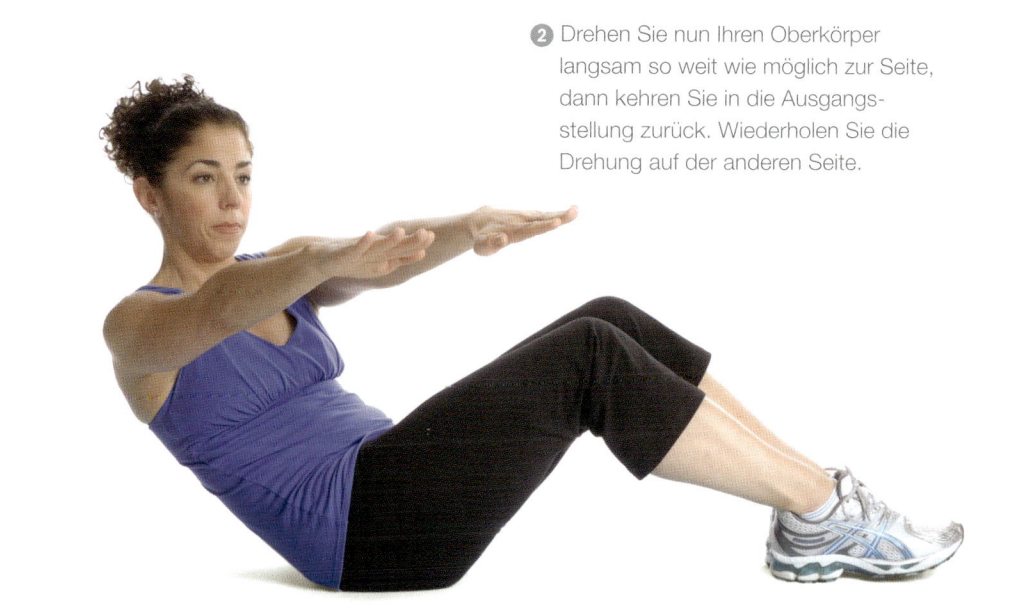

❷ Drehen Sie nun Ihren Oberkörper langsam so weit wie möglich zur Seite, dann kehren Sie in die Ausgangsstellung zurück. Wiederholen Sie die Drehung auf der anderen Seite.

❸ Führen Sie die komplette Drehung aus der Ausgangsposition durch und machen Sie drei Sätze à 20 Wiederholungen.

KÖRPERMITTE: RUSSISCHE DREHUNG IM SITZEN

VARIATION

Schwieriger: Führen Sie die Übung mit einem Medizinball durch.

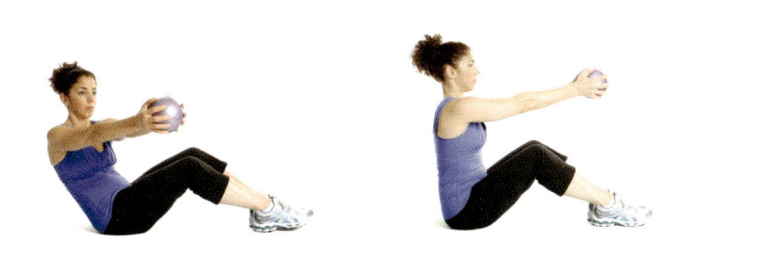

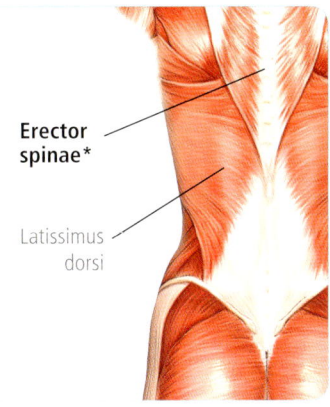

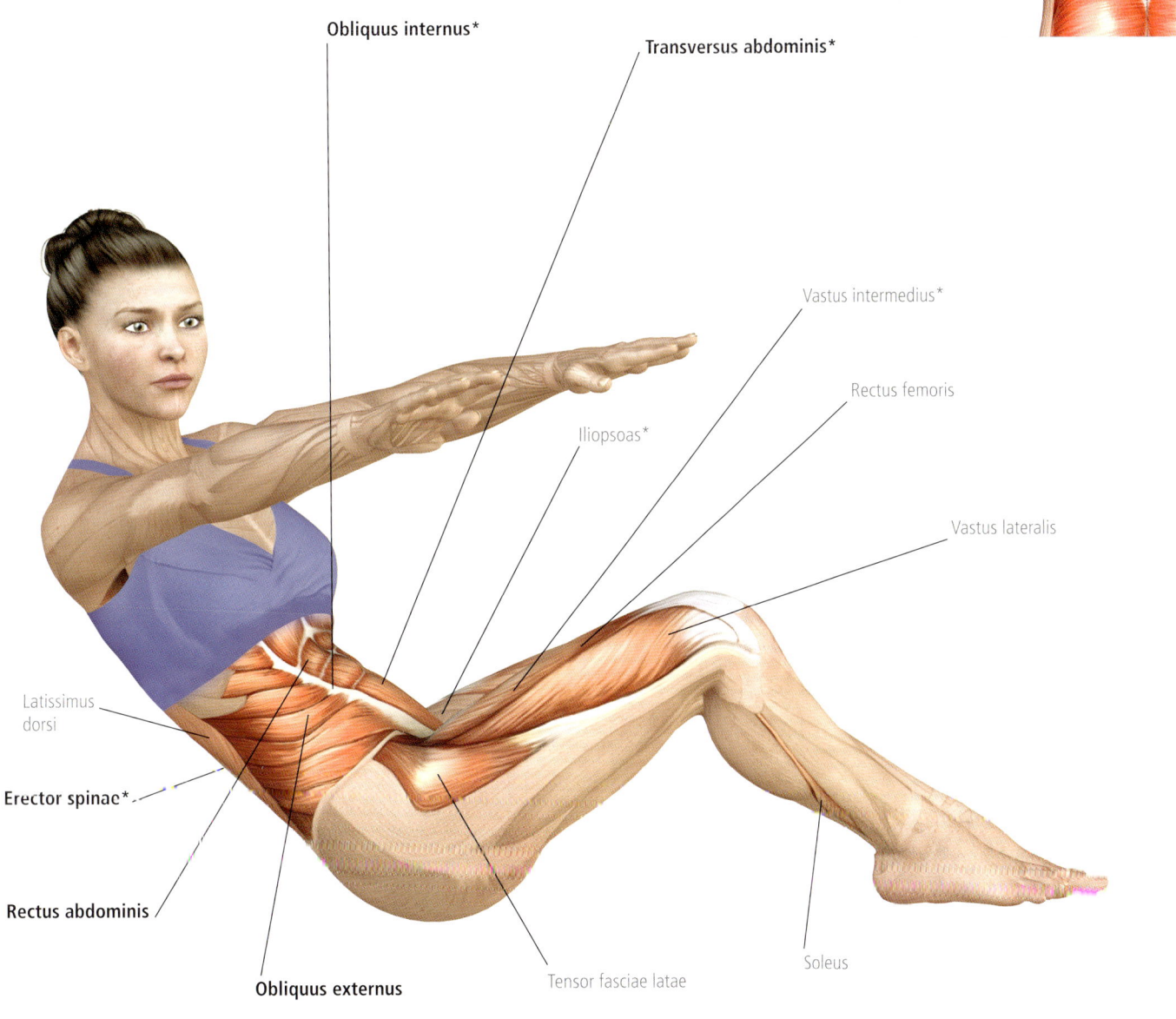

Erector spinae*

Latissimus dorsi

Obliquus internus*

Transversus abdominis*

Vastus intermedius*

Rectus femoris

Iliopsoas*

Vastus lateralis

Latissimus dorsi

Erector spinae*

Rectus abdominis

Obliquus externus

Tensor fasciae latae

Soleus

TRAINIERT

- Rectus abdominis
- Obliquus externus
- Obliquus internus
- Erector spinae
- Transversus abdominis

ERLÄUTERUNG

Schwarzer Text bezeichnet Zielmuskeln

Grauer Text bezeichnet stabilisierende Muskeln

* bezeichnet tiefe Muskeln

201

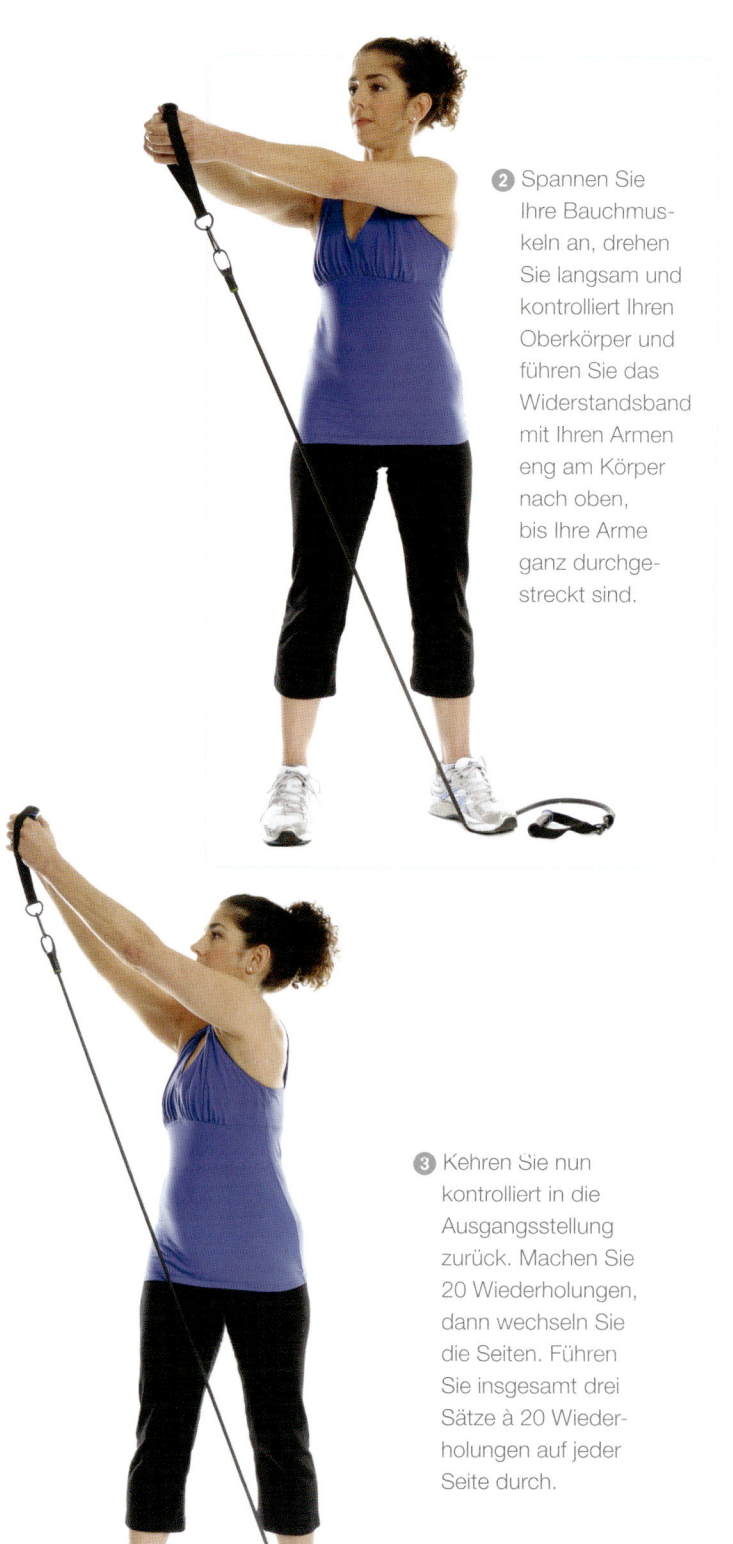

ÜBUNGEN: KÖRPERMITTE

HOLZHACKEN MIT BAND

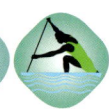

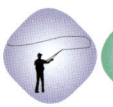

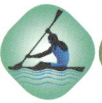

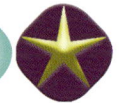

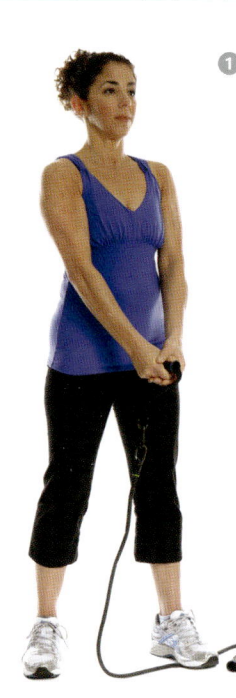

1 Stellen Sie im aufrechten Stand die Füße etwas weiter als hüftbreit auseinander und legen Sie ein Ende eines Widerstandsbands unter einen Ihrer Füße. Halten Sie mit beiden Händen den Griff am anderen Ende des Widerstandsbands fest und platzieren Sie es locker vor Ihrem Körper ungefähr auf Oberschenkelhöhe des Beins, das das Widerstandsband fixiert.

2 Spannen Sie Ihre Bauchmuskeln an, drehen Sie langsam und kontrolliert Ihren Oberkörper und führen Sie das Widerstandsband mit Ihren Armen eng am Körper nach oben, bis Ihre Arme ganz durchgestreckt sind.

3 Kehren Sie nun kontrolliert in die Ausgangsstellung zurück. Machen Sie 20 Wiederholungen, dann wechseln Sie die Seiten. Führen Sie insgesamt drei Sätze à 20 Wiederholungen auf jeder Seite durch.

ZIELE
- schräge Bauchmuskulatur

SCHWIERIGKEIT
- leicht

NUTZEN
- verbessert die Rumpfkraft
- stärkt und formt die schräge Bauchmuskulatur

VERMEIDEN BEI …
- Beschwerden im unteren Rücken
- Schulterbeschwerden

RICHTIG
- die Arme gestreckt lassen
- während der Auf- und Abwärtsbewegung dem Widerstandsband mit den Augen folgen
- die Rumpfspannung während der gesamten Übung aufrecht halten

FALSCH
- sich ruckartig von einer Seite zur anderen drehen
- die Arme so hoch heben, dass die Kontrolle über den Oberkörper verloren geht und/oder ein Rundrücken entsteht

KÖRPERMITTE: HOLZHACKEN MIT BAND

TRAINIERT
- Obliquus externus
- Obliquus internus

ERLÄUTERUNG
Schwarzer Text bezeichnet Zielmuskeln
Grauer Text bezeichnet stabilisierende Muskeln
* bezeichnet tiefe Muskeln

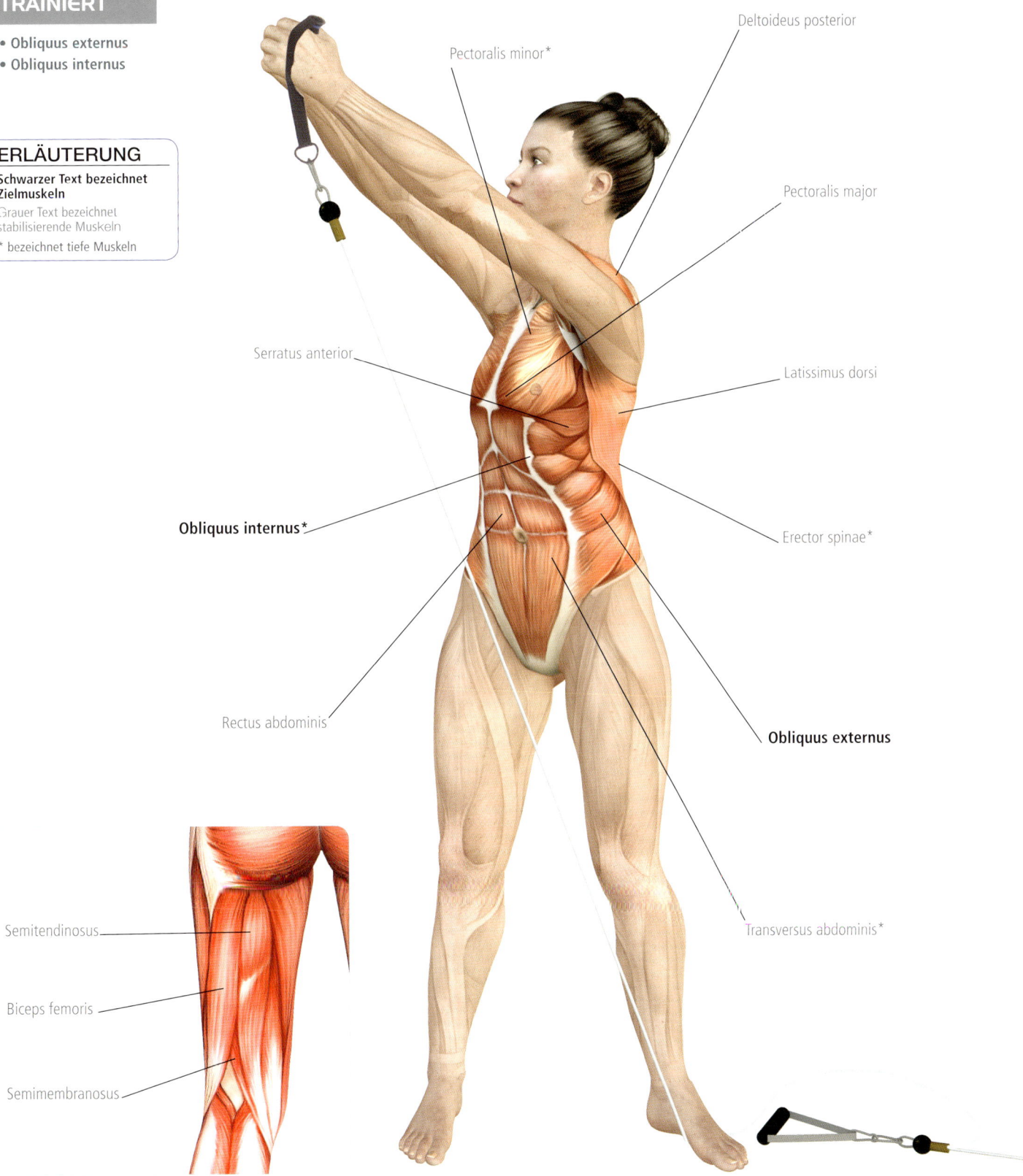

Pectoralis minor*
Deltoideus posterior
Pectoralis major
Serratus anterior
Latissimus dorsi
Obliquus internus*
Erector spinae*
Rectus abdominis
Obliquus externus
Transversus abdominis*

Semitendinosus
Biceps femoris
Semimembranosus

203

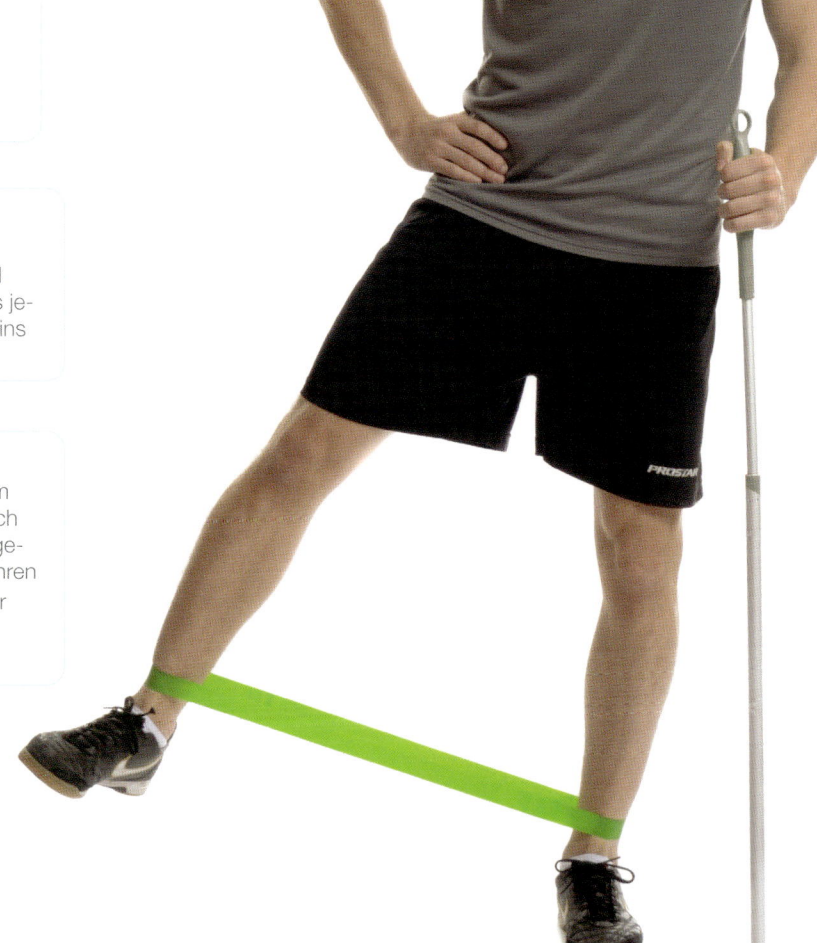

HÜFTABDUKTION UND -ADDUKTION

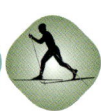

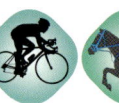

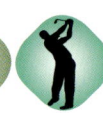

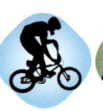

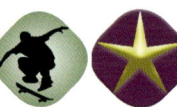

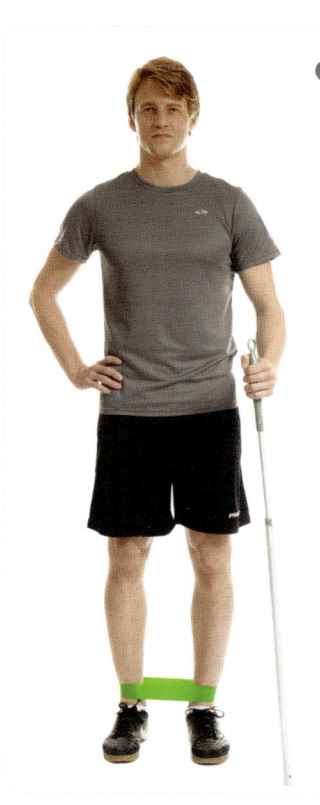

ÜBUNGEN: KÖRPERMITTE

① Stellen Sie im aufrechten Stand die Füße schulterbreit auseinander und legen Sie ein Mini- oder Loopband um Ihre Sprunggelenke. Schieben Sie Ihr Becken etwas nach vorn, heben Sie Ihre Brust an und drücken Sie Ihre Schultern nach unten und nach hinten. Halten Sie sich zur Stabilisierung mit Ihrer linken Hand an einem Gegenstand fest, etwa einem Besenstiel oder Stuhlrücken.

② Bewegen Sie nun mit geradem Rücken, gestreckten Beinen und nach vorn weisenden Füßen Ihren rechten Fuß gerade nach rechts, führen Sie ihn also vom Körper weg. Halten Sie die Spannung 2 Sekunden lang, dann wiederholen Sie die Bewegung zehnmal.

③ Kehren Sie in die Ausgangsposition zurück.

ZIELE
- Hüftabduktoren
- Hüftadduktoren

SCHWIERIGKEIT
- leicht

NUTZEN
- stärkt die Hüfte

VERMEIDEN BEI ...
- Gleichgewichtsproblemen

RICHTIG
- die Muskeln von Oberschenkel- und Hüftaußenseite des jeweils bewegten Beins anspannen

FALSCH
- den Boden mit dem Fuß des jeweils nach innen oder außen geführten Beins berühren
- den Oberkörper zur Seite neigen

HÜFTABDUKTION

KÖRPERMITTE: HÜFTABDUKTION UND -ADDUKTION

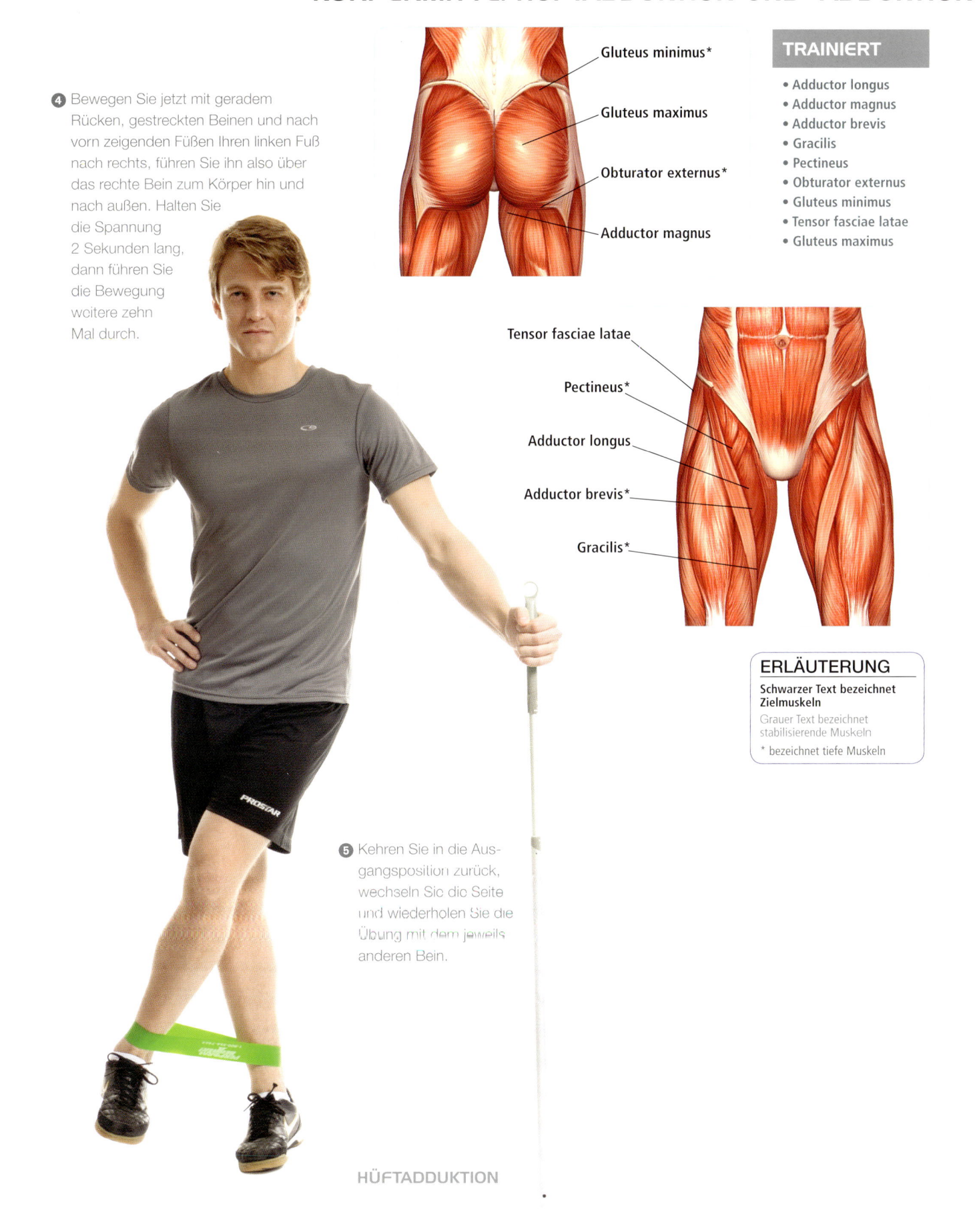

4 Bewegen Sie jetzt mit geradem Rücken, gestreckten Beinen und nach vorn zeigenden Füßen Ihren linken Fuß nach rechts, führen Sie ihn also über das rechte Bein zum Körper hin und nach außen. Halten Sie die Spannung 2 Sekunden lang, dann führen Sie die Bewegung weitere zehn Mal durch.

- Gluteus minimus*
- Gluteus maximus
- Obturator externus*
- Adductor magnus

- Tensor fasciae latae
- Pectineus*
- Adductor longus
- Adductor brevis*
- Gracilis*

TRAINIERT
- Adductor longus
- Adductor magnus
- Adductor brevis
- Gracilis
- Pectineus
- Obturator externus
- Gluteus minimus
- Tensor fasciae latae
- Gluteus maximus

ERLÄUTERUNG
Schwarzer Text bezeichnet Zielmuskeln
Grauer Text bezeichnet stabilisierende Muskeln
* bezeichnet tiefe Muskeln

5 Kehren Sie in die Ausgangsposition zurück, wechseln Sie die Seite und wiederholen Sie die Übung mit dem jeweils anderen Bein.

HÜFTADDUKTION

ÜBUNGEN: KÖRPERMITTE

AUSROLLEN AUF DEM BALL

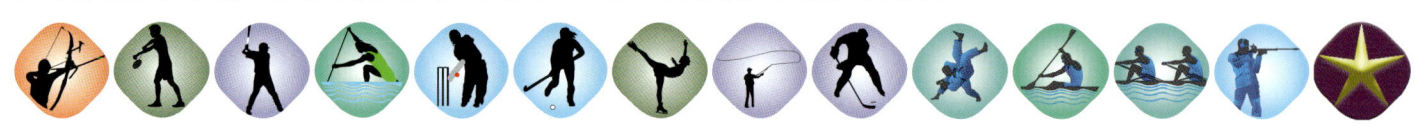

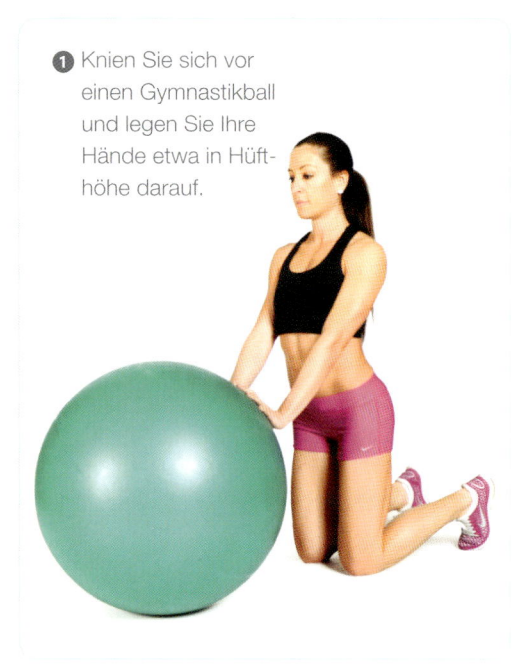

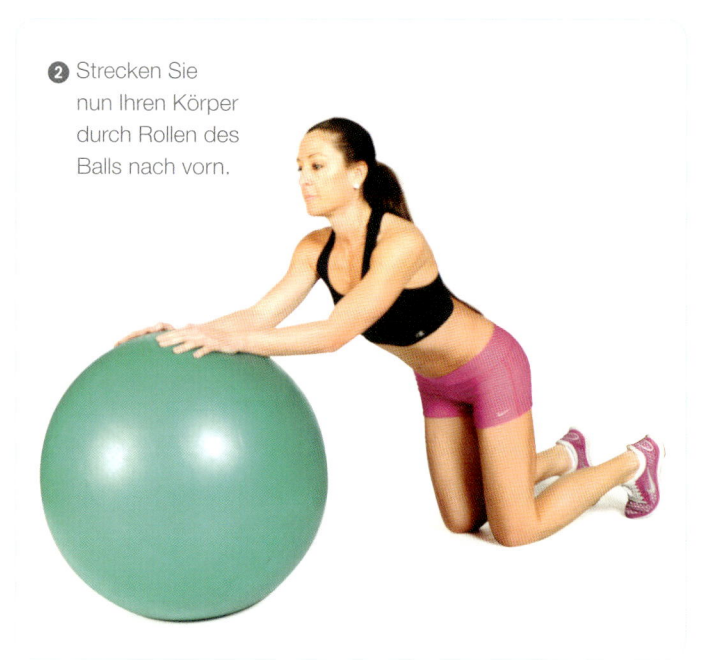

① Knien Sie sich vor einen Gymnastikball und legen Sie Ihre Hände etwa in Hüfthöhe darauf.

② Strecken Sie nun Ihren Körper durch Rollen des Balls nach vorn.

③ Bewegen Sie den Ball so lange nach vorn, bis Sie vollständig ausgestreckt sind. Halten Sie dabei Ihren Rücken gerade und bleiben Sie im Kniestand. Rollen Sie dann mithilfe Ihrer Bauchmuskeln und unteren Rückenmuskulatur wieder zurück in die Ausgangsposition. Führen Sie 15-20 Wiederholungen durch.

ZIELE
- Bauchmuskulatur
- unterer Rücken
- schräge Bauchmuskulatur

SCHWIERIGKEIT
- mittel

NUTZEN
- fördert die Stabilisierung der Körpermitte

VERMEIDEN BEI ...
- Beschwerden im unteren Rücken
- Kniebeschwerden

VARIATION
- **Leichter:** Die Füße zur Stabilisierung gegen eine feste Oberfläche drücken.

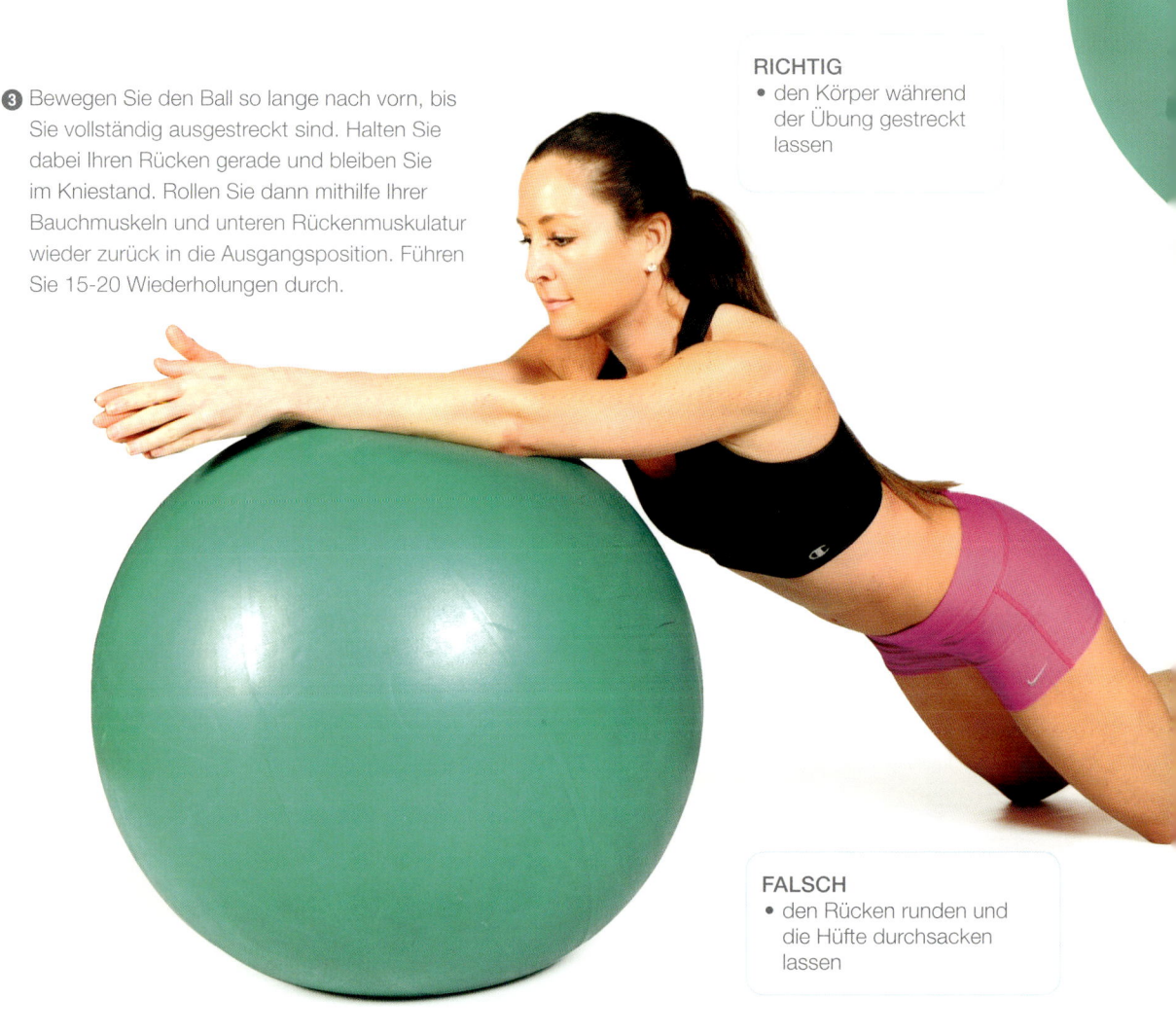

RICHTIG
- den Körper während der Übung gestreckt lassen

FALSCH
- den Rücken runden und die Hüfte durchsacken lassen

KÖRPERMITTE: AUSROLLEN AUF DEM BALL

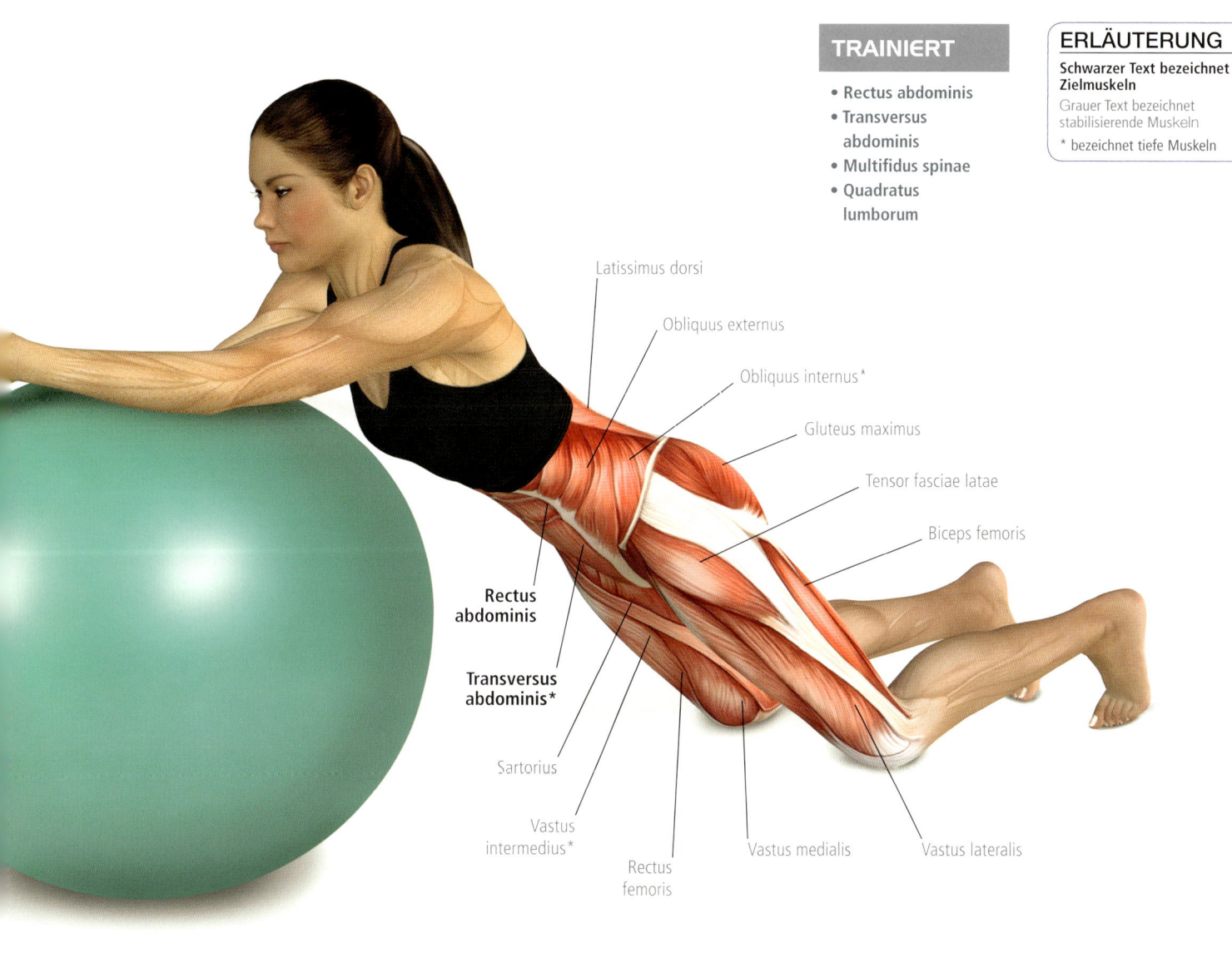

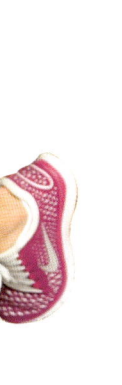

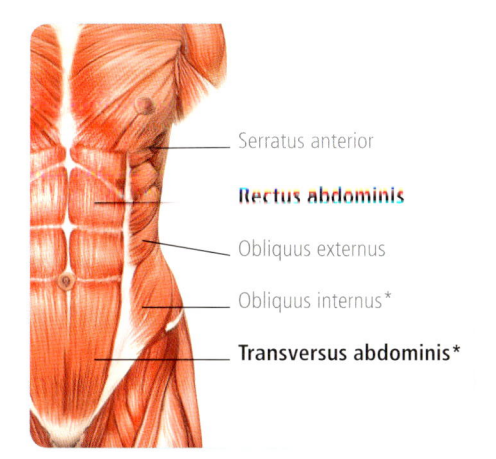

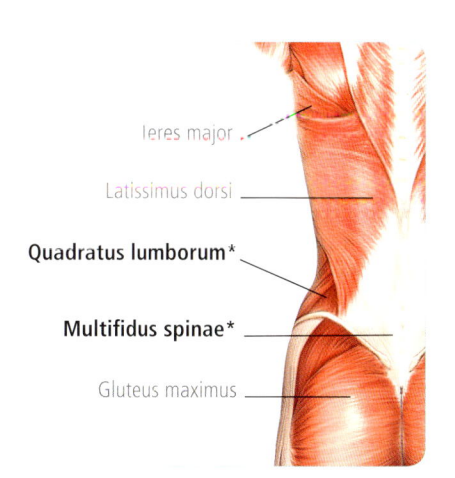

TRAINIERT

- Rectus abdominis
- Transversus abdominis
- Multifidus spinae
- Quadratus lumborum

ERLÄUTERUNG

Schwarzer Text bezeichnet Zielmuskeln

Grauer Text bezeichnet stabilisierende Muskeln

* bezeichnet tiefe Muskeln

Latissimus dorsi
Obliquus externus
Obliquus internus*
Gluteus maximus
Tensor fasciae latae
Biceps femoris
Rectus abdominis
Transversus abdominis*
Sartorius
Vastus intermedius*
Rectus femoris
Vastus medialis
Vastus lateralis

Serratus anterior
Rectus abdominis
Obliquus externus
Obliquus internus*
Transversus abdominis*

Teres major
Latissimus dorsi
Quadratus lumborum*
Multifidus spinae*
Gluteus maximus

KNIESTAND

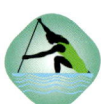

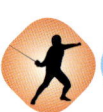

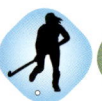

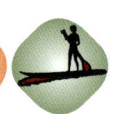

❶ Knien Sie sich aufrecht hin und stellen Sie die Beine hüftbreit auseinander, der Fußspann liegt flach auf dem Boden und Ihre Arme sind seitlich am Körper ausgestreckt.

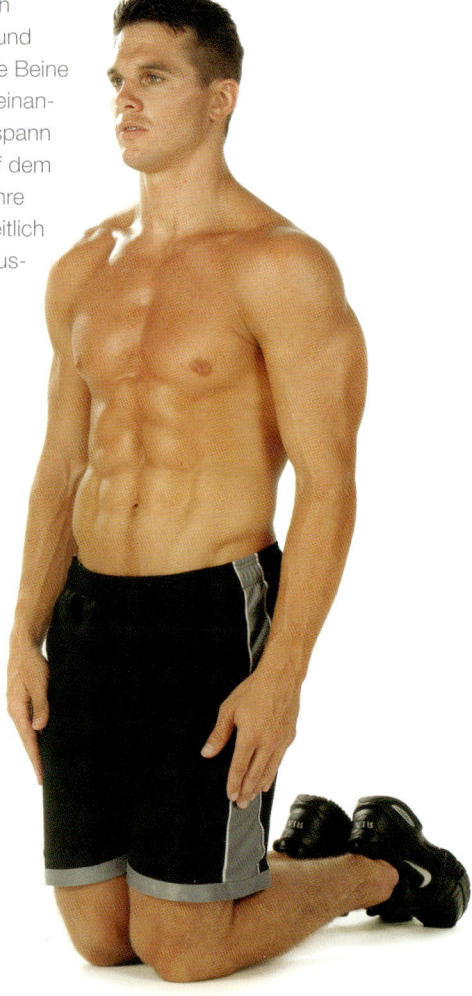

RICHTIG
- eine gerade Linie von den Schultern bis zu den Knien bilden
- die Bauchmuskeln aktivieren, um die Bewegung kontrolliert ausführen zu können
- die Gesäßmuskeln angespannt lassen

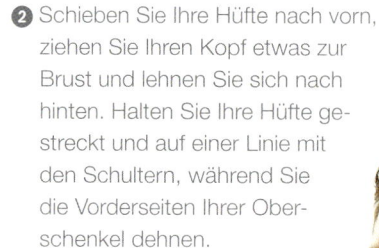

❷ Schieben Sie Ihre Hüfte nach vorn, ziehen Sie Ihren Kopf etwas zur Brust und lehnen Sie sich nach hinten. Halten Sie Ihre Hüfte gestreckt und auf einer Linie mit den Schultern, während Sie die Vorderseiten Ihrer Oberschenkel dehnen.

❸ Wenn Sie sich so weit wie möglich nach hinten geneigt haben, spannen Sie Ihre Gesäßmuskeln an und bringen Sie Ihren Körper wieder zurück in die Ausgangsposition. Wiederholen Sie die Übung vier bis fünf Mal.

ZIELE
- Quadrizeps
- Bauchmuskulatur

SCHWIERIGKEIT
- mittel

NUTZEN
- dehnt die Oberschenkel
- kräftigt die Bauchmuskulatur
- verbessert den Bewegungsradius des oberen Sprunggelenks

VERMEIDEN BEI …
- Beschwerden im unteren Rücken
- Sprunggelenkbeschwerden

FALSCH
- sich so weit nach hinten neigen, dass eine Rückkehr in die Ausgangsposition nur schwer oder gar nicht möglich ist
- die Hüfte beugen

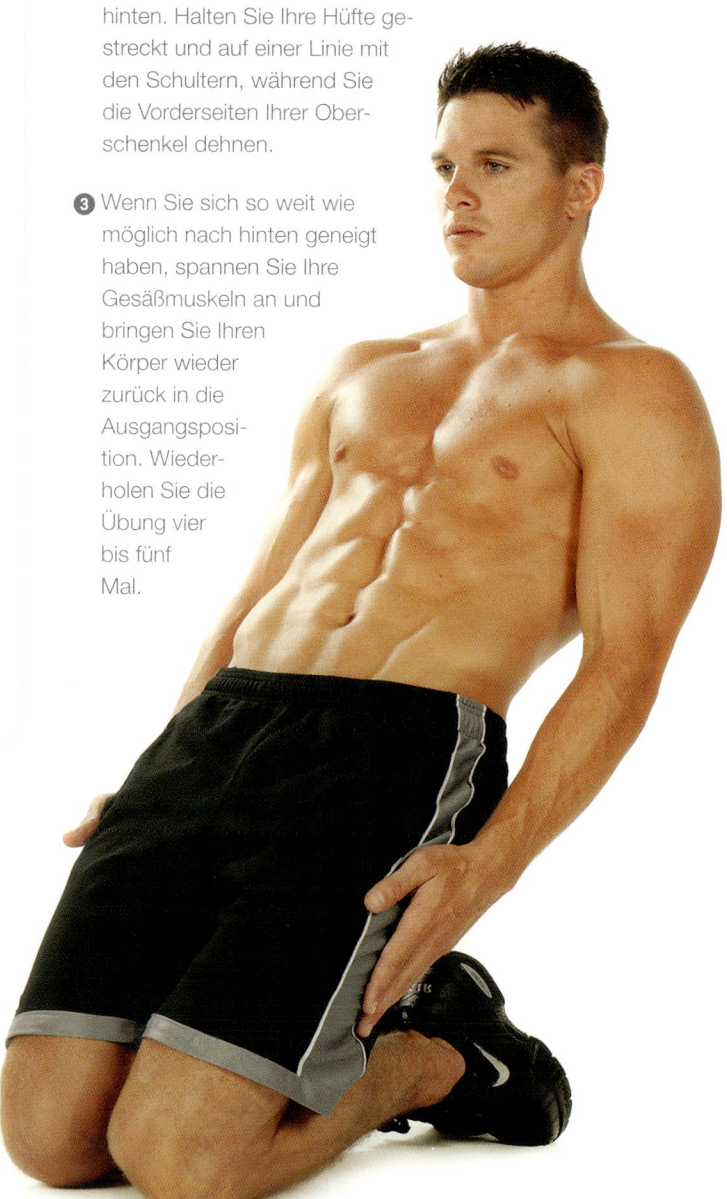

ÜBUNGEN: KÖRPERMITTE

KÖRPERMITTE: KNIESTAND

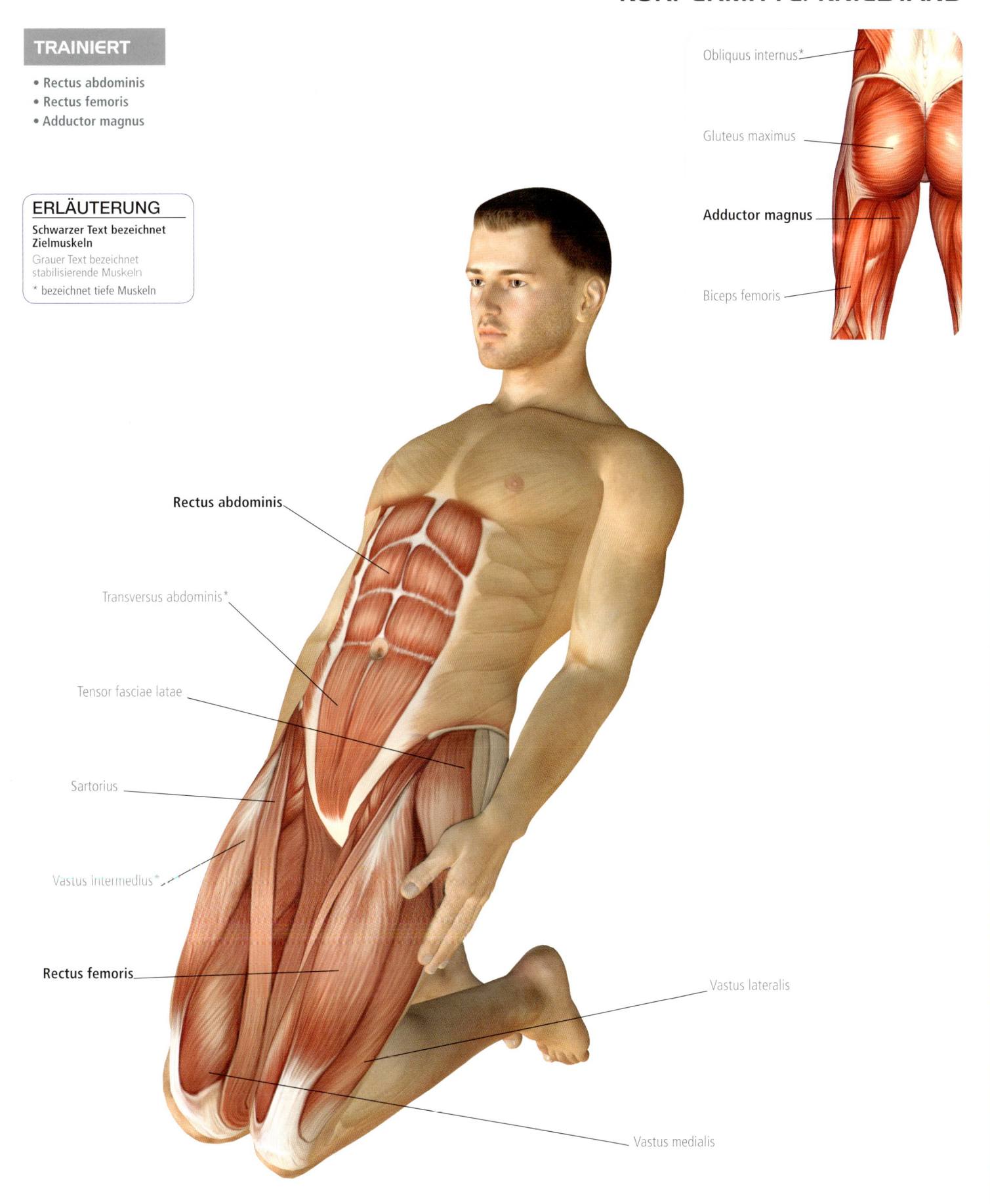

TRAINIERT
- Rectus abdominis
- Rectus femoris
- Adductor magnus

ERLÄUTERUNG
Schwarzer Text bezeichnet Zielmuskeln
Grauer Text bezeichnet stabilisierende Muskeln
* bezeichnet tiefe Muskeln

Obliquus internus*
Gluteus maximus
Adductor magnus
Biceps femoris

Rectus abdominis
Transversus abdominis*
Tensor fasciae latae
Sartorius
Vastus intermedius*
Rectus femoris
Vastus lateralis
Vastus medialis

209

HÜFTROTATION MIT BALL

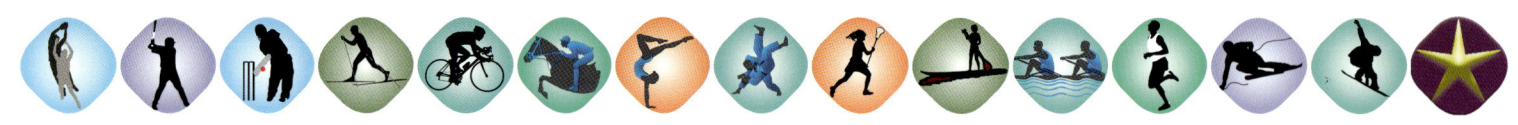

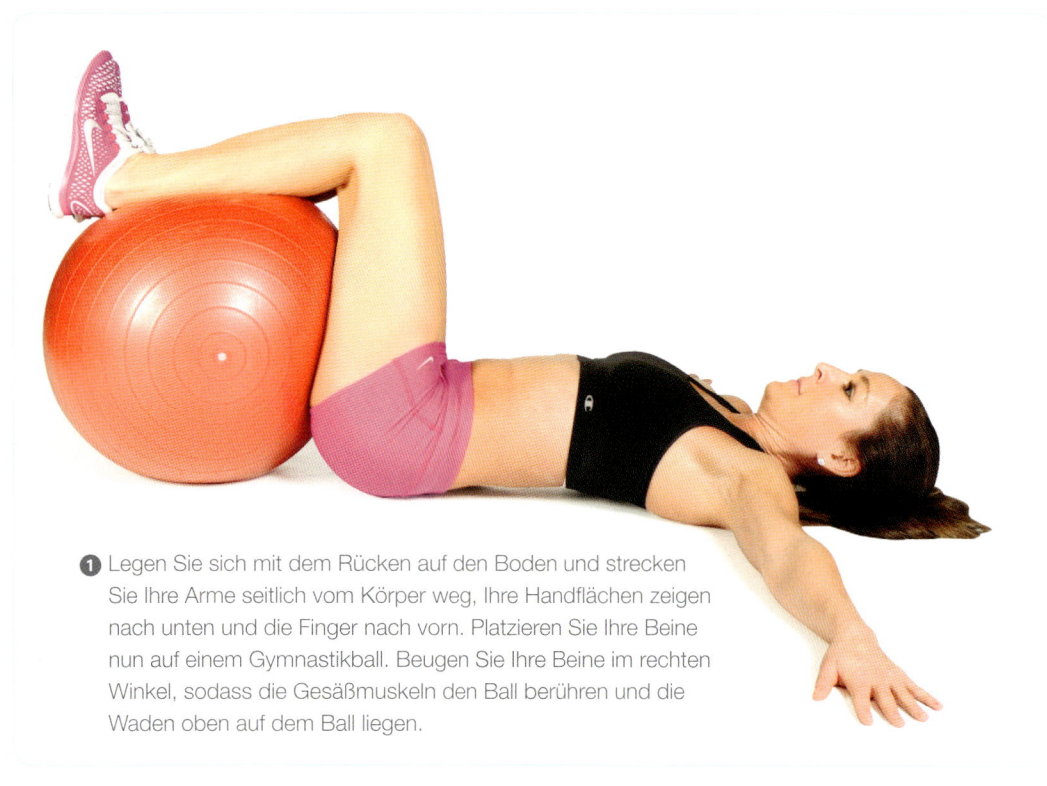

① Legen Sie sich mit dem Rücken auf den Boden und strecken Sie Ihre Arme seitlich vom Körper weg, Ihre Handflächen zeigen nach unten und die Finger nach vorn. Platzieren Sie Ihre Beine nun auf einem Gymnastikball. Beugen Sie Ihre Beine im rechten Winkel, sodass die Gesäßmuskeln den Ball berühren und die Waden oben auf dem Ball liegen.

ZIELE
- unterer Rücken
- schräge Bauchmuskulatur
- Bauchmuskulatur

SCHWIERIGKEIT
- mittel

NUTZEN
- kräftigt den unteren Rücken und die schräge Bauchmuskulatur

VERMEIDEN BEI …
- Beschwerden im unteren Rücken

VARIATION
- **Schwieriger:** Versuchen Sie einen Medizinball zwischen Ihren Oberschenkeln zu halten, um den Widerstand zu erhöhen.

RICHTIG
- den Oberkörper stabil halten
- kontrollierte Bewegungen ausführen

FALSCH
- die Beine zu schnell nach unten bewegen

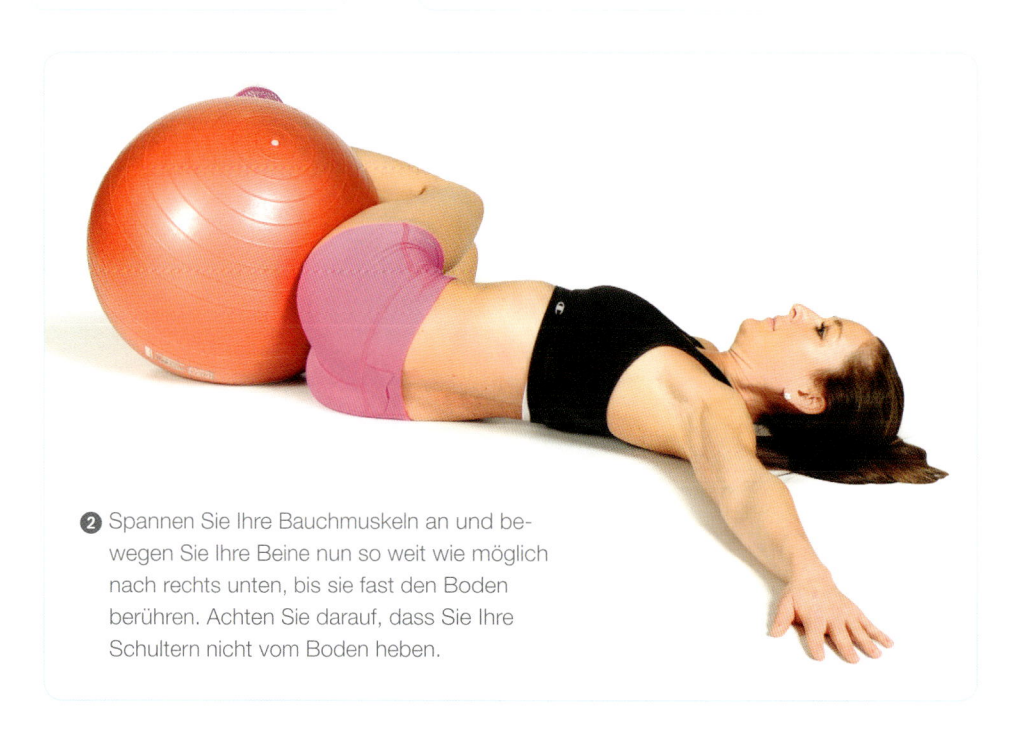

② Spannen Sie Ihre Bauchmuskeln an und bewegen Sie Ihre Beine nun so weit wie möglich nach rechts unten, bis sie fast den Boden berühren. Achten Sie darauf, dass Sie Ihre Schultern nicht vom Boden heben.

ÜBUNGEN: KÖRPERMITTE

KÖRPERMITTE: HÜFTROTATION MIT BALL

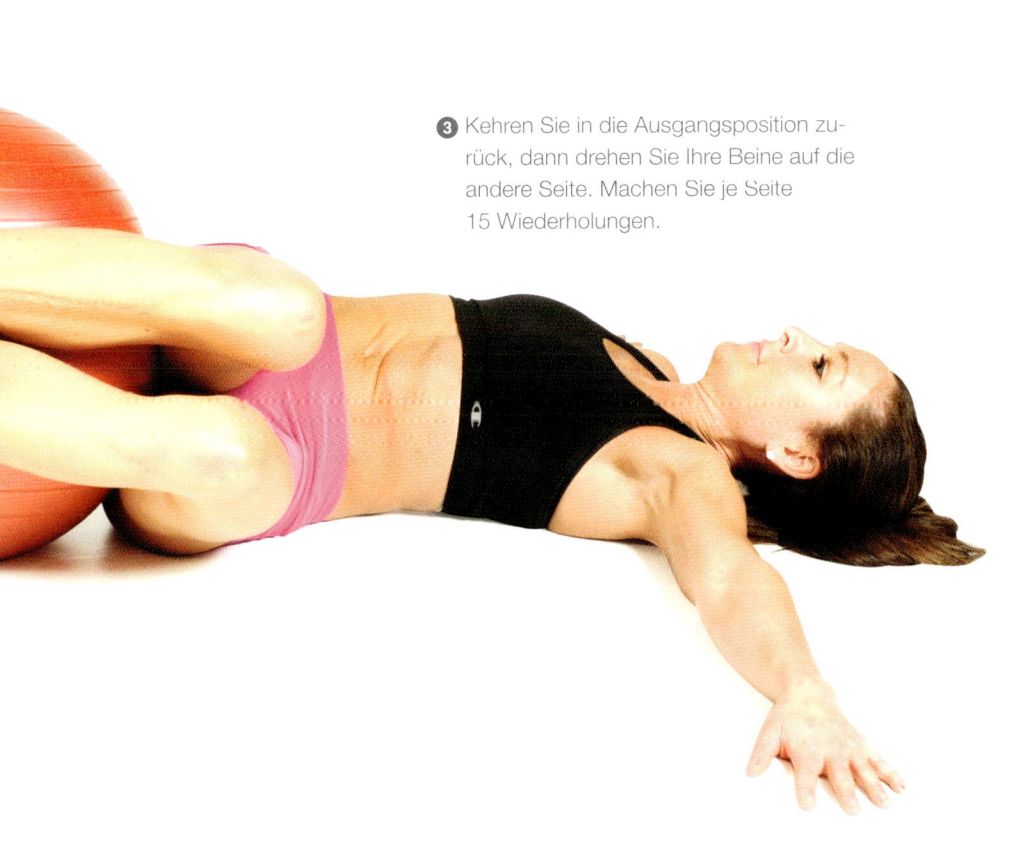

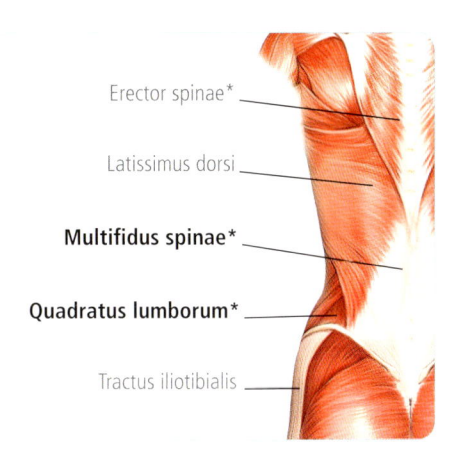

③ Kehren Sie in die Ausgangsposition zurück, dann drehen Sie Ihre Beine auf die andere Seite. Machen Sie je Seite 15 Wiederholungen.

Erector spinae*
Latissimus dorsi
Multifidus spinae*
Quadratus lumborum*
Tractus iliotibialis

TRAINIERT

- Multifidus spinae
- Quadratus lumborum
- Obliquus externus
- Obliquus internus

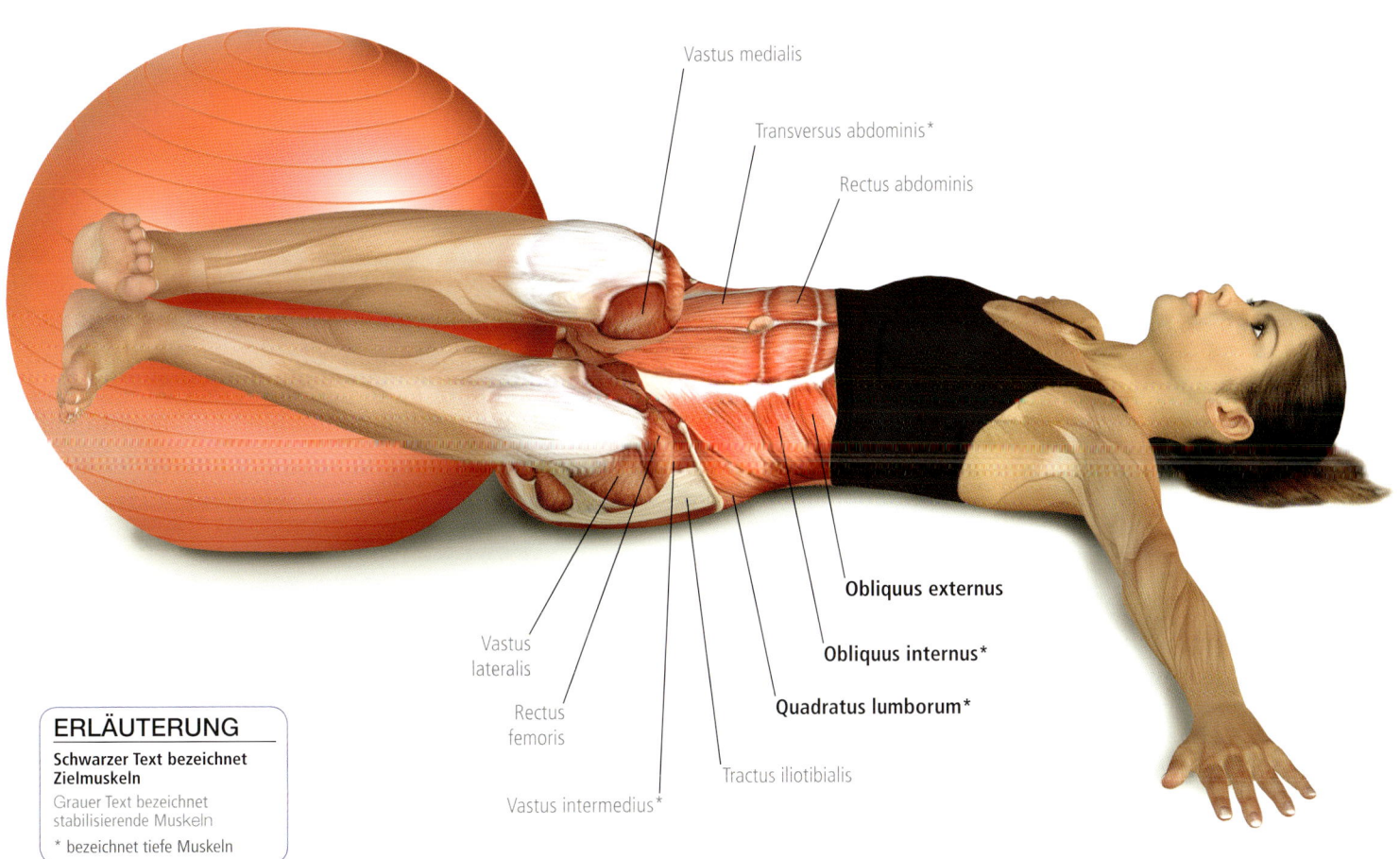

Vastus medialis
Transversus abdominis*
Rectus abdominis
Obliquus externus
Obliquus internus*
Quadratus lumborum*
Tractus iliotibialis
Vastus intermedius*
Rectus femoris
Vastus lateralis

ERLÄUTERUNG

Schwarzer Text bezeichnet Zielmuskeln

Grauer Text bezeichnet stabilisierende Muskeln

* bezeichnet tiefe Muskeln

ÜBUNGEN: KÖRPERMITTE

V-UP

① Legen Sie sich auf den Rücken und halten Sie Ihre gestreckten Beine in einem Winkel von 45 Grad zum Boden. Die Arme befinden sich nach hinten ausgestreckt neben Ihrem Kopf.

② Atmen Sie ein, führen Sie Ihre gestreckten Beine nach oben, bis sie einen Winkel von 90 Grad zum Boden bilden, und heben Sie mit geraden Armen zugleich Ihren Kopf und die Schultern vom Boden ab.

③ Atmen Sie aus, rollen Sie Ihre Wirbelsäule Wirbel für Wirbel hoch und heben Sie Ihre Brust bis etwa auf Sitzbeinhöhe vom Boden ab.

RICHTIG
- den Nacken in Verlängerung der Wirbelsäule locker lassen, um Spannungen im oberen Rücken möglichst gering zu halten

FALSCH
- Schwung holen, um die Übung auszuführen; stattdessen die Bauchmuskeln aktivieren, um Oberkörper und Beine zu heben

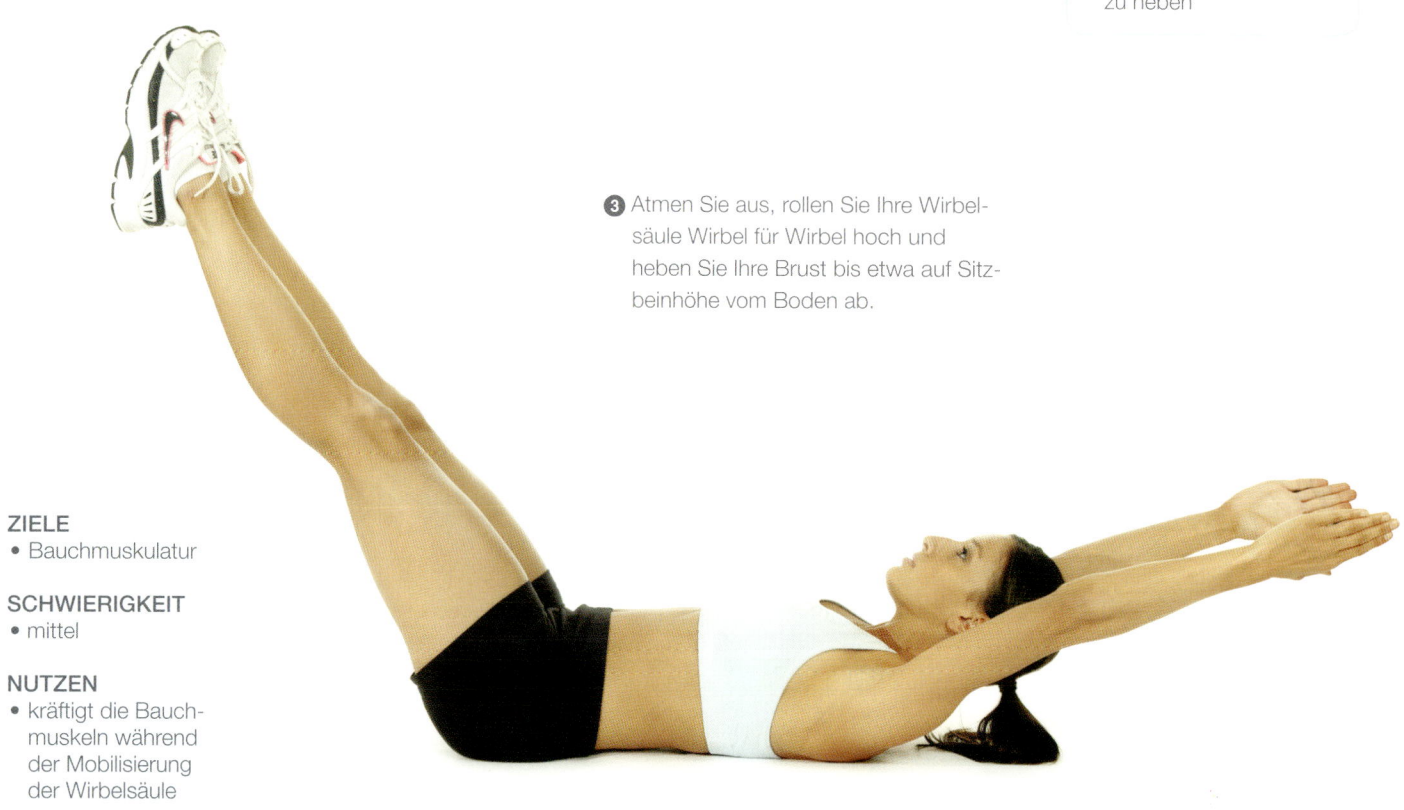

ZIELE
- Bauchmuskulatur

SCHWIERIGKEIT
- mittel

NUTZEN
- kräftigt die Bauchmuskeln während der Mobilisierung der Wirbelsäule

VERMEIDEN BEI …
- Schmerzen im unteren Rücken

KÖRPERMITTE: V-UP

4 Atmen Sie wieder ein und strecken Sie Ihre Arme in Richtung Ihrer Zehen, während Sie Ihren Rücken in Form einer C-Kurve halten. Atmen Sie aus und rollen Sie Ihre Wirbelsäule Wirbel für Wirbel nach unten. Kehren Sie in die Ausgangsposition zurück.

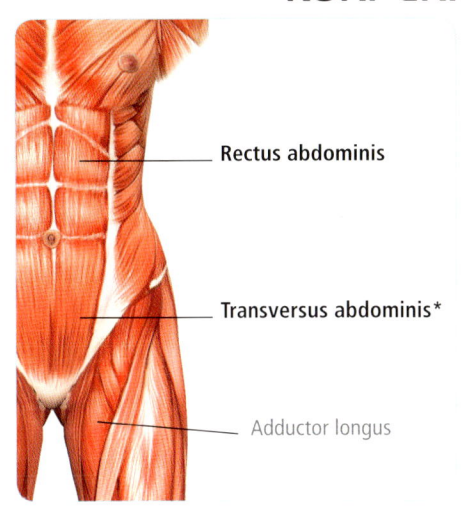

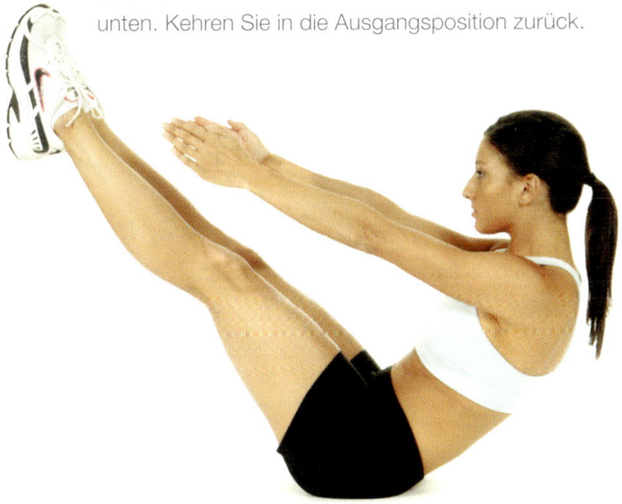

- Rectus abdominis
- Transversus abdominis*
- Adductor longus

TRAINIERT

- Rectus abdominis
- Rectus femoris
- Brachialis
- Transversus abdominis

ERLÄUTERUNG

Schwarzer Text bezeichnet Zielmuskeln

Grauer Text bezeichnet stabilisierende Muskeln

* bezeichnet tiefe Muskeln

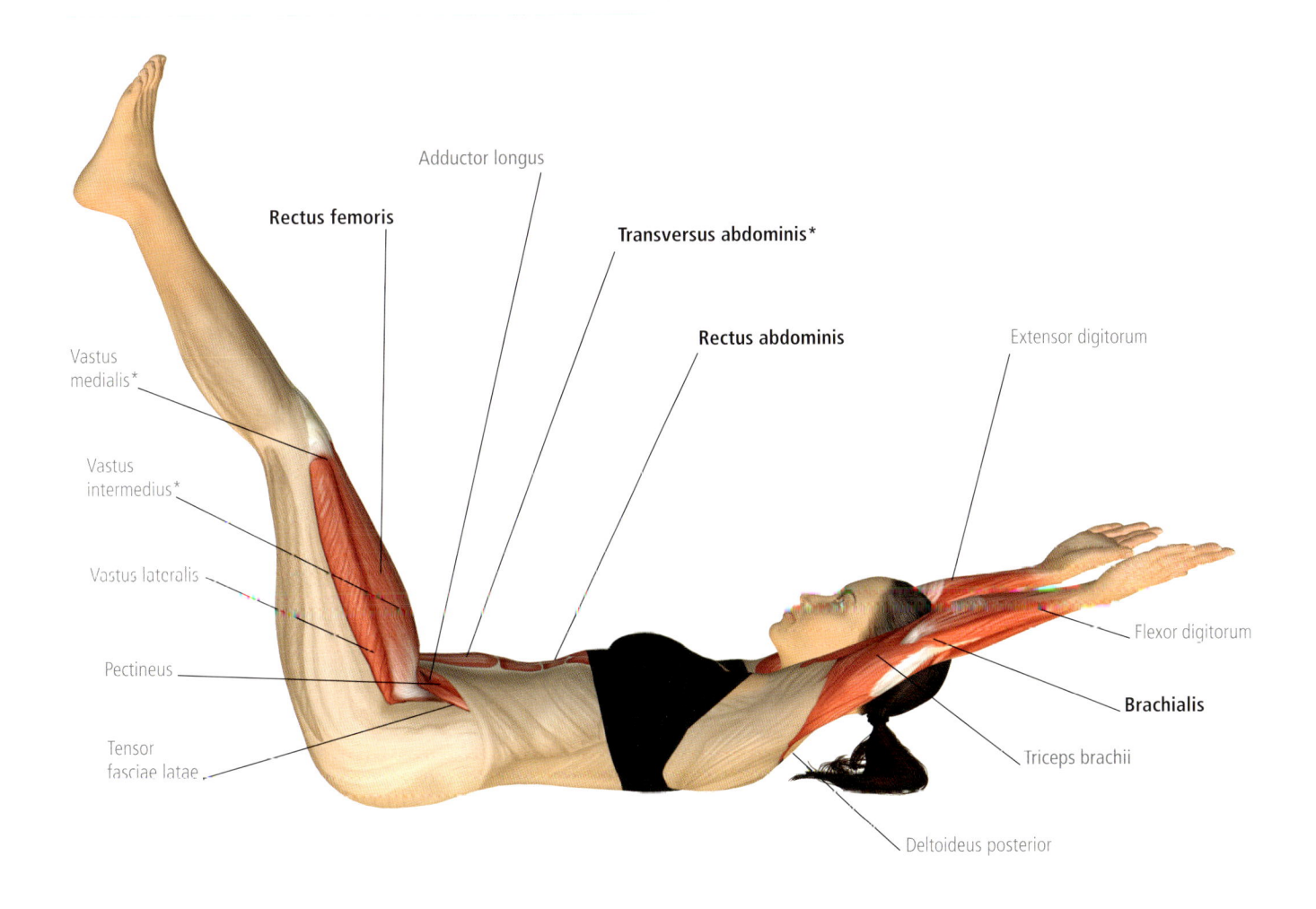

Vastus medialis*
Vastus intermedius*
Vastus lateralis
Pectineus
Tensor fasciae latae
Rectus femoris
Adductor longus
Transversus abdominis*
Rectus abdominis
Extensor digitorum
Flexor digitorum
Brachialis
Triceps brachii
Deltoideus posterior

MEDIZINBALLWERFEN AUS DEM STAND

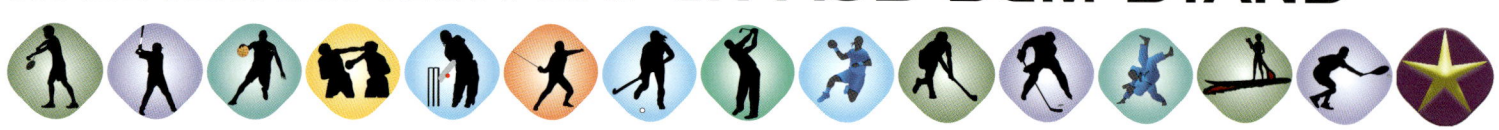

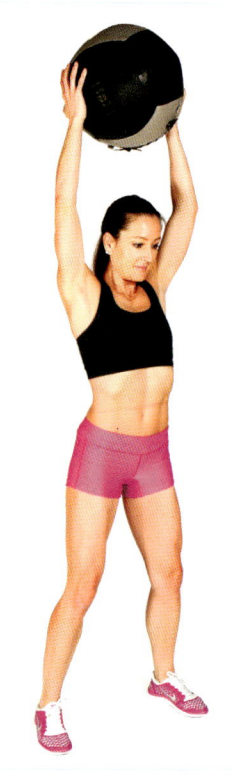

ÜBUNGEN: KÖRPERMITTE

① Stellen Sie sich aufrecht hin, Ihre Füße sind schulterweit auseinander und Ihre Knie leicht angewinkelt. Halten Sie einen Medizinball mit ausgestreckten Armen über Ihren Kopf.

RICHTIG
- die Rumpfspannung während der gesamten Übung aufrechterhalten

FALSCH
- den Rücken übermäßig runden

② Beugen Sie sich nun mit geradem Rücken aus der Taille nach vorn und werfen Sie den Ball kraftvoll auf den Boden. Heben Sie den Ball wieder vom Boden auf und wiederholen Sie die Übung 20 Mal.

ZIELE
- Bauchmuskeln
- Deltamuskeln
- oberer Rücken

SCHWIERIGKEIT
- mittel

NUTZEN
- fördert die Explosivkraft des Oberkörpers

VERMEIDEN BEI …
- Beschwerden im unteren Rücken
- Schulterbeschwerden

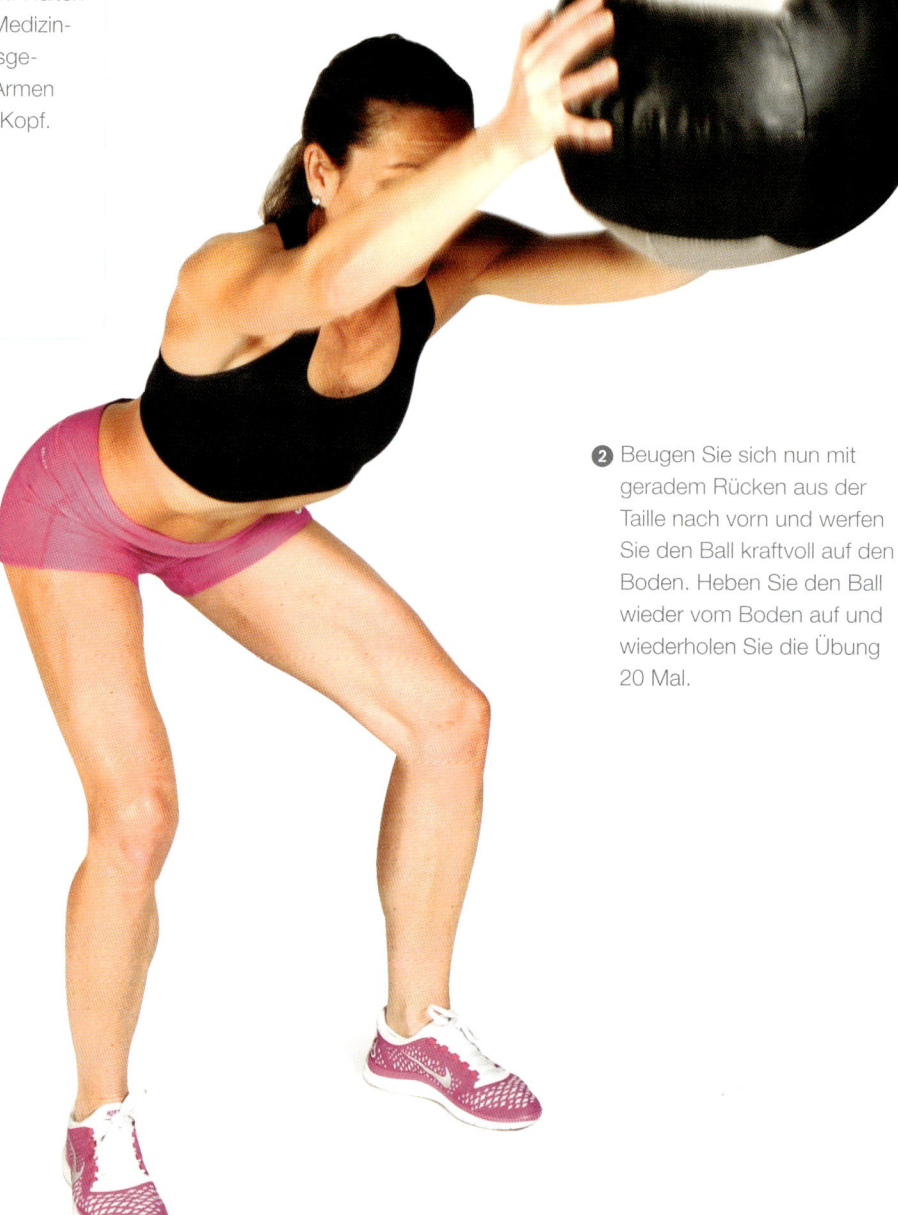

KÖRPERMITTE: MEDIZINBALLWERFEN AUS DEM STAND

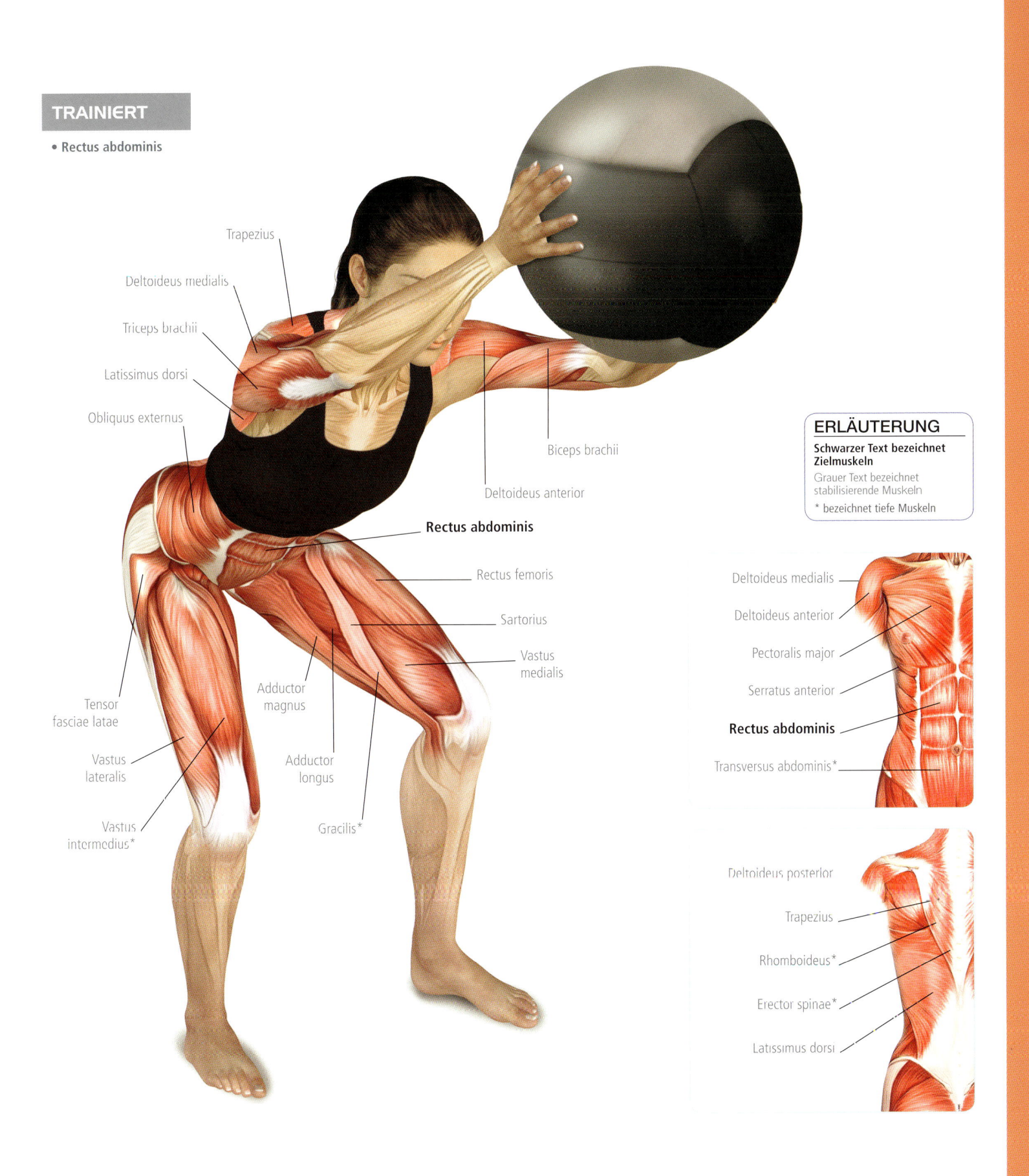

TRAINIERT

- Rectus abdominis

Trapezius
Deltoideus medialis
Triceps brachii
Latissimus dorsi
Obliquus externus
Biceps brachii
Deltoideus anterior
Rectus abdominis
Rectus femoris
Sartorius
Vastus medialis
Tensor fasciae latae
Adductor magnus
Adductor longus
Vastus lateralis
Gracilis*
Vastus intermedius*

ERLÄUTERUNG

Schwarzer Text bezeichnet Zielmuskeln
Grauer Text bezeichnet stabilisierende Muskeln
* bezeichnet tiefe Muskeln

Deltoideus medialis
Deltoideus anterior
Pectoralis major
Serratus anterior
Rectus abdominis
Transversus abdominis*

Deltoideus posterior
Trapezius
Rhomboideus*
Erector spinae*
Latissimus dorsi

215

ÜBUNGEN: KÖRPERMITTE

STEHENDE VORBEUGE

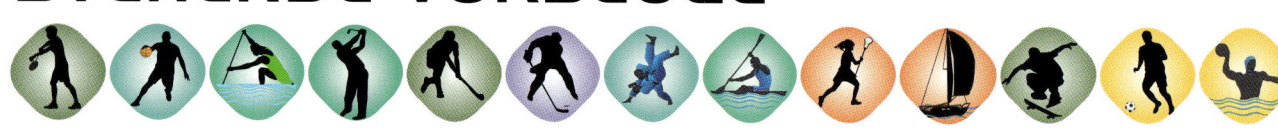

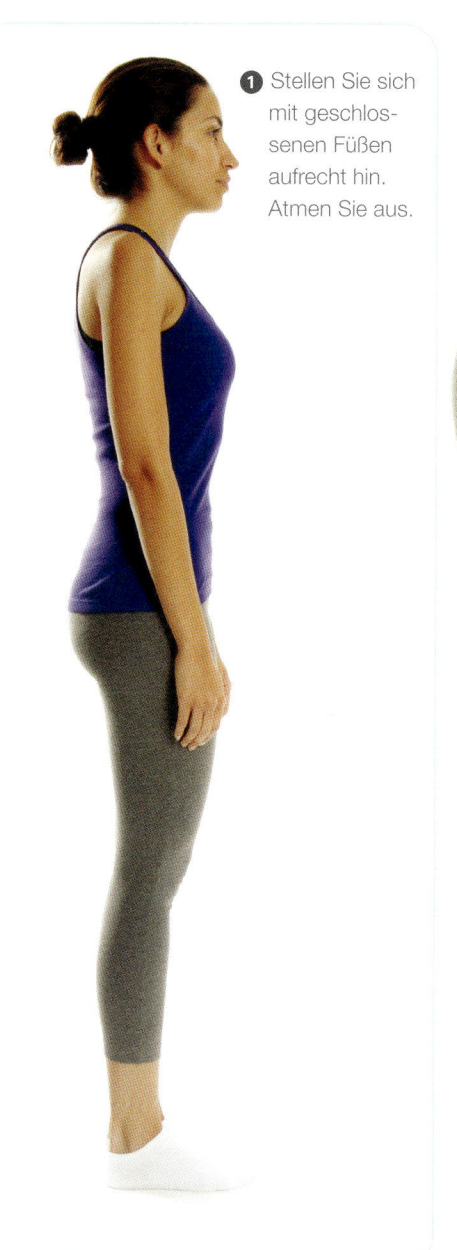

1 Stellen Sie sich mit geschlossenen Füßen aufrecht hin. Atmen Sie aus.

2 Ziehen Sie Ihren Kopf zur Brust, rollen Sie sich Wirbel für Wirbel nach unten und führen Sie Ihren Oberkörper in Richtung Ihrer Zehen. Verlagern Sie Ihr Gewicht leicht nach vorn, atmen Sie weiter aus und runden Sie dabei sanft Ihren Rücken.

ZIELE
- Rücken

SCHWIERIGKEIT
- mittel

NUTZEN
- dehnt die Rücken- und die Oberschenkelmuskulatur
- erhöht die Elastizität der Wirbelsäule

VERMEIDEN BEI …
- Schmerzen im unteren Rücken

RICHTIG
- beim Aufrichten den Rücken Wirbel für Wirbel hochrollen
- die Rückendehnung mit einer für die Oberschenkel verbinden
- die Übung kontrolliert ausführen

FALSCH
- die Übung mit Schwung ausführen

KÖRPERMITTE: STEHENDE VORBEUGE

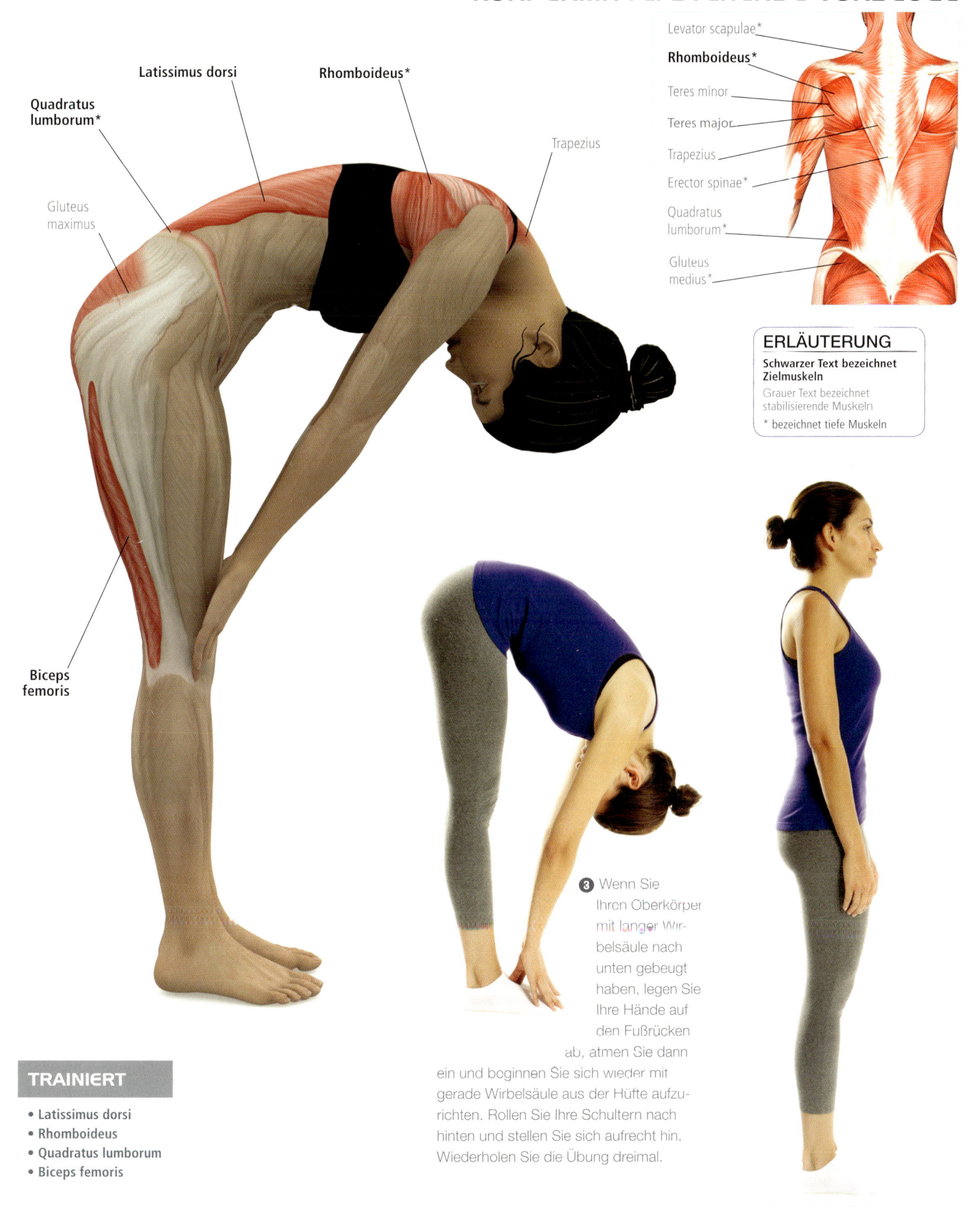

- Quadratus lumborum*
- Latissimus dorsi
- Rhomboideus*
- Trapezius
- Gluteus maximus
- Biceps femoris

- Levator scapulae*
- **Rhomboideus***
- Teres minor
- Teres major
- Trapezius
- Erector spinae*
- Quadratus lumborum*
- Gluteus medius*

ERLÄUTERUNG
Schwarzer Text bezeichnet Zielmuskeln
Grauer Text bezeichnet stabilisierende Muskeln
* bezeichnet tiefe Muskeln

❸ Wenn Sie Ihren Oberkörper mit langer Wirbelsäule nach unten gebeugt haben, legen Sie Ihre Hände auf den Fußrücken ab, atmen Sie dann ein und beginnen Sie sich wieder mit gerade Wirbelsäule aus der Hüfte aufzurichten. Rollen Sie Ihre Schultern nach hinten und stellen Sie sich aufrecht hin. Wiederholen Sie die Übung dreimal.

TRAINIERT
- Latissimus dorsi
- Rhomboideus
- Quadratus lumborum
- Biceps femoris

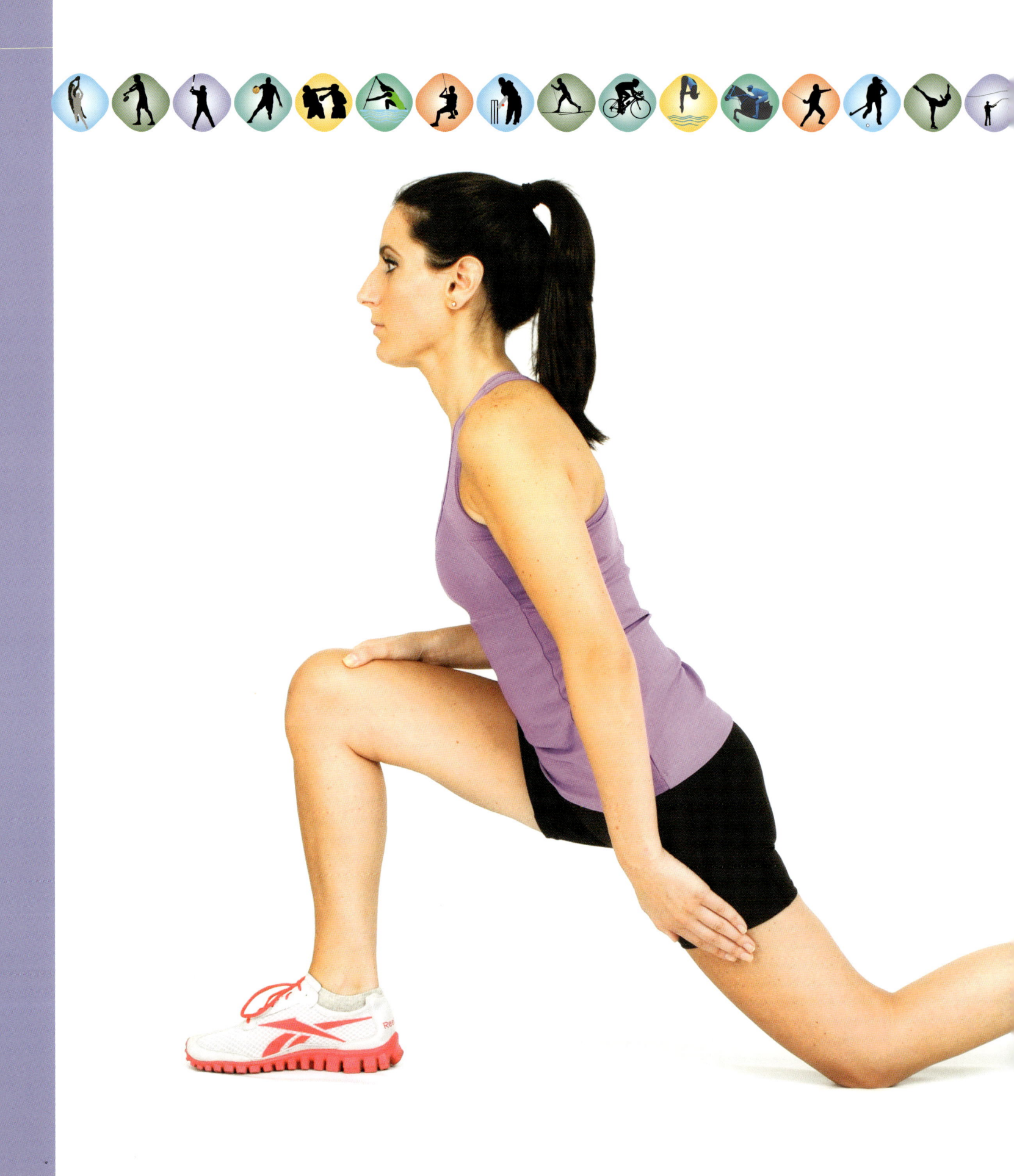

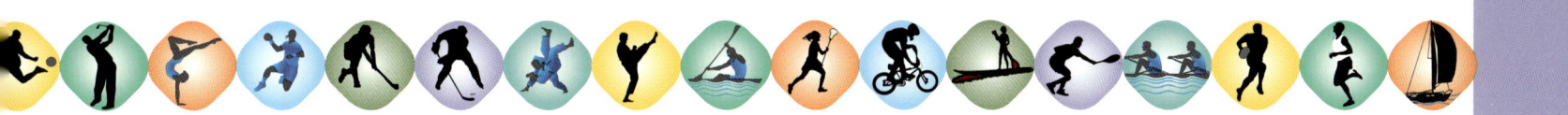

DEHNÜBUNGEN

Dehnen ist nicht nur absolut unverzichtbar für Ihre athletische Leistung im Fitnesstudio, sondern auch für die Stärke und Geschmeidigkeit der Muskeln und des Bindegewebes. Ein elastischer Muskel besitzt eine volle Bewegungsamplitude, durch die sowohl mehr Flexibilität als auch Kraft aufgebaut werden kann. Je höher Ihre Bewegungsamplitude, desto mehr schlankes Muskelgewebe kann sich entwickeln, das zu einem Kraftzuwachs und einer Leistungsverbesserung beiträgt. Dehnungsübungen können während oder nach dem Training ausgeführt werden, wenn die Muskeln durch ihre jeweilige Bewegungsamplitude aktiviert wurden und warm sind. Darüber hinaus lässt sich durch regelmäßiges Dehnen eine Vielzahl an zusätzlichen positiven Effekten erzielen, etwa die Anregung der Durchblutung von Gelenken, die Erhöhung des Energieniveaus, die Verbesserung der Haltung oder die Linderung von Schmerzen oder Belastungen.

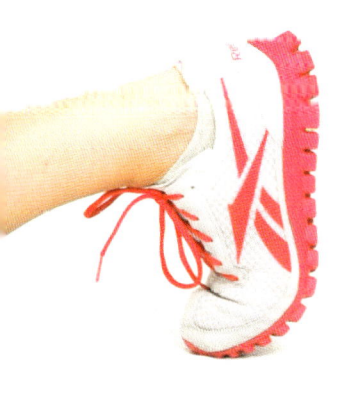

BRUSTDEHNUNG

① Stellen Sie sich aufrecht hin und halten Sie die Hände mit ineinander verschränkten Fingern hinter dem Kopf. Die Ellenbogen zeigen nach außen.

② Ziehen Sie Ihre Ellenbogen nach hinten, bis Sie eine Dehnung in Ihrer Brust verspüren. Halten Sie die Position 30 Sekunden lang.

③ Führen Sie Ihre Ellenbogen zurück in die Ausgangsposition, dann wiederholen Sie die Dehnung dreimal für jeweils 30 Sekunden.

RICHTIG
- die Ellenbogen zeigen während der Übung nach außen
- nach vorne blicken

FALSCH
- die Schultern krümmen
- den Rücken runden

ZIELE
- Brust

SCHWIERIGKEIT
- leicht

NUTZEN
- fördert die Flexibilität der Brustmuskulatur

VERMEIDEN BEI …
- Schulterbeschwerden

TRAINIERT
- Pectoralis major
- Pectoralis minor

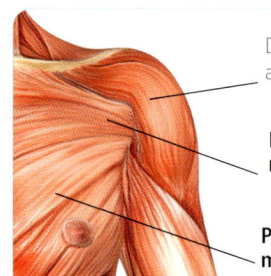

Triceps brachii

Deltoideus anterior
Pectoralis minor*
Pectoralis major

ERLÄUTERUNG
Schwarzer Text bezeichnet Zielmuskeln
Grauer Text bezeichnet stabilisierende Muskeln
* bezeichnet tiefe Muskeln

SCHULTERDEHNUNG

① Stellen Sie sich aufrecht hin und führen Sie Ihren rechten Arm auf Brusthöhe über den Körper nach links. Üben Sie nun mit Ihrer linken Hand Druck auf den rechten Ellenbogen aus.

② Die Position 15 Sekunden lang halten, dann lösen und dreimal wiederholen. Den Arm wechseln und die Dehnung dreimal mit dem linken Arm durchführen.

RICHTIG
- den Ellenbogen gerade halten, während mit der anderen Hand darauf Druck ausgeübt wird

FALSCH
- die Schultern hoch zu den Ohren ziehen

TRAINIERT
- Deltoideus posterior
- Triceps brachii
- Obliquus externus
- Teres minor
- Infraspinatus

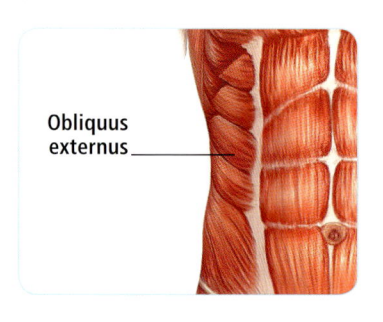

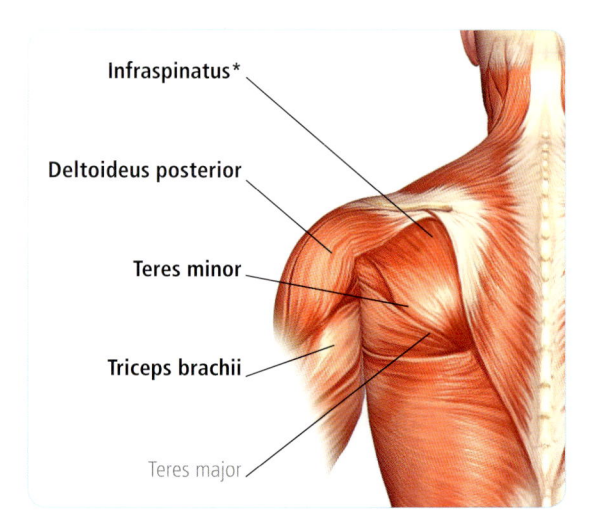

ZIELE
- Schultern

SCHWIERIGKEIT
- leicht

NUTZEN
- dehnt die Schultermuskulatur und verhindert so Verspannungen

VERMEIDEN BEI …
- Schulterverletzungen

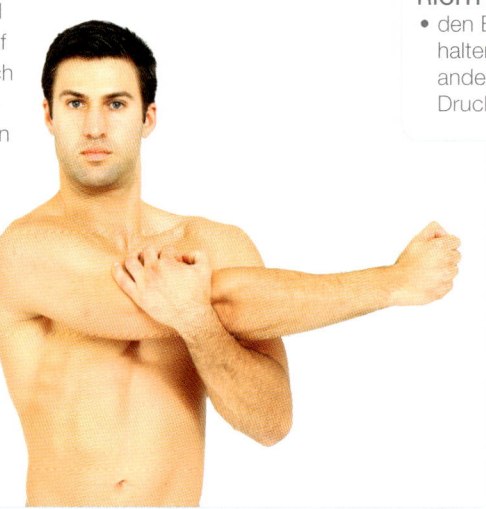

Obliquus externus

Infraspinatus*
Deltoideus posterior
Teres minor
Triceps brachii
Teres major

TRIZEPSDEHNUNG

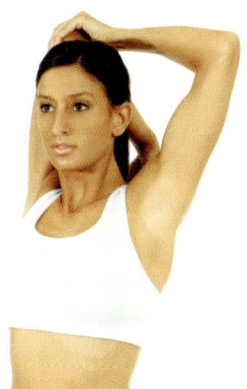

① Heben Sie im Stand Ihren rechten Arm und führen Sie ihn gebeugt hinter den Kopf.

② Halten Sie Ihre Schultern locker und legen Sie Ihre linke Hand auf den rechten Ellenbogen.

③ Drücken Sie den rechten Ellenbogen mit Ihrer linken Hand sanft nach unten, bis Sie eine Dehnung an der rechten Armunterseite verspüren. Die Position 15 Sekunden lang halten und die Dehnung je Arm dreimal ausführen.

RICHTIG
- den Arm, der gedehnt werden soll, im Ellenbogengelenk gebeugt halten

FALSCH
- die Schultern krümmen
- den nach hinten gebeugten Arm zu stark nach unten drücken

Triceps brachii
Deltoideus
Subscapularis*
Teres minor
Infraspinatus*
Teres major

TRAINIERT
- Triceps brachii
- Teres minor
- Teres major
- Infraspinatus

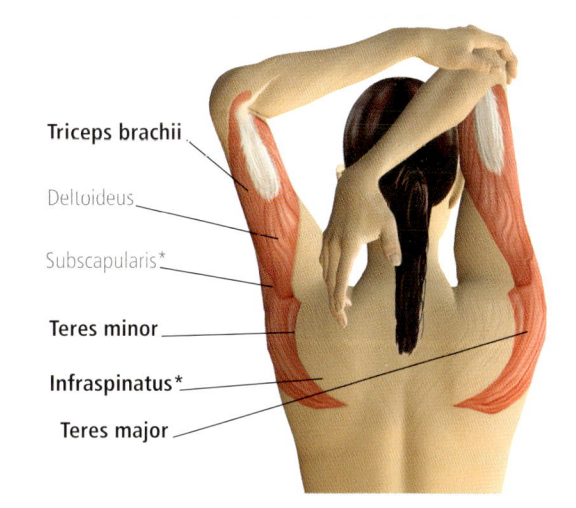

ZIELE
- Vorderseiten der Schultern

SCHWIERIGKEIT
- leicht

NUTZEN
- fördert die Flexibiltät der Schultermuskulatur

VERMEIDEN BEI …
- Schulterbeschwerden

ERLÄUTERUNG
Schwarzer Text bezeichnet Zielmuskeln
Grauer Text bezeichnet stabilisierende Muskeln
* bezeichnet tiefe Muskeln

BIZEPSDEHNUNG IM STAND

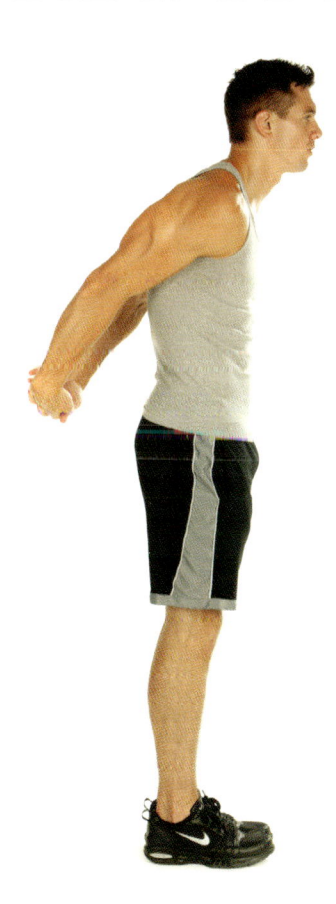

① Stellen Sie sich aufrecht hin, strecken Sie die Arme nach hinten und verschränken Sie die Hände ineinander.

② Heben Sie Ihre Arme einige Zentimeter vom Körper weg, bis Sie eine Dehnung im Bizeps verspüren. Halten Sie die Position 30 Sekunden lang

③ Entspannen, in die Ausgangsposition zurückkehren und drei weitere Dehnungen für 30 Sekunden durchführen.

RICHTIG
- die Schultern nach unten ziehen
- den Oberkörper stabil halten

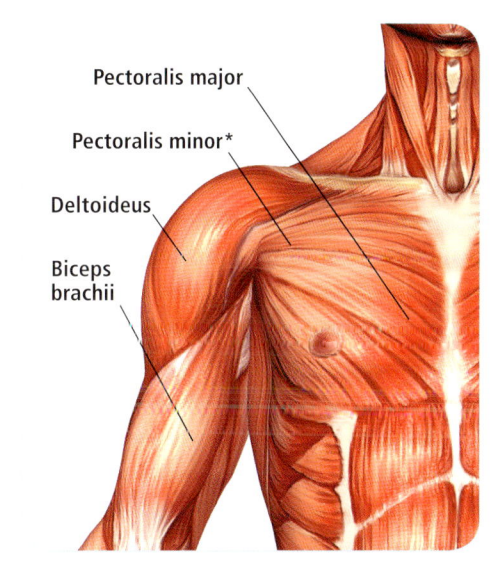

FALSCH
- die verschränkten Hände während der Dehnung voneinander lösen
- den Rücken runden
- die Schultern nach vorn schieben
- die Arme zu weit nach oben heben

Pectoralis major
Pectoralis minor*
Deltoideus
Biceps brachii

TRAINIERT
- Biceps brachii
- Pectoralis major
- Pectoralis minor
- Deltoideus

ZIELE
- Bizeps

SCHWIERIGKEIT
- leicht

NUTZEN
- fördert die Flexibilität des Bizeps

VERMEIDEN BEI …
- Schulterbeschwerden

LATISSIMUSDEHNUNG

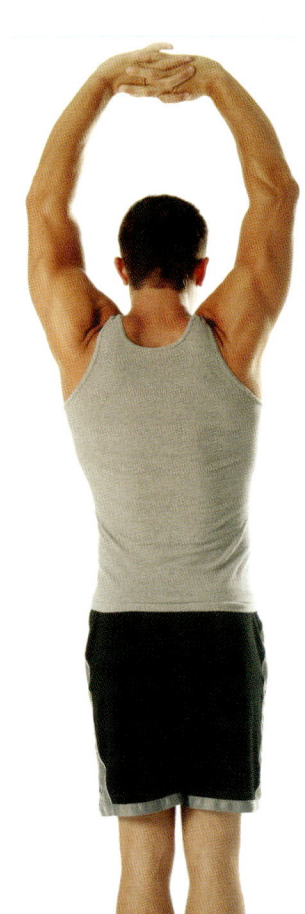

① Stellen Sie sich aufrecht hin, verschränken Sie die Hände ineinander über Ihrem Kopf, die Handflächen zeigen nach oben zur Decke.

② Neigen Sie Ihren Oberkörper nach rechts, bis Sie eine Dehnung im Latissimus verspüren.

③ Bewegen Sie Ihre Arme nun langsam kreisförmig zur anderen Seite. Machen Sie insgesamt drei Dehnungen in jede Richtung.

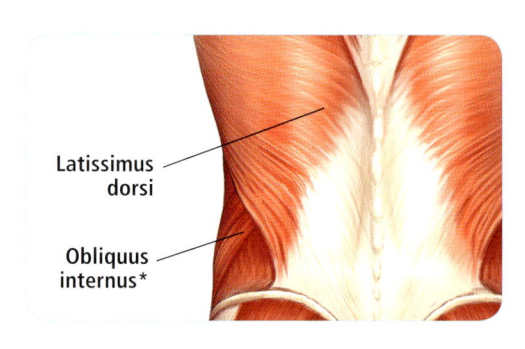

TRAINIERT
- Latissimus dorsi
- Obliquus internus

ERLÄUTERUNG
Schwarzer Text bezeichnet Zielmuskeln

Grauer Text bezeichnet stabilisierende Muskeln

* bezeichnet tiefe Muskeln

Latissimus dorsi
Obliquus internus*

RICHTIG
- die Hände verschränkt lassen und die Handflächen nach außen halten
- kontrollierte Bewegungen ausführen

FALSCH
- sich auf dem höchsten Punkt der Bewegung nach hinten neigen

ZIELE
- Rücken

SCHWIERIGKEIT
- leicht

NUTZEN
- fördert die Geschmeidigkeit von Schulter- und Rückenmuskulatur

VERMEIDEN BEI ...
- Rückenproblemen

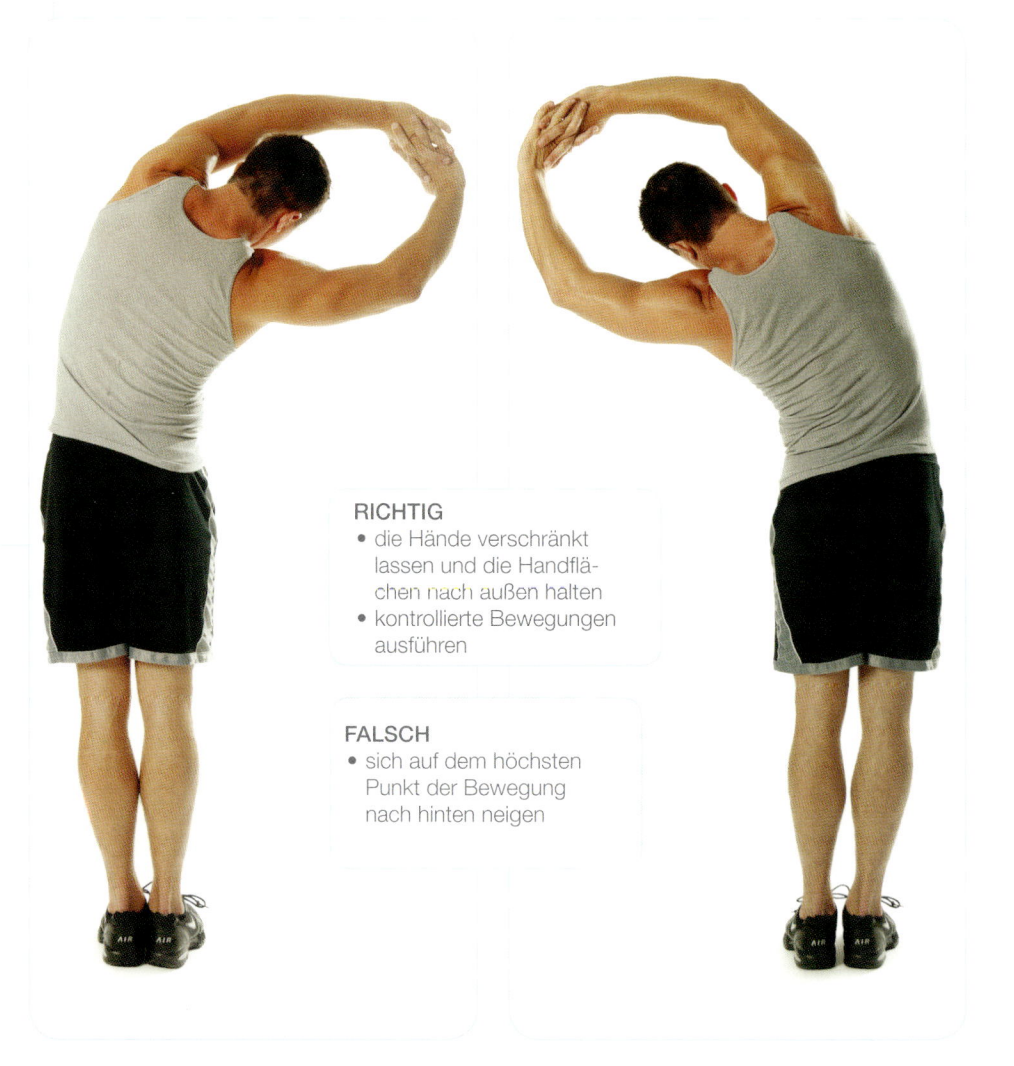

RÜCKENDEHNUNG

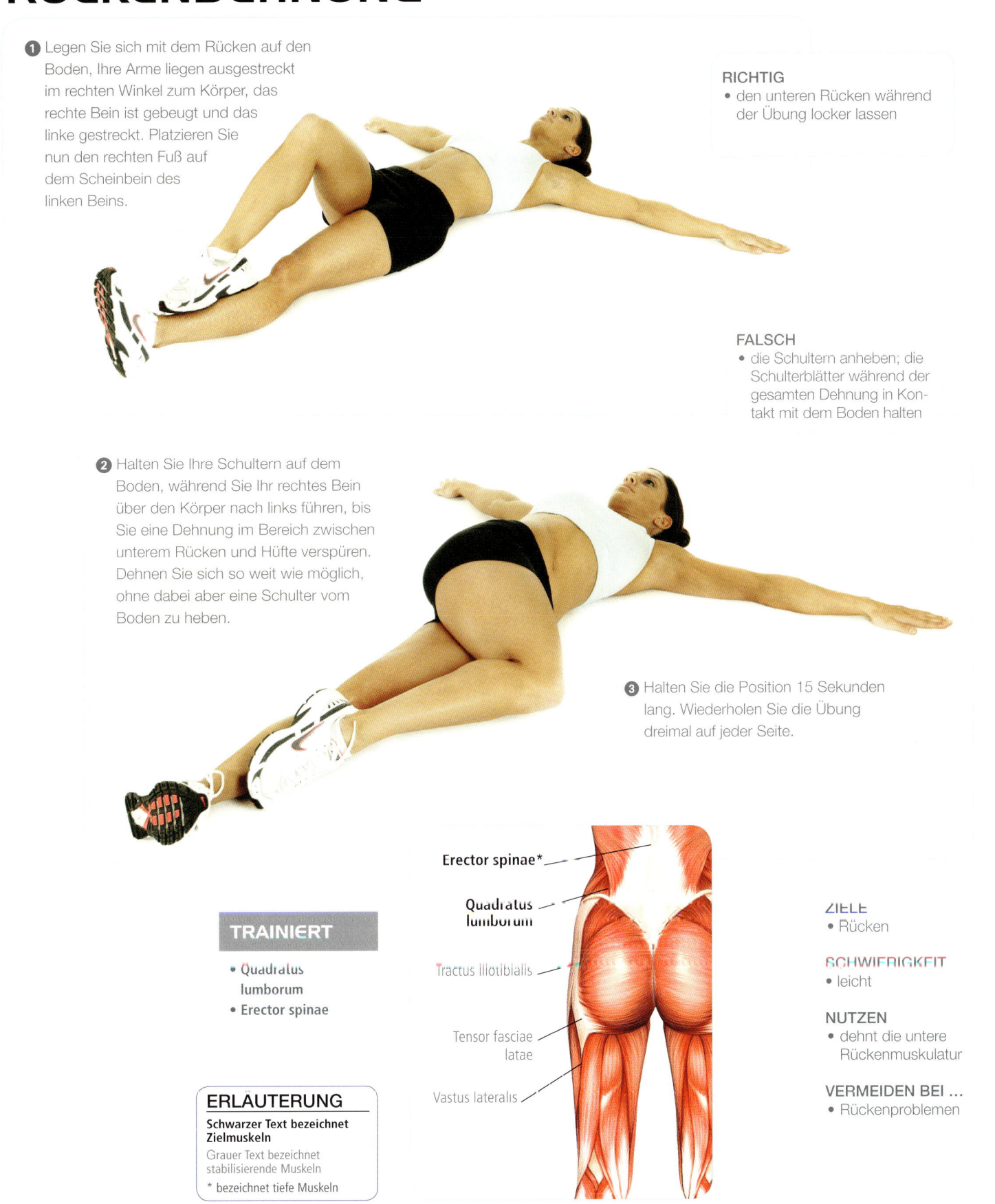

① Legen Sie sich mit dem Rücken auf den Boden, Ihre Arme liegen ausgestreckt im rechten Winkel zum Körper, das rechte Bein ist gebeugt und das linke gestreckt. Platzieren Sie nun den rechten Fuß auf dem Schienbein des linken Beins.

RICHTIG
- den unteren Rücken während der Übung locker lassen

FALSCH
- die Schultern anheben; die Schulterblätter während der gesamten Dehnung in Kontakt mit dem Boden halten

② Halten Sie Ihre Schultern auf dem Boden, während Sie Ihr rechtes Bein über den Körper nach links führen, bis Sie eine Dehnung im Bereich zwischen unterem Rücken und Hüfte verspüren. Dehnen Sie sich so weit wie möglich, ohne dabei aber eine Schulter vom Boden zu heben.

③ Halten Sie die Position 15 Sekunden lang. Wiederholen Sie die Übung dreimal auf jeder Seite.

TRAINIERT
- Quadratus lumborum
- Erector spinae

ERLÄUTERUNG
Schwarzer Text bezeichnet Zielmuskeln
Grauer Text bezeichnet stabilisierende Muskeln
* bezeichnet tiefe Muskeln

Erector spinae*
Quadratus lumborum
Tractus iliotibialis
Tensor fasciae latae
Vastus lateralis

ZIELE
- Rücken

SCHWIERIGKEIT
- leicht

NUTZEN
- dehnt die untere Rückenmuskulatur

VERMEIDEN BEI …
- Rückenproblemen

DEHNUNG DES UNTEREN RÜCKENS

1 Legen Sie sich mit dem Rücken auf den Boden und strecken Sie die Beine nach vorn. Die Arme liegen etwas abgespreizt neben dem Körper, die Handflächen zeigen nach oben.

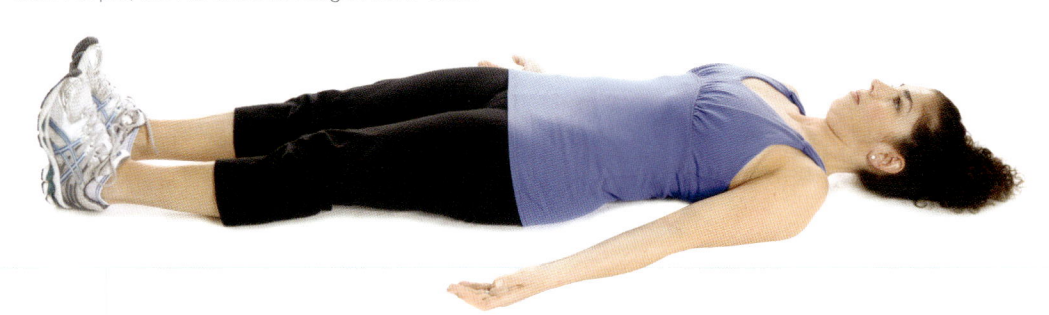

2 Beugen Sie nun Ihre Beine, heben Sie Ihre Füße etwas vom Boden und umfassen Sie Ihre Knie mit den Händen, dann ziehen Sie Ihre Beine zur Brust, bis Sie eine Dehnung im unteren Rücken verspüren. Halten Sie die Dehnung 30 Sekunden lang.

3 Entspannen Sie sich und wiederholen Sie die Übung.

RICHTIG
- die Knie und Füße eng aneinanderhalten
- den Nacken locker lassen

FALSCH
- den Kopf während der Übung vom Boden heben

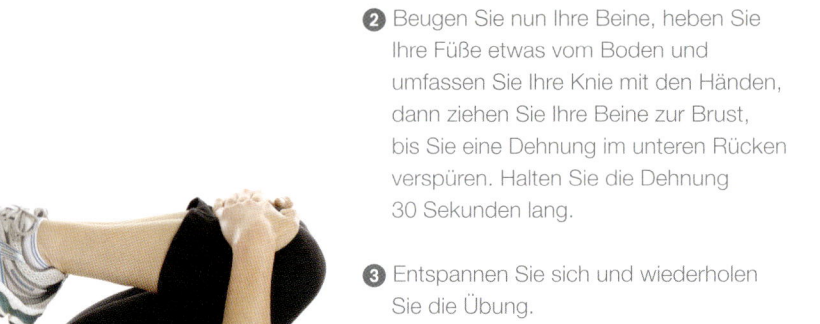

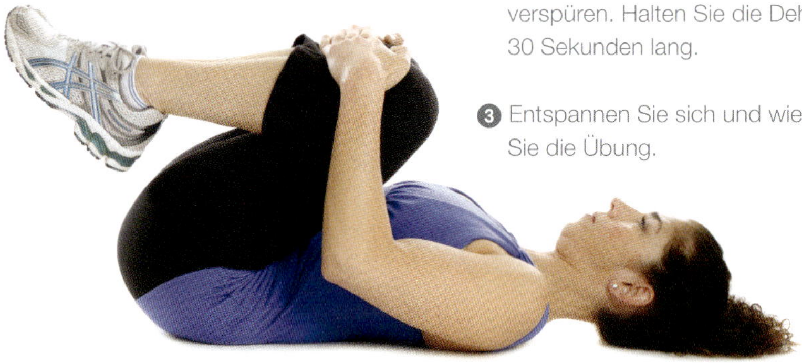

ZIELE
- Gesäß
- unterer Rücken

SCHWIERIGKEIT
- leicht

NUTZEN
- fördert die Flexibilität der Gesäßmuskeln und der unteren Rückenmuskulatur

VERMEIDEN BEI …
- heftigen Rückenschmerzen
- Kribbeln oder Taubheitsgefühl in den unteren Extremitäten

TRAINIERT
- Erector spinae

ERLÄUTERUNG
Schwarzer Text bezeichnet Zielmuskeln
Grauer Text bezeichnet stabilisierende Muskeln
* bezeichnet tiefe Muskeln

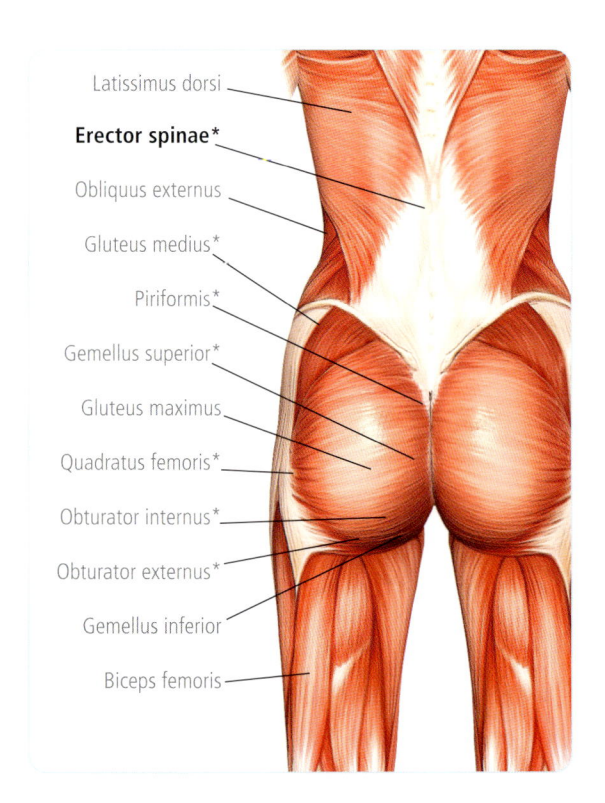

- Latissimus dorsi
- **Erector spinae***
- Obliquus externus
- Gluteus medius*
- Piriformis*
- Gemellus superior*
- Gluteus maximus
- Quadratus femoris*
- Obturator internus*
- Obturator externus*
- Gemellus inferior
- Biceps femoris

DEHNÜBUNGEN

LATISSIMUSDEHNUNG MIT DEM BALL

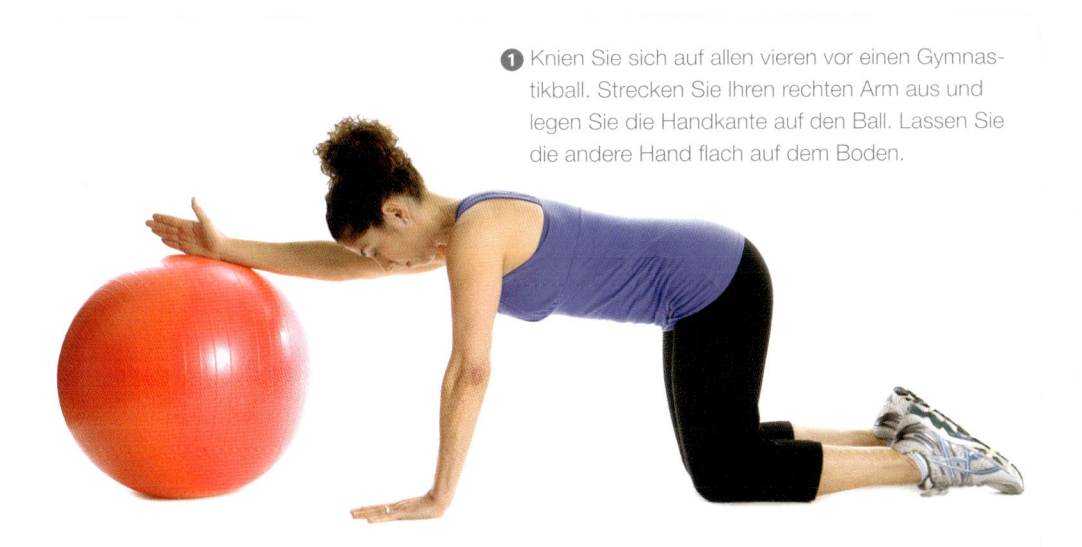

1 Knien Sie sich auf allen vieren vor einen Gymnastikball. Strecken Sie Ihren rechten Arm aus und legen Sie die Handkante auf den Ball. Lassen Sie die andere Hand flach auf dem Boden.

RICHTIG
- den Arm durchgestreckt auf dem Ball halten
- den Blick zum Boden richten

FALSCH
- den Oberkörper drehen
- den Nacken wölben

2 Lehnen Sie sich mit dem Oberkörper so weit nach hinten, bis Ihr Gesäß auf den Fersen ruht und Sie eine Dehnung im rechten breiten Rückenmuskel des ausgestreckten Arms verspüren. Halten Sie die Position 30 Sekunden lang.

3 Wechseln Sie die Arme und wiederholen Sie die Übung. Führen Sie die Bewegung je Arm dreimal aus.

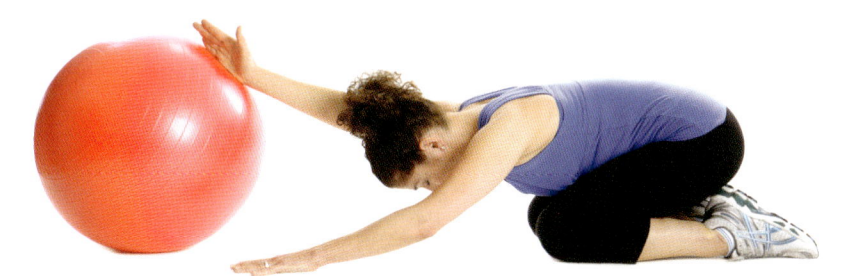

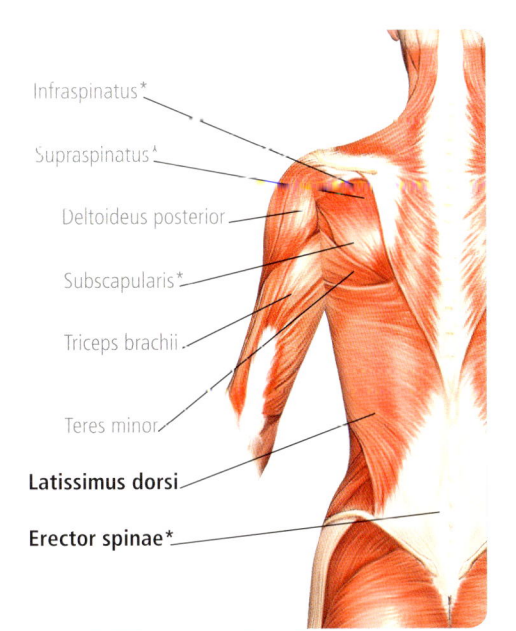

Infraspinatus*
Supraspinatus*
Deltoideus posterior
Subscapularis*
Triceps brachii
Teres minor
Latissimus dorsi
Erector spinae*

TRAINIERT
- **Latissimus dorsi**
- **Erector spinae**

ERLÄUTERUNG
Schwarzer Text bezeichnet Zielmuskeln
Grauer Text bezeichnet stabilisierende Muskeln
* bezeichnet tiefe Muskeln

ZIELE
- Rücken

SCHWIERIGKEIT
- leicht

NUTZEN
- fördert die Flexibilität der Rückenmuskulatur

VERMEIDEN BEI …
- Beschwerden im unteren Rücken

ILIOTIBIALBAND-DEHNUNG

DEHNÜBUNGEN

① Stellen Sie sich aufrecht hin und überkreuzen Sie das linke Bein mit dem rechten.

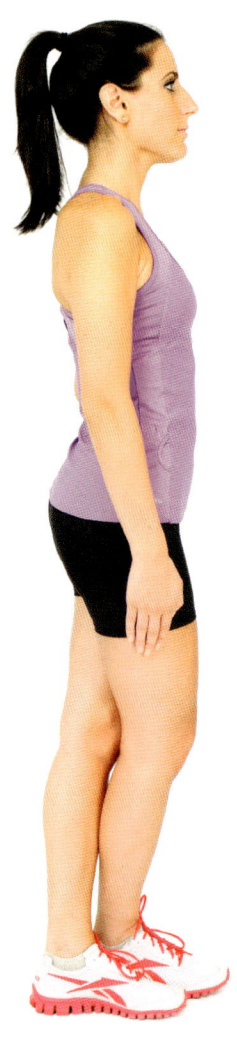

② Beugen Sie sich mit gestreckten Beinen aus der Hüfte und führen Sie Ihre Hände in Richtung Boden, bis Ihre Fingerspitzen den Boden berühren.

③ Die Dehnung 15 Sekunden halten und je Bein dreimal wiederholen.

RICHTIG
- die Arme und Beine während der Dehnung möglichst gestreckt halten

FALSCH
- den Rücken an irgendeiner Stelle runden
- den Oberkörper mit Schwung nach unten führen

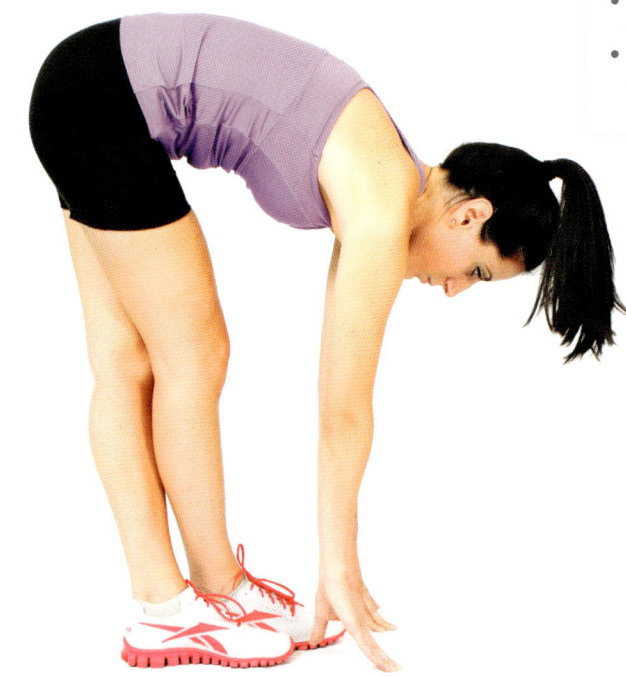

ZIELE
- Knie
- Oberschenkelrückseite

SCHWIERIGKEIT
- leicht

NUTZEN
- dehnt das Iliotibialband, die Waden-, die Oberschenkel- und die Gesäßmuskulatur

VERMEIDEN BEI …
- Rückenverletzungen

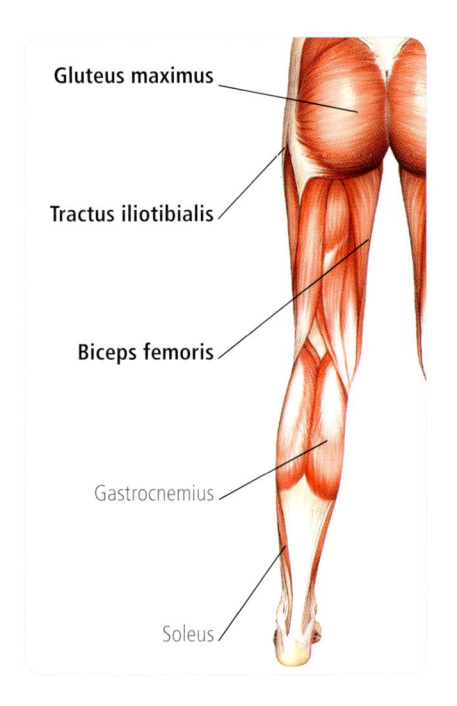

TRAINIERT
- Tractus iliotibialis
- Biceps femoris
- Gluteus maximus
- Vastus lateralis

ERLÄUTERUNG
Schwarzer Text bezeichnet Zielmuskeln
Grauer Text bezeichnet stabilisierende Muskeln
* bezeichnet tiefe Muskeln

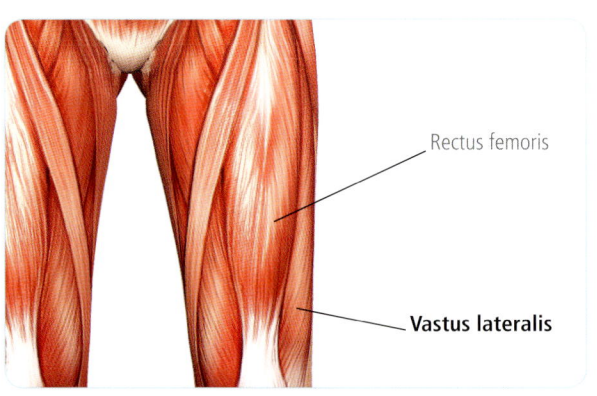

Gluteus maximus
Tractus iliotibialis
Biceps femoris
Gastrocnemius
Soleus
Rectus femoris
Vastus lateralis

OBERSCHENKELVORDERSEITE DEHNEN

❶ Knien Sie sich mit dem linken Bein hin, machen Sie mit dem rechten Bein einen großen Schritt nach vorn, das Knie ist etwas weniger als 90 Grad gebeugt und der Fuß steht flach auf dem Boden.

❷ Bewegen Sie Ihren Oberkörper nun nach vorn und beugen Sie Ihr rechtes Knie so, dass es sich in Richtung Ihrer Zehen verschiebt. Halten Sie Ihren Oberkörper in einer neutralen Position und drücken Sie Ihre rechte Hüfte nach vorn und nach unten, um eine Dehnung auf der vorderen Seite Ihres Oberschenkels zu bewirken. Strecken Sie Ihre Arme gerade zur Decke, die Schultern bleiben dabei locker.

RICHTIG
- Nacken und Schultern während der Übung locker halten
- den ganzen Körper als Einheit bewegen, wenn die Dehnung ausgeführt wird

FALSCH
- das gebeugte Knie zu weit über den Fuß nach vorn schieben
- die Hüfte drehen
- das Knie des hinteren Beins nach außen bewegen

❸ Führen Sie Ihre Arme nach unten, schieben Sie Ihre Hüfte zurück, strecken Sie Ihr rechtes Bein und bringen Sie Ihren Oberkörper nach vorn. Legen Sie zur Stabilisierung Ihre Hände links und rechts neben das gestreckte Bein.

❹ Die Position für 10 Sekunden halten, dann die Vorwärts- und Rückwärtsbewegung fünfmal je Bein wiederholen.

VARIATION
Schwieriger: Heben Sie während der Rückwärtsbewegung Ihr Knie vom Boden und strecken Sie das hintere Bein. Halten Sie Ihre Hände auf dem Boden.

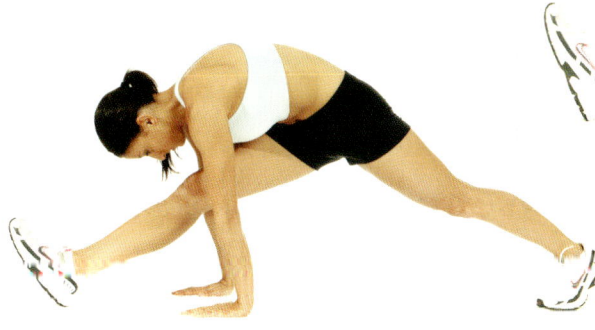

TRAINIERT
- Rectus femoris

ERLÄUTERUNG
Schwarzer Text bezeichnet Zielmuskeln
Grauer Text bezeichnet stabilisierende Muskeln
* bezeichnet tiefe Muskeln

Tensor fasciae latae
Pectineus*
Psoas minor*
Iliopsoas*
Psoas major*
Pectineus*
Adductor longus
Rectus femoris
Gracilis*

ZIELE
- Hüfte
- Oberschenkel

SCHWIERIGKEIT
- leicht

NUTZEN
- dehnt die vordere und hintere Seite der Oberschenkelmuskulatur

VERMEIDEN BEI …
- Rückenproblemen

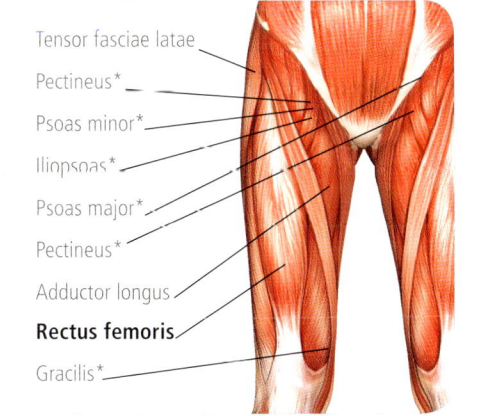

OBERSCHENKELRÜCKSEITE DEHNEN I

DEHNÜBUNGEN

1 Im Stand ist ein Bein gebeugt und das andere mit der Ferse auf dem Boden nach vorn gestreckt.

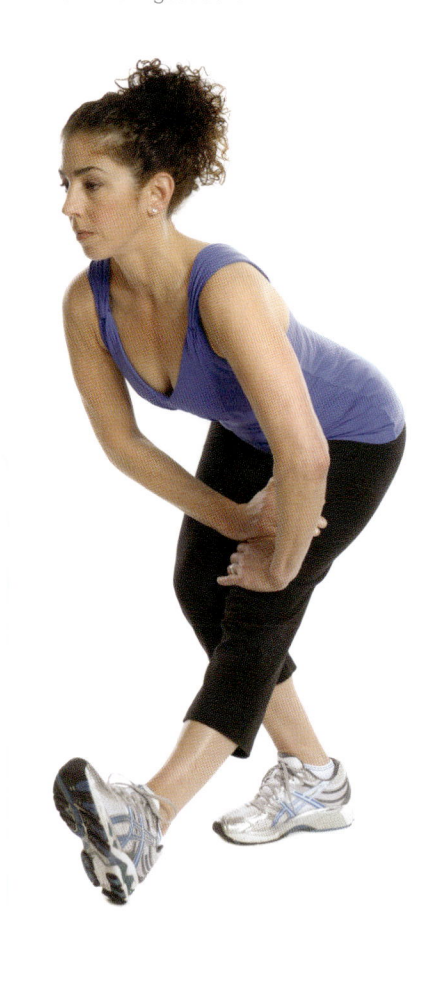

2 Lehnen Sie sich über das gestreckte Bein und legen Sie beide Hände auf den Oberschenkel etwas oberhalb des Kniegelenks. Verlagern Sie den Großteil Ihres Körpergewichts auf die Ferse des vorderen Beins, um eine Dehnung der hinteren Oberschenkelmuskulatur zu erzielen. Halten Sie die Position 30 Sekunden lang.

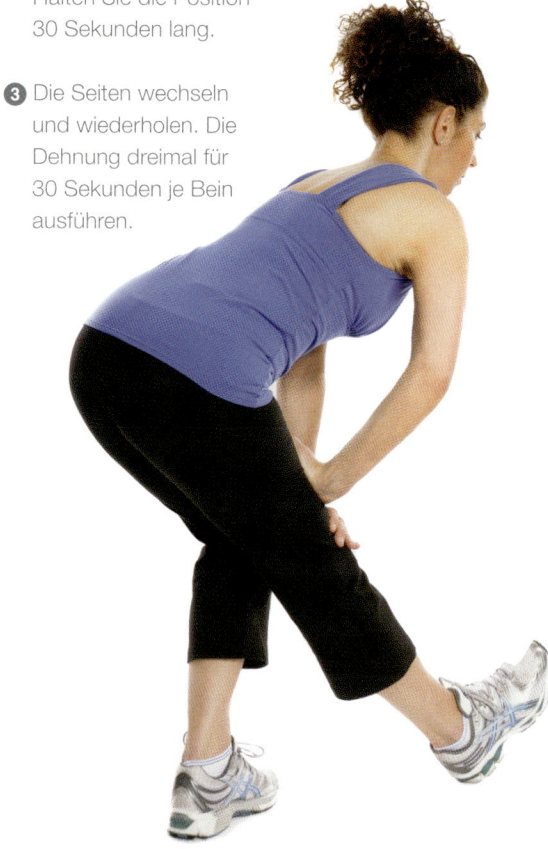

3 Die Seiten wechseln und wiederholen. Die Dehnung dreimal für 30 Sekunden je Bein ausführen.

RICHTIG
- das vordere Bein gestreckt halten
- den Fuß zum Körper ziehen, wenn die Dehnung ausgeführt wird

FALSCH
- die Schultern krümmen
- den Rücken während der Übung runden

ZIELE
- Oberschenkelrückseite

SCHWIERIGKEIT
- leicht

NUTZEN
- fördert die Elastizität der hinteren Oberschenkelmuskulatur

VERMEIDEN BEI …
- Beschwerden im unteren Rücken
- Kniebeschwerden

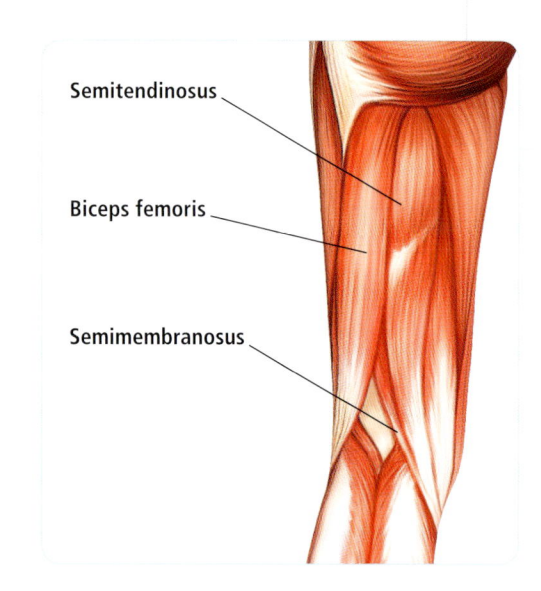

- Semitendinosus
- Biceps femoris
- Semimembranosus

TRAINIERT
- Biceps femoris
- Semitendinosus
- Semimembranosus

ERLÄUTERUNG
Schwarzer Text bezeichnet Zielmuskeln
Grauer Text bezeichnet stabilisierende Muskeln
* bezeichnet tiefe Muskeln

OBERSCHENKELRÜCKSEITE DEHNEN II

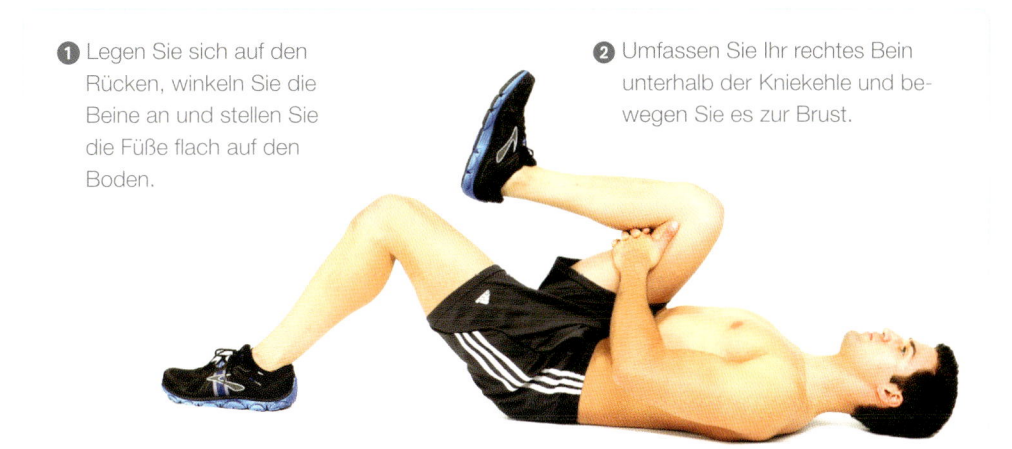

① Legen Sie sich auf den Rücken, winkeln Sie die Beine an und stellen Sie die Füße flach auf den Boden.

② Umfassen Sie Ihr rechtes Bein unterhalb der Kniekehle und bewegen Sie es zur Brust.

RICHTIG
- Nacken und Schultern während der Übung locker lassen
- den Fuß des gebeugten Beins flach auf dem Boden halten
- die Fußspitze zum Körper ziehen

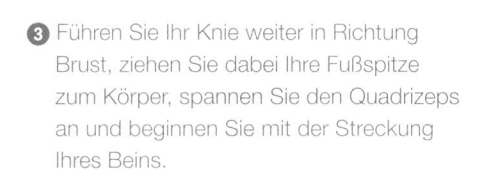

③ Führen Sie Ihr Knie weiter in Richtung Brust, ziehen Sie dabei Ihre Fußspitze zum Körper, spannen Sie den Quadrizeps an und beginnen Sie mit der Streckung Ihres Beins.

④ Ziehen Sie Ihr Bein noch etwas weiter zur Brust, bis Sie eine vollständige Dehnung der hinteren Oberschenkelmuskulatur verspüren. Wiederholen Sie die Übung zehnmal je Bein.

FALSCH
- die Schultern krümmen und den Kopf vom Boden heben
- das gebeugte Bein aus seiner neutralen Position bewegen

TRAINIERT
- Semitendinosus
- Semimembranosus
- Biceps femoris
- Gluteus maximus

ERLÄUTERUNG
Schwarzer Text bezeichnet Zielmuskeln
Grauer Text bezeichnet stabilisierende Muskeln
* bezeichnet tiefe Muskeln

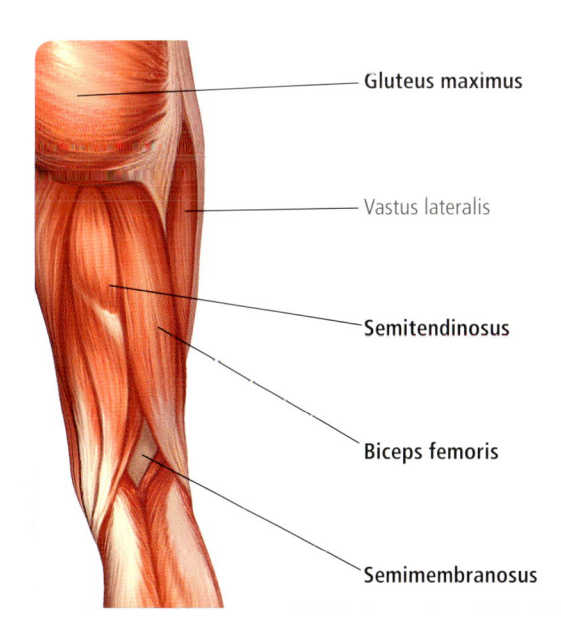

- Gluteus maximus
- Vastus lateralis
- Semitendinosus
- Biceps femoris
- Semimembranosus

ZIELE
- Oberschenkelrückseite
- Gesäß

SCHWIERIGKEIT
- leicht

NUTZEN
- dehnt die hintere Oberschenkel- und die Gesäßmuskulatur

VERMEIDEN BEI …
- Hüftverletzungen
- Knieverletzungen

PIRIFORMISDEHNUNG

① Legen Sie sich mit gestreckten Beinen auf den Rücken, Ihre Arme befinden sich neben dem Körper, die Finger zeigen nach vorn. Beugen Sie nun Ihre Knie.

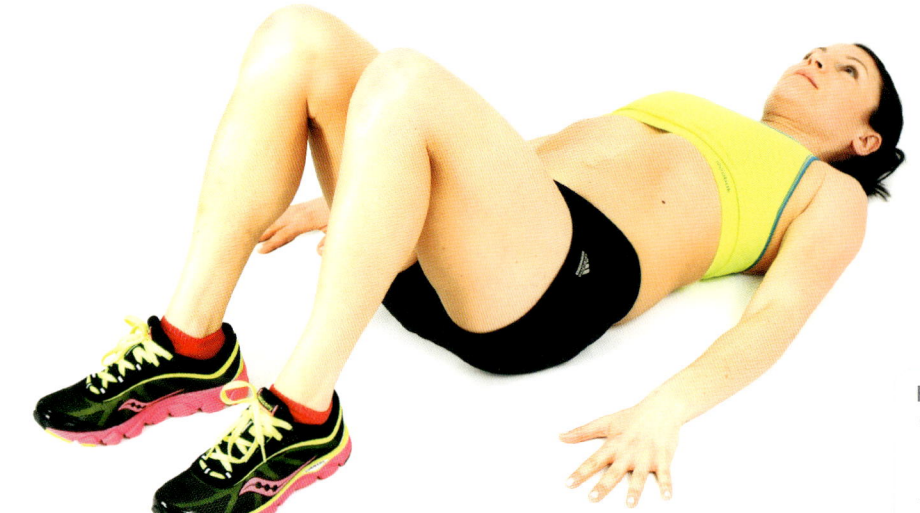

RICHTIG
- die Hüfte locker lassen, um eine tiefere Dehnung zu erzielen
- die Dehnung behutsam ausführen

② Heben Sie beide Füße nach oben, Oberkörper und Arme bleiben dabei auf dem Boden. Führen Sie Ihr rechtes Sprunggelenk über Ihr linkes Knie und platzieren Sie es etwas unterhalb des Kniegelenks auf Ihrem linken Oberschenkel. Umfassen Sie jetzt Ihren linken Oberschenkel mit beiden Händen etwas unterhalb der Kniekehle.

ZIELE
- unterer Rücken
- Gesäß

SCHWIERIGKEIT
- leicht

NUTZEN
- löst Verspannungen in Hüfte, Piriformis und unterem Rücken

VERMEIDEN BEI …
- Beschwerden im unteren Rücken
- Kniebeschwerden

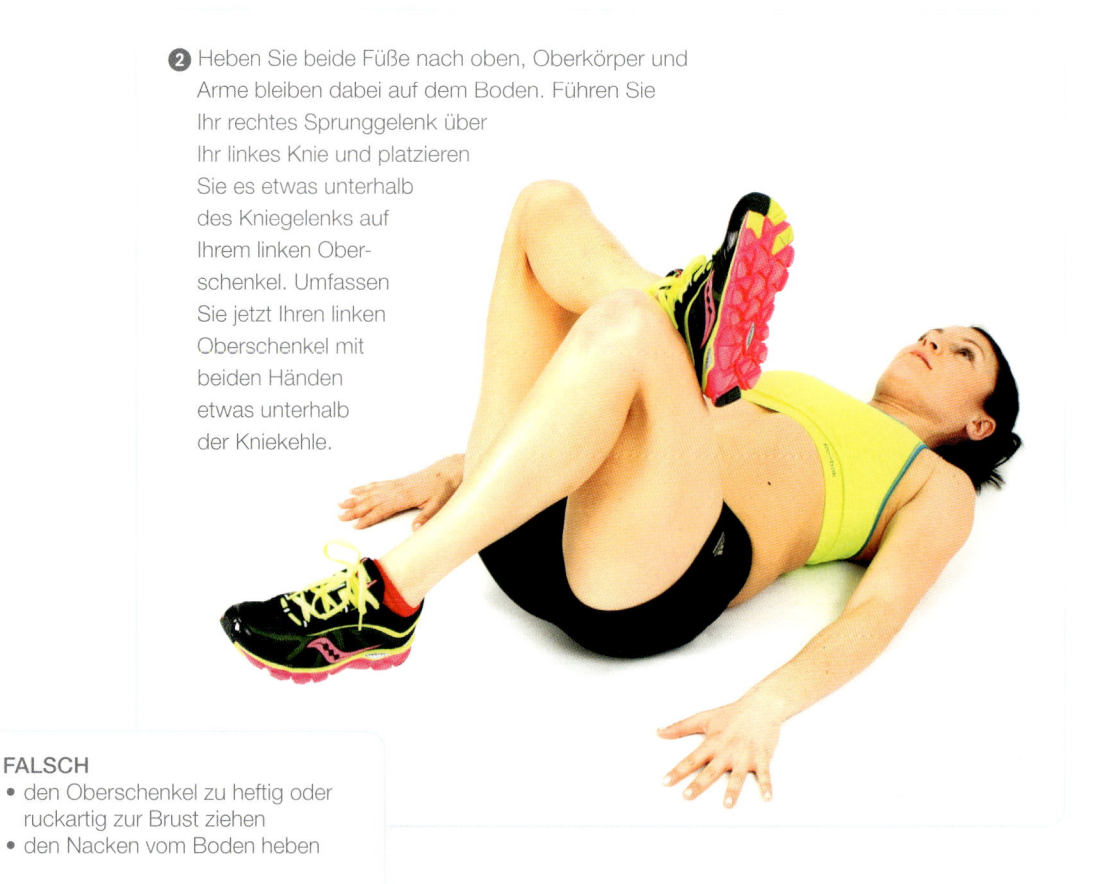

FALSCH
- den Oberschenkel zu heftig oder ruckartig zur Brust ziehen
- den Nacken vom Boden heben

PIRIFORMISDEHNUNG

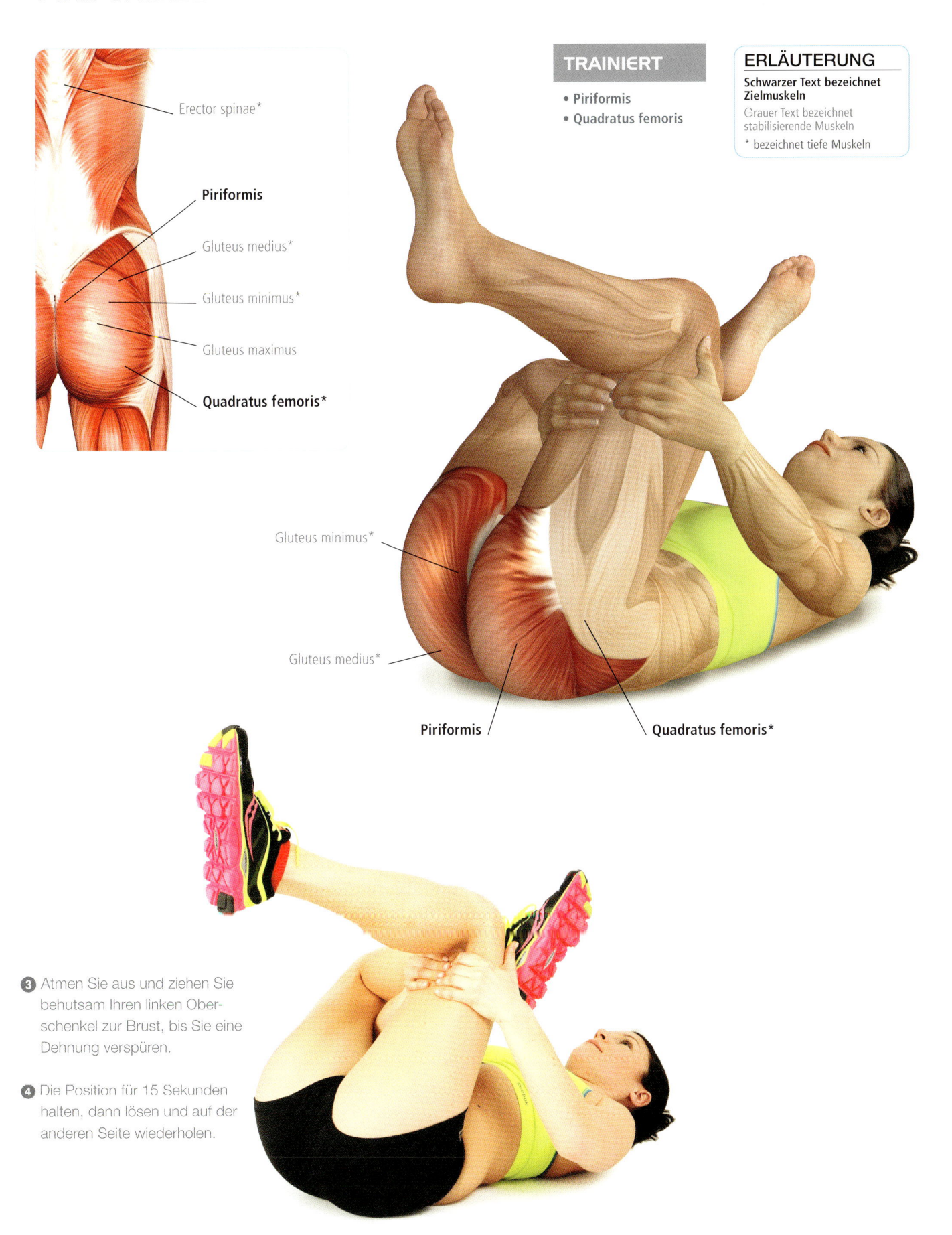

Erector spinae*

Piriformis

Gluteus medius*

Gluteus minimus*

Gluteus maximus

Quadratus femoris*

TRAINIERT
- Piriformis
- Quadratus femoris

ERLÄUTERUNG
Schwarzer Text bezeichnet Zielmuskeln
Grauer Text bezeichnet stabilisierende Muskeln
* bezeichnet tiefe Muskeln

Gluteus minimus*

Gluteus medius*

Piriformis

Quadratus femoris*

❸ Atmen Sie aus und ziehen Sie behutsam Ihren linken Oberschenkel zur Brust, bis Sie eine Dehnung verspüren.

❹ Die Position für 15 Sekunden halten, dann lösen und auf der anderen Seite wiederholen.

231

WADENDEHNUNG

RICHTIG
- den Fuß des gestreckten Beins kräftig anziehen
- das hintere Bein tiefer und die Hüfte weiter nach vorn beugen, um die Dehnung zu erhöhen

FALSCH
- die Schultern anspannen

TRAINIERT
- Gastrocnemius

ERLÄUTERUNG
Schwarzer Text bezeichnet Zielmuskeln
Grauer Text bezeichnet stabilisierende Muskeln
* bezeichnet tiefe Muskeln

ZIELE
- Unterschenkel
- Waden

SCHWIERIGKEIT
- leicht

NUTZEN
- dehnt die Wadenmuskulatur und die Achillessehne

VERMEIDEN BEI …
- Beschwerden im unteren Rücken
- Schmerzen in der Achillessehne
- Kniebeschwerden

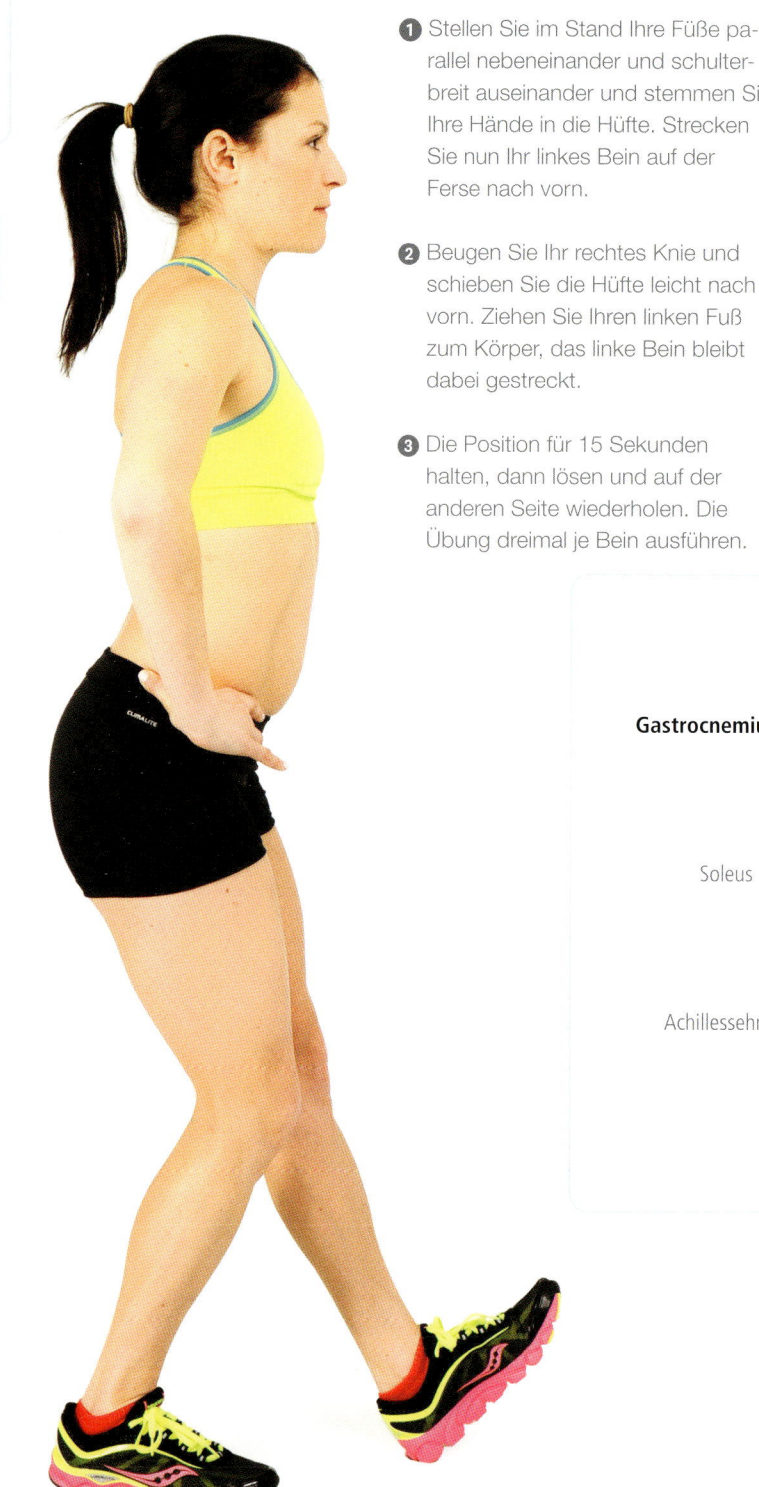

❶ Stellen Sie im Stand Ihre Füße parallel nebeneinander und schulterbreit auseinander und stemmen Sie Ihre Hände in die Hüfte. Strecken Sie nun Ihr linkes Bein auf der Ferse nach vorn.

❷ Beugen Sie Ihr rechtes Knie und schieben Sie die Hüfte leicht nach vorn. Ziehen Sie Ihren linken Fuß zum Körper, das linke Bein bleibt dabei gestreckt.

❸ Die Position für 15 Sekunden halten, dann lösen und auf der anderen Seite wiederholen. Die Übung dreimal je Bein ausführen.

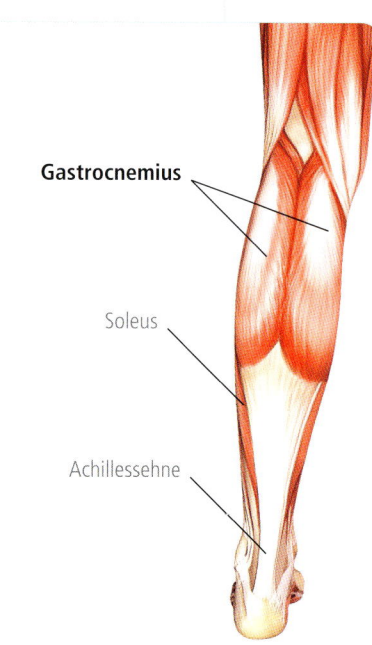

Gastrocnemius

Soleus

Achillessehne

DEHNÜBUNGEN

SCHIENBEINDEHNUNG

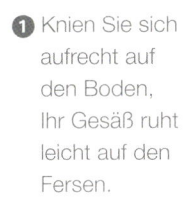

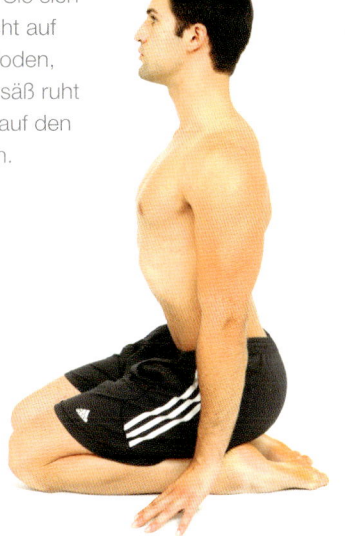

① Knien Sie sich aufrecht auf den Boden, Ihr Gesäß ruht leicht auf den Fersen.

RICHTIG
- die Gesäßmuskulatur anspannen und aktivieren, um eine Rundung Ihrer Lendenwirbelsäule zu vermeiden
- zwischen Gesäß und Fersen einen kleinen Abstand halten

FALSCH
- den Rücken runden

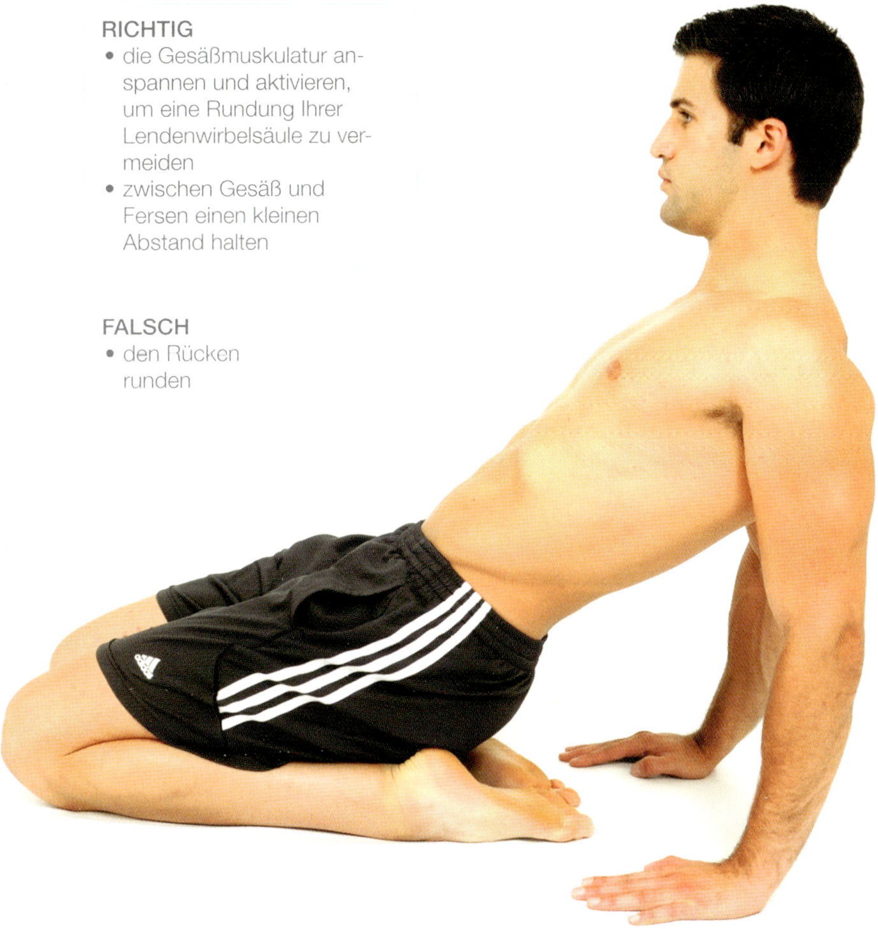

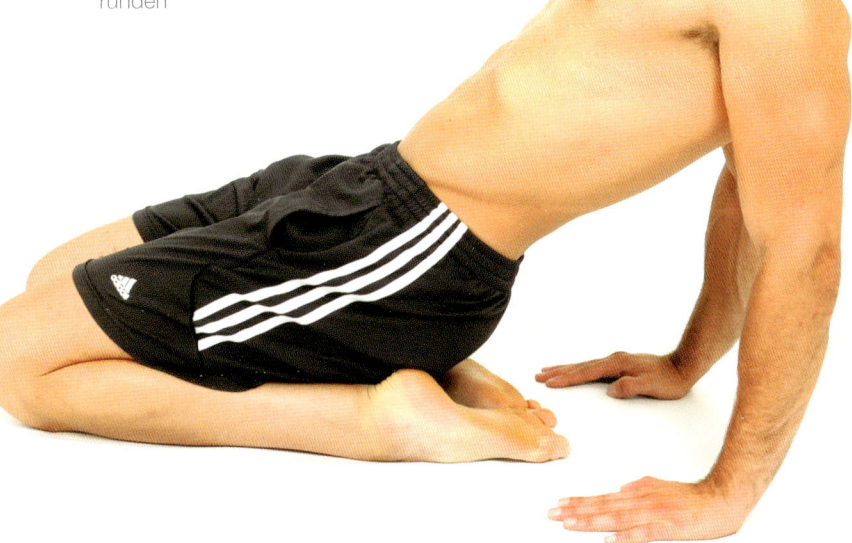

② Legen Sie Ihre Hände nun flach hinter sich, die Finger zeigen nach vorn und die Ellenbogen sind leicht gebeugt.

③ Lehnen Sie sich etwas zurück, um die Dehnung zu vertiefen.

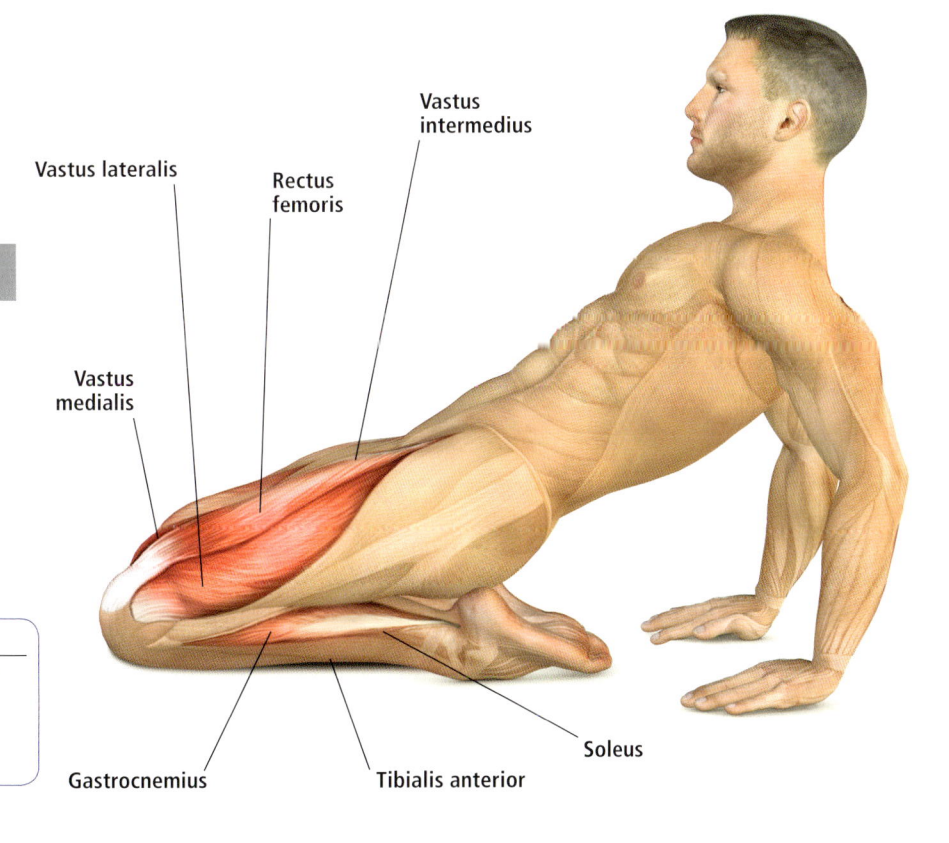

TRAINIERT
- Gastrocnemius
- Soleus
- Rectus femoris
- Vastus lateralis
- Vastus intermedius
- Vastus medialis
- Tibialis anterior

ERLÄUTERUNG
Schwarzer Text bezeichnet Zielmuskeln
Grauer Text bezeichnet stabilisierende Muskeln
* bezeichnet tiefe Muskeln

Vastus lateralis · Vastus intermedius · Rectus femoris · Vastus medialis · Gastrocnemius · Tibialis anterior · Soleus

ZIELE
- Quadrizeps
- Schienbeine

SCHWIERIGKEIT
- leicht

NUTZEN
- dehnt die Schienbeinmuskulatur und den Quadrizeps

VERMEIDEN BEI …
- Schmerzen im unteren Rücken

233

QUADRIZEPSDEHNUNG IM STAND

❶ Stellen Sie im Stand Ihre Füße zusammen. Beugen Sie Ihr rechtes Bein und greifen Sie mit Ihrer Hand den rechten Fußrücken. Ziehen Sie nun Ihren Fuß in Richtung Gesäß, bis Sie eine Dehnung an der vorderen Seite der Oberschenkelmuskulatur verspüren. Halten Sie beide Knie dabei eng zusammen und auf einer Linie.

❷ Halten Sie die Dehnung 15 Sekunden lang. Wiederholen Sie die Übung dreimal je Bein.

RICHTIG
- beide Knie eng aneinanderhalten
- sich mit dem passiven Arm an einer Wand oder einem stabilen Gegenstand abstützen, um im Gleichgewicht zu bleiben

FALSCH
- die Brust nach vorn neigen
- den Fuß des gebeugten Beins näher ans Gesäß bringen als für eine bequeme Dehnung nötig ist, da dies zur Überlastung der Kniescheibe führen kann

ZIELE
- Oberschenkel

SCHWIERIGKEIT
- leicht

NUTZEN
- hält die Oberschenkelmuskulatur geschmeidig

VERMEIDEN BEI …
- Kniebeschwerden

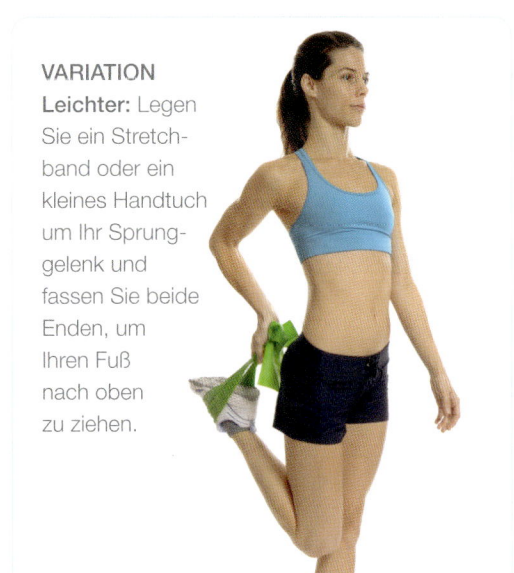

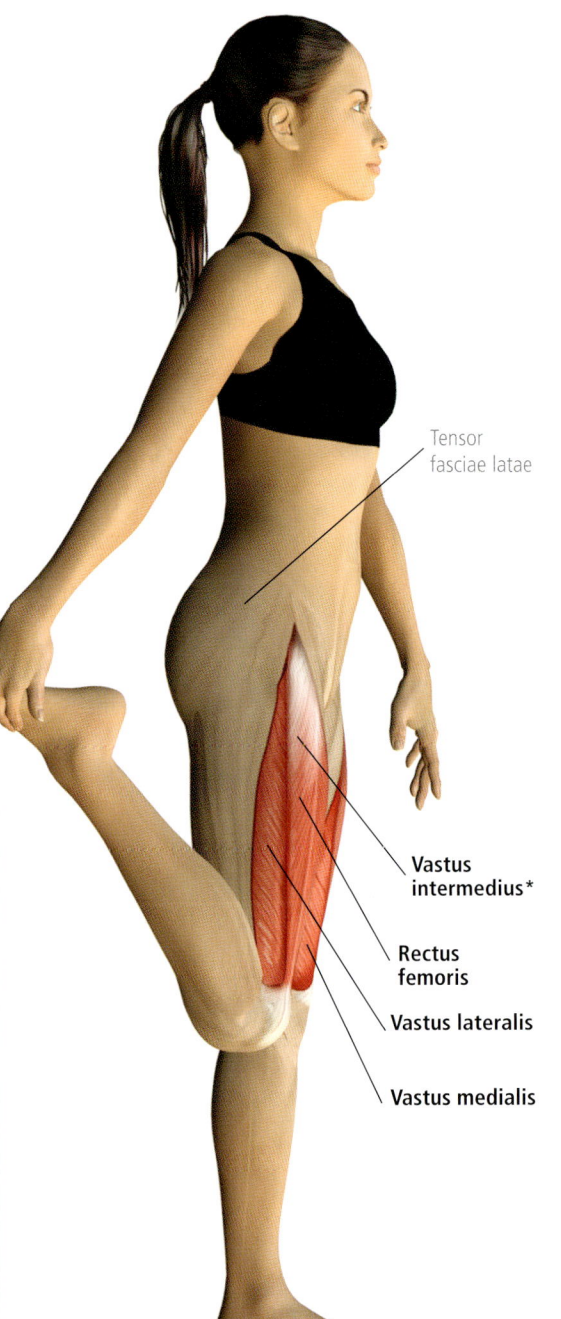

VARIATION
Leichter: Legen Sie ein Stretchband oder ein kleines Handtuch um Ihr Sprunggelenk und fassen Sie beide Enden, um Ihren Fuß nach oben zu ziehen.

TRAINIERT
- Rectus femoris
- Vastus lateralis
- Vastus medialis
- Vastus intermedius

ERLÄUTERUNG
Schwarzer Text bezeichnet Zielmuskeln
Grauer Text bezeichnet stabilisierende Muskeln
* bezeichnet tiefe Muskeln

Tensor fasciae latae

Vastus intermedius*

Rectus femoris

Vastus lateralis

Vastus medialis

DEHNÜBUNGEN

DER SCHMETTERLING

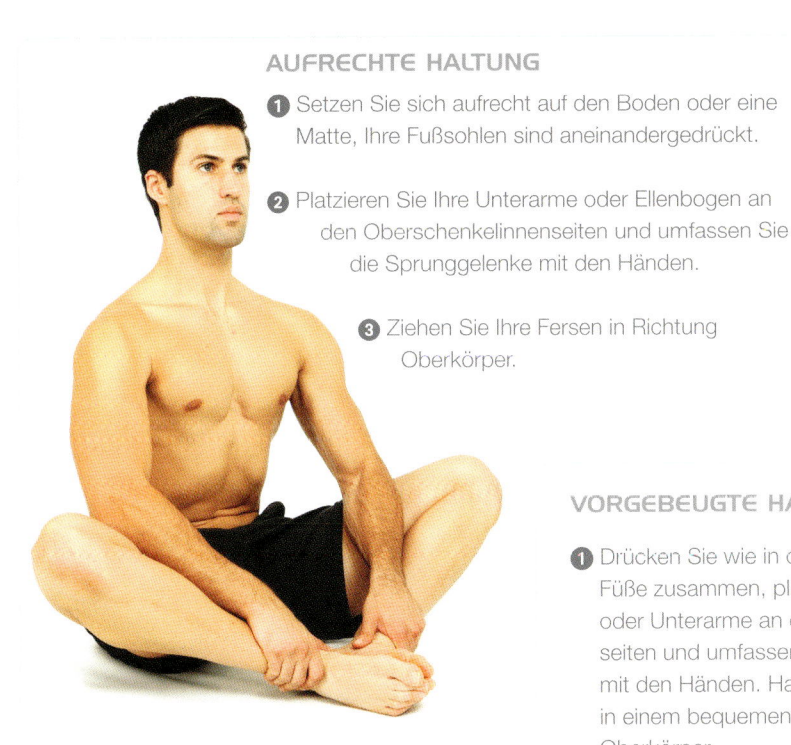

AUFRECHTE HALTUNG

1. Setzen Sie sich aufrecht auf den Boden oder eine Matte, Ihre Fußsohlen sind aneinandergedrückt.

2. Platzieren Sie Ihre Unterarme oder Ellenbogen an den Oberschenkelinnenseiten und umfassen Sie die Sprunggelenke mit den Händen.

3. Ziehen Sie Ihre Fersen in Richtung Oberkörper.

RICHTIG
- ausatmen, wenn die Brust in Richtung Boden gesenkt wird

FALSCH
- einen Buckel machen
- den Atem anhalten
- die Hüfte nach hinten schieben

VORGEBEUGTE HALTUNG

1. Drücken Sie wie in der aufrechten Position Ihre Füße zusammen, platzieren Sie Ihre Ellenbogen oder Unterarme an den Oberschenkelinnenseiten und umfassen Sie die Sprunggelenke mit den Händen. Halten Sie Ihre Fersen in einem bequemen Abstand zum Oberkörper.

2. Beugen Sie Ihren Oberkörper nun nach vorn, bis sie eine Dehnung in den Leisten und an den Oberschenkelinnenseiten verspüren.

3. Rollen Sie sich langsam wieder Wirbel für Wirbel hoch und wiederholen Sie die Übung.

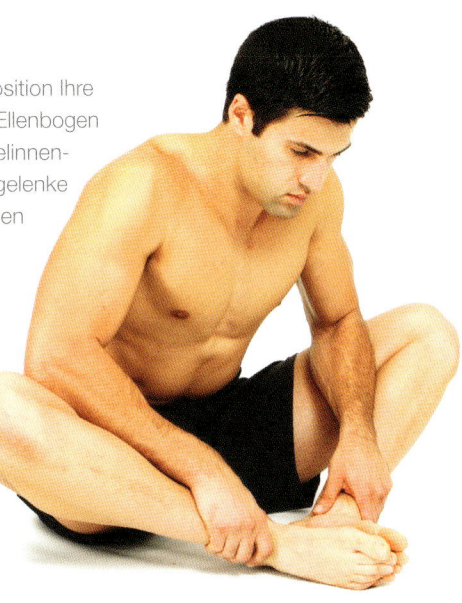

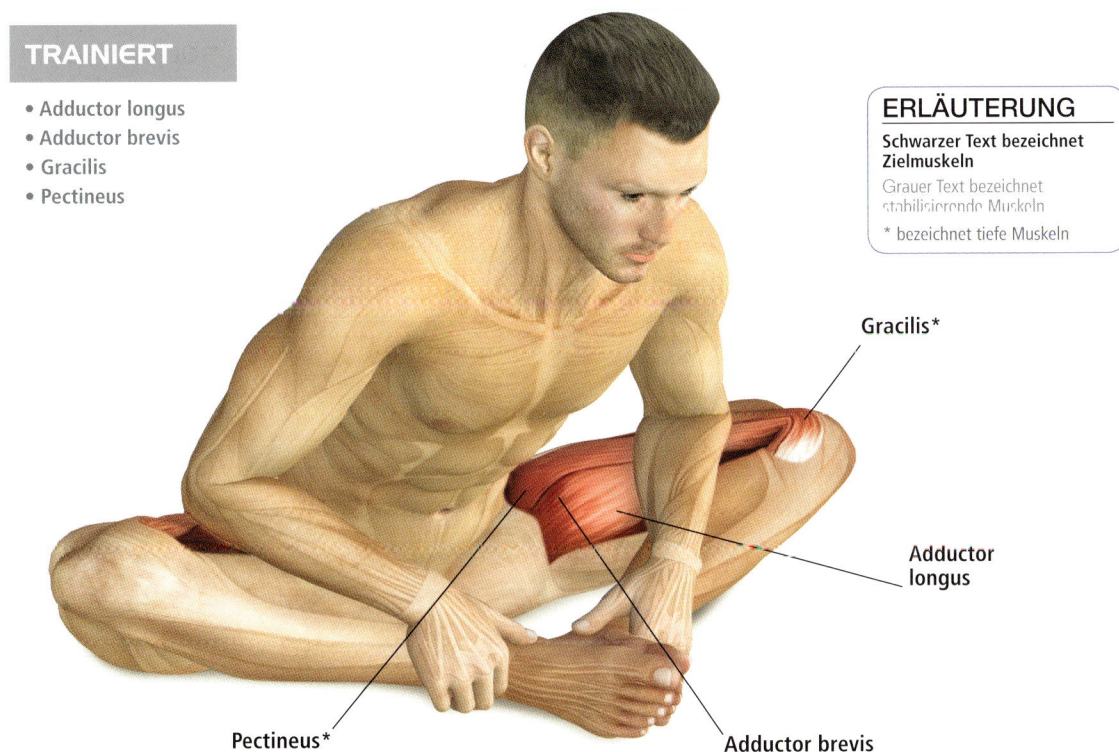

TRAINIERT

- Adductor longus
- Adductor brevis
- Gracilis
- Pectineus

ERLÄUTERUNG

Schwarzer Text bezeichnet Zielmuskeln

Grauer Text bezeichnet stabilisierende Muskeln

* bezeichnet tiefe Muskeln

ZIELE
- Hüfte und Oberschenkel
- unterer Rücken
- Körpermitte

SCHWIERIGKEIT
- leicht

NUTZEN
- dehnt die Hüft- und die untere Rückenmuskulatur
- beugt Muskelkater bei langen Radtouren vor

VERMEIDEN BEI …
- Hüftbeschwerden
- Beschwerden im unteren Rücken (vorgebeugte Position)

Gracilis*

Adductor longus

Pectineus*

Adductor brevis

ZEHEN BERÜHREN

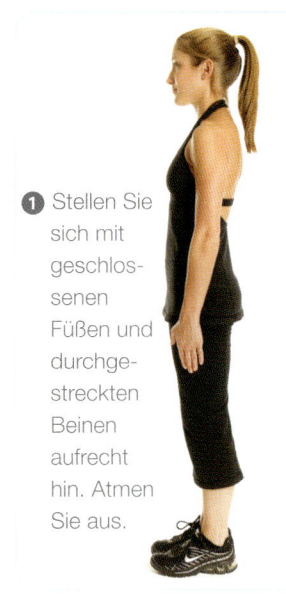

DEHNÜBUNGEN

1 Stellen Sie sich mit geschlossenen Füßen und durchgestreckten Beinen aufrecht hin. Atmen Sie aus.

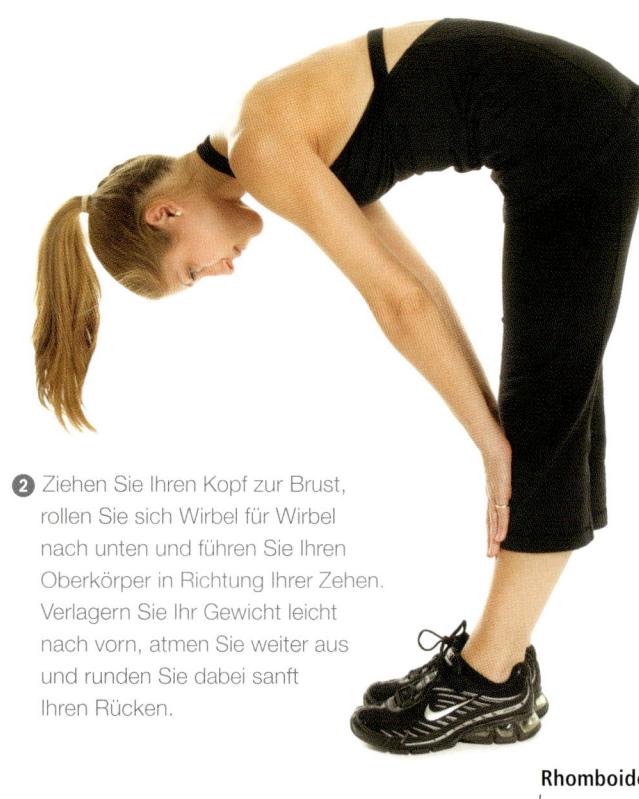

2 Ziehen Sie Ihren Kopf zur Brust, rollen Sie sich Wirbel für Wirbel nach unten und führen Sie Ihren Oberkörper in Richtung Ihrer Zehen. Verlagern Sie Ihr Gewicht leicht nach vorn, atmen Sie weiter aus und runden Sie dabei sanft Ihren Rücken.

3 Wenn Sie Ihren Oberkörper mit langer Wirbelsäule nach unten gebeugt haben, berühren Sie mit Ihren Fingern die Zehen, atmen Sie dann ein und beginnen Sie sich wieder mit gerade Wirbelsäule aus der Hüfte aufzurichten. Rollen Sie Ihre Schultern nach hinten und stellen Sie sich aufrecht hin.

Wiederholen Sie die Übung dreimal.

RICHTIG
- beim Aufrichten den Rücken Wirbel für Wirbel hochrollen
- die Rücken- mit einer Oberschenkeldehnung verbinden
- die Übung kontrolliert und langsam ausführen

FALSCH
- den Nacken anspannen
- den Oberkörper mit Schwung nach unten führen, um die Zehen zu erreichen

ZIELE
- Rücken

SCHWIERIGKEIT
- leicht

NUTZEN
- dehnt die Rücken- und die Oberschenkelmuskulatur
- erhöht die Elastizität der Wirbelsäule

VERMEIDEN BEI …
- Schmerzen im unteren Rücken

TRAINIERT
- Latissimus dorsi
- Rhomboideus
- Biceps femoris
- Quadratus lumborum
- Gluteus maximus

Trapezius
Rhomboideus*
Latissimus dorsi
Quadratus lumborum*
Gluteus maximus
Biceps femoris

ERLÄUTERUNG
Schwarzer Text bezeichnet Zielmuskeln
Grauer Text bezeichnet stabilisierende Muskeln
* bezeichnet tiefe Muskeln

DAS KIND

❶ Knien sich auf eine Matte, Ihre Hüfte bildet eine Linie mit den Knien. Führen Sie Ihre Füße so zusammen, dass sich die Großzehen berühren.

❷ Setzen Sie sich nun mit Ihrem Gesäß auf die Fersen und stellen Sie Ihre Beine hüftbreit auseinander.

❸ Senken Sie Ihre Brust auf Ihre Oberschenkel, strecken Sie zugleich Ihre Arme nach vorn und verlängern Sie Ihren Nacken und Ihre Wirbelsäule, während Sie Ihr Steißbein in Richtung Matte schieben.

❹ Legen Sie Ihre Stirn auf die Matte, dann halten Sie die Position zwischen 30 Sekunden und drei Minuten.

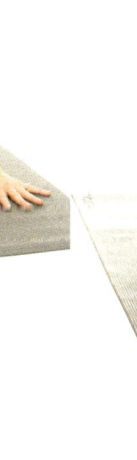

RICHTIG
- den Nacken in Verlängerung der Wirbelsäule halten

FALSCH
- die Stellungen überhastet ausführen – es kann einige Minuten dauern, ehe der Körper in eine vertiefte Dehnung gelangt
- die Schultern nach hinten ziehen

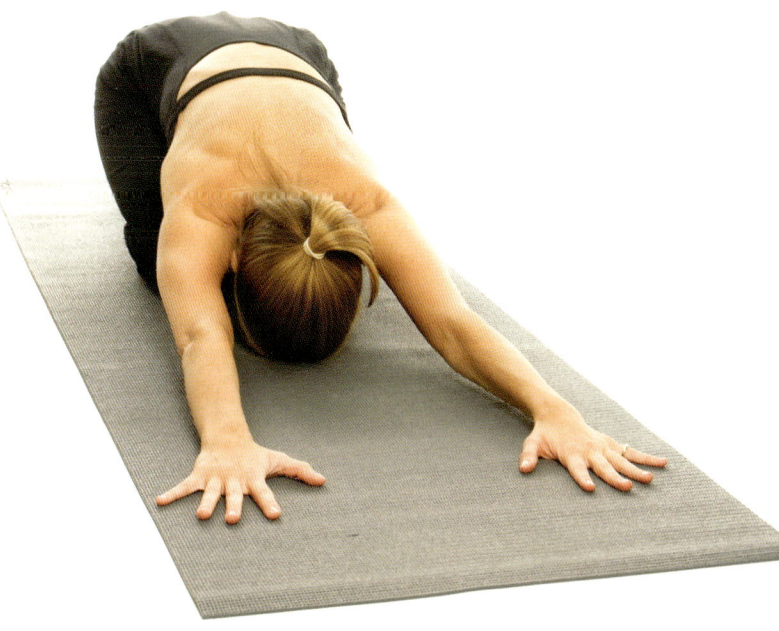

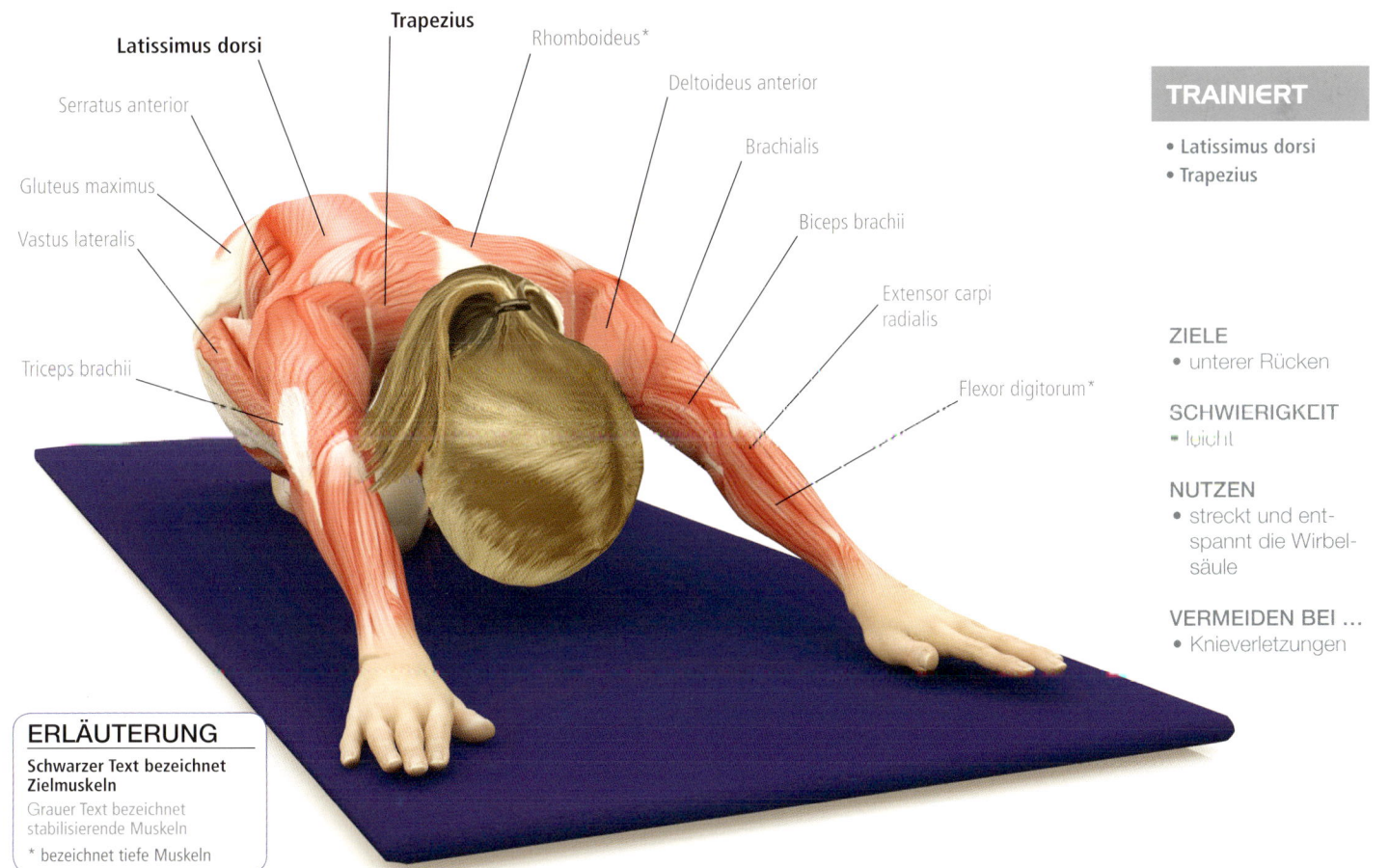

Latissimus dorsi **Trapezius** Rhomboideus*
Serratus anterior Deltoideus anterior
Gluteus maximus Brachialis
Vastus lateralis Biceps brachii
Triceps brachii Extensor carpi radialis
Flexor digitorum*

TRAINIERT
- Latissimus dorsi
- Trapezius

ZIELE
- unterer Rücken

SCHWIERIGKEIT
- leicht

NUTZEN
- streckt und entspannt die Wirbelsäule

VERMEIDEN BEI …
- Knieverletzungen

ERLÄUTERUNG
Schwarzer Text bezeichnet Zielmuskeln
Grauer Text bezeichnet stabilisierende Muskeln
* bezeichnet tiefe Muskeln

EINSEITIGE VORBEUGE IM SITZEN

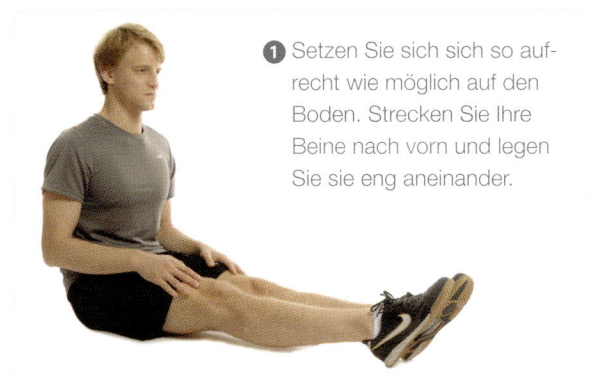

① Setzen Sie sich sich so aufrecht wie möglich auf den Boden. Strecken Sie Ihre Beine nach vorn und legen Sie sie eng aneinander.

② Winkeln Sie Ihr rechtes Bein jetzt so an, dass die Fußsohle an der Innenseite des linken Oberschenkels knapp über der Kniescheibe platziert ist. Legen Sie Ihre Hände auf Ihr linkes Knie.

③ Beugen Sie sich aus der Taille über das linke Bein nach vorn und platzieren Sie Ihre Hände auf Ihrem linken Oberschenkel etwas oberhalb der Kniescheibe.

④ Wechseln Sie das Bein und wiederholen Sie die Übung auf der anderen Seite.

VARIATION
Schwieriger: Folgen Sie den Schritten 1 bis 3, atmen Sie aus, ziehen Sie Ihr Brustbein nach vorn und beugen Sie zugleich Ihren Oberkörper über das linke Bein. Greifen Sie mit Ihrer rechten Hand Ihre linke Fußsohle und benutzen Sie Ihre linke Hand, um Ihren Oberkörper auszurichten.

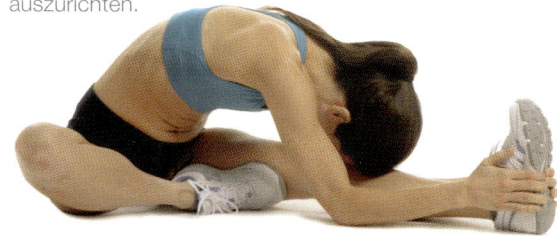

RICHTIG
- den Kopf neigen, um auch die Rautenmuskeln in die gesamte Dehnung einzubeziehen

FALSCH
- den Fuß des angewinkelten Beins unter das gestreckte Bein schieben
- den Rücken belasten – im Falle eines steifen Rückens kann eine Stütze, etwa ein Sofa oder eine Wand, an der der untere Rücken möglichst nah platziert wird, hilfreich sein

ZIELE
- Oberschenkelrückseite

SCHWIERIGKEIT
- leicht

NUTZEN
- dehnt die hintere Oberschenkel-, die Leisten- und die Rückenmuskulatur

VERMEIDEN BEI …
- Knieverletzungen
- Verletzungen im unteren Rücken

TRAINIERT
- Biceps femoris
- Semitendinosus
- Semimembranosus
- Multifidus spinae
- Erector spinae
- Gastrocnemius
- Soleus
- Rhomboideus

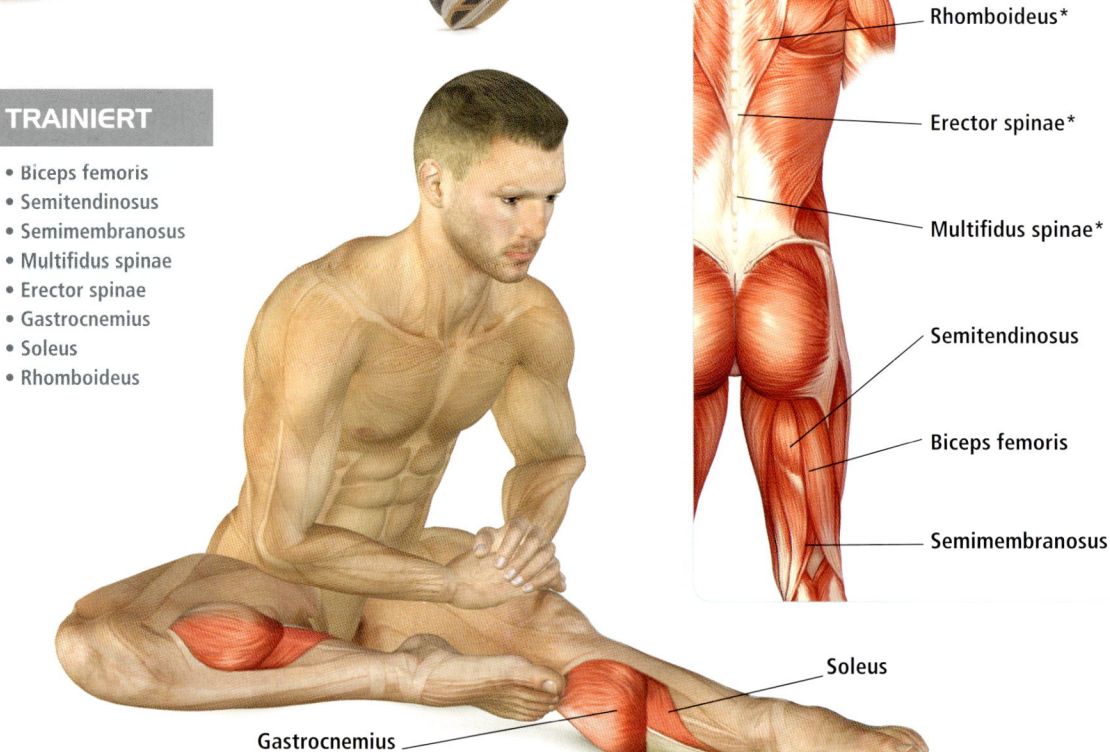

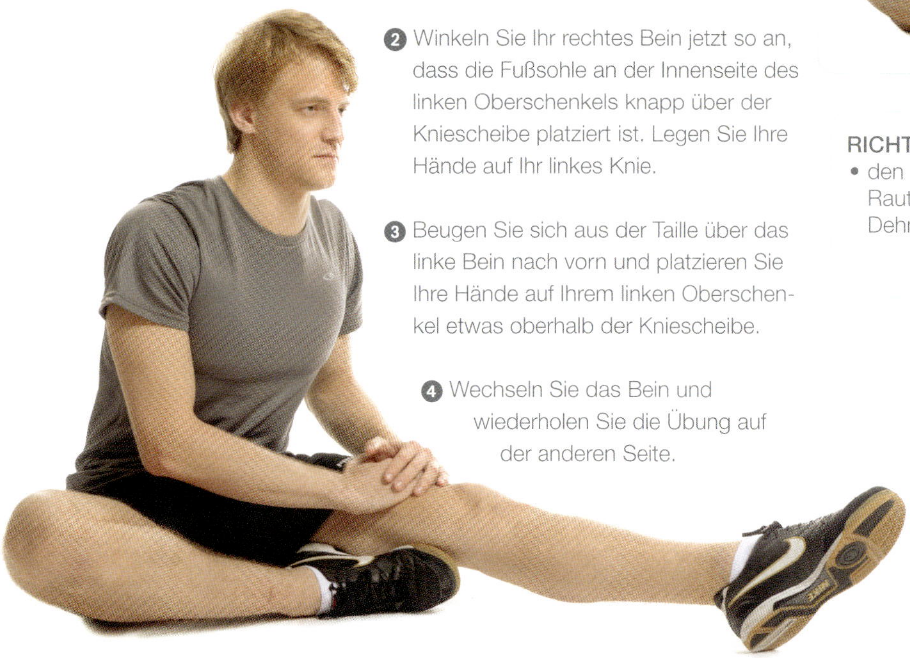

ERLÄUTERUNG
Schwarzer Text bezeichnet Zielmuskeln

Grauer Text bezeichnet stabilisierende Muskeln

* bezeichnet tiefe Muskeln

Rhomboideus*
Erector spinae*
Multifidus spinae*
Semitendinosus
Biceps femoris
Semimembranosus
Soleus
Gastrocnemius

BEIDSEITIGE VORBEUGE IM SITZEN

❶ Setzen Sie sich sich so aufrecht wie möglich auf den Boden. Strecken Sie Ihre Beine nach vorn und legen Sie sie eng aneinander. Halten Sie Ihre Füße locker und ziehen Sie die Fußspitzen leicht zum Körper.

VARIATION
Schwieriger: Legen Sie zur Intensivierung der Dehnung Ihrer hinteren Oberschenkelmuskulatur ein Stretchband um Ihre Fußballen und ziehen Sie es gleichmäßig in Richtung Ihres Oberkörpers.

❷ Neigen Sie sich nach vorn, senken Sie Ihre Bauchmuskeln in Richtung Oberschenkel und legen Sie während der Dehnung Hände und Unterarme etwas oberhalb der Kniescheiben ab.

❸ Rollen Sie sich langsam wieder hoch und wiederholen Sie die Übung.

RICHTIG
- aus der Hüfte beugen und den Rücken gerade halten
- den Oberkörper so weit wie möglich über die Beine strecken

FALSCH
- den Atem anhalten
- während der Dehnung das Kinn anspannen und die Zähne aufeinanderpressen – ein entspannter Mund erleichtert das Atmen

TRAINIERT
- Biceps femoris
- Semitendinosus
- Semimembranosus
- Multifidus spinae
- Erector spinae
- Gastrocnemius
- Soleus
- Rhomboideus

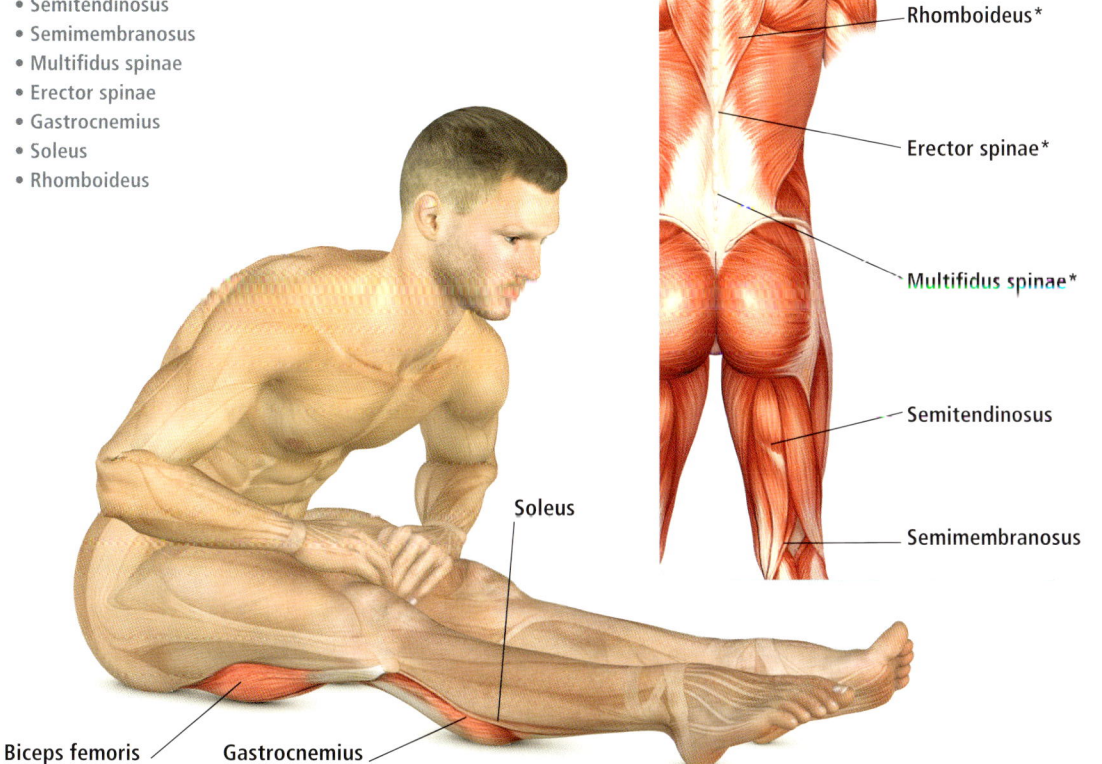

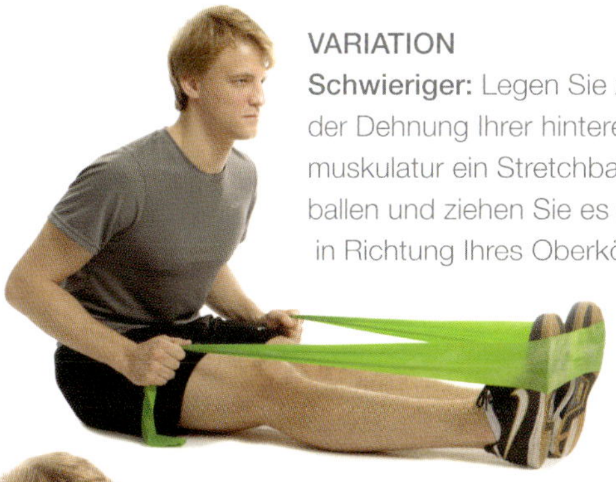

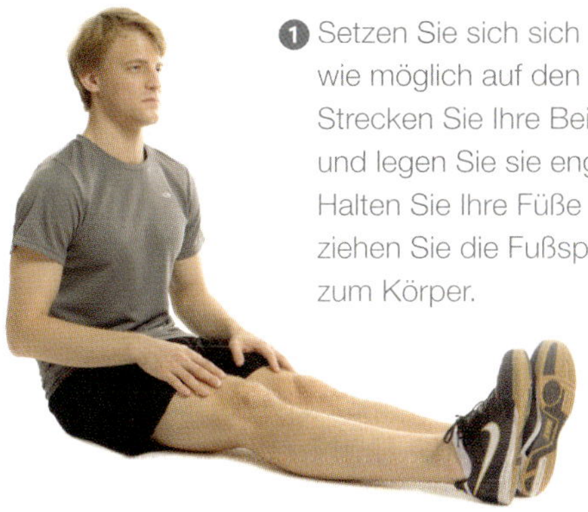

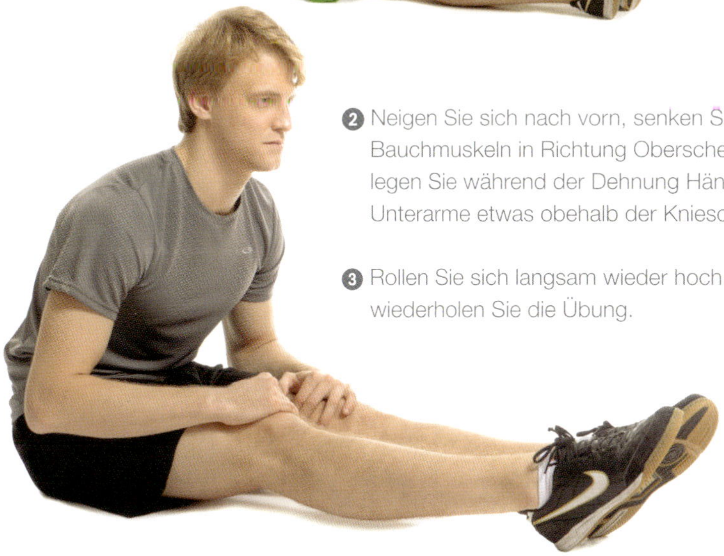

ERLÄUTERUNG
Schwarzer Text bezeichnet Zielmuskeln
Grauer Text bezeichnet stabilisierende Muskeln
* bezeichnet tiefe Muskeln

- Rhomboideus*
- Erector spinae*
- Multifidus spinae*
- Semitendinosus
- Semimembranosus
- Biceps femoris
- Gastrocnemius
- Soleus

ZIELE
- Oberschenkelrückseite

SCHWIERIGKEIT
- leicht

NUTZEN
- dehnt die hintere Oberschenkel-, die Leisten- und die Rückenmuskulatur

VERMEIDEN BEI …
- Knieverletzungen
- Verletzungen im unteren Rücken

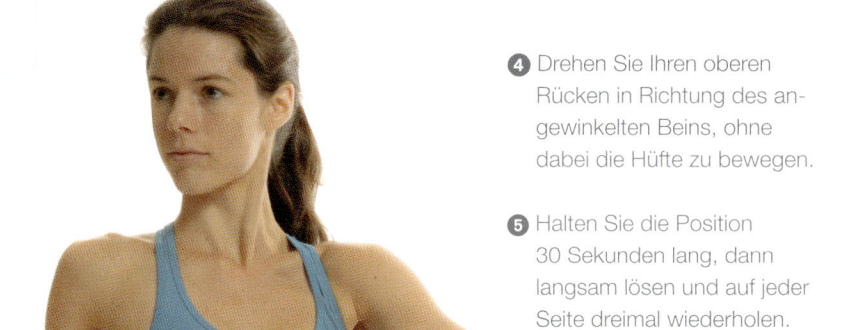

DREHSITZ

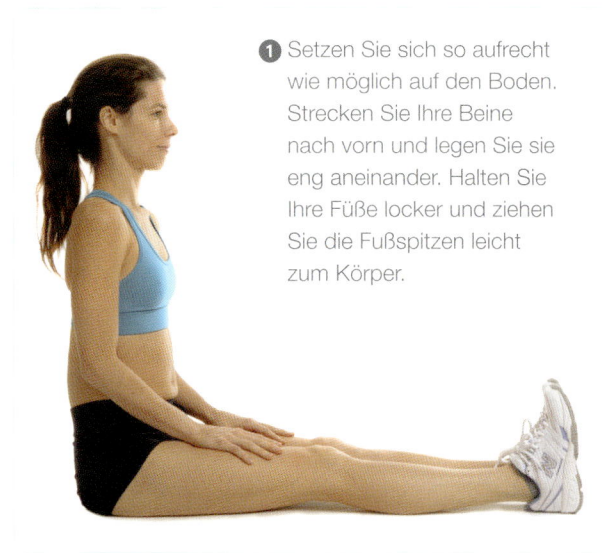

① Setzen Sie sich so aufrecht wie möglich auf den Boden. Strecken Sie Ihre Beine nach vorn und legen Sie sie eng aneinander. Halten Sie Ihre Füße locker und ziehen Sie die Fußspitzen leicht zum Körper.

② Strecken Sie Ihr linkes Bein nun ganz durch und winkeln Sie das rechte Bein an. Führen Sie das rechte Bein mit beiden Händen über das gestreckte und stellen Sie den Fuß des gebeugten Beins fest auf den Boden.

③ Legen Sie den linken Arm um den Oberschenkel des rechten Beins, um Druck auf das Bein für die Rumpfdrehung ausüben zu können. Stützen Sie sich mit dem rechten Arm auf dem Boden ab.

④ Drehen Sie Ihren oberen Rücken in Richtung des angewinkelten Beins, ohne dabei die Hüfte zu bewegen.

⑤ Halten Sie die Position 30 Sekunden lang, dann langsam lösen und auf jeder Seite dreimal wiederholen.

RICHTIG
- Nacken und Schulter locker lassen
- mit der aktiven Hand gleichmäßigen Druck auf das gebeugte Bein ausüben
- die Hüfte während der Drehung gerade halten

FALSCH
- den oberen Rücken runden
- den Fuß des angewinkelten Beins vom Boden heben
- den Nacken während der Drehung anspannen

ZIELE
- Rücken
- Hüfte
- Gesäß

SCHWIERIGKEIT
- leicht

NUTZEN
- dehnt die Hüft-, die Gesäß- und die Rückenmuskulatur

VERMEIDEN BEI …
- Rückenproblemen
- Hüftproblemen

DEHNÜBUNGEN

DREHSITZ

TRAINIERT

- Adductor longus
- Iliopsoas
- Rhomboideus
- Sternocleidomastoideus
- Latissimus dorsi
- Obliquus internus
- Obliquus externus
- Quadratus lumborum
- Erector spinae
- Multifidus spinae
- Tractus iliotibialis
- Gluteus maximus
- Gluteus medius
- Piriformis

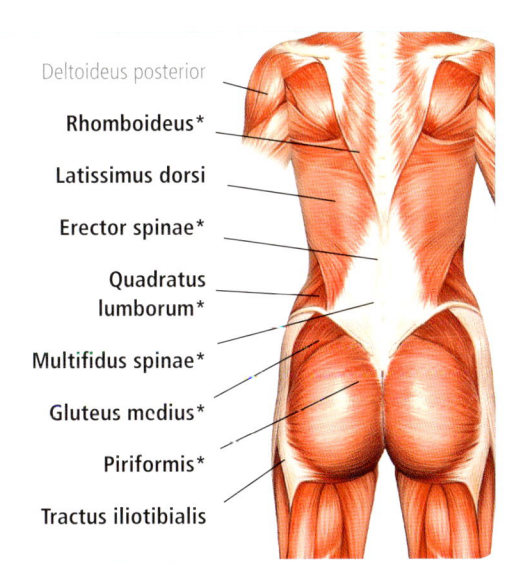

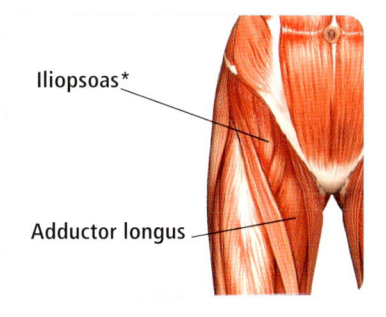

Deltoideus posterior
Rhomboideus*
Latissimus dorsi
Erector spinae*
Quadratus lumborum*
Multifidus spinae*
Gluteus medius*
Piriformis*
Tractus iliotibialis

Iliopsoas*
Adductor longus

ERLÄUTERUNG

Schwarzer Text bezeichnet Zielmuskeln

Grauer Text bezeichnet stabilisierende Muskeln

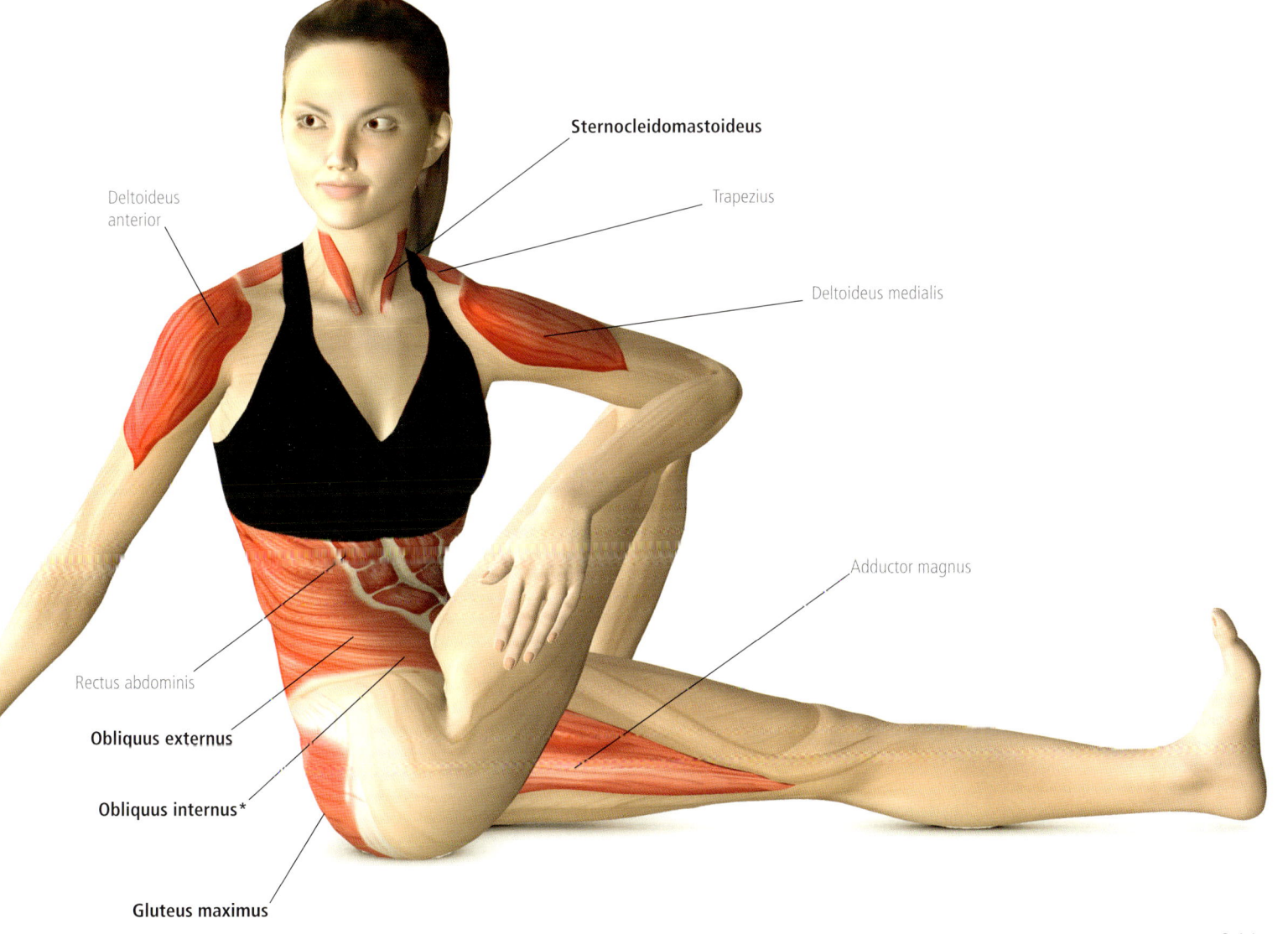

* bezeichnet tiefe Muskeln

Sternocleidomastoideus
Trapezius
Deltoideus medialis
Deltoideus anterior
Adductor magnus
Rectus abdominis
Obliquus externus
Obliquus internus*
Gluteus maximus

241

BREZEL-DEHNUNG

1 Legen Sie sich mit dem Rücken auf den Boden und strecken Sie Ihre Beine etwa hüftbreit auseinander nach vorn. Ihre Arme liegen ausgestreckt im rechten Winkel zum Körper, die Handflächen zeigen nach oben.

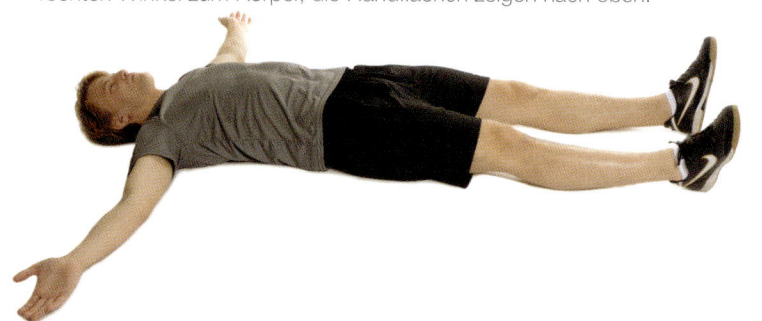

RICHTIG
- Ellenbogen und Handgelenke tiefer als die Schultern halten, um die Rotatorenmanschette nicht zu überlasten
- mit dem Körper von Kopf bis Fuß eine Linie bilden, ehe das gebeugte Bein über das gestreckte geführt wird

FALSCH
- Schultern anheben; die beiden Schulterblätter sollten während der gesamten Dehnung Bodenkontakt halten

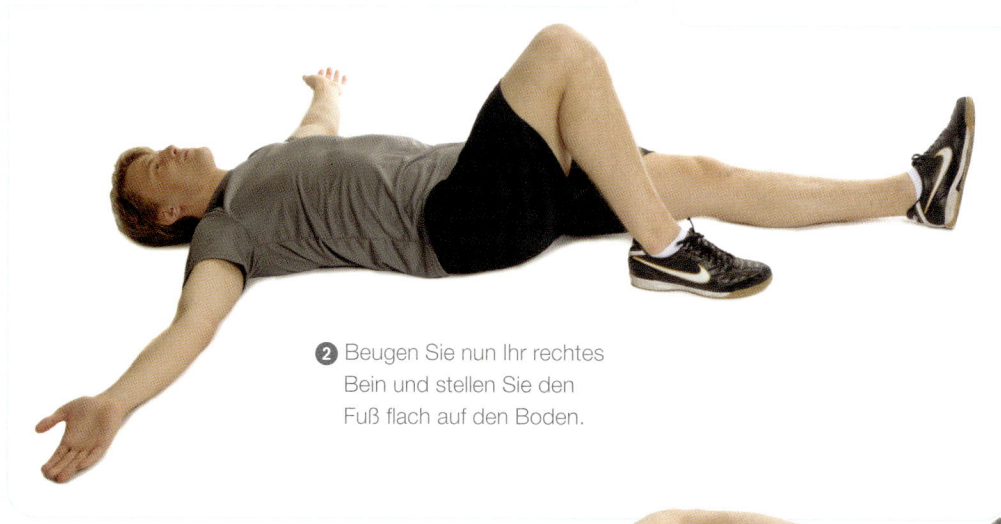

2 Beugen Sie nun Ihr rechtes Bein und stellen Sie den Fuß flach auf den Boden.

ZIELE
- Lendenwirbelsäule
- Gesäß
- Brust

SCHWIERIGKEIT
- mittel

NUTZEN
- dehnt die untere Rückenmuskulatur

VERMEIDEN BEI …
- Schmerzen im unteren Rücken

3 Heben Sie Ihr Gesäß langsam vom Boden, neigen Sie Ihren Oberkörper etwa 5-10 cm nach links, führen Sie dann das im rechten Winkel gebeugte Bein über das gestreckte auf die linke Seite und legen Sie es schließlich auf dem Boden ab.

BREZEL-DEHNUNG

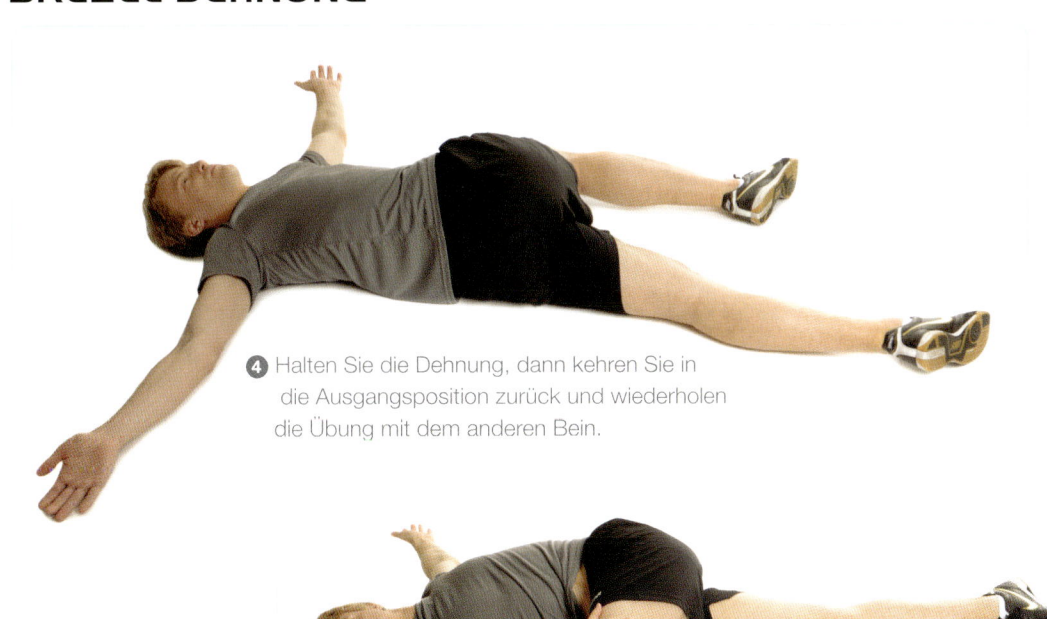

④ Halten Sie die Dehnung, dann kehren Sie in die Ausgangsposition zurück und wiederholen die Übung mit dem anderen Bein.

TRAINIERT

- Gemellus inferior
- Gemellus superior
- Gluteus medius
- Gluteus minimus
- Piriformis
- Obturator externus
- Obturator internus
- Pectoralis major
- Pectoralis minor
- Quadratus femoris
- Gluteus maximus

VARIATION

Schwieriger: Legen Sie die Handfläche Ihrer rechten Hand auf Ihren linken Oberschenkel und drücken Sie ihn behutsam herunter, wenn Ihr linkes Bein über dem rechten liegt, und umgekehrt.

ERLÄUTERUNG

Schwarzer Text bezeichnet Zielmuskeln

Grauer Text bezeichnet stabilisierende Muskeln

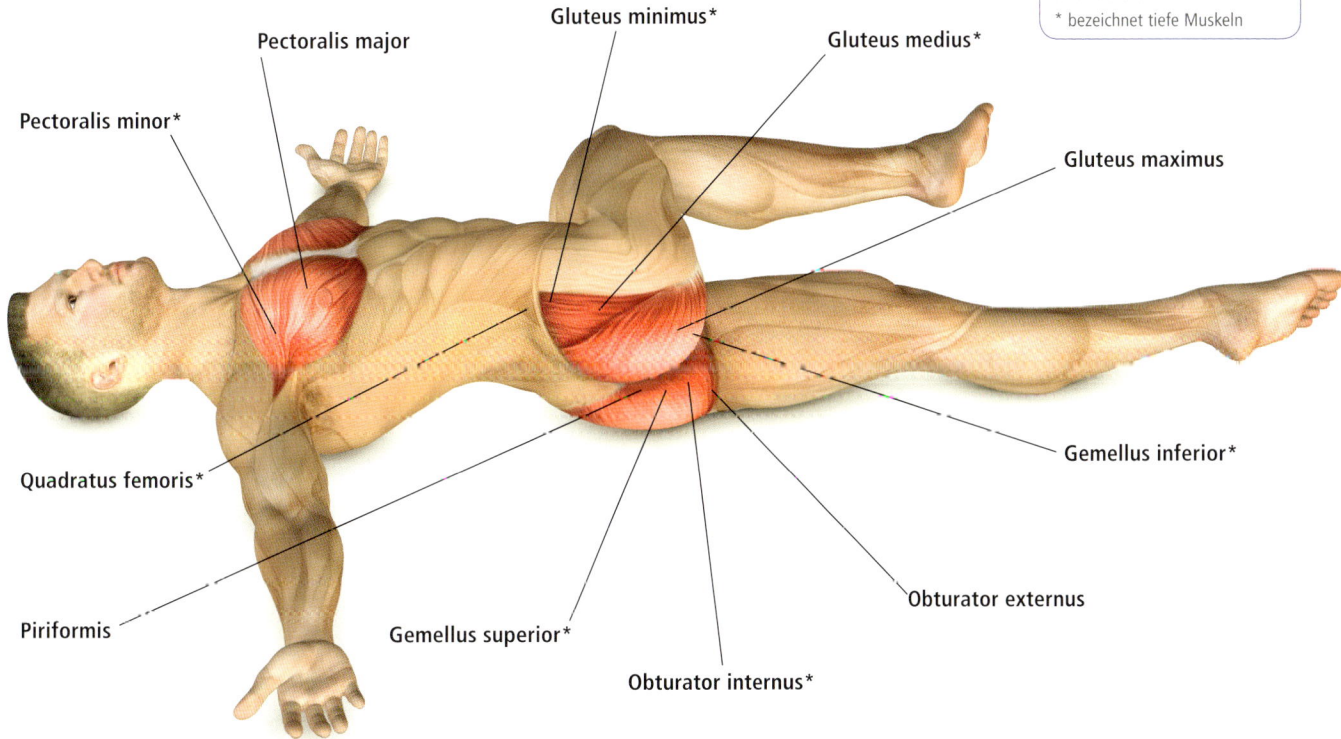

* bezeichnet tiefe Muskeln

Pectoralis minor*
Pectoralis major
Gluteus minimus*
Gluteus medius*
Gluteus maximus
Quadratus femoris*
Piriformis
Gemellus superior*
Obturator internus*
Obturator externus
Gemellus inferior*

243

DEHNÜBUNGEN

ANGEZOGENER KNIEHUB

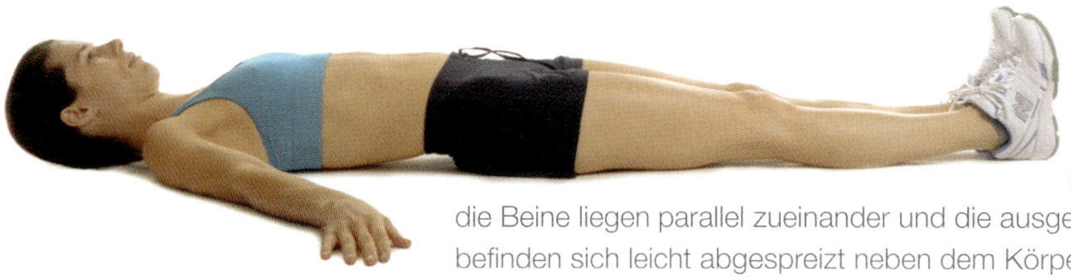

1 Legen Sie sich mit dem Rücken auf den Boden, die Beine liegen parallel zueinander und die ausgestreckten Arme befinden sich leicht abgespreizt neben dem Körper.

RICHTIG
- die Wirbelsäule in neutraler Position halten

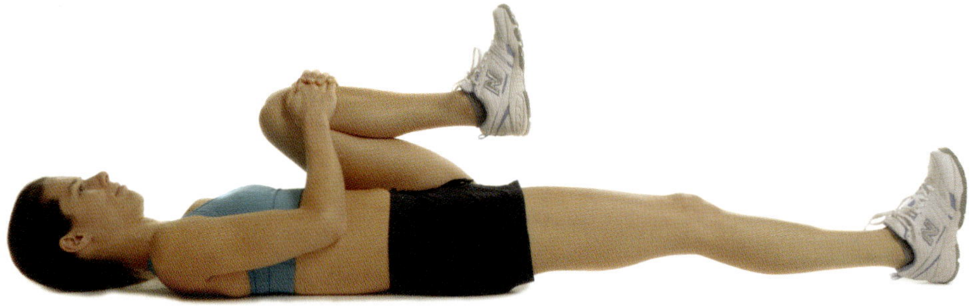

2 Beugen Sie nun Ihr linkes Knie, umfassen Sie es mit beiden Händen und führen Sie Ihren Fuß zur Mittellinie Ihres Körpers. Halten Sie die Dehnung 15 Sekunden lang.

3 Kehren Sie in die Ausgangsposition zurück.

FALSCH
- das Gesäß vom Boden heben

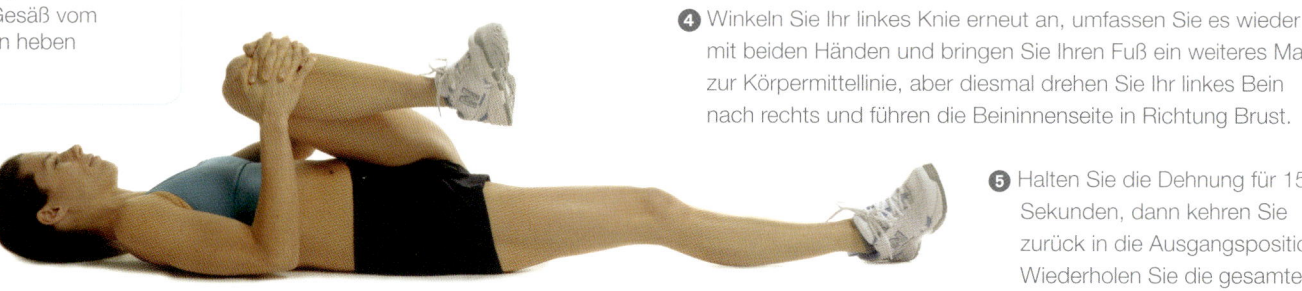

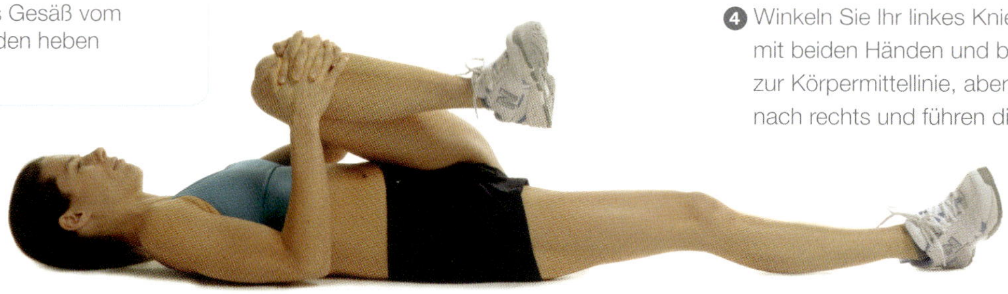

4 Winkeln Sie Ihr linkes Knie erneut an, umfassen Sie es wieder mit beiden Händen und bringen Sie Ihren Fuß ein weiteres Mal zur Körpermittellinie, aber diesmal drehen Sie Ihr linkes Bein nach rechts und führen die Beininnenseite in Richtung Brust.

5 Halten Sie die Dehnung für 15 Sekunden, dann kehren Sie zurück in die Ausgangsposition. Wiederholen Sie die gesamte Sequenz mit dem anderen Bein.

ERLÄUTERUNG
Schwarzer Text bezeichnet Zielmuskeln
Grauer Text bezeichnet stabilisierende Muskeln
* bezeichnet tiefe Muskeln

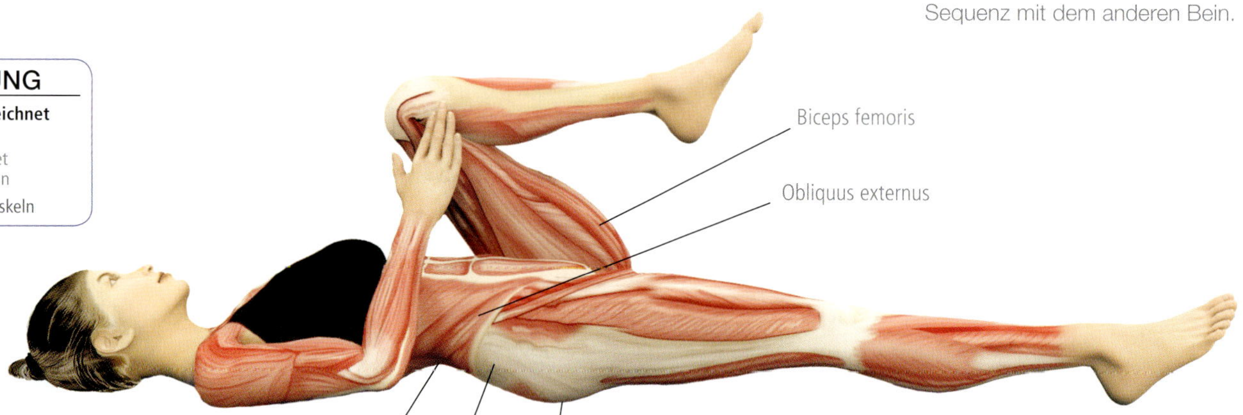

- Biceps femoris
- Obliquus externus
- Latissimus dorsi
- Gluteus minimus*
- Gluteus maximus

- Erector spinae*
- Piriformis*
- Gemellus superior*
- Obturator internus*
- Quadratus femoris*
- Obturator externus
- Gemellus inferior*

ZIELE
- unterer Rücken
- Hüfte

SCHWIERIGKEIT
- leicht

NUTZEN
- dehnt die untere Rückenmuskulatur, die Hüftstrecker und die Hüftrotatoren

VERMEIDEN BEI …
- fortgeschrittenen Verschleißerscheinungen der Gelenke

TRAINIERT
- Erector spinae
- Latissimus dorsi
- Gluteus maximus
- Gluteus minimus
- Piriformis
- Gemellus superior
- Gemellus inferior
- Obturator externus
- Obturator internus
- Quadratus femoris

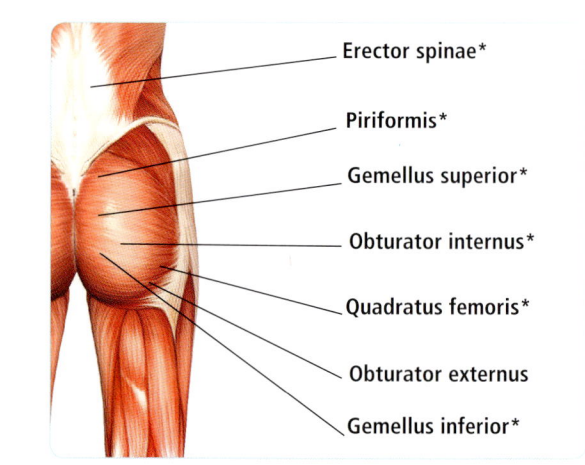

GEGRÄTSCHTE VORBEUGE

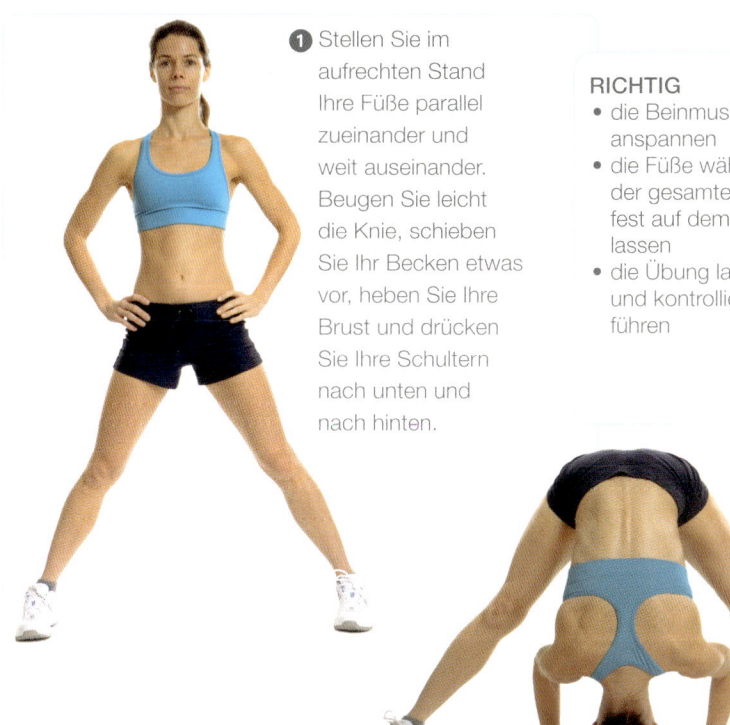

1 Stellen Sie im aufrechten Stand Ihre Füße parallel zueinander und weit auseinander. Beugen Sie leicht die Knie, schieben Sie Ihr Becken etwas vor, heben Sie Ihre Brust und drücken Sie Ihre Schultern nach unten und nach hinten.

2 Atmen Sie aus und beugen Sie sich aus der Hüfte mit geradem Rücken nach vorn. Ziehen Sie Ihr Brustbein nach vorn, senken Sie Ihren Oberkörper nach unten, strecken Sie Ihre Arme durch und platzieren Sie Ihre Fingerspitzen oder Handflächen auf dem Boden.

3 Atmen Sie erneut aus, führen Sie Ihre Hände auf dem Boden zwischen Ihre Füße und beugen Sie Ihren Oberkörper ganz nach unten. Längen Sie Ihre Wirbelsäule, indem Sie Ihren Kopf nach unten zum Boden ziehen. Falls möglich, beugen Sie Ihre Ellenbogen und legen Ihre Stirn auf den Boden.

4 Die Dehnung für 30 Sekunden oder eine Minute halten, dann die Arme durchdrücken und den Oberkörper langsam mit geradem Rücken Wirbel für Wirbel in die Ausgangsposition hochrollen.

RICHTIG
- die Beinmuskulatur anspannen
- die Füße während der gesamten Übung fest auf dem Boden lassen
- die Übung langsam und kontrolliert ausführen

FALSCH
- aus der Taille beugen
- den Oberkörper mit Schwung nach unten bringen, um die Handflächen auf dem Boden zu platzieren
- die Schultern anspannen

ERLÄUTERUNG
Schwarzer Text bezeichnet Zielmuskeln
Grauer Text bezeichnet stabilisierende Muskeln
* bezeichnet tiefe Muskeln

TRAINIERT
- Gluteus maximus
- Gluteus medius
- Erector spinae
- Gastrocnemius
- Soleus

Beschriftungen (Anatomie):
- Gluteus maximus
- Gluteus medius*
- Erector spinae*
- Rectus femoris
- Latissimus dorsi
- Vastus lateralis
- Peroneus
- Vastus medialis
- Soleus
- Piriformis*
- Quadratus lumborum*
- Multifidus spinae*
- Vastus intermedius*
- Gastrocnemius
- Adductor longus
- Tibialis anterior

ZIELE
- Oberschenkelrückseiten
- unterer Rücken
- Gesäß
- Waden

SCHWIERIGKEIT
- schwer

NUTZEN
- dehnt und kräftigt die hintere Seite der Oberschenkel-, die Leisten- und die Rückenmuskulatur

VERMEIDEN BEI ...
- Beschwerden im unteren Rücken

SCHWANGERSCHAFTSÜBUNGEN

SOLLTEN SIE EIN DEHNUNGSPROGRAMM BEGINNEN ODER FORTFÜHREN, WENN SIE SCHWANGER SIND? DIE ANTWORT IST EIN KLARES JA.

Der weibliche Körper durchläuft in Vorbereitung auf die Geburt eine Vielzahl von physiologischen Veränderungen, etwa die Verlagerung des Körperschwerpunktes nach vorn, eine den neuen Umständen angepasste Körperhaltung oder die Lockerung von Bändern, Gewebe und Muskulatur. Diese Umwandlungen können zu Beschwerden oder Schmerzen führen und ein allgemeines Gefühl der Unbeweglichkeit oder Entfremdung vom eigenen Körper auslösen. Regelmäßige Dehnübungen helfen Ihnen, mit Ihrem Körper in Kontakt zu bleiben, einige Unannehmlichkeiten zu mildern und Ihre Elastizität zu bewahren.

IHR KÖRPER IM WANDEL

Eines der sichtbarsten Zeichen Ihrer sich wandelnden Physis ist Ihr verlagerter Körperschwerpunkt, der durch eine Straffung Ihrer Brust-, unteren Rücken- und Hüftmuskulatur ausgeglichen wird. Dehnübungen, die sich auf Ihre Haltung und Ihr Gleichgewicht konzentrieren, sind eine ausgezeichnete Möglichkeit, etwas gegen diese Verspannungen zu unternehmen. Während der Schwangerschaft steigt der Spiegel des Hormons Relaxin im weiblichen Körper an. Dieses Hormon, das noch einige Wochen nach der Geburt aktiv ist, lockert die Symphyse, eine bandartige Verbindung zwischen den beiden Beckenhälften, und erleichtert die Geburt. Es entspannt Bänder, Sehnen sowie Muskeln und macht Schwangere und junge Mütter anfällig für Überdehnungen. Der Relaxin-Spiegel kann auch nach einer Fehlgeburt noch hoch bleiben. Alle Dehnungen sollten daher vor und nach der Geburt mit großer Umsicht ausgeführt werden.

DEHNEN IN DER SCHWANGERSCHAFT

Gesunde Frauen, die einen normalen Schwangerschaftsverlauf erwarten, können aus Dehnungen eine Reihe von Vorteilen ziehen, dazu zählen die Entspannung des Körpers, die Vorbereitung auf die Geburt, die Verbesserung der Atmung und die Bewältigung von Stress.

NACH DER ENTBINDUNG

Wenn Ihr Baby auf die Welt gekommen ist, laufen in Ihrem Körper erneut Veränderungsprozesse ab, die sie mithilfe eines regelmäßigen Dehnungsprogramms kompensieren können. Dehnungen können auch Schmerzen oder Verspannungen lindern, die sich oft im Zusammenhang mit der Säuglingspflege einstellen. Das häufige Tragen Ihres Babys und das Anhalten des Säuglings beim Stillen an der Brust können beispielsweise Versteifungen der Schultern oder des Oberkörpers bewirken, die sich durch wiederholtes und gezieltes Dehnen lösen lassen. Wenn Sie Zeit finden, sich um Ihre eigenen Bedürfnisse zu kümmern, kann Ihnen Dehnen nach der Schwangerschaft helfen, Ihre Muskulatur wieder zu kräftigen, Verletzungen zu vermeiden, Stress abzubauen und Ihre früheren Körperproportionen wiederzuerlangen.

DEN BABYBAUCH LOSWERDEN

Sie können den Körper, den Sie vor der Schwangerschaft hatten, wiederbekommen – und ihn sogar noch besser in Form bringen – wenn Sie einige einfache Ernährungsregeln beherzigen:

- Nehmen Sie nährstoffreiche Lebensmittel zu sich. Es ist mit einem Baby nicht immer einfach, sich gesund zu ernähren, planen Sie also voraus und halten Sie nährstoffreiche Snacks bereit.
- Essen Sie proteinreiche Nahrungsmittel. Protein unterstützt Sie beim Aufbau der notwendigen Muskulatur und ermöglicht Ihnen, Ihr Training zu intensivieren und anspuchsvoller zu gestalten. Sie erhöhen dadurch zudem Ihren Stoffwechsel, der die Gewichtsreduktion befördert.
- Sorgen Sie für eine faserreiche Kost. Faserreiche Nahrung stillt den Hunger schneller und ist zudem an der Fettverdauung im Darm beteiligt.

Wenn Sie das Einverständnis Ihres Arztes eingeholt haben, können Sie damit beginnen, ein komplettes Trainingsprogramm zu absolvieren, das neben Dehnübungen auch solche zur Kräftigung der Muskulatur und zur Steigerung der Ausdauer umfasst. Wenn Sie die Übungen in diesem Buch durchführen, sollten Sie Ihren Fokus auch auf hochintensive Aktivitäten wie Radfahren, Schwimmen oder Laufen richten.

RISIKOLOS DEHNEN VOR UND NACH DER GEBURT

Konsultieren Sie immer Ihren Arzt, bevor Sie sich für irgendein Trainingsprogramm entscheiden. Auch wenn Dehnübungen von großem Nutzen sind, so sollten Sie doch eine gewisse Vorsicht walten lassen.

- Machen Sie keine schnellkräftigen Bewegungen und solche, die sich unangenehm anfühlen, um schweren Verletzungen vorzubeugen. Dehnen Sie sich daher moderat und kontrolliert.
- Wenden Sie sich im dritten Trimester an Ihren Arzt, bevor Sie Dehnungen ausführen, die eine Rückenlage erfordern, welche Kurzatmigkeit oder Schwindelgefühle hervorrufen kann.
- Vermeiden Sie während der ersten drei Monate nach der Geburt Dehnübungen mit gegrätschten Beinen. Halten Sie nach Möglichkeit Ihre Knie eng zusammen, um Ihre gelockerten Bänder nicht zu überdehnen und Ihrem Körper die Chance zu geben, sich von den Strapazen der Entbindung zu erholen.

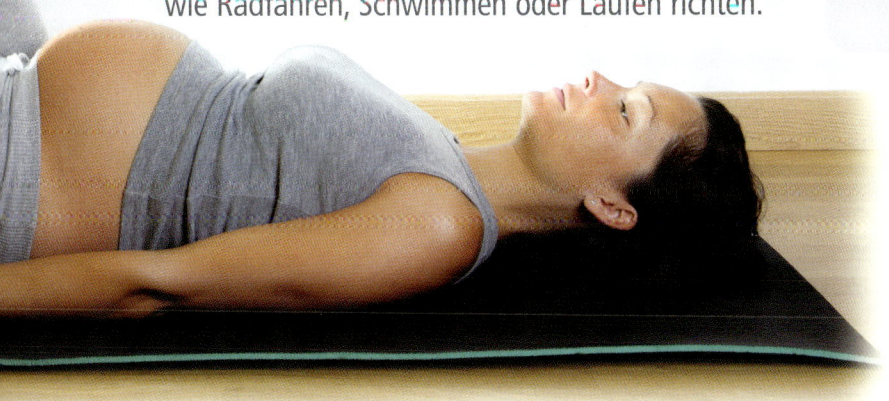

Regelmäßige und behutsame Dehnübungen sind während und nach der Schwangerschaft wohltuend und entspannend.

DEHNÜBUNGEN

OBERKÖRPERDREHUNG

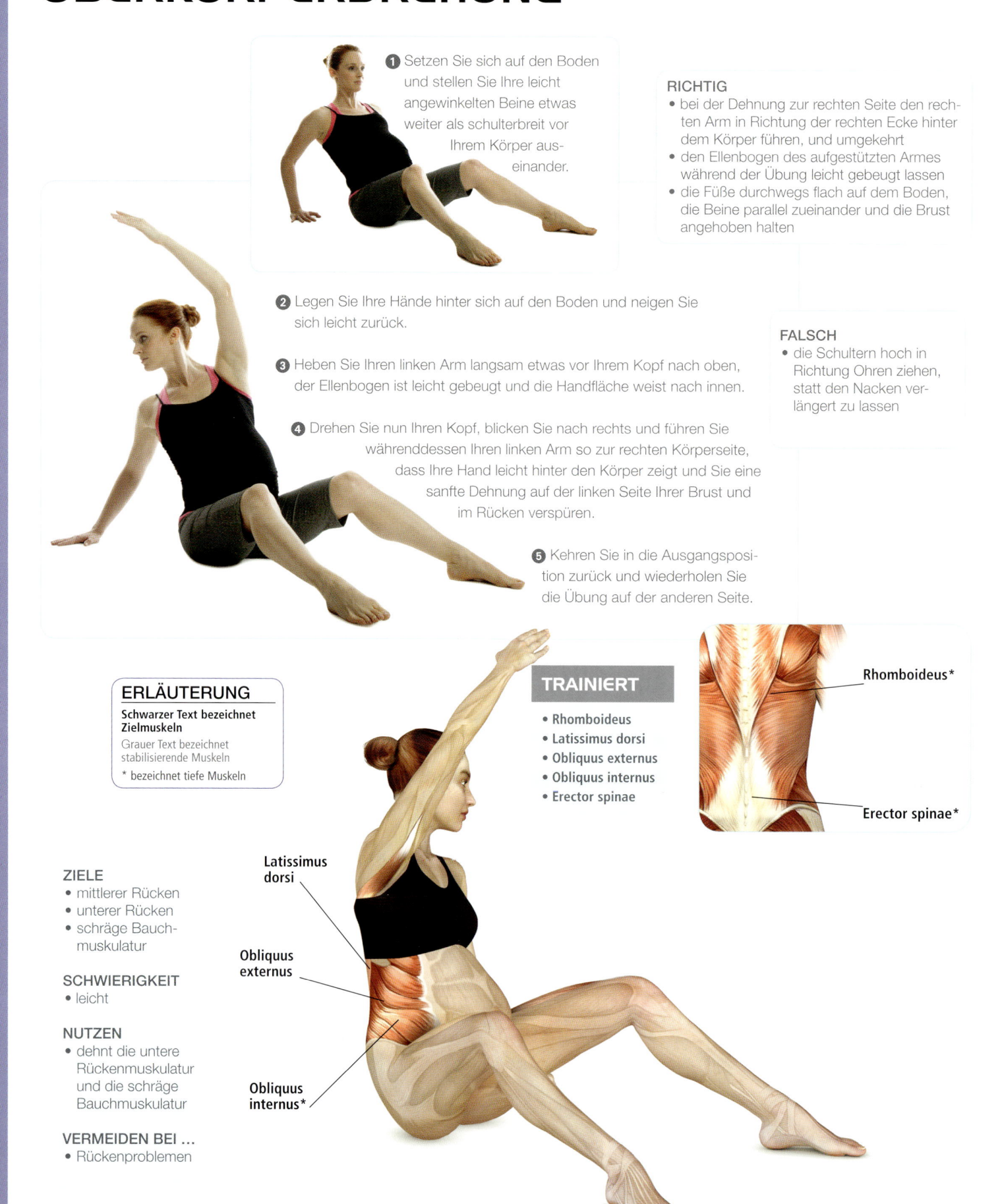

① Setzen Sie sich auf den Boden und stellen Sie Ihre leicht angewinkelten Beine etwas weiter als schulterbreit vor Ihrem Körper auseinander.

RICHTIG
- bei der Dehnung zur rechten Seite den rechten Arm in Richtung der rechten Ecke hinter dem Körper führen, und umgekehrt
- den Ellenbogen des aufgestützten Armes während der Übung leicht gebeugt lassen
- die Füße durchwegs flach auf dem Boden, die Beine parallel zueinander und die Brust angehoben halten

② Legen Sie Ihre Hände hinter sich auf den Boden und neigen Sie sich leicht zurück.

③ Heben Sie Ihren linken Arm langsam etwas vor Ihrem Kopf nach oben, der Ellenbogen ist leicht gebeugt und die Handfläche weist nach innen.

FALSCH
- die Schultern hoch in Richtung Ohren ziehen, statt den Nacken verlängert zu lassen

④ Drehen Sie nun Ihren Kopf, blicken Sie nach rechts und führen Sie währenddessen Ihren linken Arm so zur rechten Körperseite, dass Ihre Hand leicht hinter den Körper zeigt und Sie eine sanfte Dehnung auf der linken Seite Ihrer Brust und im Rücken verspüren.

⑤ Kehren Sie in die Ausgangsposition zurück und wiederholen Sie die Übung auf der anderen Seite.

ERLÄUTERUNG
Schwarzer Text bezeichnet Zielmuskeln
Grauer Text bezeichnet stabilisierende Muskeln
* bezeichnet tiefe Muskeln

TRAINIERT
- Rhomboideus
- Latissimus dorsi
- Obliquus externus
- Obliquus internus
- Erector spinae

Rhomboideus*
Erector spinae*

Latissimus dorsi
Obliquus externus
Obliquus internus*

ZIELE
- mittlerer Rücken
- unterer Rücken
- schräge Bauchmuskulatur

SCHWIERIGKEIT
- leicht

NUTZEN
- dehnt die untere Rückenmuskulatur und die schräge Bauchmuskulatur

VERMEIDEN BEI …
- Rückenproblemen

SITZENDE VORBEUGE

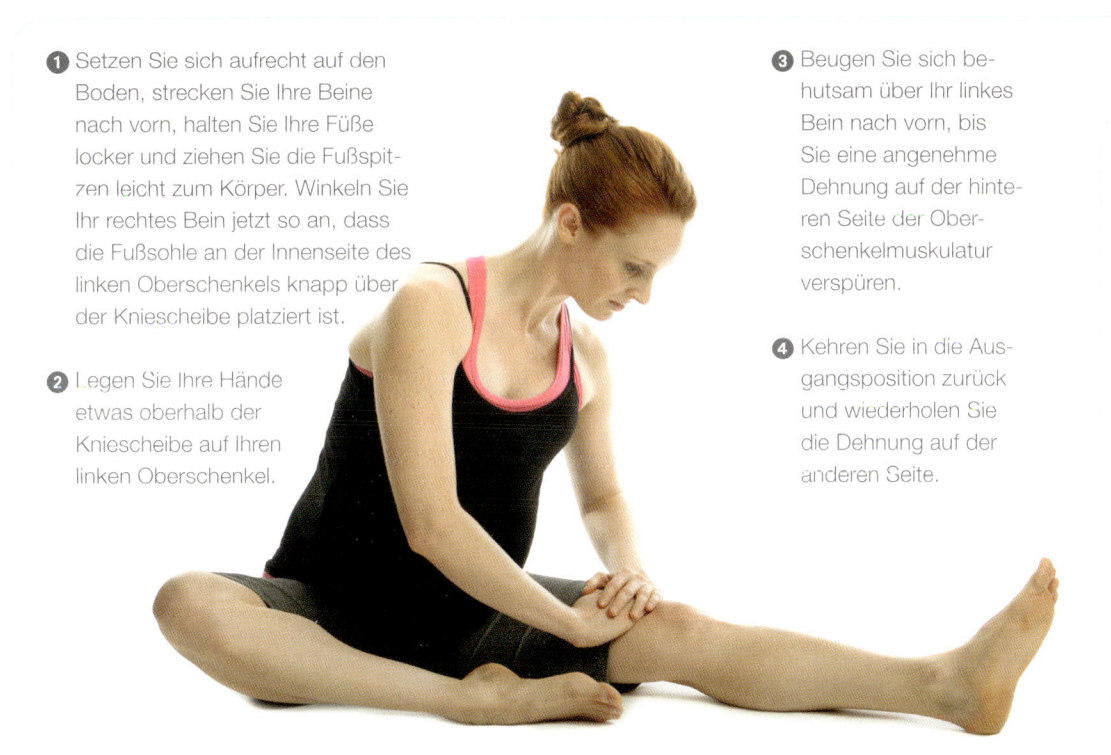

① Setzen Sie sich aufrecht auf den Boden, strecken Sie Ihre Beine nach vorn, halten Sie Ihre Füße locker und ziehen Sie die Fußspitzen leicht zum Körper. Winkeln Sie Ihr rechtes Bein jetzt so an, dass die Fußsohle an der Innenseite des linken Oberschenkels knapp über der Kniescheibe platziert ist.

② Legen Sie Ihre Hände etwas oberhalb der Kniescheibe auf Ihren linken Oberschenkel.

③ Beugen Sie sich behutsam über Ihr linkes Bein nach vorn, bis Sie eine angenehme Dehnung auf der hinteren Seite der Oberschenkelmuskulatur verspüren.

④ Kehren Sie in die Ausgangsposition zurück und wiederholen Sie die Dehnung auf der anderen Seite.

RICHTIG
- die Brust angehoben lassen
- den Abstand zwischen der Kniekehle des gestreckten Beins und dem Boden so gering wie möglich halten
- die Schultern nach vorn und nach unten ziehen, um sie von den Ohren fernzuhalten. Eine Hand gegebenenfalls am unteren Rücken platzieren, um Belastungen vorzubeugen.

FALSCH
- das gebeugte Knie anheben und anspannen

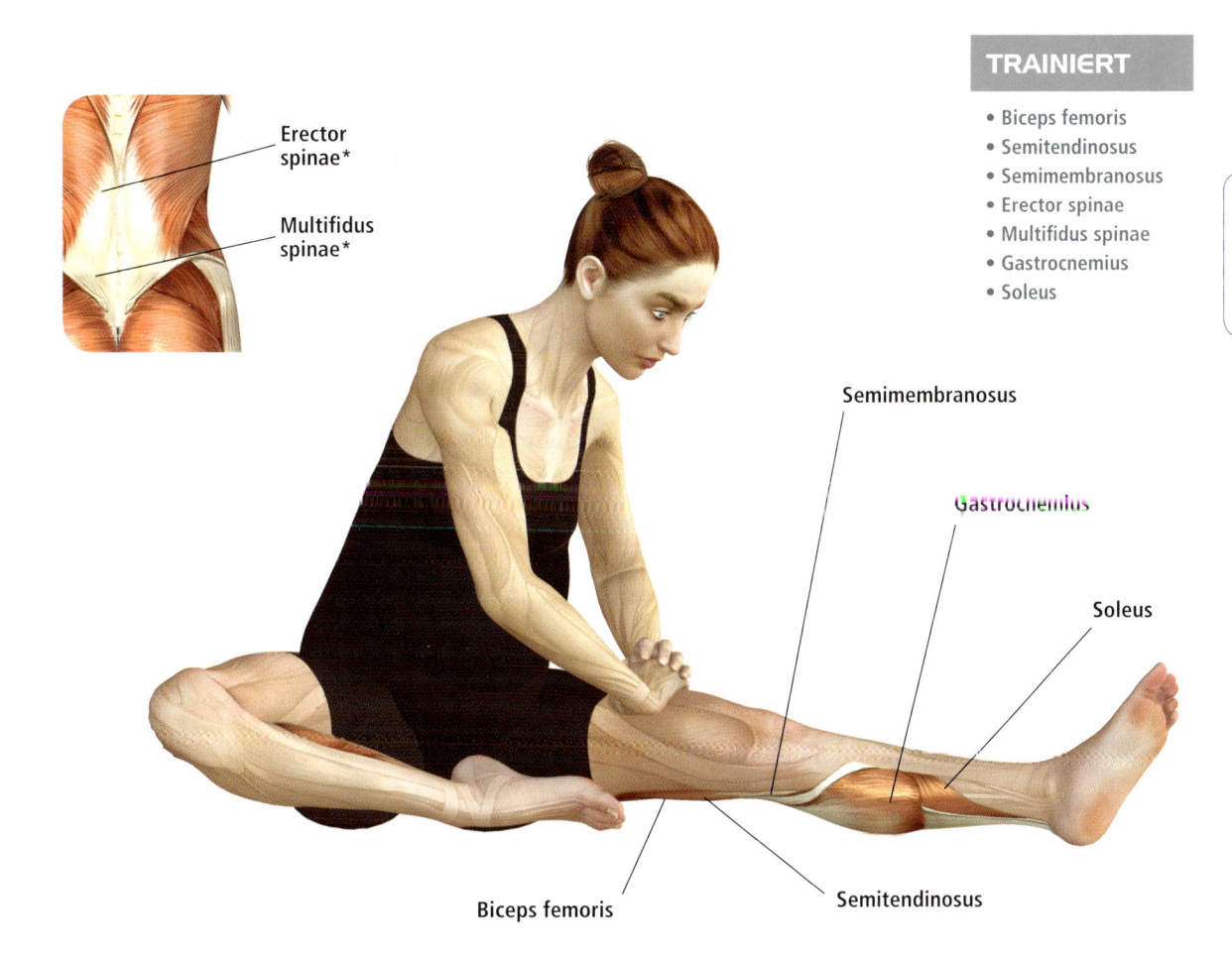

Erector spinae*
Multifidus spinae*

TRAINIERT
- Biceps femoris
- Semitendinosus
- Semimembranosus
- Erector spinae
- Multifidus spinae
- Gastrocnemius
- Soleus

ERLÄUTERUNG
Schwarzer Text bezeichnet Zielmuskeln
Grauer Text bezeichnet stabilisierende Muskeln
* bezeichnet tiefe Muskeln

Semimembranosus
Gastrocnemius
Soleus
Biceps femoris
Semitendinosus

ZIELE
- unterer Rücken
- Oberschenkelrückseite
- Waden

SCHWIERIGKEIT
- leicht

NUTZEN
- dehnt die untere Rücken- und die Beinmuskulatur

VERMEIDEN BEI …
- Hüftproblemen
- Problemen im unteren Rücken

BECKENKIPPEN IM LIEGEN

DEHNÜBUNGEN

① Legen Sie sich auf den Rücken, die Knie sind gebeugt und die Füße flach auf dem Boden.

② Platzieren Sie Ihre Hände bequem auf Ihrem Bauch.

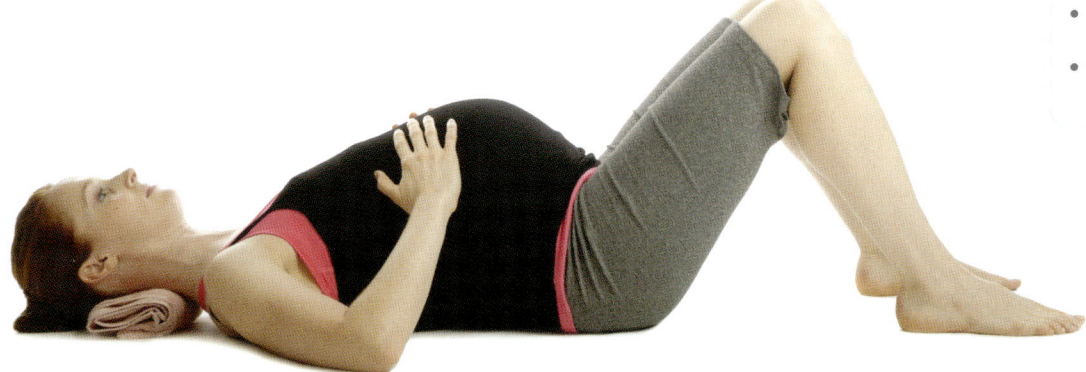

RICHTIG
- die Brust leicht angehoben lassen
- den Nacken in Verlängerung der Wirbelsäule halten
- während der gesamten Übung normal atmen

③ Wölben Sie Ihren unteren Rücken leicht und kontrolliert.

④ Beugen Sie Ihr Becken nach vorn, wodurch Ihr unterer Rücken wieder flach auf dem Boden liegt.

⑤ Kehren Sie in in die Ausgangsposition zurück und wiederholen Sie die Übung nach Bedarf.

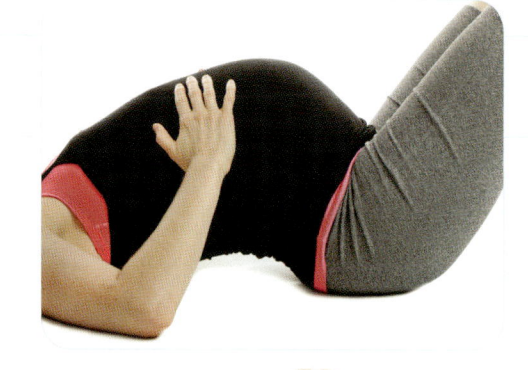

FALSCH
- die Dehnung im Laufe des dritten Trimesters ausführen. Machen Sie die Übung im ersten und zweiten Trimester vorsichtig und stoppen Sie sofort, wenn Sie sich dabei unwohl fühlen.

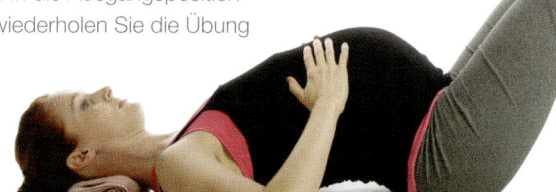

ZIELE
- unterer Rücken

SCHWIERIGKEIT
- leicht

NUTZEN
- dehnt und lockert die untere Rückenmuskulatur

VERMEIDEN BEI …
- Rückenproblemen

TRAINIERT
- Erector spinae
- Multifidus spinae

Erector spinae*

Multifidus spinae*

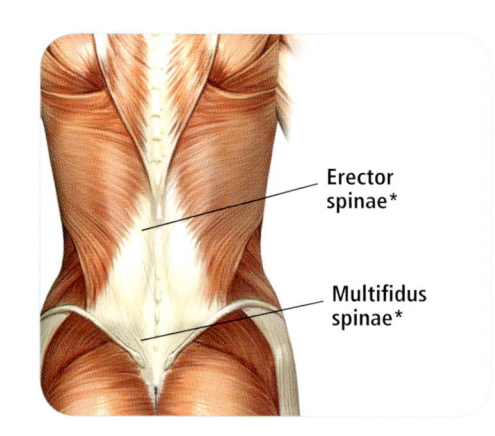

ERLÄUTERUNG

Schwarzer Text bezeichnet Zielmuskeln

Grauer Text bezeichnet stabilisierende Muskeln

* bezeichnet tiefe Muskeln

SONNENGRUSS

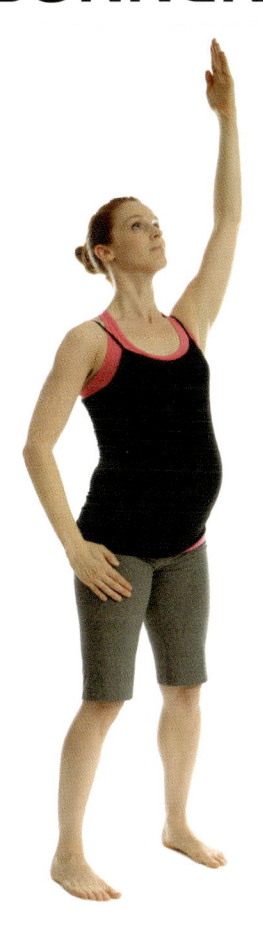

① Stellen Sie im aufrechten Stand die Beine und Füße parallel zueinander und schulterbreit auseinander. Beugen Sie Ihre Knie leicht, schieben Sie Ihr Becken etwas nach vorn, heben Sie die Brust an und ziehen Sie Ihre Schultern nach unten.

② Legen Sie Ihre rechte Hand auf Ihren Oberschenkel. Führen Sie Ihren linken Arm in Richtung Decke, die Handfläche zeigt nach innen.

③ Neigen Sie sich langsam nach rechts.

④ Kehren Sie in die Ausgangsposition zurück und wiederholen Sie die Dehnung auf der anderen Seite.

RICHTIG
- das Kinn anheben, damit Kopf und Wirbelsäule eine Linie bilden

FALSCH
- den Unterkörper bewegen
- den Atem anhalten
- den Körper zu stark zur Seite neigen; die Dehnung sollte hoch und behutsam ausgeführt werden

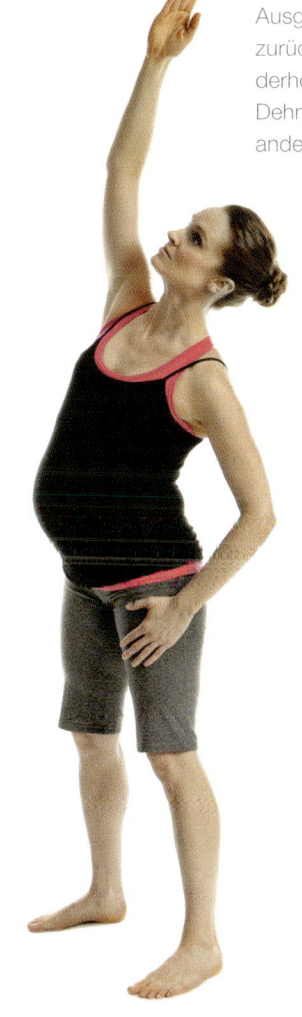

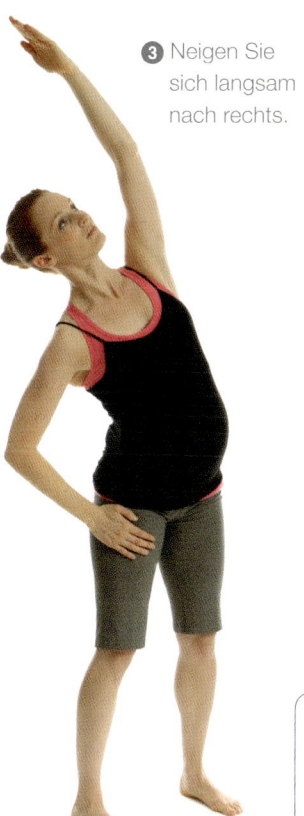

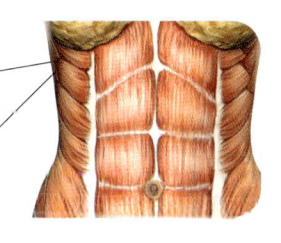

ERLÄUTERUNG

Schwarzer Text bezeichnet Zielmuskeln

Grauer Text bezeichnet stabilisierende Muskeln

* bezeichnet tiefe Muskeln

Trapezius

Deltoideus posterior

Intercostales interni*

Intercostales externi

TRAINIERT
- Trapezius
- Intercostales externi
- Intercostales interni
- Deltoideus posterior

ZIELE
- Nacken und Schultern

SCHWIERIGKEIT
- leicht

NUTZEN
- lockert die Schultern

VERMEIDEN BEI …
- Rückenproblemen

DIE KATZE

① Knien Sie sich auf allen vieren hin, die Hände sind schulterbreit und die Knie etwa hüftbreit auseinander.

② Wölben Sie Ihre Wirbelsäule, ziehen Sie Ihren Bauchnabel in Richtung Wirbelsäule, senken Sie Ihren Kopf zur Brust und halten Sie die Hüfte angehoben und die Schultern stabil.

③ Die Dehnung auf dem höchsten Punkt der Bewegung halten, dann lösen.

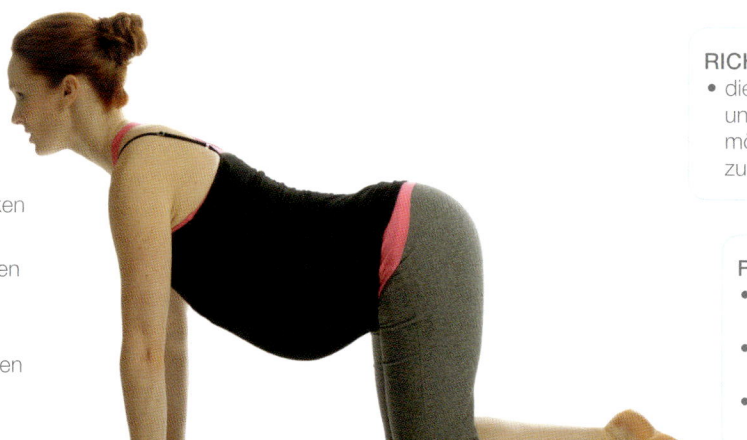

RICHTIG
- die Hände und Knie nach unten drücken, um eine größtmögliche Muskelkontraktion zu erzielen.

FALSCH
- Nacken und Schultern anspannen
- den unteren Rücken oder die Arme überstrecken
- den Atem anhalten

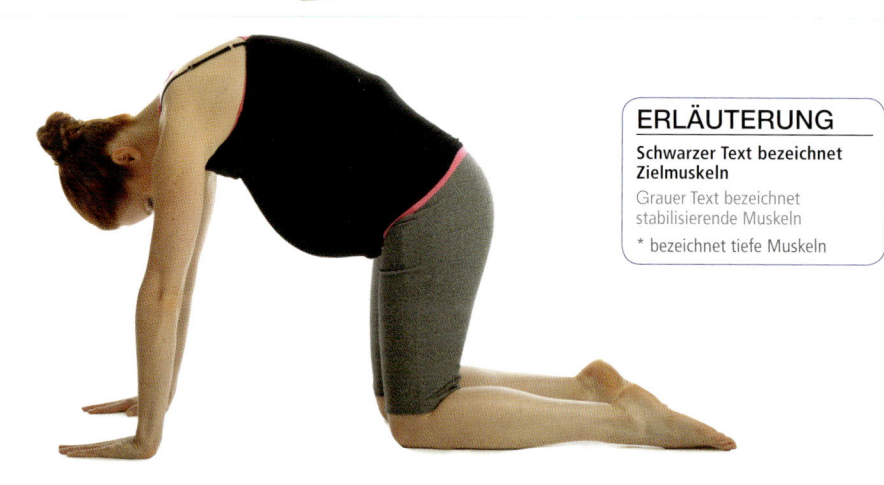

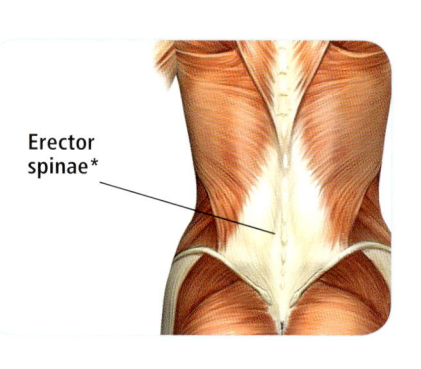

ERLÄUTERUNG
Schwarzer Text bezeichnet Zielmuskeln
Grauer Text bezeichnet stabilisierende Muskeln
* bezeichnet tiefe Muskeln

Erector spinae*

TRAINIERT
- Erector spinae

Rhomboideus*
Erector spinae*
Deltoideus medialis
Gluteus maximus
Latissimus dorsi
Biceps femoris
Deltoideus anterior
Deltoideus posterior

ZIELE
- Rücken
- Hüfte

SCHWIERIGKEIT
- leicht

NUTZEN
- dehnt die Rücken- und die Gesäßmuskulatur

VERMEIDEN BEI ...
- Rücken- oder Hüftproblemen

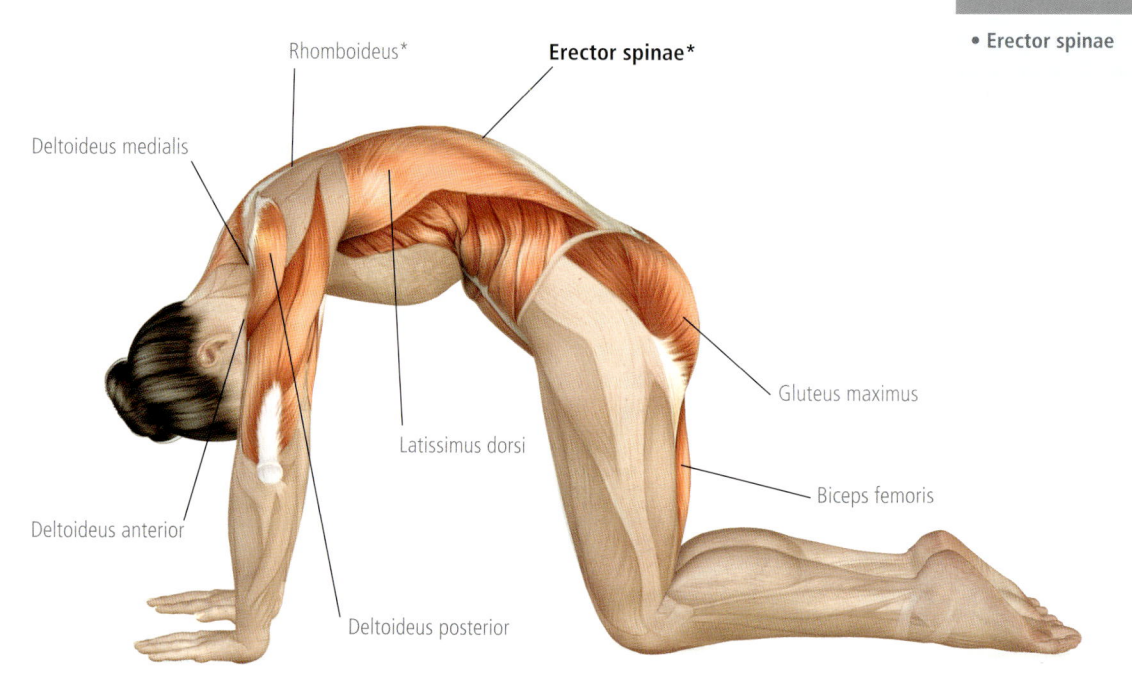

HERABSCHAUENDER HUND

① Stellen Sie im aufrechten Stand die Beine und Füße parallel zueinander und schulterbreit auseinander. Beugen Sie Ihre Knie ganz leicht und rollen Sie sich behutsam nach vorn, um mit Ihren gespreizten Fingerspitzen den Boden zu berühren.

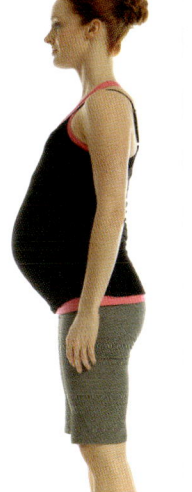

② Winkeln Sie Ihre Beine leicht an, schieben Sie Ihr Becken etwas nach vorn, heben Sie Ihre Brust und ziehen Sie Ihre Schultern nach unten und nach hinten.

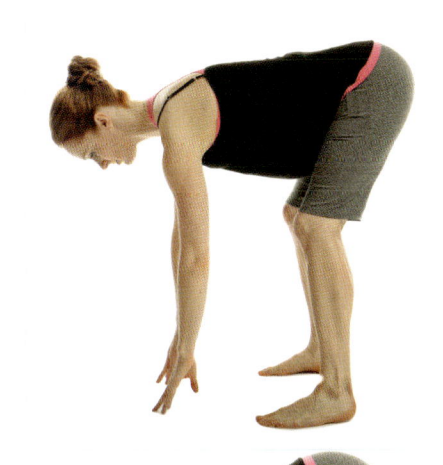

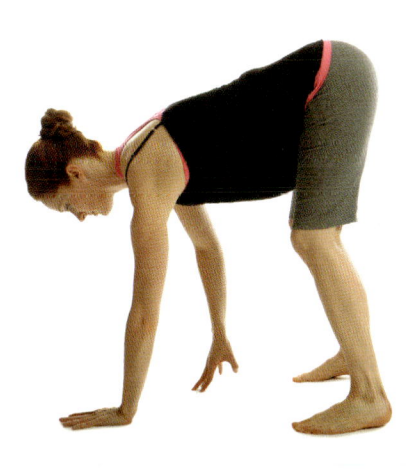

③ Bewegen Sie Ihre Hände nun langsam nach vorn und heben Sie Ihr Steißbein zur Decke.

④ Pressen Sie Ihre Fersen in Richtung Boden, spannen Sie Ihre Oberschenkelmuskulatur an, während Sie Ihre Beine strecken, um mit Ihrem Körper ein umgekehrtes V zu bilden. Weiten Sie Brustkorb und Schultern und platzieren Sie Ihren Kopf zwischen den Armen.

RICHTIG
- die Finger spreizen und die Hände durchwegs in den Boden drücken, um die Handgelenke nicht zu stark zu belasten
- den Kopf in einer Linie mit der Wirbelsäule halten
- den Rücken gerade und die Brust angehoben lassen

FALSCH
- den Atem anhalten, anstatt die Kiefermuskeln zu entspannen und normal zu atmen

ERLÄUTERUNG
Schwarzer Text bezeichnet Zielmuskeln
Grauer Text bezeichnet stabilisierende Muskeln
* bezeichnet tiefe Muskeln

TRAINIERT
- Pectoralis major
- Pectoralis minor
- Serratus anterior
- Triceps brachii
- Deltoideus posterior
- Intercostales interni
- Intercostales externi
- Biceps femoris
- Semitendinosus
- Semimembranosus
- Erector spinae
- Gastrocnemius
- Soleus
- Gluteus maximus

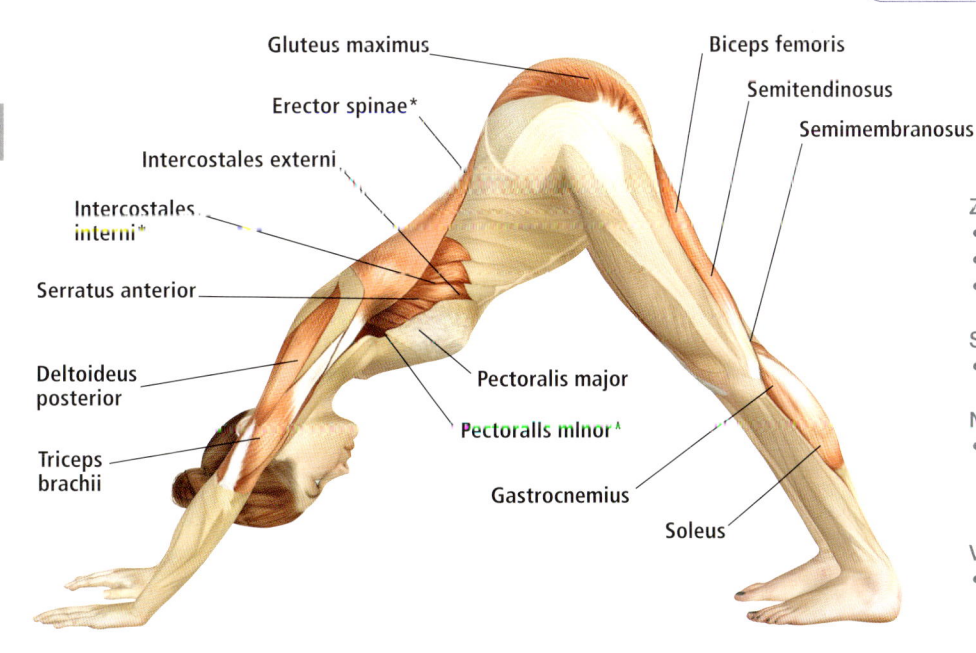

Muskeln abgebildet: Gluteus maximus, Erector spinae*, Intercostales externi, Intercostales interni*, Serratus anterior, Deltoideus posterior, Triceps brachii, Biceps femoris, Semitendinosus, Semimembranosus, Pectoralis major, Pectoralis minor*, Gastrocnemius, Soleus

ZIELE
- Beinrückseiten
- Rücken
- Oberarme

SCHWIERIGKEIT
- mittel

NUTZEN
- dehnt die Rücken- und die Beinmuskulatur

VERMEIDEN BEI …
- Rücken- oder Schulterproblemen

253

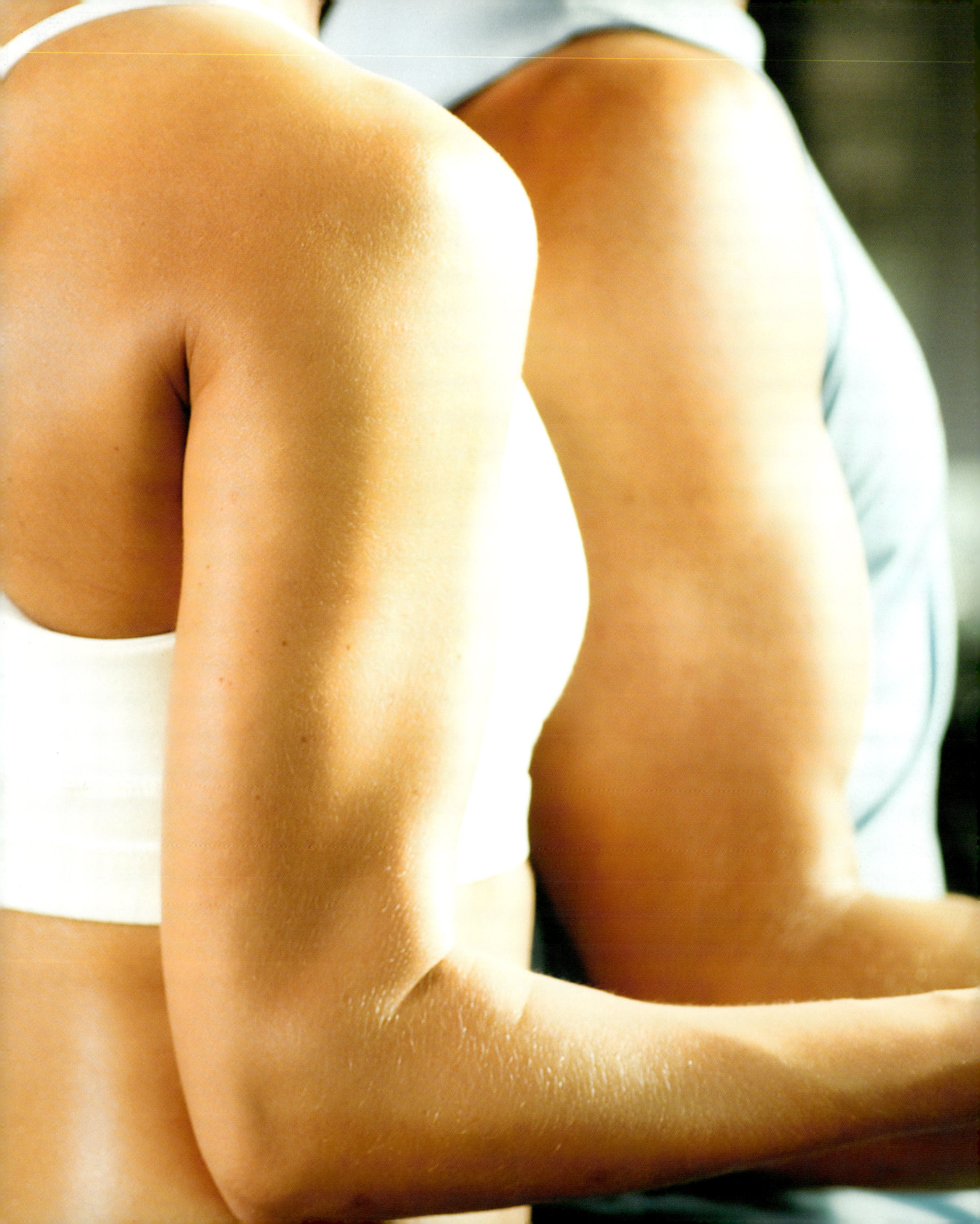

Trainingspläne

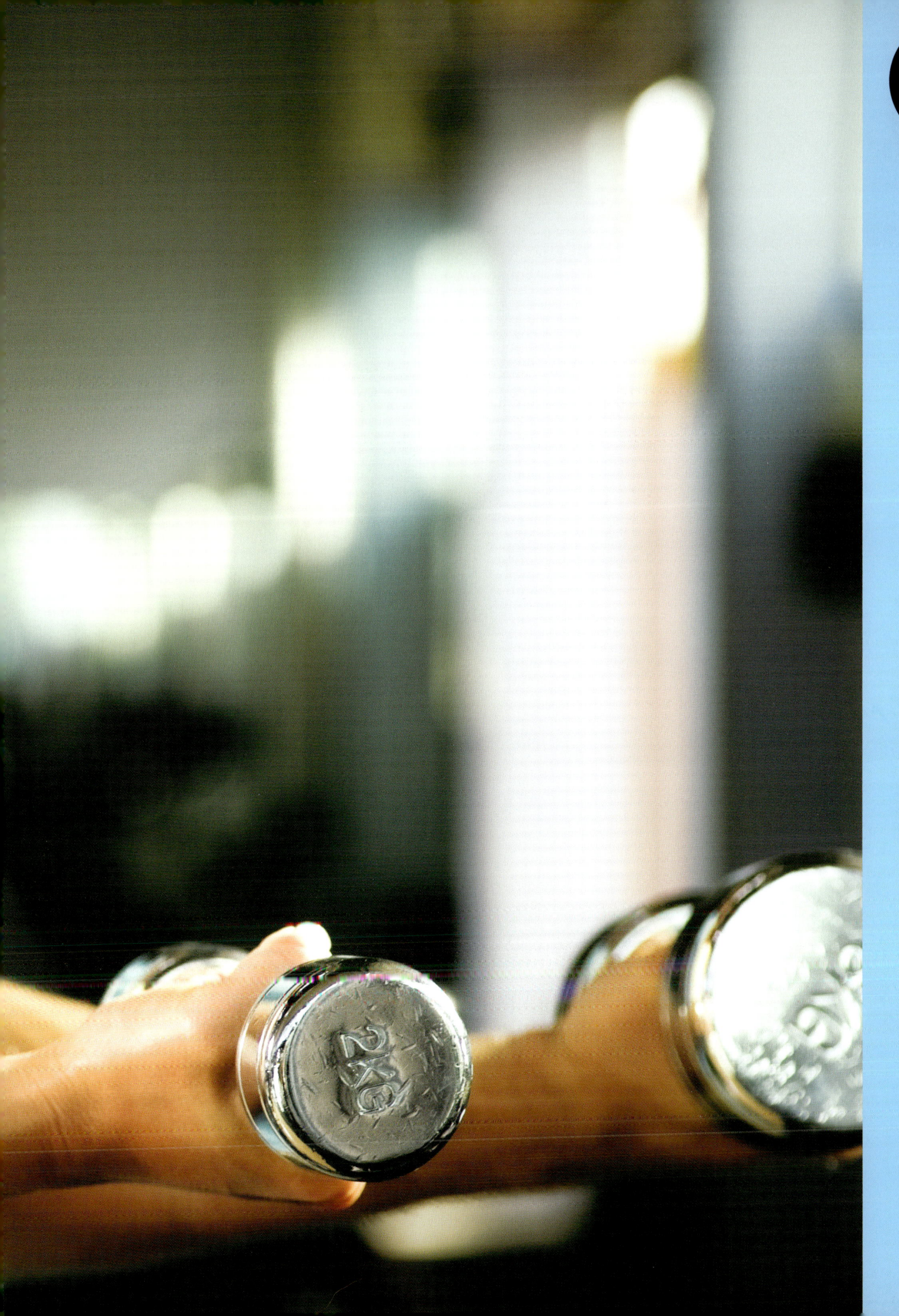

Teil 3

256

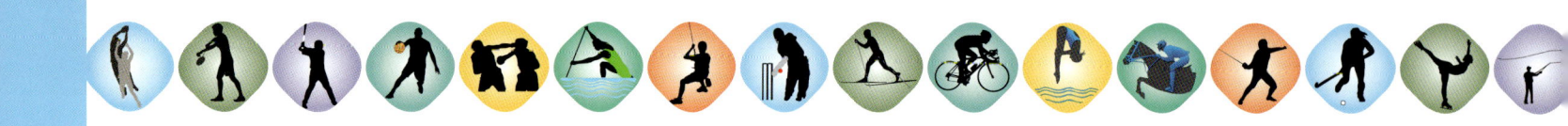

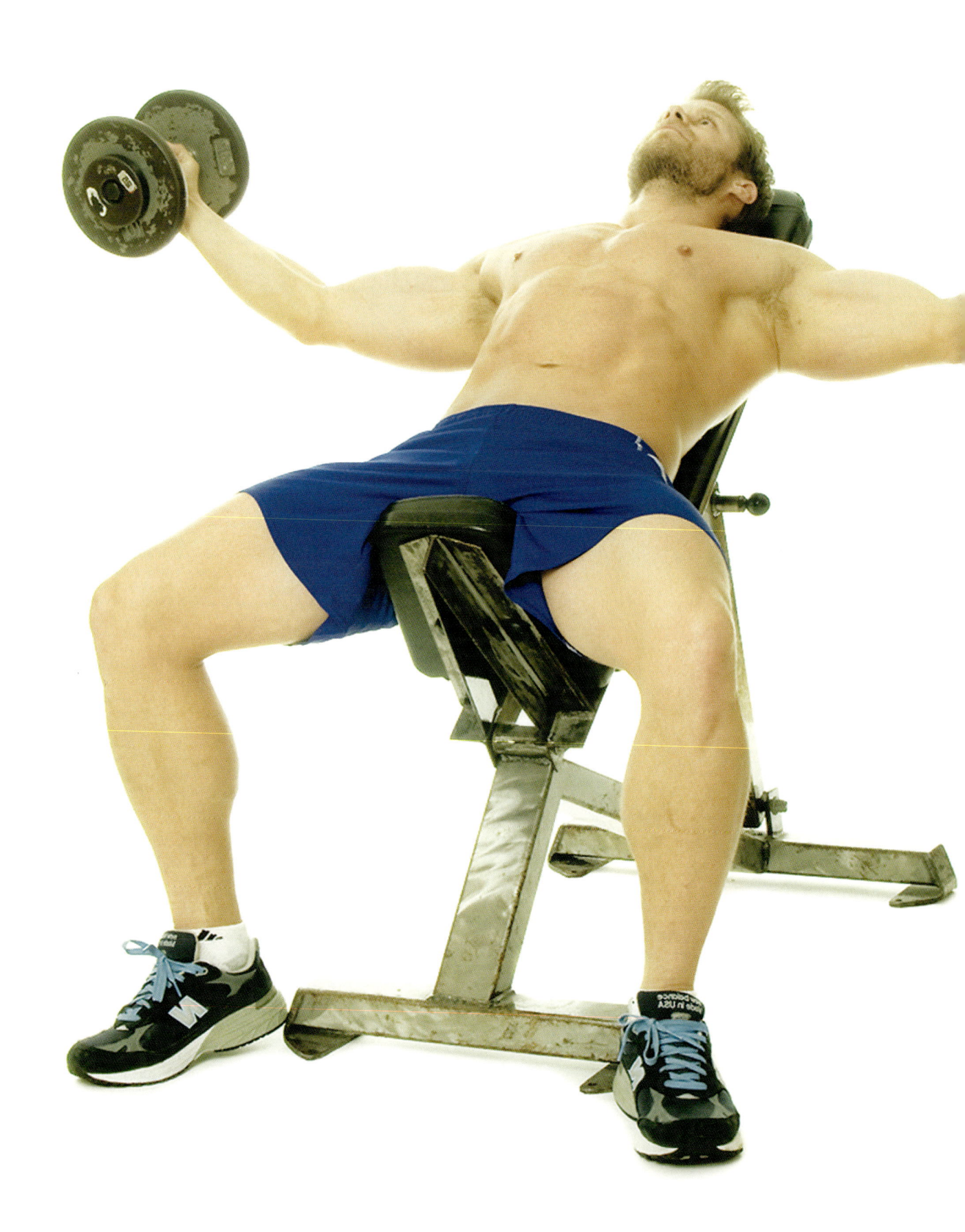

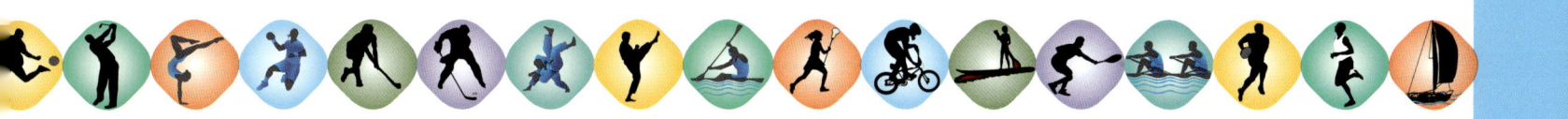

SPORTSPEZIFISCHE WORKOUTS

Die nachfolgenden Routinen sind so konzipiert worden, dass sie zu einer Leistungsverbesserung in Ihrer Sportart führen und Kraft, Ausdauer sowie Flexibilität steigern. Jeder Trainingsplan besteht aus zwei alternativen Workouts in drei unterschiedlichen Schwierigkeitsgraden, die Sie je nach Stand Ihrer Fitness absolvieren können. Egal, wie fit Sie sich fühlen, denken Sie daran, eine ungewohnte Übung zunächst langsam auszuführen und besonders auf Ihre Haltung zu achten. Sportanfänger sollten mit dem Programm für Einsteiger beginnen und wöchentlich die Routine wechseln, um das körperliche Gleichgewicht zu bewahren. Vergenwärtigen Sie sich die einzelnen Übungen anfangs so oft, bis Sie die Bewegungsabfolgen korrekt beherrschen. (Jede Übung ist mit einer für sie typischen Darstellung und einem Seitenverweis abgebildet.) Übungen, die für eine Körperseite erklärt werden, sollten stets auch auf der anderen Seite wiederholt werden, um die Muskulatur gleichmäßig zu trainieren. Halten Sie sich an die Trainingspläne und belohnen Sie sich dafür mit einer Leistungssteigerung in Ihrer Sportart.

AMERICAN FOOTBALL

Beim Football-Spiel hängt vieles von den Beinen ab, etwa Sprinten und Wendigkeit. Kräftige Brust- und Trizepsmuskeln sind nötig beim Wegdrücken und Greifen eines Gegners mit den Händen und starke Schultern ein entscheidender Schutz beim Blocken oder Tackling. Eine gut ausgebildete Rücken- und Oberkörpermuskulatur hält den Athleten aufrecht und im Gleichgewicht.

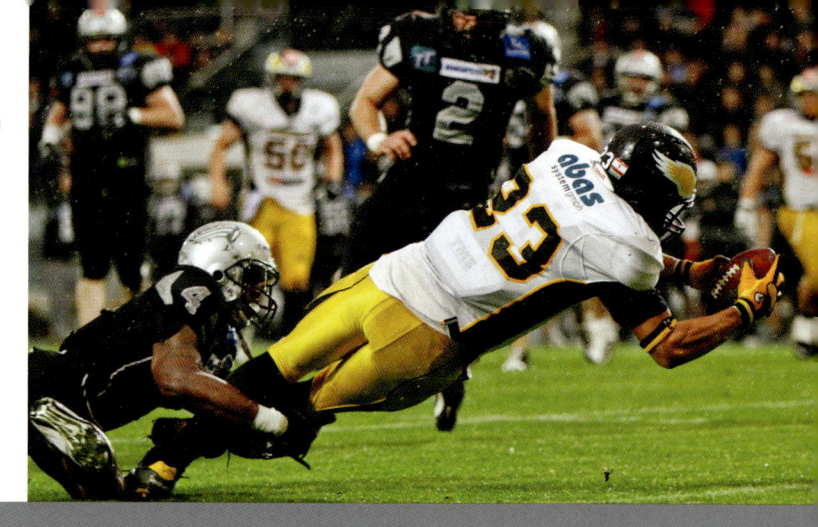

TRAININGSPLAN 1

Einsteiger 1

Tag 1:
A 3 Sätze à 6-8
D 3 Sätze à 8-10
G 3 Sätze à 10-12
J 3 Sätze à 10-12
M 3 Sätze à 10-12
Q 15 x

Tag 2:
Pause

Tag 3:
A 3 Sätze à 6-8
D 3 Sätze à 8-10
G 3 Sätze à 10-12
J 3 Sätze à 10-12
M 3 Sätze à 10-12
Q 15 x

Tag 4:
Pause

Tag 5:
A 3 Sätze à 6-8
D 3 Sätze à 8-10
G 3 Sätze à 10-12
J 3 Sätze à 10-12
M 3 Sätze à 10-12
Q 15 x

Tag 6:
Cardio 30-45 Min.

Tag 7:
Pause

Fortgeschrittene 1

Tag 1:
A 3 Sätze à 6-8
B 3 Sätze à 8-10
D 3 Sätze à 8-10
E 3 Sätze à 8-10
G 3 Sätze à 10-12
J 3 Sätze à 10-12
M 3 Sätze à 10-12
Q 15 x

Tag 2:
Cardio 30-45 Min.

Tag 3:
A 3 Sätze à 6-8
B 3 Sätze à 8-10
D 3 Sätze à 8-10
E 3 Sätze à 8-10
G 3 Sätze à 10-12
J 3 Sätze à 10-12
M 3 Sätze à 10-12
Q 15 x

Tag 4:
Pause

Tag 5:
A 3 Sätze à 6-8
B 3 Sätze à 8-10
D 3 Sätze à 8-10
E 3 Sätze à 8-10
G 3 Sätze à 10-12
J 3 Sätze à 10-12
M 3 Sätze à 10-12
Q 15 x

Tag 6:
Cardio 30-45 Min.

Tag 7:
Pause

Profis 1

Tag 1:
A 3 Sätze à 6-8
B 3 Sätze à 8-10
D 3 Sätze à 8-10
E 3 Sätze à 8-10
G 3 Sätze à 10-12
J 3 Sätze à 10-12
M 3 Sätze à 10-12
N 3 Sätze à 12-15
Q 15 x
S 20 je Seite

Tag 2:
Cardio 30-45 Min.

Tag 3:
A 3 Sätze à 6-8
B 3 Sätze à 8-10
D 3 Sätze à 8-10
E 3 Sätze à 8-10
G 3 Sätze à 10-12
J 3 Sätze à 10-12
M 3 Sätze à 10-12
N 3 Sätze à 12-15
Q 15 x
S 20 je Seite

Tag 4:
Cardio 30-45 Min.

Tag 5:
A 3 Sätze à 6-8
B 3 Sätze à 8-10
D 3 Sätze à 8-10
E 3 Sätze à 8-10
G 3 Sätze à 10-12
J 3 Sätze à 10-12
M 3 Sätze à 10-12
N 3 Sätze à 12-15
Q 15 x
S 20 je Seite

Tag 6:
Cardio 30-45 Min.

Tag 7:
Pause

TRAININGSPLAN 2

Einsteiger 2

Tag 1:
C 3 Sätze à 12-15
F 3 Sätze à 8-10
H 3 Sätze à 10-12
I 3 Sätze à 12-15
K 3 Sätze à 12-15
L 3 Sätze à 10-12

Tag 2:
Pause

Tag 3:
C 3 Sätze à 12-15
F 3 Sätze à 8-10
H 3 Sätze à 10-12
I 3 Sätze à 12-15
K 3 Sätze à 12-15
L 3 Sätze à 10-12

Tag 4:
Pause

Tag 5:
C 3 Sätze à 12-15
F 3 Sätze à 8-10
H 3 Sätze à 10-12
I 3 Sätze à 12-15
K 3 Sätze à 12-15
L 3 Sätze à 10-12

Tag 6:
Cardio 30-45 Min.

Tag 7:
Pause

Fortgeschrittene 2

Tag 1:
C 3 Sätze à 12-15
F 3 Sätze à 8-10
H 3 Sätze à 10-12
I 3 Sätze à 12-15
K 3 Sätze à 12-15
L 3 Sätze à 10-12
O 3 Sätze à 12-15
P 3 Sätze à 20

Tag 2:
Cardio 30-45 Min.

Tag 3:
C 3 Sätze à 12-15
F 3 Sätze à 8-10
H 3 Sätze à 10-12
I 3 Sätze à 12-15
K 3 Sätze à 12-15
L 3 Sätze à 10-12
O 3 Sätze à 12-15
P 3 Sätze à 20

Tag 4:
Pause

Tag 5:
C 3 Sätze à 12-15
F 3 Sätze à 8-10
H 3 Sätze à 10-12
I 3 Sätze à 12-15
K 3 Sätze à 12-15
L 3 Sätze à 10-12
O 3 Sätze à 12-15
P 3 Sätze à 20

Tag 6:
Cardio 30-45 Min.

Tag 7:
Pause

Profis 2

Tag 1:
C 3 Sätze à 12-15
F 3 Sätze à 8-10
H 3 Sätze à 10-12
I 3 Sätze à 12-15
K 3 Sätze à 12-15
L 3 Sätze à 10-12
O 3 Sätze à 12-15
P 3 Sätze à 20
R 3 Sätze à 20
T 3 Sätze à 30-60 Sek.

Tag 2:
Cardio 30-45 Min.

Tag 3:
C 3 Sätze à 12-15
F 3 Sätze à 8-10
H 3 Sätze à 10-12
I 3 Sätze à 12-15
K 3 Sätze à 12-15
L 3 Sätze à 10-12
O 3 Sätze à 12-15
P 3 Sätze à 20
R 3 Sätze à 20
T 3 Sätze à 30-60 Sek.

Tag 4:
Cardio 30-45 Min.

Tag 5:
C 3 Sätze à 12-15
F 3 Sätze à 8-10
H 3 Sätze à 10-12
I 3 Sätze à 12-15
K 3 Sätze à 12-15
L 3 Sätze à 10-12
O 3 Sätze à 12-15
P 3 Sätze à 20
R 3 Sätze à 20
T 3 Sätze à 30-60 Sek.

Tag 6:
Cardio 30-45 Min.

Tag 7:
Pause

AMERICAN FOOTBALL

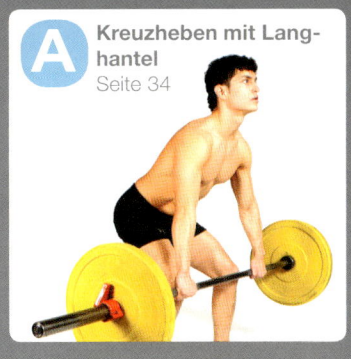

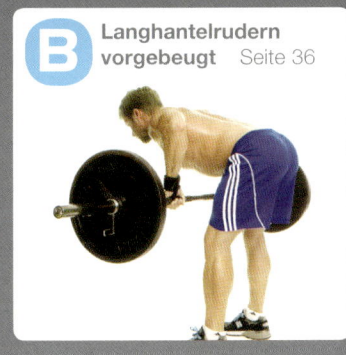

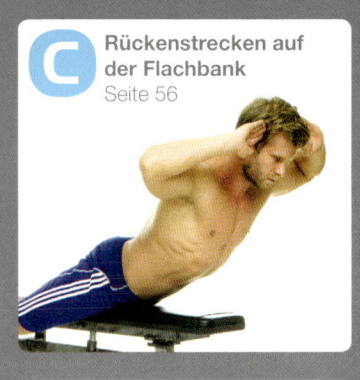

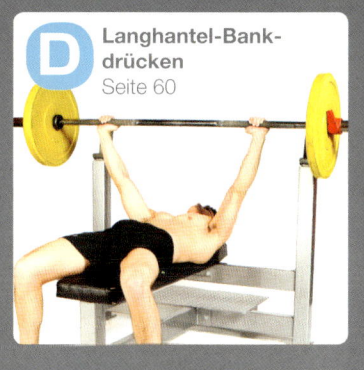

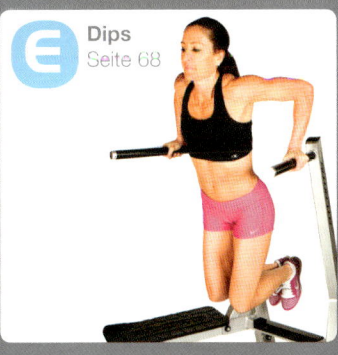

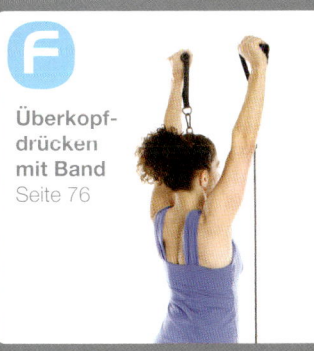

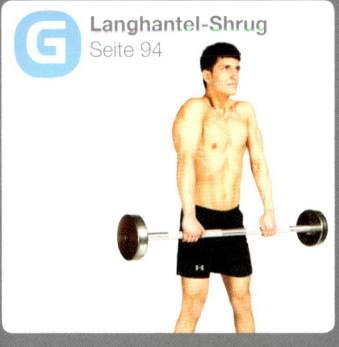

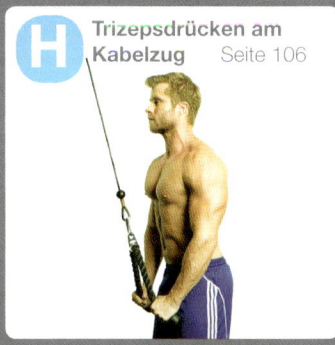

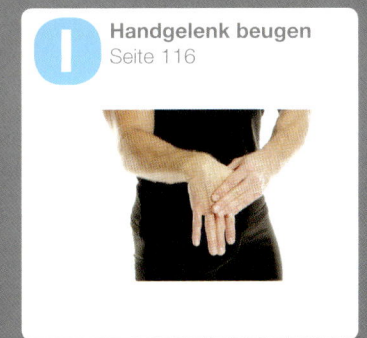

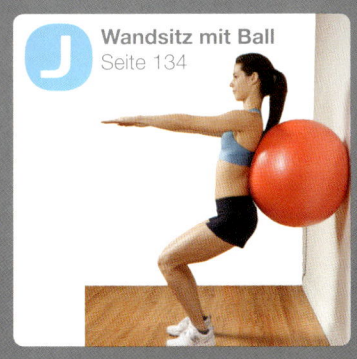

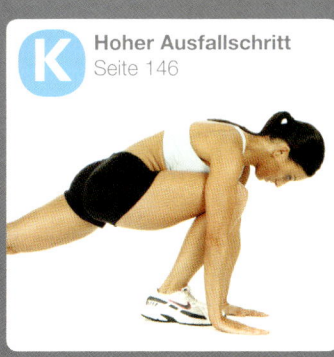

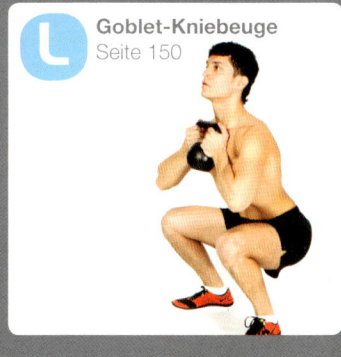

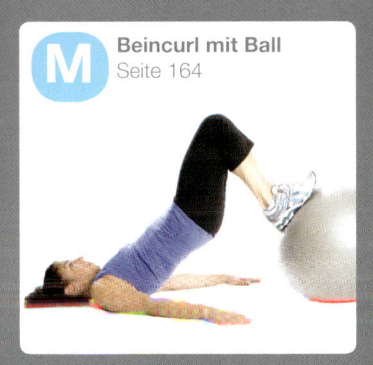

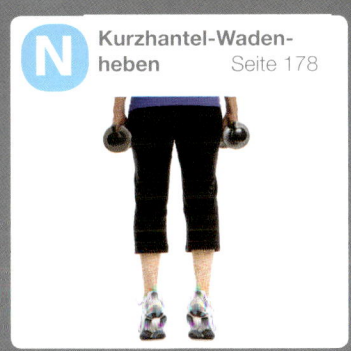

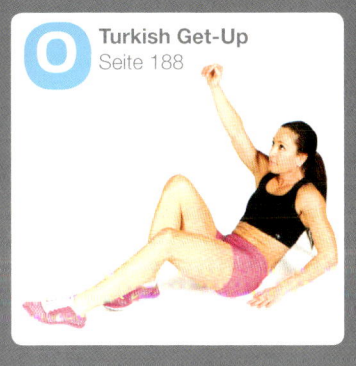

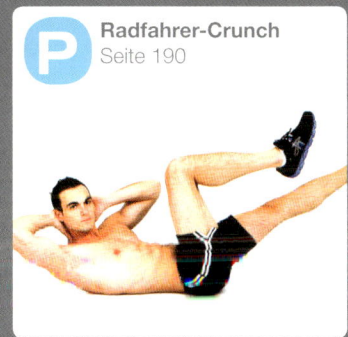

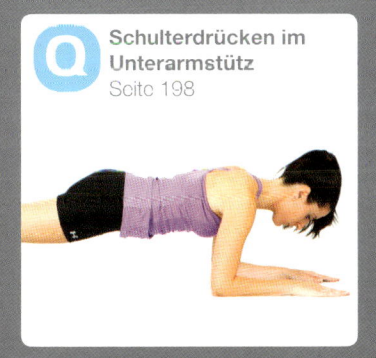

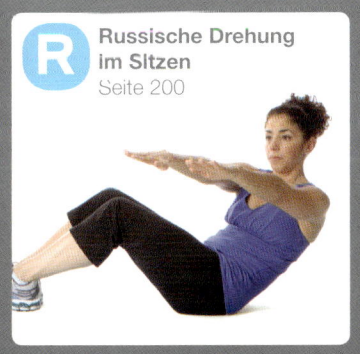

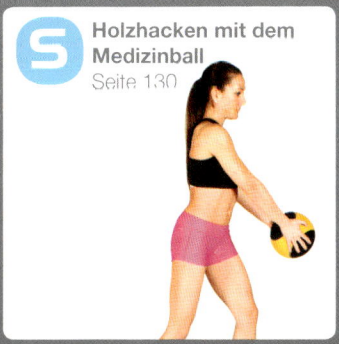

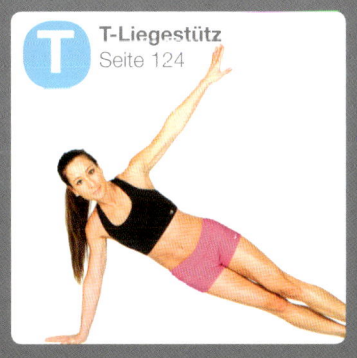

WORKOUTS

A Kreuzheben mit Langhantel Seite 34

B Langhantelrudern vorgebeugt Seite 36

C Rückenstrecken auf der Flachbank Seite 56

D Langhantel-Bankdrücken Seite 60

E Dips Seite 68

F Überkopfdrücken mit Band Seite 76

G Langhantel-Shrug Seite 94

H Trizepsdrücken am Kabelzug Seite 106

I Handgelenk beugen Seite 116

J Wandsitz mit Ball Seite 134

K Hoher Ausfallschritt Seite 146

L Goblet-Kniebeuge Seite 150

M Beincurl mit Ball Seite 164

N Kurzhantel-Wadenheben Seite 178

O Turkish Get-Up Seite 188

P Radfahrer-Crunch Seite 190

Q Schulterdrücken im Unterarmstütz Seite 198

R Russische Drehung im Sitzen Seite 200

S Holzhacken mit dem Medizinball Seite 130

T T-Liegestütz Seite 124

259

AUSTRALIAN FOOTBALL

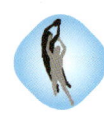

In diesem temporeichen Kontaktsport, einer Mischung aus Football und Rugby, ist das Greifen mit den Händen (tackle) oder der Einsatz des ganzen Körpers erlaubt, um den ballführenden Gegner zu behindern. Man benötigt für die Stabilisierung eine kräftige untere Rücken- und Oberkörpermuskulatur, zudem sind starke Beinmuskeln wichtig, da ein Spieler lange Distanzen auf dem Spielfeld zurücklegen muss.

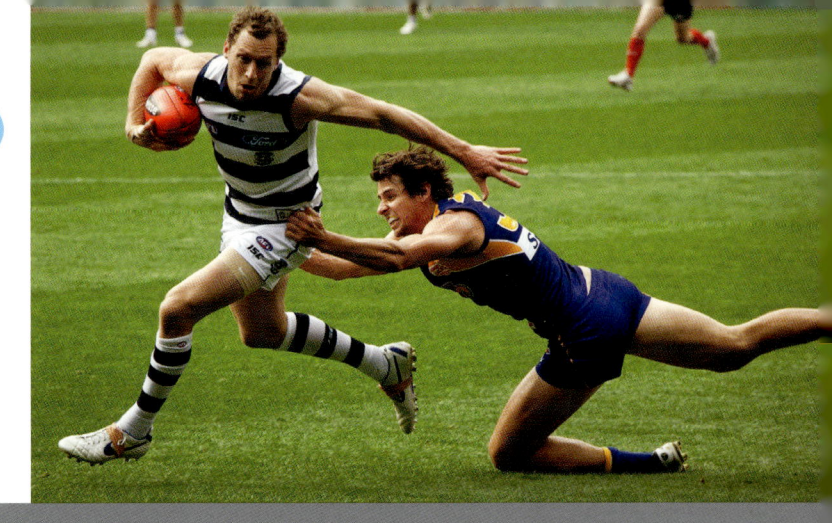

SPORTSPEZIFISCHE WORKOUTS

TRAININGSPLAN 1

Einsteiger 1

Tag 1:
A 3 Sätze à 8-10
B 3 Sätze à 12-15
D 3 Sätze à 10-12
H 3 Sätze à 12-15
K 3 Sätze à 10-12
P 3 Sätze à 15

Tag 2:
Pause

Tag 3:
A 3 Sätze à 8-10
B 3 Sätze à 12-15
D 3 Sätze à 10-12
H 3 Sätze à 12-15
K 3 Sätze à 10-12
P 3 Sätze à 15

Tag 4:
Pause

Tag 5:
A 3 Sätze à 8-10
B 3 Sätze à 12-15
D 3 Sätze à 10-12
H 3 Sätze à 12-15
K 3 Sätze à 10-12
P 3 Sätze à 15

Tag 6:
Cardio 30-45 Min.

Tag 7:
Pause

Fortgeschrittene 1

Tag 1:
A 3 Sätze à 8-10
B 3 Sätze à 12-15
D 3 Sätze à 10-12
G 3 Sätze à 12-15
H 3 Sätze à 12-15
K 3 Sätze à 10-12
O 3 Sätze à 12-15
P 3 Sätze à 15

Tag 2:
Cardio 30-45 Min.

Tag 3:
A 3 Sätze à 8-10
B 3 Sätze à 12-15
D 3 Sätze à 10-12
G 3 Sätze à 12-15
H 3 Sätze à 12-15
K 3 Sätze à 10-12
O 3 Sätze à 12-15
P 3 Sätze à 15

Tag 4:
Pause

Tag 5:
A 3 Sätze à 8-10
B 3 Sätze à 12-15
D 3 Sätze à 10-12
G 3 Sätze à 12-15
H 3 Sätze à 12-15
K 3 Sätze à 10-12
O 3 Sätze à 12-15
P 3 Sätze à 15

Tag 6:
Cardio 30-45 Min.

Tag 7:
Pause

Profis 1

Tag 1:
A 3 Sätze à 8-10
B 3 Sätze à 12-15
D 3 Sätze à 10-12
G 3 Sätze à 12-15
H 3 Sätze à 12-15
K 3 Sätze à 10-12
L 3 Sätze à 12-15
O 3 Sätze à 12-15
P 3 Sätze à 15
Q 2 Min.

Tag 2:
Cardio 30-45 Min.

Tag 3:
A 3 Sätze à 8-10
B 3 Sätze à 12-15
D 3 Sätze à 10-12
G 3 Sätze à 12-15
H 3 Sätze à 12-15
K 3 Sätze à 10-12
L 3 Sätze à 12-15
O 3 Sätze à 12-15
P 3 Sätze à 15
Q 2 Min.

Tag 4:
Cardio 30-45 Min.

Tag 5:
A 3 Sätze à 8-10
B 3 Sätze à 12-15
D 3 Sätze à 10-12
G 3 Sätze à 12-15
H 3 Sätze à 12-15
K 3 Sätze à 10-12
L 3 Sätze à 12-15
O 3 Sätze à 12-15
P 3 Sätze à 15
Q 2 Min.

Tag 6:
Cardio 30-45 Min.

Tag 7:
Pause

TRAININGSPLAN 2

Einsteiger 2

Tag 1:
C 3 Sätze à 10-12
E 3 Sätze à 12-15
F 3 Sätze à 12-15
I 3 Sätze à 15-20
J 3 Sätze à 15-20
M 3 Sätze à 12-15

Tag 2:
Pause

Tag 3:
C 3 Sätze à 10-12
E 3 Sätze à 12-15
F 3 Sätze à 12-15
I 3 Sätze à 15-20
J 3 Sätze à 15-20
M 3 Sätze à 12-15

Tag 4:
Pause

Tag 5:
C 3 Sätze à 10-12
E 3 Sätze à 12-15
F 3 Sätze à 12-15
I 3 Sätze à 15-20
J 3 Sätze à 15-20
M 3 Sätze à 12-15

Tag 6:
Cardio 30-45 Min.

Tag 7:
Pause:

Fortgeschrittene 2

Tag 1:
C 3 Sätze à 10-12
E 3 Sätze à 12-15
F 3 Sätze à 12-15
I 3 Sätze à 15-20
J 3 Sätze à 15-20
M 3 Sätze à 12-15
N 3 Sätze à 10-12
R 3 Sätze à 30

Tag 2:
Cardio 30-45 Min.

Tag 3:
C 3 Sätze à 10-12
E 3 Sätze à 12-15
F 3 Sätze à 12-15
I 3 Sätze à 15-20
J 3 Sätze à 15-20
M 3 Sätze à 12-15
N 3 Sätze à 10-12
R 3 Sätze à 30

Tag 4:
Pause

Tag 5:
C 3 Sätze à 10-12
E 3 Sätze à 12-15
F 3 Sätze à 12-15
I 3 Sätze à 15-20
J 3 Sätze à 15-20
M 3 Sätze à 12-15
N 3 Sätze à 10-12
R 3 Sätze à 30

Tag 6:
Cardio 30-45 Min.

Tag 7:
Pause

Profis 2

Tag 1:
C 3 Sätze à 10-12
E 3 Sätze à 12-15
F 3 Sätze à 12-15
I 3 Sätze à 15-20
J 3 Sätze à 15-20
M 3 Sätze à 12-15
N 3 Sätze à 10-12
R 3 Sätze à 30
S 3 Sätze à 20
T 3 Sätze à 20

Tag 2:
Cardio 30-45 Min.

Tag 3:
C 3 Sätze à 10-12
E 3 Sätze à 12-15
F 3 Sätze à 12-15
I 3 Sätze à 15-20
J 3 Sätze à 15-20
M 3 Sätze à 12-15
N 3 Sätze à 10-12
R 3 Sätze à 30
S 3 Sätze à 20
T 3 Sätze à 20

Tag 4:
Cardio 30-45 Min.

Tag 5:
C 3 Sätze à 10-12
E 3 Sätze à 12-15
F 3 Sätze à 12-15
I 3 Sätze à 15-20
J 3 Sätze à 15-20
M 3 Sätze à 12-15
N 3 Sätze à 10-12
R 3 Sätze à 30
S 3 Sätze à 20
T 3 Sätze à 20

Tag 6:
Cardio 30-45 Min.

Tag 7:
Pause

AUSTRALIAN FOOTBALL

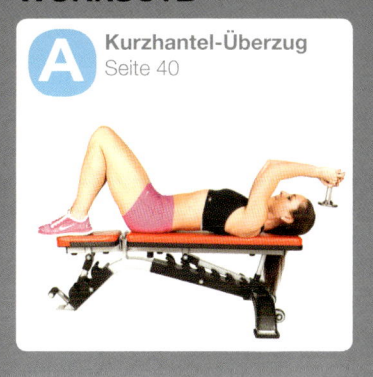

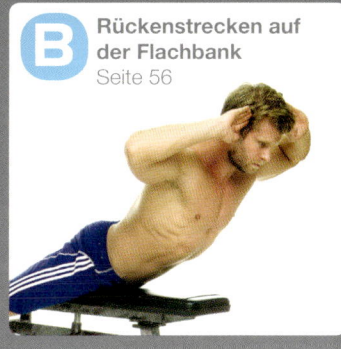

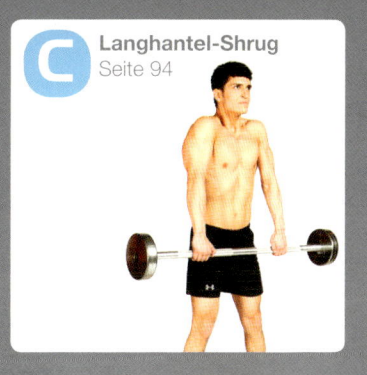

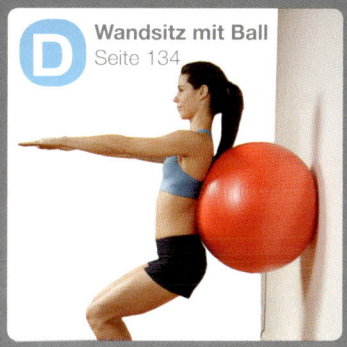

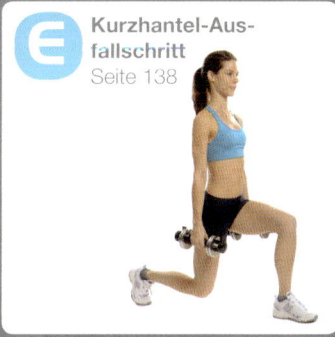

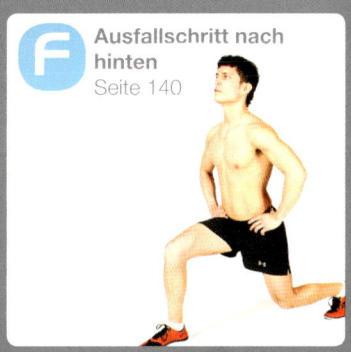

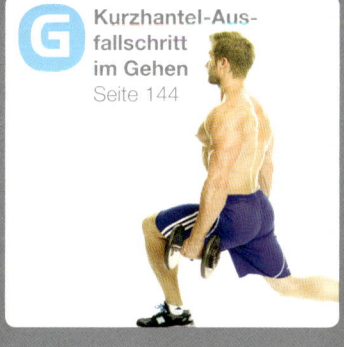

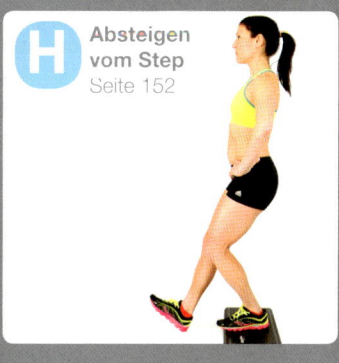

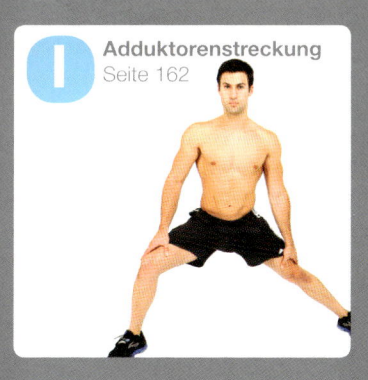

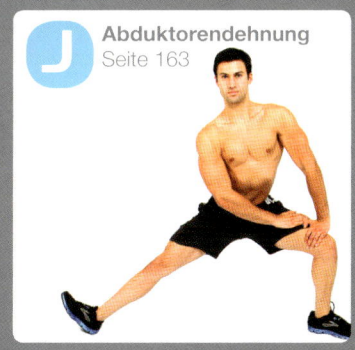

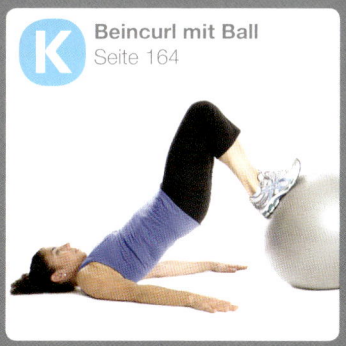

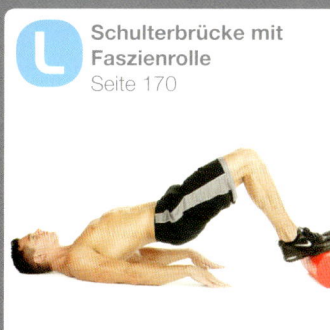

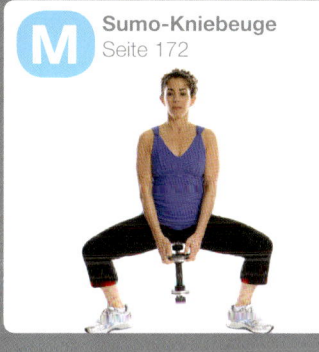

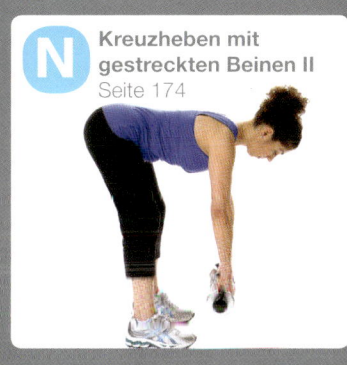

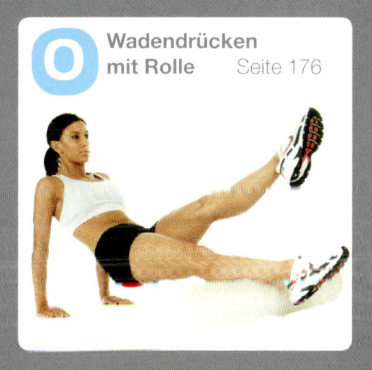

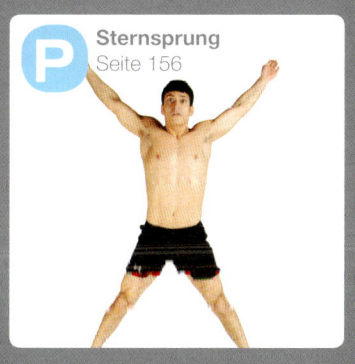

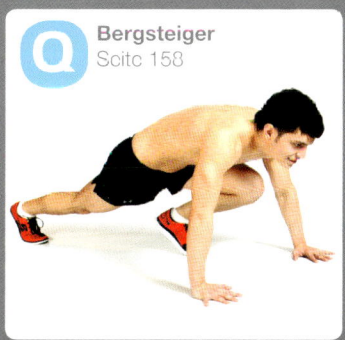

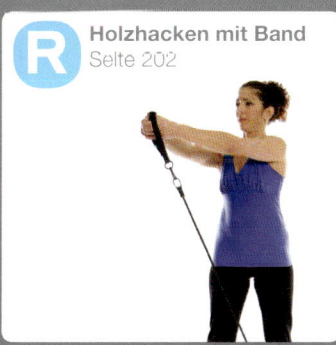

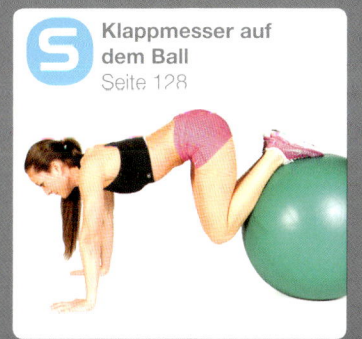

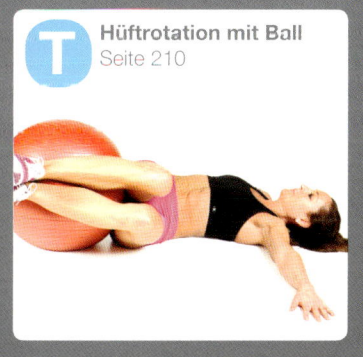

WORKOUTS

A Kurzhantel-Überzug — Seite 40	**B** Rückenstrecken auf der Flachbank — Seite 56	**C** Langhantel-Shrug — Seite 94	**D** Wandsitz mit Ball — Seite 134
E Kurzhantel-Ausfallschritt — Seite 138	**F** Ausfallschritt nach hinten — Seite 140	**G** Kurzhantel-Ausfallschritt im Gehen — Seite 144	**H** Absteigen vom Step — Seite 152
I Adduktorenstreckung — Seite 162	**J** Abduktorendehnung — Seite 163	**K** Beincurl mit Ball — Seite 164	**L** Schulterbrücke mit Faszienrolle — Seite 170
M Sumo-Kniebeuge — Seite 172	**N** Kreuzheben mit gestreckten Beinen II — Seite 174	**O** Wadendrücken mit Rolle — Seite 176	**P** Sternsprung — Seite 156
Q Bergsteiger — Seite 158	**R** Holzhacken mit Band — Seite 202	**S** Klappmesser auf dem Ball — Seite 128	**T** Hüftrotation mit Ball — Seite 210

261

BADMINTON

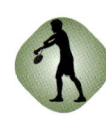

Das Hauptziel beim Badminton ist es zu verhindern, dass der Federball auf Ihrer Seite des Spielfeldes landet. Es ist eine Sportart, bei der infolge reflexartiger, reaktionsschneller und bewusster Bewegungen insbesondere die Schulter- und die Oberkörpermuskeln gefordert werden. Ihre Schultern und Ihr Oberkörper brauchen ein regelmäßiges Kraft-, Flexibilitäts- und Ausdauertraining. Die Bein- und Armmuskeln müssen ebenfalls stark sein, da für Punktgewinne oft Schmetterbälle hoch über dem Netz erforderlich sind.

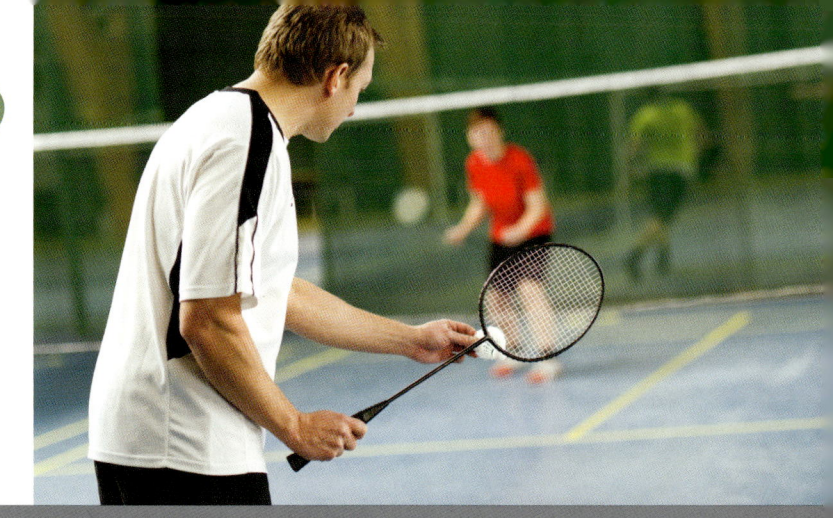

SPORTSPEZIFISCHE WORKOUTS

TRAININGSPLAN 1

Einsteiger 1

Tag 1:
- B 3 Sätze à 8-10
- E 3 Sätze à 12-15
- F 3 Sätze à 15
- H 3 Sätze à 25 je Seite
- N 3 Sätze à 30 je Seite
- P 3 Sätze à 15

Tag 2:
Pause

Tag 3:
- B 3 Sätze à 8-10
- E 3 Sätze à 12-15
- F 3 Sätze à 15
- H 3 Sätze à 25 je Seite
- N 3 Sätze à 30 je Seite
- P 3 Sätze à 15

Tag 4:
Pause

Tag 5:
- B 3 Sätze à 8-10
- E 3 Sätze à 12-15
- F 3 Sätze à 15
- H 3 Sätze à 25 je Seite
- N 3 Sätze à 30 je Seite
- P 3 Sätze à 15

Tag 6:
Cardio 30-45 Min.

Tag 7:
Pause

Fortgeschrittene 1

Tag 1:
- B 3 Sätze à 8-10
- E 3 Sätze à 12-15
- F 3 Sätze à 15
- G 3 Sätze à 15
- H 3 Sätze à 25 je Seite
- K 3 Sätze à 15
- N 3 Sätze à 30 je Seite
- P 3 Sätze à 15

Tag 2:
Cardio 30-45 Min.

Tag 3:
- B 3 Sätze à 8-10
- E 3 Sätze à 12-15
- F 3 Sätze à 15
- G 3 Sätze à 15
- H 3 Sätze à 25 je Seite
- K 3 Sätze à 15
- N 3 Sätze à 30 je Seite
- P 3 Sätze à 15

Tag 4:
Pause

Tag 5:
- B 3 Sätze à 8-10
- E 3 Sätze à 12-15
- F 3 Sätze à 15
- G 3 Sätze à 15
- H 3 Sätze à 25 je Seite
- K 3 Sätze à 15
- N 3 Sätze à 30 je Seite
- P 3 Sätze à 15

Tag 6:
Cardio 30-45 Min.

Tag 7:
Pause

Profis 1

Tag 1:
- B 3 Sätze à 8-10
- D 3 Sätze à 10-12
- E 3 Sätze à 12-15
- F 3 Sätze à 15
- G 3 Sätze à 15
- H 3 Sätze à 25/Seite
- K 3 Sätze à 15
- N 3 Sätze à 30/Seite
- O 30-60 Sek./Seite
- P 3 Sätze à 15

Tag 2:
Cardio 30-45 Min.

Tag 3:
- B 3 Sätze à 8-10
- D 3 Sätze à 10-12
- E 3 Sätze à 12-15
- F 3 Sätze à 15
- G 3 Sätze à 15
- H 3 Sätze à 25/Seite
- N 3 Sätze à 30/Seite
- O 30-60 Sek./Seite
- P 3 Sätze à 15

Tag 4:
Cardio 30-45 Min.

Tag 5:
- B 3 Sätze à 8-10
- D 3 Sätze à 10-12
- E 3 Sätze à 12-15
- F 3 Sätze à 15
- G 3 Sätze à 15
- H 3 Sätze à 25/Seite
- K 3 Sätze à 15
- N 3 Sätze à 30/Seite
- O 30-60 Sek./je Seite
- P 3 Sätze à 15

Tag 6:
Cardio 30-45 Min.

Tag 7:
Pause

TRAININGSPLAN 2

Einsteiger 2

Tag 1:
- A 3 Sätze à 8-10
- C 3 Sätze à 10-12
- I 3 Sätze à 30
- J 3 Sätze à 20
- L 30-120 Sek.
- M 3 Sätze à 20

Tag 2:
Pause

Tag 3:
- A 3 Sätze à 8-10
- C 3 Sätze à 10-12
- I 3 Sätze à 30
- J 3 Sätze à 20
- L 30-120 Sek.
- M 3 Sätze à 20

Tag 4:
Pause

Tag 5:
- A 3 Sätze à 8-10
- C 3 Sätze à 10-12
- I 3 Sätze à 30
- J 3 Sätze à 20
- L 30-120 Sek.
- M 3 Sätze à 20

Tag 6:
Cardio 30-45 Min.

Tag 7:
Pause

Fortgeschrittene 2

Tag 1:
- A 3 Sätze à 8-10
- C 3 Sätze à 10-12
- I 3 Sätze à 30
- J 3 Sätze à 20
- L 30-120 Sek.
- M 3 Sätze à 20
- Q 3 Sätze à 20
- R 3 Sätze à 20

Tag 2:
Cardio 30-45 Min.

Tag 3:
- A 3 Sätze à 8-10
- C 3 Sätze à 10-12
- I 3 Sätze à 30
- J 3 Sätze à 20
- L 30-120 Sek.
- M 3 Sätze à 20
- Q 3 Sätze à 20
- R 3 Sätze à 20

Tag 4:
Pause

Tag 5:
- A 3 Sätze à 8-10
- C 3 Sätze à 10-12
- I 3 Sätze à 30
- J 3 Sätze à 20
- L 30-120 Sek.
- M 3 Sätze à 20
- Q 3 Sätze à 20
- R 3 Sätze à 20

Tag 6:
Cardio 30-45 Min.

Tag 7:
Pause

Profis 2

Tag 1:
- A 3 Sätze à 8-10
- C 3 Sätze à 10-12
- I 3 Sätze à 30
- J 3 Sätze à 20
- L 30-120 Sek.
- M 3 Sätze à 20
- Q 3 Sätze à 20
- R 3 Sätze à 20
- S 3 Sätze à 25
- T 3 Sätze à 20

Tag 2:
Cardio 30-45 Min.

Tag 3:
- A 3 Sätze à 8-10
- C 3 Sätze à 10-12
- I 3 Sätze à 30
- J 3 Sätze à 20
- L 30-120 Sek.
- M 3 Sätze à 20
- Q 3 Sätze à 20
- R 3 Sätze à 20
- S 3 Sätze à 25
- T 3 Sätze à 20

Tag 4:
Cardio 30-45 Min.

Tag 5:
- A 3 Sätze à 8-10
- C 3 Sätze à 10-12
- I 3 Sätze à 30
- J 3 Sätze à 20
- L 30-120 Sek.
- M 3 Sätze à 20
- Q 3 Sätze à 20
- R 3 Sätze à 20
- S 3 Sätze à 25
- T 3 Sätze à 20

Tag 6:
Cardio 30-45 Min.

Tag 7:
Pause

BADMINTON

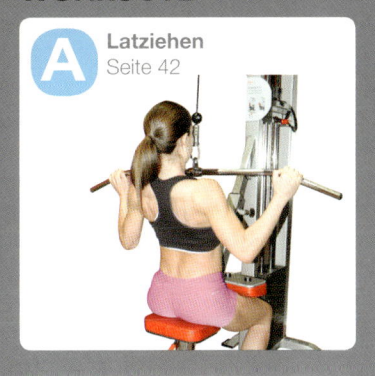

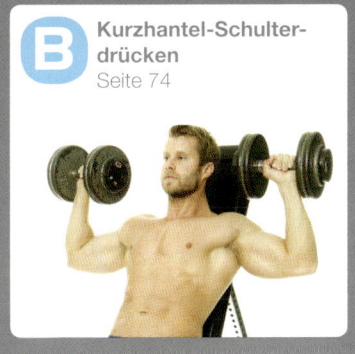

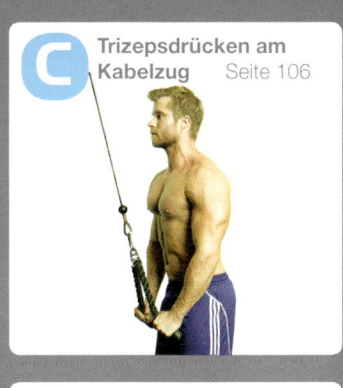

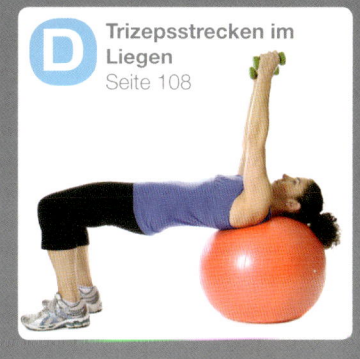

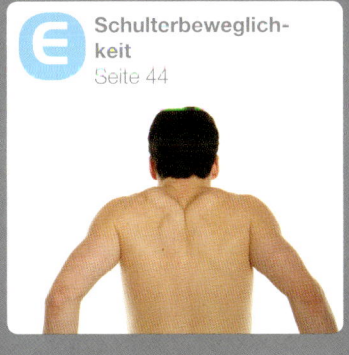

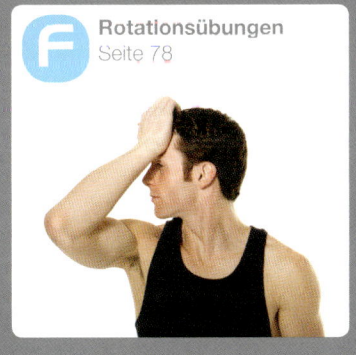

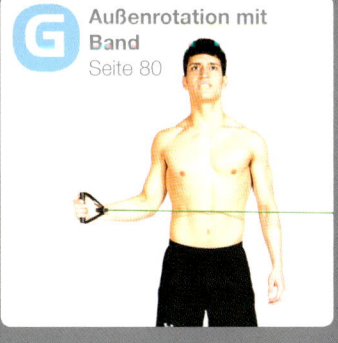

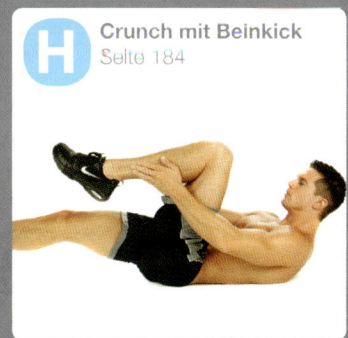

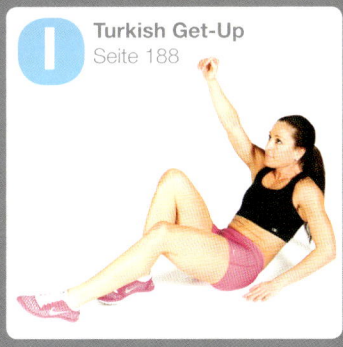

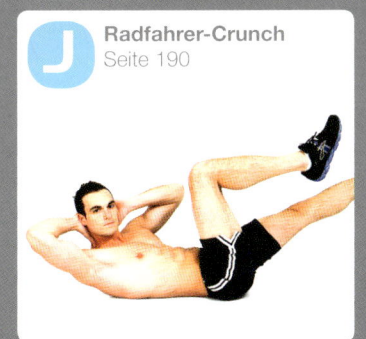

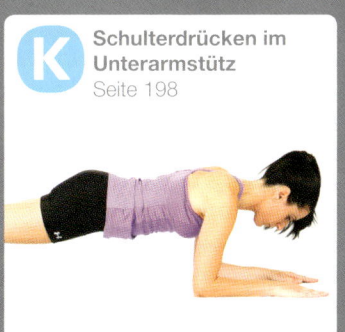

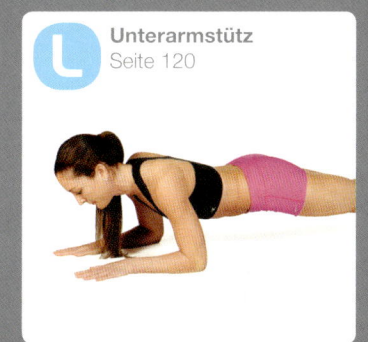

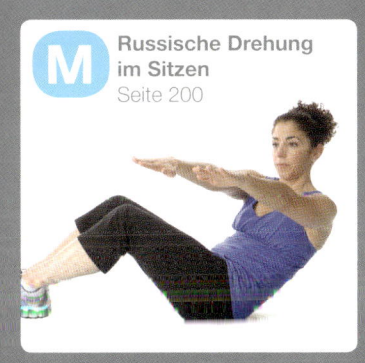

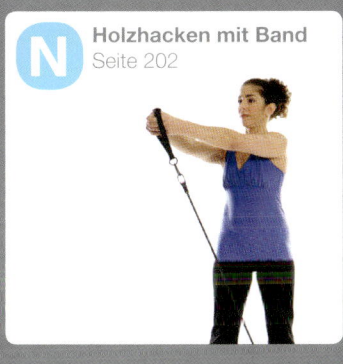

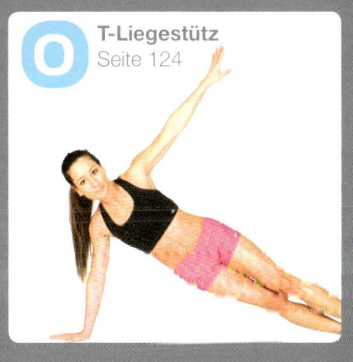

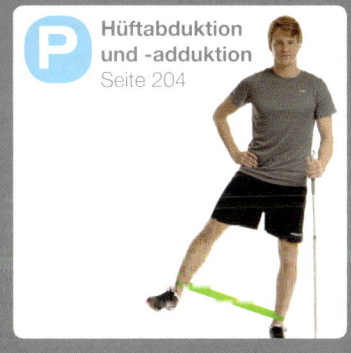

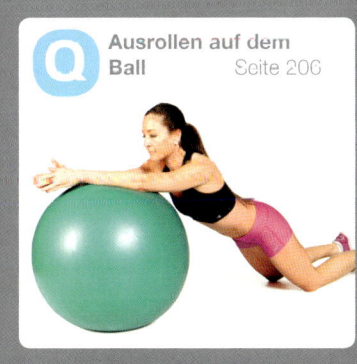

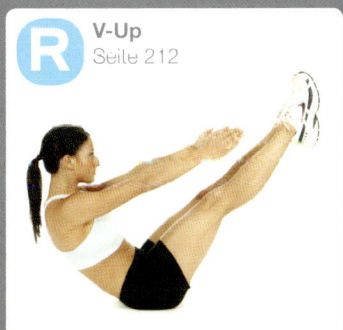

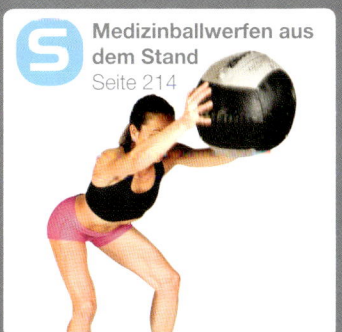

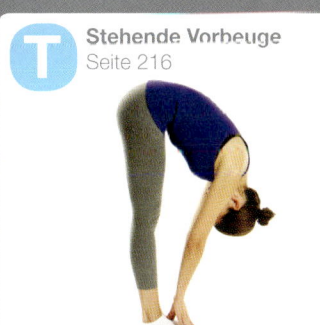

WORKOUTS

A Latziehen — Seite 42	**B** Kurzhantel-Schulterdrücken — Seite 74	**C** Trizepsdrücken am Kabelzug — Seite 106	**D** Trizepsstrecken im Liegen — Seite 108
E Schulterbeweglichkeit — Seite 44	**F** Rotationsübungen — Seite 78	**G** Außenrotation mit Band — Seite 80	**H** Crunch mit Beinkick — Seite 184
I Turkish Get-Up — Seite 188	**J** Radfahrer-Crunch — Seite 190	**K** Schulterdrücken im Unterarmstütz — Seite 198	**L** Unterarmstütz — Seite 120
M Russische Drehung im Sitzen — Seite 200	**N** Holzhacken mit Band — Seite 202	**O** T-Liegestütz — Seite 124	**P** Hüftabduktion und -adduktion — Seite 204
Q Ausrollen auf dem Ball — Seite 206	**R** V-Up — Seite 212	**S** Medizinballwerfen aus dem Stand — Seite 214	**T** Stehende Vorbeuge — Seite 216

263

BASEBALL

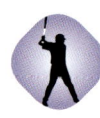

Ob der Ball mit enormer Geschwindigkeit geworfen oder über den Außenzaun des Spielfeldes geschlagen wird, beim Baseball geht es keineswegs nur um starke Arme. Die Schultern, der Rücken und der Oberkörper müssen ebenfalls kräftig sein, aber genauso ausgeprägt müssen auch Hüfte und Oberschenkel sein, die an der Erzeugung der Explosivkraft beteiligt sind. Das Auffangen des Balls erfordert Koordination und Flexibilität, das schnelle und kräftige Zurückwerfen gut trainierte Schultern und Arme.

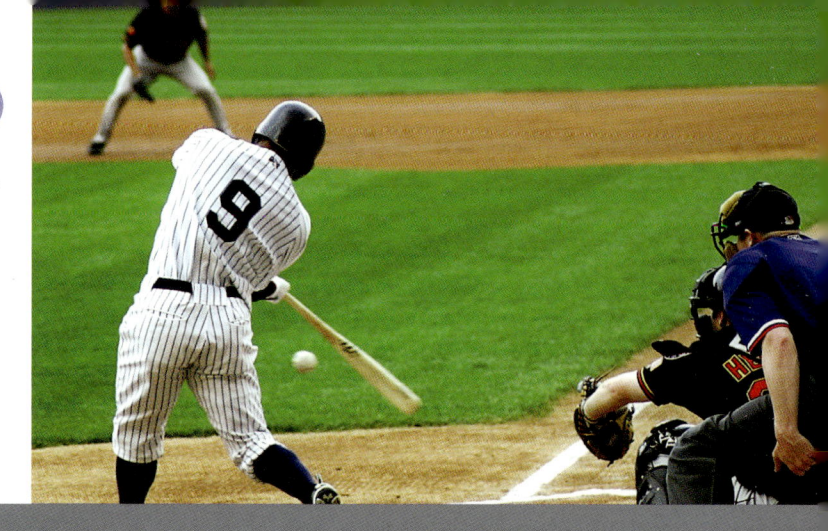

TRAININGSPLAN 1

Einsteiger 1

Tag 1:
A 3 Sätze à 8-10
C 3 Sätze à 12-15
F 3 Sätze à 10-12
H 3 Sätze à 10-12
N 20 Drehungen
O 20 je Seite

Tag 2:
Pause

Tag 3:
A 3 Sätze à 8-10
C 3 Sätze à 12-15
F 3 Sätze à 10-12
H 3 Sätze à 10-12
N 20 Drehungen
O 20 je Seite

Tag 4:
Pause

Tag 5:
A 3 Sätze à 8-10
C 3 Sätze à 12-15
F 3 Sätze à 10-12
H 3 Sätze à 10-12
N 20 Drehungen
O 20 je Seite

Tag 6:
Cardio 30-45 Min.

Tag 7:
Pause

Fortgeschrittene 1

Tag 1:
A 3 Sätze à 8-10
C 3 Sätze à 12-15
F 3 Sätze à 10-12
H 3 Sätze à 10-12
J 3 Sätze à 10-12
N 20 Drehungen
O 20 je Seite
T 25 Wiederholungen

Tag 2:
Cardio 30-45 Min.

Tag 3:
A 3 Sätze à 8-10
C 3 Sätze à 12-15
F 3 Sätze à 10-12
H 3 Sätze à 10-12
J 3 Sätze à 10-12
N 20 Drehungen
O 20 je Seite
T 25 Wiederholungen

Tag 4:
Pause

Tag 5:
A 3 Sätze à 8-10
C 3 Sätze à 12-15
F 3 Sätze à 10-12
H 3 Sätze à 10-12
J 3 Sätze à 10-12
N 20 Drehungen
O 20 je Seite
T 25 Wiederholungen

Tag 6:
Cardio 30-45 Min.

Tag 7:
Pause

Profis 1

Tag 1:
A 3 Sätze à 8-10
C 3 Sätze à 12-15
E 3 Sätze à 10-12
F 3 Sätze à 10-12
H 3 Sätze à 10-12
J 3 Sätze à 10-12
N 20 Drehungen
O 20 je Seite
R 20 je Seite
T 25 Wiederholungen

Tag 2:
Cardio 30-45 Min.

Tag 3:
A 3 Sätze à 8-10
C 3 Sätze à 12-15
E 3 Sätze à 10-12
F 3 Sätze à 10-12
H 3 Sätze à 10-12
J 3 Sätze à 10-12
N 20 Drehungen
O 20 je Seite
R 20 je Seite
T 25 Wiederholungen

Tag 4:
Cardio 30-45 Min.

Tag 5:
A 3 Sätze à 8-10
C 3 Sätze à 12-15
E 3 Sätze à 10-12
F 3 Sätze à 10-12
H 3 Sätze à 10-12
J 3 Sätze à 10-12
N 20 Drehungen
O 20 je Seite
R 20 je Seite
T 25 Wiederholungen

Tag 6:
Cardio 30-45 Min.

Tag 7:
Pause

TRAININGSPLAN 2

Einsteiger 2

Tag 1:
B 3 Sätze à 15
D 3 Sätze à 10-12
G 3 Sätze à 10-12
I 3 Sätze à 12-15
K 3 Sätze à 25
L 3 Sätze à 20

Tag 2:
Pause

Tag 3:
B 3 Sätze à 15
D 3 Sätze à 10-12
G 3 Sätze à 10-12
I 3 Sätze à 12-15
K 3 Sätze à 25
L 3 Sätze à 20

Tag 4:
Pause

Tag 5:
B 3 Sätze à 15
D 3 Sätze à 10-12
G 3 Sätze à 10-12
I 3 Sätze à 12-15
K 3 Sätze à 25
L 3 Sätze à 20

Tag 6:
Cardio 30-45 Min.

Tag 7:
Pause

Fortgeschrittene 2

Tag 1:
B 3 Sätze à 15
D 3 Sätze à 10-12
G 3 Sätze à 10-12
I 3 Sätze à 12-15
K 3 Sätze à 25
L 3 Sätze à 20
M 3 Sätze à 20
P 3 Sätze à 12-15

Tag 2:
Cardio 30-45 Min.

Tag 3:
B 3 Sätze à 15
D 3 Sätze à 10-12
G 3 Sätze à 10-12
I 3 Sätze à 12-15
K 3 Sätze à 25
L 3 Sätze à 20
M 3 Sätze à 20
P 3 Sätze à 12-15

Tag 4:
Pause

Tag 5:
B 3 Sätze à 15
D 3 Sätze à 10-12
G 3 Sätze à 10-12
I 3 Sätze à 12-15
M 3 Sätze à 20
P 3 Sätze à 12-15

Tag 6:
Cardio 30-45 Min.

Tag 7:
Pause

Profis 2

Tag 1:
B 3 Sätze à 15
D 3 Sätze à 10-12
G 3 Sätze à 10-12
I 3 Sätze à 12-15
K 3 Sätze à 25
L 3 Sätze à 20
M 3 Sätze à 20
P 3 Sätze à 12-15
Q 3 Sätze à 20
S 3 Sätze à 20

Tag 2:
Cardio 30-45 Min.

Tag 3:
B 3 Sätze à 15
D 3 Sätze à 10-12
G 3 Sätze à 10-12
I 3 Sätze à 12-15
K 3 Sätze à 25
L 3 Sätze à 20
M 3 Sätze à 20
P 3 Sätze à 12-15
Q 3 Sätze à 20
S 3 Sätze à 20

Tag 4:
Cardio 30-45 Min.

Tag 5:
B 3 Sätze à 15
D 3 Sätze à 10-12
G 3 Sätze à 10-12
I 3 Sätze à 12-15
K 3 Sätze à 25
L 3 Sätze à 20
M 3 Sätze à 20
P 3 Sätze à 12-15
Q 3 Sätze à 20
S 3 Sätze à 20

Tag 6:
Cardio 30-45 Min.

Tag 7:
Pause

BASEBALL

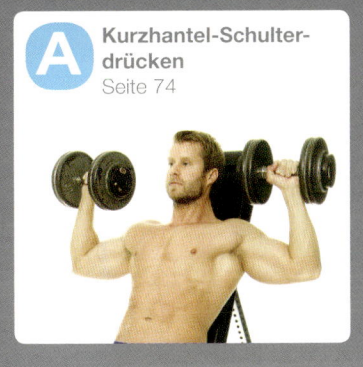

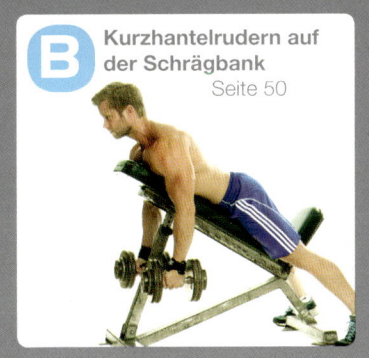

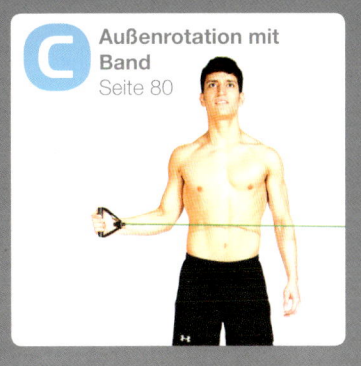

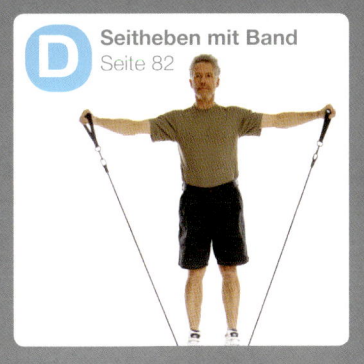

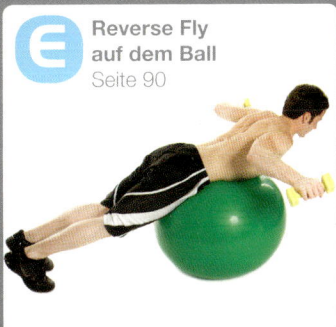

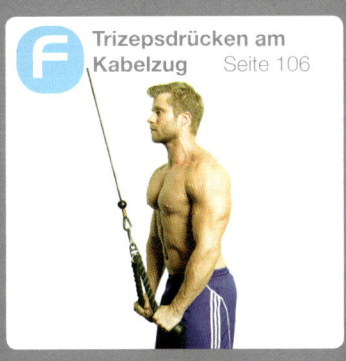

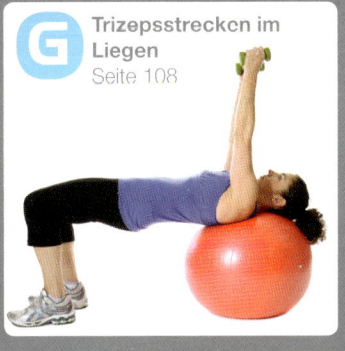

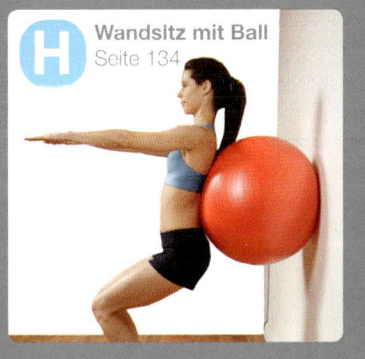

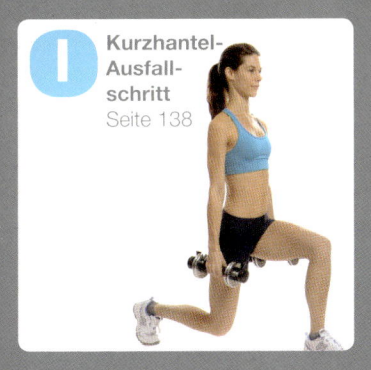

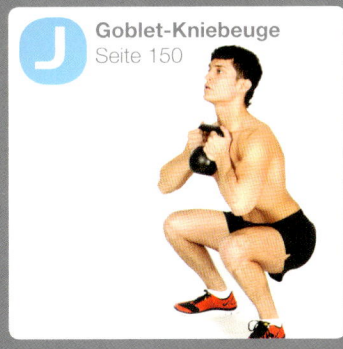

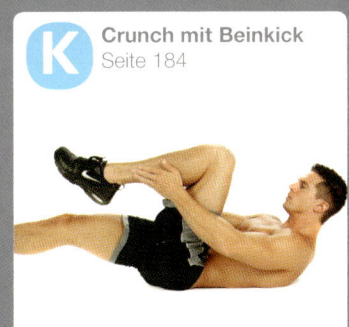

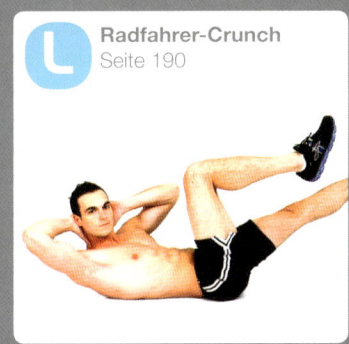

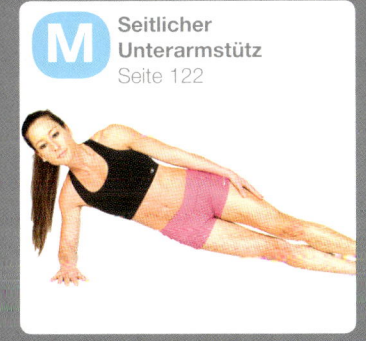

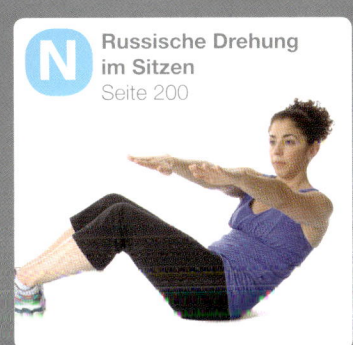

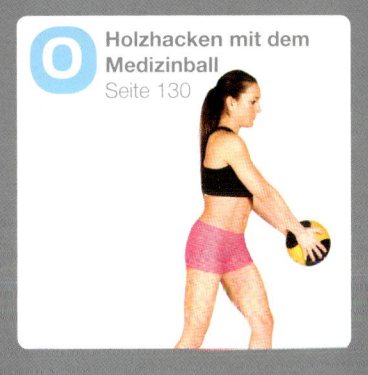

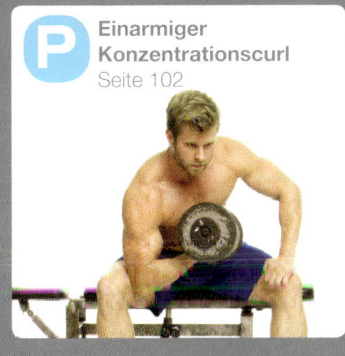

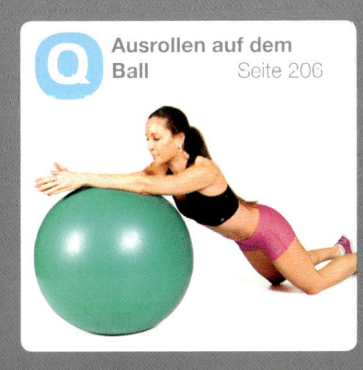

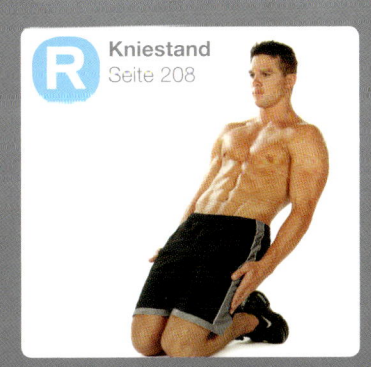

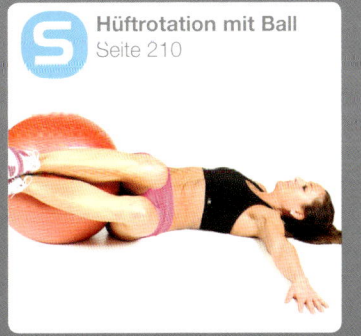

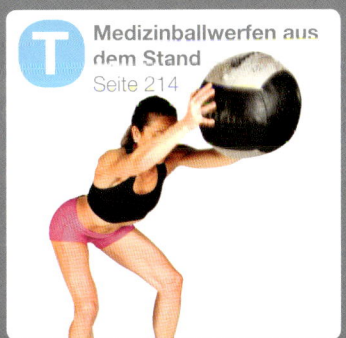

WORKOUTS

A Kurzhantel-Schulterdrücken — Seite 74

B Kurzhantelrudern auf der Schrägbank — Seite 50

C Außenrotation mit Band — Seite 80

D Seitheben mit Band — Seite 82

E Reverse Fly auf dem Ball — Seite 90

F Trizepsdrücken am Kabelzug — Seite 106

G Trizepsstrecken im Liegen — Seite 108

H Wandsitz mit Ball — Seite 134

I Kurzhantel-Ausfallschritt — Seite 138

J Goblet-Kniebeuge — Seite 150

K Crunch mit Beinkick — Seite 184

L Radfahrer-Crunch — Seite 190

M Seitlicher Unterarmstütz — Seite 122

N Russische Drehung im Sitzen — Seite 200

O Holzhacken mit dem Medizinball — Seite 130

P Einarmiger Konzentrationscurl — Seite 102

Q Ausrollen auf dem Ball — Seite 206

R Kniestand — Seite 208

S Hüftrotation mit Ball — Seite 210

T Medizinballwerfen aus dem Stand — Seite 214

SPORTSPEZIFISCHE WORKOUTS

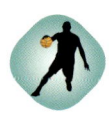

BASKETBALL

Basketballspieler müssen Sprints und Hochsprünge mit genauem und schnellem Passspiel sowie hoher Treffergenauigkeit kombinieren. Es ist natürlich hilfreich, wenn man über zwei Meter groß ist, aber unabhängig davon, werden beim Basketballspielen vor allem vier Muskelgruppen benötigt – die Oberarm-, die Schulter-, die Oberkörper- und die Oberschenkelmuskeln. Dieses Workout steigert Ihre Reaktionsgeschwindigkeit, Sprungkraft und Flexibilität.

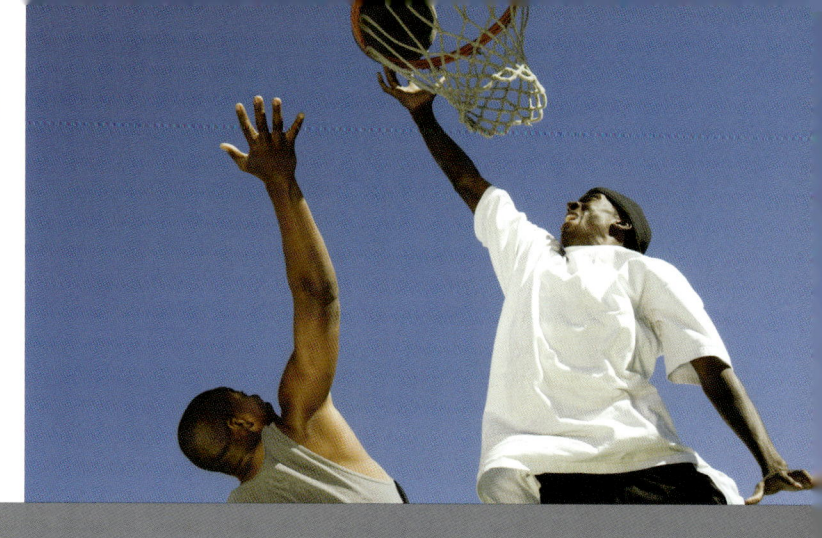

TRAININGSPLAN 1

Einsteiger 1

Tag 1:
A 3 Sätze à 8-10
C 3 Sätze à 8-10
E 3 Sätze à 10-12
F 3 Sätze à 12-15
J 3 Sätze à 12-15
N 15

Tag 2:
Pause

Tag 3:
A 3 Sätze à 8-10
C 3 Sätze à 8-10
E 3 Sätze à 10-12
F 3 Sätze à 12-15
J 3 Sätze à 12-15
N 15

Tag 4:
Pause

Tag 5:
A 3 Sätze à 8-10
C 3 Sätze à 8-10
E 3 Sätze à 10-12
F 3 Sätze à 12-15
J 3 Sätze à 12-15
N 15

Tag 6:
Cardio 30-45 Min.

Tag 7:
Pause

Fortgeschrittene 1

Tag 1:
A 3 Sätze à 8-10
C 3 Sätze à 8-10
E 3 Sätze à 10-12
F 3 Sätze à 12-15
J 3 Sätze à 12-15
N 15
P 30 je Seite
S 25

Tag 2:
Cardio 30-45 Min.

Tag 3:
A 3 Sätze à 8-10
C 3 Sätze à 8-10
E 3 Sätze à 10-12
F 3 Sätze à 12-15
J 3 Sätze à 12-15
N 15
P 30 je Seite
S 25

Tag 4:
Pause

Tag 5:
A 3 Sätze à 8-10
C 3 Sätze à 8-10
E 3 Sätze à 10-12
F 3 Sätze à 12-15
J 3 Sätze à 12-15
N 15
P 30 je Seite
S 25

Tag 6:
Cardio 30-45 Min.

Tag 7:
Pause

Profis 1

Tag 1:
A 3 Sätze à 8-10
C 3 Sätze à 8-10
E 3 Sätze à 10-12
F 3 Sätze à 12-15
J 3 Sätze à 12-15
K 3 Sätze à 10-12
N 15
P 30 je Seite
R 20
S 25

Tag 2:
Cardio 30-45 Min.

Tag 3:
A 3 Sätze à 8-10
C 3 Sätze à 8-10
E 3 Sätze à 10-12
F 3 Sätze à 12-15
J 3 Sätze à 12-15
K 3 Sätze à 10-12
N 15
P 30 je Seite
R 20
S 25

Tag 4:
Cardio 30-45 Min.

Tag 5:
A 3 Sätze à 8-10
C 3 Sätze à 8-10
E 3 Sätze à 10-12
F 3 Sätze à 12-15
J 3 Sätze à 12-15
K 3 Sätze à 10-12
N 15
P 30 je Seite
R 20
S 25

Tag 6:
Cardio 30-45 Min.

Tag 7:
Pause

TRAININGSPLAN 2

Einsteiger 2

Tag 1:
B 3 Sätze à 8-10
D 3 Sätze à 8-10
G 3 Sätze à 12-15
H 3 Sätze à 12-15
I 3 Sätze à 12-15
L 3 Sätze à 12-15

Tag 2:
Pause

Tag 3:
B 3 Sätze à 8-10
D 3 Sätze à 8-10
G 3 Sätze à 12-15
H 3 Sätze à 12-15
I 3 Sätze à 12-15
L 3 Sätze à 12-15

Tag 4:
Pause

Tag 5:
B 3 Sätze à 8-10
D 3 Sätze à 8-10
G 3 Sätze à 12-15
H 3 Sätze à 12-15
I 3 Sätze à 12-15
L 3 Sätze à 12-15

Tag 6:
Cardio 30-45 Min.

Tag 7:
Pause

Fortgeschrittene 2

Tag 1:
B 3 Sätze à 8-10
D 3 Sätze à 8-10
G 3 Sätze à 12-15
H 3 Sätze à 12-15
I 3 Sätze à 12-15
L 3 Sätze à 12-15
M 3 Sätze à 20
O 3 Sätze à 30 Sek. – 2 Min.

Tag 2:
Cardio 30-45 Min.

Tag 3:
B 3 Sätze à 8-10
D 3 Sätze à 8-10
G 3 Sätze à 12-15
H 3 Sätze à 12-15
I 3 Sätze à 12-15
L 3 Sätze à 12-15
M 3 Sätze à 20
O 3 Sätze à 30 Sek. – 2 Min.

Tag 4:
Pause

Tag 5:
B 3 Sätze à 8-10
D 3 Sätze à 8-10
G 3 Sätze à 12-15
H 3 Sätze à 12-15
I 3 Sätze à 12-15
L 3 Sätze à 12-15
M 3 Sätze à 20
O 3 Sätze à 30 Sek. – 2 Min.

Tag 6:
Cardio 30-45 Min.

Tag 7:
Pause

Profis 2

Tag 1:
B 3 Sätze à 8-10
D 3 Sätze à 8-10
G 3 Sätze à 12-15
H 3 Sätze à 12-15
I 3 Sätze à 12-15
L 3 Sätze à 12-15
M 3 Sätze à 20
O 3 Sätze à 30 Sek. – 2 Min.
Q 3 Sätze à 15
T 3 Sätze à 20

Tag 2:
Cardio 30-45 Min.

Tag 3:
B 3 Sätze à 8-10
D 3 Sätze à 8-10
G 3 Sätze à 12-15
H 3 Sätze à 12-15
I 3 Sätze à 12-15
L 3 Sätze à 12-15
M 3 Sätze à 20
O 3 Sätze à 30 Sek. – 2 Min.
Q 3 Sätze à 15
T 3 Sätze à 20

Tag 4:
Cardio 30-45 Min.

Tag 5:
B 3 Sätze à 8-10
D 3 Sätze à 8-10
G 3 Sätze à 12-15
H 3 Sätze à 12-15
I 3 Sätze à 12-15
L 3 Sätze à 12-15
M 3 Sätze à 20
O 3 Sätze à 30 Sek. – 2 Min.
Q 3 Sätze à 15
T 3 Sätze à 20

Tag 6:
Cardio 30-45 Min.

Tag 7:
Pause

BASKETBALL

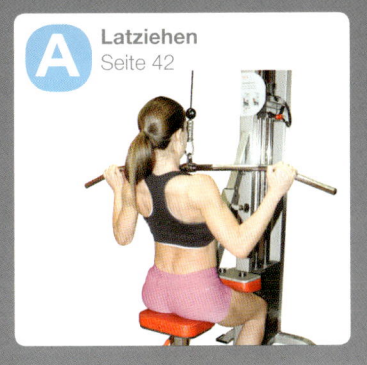

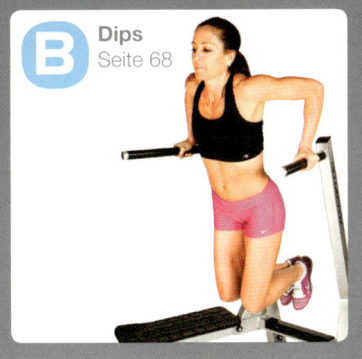

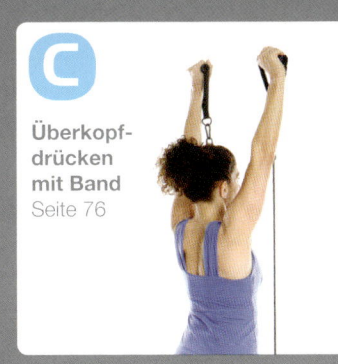

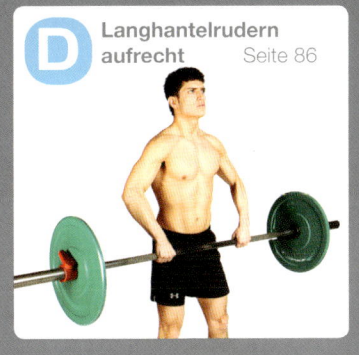

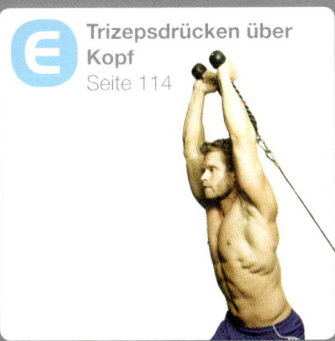

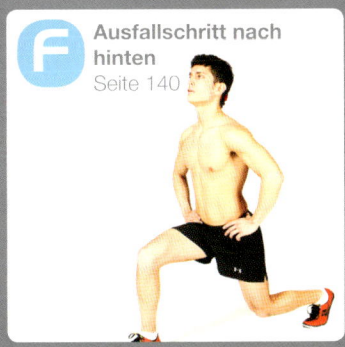

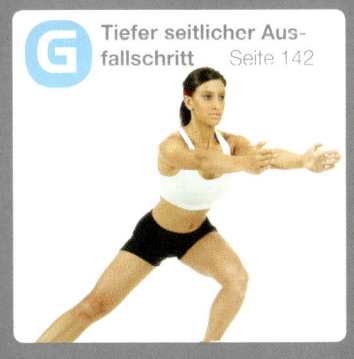

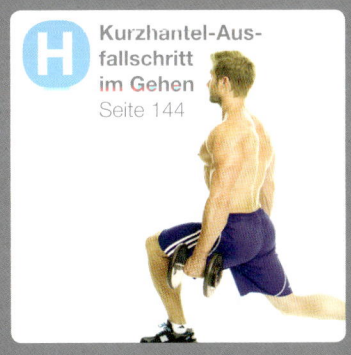

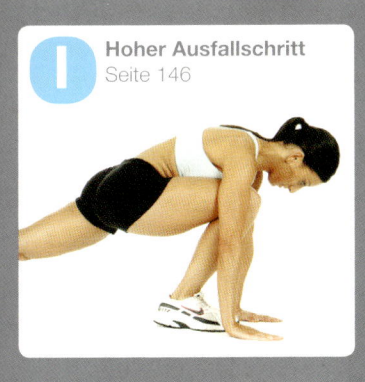

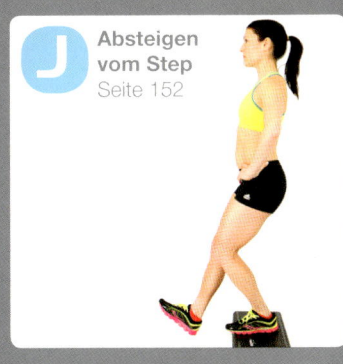

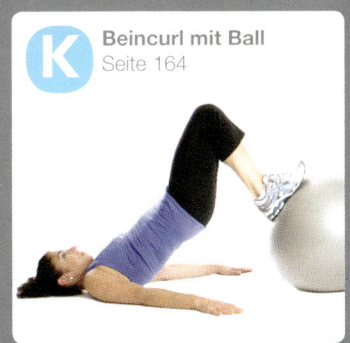

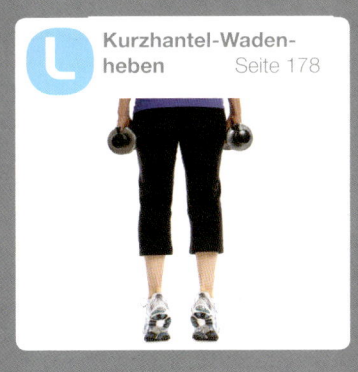

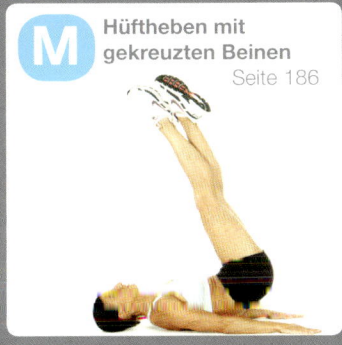

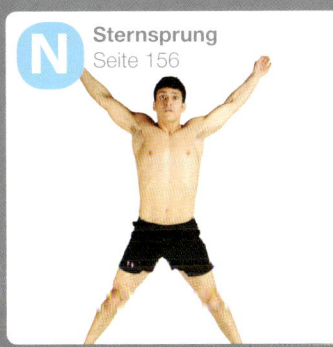

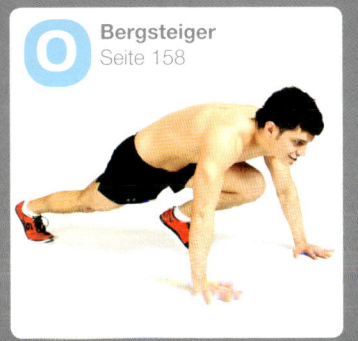

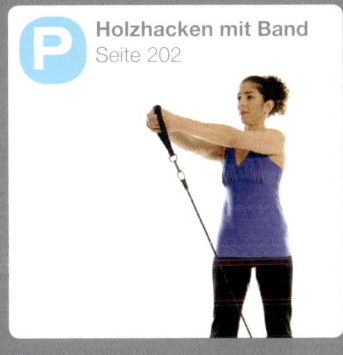

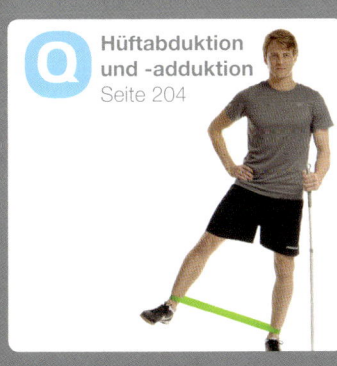

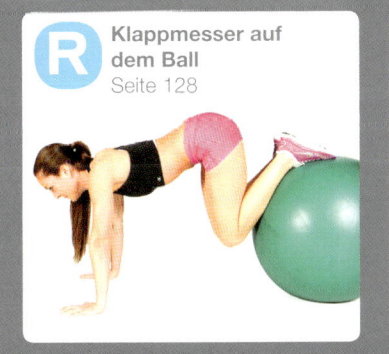

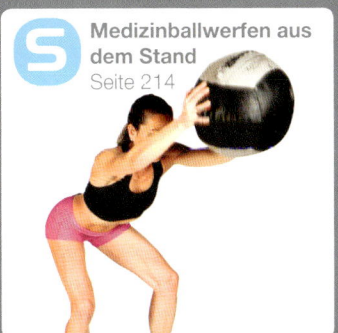

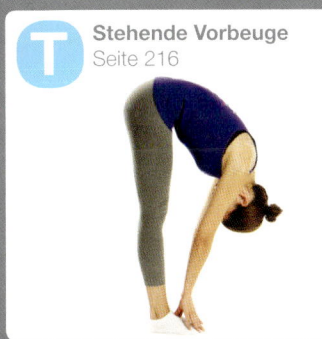

WORKOUTS

A Latziehen — Seite 42	**B** Dips — Seite 68	**C** Überkopfdrücken mit Band — Seite 76	**D** Langhantelrudern aufrecht — Seite 86
E Trizepsdrücken über Kopf — Seite 114	**F** Ausfallschritt nach hinten — Seite 140	**G** Tiefer seitlicher Ausfallschritt — Seite 142	**H** Kurzhantel-Ausfallschritt im Gehen — Seite 144
I Hoher Ausfallschritt — Seite 146	**J** Absteigen vom Step — Seite 152	**K** Beincurl mit Ball — Seite 164	**L** Kurzhantel-Wadenheben — Seite 178
M Hüftheben mit gekreuzten Beinen — Seite 186	**N** Sternsprung — Seite 156	**O** Bergsteiger — Seite 158	**P** Holzhacken mit Band — Seite 202
Q Hüftabduktion und -adduktion — Seite 204	**R** Klappmesser auf dem Ball — Seite 128	**S** Medizinballwerfen aus dem Stand — Seite 214	**T** Stehende Vorbeuge — Seite 216

267

BOGEN-SCHIESSEN

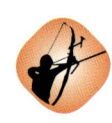

Beim Bogenschießen benötigt man eine starke Rücken- und Schultermuskulatur sowie einen gut trainierten Bizeps, um die Bogensehne zu spannen. Kräftige Oberarme werden gebraucht, um mit ruhiger Hand zielen zu können. Ein durchtrainierter Oberkörper ist unerlässlich für die Bewahrung von Stabilität und Gleichgewicht. Die Oberschenkelmuskulatur sowie die Gesäßmuskeln sind gefordert, um Hüfte und Knie beim Strecken zu unterstützen. Dieses Workout hilft Ihnen, noch häufiger ins Schwarze zu treffen.

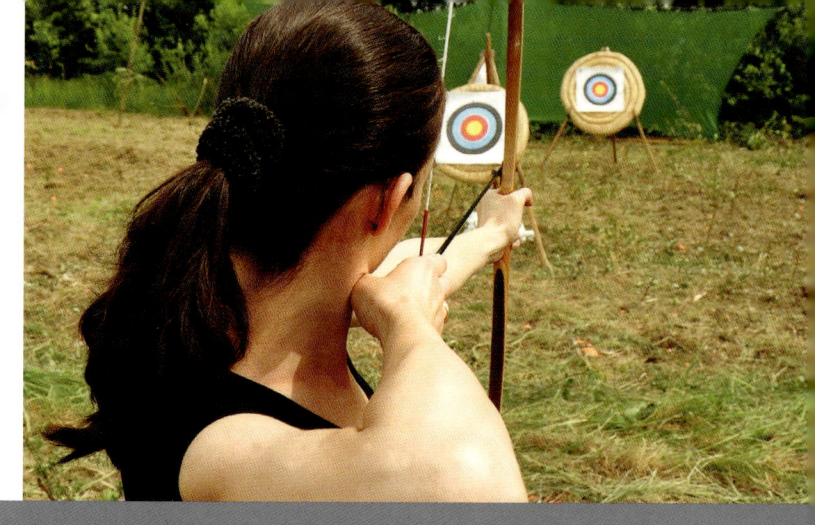

SPORTSPEZIFISCHE WORKOUTS

TRAININGSPLAN 1

Einsteiger 1

Tag 1:
A 3 Sätze à 8-10
C 3 Sätze à 8-10
D 3 Sätze à 8-10
E 3 Sätze à 8-10
G 3 Sätze à 12-15
H 3 Sätze à 10-12

Tag 2:
Pause

Tag 3:
A 3 Sätze à 8-10
C 3 Sätze à 8-10
D 3 Sätze à 8-10
E 3 Sätze à 8-10
G 3 Sätze à 12-15
H 3 Sätze à 10-12

Tag 4:
Pause

Tag 5:
A 3 Sätze à 8-10
C 3 Sätze à 8-10
D 3 Sätze à 8-10
E 3 Sätze à 8-10
G 3 Sätze à 12-15
H 3 Sätze à 10-12

Tag 6:
Cardio 30-45 Min.

Tag 7:
Pause

Fortgeschrittene 1

Tag 1:
A 3 Sätze à 8-10
C 3 Sätze à 8-10
D 3 Sätze à 8-10
E 3 Sätze à 8-10
G 3 Sätze à 12-15
H 3 Sätze à 10-12
J 3 Sätze à 15-20
K 3 Sätze à 15-20

Tag 2:
Cardio 30-45 Min.

Tag 3:
A 3 Sätze à 8-10
C 3 Sätze à 8-10
D 3 Sätze à 8-10
E 3 Sätze à 8-10
G 3 Sätze à 12-15
H 3 Sätze à 10-12
J 3 Sätze à 15-20
K 3 Sätze à 15-20

Tag 4:
Pause

Tag 5:
A 3 Sätze à 8-10
C 3 Sätze à 8-10
D 3 Sätze à 8-10
E 3 Sätze à 8-10
G 3 Sätze à 12-15
H 3 Sätze à 10-12
J 3 Sätze à 15-20
K 3 Sätze à 15-20

Tag 6:
Cardio 30-45 Min.

Tag 7:
Pause

Profis 1

Tag 1:
A 3 Sätze à 8-10
C 3 Sätze à 8-10
D 3 Sätze à 8-10
E 3 Sätze à 8-10
G 3 Sätze à 12-15
H 3 Sätze à 10-12
J 3 Sätze à 15-20
K 3 Sätze à 15-20
Q 30 je Seite
R 3 Sätze à 8-10

Tag 2:
Cardio 30-45 Min.

Tag 3:
A 3 Sätze à 8-10
C 3 Sätze à 8-10
D 3 Sätze à 8-10
E 3 Sätze à 8-10
G 3 Sätze à 12-15
H 3 Sätze à 10-12
J 3 Sätze à 15-20
K 3 Sätze à 15-20
Q 30 je Seite
R 3 Sätze à 8-10

Tag 4:
Cardio 30-45 Min.

Tag 5:
A 3 Sätze à 8-10
C 3 Sätze à 8-10
D 3 Sätze à 8-10
E 3 Sätze à 8-10
G 3 Sätze à 12-15
H 3 Sätze à 10-12
J 3 Sätze à 15-20
K 3 Sätze à 15-20
Q 30 je Seite
R 3 Sätze à 8-10

Tag 6:
Cardio 30-45 Min.

Tag 7:
Pause

TRAININGSPLAN 2

Einsteiger 2

Tag 1:
B 3 Sätze à 8-10
F 3 Sätze à 10-12
I 3 Sätze à 12-15
L 3 Sätze à 12-15
M 3 Sätze à 12-15
N 3 Sätze à 25

Tag 2:
Pause

Tag 3:
B 3 Sätze à 8-10
F 3 Sätze à 10-12
I 3 Sätze à 12-15
L 3 Sätze à 12-15
M 3 Sätze à 12-15
N 3 Sätze à 25

Tag 4:
Pause

Tag 5:
B 3 Sätze à 8-10
F 3 Sätze à 10-12
I 3 Sätze à 12-15
L 3 Sätze à 12-15
M 3 Sätze à 12-15
N 3 Sätze à 25

Tag 6:
Cardio 30-45 Min.

Tag 7:
Pause

Fortgeschrittene 2

Tag 1:
B 3 Sätze à 8-10
F 3 Sätze à 10-12
I 3 Sätze à 12-15
L 3 Sätze à 12-15
M 3 Sätze à 12-15
N 3 Sätze à 25
O 3 Sätze à 15
P 3 Sätze à 25

Tag 2:
Cardio 30-45 Min.

Tag 3:
B 3 Sätze à 8-10
F 3 Sätze à 10-12
I 3 Sätze à 12-15
L 3 Sätze à 12-15
M 3 Sätze à 12-15
N 3 Sätze à 25
O 3 Sätze à 15
P 3 Sätze à 25

Tag 4:
Pause

Tag 5:
B 3 Sätze à 8-10
F 3 Sätze à 10-12
I 3 Sätze à 12-15
L 3 Sätze à 12-15
M 3 Sätze à 12-15
N 3 Sätze à 25
O 3 Sätze à 15
P 3 Sätze à 25

Tag 6:
Cardio 30-45 Min.

Tag 7:
Pause

Profis 2

Tag 1:
B 3 Sätze à 8-10
F 3 Sätze à 10-12
I 3 Sätze à 12-15
L 3 Sätze à 12-15
M 3 Sätze à 12-15
N 3 Sätze à 25
O 3 Sätze à 15
P 3 Sätze à 25
S 3 Sätze à 20
T 3 Sätze à 20

Tag 2:
Cardio 30-45 Min.

Tag 3:
B 3 Sätze à 8-10
F 3 Sätze à 10-12
I 3 Sätze à 12-15
L 3 Sätze à 12-15
M 3 Sätze à 12-15
N 3 Sätze à 25
O 3 Sätze à 15
P 3 Sätze à 25
S 3 Sätze à 20
T 3 Sätze à 20

Tag 4:
Cardio 30-45 Min.

Tag 5:
B 3 Sätze à 8-10
F 3 Sätze à 10-12
I 3 Sätze à 12-15
L 3 Sätze à 12-15
M 3 Sätze à 12-15
N 3 Sätze à 25
O 3 Sätze à 15
P 3 Sätze à 25
S 3 Sätze à 20
T 3 Sätze à 20

Tag 6:
Cardio 30-45 Min.

Tag 7:
Pause

BOGENSCHIESSEN

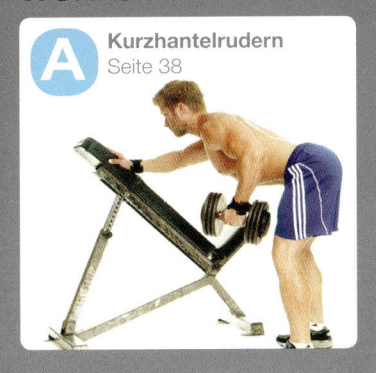

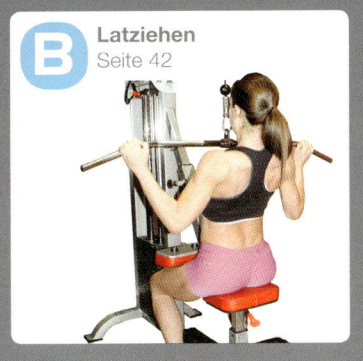

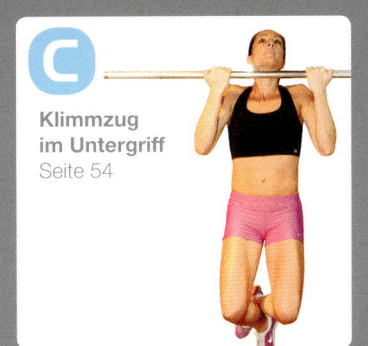

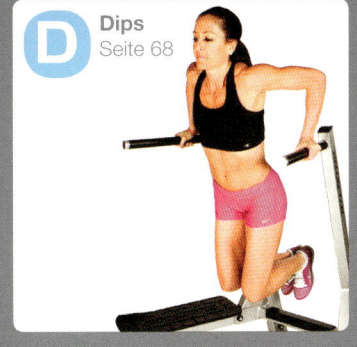

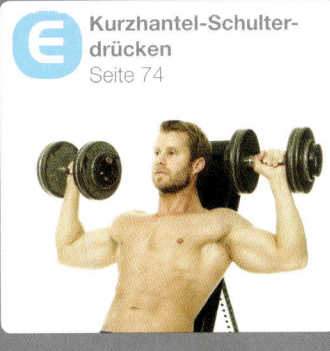

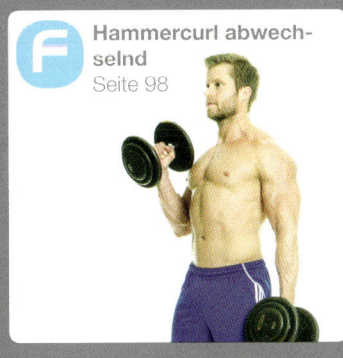

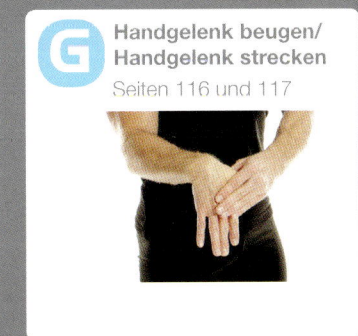

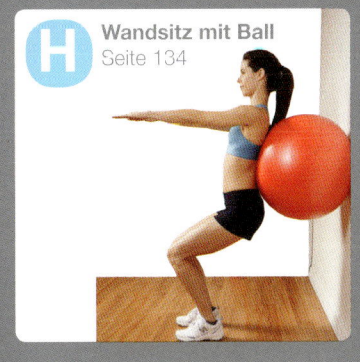

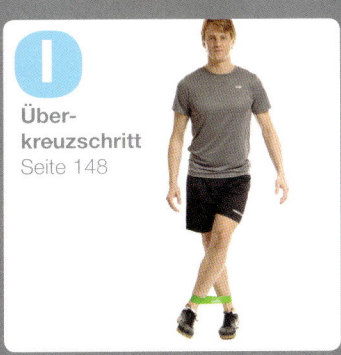

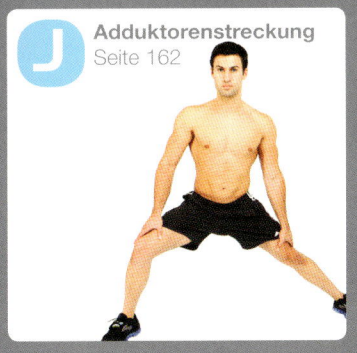

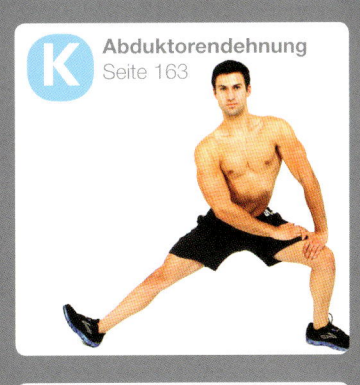

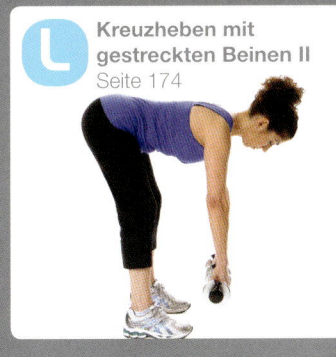

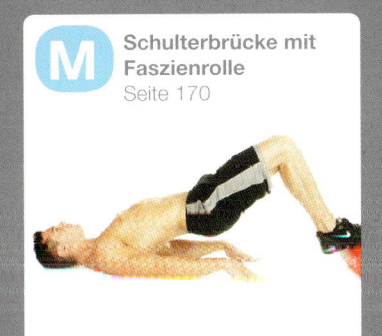

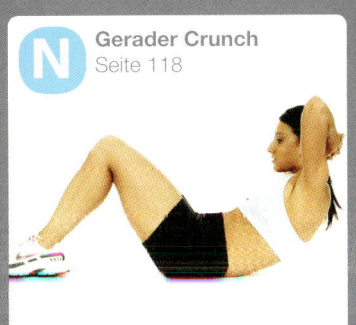

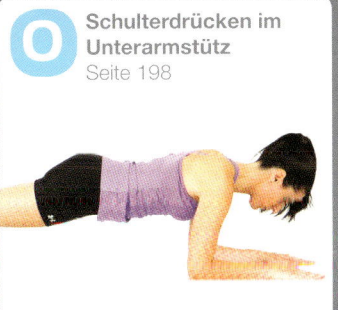

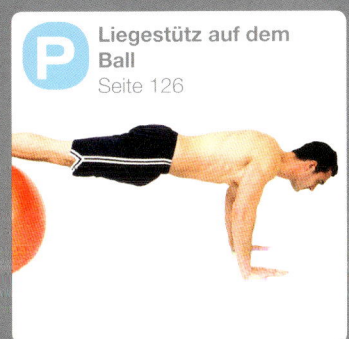

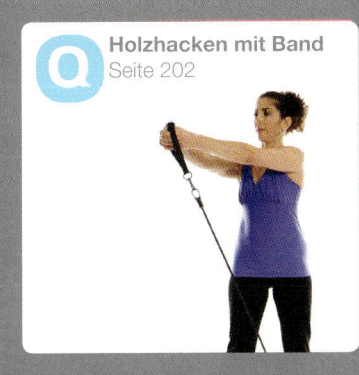

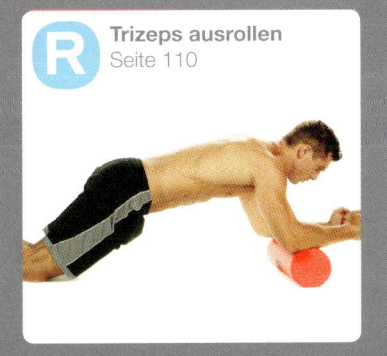

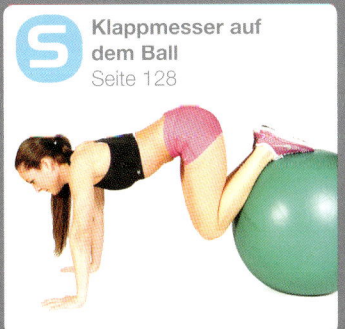

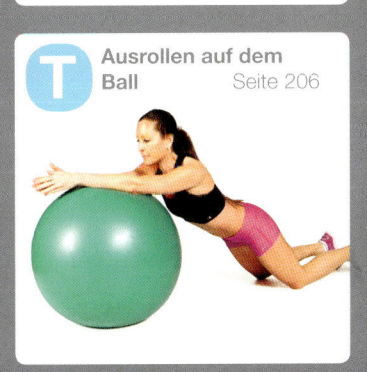

WORKOUTS

A Kurzhantelrudern
Seite 38

B Latziehen
Seite 42

C Klimmzug im Untergriff
Seite 54

D Dips
Seite 68

E Kurzhantel-Schulterdrücken
Seite 74

F Hammercurl abwechselnd
Seite 98

G Handgelenk beugen/ Handgelenk strecken
Seiten 116 und 117

H Wandsitz mit Ball
Seite 134

I Überkreuzschritt
Seite 148

J Adduktorenstreckung
Seite 162

K Abduktorendehnung
Seite 163

L Kreuzheben mit gestreckten Beinen II
Seite 174

M Schulterbrücke mit Faszienrolle
Seite 170

N Gerader Crunch
Seite 118

O Schulterdrücken im Unterarmstütz
Seite 198

P Liegestütz auf dem Ball
Seite 126

Q Holzhacken mit Band
Seite 202

R Trizeps ausrollen
Seite 110

S Klappmesser auf dem Ball
Seite 128

T Ausrollen auf dem Ball
Seite 206

SPORTSPEZIFISCHE WORKOUTS

BOXEN

Boxen ist ein knallharter Kampfsport, der kompakte Muskeln erfordert, die Explosivkraft und Treffergenauigkeit bewirken. Alle Hauptmuskeln müssen bei Schlagkombinationen synergistisch arbeiten, ferner sind Ausdauer und Kraft unentbehrlich. Es ist besser, die Schläge des Gegners zu parieren als eigene Treffer zu landen, und daher sind ein austrainierter Oberkörper und kräftige Beine wichtig, um den Gegner im Ring erfolgreich „auszutänzeln". Dieses intensive Workout kann Ihnen zu einem stahlharten Körper verhelfen.

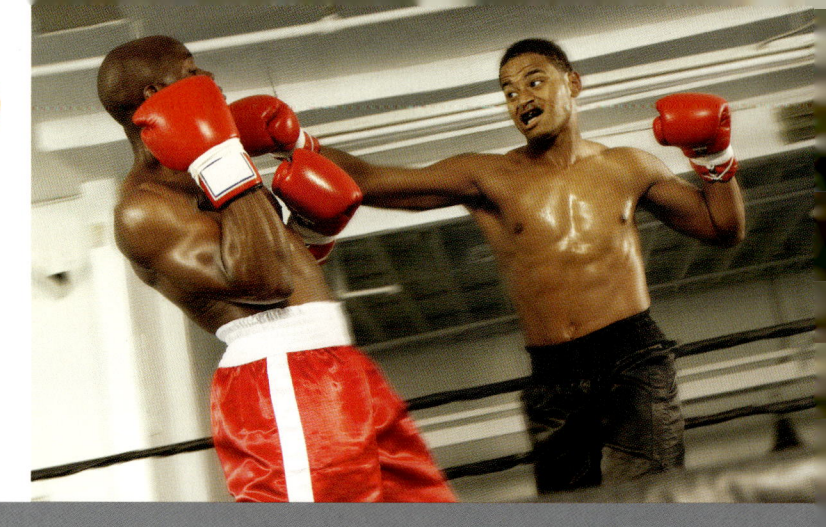

TRAININGSPLAN 1

Einsteiger 1

Tag 1:
A 3 Sätze à 8-10
B 3 Sätze à 8-10
E 3 Sätze à 8-10
I 3 Sätze à 10-12
K 3 Sätze à 10-12
S 20 je Seite

Tag 2:
Pause

Tag 3:
A 3 Sätze à 8-10
B 3 Sätze à 8-10
E 3 Sätze à 8-10
I 3 Sätze à 10-12
K 3 Sätze à 10-12
S 20 je Seite

Tag 4:
Pause

Tag 5:
A 3 Sätze à 8-10
B 3 Sätze à 8-10
E 3 Sätze à 8-10
I 3 Sätze à 10-12
K 3 Sätze à 10-12
S 20 je Seite

Tag 6:
Cardio 30-45 Min.

Tag 7:
Pause

Fortgeschrittene 1

Tag 1:
A 3 Sätze à 8-10
B 3 Sätze à 8-10
E 3 Sätze à 8-10
F 20 x
I 3 Sätze à 10-12
K 3 Sätze à 10-12
L 3 Sätze à 12-15
S 20 je Seite

Tag 2:
Cardio 30-45 Min.

Tag 3:
A 3 Sätze à 8-10
B 3 Sätze à 8-10
E 3 Sätze à 8-10
F 20 x
I 3 Sätze à 10-12
K 3 Sätze à 10-12
L 3 Sätze à 12-15
S 20 je Seite

Tag 4:
Pause

Tag 5:
A 3 Sätze à 8-10
B 3 Sätze à 8-10
E 3 Sätze à 8-10
F 20
I 3 Sätze à 10-12
K 3 Sätze à 10-12
L 3 Sätze à 12-15
S 20 je Seite

Tag 6:
Cardio 30-45 Min.

Tag 7:
Pause

Profis 1

Tag 1:
A 3 Sätze à 8-10
B 3 Sätze à 8-10
E 3 Sätze à 8-10
F 20 x
I 3 Sätze à 10-12
K 3 Sätze à 10-12
L 3 Sätze à 12-15
O 3 Sätze à 12-15
S 20 je Seite
T 25 x

Tag 2:
Cardio 30-45 Min.

Tag 3:
A 3 Sätze à 8-10
B 3 Sätze à 8-10
E 3 Sätze à 8-10
F 20 x
I 3 Sätze à 10-12
K 3 Sätze à 10-12
L 3 Sätze à 12-15
O 3 Sätze à 12-15
S 20 je Seite
T 25 x

Tag 4:
Cardio 30-45 Min.

Tag 5:
A 3 Sätze à 8-10
B 3 Sätze à 8-10
E 3 Sätze à 8-10
F 20 x
I 3 Sätze à 10-12
K 3 Sätze à 10-12
L 3 Sätze à 12-15
O 3 Sätze à 12-15
S 20 je Seite
T 25 x

Tag 6:
Cardio 30-45 Min.

Tag 7:
Pause

TRAININGSPLAN 2

Einsteiger 2

Tag 1:
C 3 Sätze à 12-15
D 3 Sätze à 8-10
G 3 Sätze à 15
H 3 Sätze à 12-15
J 3 Sätze à 10-12
M 3 Sätze à 15-20

Tag 2:
Pause

Tag 3:
C 3 Sätze à 12-15
D 3 Sätze à 8-10
G 3 Sätze à 15
H 3 Sätze à 12-15
J 3 Sätze à 10-12
M 3 Sätze à 15-20

Tag 4:
Pause

Tag 5:
C 3 Sätze à 12-15
D 3 Sätze à 8-10
G 3 Sätze à 15
H 3 Sätze à 12-15
J 3 Sätze à 10-12
M 3 Sätze à 15-20

Tag 6:
Cardio 30-45 Min.

Tag 7:
Pause

Fortgeschrittene 2

Tag 1:
C 3 Sätze à 12-15
D 3 Sätze à 8-10
G 3 Sätze à 15
H 3 Sätze à 12-15
J 3 Sätze à 10-12
M 3 Sätze à 15-20
N 3 Sätze à 15-20
P 3 Sätze à 12-15

Tag 2:
Cardio 30-45 Min.

Tag 3:
C 3 Sätze à 12-15
D 3 Sätze à 8-10
G 3 Sätze à 15
H 3 Sätze à 12-15
J 3 Sätze à 10-12
M 3 Sätze à 15-20
N 3 Sätze à 15-20
P 3 Sätze à 12-15

Tag 4:
Pause

Tag 5:
C 3 Sätze à 12-15
D 3 Sätze à 8-10
G 3 Sätze à 15
H 3 Sätze à 12-15
J 3 Sätze à 10-12
M 3 Sätze à 15-20
N 3 Sätze à 15-20
P 3 Sätze à 12-15

Tag 6:
Cardio 30-45 Min.

Tag 7:
Pause

Profis 2

Tag 1:
C 3 Sätze à 12-15
D 3 Sätze à 8-10
G 3 Sätze à 15
H 3 Sätze à 12-15
J 3 Sätze à 10-12
M 3 Sätze à 15-20
N 3 Sätze à 15-20
P 3 Sätze à 12-15
Q 3 Sätze à 15
R 3 Sätze à 20

Tag 2:
Cardio 30-45 Min.

Tag 3:
C 3 Sätze à 12-15
D 3 Sätze à 8-10
G 3 Sätze à 15
H 3 Sätze à 12-15
J 3 Sätze à 10-12
M 3 Sätze à 15-20
N 3 Sätze à 15-20
P 3 Sätze à 12-15
Q 3 Sätze à 15
R 3 Sätze à 20

Tag 4:
Cardio 30-45 Min.

Tag 5:
C 3 Sätze à 12-15
D 3 Sätze à 8-10
G 3 Sätze à 15
H 3 Sätze à 12-15
J 3 Sätze à 10-12
M 3 Sätze à 15-20
N 3 Sätze à 15-20
P 3 Sätze à 12-15
Q 3 Sätze à 15
R 3 Sätze à 20

Tag 6:
Cardio 30-45 Min.

Tag 7:
Pause

BOXEN

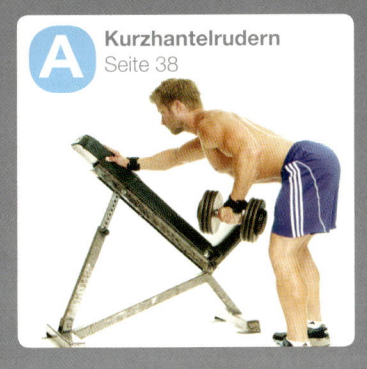

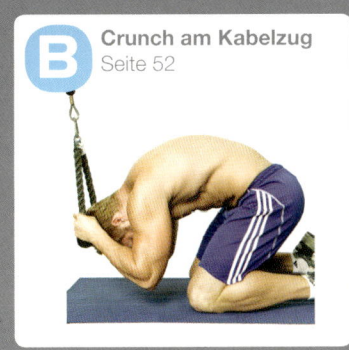

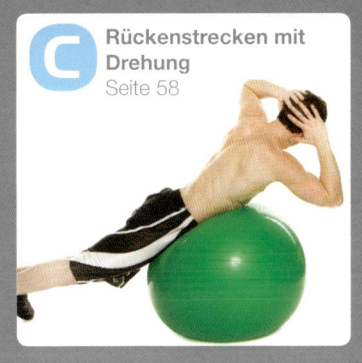

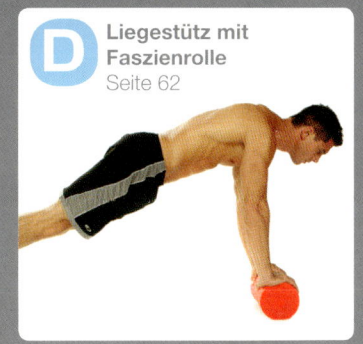

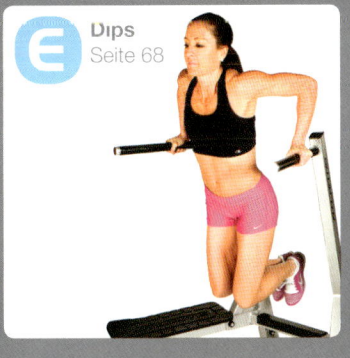

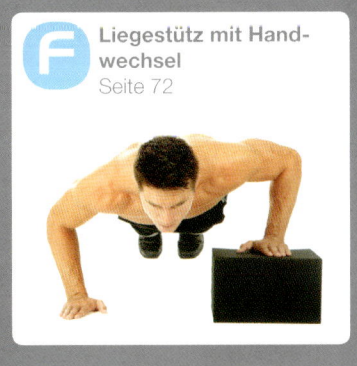

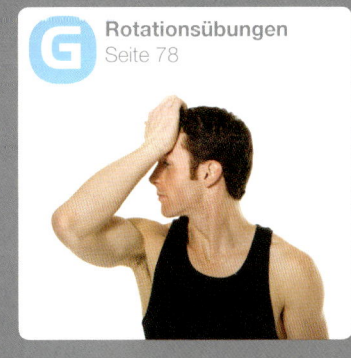

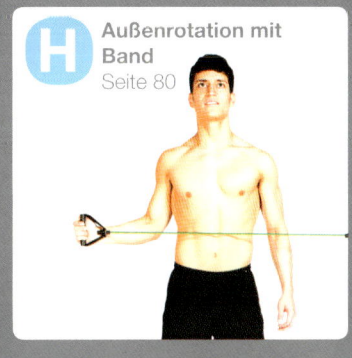

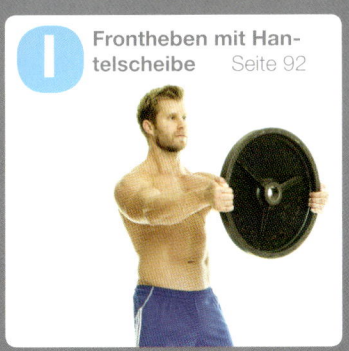

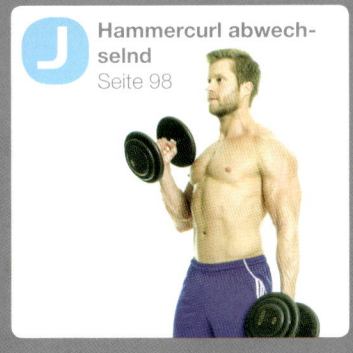

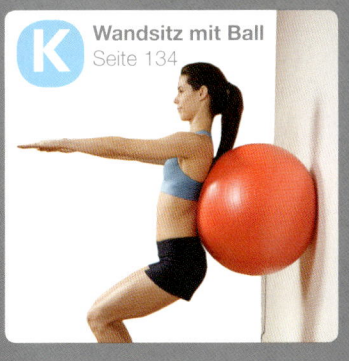

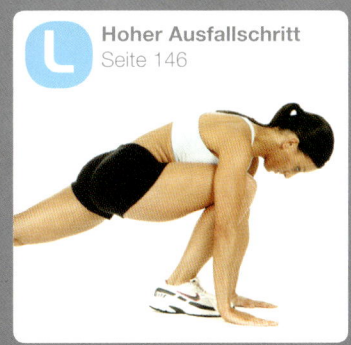

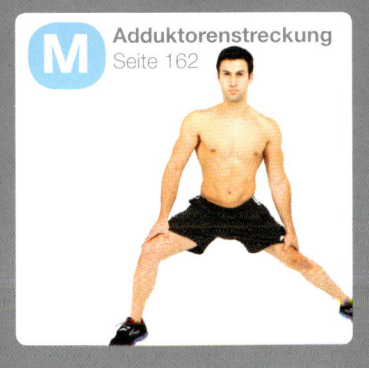

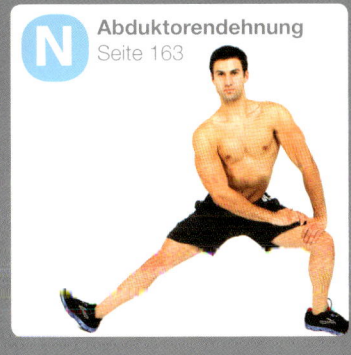

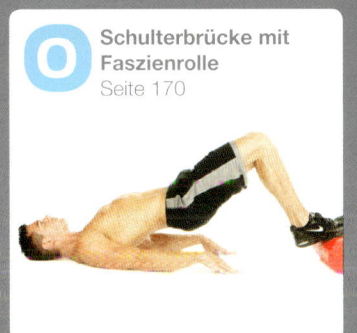

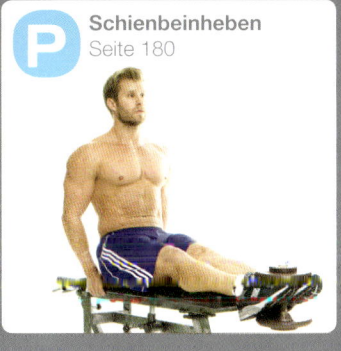

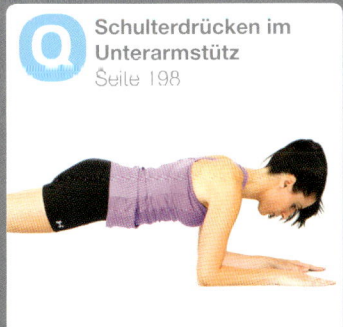

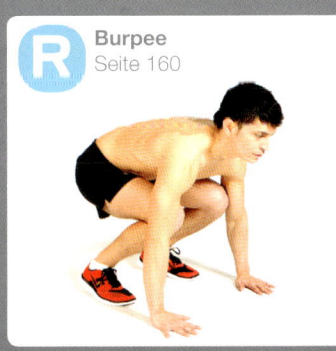

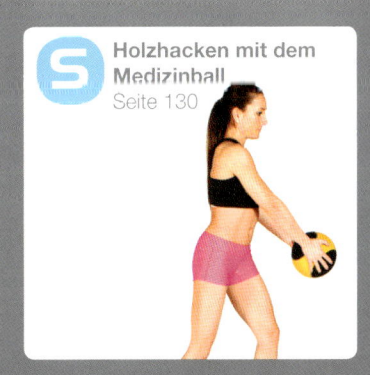

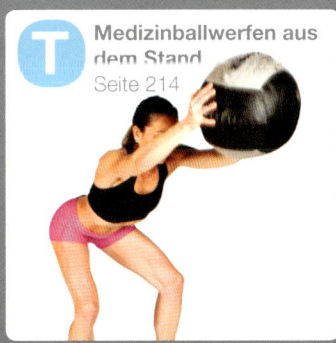

WORKOUTS

A Kurzhantelrudern — Seite 38	**B** Crunch am Kabelzug — Seite 52	**C** Rückenstrecken mit Drehung — Seite 58	**D** Liegestütz mit Faszienrolle — Seite 62
E Dips — Seite 68	**F** Liegestütz mit Handwechsel — Seite 72	**G** Rotationsübungen — Seite 78	**H** Außenrotation mit Band — Seite 80
I Frontheben mit Hantelscheibe — Seite 92	**J** Hammercurl abwechselnd — Seite 98	**K** Wandsitz mit Ball — Seite 134	**L** Hoher Ausfallschritt — Seite 146
M Adduktorenstreckung — Seite 162	**N** Abduktorendehnung — Seite 163	**O** Schulterbrücke mit Faszienrolle — Seite 170	**P** Schienbeinheben — Seite 180
Q Schulterdrücken im Unterarmstütz — Seite 198	**R** Burpee — Seite 160	**S** Holzhacken mit dem Medizinball — Seite 130	**T** Medizinballwerfen aus dem Stand — Seite 214

271

CANADIER FAHREN

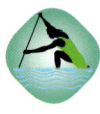

Wichtige Muskeln, die beim Paddeln mit einem Canadier benötigt werden, sind die schrägen Bauchmuskeln, der Latissimus, der Trizeps, der Bizeps und die Unterarme. Wenn Sie die Wasserbewegungen mit Ihrem Körper allerdings ausgleichen müssen, dann sind Sie auf starke Rumpfmuskeln angewiesen. Erfahrene Paddler setzen Ihren ganzen Körper ein, vor allem ihre starken Bein- und Hüftmuskeln, um jeden Paddelschlag zu steuern. Dieses Workout wird Ihnen helfen, die Kraft Ihrer beim Paddeln beanspruchten Muskeln zu steigern.

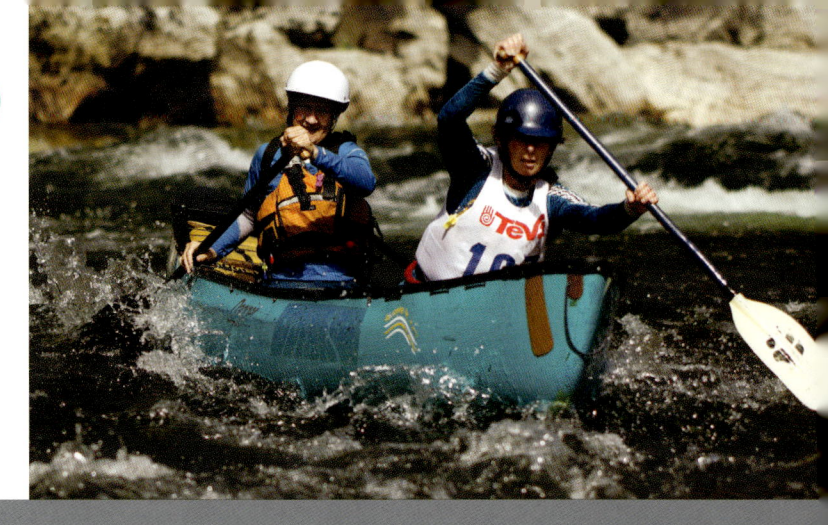

SPORTSPEZIFISCHE WORKOUTS

TRAININGSPLAN 1

Einsteiger 1

Tag 1:
A 3 Sätze à 8-10
E 3 Sätze à 8-10
F 3 Sätze à 15
H 3 Sätze à 10-12
I 3 Sätze à 10-12
R 20 je Seite

Tag 2:
Pause

Tag 3:
A 3 Sätze à 8-10
E 3 Sätze à 8-10
F 3 Sätze à 15
H 3 Sätze à 10-12
I 3 Sätze à 10-12
R 20 je Seite

Tag 4:
Pause

Tag 5:
A 3 Sätze à 8-10
E 3 Sätze à 8-10
F 3 Sätze à 15
H 3 Sätze à 10-12
I 3 Sätze à 10-12
R 20 je Seite

Tag 6:
Cardio 30-45 Min.

Tag 7:
Pause

Fortgeschrittene 1

Tag 1:
A 3 Sätze à 8-10
B 3 Sätze à 8-10
E 3 Sätze à 8-10
F 3 Sätze à 15
H 3 Sätze à 10-12
I 3 Sätze à 10-12
J 3 Sätze à 12-15
R 20 je Seite

Tag 2:
Cardio 30-45 Min.

Tag 3:
A 3 Sätze à 8-10
B 3 Sätze à 8-10
E 3 Sätze à 8-10
F 3 Sätze à 15
H 3 Sätze à 10-12
I 3 Sätze à 10-12
J 3 Sätze à 12-15
R 20 je Seite

Tag 4:
Pause

Tag 5:
A 3 Sätze à 8-10
B 3 Sätze à 8-10
E 3 Sätze à 8-10
F 3 Sätze à 15
H 3 Sätze à 10-12
I 3 Sätze à 10-12
J 3 Sätze à 12-15
R 20 je Seite

Tag 6:
Cardio 30-45 Min.

Tag 7:
Pause

Profis 1

Tag 1:
A 3 Sätze à 8-10
B 3 Sätze à 8-10
E 3 Sätze à 8-10
F 3 Sätze à 15
H 3 Sätze à 10-12
I 3 Sätze à 10-12
J 3 Sätze à 12-15
K 3 Sätze à 12-15
R 20 je Seite
S 20 x

Tag 2:
Cardio 30-45 Min.

Tag 3:
A 3 Sätze à 8-10
B 3 Sätze à 8-10
E 3 Sätze à 8-10
F 3 Sätze à 15
H 3 Sätze à 10-12
I 3 Sätze à 10-12
J 3 Sätze à 12-15
K 3 Sätze à 12-15
R 20 je Seite
S 20 x

Tag 4:
Cardio 30-45 Min.

Tag 5:
A 3 Sätze à 8-10
B 3 Sätze à 8-10
E 3 Sätze à 8-10
F 3 Sätze à 15
H 3 Sätze à 10-12
I 3 Sätze à 10-12
J 3 Sätze à 12-15
K 3 Sätze à 12-15
R 20 je Seite
S 20 x

Tag 6:
Cardio 30-45 Min.

Tag 7:
Pause

TRAININGSPLAN 2

Einsteiger 2

Tag 1:
C 3 Sätze à 12-15
D 3 Sätze à 10-12
G 3 Sätze à 8-10
L 3 Sätze à 25
M 3 Sätze à 20
N 3 Sätze à 20

Tag 2:
Pause

Tag 3:
C 3 Sätze à 12-15
D 3 Sätze à 10-12
G 3 Sätze à 8-10
L 3 Sätze à 25
M 3 Sätze à 20
N 3 Sätze à 20

Tag 4:
Pause

Tag 5:
C 3 Sätze à 12-15
D 3 Sätze à 10-12
G 3 Sätze à 8-10
L 3 Sätze à 25
M 3 Sätze à 20
N 3 Sätze à 20

Tag 6:
Cardio 30-45 Min.

Tag 7:
Pause

Fortgeschrittene 2

Tag 1:
C 3 Sätze à 12-15
D 3 Sätze à 10-12
G 3 Sätze à 8-10
L 3 Sätze à 25
M 3 Sätze à 20
N 3 Sätze à 20
O 3 Sätze à 30
P 3 Sätze à 30-60 Sek./Seite

Tag 2:
Cardio 30-45 Min.

Tag 3:
C 3 Sätze à 12-15
D 3 Sätze à 10-12
G 3 Sätze à 8-10
L 3 Sätze à 25
M 3 Sätze à 20
N 3 Sätze à 20
O 3 Sätze à 30
P 3 Sätze à 30-60 Sek./Seite

Tag 4:
Pause

Tag 5:
C 3 Sätze à 12-15
D 3 Sätze à 10-12
G 3 Sätze à 8-10
L 3 Sätze à 25
M 3 Sätze à 20
N 3 Sätze à 20
O 3 Sätze à 30
P 3 Sätze à 30-60 Sek./Seite

Tag 6:
Cardio 30-45 Min.

Tag 7:
Pause

Profis 2

Tag 1:
C 3 Sätze à 12-15
D 3 Sätze à 10-12
G 3 Sätze à 8-10
L 3 Sätze à 25
M 3 Sätze à 20
N 3 Sätze à 20
O 3 Sätze à 30
P 3 Sätze à 30-60 Sek./Seite
Q 3 Sätze à 20
T 3 Sätze à 20

Tag 2:
Cardio 30-45 Min.

Tag 3:
C 3 Sätze à 12-15
D 3 Sätze à 10-12
G 3 Sätze à 8-10
L 3 Sätze à 25
M 3 Sätze à 20
N 3 Sätze à 20
O 3 Sätze à 30
P 3 Sätze à 30-60 Sek./Seite
Q 3 Sätze à 20
T 3 Sätze à 20

Tag 4:
Cardio 30-45 Min.

Tag 5:
C 3 Sätze à 12-15
D 3 Sätze à 10-12
G 3 Sätze à 8-10
L 3 Sätze à 25
M 3 Sätze à 20
N 3 Sätze à 20
O 3 Sätze à 30
P 3 Sätze à 30-60 Sek./Seite
Q 3 Sätze à 20
T 3 Sätze à 20

Tag 6:
Cardio 30-45 Min.

Tag 7:
Pause

CANADIER FAHREN

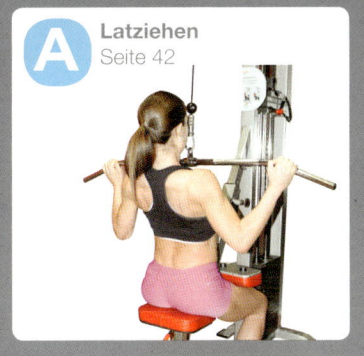

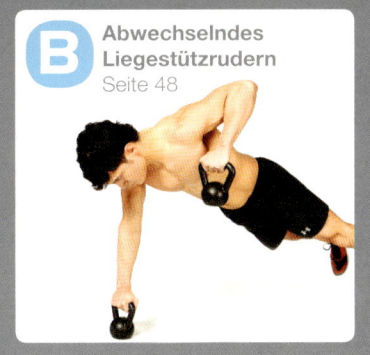

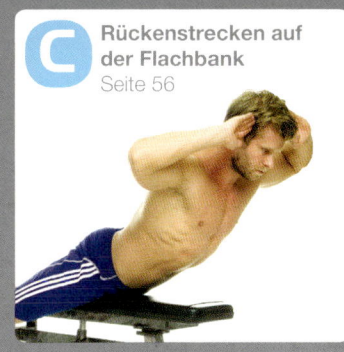

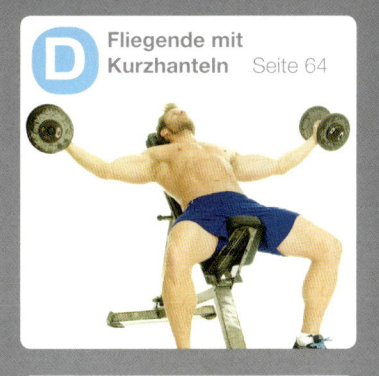

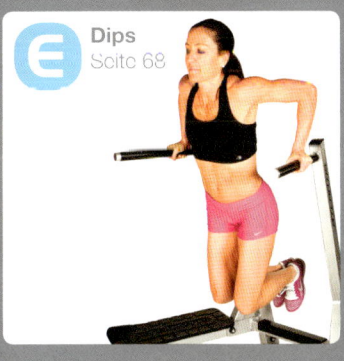

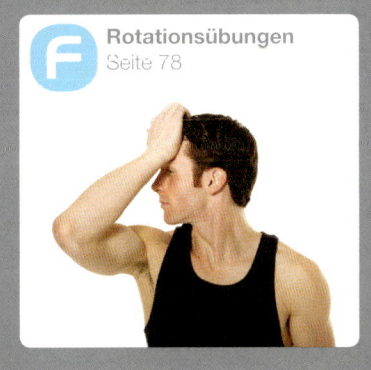

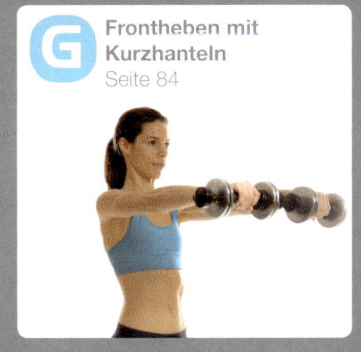

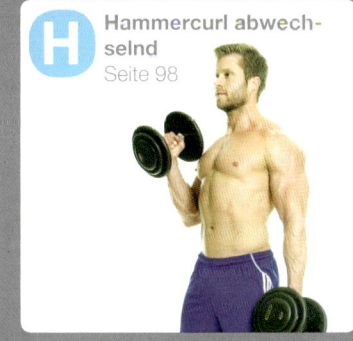

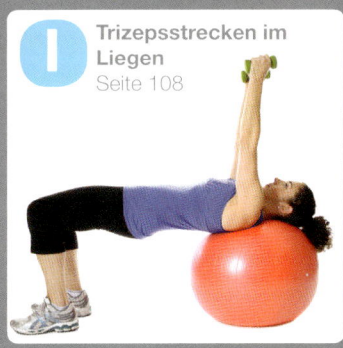

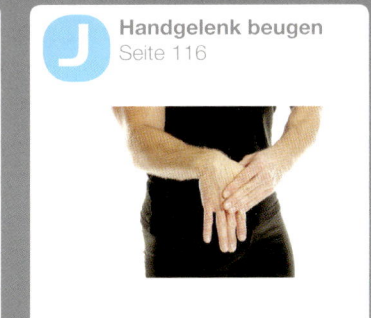

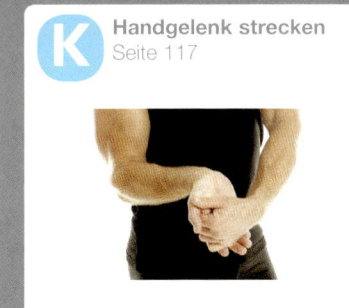

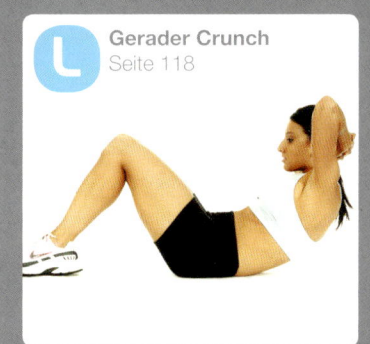

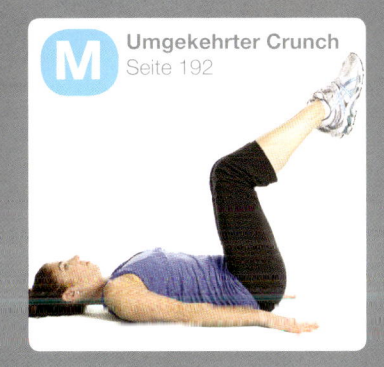

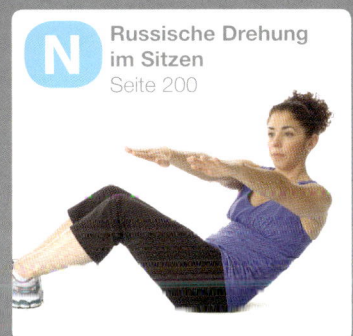

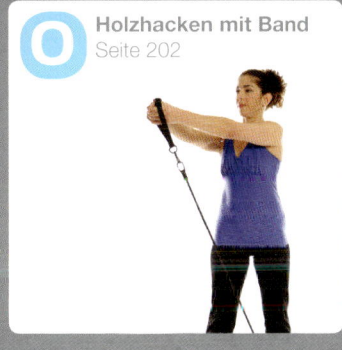

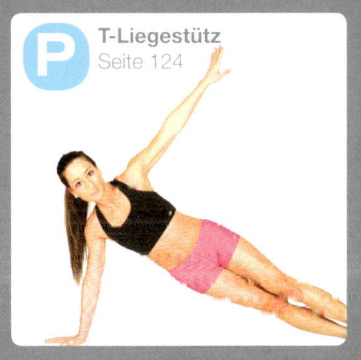

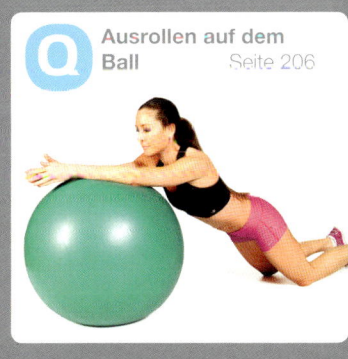

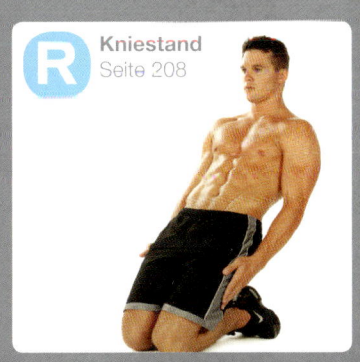

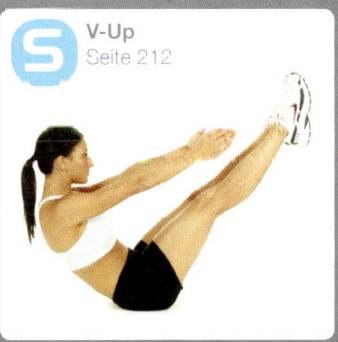

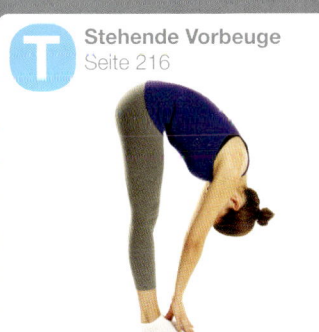

WORKOUTS

A Latziehen Seite 42

B Abwechselndes Liegestützrudern Seite 48

C Rückenstrecken auf der Flachbank Seite 56

D Fliegende mit Kurzhanteln Seite 64

E Dips Seite 68

F Rotationsübungen Seite 78

G Frontheben mit Kurzhanteln Seite 84

H Hammercurl abwechselnd Seite 98

I Trizepsstrecken im Liegen Seite 108

J Handgelenk beugen Seite 116

K Handgelenk strecken Seite 117

L Gerader Crunch Seite 118

M Umgekehrter Crunch Seite 192

N Russische Drehung im Sitzen Seite 200

O Holzhacken mit Band Seite 202

P T-Liegestütz Seite 124

Q Ausrollen auf dem Ball Seite 206

R Kniestand Seite 208

S V-Up Seite 212

T Stehende Vorbeuge Seite 216

273

SPORTSPEZIFISCHE WORKOUTS

CRICKET

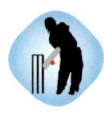

Egal, ob es um Schlagen, Bowlen oder Auffangen geht, das von Taktik geprägt Cricketspiel erfordert hohe Ausdauer, Stabilität und Kraft. Den Beinen kommt eine Schlüsselrolle zu, da sie mithilfe der Oberkörpermuskeln den Spielern Wendigkeit und Kraft verleihen. Es gibt eine Vielzahl von Verteidigungs- und Angriffsschlägen, für die eine ganze Reihe unterschiedlicher Muskeln beansprucht werden. Erfolgreiches Crickettraining richtet den Fokus auf Schnelligkeit, Flexibilität, Kraft und Explosivität statt auf die Bildung von Muskelmasse.

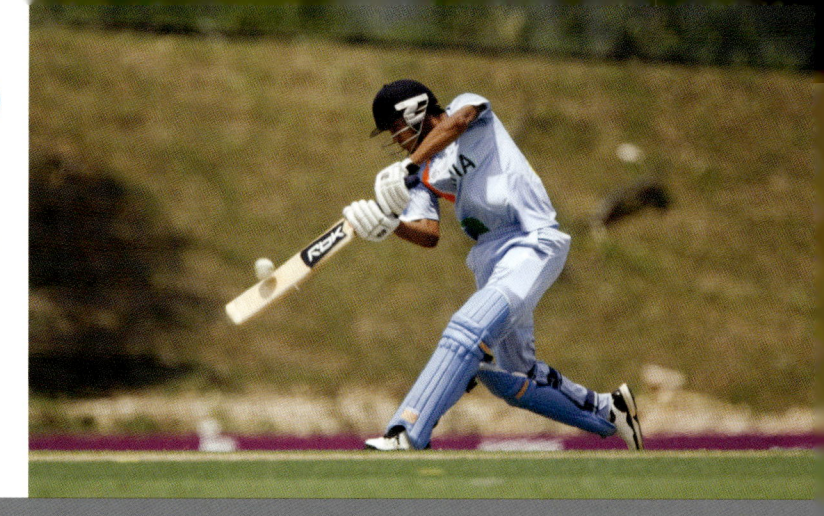

TRAININGSPLAN 1

Einsteiger 1

Tag 1:
A 3 Sätze à 8-10
C 3 Sätze à 12-15
F 3 Sätze à 10-12
H 3 Sätze à 10-12
N 20 Drehungen
O 20 je Seite

Tag 2:
Pause

Tag 3:
A 3 Sätze à 8-10
C 3 Sätze à 12-15
F 3 Sätze à 10-12
H 3 Sätze à 10-12
N 20 Drehungen
O 20 je Seite

Tag 4:
Pause

Tag 5:
A 3 Sätze à 8-10
C 3 Sätze à 12-15
F 3 Sätze à 10-12
H 3 Sätze à 10-12
N 20 Drehungen
O 20 je Seite

Tag 6:
Cardio 30-45 Min.

Tag 7:
Pause

Fortgeschrittene 1

Tag 1:
A 3 Sätze à 8-10
C 3 Sätze à 12-15
F 3 Sätze à 10-12
H 3 Sätze à 10-12
J 3 Sätze à 10-12
N 20 Drehungen
O 20 je Seite
T 25 Wiederholungen

Tag 2:
Cardio 30-45 Min.

Tag 3:
A 3 Sätze à 8-10
C 3 Sätze à 12-15
F 3 Sätze à 10-12
H 3 Sätze à 10-12
J 3 Sätze à 10-12
N 20 Drehungen
O 20 je Seite
T 25 Wiederholungen

Tag 4:
Pause

Tag 5:
A 3 Sätze à 8-10
C 3 Sätze à 12-15
F 3 Sätze à 10-12
H 3 Sätze à 10-12
J 3 Sätze à 10-12
N 20 Drehungen
O 20 je Seite
T 25 Wiederholungen

Tag 6:
Cardio 30-45 Min.

Tag 7:
Pause

Profis 1

Tag 1:
A 3 Sätze à 8-10
C 3 Sätze à 12-15
F 3 Sätze à 10-12
H 3 Sätze à 10-12
I 3 Sätze à 10-12
J 3 Sätze à 10-12
N 20 Drehungen
O 20 je Seite
R 20 je Seite
T 25 Wiederholungen

Tag 2:
Cardio 30-45 Min.

Tag 3:
A 3 Sätze à 8-10
C 3 Sätze à 12-15
F 3 Sätze à 10-12
H 3 Sätze à 10-12
I 3 Sätze à 10-12
J 3 Sätze à 10-12
N 20 Drehungen
O 20 je Seite
R 20 je Seite
T 25 Wiederholungen

Tag 4:
Cardio 30-45 Min.

Tag 5:
A 3 Sätze à 8-10
C 3 Sätze à 12-15
F 3 Sätze à 10-12
H 3 Sätze à 10-12
I 3 Sätze à 10-12
J 3 Sätze à 10-12
N 20 Drehungen
O 20 je Seite
R 20 je Seite
T 25 Wiederholungen

Tag 6:
Cardio 30-45 Min.

Tag 7:
Pause

TRAININGSPLAN 2

Einsteiger 2

Tag 1:
B 3 Sätze à 15
D 3 Sätze à 10-12
E 3 Sätze à 10-12
G 3 Sätze à 10-12
K 3 Sätze à 25
L 3 Sätze à 20

Tag 2:
Pause

Tag 3:
B 3 Sätze à 15
D 3 Sätze à 10-12
E 3 Sätze à 10-12
G 3 Sätze à 10-12
K 3 Sätze à 25
L 3 Sätze à 20

Tag 4:
Pause

Tag 5:
B 3 Sätze à 15
D 3 Sätze à 10-12
E 3 Sätzc à 10-12
G 3 Sätze à 10-12
K 3 Sätze à 25
L 3 Sätze à 20

Tag 6:
Cardio 30-45 Min.

Tag 7:
Pause

Fortgeschrittene 2

Tag 1:
B 3 Sätze à 15
D 3 Sätze à 10-12
E 3 Sätze à 10-12
G 3 Sätze à 10-12
K 3 Sätze à 25
L 3 Sätze à 20
M 3 Sätze à 30-60 Sek.
P 3 Sätze à 30-60 Sek.

Tag 2:
Cardio 30-45 Min.

Tag 3:
B 3 Sätze à 15
D 3 Sätze à 10-12
E 3 Sätze à 10-12
G 3 Sätze à 10-12
K 3 Sätze à 25
L 3 Sätze à 20
M 3 Sätze à 30-60 Sek.
P 3 Sätze à 30-60 Sek.

Tag 4:
Pause

Tag 5:
B 3 Sätze à 15
D 3 Sätze à 10-12
F 3 Sätze à 10-12
G 3 Sätze à 10-12
K 3 Sätze à 25
L 3 Sätze à 20
M 3 Sätze à 30-60 Sek.
P 3 Sätze à 30-60 Sek.

Tag 6:
Cardio 30-45 Min.

Tag 7:
Pause

Profis 2

Tag 1:
B 3 Sätze à 15
D 3 Sätze à 10-12
E 3 Sätze à 10-12
G 3 Sätze à 10-12
K 3 Sätze à 25
L 3 Sätze à 20
M 3 Sätze à 30-60 Sek.
P 3 Sätze à 30-60 Sek.
Q 3 Sätze à 20
S 3 Sätze à 20

Tag 2:
Cardio 30-45 Min.

Tag 3:
B 3 Sätze à 15
D 3 Sätze à 10-12
E 3 Sätze à 10-12
G 3 Sätze à 10-12
K 3 Sätze à 25
L 3 Sätze à 20
M 3 Sätze à 30-60 Sek.
P 3 Sätze à 30-60 Sek.
Q 3 Sätze à 20
S 3 Sätze à 20

Tag 4:
Cardio 30-45 Min.

Tag 5:
B 3 Sätze à 15
D 3 Sätze à 10-12
E 3 Sätze à 10-12
G 3 Sätze à 10-12
K 3 Sätze à 25
L 3 Sätze à 20
M 3 Sätze à 30-60 Sek.
P 3 Sätze à 30-60 Sek.
Q 3 Sätze à 20
S 3 Sätze à 20

Tag 6:
Cardio 30-45 Min.

Tag 7:
Pause

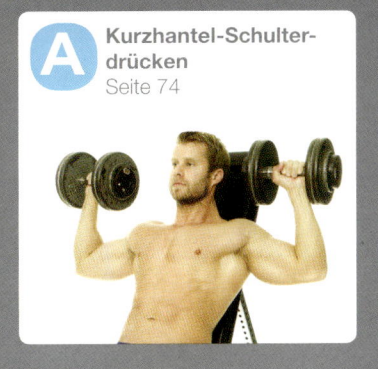

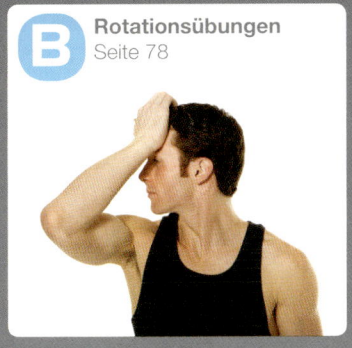

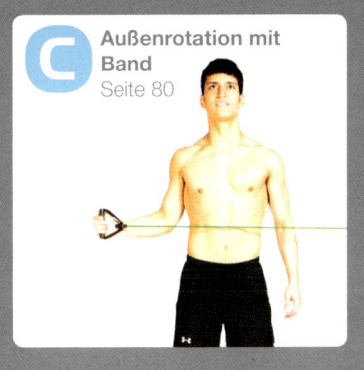

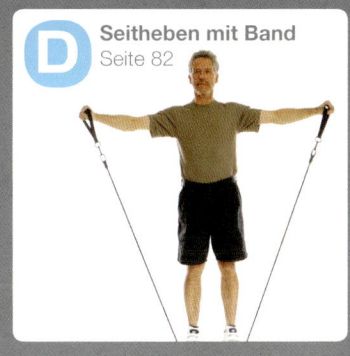

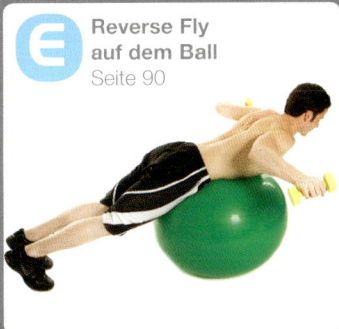

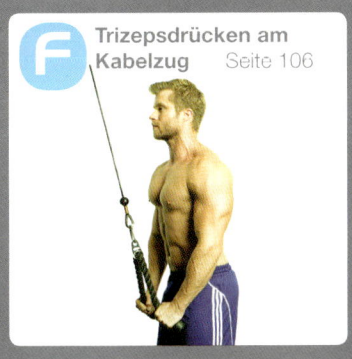

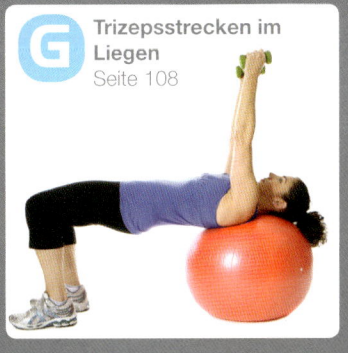

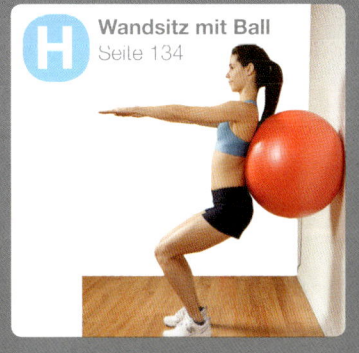

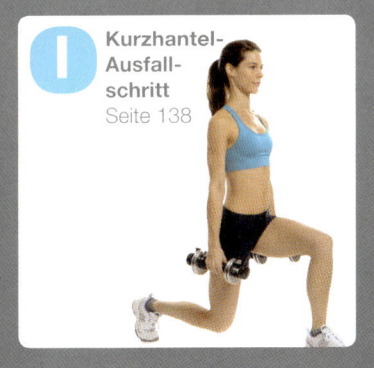

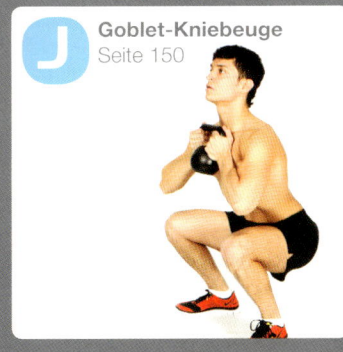

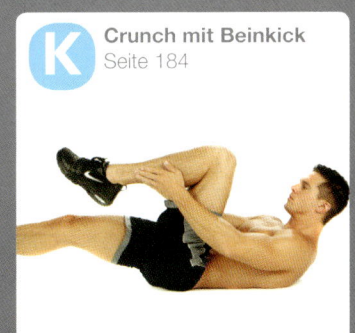

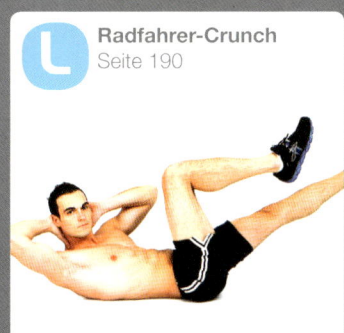

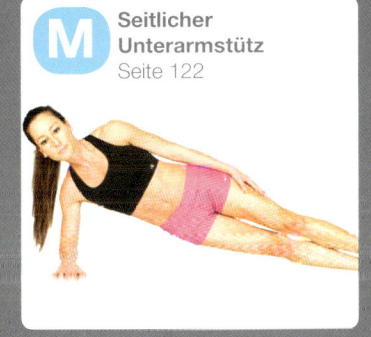

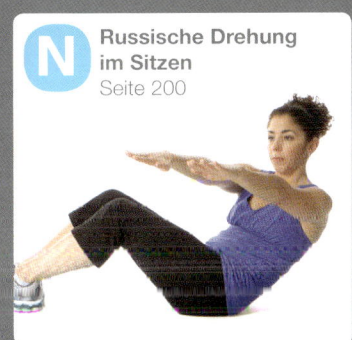

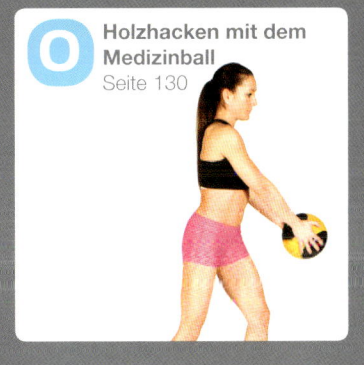

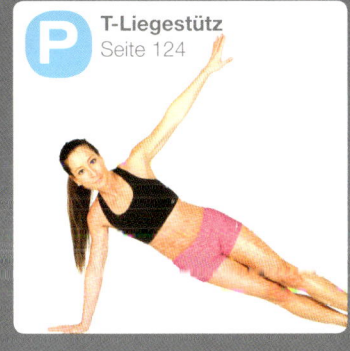

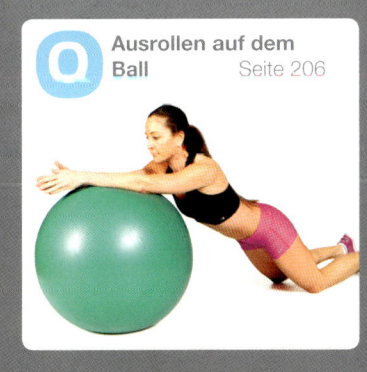

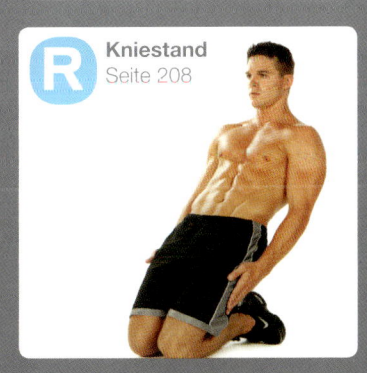

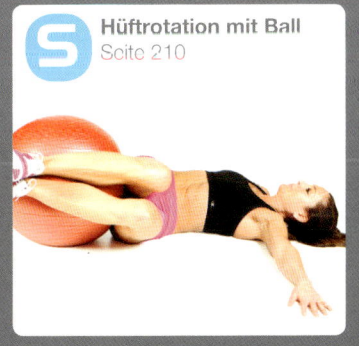

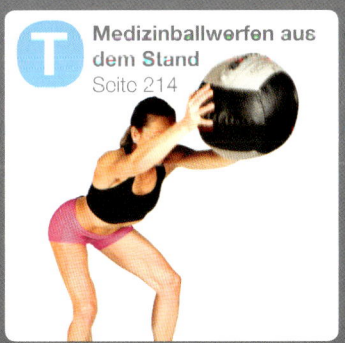

CRICKET

WORKOUTS

A Kurzhantel-Schulterdrücken Seite 74	**B** Rotationsübungen Seite 78	**C** Außenrotation mit Band Seite 80	**D** Seitheben mit Band Seite 82
E Reverse Fly auf dem Ball Seite 90	**F** Trizepsdrücken am Kabelzug Seite 106	**G** Trizepsstrecken im Liegen Seite 108	**H** Wandsitz mit Ball Seite 134
I Kurzhantel-Ausfallschritt Seite 138	**J** Goblet-Kniebeuge Seite 150	**K** Crunch mit Beinkick Seite 184	**L** Radfahrer-Crunch Seite 190
M Seitlicher Unterarmstütz Seite 122	**N** Russische Drehung im Sitzen Seite 200	**O** Holzhacken mit dem Medizinball Seite 130	**P** T-Liegestütz Seite 124
Q Ausrollen auf dem Ball Seite 206	**R** Kniestand Seite 208	**S** Hüftrotation mit Ball Seite 210	**T** Medizinballwerfen aus dem Stand Seite 214

SPORTSPEZIFISCHE WORKOUTS

EISHOCKEY

Eishockey, ein schneller und häufig aggressiver Kontaktsport, ist berüchtigt für brutale Bodychecks und sogar Schlägereien. Das Training muss sich daher auf Kraft und Ausdauer konzentrieren. Eishockey belastet das Herz-Kreislaufsystem und erfordert den Einsatz der Oberkörper- und der Beinmuskeln, damit sich die Spieler mit kräftigen Schritten auf dem Eis bewegen können. Es bedarf zudem starker Schultern und Arme, um den Puck ins Tor zu schießen, und gut trainierter Unterarme, um den Schläger leicht zu handhaben.

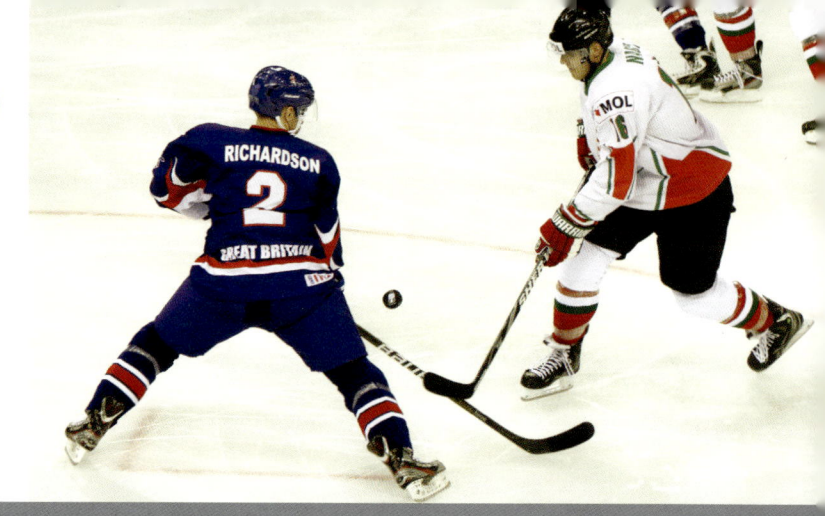

TRAININGSPLAN 1

Einsteiger 1

Tag 1:
A 3 Sätze à 6-8
B 3 Sätze à 12-15
C 3 Sätze à 10-12
F 3 Sätze à 15-20
I 3 Sätze à 12-15
T 20 je Seite

Tag 2:
Pause

Tag 3:
A 3 Sätze à 6-8
B 3 Sätze à 12-15
C 3 Sätze à 10-12
F 3 Sätze à 15-20
I 3 Sätze à 12-15
T 20 je Seite

Tag 4:
Pause

Tag 5:
A 3 Sätze à 6-8
B 3 Sätze à 12-15
C 3 Sätze à 10-12
F 3 Sätze à 15-20
I 3 Sätze à 12-15
T 20 je Seite

Tag 6:
Cardio 30-45 Min.

Tag 7:
Pause

Fortgeschrittene 1

Tag 1:
A 3 Sätze à 6-8
B 3 Sätze à 12-15
C 3 Sätze à 10-12
E 3 Sätze à 12-15
F 3 Sätze à 15-20
H 3 Sätze à 10-12
I 3 Sätze à 12-15
T 20 je Seite

Tag 2:
Cardio 30-45 Min.

Tag 3:
A 3 Sätze à 6-8
B 3 Sätze à 12-15
C 3 Sätze à 10-12
E 3 Sätze à 12-15
F 3 Sätze à 15-20
H 3 Sätze à 10-12
I 3 Sätze à 12-15
T 20 je Seite

Tag 4:
Pause

Tag 5:
A 3 Sätze à 6-8
B 3 Sätze à 12-15
C 3 Sätze à 10-12
E 3 Sätze à 12-15
F 3 Sätze à 15-20
H 3 Sätze à 10-12
I 3 Sätze à 12-15
T 20 je Seite

Tag 6:
Cardio 30-45 Min.

Tag 7:
Pause

Profis 1

Tag 1:
A 3 Sätze à 6-8
B 3 Sätze à 12-15
C 3 Sätze à 10-12
E 3 Sätze à 12-15
F 3 Sätze à 15-20
H 3 Sätze à 10-12
I 3 Sätze à 12-15
L 20 je Seite
Q 20 je Seite
T 20 je Seite

Tag 2:
Cardio 30-45 Min.

Tag 3:
A 3 Sätze à 6-8
B 3 Sätze à 12-15
C 3 Sätze à 10-12
E 3 Sätze à 12-15
F 3 Sätze à 15-20
H 3 Sätze à 10-12
I 3 Sätze à 12-15
L 20 je Seite
Q 20 je Seite
T 20 je Seite

Tag 4:
Cardio 30-45 Min.

Tag 5:
A 3 Sätze à 6-8
B 3 Sätze à 12-15
C 3 Sätze à 10-12
E 3 Sätze à 12-15
F 3 Sätze à 15-20
H 3 Sätze à 10-12
I 3 Sätze à 12-15
L 20 je Seite
Q 20 je Seite
T 20 je Seite

Tag 6:
Cardio 30-45 Min.

Tag 7:
Pause

TRAININGSPLAN 2

Einsteiger 2

Tag 1:
D 3 Sätze à 12-15
G 3 Sätze à 15-20
J 3 Sätze à 20
K 3 Sätze à 30
M 3 Sätze à 30-60 Sek.
N 3 Sätze à 15

Tag 2:
Pause

Tag 3:
D 3 Sätze à 12-15
G 3 Sätze à 15-20
J 3 Sätze à 20
K 3 Sätze à 30
M 3 Sätze à 30-60 Sek.
N 3 Sätze à 15

Tag 4:
Pause

Tag 5:
D 3 Sätze à 12-15
G 3 Sätze à 15-20
J 3 Sätze à 20
K 3 Sätze à 30
M 3 Sätze à 30-60 Sek.
N 3 Sätze à 15

Tag 6:
Cardio 30-45 Min.

Tag 7:
Pause

Fortgeschrittene 2

Tag 1:
D 3 Sätze à 12-15
G 3 Sätze à 15-20
J 3 Sätze à 20
K 3 Sätze à 30
M 3 Sätze à 30-60 Sek.
N 3 Sätze à 15
O 3 Sätze à 20
P 3 Sätze à 20

Tag 2:
Cardio 30-45 Min.

Tag 3:
D 3 Sätze à 12-15
G 3 Sätze à 15-20
J 3 Sätze à 20
K 3 Sätze à 30
M 3 Sätze à 30-60 Sek.
N 3 Sätze à 15
O 3 Sätze à 20
P 3 Sätze à 20

Tag 4:
Pause

Tag 5:
D 3 Sätze à 12-15
G 3 Sätze à 15-20
J 3 Sätze à 20
K 3 Sätze à 30
M 3 Sätze à 30-60 Sek.
N 3 Sätze à 15
O 3 Sätze à 20
P 3 Sätze à 20

Tag 6:
Cardio 30-45 Min.

Tag 7:
Pause

Profis 2

Tag 1:
D 3 Sätze à 12-15
G 3 Sätze à 15-20
J 3 Sätze à 20
K 3 Sätze à 30
M 3 Sätze à 30-60 Sek.
N 3 Sätze à 15
O 3 Sätze à 20
P 3 Sätze à 20
R 3 Sätze à 20
S 3 Sätze à 25

Tag 2:
Cardio 30-45 Min.

Tag 3:
D 3 Sätze à 12-15
G 3 Sätze à 15-20
J 3 Sätze à 20
K 3 Sätze à 30
M 3 Sätze à 30-60 Sek.
N 3 Sätze à 15
O 3 Sätze à 20
P 3 Sätze à 20
R 3 Sätze à 20
S 3 Sätze à 25

Tag 4:
Cardio 30-45 Min.

Tag 5:
D 3 Sätze à 12-15
G 3 Sätze à 15-20
J 3 Sätze à 20
K 3 Sätze à 30
M 3 Sätze à 30-60 Sek.
N 3 Sätze à 15
O 3 Sätze à 20
P 3 Sätze à 20
R 3 Sätze à 20
S 3 Sätze à 25

Tag 6:
Cardio 30-45 Min.

Tag 7:
Pause

EISHOCKEY

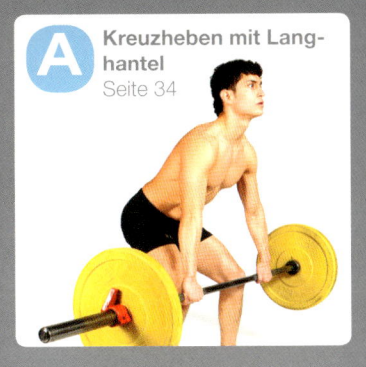

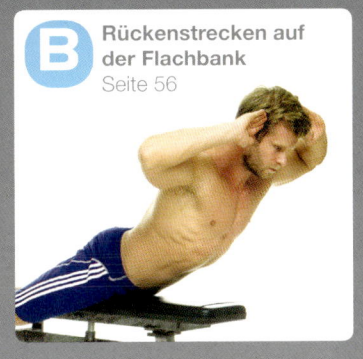

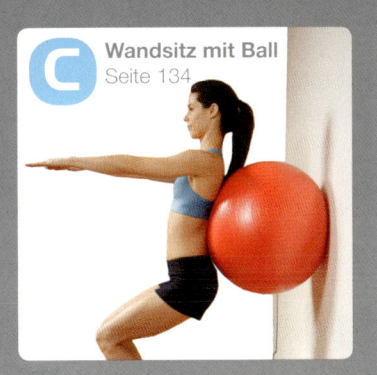

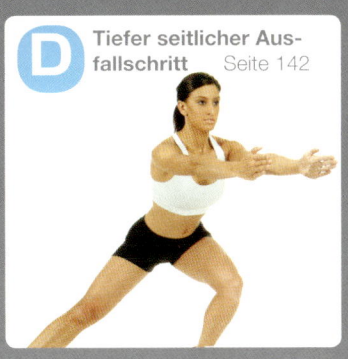

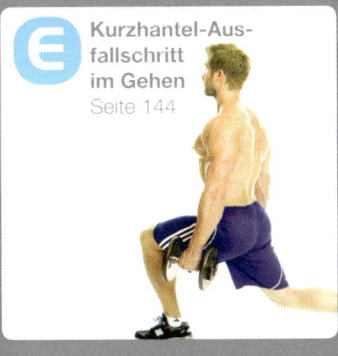

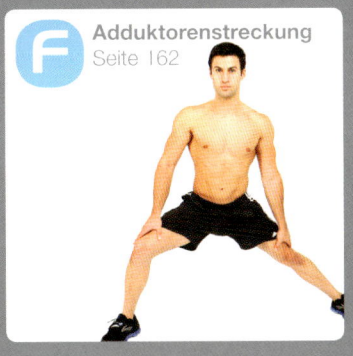

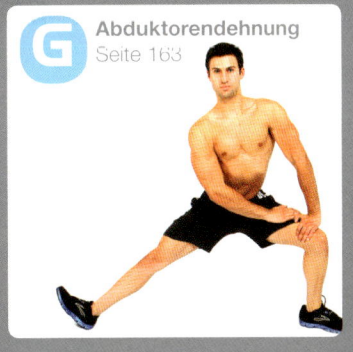

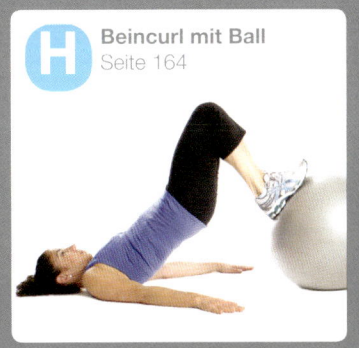

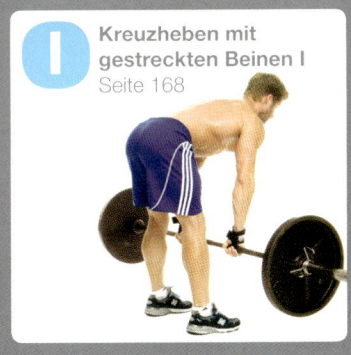

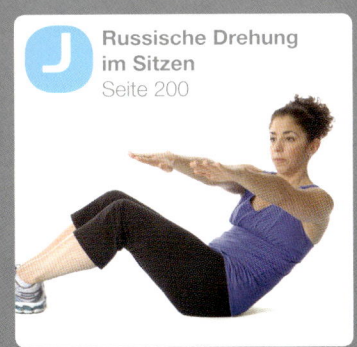

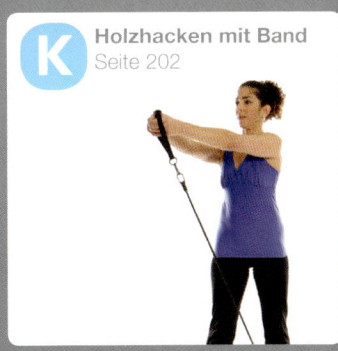

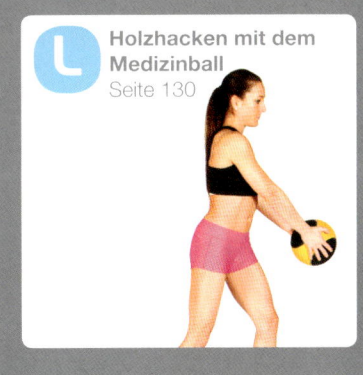

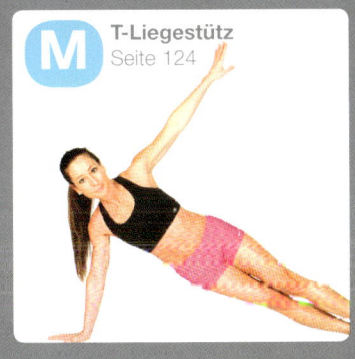

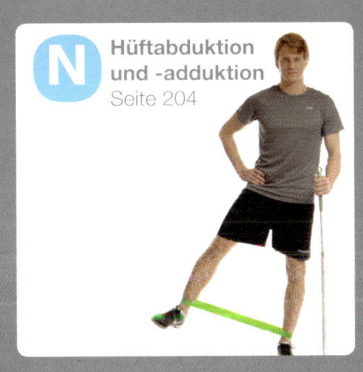

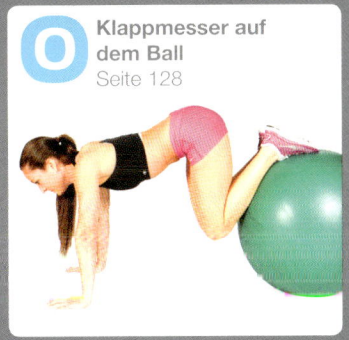

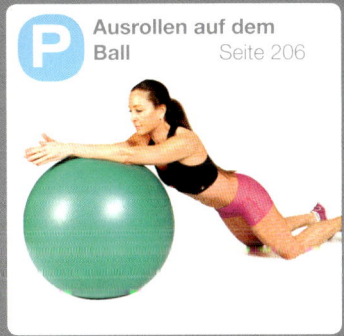

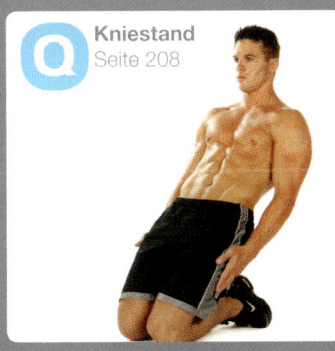

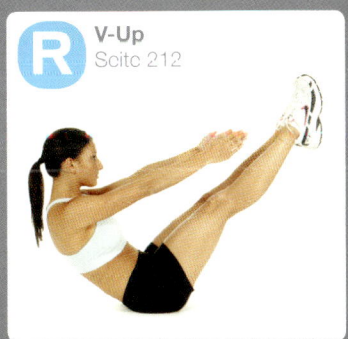

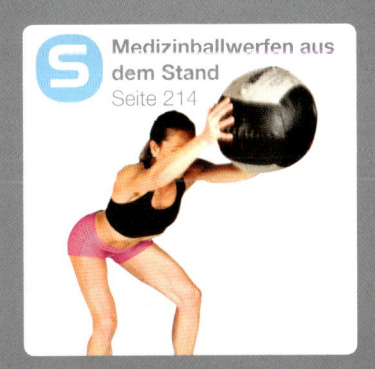

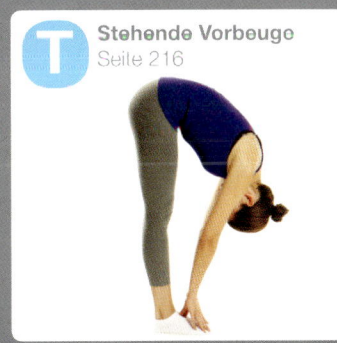

WORKOUTS

A Kreuzheben mit Langhantel — Seite 34	**B** Rückenstrecken auf der Flachbank — Seite 56	**C** Wandsitz mit Ball — Seite 134	**D** Tiefer seitlicher Ausfallschritt — Seite 142
E Kurzhantel-Ausfallschritt im Gehen — Seite 144	**F** Adduktorenstreckung — Seite 162	**G** Abduktorendehnung — Seite 163	**H** Beincurl mit Ball — Seite 164
I Kreuzheben mit gestreckten Beinen I — Seite 168	**J** Russische Drehung im Sitzen — Seite 200	**K** Holzhacken mit Band — Seite 202	**L** Holzhacken mit dem Medizinball — Seite 130
M T-Liegestütz — Seite 124	**N** Hüftabduktion und -adduktion — Seite 204	**O** Klappmesser auf dem Ball — Seite 128	**P** Ausrollen auf dem Ball — Seite 206
Q Kniestand — Seite 208	**R** V-Up — Seite 212	**S** Medizinballwerfen aus dem Stand — Seite 214	**T** Stehende Vorbeuge — Seite 216

277

SPORTSPEZIFISCHE WORKOUTS

EISKUNSTLAUF

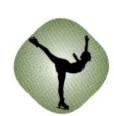

Eiskunstläufer müssen sich völlig auf Ihre Bein- und Hüftmuskulatur verlassen können, um sich grazil, aber auch athletisch auf dem Eis zu präsentieren. Kraft-, Gleichgewichts- und Ausdauerübungen bestimmen daher das Training. Beim Rückwärtsfahren werden kräftige Gesäßmuskeln gebraucht, beim Vorwärtsfahren ist ein starker Quadrizeps wichtig, wobei die Abduktoren sowie die Muskeln der Oberschenkelrückseite und Waden unterstützend wirken. Im Paarlauf benötigt der männliche Partner für die Hebungen einen robusten Oberkörper.

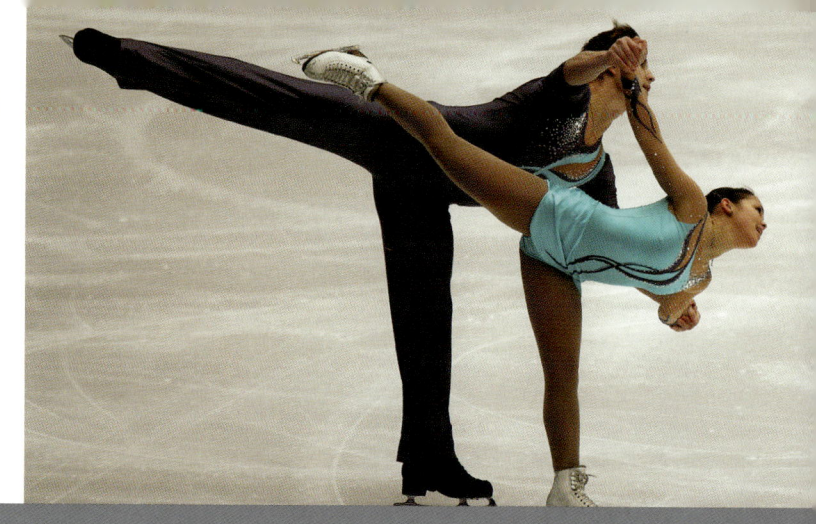

TRAININGSPLAN 1

Einsteiger 1

Tag 1:
A 3 Sätze à 10-12
B 3 Sätze à 12-15
H 3 Sätze à 15-20
J 3 Sätze à 12-15
K 3 Sätze à 12-15
O 15 x

Tag 2:
Pause

Tag 3:
A 3 Sätze à 10-12
B 3 Sätze à 12-15
H 3 Sätze à 15-20
J 3 Sätze à 12-15
K 3 Sätze à 12-15
O 15 x

Tag 4:
Pause

Tag 5:
A 3 Sätze à 10-12
B 3 Sätze à 12-15
H 3 Sätze à 15-20
J 3 Sätze à 12-15
K 3 Sätze à 12-15
O 15 x

Tag 6:
Cardio 30-45 Min.

Tag 7:
Pause

Fortgeschrittene 1

Tag 1:
A 3 Sätze à 10-12
B 3 Sätze à 12-15
D 3 Sätze à 12-15
G 3 Sätze à 15-20
H 3 Sätze à 15-20
J 3 Sätze à 12-15
K 3 Sätze à 12-15
O 15 x

Tag 2:
Cardio 30-45 Min.

Tag 3:
A 3 Sätze à 10-12
B 3 Sätze à 12-15
D 3 Sätze à 12-15
G 3 Sätze à 15-20
H 3 Sätze à 15-20
J 3 Sätze à 12-15
K 3 Sätze à 12-15
O 15 x

Tag 4:
Pause

Tag 5:
A 3 Sätze à 10-12
B 3 Sätze à 12-15
D 3 Sätze à 12-15
G 3 Sätze à 15-20
H 3 Sätze à 15-20
J 3 Sätze à 12-15
K 3 Sätze à 12-15
O 15 x

Tag 6:
Cardio 30-45 Min.

Tag 7:
Pause

Profis 1

Tag 1:
A 3 Sätze à 10-12
B 3 Sätze à 12-15
D 3 Sätze à 12-15
G 3 Sätze à 15-20
H 3 Sätze à 15-20
J 3 Sätze à 12-15
K 3 Sätze à 12-15
O 15 x
R 30-60 Sek./je Seite
S 15 x

Tag 2:
Cardio 30-45 Min.

Tag 3:
A 3 Sätze à 10-12
B 3 Sätze à 12-15
D 3 Sätze à 12-15
G 3 Sätze à 15-20
H 3 Sätze à 15-20
J 3 Sätze à 12-15
K 3 Sätze à 12-15
O 15 x
R 30 x

Tag 4:
Cardio 30-45 Min.

Tag 5:
A 3 Sätze à 10-12
B 3 Sätze à 12-15
D 3 Sätze à 12-15
G 3 Sätze à 15-20
H 3 Sätze à 15-20
J 3 Sätze à 12-15
K 3 Sätze à 12-15
O 15 x
R 30-60 Sek./je Seite
S 15 x

Tag 6:
Cardio 30-45 Min.

Tag 7:
Pause

TRAININGSPLAN 2

Einsteiger 2

Tag 1:
C 3 Sätze à 12-15
E 3 Sätze à 12-15
F 3 Sätze à 12-15
I 3 Sätze à 10-12
L 3 Sätze à 12-15
M 3 Sätze à 20

Tag 2:
Pause

Tag 3:
C 3 Sätze à 12-15
E 3 Sätze à 12-15
F 3 Sätze à 12-15
I 3 Sätze à 10-12
L 3 Sätze à 12-15
M 3 Sätze à 20

Tag 4:
Pause

Tag 5:
C 3 Sätze à 12-15
E 3 Sätze à 12-15
F 3 Sätze à 12-15
I 3 Sätze à 10-12
L 3 Sätze à 12-15
M 3 Sätze à 20

Tag 6:
Cardio 30-45 Min.

Tag 7:
Pause

Fortgeschrittene 2

Tag 1:
C 3 Sätze à 12-15
E 3 Sätze à 12-15
F 3 Sätze à 12-15
I 3 Sätze à 10-12
L 3 Sätze à 12-15
M 3 Sätze à 20
N 3 Sätze à 15
P 3 Sätze à 30-120 Sek.

Tag 2:
Cardio 30-45 Min.

Tag 3:
C 3 Sätze à 12-15
E 3 Sätze à 12-15
F 3 Sätze à 12-15
I 3 Sätze à 10-12
L 3 Sätze à 12-15
M 3 Sätze à 20
N 3 Sätze à 15
P 3 Sätze à 30-120 Sek.

Tag 4:
Pause

Tag 5:
C 3 Sätze à 12-15
E 3 Sätze à 12-15
F 3 Sätze à 12-15
I 3 Sätze à 10-12
L 3 Sätze à 12-15
M 3 Sätze à 20
N 3 Sätze à 15
P 3 Sätze à 30-120 Sek.

Tag 6:
Cardio 30-45 Min.

Tag 7:
Pause

Profis 2

Tag 1:
C 3 Sätze à 12-15
E 3 Sätze à 12-15
F 3 Sätze à 12-15
I 3 Sätze à 10-12
L 3 Sätze à 12-15
M 3 Sätze à 20
N 3 Sätze à 15
P 3 Sätze à 30-120 Sek.
Q 3 Sätze à 20
T 3 Sätze à 20

Tag 2:
Cardio 30-45 Min.

Tag 3:
C 3 Sätze à 12-15
E 3 Sätze à 12-15
F 3 Sätze à 12-15
I 3 Sätze à 10-12
L 3 Sätze à 12-15
M 3 Sätze à 20
N 3 Sätze à 15
P 3 Sätze à 30-120 Sek.
Q 3 Sätze à 20
T 3 Sätze à 20

Tag 4:
Cardio 30-45 Min.

Tag 5:
C 3 Sätze à 12-15
E 3 Sätze à 12-15
F 3 Sätze à 12-15
I 3 Sätze à 10-12
L 3 Sätze à 12-15
M 3 Sätze à 20
N 3 Sätze à 15
P 3 Sätze à 30-120 Sek.
Q 3 Sätze à 20
T 3 Sätze à 20

Tag 6:
Cardio 30-45 Min.

Tag 7:
Pause

EISKUNSTLAUF

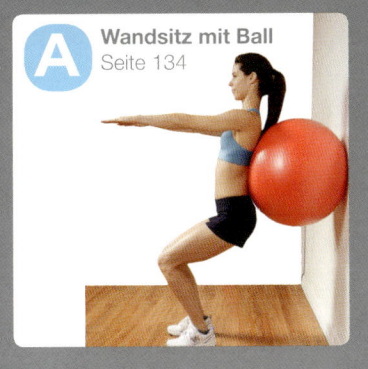

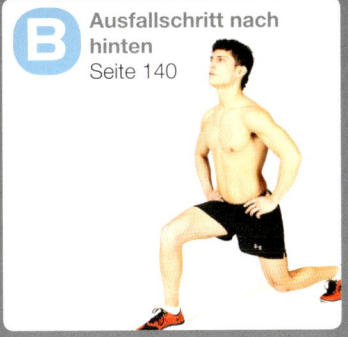

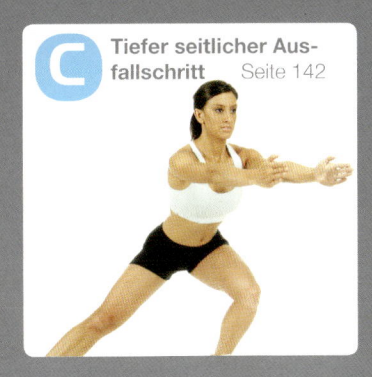

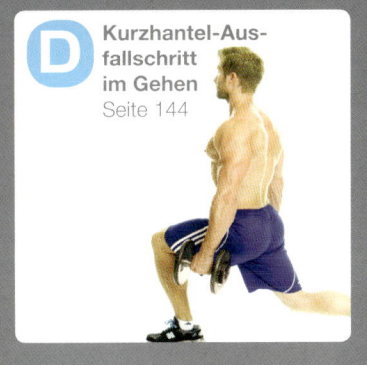

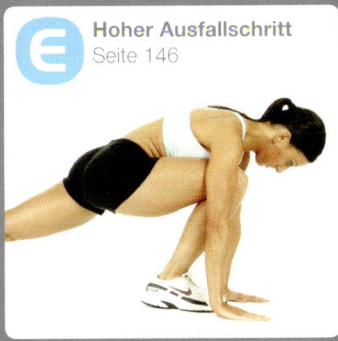

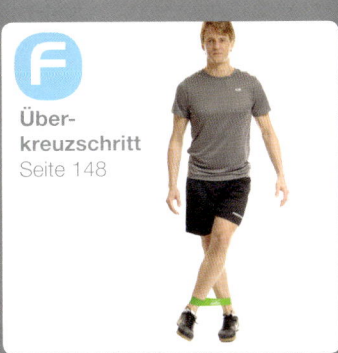

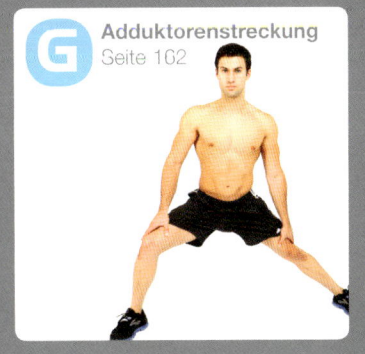

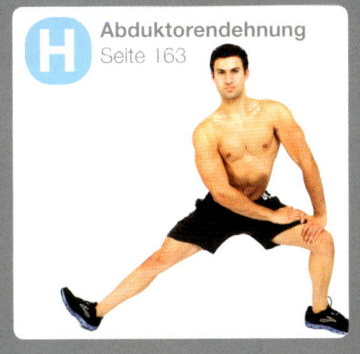

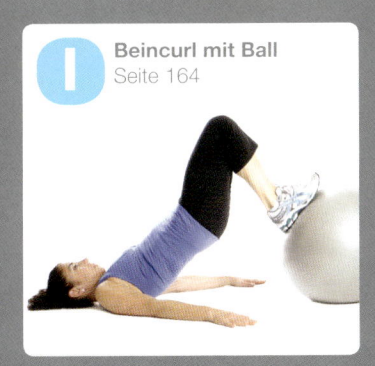

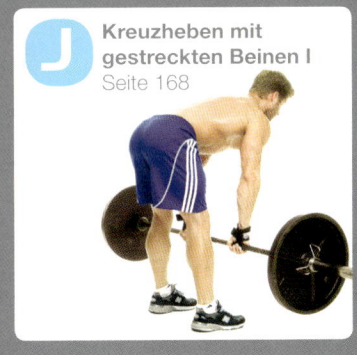

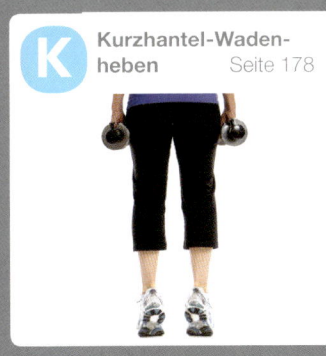

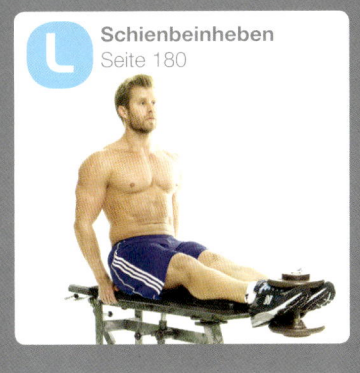

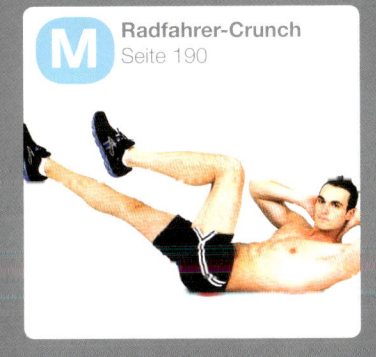

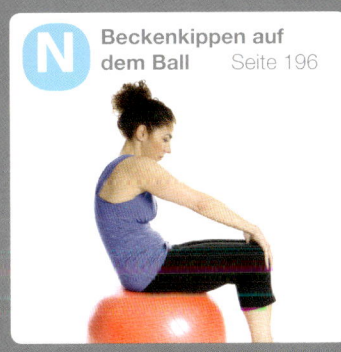

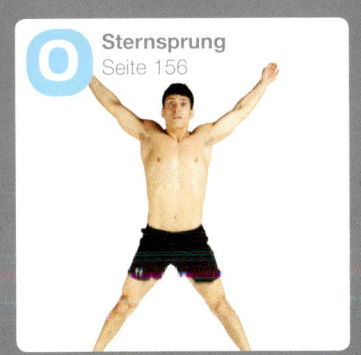

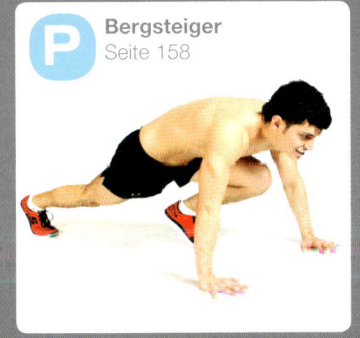

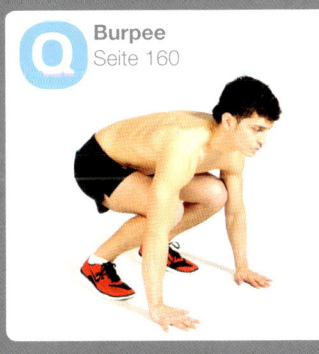

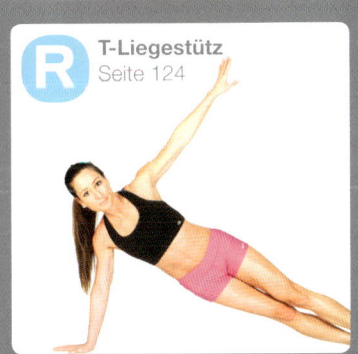

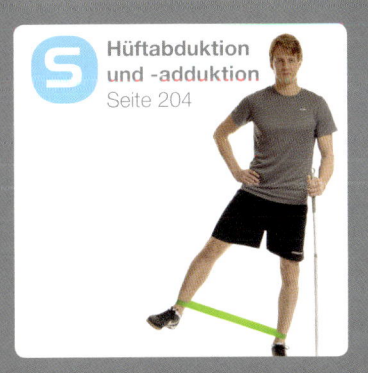

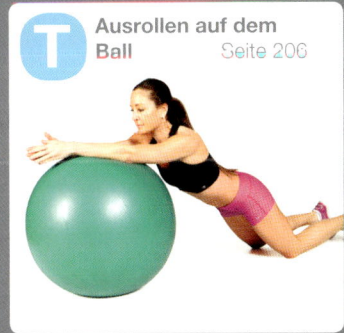

WORKOUTS

A Wandsitz mit Ball — Seite 134	**B** Ausfallschritt nach hinten — Seite 140	**C** Tiefer seitlicher Ausfallschritt — Seite 142	**D** Kurzhantel-Ausfallschritt im Gehen — Seite 144
E Hoher Ausfallschritt — Seite 146	**F** Überkreuzschritt — Seite 148	**G** Adduktorenstreckung — Seite 162	**H** Abduktorendehnung — Seite 163
I Beincurl mit Ball — Seite 164	**J** Kreuzheben mit gestreckten Beinen I — Seite 168	**K** Kurzhantel-Wadenheben — Seite 178	**L** Schienbeinheben — Seite 180
M Radfahrer-Crunch — Seite 190	**N** Beckenkippen auf dem Ball — Seite 196	**O** Sternsprung — Seite 156	**P** Bergsteiger — Seite 158
Q Burpee — Seite 160	**R** T-Liegestütz — Seite 124	**S** Hüftabduktion und -adduktion — Seite 204	**T** Ausrollen auf dem Ball — Seite 206

279

FECHTEN

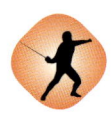

Ein durchtrainierter Oberkörper bildet beim Fechten die Basis für Gleichgewicht, Haltung und Stabilität und ein starker unterer Rücken sorgt während eines Gefechts für Flexibilität, die für die blitzschnellen Richtungswechsel benötigt wird. Ein kräftiger Quadrizeps ermöglicht tiefe Ausfallschritte, während man für den Angriff nach vorn oder das Zurückschnellen nach hinten, um gegnerische Treffer zu parieren, starke Schultern braucht. Die Konzeption dieses Workouts dient der Steigerung der Explosivkraft.

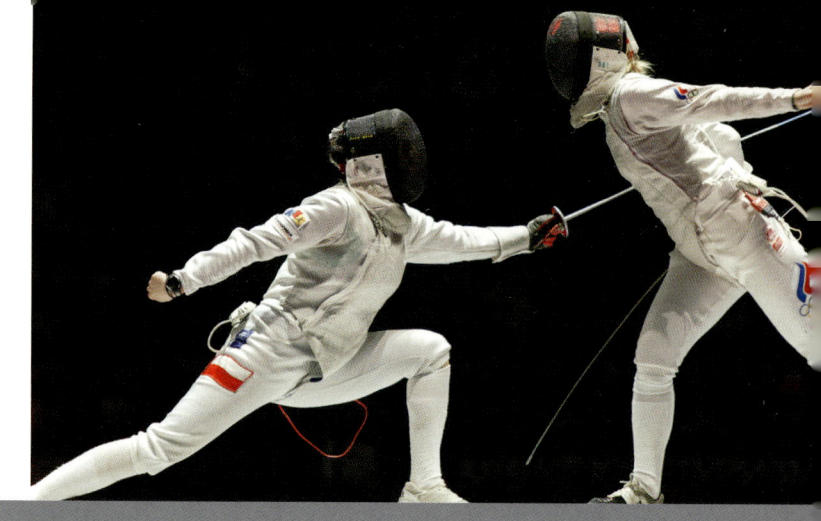

SPORTSPEZIFISCHE WORKOUTS

TRAININGSPLAN 1

Einsteiger 1

Tag 1:
C 3 Sätze à 8-10
D 3 Sätze à 15
I 3 Sätze à 12-15
K 3 Sätze à 12-15
O 3 Sätze à 15
S 20 je Seite

Tag 2:
Pause

Tag 3:
C 3 Sätze à 8-10
D 3 Sätze à 15
I 3 Sätze à 12-15
K 3 Sätze à 12-15
O 3 Sätze à 15
S 20 je Seite

Tag 4:
Pause

Tag 5:
C 3 Sätze à 8-10
D 3 Sätze à 15
I 3 Sätze à 12-15
K 3 Sätze à 12-15
O 3 Sätze à 15
S 20 je Seite

Tag 6:
Cardio 30-45 Min.

Tag 7:
Pause

Fortgeschrittene 1

Tag 1:
A 3 Sätze à 12-15
C 3 Sätze à 8-10
D 3 Sätze à 15
E 3 Sätze à 12-15
I 3 Sätze à 12-15
K 3 Sätze à 12-15
O 3 Sätze à 15
S 20 je Seite

Tag 2:
Cardio 30-45 Min.

Tag 3:
A 3 Sätze à 12-15
C 3 Sätze à 8-10
D 3 Sätze à 15
E 3 Sätze à 12-15
I 3 Sätze à 12-15
K 3 Sätze à 12-15
O 3 Sätze à 15
S 20 je Seite

Tag 4:
Pause

Tag 5:
A 3 Sätze à 12-15
C 3 Sätze à 8-10
D 3 Sätze à 15
E 3 Sätze à 12-15
I 3 Sätze à 12-15
K 3 Sätze à 12-15
O 3 Sätze à 15
S 20 je Seite

Tag 6:
Cardio 30-45 Min.

Tag 7:
Pause

Profis 1

Tag 1:
A 3 Sätze à 12-15
B 3 Sätze à 12-15
C 3 Sätze à 8-10
D 3 Sätze à 15
E 3 Sätze à 12-15
I 3 Sätze à 12-15
K 3 Sätze à 12-15
L 3 Sätze à 12-15
O 3 Sätze à 15
S 20 je Seite

Tag 2:
Cardio 30-45 Min.

Tag 3:
A 3 Sätze à 12-15
B 3 Sätze à 12-15
C 3 Sätze à 8-10
D 3 Sätze à 15
E 3 Sätze à 12-15
I 3 Sätze à 12-15
K 3 Sätze à 12-15
L 3 Sätze à 12-15
O 3 Sätze à 15
S 20 je Seite

Tag 4:
Cardio 30-45 Min.

Tag 5:
A 3 Sätze à 12-15
B 3 Sätze à 12-15
C 3 Sätze à 8-10
D 3 Sätze à 15
E 3 Sätze à 12-15
I 3 Sätze à 12-15
K 3 Sätze à 12-15
L 3 Sätze à 12-15
O 3 Sätze à 15
S 20 je Seite

Tag 6:
Cardio 30-45 Min.

Tag 7:
Pause

TRAININGSPLAN 2

Einsteiger 2

Tag 1:
F 3 Sätze à 8-10
G 3 Sätze à 10-12
H 3 Sätze à 10-12
J 3 Sätze à 12-15
M 3 Sätze à 12-15
N 3 Sätze à 12-15

Tag 2:
Pause

Tag 3:
F 3 Sätze à 8-10
G 3 Sätze à 10-12
H 3 Sätze à 10-12
J 3 Sätze à 12-15
M 3 Sätze à 12-15
N 3 Sätze à 12-15

Tag 4:
Pause

Tag 5:
F 3 Sätze à 8-10
G 3 Sätze à 10-12
H 3 Sätze à 10-12
J 3 Sätze à 12-15
M 3 Sätze à 12-15
N 3 Sätze à 12-15

Tag 6:
Cardio 30-45 Min.

Tag 7:
Pause

Fortgeschrittene 2

Tag 1:
F 3 Sätze à 8-10
G 3 Sätze à 10-12
H 3 Sätze à 10-12
J 3 Sätze à 12-15
M 3 Sätze à 12-15
N 3 Sätze à 12-15
P 3 Sätze à 30-60 Sek.
Q 3 Sätze à 30-60 Sek.

Tag 2:
Cardio 30-45 Min.

Tag 3:
F 3 Sätze à 8-10
G 3 Sätze à 10-12
H 3 Sätze à 10-12
J 3 Sätze à 12-15
M 3 Sätze à 12-15
N 3 Sätze à 12-15
P 3 Sätze à 30-60 Sek.
Q 3 Sätze à 30-60 Sek.

Tag 4:
Pause

Tag 5:
F 3 Sätze à 8-10
G 3 Sätze à 10-12
H 3 Sätze à 10-12
J 3 Sätze à 12-15
M 3 Sätze à 12-15
N 3 Sätze à 12-15
P 3 Sätze à 30-60 Sek.
Q 3 Sätze à 30-60 Sek.

Tag 6:
Cardio 30-45 Min.

Tag 7:
Pause

Profis 2

Tag 1:
F 3 Sätze à 8-10
G 3 Sätze à 10-12
H 3 Sätze à 10-12
J 3 Sätze à 12-15
M 3 Sätze à 12-15
N 3 Sätze à 12-15
P 3 Sätze à 30-60 Sek.
Q 3 Sätze à 30-60 Sek.
R 3 Sätze à 20
T 3 Sätze à 25

Tag 2:
Cardio 30-45 Min.

Tag 3:
F 3 Sätze à 8-10
G 3 Sätze à 10-12
H 3 Sätze à 10-12
J 3 Sätze à 12-15
M 3 Sätze à 12-15
N 3 Sätze à 12-15
P 3 Sätze à 30-60 Sek.
Q 3 Sätze à 30-60 Sek.
R 3 Sätze à 20
T 3 Sätze à 25

Tag 4:
Cardio 30-45 Min.

Tag 5:
F 3 Sätze à 8-10
G 3 Sätze à 10-12
H 3 Sätze à 10-12
J 3 Sätze à 12-15
M 3 Sätze à 12-15
N 3 Sätze à 12-15
P 3 Sätze à 30-60 Sek.
Q 3 Sätze à 30-60 Sek.
R 3 Sätze à 20
T 3 Sätze à 25

Tag 6:
Cardio 30-45 Min.

Tag 7:
Pause

WORKOUTS

FECHTEN

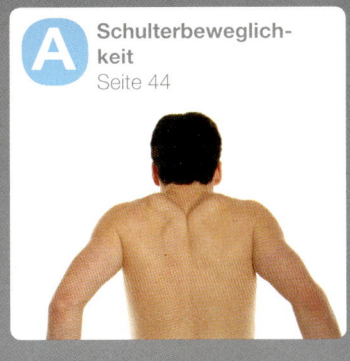

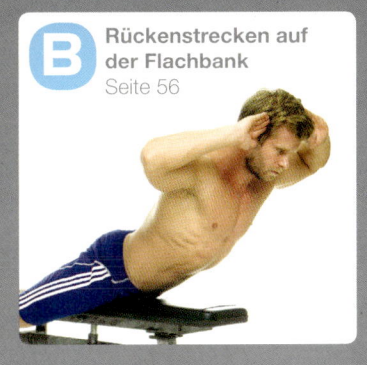

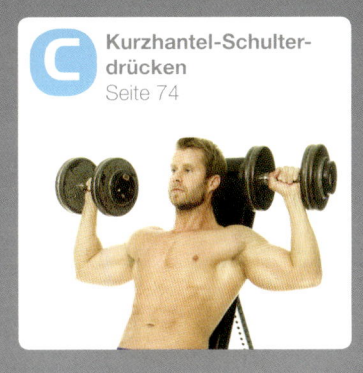

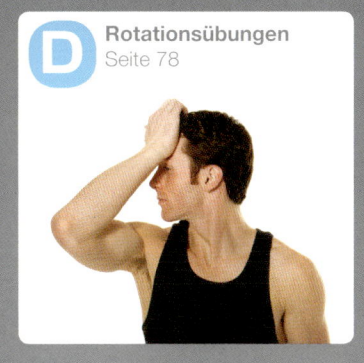

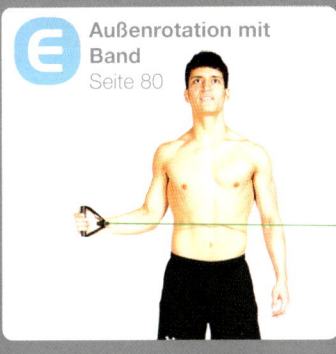

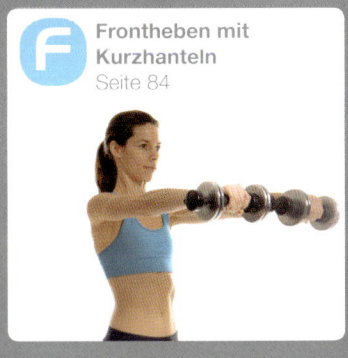

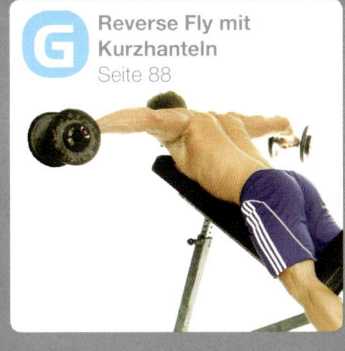

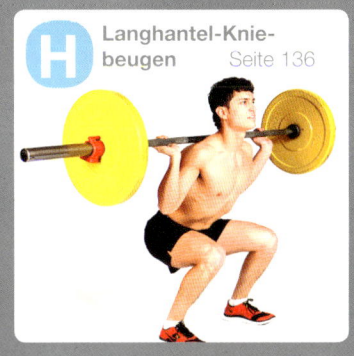

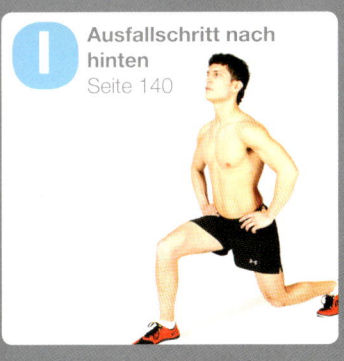

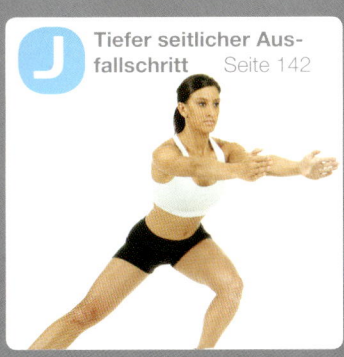

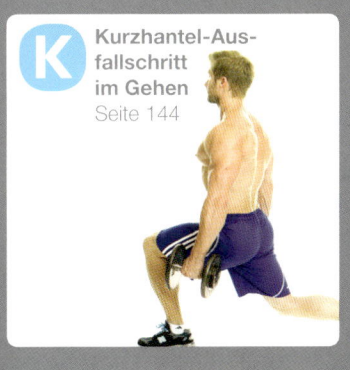

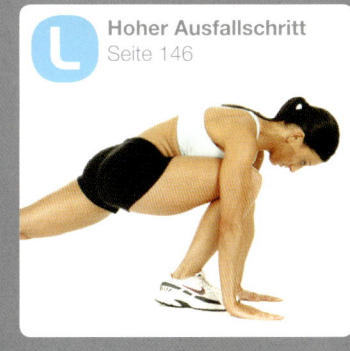

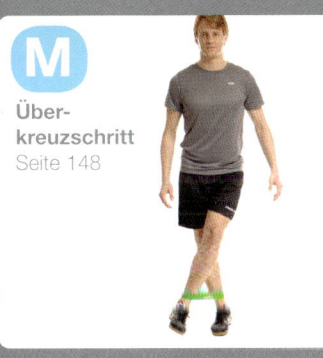

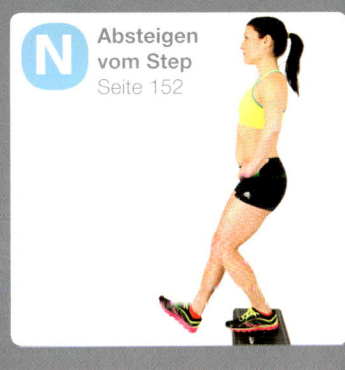

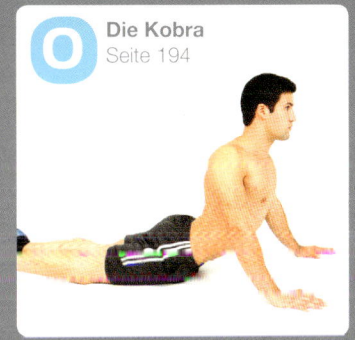

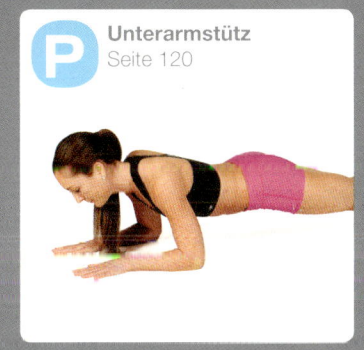

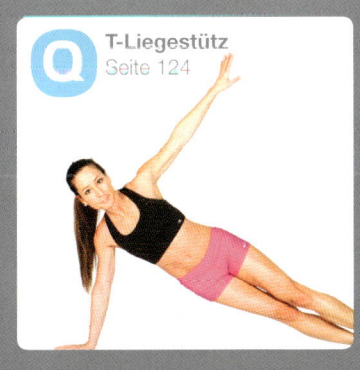

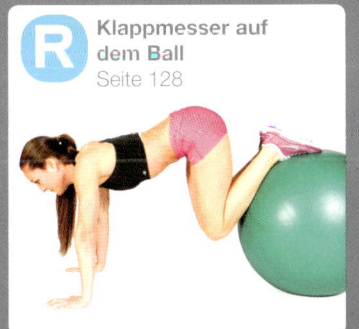

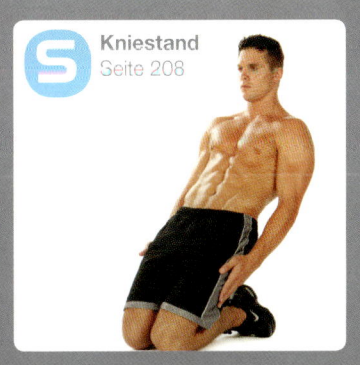

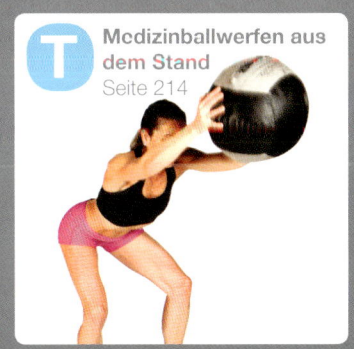

A Schulterbeweglichkeit Seite 44	**B** Rückenstrecken auf der Flachbank Seite 56	**C** Kurzhantel-Schulterdrücken Seite 74	**D** Rotationsübungen Seite 78
E Außenrotation mit Band Seite 80	**F** Frontheben mit Kurzhanteln Seite 84	**G** Reverse Fly mit Kurzhanteln Seite 88	**H** Langhantel-Kniebeugen Seite 136
I Ausfallschritt nach hinten Seite 140	**J** Tiefer seitlicher Ausfallschritt Seite 142	**K** Kurzhantel-Ausfallschritt im Gehen Seite 144	**L** Hoher Ausfallschritt Seite 146
M Überkreuzschritt Seite 148	**N** Absteigen vom Step Seite 152	**O** Die Kobra Seite 194	**P** Unterarmstütz Seite 120
Q T-Liegestütz Seite 124	**R** Klappmesser auf dem Ball Seite 128	**S** Kniestand Seite 208	**T** Medizinballwerfen aus dem Stand Seite 214

FLIEGENFISCHEN

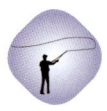

In dieser Sportart werden vor allem die „Wurfmuskeln" in Rücken, Schultern, Ober- und Unterarmen belastet, es wird aber zur Stabilisierung auch ein kräftiger Oberkörper benötigt. Die ständige Wiederholung der Wurfbewegung erfordert eine gute Technik, damit Fehler wie das allgemein verbreitete zu weite Vorstrecken des Arms vermieden werden, was zur Ermüdung des Handgelenks und Unterarms führt. Außerhalb der Angelsaison sollte man sich mit einem Wurftraining auf dem Rasen sowie dem folgenden Workout fit halten.

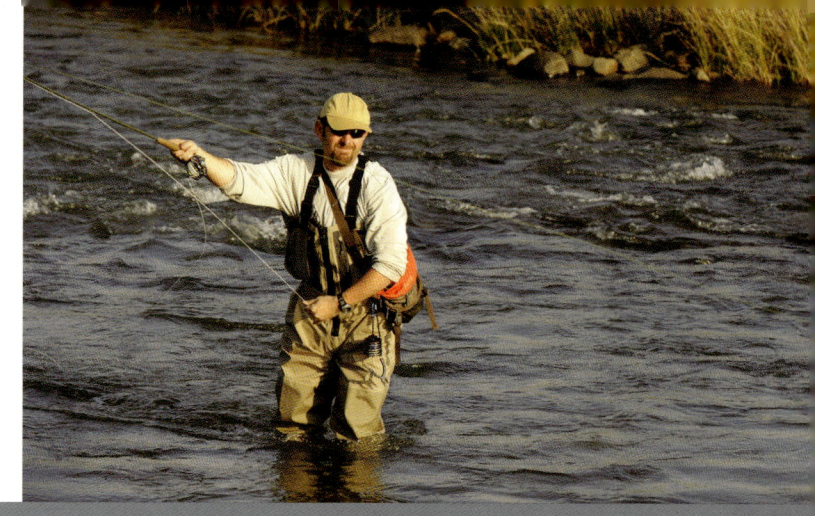

SPORTSPEZIFISCHE WORKOUTS

TRAININGSPLAN 1

Einsteiger 1

Tag 1:
C 3 Sätze à 10-12
G 3 Sätze à 12-15
K 3 Sätze à 10-12
L 3 Sätze à 12-15
Q 20 je Seite
T 3 Sätze à 20

Tag 2:
Pause

Tag 3:
C 3 Sätze à 10-12
G 3 Sätze à 12-15
K 3 Sätze à 10-12
L 3 Sätze à 12-15
Q 20 je Seite
T 3 Sätze à 20

Tag 4:
Pause

Tag 5:
C 3 Sätze à 10-12
G 3 Sätze à 12-15
K 3 Sätze à 10-12
L 3 Sätze à 12-15
Q 20 je Seite
T 3 Sätze à 20

Tag 6:
Cardio 30-45 Min.

Tag 7:
Pause

Fortgeschrittene 1

Tag 1:
A 3 Sätze à 12-15
C 3 Sätze à 10-12
E 3 Sätze à 8-10
G 3 Sätze à 12-15
K 3 Sätze à 10-12
L 3 Sätze à 12-15
Q 20 je Seite
T 3 Sätze à 20

Tag 2:
Cardio 30-45 Min.

Tag 3:
A 3 Sätze à 12-15
C 3 Sätze à 10-12
E 3 Sätze à 8-10
G 3 Sätze à 12-15
K 3 Sätze à 10-12
L 3 Sätze à 12-15
Q 20 je Seite
T 3 Sätze à 20

Tag 4:
Pause

Tag 5:
A 3 Sätze à 12-15
C 3 Sätze à 10-12
E 3 Sätze à 8-10
G 3 Sätze à 12-15
K 3 Sätze à 10-12
L 3 Sätze à 12-15
Q 20 je Seite
T 3 Sätze à 20

Tag 6:
Cardio 30-45 Min.

Tag 7:
Pause

Profis 1

Tag 1:
A 3 Sätze à 12-15
C 3 Sätze à 10-12
E 3 Sätze à 8-10
G 3 Sätze à 12-15
K 3 Sätze à 10-12
L 3 Sätze à 12-15
N 15 x
R 3 Sätze à 8-10
Q 20 je Seite
T 3 Sätze à 20

Tag 2:
Cardio 30-45 Min.

Tag 3:
A 3 Sätze à 12-15
C 3 Sätze à 10-12
E 3 Sätze à 8-10
G 3 Sätze à 12-15
K 3 Sätze à 10-12
L 3 Sätze à 12-15
N 15 x
R 3 Sätze à 8-10
Q 20 je Seite
T 3 Sätze à 20

Tag 4:
Cardio 30-45 Min.

Tag 5:
A 3 Sätze à 12-15
C 3 Sätze à 10-12
E 3 Sätze à 8-10
G 3 Sätze à 12-15
K 3 Sätze à 10-12
L 3 Sätze à 12-15
N 15 x
R 3 Sätze à 8-10
Q 20 je Seite
T 3 Sätze à 20

Tag 6:
Cardio 30-45 Min.

Tag 7:
Pause

TRAININGSPLAN 2

Einsteiger 2

Tag 1:
B 3 Sätze à 12-15
D 3 Sätze à 8-10
F 3 Sätze à 15
H 3 Sätze à 8-10
I 3 Sätze à 8-10
J 3 Sätze à 10-12

Tag 2:
Pause

Tag 3:
B 3 Sätze à 12-15
D 3 Sätze à 8-10
F 3 Sätze à 15
H 3 Sätze à 8-10
I 3 Sätze à 8-10
J 3 Sätze à 10-12

Tag 4:
Pause

Tag 5:
B 3 Sätze à 12-15
D 3 Sätze à 8-10
F 3 Sätze à 15
H 3 Sätze à 8-10
I 3 Sätze à 8-10
J 3 Sätze à 10-12

Tag 6:
Cardio 30-45 Min.

Tag 7:
Pause

Fortgeschrittene 2

Tag 1:
B 3 Sätze à 12-15
D 3 Sätze à 8-10
F 3 Sätze à 15
H 3 Sätze à 8-10
I 3 Sätze à 8-10
J 3 Sätze à 10-12
M 3 Sätze à 12-15
O 3 Sätze à 30-60 Sek.

Tag 2:
Cardio 30-45 Min.

Tag 3:
B 3 Sätze à 12-15
D 3 Sätze à 8-10
F 3 Sätze à 15
H 3 Sätze à 8-10
I 3 Sätze à 8-10
J 3 Sätze à 10-12
M 3 Sätze à 12-15
O 3 Sätze à 30-60 Sek.

Tag 4:
Pause

Tag 5:
B 3 Sätze à 12-15
D 3 Sätze à 8-10
F 3 Sätze à 15
H 3 Sätze à 8-10
I 3 Sätze à 8-10
J 3 Sätze à 10-12
M 3 Sätze à 12-15
O 3 Sätze à 30-60 Sek.

Tag 6:
Cardio 30-45 Min.

Tag 7:
Pause

Profis 2

Tag 1:
B 3 Sätze à 12-15
D 3 Sätze à 8-10
F 3 Sätze à 15
H 3 Sätze à 8-10
I 3 Sätze à 8-10
J 3 Sätze à 10-12
M 3 Sätze à 12-15
O 3 Sätze à 30-60 Sek.
P 3 Sätze à 30
S 3 Sätze à 20

Tag 2:
Cardio 30-45 Min.

Tag 3:
B 3 Sätze à 12-15
D 3 Sätze à 8-10
F 3 Sätze à 15
H 3 Sätze à 8-10
I 3 Sätze à 8-10
J 3 Sätze à 10-12
M 3 Sätze à 12-15
O 3 Sätze à 30-60 Sek.
P 3 Sätze à 30
S 3 Sätze à 20

Tag 4:
Cardio 30-45 Min.

Tag 5:
B 3 Sätze à 12-15
D 3 Sätze à 8-10
F 3 Sätze à 15
H 3 Sätze à 8-10
I 3 Sätze à 8-10
J 3 Sätze à 10-12
M 3 Sätze à 12-15
O 3 Sätze à 30-60 Sek.
P 3 Sätze à 30
S 3 Sätze à 20

Tag 6:
Cardio 30-45 Min.

Tag 7:
Pause

FLIEGENFISCHEN

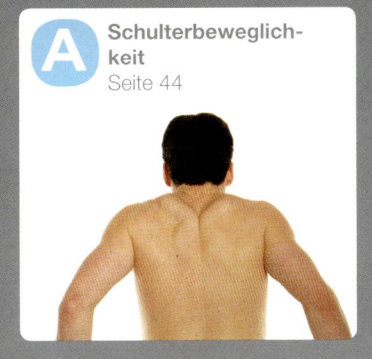

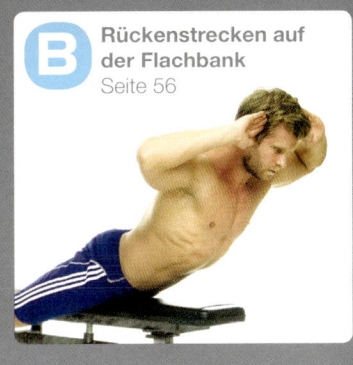

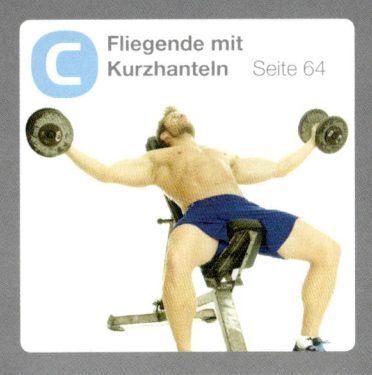

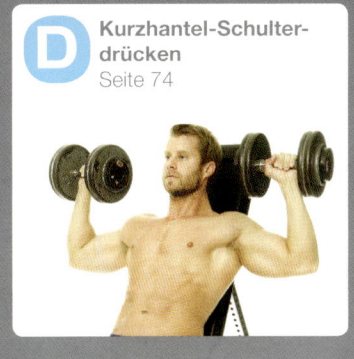

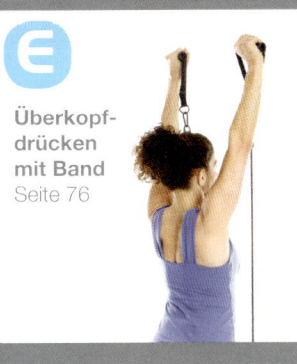

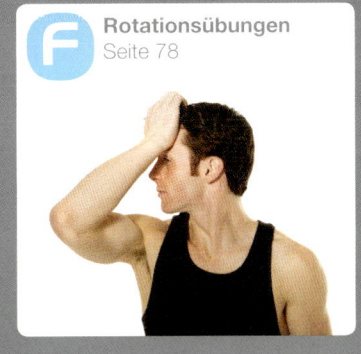

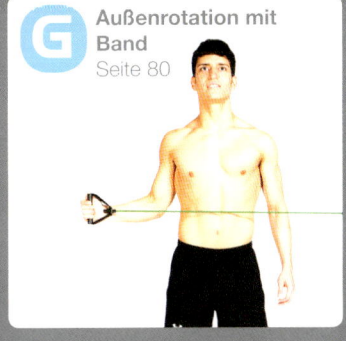

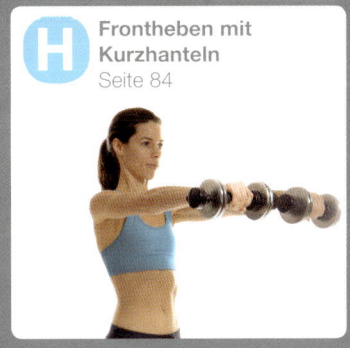

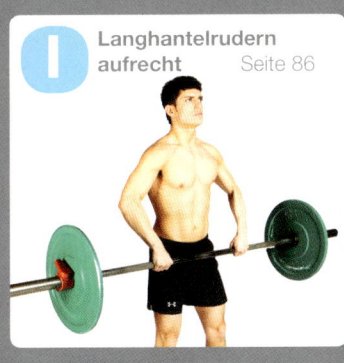

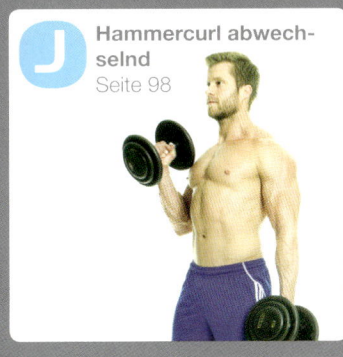

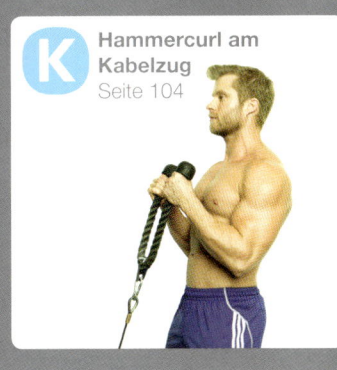

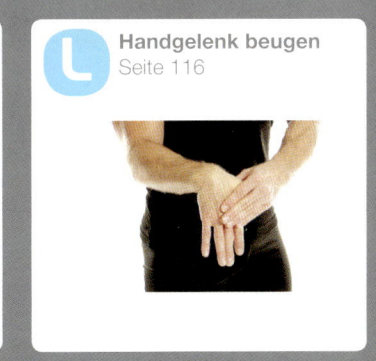

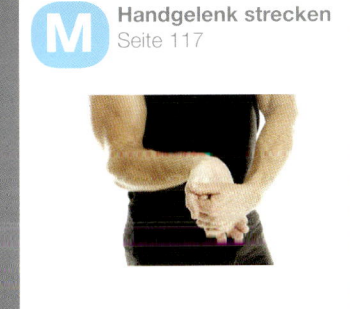

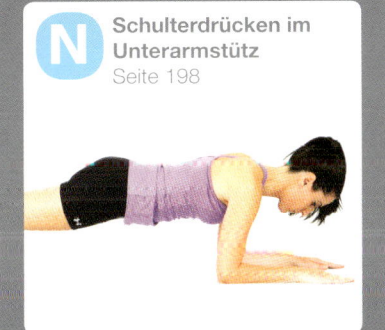

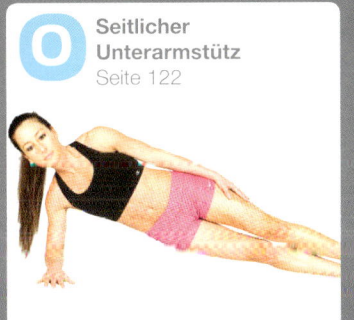

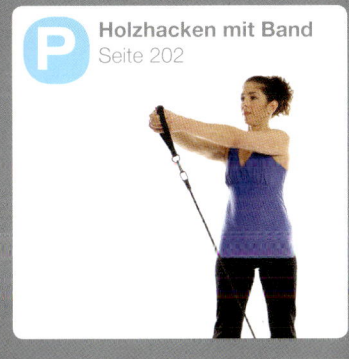

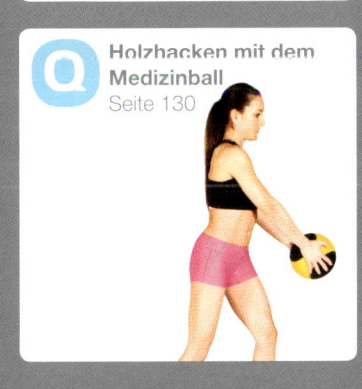

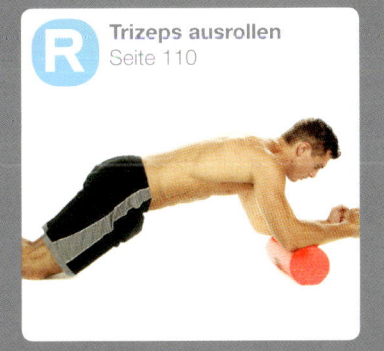

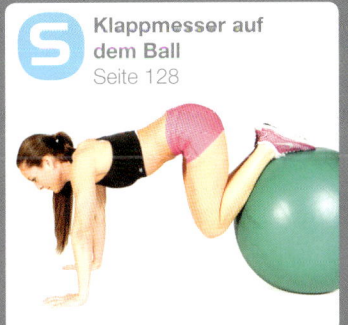

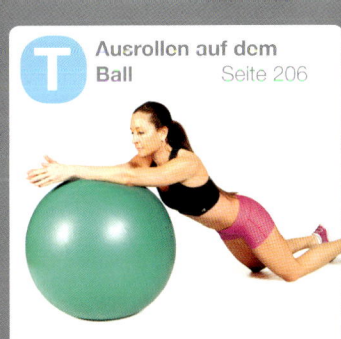

WORKOUTS

A Schulterbeweglichkeit — Seite 44

B Rückenstrecken auf der Flachbank — Seite 56

C Fliegende mit Kurzhanteln — Seite 64

D Kurzhantel-Schulterdrücken — Seite 74

E Überkopfdrücken mit Band — Seite 76

F Rotationsübungen — Seite 78

G Außenrotation mit Band — Seite 80

H Frontheben mit Kurzhanteln — Seite 84

I Langhantelrudern aufrecht — Seite 86

J Hammercurl abwechselnd — Seite 98

K Hammercurl am Kabelzug — Seite 104

L Handgelenk beugen — Seite 116

M Handgelenk strecken — Seite 117

N Schulterdrücken im Unterarmstütz — Seite 198

O Seitlicher Unterarmstütz — Seite 122

P Holzhacken mit Band — Seite 202

Q Holzhacken mit dem Medizinball — Seite 130

R Trizeps ausrollen — Seite 110

S Klappmesser auf dem Ball — Seite 128

T Ausrollen auf dem Ball — Seite 206

283

SPORTSPEZIFISCHE WORKOUTS

FUSSBALL

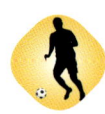

Im Fußball sind Ausdauer und kräftige Beine das A und O, da Fußballer während des Spiels viele Kilometer zurücklegen. Gut ausgebildete Beinmuskeln sind natürlich entscheidend fürs Passen und Schießen. Eine starke Oberschenkelmuskulatur bildet die Voraussetzung für Schusskraft, während die Sprunggelenke und Waden beim Dribbeln wichtig sind. Die Rumpfmuskulatur dient der Stabilisation und unterstützt Sprints sowie den kraftvollen körperlichen Einsatz bei einem Gedränge im Strafraum, etwa bei Ecken oder Freistößen.

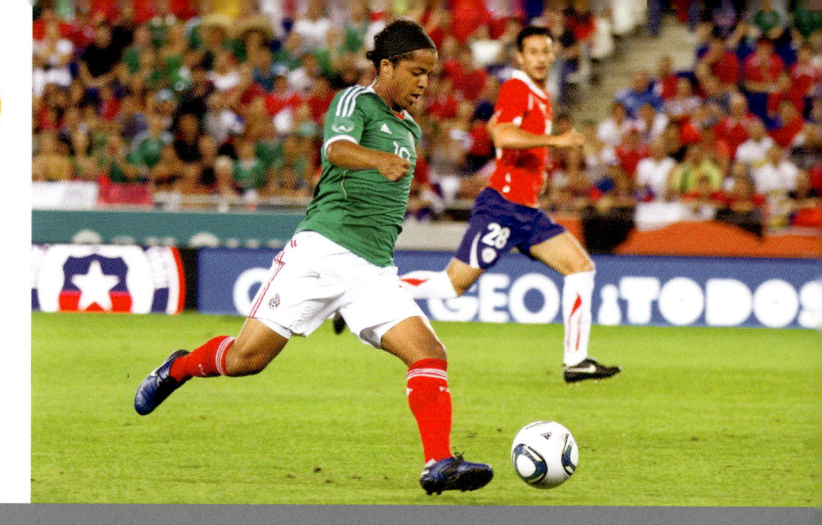

TRAININGSPLAN 1

Einsteiger 1

Tag 1:
A 3 Sätze à 8-10
D 3 Sätze à 10-12
E 3 Sätze à 12-15
F 3 Sätze à 10-12
I 3 Sätze à 12-15
J 3 Sätze à 12-15

Tag 2:
Pause

Tag 3:
A 3 Sätze à 8-10
D 3 Sätze à 10-12
E 3 Sätze à 12-15
F 3 Sätze à 10-12
I 3 Sätze à 12-15
J 3 Sätze à 12-15

Tag 4:
Pause

Tag 5:
A 3 Sätze à 8-10
D 3 Sätze à 10-12
E 3 Sätze à 12-15
F 3 Sätze à 10-12
I 3 Sätze à 12-15
J 3 Sätze à 12-15

Tag 6:
Cardio 30-45 Min.

Tag 7:
Pause

Fortgeschrittene 1

Tag 1:
A 3 Sätze à 8-10
D 3 Sätze à 10-12
E 3 Sätze à 12-15
F 3 Sätze à 10-12
G 3 Sätze à 12-15
I 3 Sätze à 12-15
J 3 Sätze à 12-15
K 3 Sätze à 12-15

Tag 2:
Cardio 30-45 Min.

Tag 3:
A 3 Sätze à 8-10
D 3 Sätze à 10-12
E 3 Sätze à 12-15
F 3 Sätze à 10-12
G 3 Sätze à 12-15
I 3 Sätze à 12-15
J 3 Sätze à 12-15
K 3 Sätze à 12-15

Tag 4:
Pause

Tag 5:
A 3 Sätze à 8-10
D 3 Sätze à 10-12
E 3 Sätze à 12-15
F 3 Sätze à 10-12
G 3 Sätze à 12-15
I 3 Sätze à 12-15
J 3 Sätze à 12-15
K 3 Sätze à 12-15

Tag 6:
Cardio 30-45 Min.

Tag 7:
Pause

Profis 1

Tag 1:
A 3 Sätze à 8-10
D 3 Sätze à 10-12
E 3 Sätze à 12-15
F 3 Sätze à 10-12
G 3 Sätze à 12-15
I 3 Sätze à 12-15
J 3 Sätze à 12-15
K 3 Sätze à 12-15
P 3 Sätze à 20
S 3 Sätze à 20

Tag 2:
Cardio 30-45 Min.

Tag 3:
A 3 Sätze à 8-10
D 3 Sätze à 10-12
E 3 Sätze à 12-15
F 3 Sätze à 10-12
G 3 Sätze à 12-15
I 3 Sätze à 12-15
J 3 Sätze à 12-15
K 3 Sätze à 12-15
P 3 Sätze à 20
S 3 Sätze à 20

Tag 4:
Cardio 30-45 Min.

Tag 5:
A 3 Sätze à 8-10
D 3 Sätze à 10-12
E 3 Sätze à 12-15
F 3 Sätze à 10-12
G 3 Sätze à 12-15
I 3 Sätze à 12-15
J 3 Sätze à 12-15
K 3 Sätze à 12-15
P 3 Sätze à 20
S 3 Sätze à 20

Tag 6:
Cardio 30-45 Min.

Tag 7:
Pause

TRAININGSPLAN 2

Einsteiger 2

Tag 1:
B 3 Sätze à 12-15
C 3 Sätze à 10-12
H 3 Sätze à 12-15
L 3 Sätze à 20
M 3 Sätze à 30
N 3 Sätze à 15

Tag 2:
Pause

Tag 3:
B 3 Sätze à 12-15
C 3 Sätze à 10-12
H 3 Sätze à 12-15
L 3 Sätze à 20
M 3 Sätze à 30
N 3 Sätze à 15

Tag 4:
Pause

Tag 5:
B 3 Sätze à 12-15
C 3 Sätze à 10-12
H 3 Sätze à 12-15
L 3 Sätze à 20
M 3 Sätze à 30
N 3 Sätze à 15

Tag 6:
Cardio 30-45 Min.

Tag 7:
Pause

Fortgeschrittene 2

Tag 1:
B 3 Sätze à 12-15
C 3 Sätze à 10-12
H 3 Sätze à 12-15
L 3 Sätze à 20
M 3 Sätze à 30
N 3 Sätze à 15
O 3 Sätze à 30-120 Sek.
Q 3 Sätze à 30

Tag 2:
Cardio 30-45 Min.

Tag 3:
B 3 Sätze à 12-15
C 3 Sätze à 10-12
H 3 Sätze à 12-15
L 3 Sätze à 20
M 3 Sätze à 30
N 3 Sätze à 15
O 3 Sätze à 30-120 Sek.
Q 3 Sätze à 30

Tag 4:
Pause

Tag 5:
B 3 Sätze à 12-15
C 3 Sätze à 10-12
H 3 Sätze à 12-15
L 3 Sätze à 20
M 3 Sätze à 30
N 3 Sätze à 15
O 3 Sätze à 30-120 Sek.
Q 3 Sätze à 30

Tag 6:
Cardio 30-45 Min.

Tag 7:
Pause

Profis 2

Tag 1:
B 3 Sätze à 12-15
C 3 Sätze à 10-12
H 3 Sätze à 12-15
L 3 Sätze à 20
M 3 Sätze à 30
N 3 Sätze à 15
O 3 Sätze à 30-120 Sek.
Q 3 Sätze à 30
R 3 Sätze à 15
T 3 Sätze à 20

Tag 2:
Cardio 30-45 Min.

Tag 3:
B 3 Sätze à 12-15
C 3 Sätze à 10-12
H 3 Sätze à 12-15
L 3 Sätze à 20
M 3 Sätze à 30
N 3 Sätze à 15
O 3 Sätze à 30-120 Sek.
Q 3 Sätze à 30
R 3 Sätze à 15
T 3 Sätze à 20

Tag 4:
Cardio 30-45 Min.

Tag 5:
B 3 Sätze à 12-15
C 3 Sätze à 10-12
H 3 Sätze à 12-15
L 3 Sätze à 20
M 3 Sätze à 30
N 3 Sätze à 15
O 3 Sätze à 30-120 Sek.
Q 3 Sätze à 30
R 3 Sätze à 15
T 3 Sätze à 20

Tag 6:
Cardio 30-45 Min.

Tag 7:
Pause

FUSSBALL

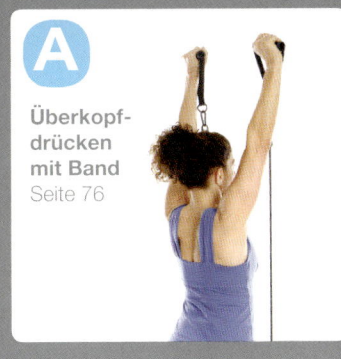

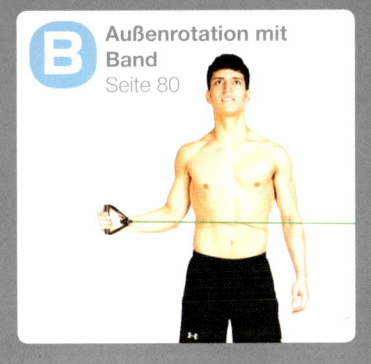

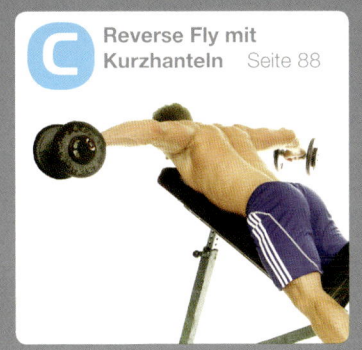

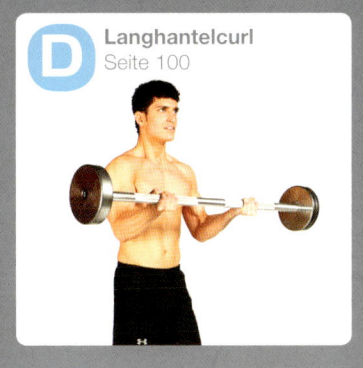

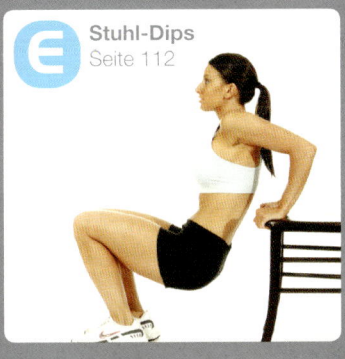

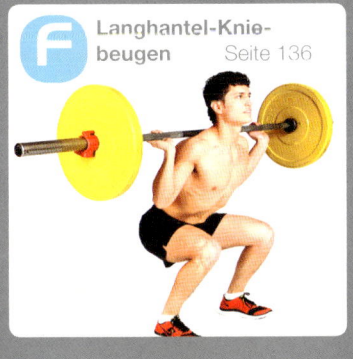

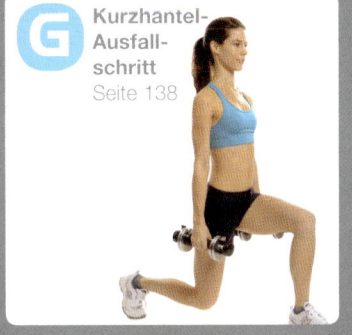

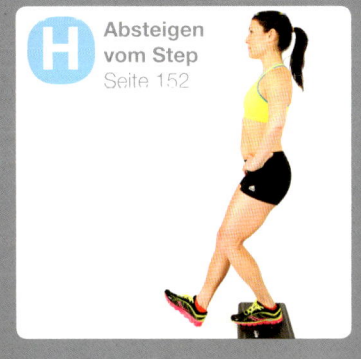

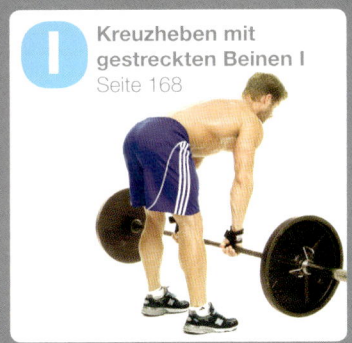

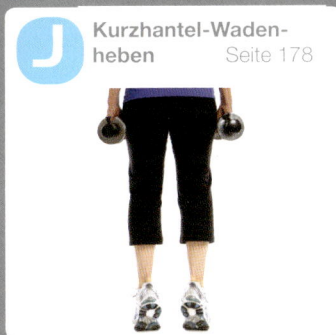

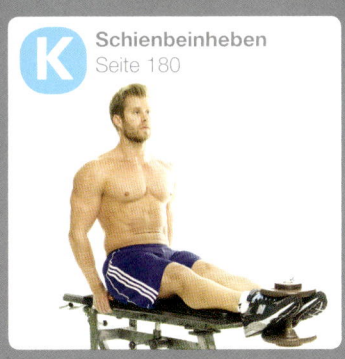

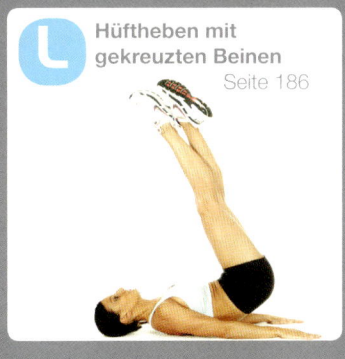

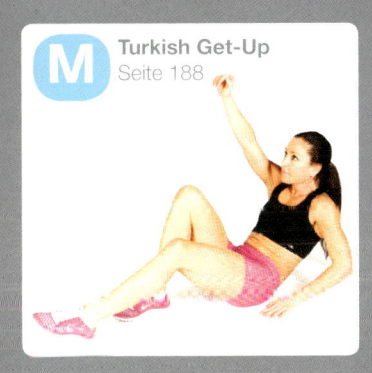

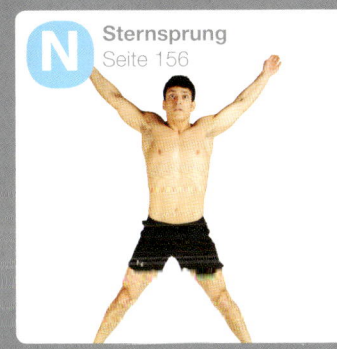

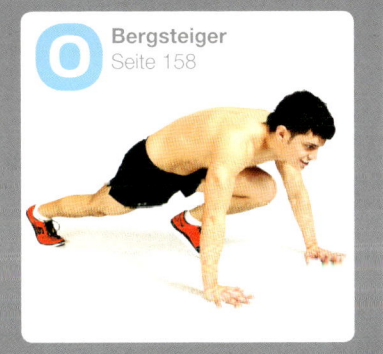

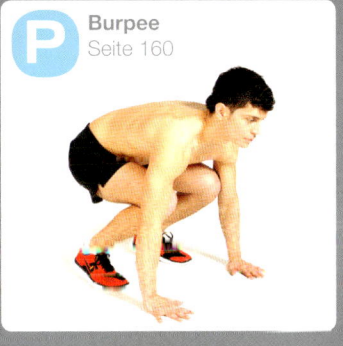

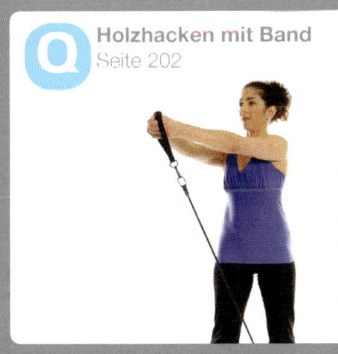

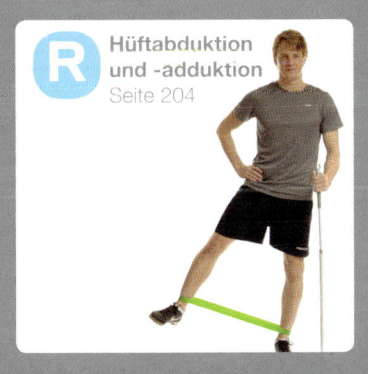

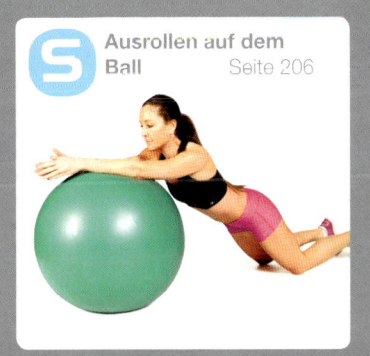

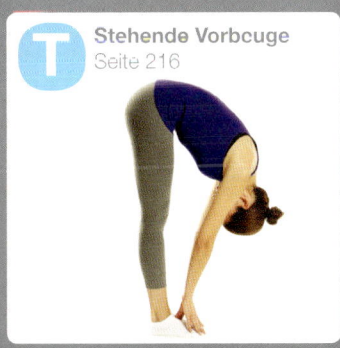

WORKOUTS

A Überkopfdrücken mit Band
Seite 76

B Außenrotation mit Band
Seite 80

C Reverse Fly mit Kurzhanteln
Seite 88

D Langhantelcurl
Seite 100

E Stuhl-Dips
Seite 112

F Langhantel-Kniebeugen
Seite 136

G Kurzhantel-Ausfallschritt
Seite 138

H Absteigen vom Step
Seite 152

I Kreuzheben mit gestreckten Beinen I
Seite 168

J Kurzhantel-Wadenheben
Seite 178

K Schienbeinheben
Seite 180

L Hüftheben mit gekreuzten Beinen
Seite 186

M Turkish Get-Up
Seite 188

N Sternsprung
Seite 156

O Bergsteiger
Seite 158

P Burpee
Seite 160

Q Holzhacken mit Band
Seite 202

R Hüftabduktion und -adduktion
Seite 204

S Ausrollen auf dem Ball
Seite 206

T Stehende Vorbeuge
Seite 216

285

GAELIC FOOTBALL

In vielerlei Hinsicht ist Gaelic Football eine Mischung aus Fußball und American Football und daher werden die meisten Hauptmuskeln des Körpers beansprucht. Kräftige Beine werden beim Rennen und Schießen gebraucht, und ein starker Oberkörper ist wichtig fürs Passen und beim Schultereinsatz. Der Ball darf mit der Hand gehalten werden, muss aber nach vier Schritten geprellt werden, was eine gute Armmuskulatur erfordert. Wie bei all solchen unbarmherzig aktiven Sportarten können schnelle Wiederholungen Ihre Ausdauer erhöhen.

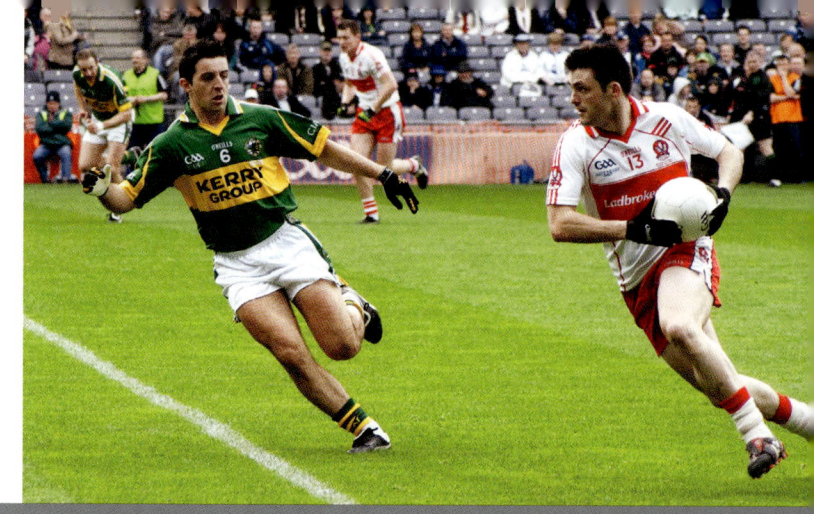

TRAININGSPLAN 1

Einsteiger 1

Tag 1:
A 3 Sätze à 6-8
D 3 Sätze à 8-10
G 3 Sätze à 10-12
J 3 Sätze à 10-12
M 3 Sätze à 10-12
Q 15 x

Tag 2:
Pause

Tag 3:
A 3 Sätze à 6-8
D 3 Sätze à 8-10
G 3 Sätze à 10-12
J 3 Sätze à 10-12
M 3 Sätze à 10-12
Q 15 x

Tag 4:
Pause

Tag 5:
A 3 Sätze à 6-8
D 3 Sätze à 8-10
G 3 Sätze à 10-12
J 3 Sätze à 10-12
M 3 Sätze à 10-12
Q 15 x

Tag 6:
Cardio 30-45 Min.

Tag 7:
Pause

Fortgeschrittene 1

Tag 1:
A 3 Sätze à 6-8
B 3 Sätze à 8-10
D 3 Sätze à 8-10
E 3 Sätze à 8-10
G 3 Sätze à 10-12
J 3 Sätze à 10-12
M 3 Sätze à 10-12
Q 15 x

Tag 2:
Cardio 30-45 Min.

Tag 3:
A 3 Sätze à 6-8
B 3 Sätze à 8-10
D 3 Sätze à 8-10
E 3 Sätze à 8-10
G 3 Sätze à 10-12
J 3 Sätze à 10-12
M 3 Sätze à 10-12
Q 15

Tag 4:
Pause

Tag 5:
A 3 Sätze à 6-8
B 3 Sätze à 8-10
D 3 Sätze à 8-10
E 3 Sätze à 8-10
G 3 Sätze à 10-12
J 3 Sätze à 10-12
M 3 Sätze à 10-12
Q 15

Tag 6:
Cardio 30-45 Min.

Tag 7:
Pause

Profis 1

Tag 1:
A 3 Sätze à 6-8
B 3 Sätze à 8-10
D 3 Sätze à 8-10
E 3 Sätze à 8-10
G 3 Sätze à 10-12
J 3 Sätze à 10-12
M 3 Sätze à 10-12
N 3 Sätze à 12-15
Q 15 x
S 20 je Seite

Tag 2:
Cardio 30-45 Min.

Tag 3:
A 3 Sätze à 6-8
B 3 Sätze à 8-10
D 3 Sätze à 8-10
E 3 Sätze à 8-10
G 3 Sätze à 10-12
J 3 Sätze à 10-12
M 3 Sätze à 10-12
N 3 Sätze à 12-15
Q 15 x
S 20 je Seite

Tag 4:
Cardio 30-45 Min.

Tag 5:
A 3 Sätze à 6-8
B 3 Sätze à 8-10
D 3 Sätze à 8-10
E 3 Sätze à 8-10
G 3 Sätze à 10-12
J 3 Sätze à 10-12
M 3 Sätze à 10-12
N 3 Sätze à 12-15
Q 15 x
S 20 je Seite

Tag 6:
Cardio 30-45 Min.

Tag 7:
Pause

TRAININGSPLAN 2

Einsteiger 2

Tag 1:
C 3 Sätze à 8-10
F 3 Sätze à 8-10
H 3 Sätze à 10-12
I 3 Sätze à 12-15
K 3 Sätze à 12-15
L 3 Sätze à 10-12

Tag 2:
Pause

Tag 3:
C 3 Sätze à 8-10
F 3 Sätze à 8-10
H 3 Sätze à 10-12
I 3 Sätze à 12-15
K 3 Sätze à 12-15
L 3 Sätze à 10-12

Tag 4:
Pause

Tag 5:
C 3 Sätze à 8-10
F 3 Sätze à 8-10
H 3 Sätze à 10-12
I 3 Sätze à 12-15
K 3 Sätze à 12-15
L 3 Sätze à 10-12

Tag 6:
Cardio 30-45 Min.

Tag 7:
Pause

Fortgeschrittene 2

Tag 1:
C 3 Sätze à 8-10
F 3 Sätze à 8-10
H 3 Sätze à 10-12
I 3 Sätze à 12-15
K 3 Sätze à 12-15
L 3 Sätze à 10-12
O 3 Sätze à 30
P 3 Sätze à 20

Tag 2:
Cardio 30-45 Min.

Tag 3:
C 3 Sätze à 8-10
F 3 Sätze à 8-10
H 3 Sätze à 10-12
I 3 Sätze à 12-15
K 3 Sätze à 12-15
L 3 Sätze à 10-12
O 3 Sätze à 30
P 3 Sätze à 20

Tag 4:
Pause

Tag 5:
C 3 Sätze à 8-10
F 3 Sätze à 8-10
H 3 Sätze à 10-12
I 3 Sätze à 12-15
K 3 Sätze à 12-15
L 3 Sätze à 10-12
O 3 Sätze à 30
P 3 Sätze à 20

Tag 6:
Cardio 30-45 Min.

Tag 7:
Pause

Profis 2

Tag 1:
C 3 Sätze à 8-10
F 3 Sätze à 8-10
H 3 Sätze à 10-12
I 3 Sätze à 12-15
K 3 Sätze à 12-15
L 3 Sätze à 10-12
O 3 Sätze à 30
P 3 Sätze à 20
R 3 Sätze à 20
T 3 Sätze à 30-60 Sek.

Tag 2:
Cardio 30-45 Min.

Tag 3:
C 3 Sätze à 8-10
F 3 Sätze à 8-10
H 3 Sätze à 10-12
I 3 Sätze à 12-15
K 3 Sätze à 12-15
L 3 Sätze à 10-12
O 3 Sätze à 30
P 3 Sätze à 20
R 3 Sätze à 20
T 3 Sätze à 30-60 Sek.

Tag 4:
Cardio 30-45 Min.

Tag 5:
C 3 Sätze à 8-10
F 3 Sätze à 8-10
H 3 Sätze à 10-12
I 3 Sätze à 12-15
K 3 Sätze à 12-15
L 3 Sätze à 10-12
O 3 Sätze à 30
P 3 Sätze à 20
R 3 Sätze à 20
T 3 Sätze à 30-60 Sek.

Tag 6:
Cardio 30-45 Min.

Tag 7:
Pause

GAELIC FOOTBALL

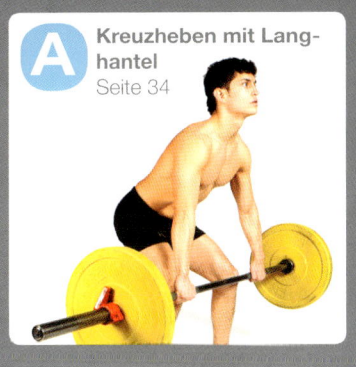

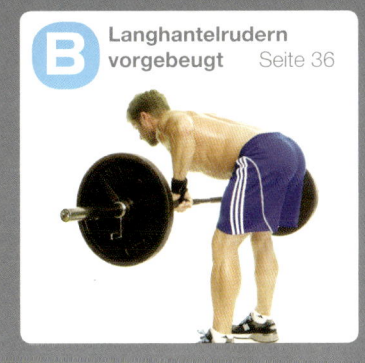

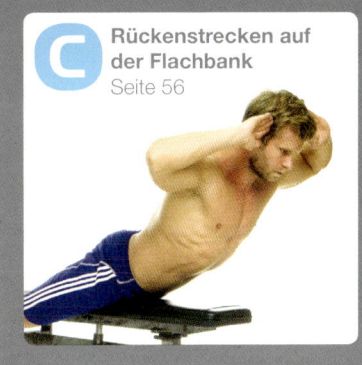

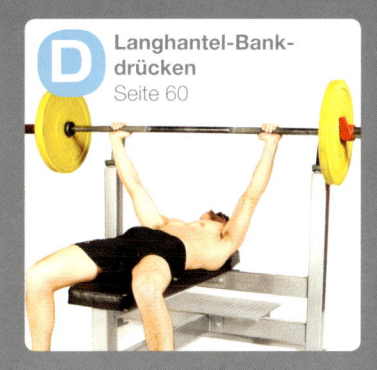

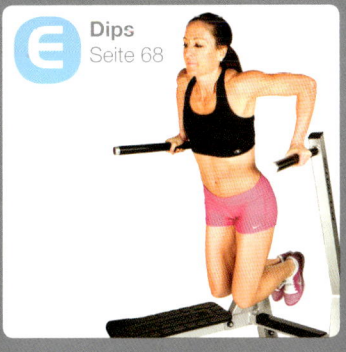

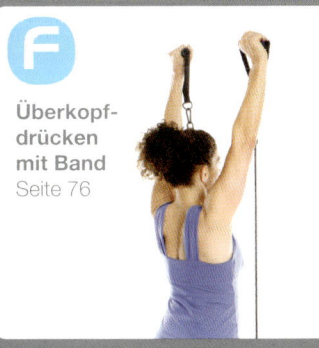

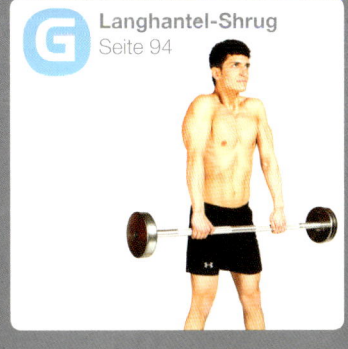

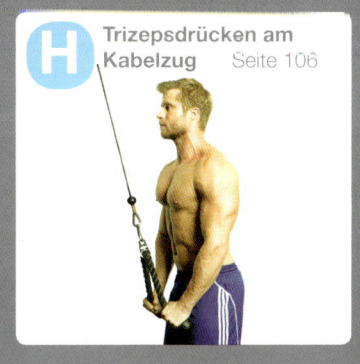

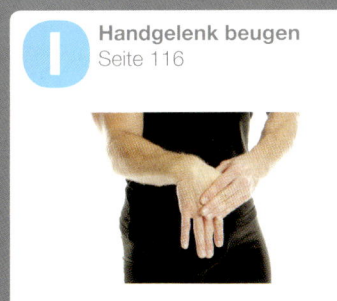

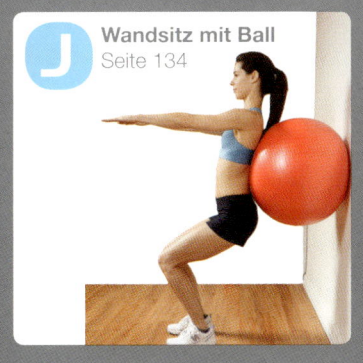

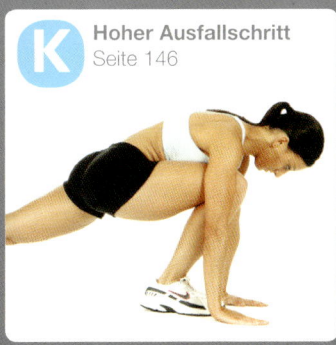

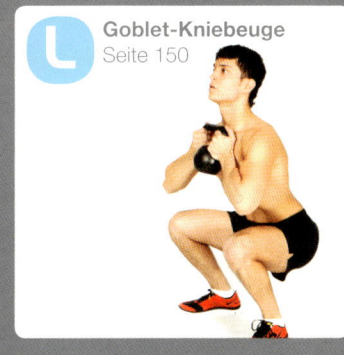

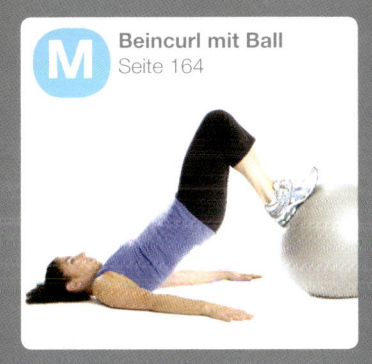

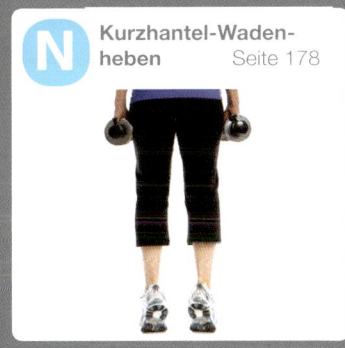

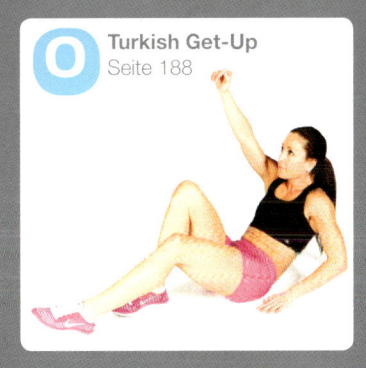

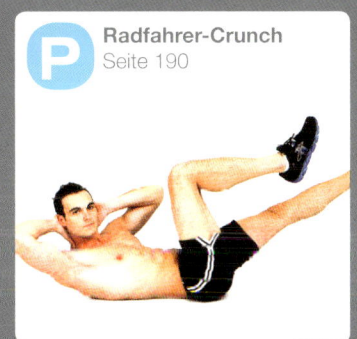

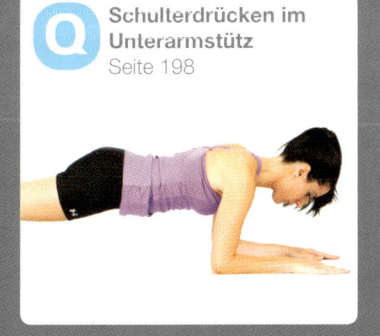

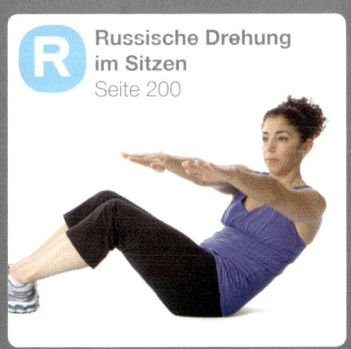

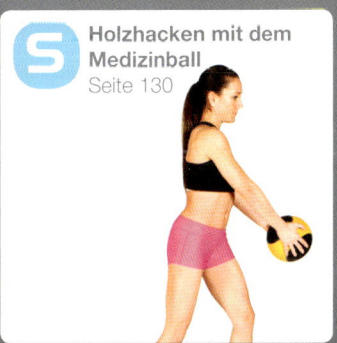

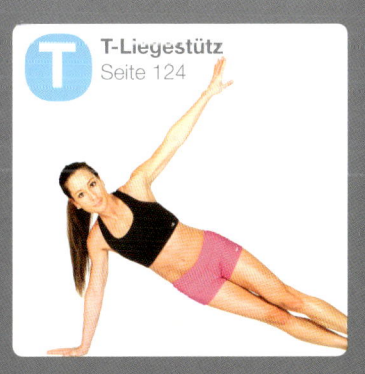

WORKOUTS

A Kreuzheben mit Langhantel Seite 34

B Langhantelrudern vorgebeugt Seite 36

C Rückenstrecken auf der Flachbank Seite 56

D Langhantel-Bankdrücken Seite 60

E Dips Seite 68

F Überkopfdrücken mit Band Seite 76

G Langhantel-Shrug Seite 94

H Trizepsdrücken am Kabelzug Seite 106

I Handgelenk beugen Seite 116

J Wandsitz mit Ball Seite 134

K Hoher Ausfallschritt Seite 146

L Goblet-Kniebeuge Seite 150

M Beincurl mit Ball Seite 164

N Kurzhantel-Wadenheben Seite 178

O Turkish Get-Up Seite 188

P Radfahrer-Crunch Seite 190

Q Schulterdrücken im Unterarmstütz Seite 198

R Russische Drehung im Sitzen Seite 200

S Holzhacken mit dem Medizinball Seite 130

T T-Liegestütz Seite 124

287

GOLF

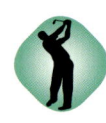

Ein Golfer braucht mehr Training als man allgemein annimmt. Ein guter Golfschwung beansprucht die gesamte Körpermuskulatur. Da ein Schwung vor allem mit Rücken und Oberkörper ausgeführt wird, müssen diese Bereiche kräftig und gut entwickelt sein. Die Brustmuskeln führen die Arme über den Körper und helfen wie der Latissimus bei der Streckung und Beugung der Arme. Die Gesäßmuskulatur stabilisiert den Unterkörper und unterstützt die Hüft- und Oberkörperdrehung. Die Unterarme ermöglichen einen stabilen Griff des Schlägers.

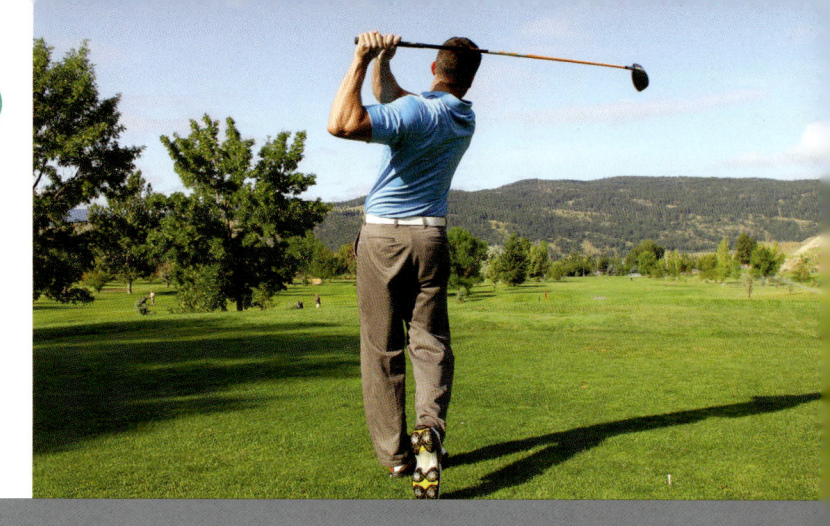

TRAININGSPLAN 1

Einsteiger 1

Tag 1:
A 3 Sätze à 8-10
B 3 Sätze à 8-10
D 3 Sätze à 10-12
H 3 Sätze à 12-15
J 3 Sätze à 10-12
P 20 je Seite

Tag 2:
Pause

Tag 3:
A 3 Sätze à 8-10
B 3 Sätze à 8-10
D 3 Sätze à 10-12
H 3 Sätze à 12-15
J 3 Sätze à 10-12
P 20 je Seite

Tag 4:
Pause

Tag 5:
A 3 Sätze à 8-10
B 3 Sätze à 8-10
D 3 Sätze à 10-12
H 3 Sätze à 12-15
J 3 Sätze à 10-12
P 20 je Seite

Tag 6:
Cardio 30-45 Min.

Tag 7:
Pause

Fortgeschrittene 1

Tag 1:
A 3 Sätze à 8-10
B 3 Sätze à 8-10
D 3 Sätze à 10-12
G 3 Sätze à 10-12
H 3 Sätze à 12-15
J 3 Sätze à 10-12
K 3 Sätze à 12-15
P 20 je Seite

Tag 2:
Cardio 30-45 Min.

Tag 3:
A 3 Sätze à 8-10
B 3 Sätze à 8-10
D 3 Sätze à 10-12
G 3 Sätze à 10-12
H 3 Sätze à 12-15
J 3 Sätze à 10-12
K 3 Sätze à 12-15
P 20 je Seite

Tag 4:
Pause

Tag 5:
A 3 Sätze à 8-10
B 3 Sätze à 8-10
D 3 Sätze à 10-12
G 3 Sätze à 10-12
H 3 Sätze à 12-15
J 3 Sätze à 10-12
K 3 Sätze à 12-15
P 20 je Seite

Tag 6:
Cardio 30-45 Min.

Tag 7:
Pause

Profis 1

Tag 1:
A 3 Sätze à 8-10
B 3 Sätze à 8-10
D 3 Sätze à 10-12
G 3 Sätze à 10-12
H 3 Sätze à 12-15
J 3 Sätze à 10-12
K 3 Sätze à 12-15
O 30 je Seite
P 20 je Seite
R 15 x

Tag 2:
Cardio 30-45 Min.

Tag 3:
A 3 Sätze à 8-10
B 3 Sätze à 8-10
D 3 Sätze à 10-12
G 3 Sätze à 10-12
H 3 Sätze à 12-15
J 3 Sätze à 10-12
K 3 Sätze à 12-15
O 30 je Seite
P 20 je Seite
R 15 x

Tag 4:
Cardio 30-45 Min.

Tag 5:
A 3 Sätze à 8-10
B 3 Sätze à 8-10
D 3 Sätze à 10-12
G 3 Sätze à 10-12
H 3 Sätze à 12-15
J 3 Sätze à 10-12
K 3 Sätze à 12-15
O 30 je Seite
P 20 je Seite
R 15 x

Tag 6:
Cardio 30-45 Min.

Tag 7:
Pause

TRAININGSPLAN 2

Einsteiger 2

Tag 1:
C 3 Sätze à 10-12
E 3 Sätze à 12-15
F 3 Sätze à 8-10
I 3 Sätze à 12-15
L 3 Sätze à 25
M 3 Sätze à 20

Tag 2:
Pause

Tag 3:
C 3 Sätze à 10-12
E 3 Sätze à 12-15
F 3 Sätze à 8-10
I 3 Sätze à 12-15
L 3 Sätze à 25
M 3 Sätze à 20

Tag 4:
Pause

Tag 5:
C 3 Sätze à 10-12
E 3 Sätze à 12-15
F 3 Sätze à 8-10
I 3 Sätze à 12-15
L 3 Sätze à 25
M 3 Sätze à 20

Tag 6:
Cardio 30-45 Min.

Tag 7:
Pause

Fortgeschrittene 2

Tag 1:
C 3 Sätze à 10-12
E 3 Sätze à 12-15
F 3 Sätze à 8-10
I 3 Sätze à 12-15
L 3 Sätze à 25
M 3 Sätze à 20
N 3 Sätze à 20
Q 3 Sätze à 8-10

Tag 2:
Cardio 30-45 Min.

Tag 3:
C 3 Sätze à 10-12
E 3 Sätze à 12-15
F 3 Sätze à 8-10
I 3 Sätze à 12-15
L 3 Sätze à 25
M 3 Sätze à 20
N 3 Sätze à 20
Q 3 Sätze à 8-10

Tag 4:
Pause

Tag 5:
C 3 Sätze à 10-12
E 3 Sätze à 12-15
F 3 Sätze à 8-10
I 3 Sätze à 12-15
L 3 Sätze à 25
M 3 Sätze à 20
N 3 Sätze à 20
Q 3 Sätze à 8-10

Tag 6:
Cardio 30-45 Min.

Tag 7:
Pause

Profis 2

Tag 1:
C 3 Sätze à 10-12
E 3 Sätze à 12-15
F 3 Sätze à 8-10
I 3 Sätze à 12-15
L 3 Sätze à 25
M 3 Sätze à 20
N 3 Sätze à 20
Q 3 Sätze à 8-10
S 3 Sätze à 25
T 3 Sätze à 20

Tag 2:
Cardio 30-45 Min.

Tag 3:
C 3 Sätze à 10-12
E 3 Sätze à 12-15
F 3 Sätze à 8-10
I 3 Sätze à 12-15
L 3 Sätze à 25
M 3 Sätze à 20
N 3 Sätze à 20
Q 3 Sätze à 8-10
S 3 Sätze à 25
T 3 Sätze à 20

Tag 4:
Cardio 30-45 Min.

Tag 5:
C 3 Sätze à 10-12
E 3 Sätze à 12-15
F 3 Sätze à 8-10
I 3 Sätze à 12-15
L 3 Sätze à 25
M 3 Sätze à 20
N 3 Sätze à 20
Q 3 Sätze à 8-10
S 3 Sätze à 25
T 3 Sätze à 20

Tag 6:
Cardio 30-45 Min.

Tag 7:
Pause

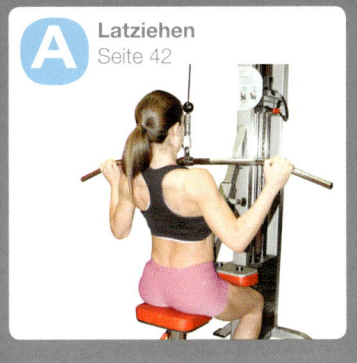

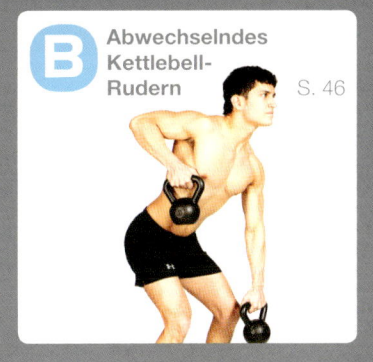

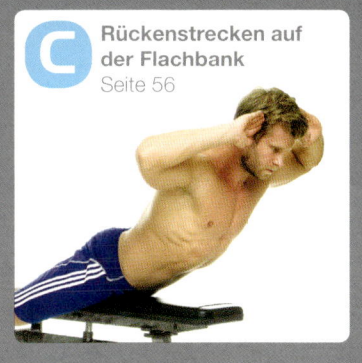

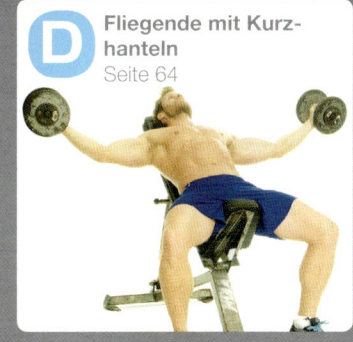

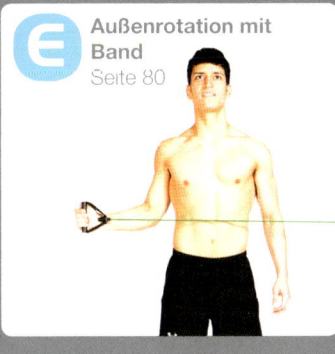

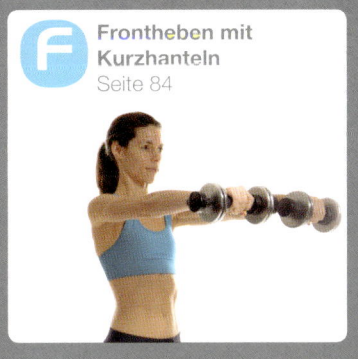

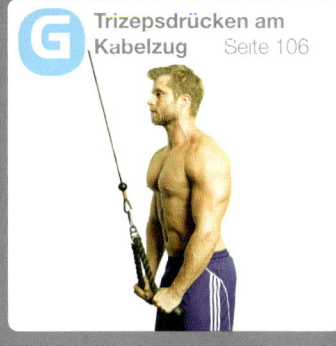

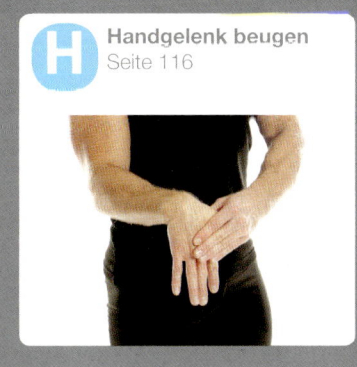

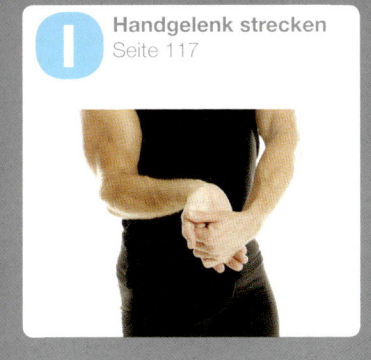

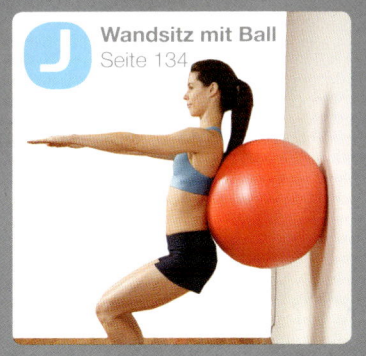

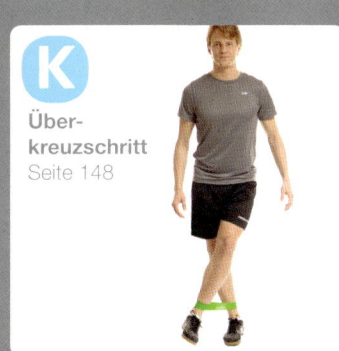

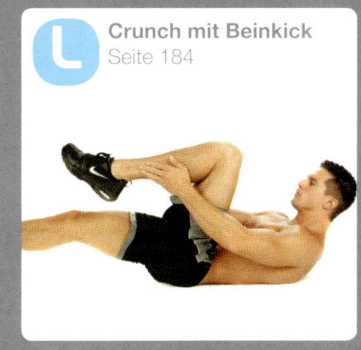

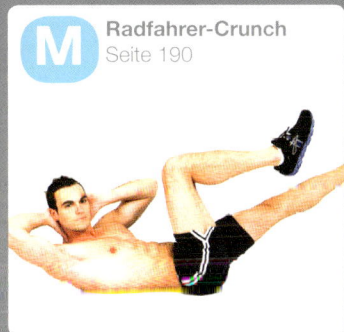

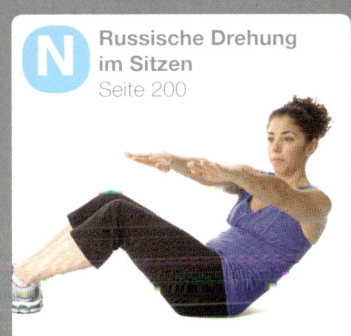

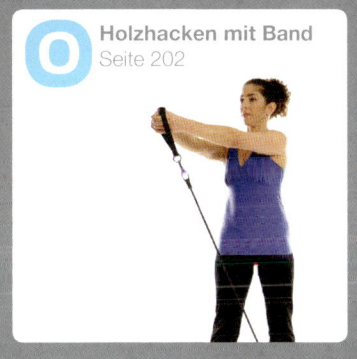

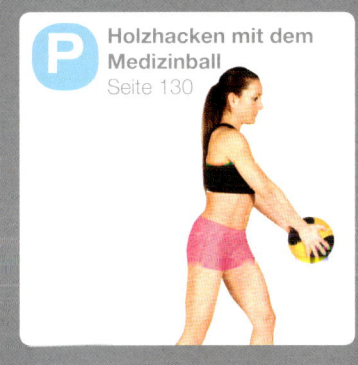

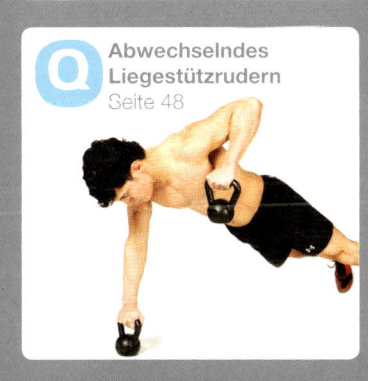

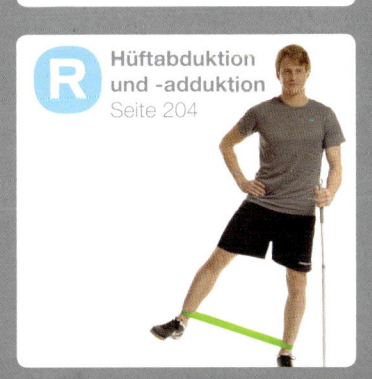

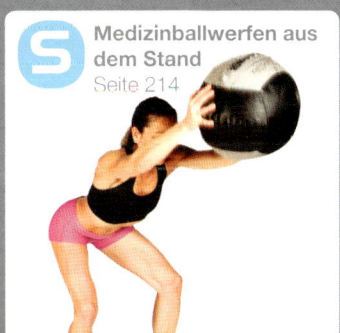

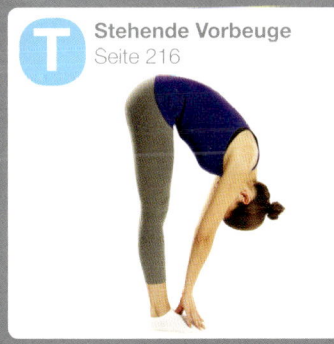

GOLF

WORKOUTS

A Latziehen Seite 42	**B** Abwechselndes Kettlebell-Rudern S. 46	**C** Rückenstrecken auf der Flachbank Seite 56	**D** Fliegende mit Kurzhanteln Seite 64
E Außenrotation mit Band Seite 80	**F** Frontheben mit Kurzhanteln Seite 84	**G** Trizepsdrücken am Kabelzug Seite 106	**H** Handgelenk beugen Seite 116
I Handgelenk strecken Seite 117	**J** Wandsitz mit Ball Seite 134	**K** Überkreuzschritt Seite 148	**L** Crunch mit Beinkick Seite 184
M Radfahrer-Crunch Seite 190	**N** Russische Drehung im Sitzen Seite 200	**O** Holzhacken mit Band Seite 202	**P** Holzhacken mit dem Medizinball Seite 130
Q Abwechselndes Liegestützrudern Seite 48	**R** Hüftabduktion und -adduktion Seite 204	**S** Medizinballwerfen aus dem Stand Seite 214	**T** Stehende Vorbeuge Seite 216

289

HANDBALL

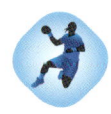

Handball ist eine intensive und temporeiche Sportart, bei der insbesondere die Schultermuskulatur belastet wird, wenn der Ball zu einem Mitspieler gepasst oder aufs Tor abgefeuert wird. Der Trizeps unterstützt die Wurfkraft und die Rumpfmuskulatur hilft dabei, Bewegungen aus dem Unterkörper so zu nutzen, dass die Oberkörperkraft gesteigert wird. Handballer brauchen zudem eine kräftige Beinmuskulatur, da sie ununterbrochen laufen, zumeist im Sprint, oder hochspringen, oft spektakulär, wenn sie den Ball auf das Tor werfen.

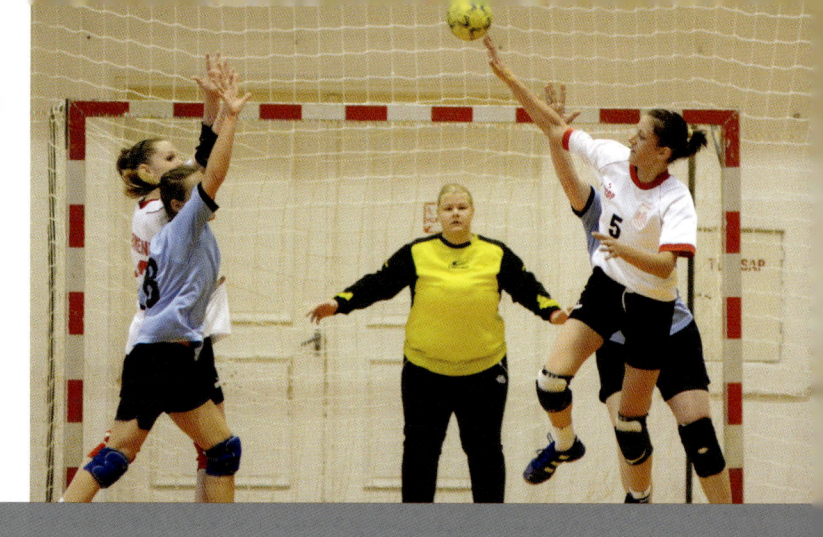

SPORTSPEZIFISCHE WORKOUTS

TRAININGSPLAN 1

Einsteiger 1

Tag 1:
A 3 Sätze à 6-8
B 3 Sätze à 8-10
C 3 Sätze à 15
G 3 Sätze à 10-12
L 3 Sätze à 10-12
P 30 x

Tag 2:
Pause

Tag 3:
A 3 Sätze à 6-8
B 3 Sätze à 8-10
C 3 Sätze à 15
G 3 Sätze à 10-12
L 3 Sätze à 10-12
P 30 x

Tag 4:
Pause

Tag 5:
A 3 Sätze à 6-8
B 3 Sätze à 8-10
C 3 Sätze à 15
G 3 Sätze à 10-12
L 3 Sätze à 10-12
P 30 x

Tag 6:
Cardio 30-45 Min.

Tag 7:
Pause

Fortgeschrittene 1

Tag 1:
A 3 Sätze à 6-8
B 3 Sätze à 8-10
C 3 Sätze à 15
F 3 Sätze à 10-12
G 3 Sätze à 10-12
L 3 Sätze à 10-12
P 30 x
R 30 Sek. – 2 Min.

Tag 2:
Cardio 30-45 Min.

Tag 3:
A 3 Sätze à 6-8
B 3 Sätze à 8-10
C 3 Sätze à 15
F 3 Sätze à 10-12
G 3 Sätze à 10-12
L 3 Sätze à 10-12
P 30 x
R 30 Sek. – 2 Min.

Tag 4:
Pause

Tag 5:
A 3 Sätze à 6-8
B 3 Sätze à 8-10
C 3 Sätze à 15
F 3 Sätze à 10-12
G 3 Sätze à 10-12
L 3 Sätze à 10-12
P 30 x
R 30 Sek. – 2 Min.

Tag 6:
Cardio 30-45 Min.

Tag 7:
Pause

Profis 1

Tag 1:
A 3 Sätze à 6-8
B 3 Sätze à 8-10
C 3 Sätze à 15
F 3 Sätze à 10-12
G 3 Sätze à 10-12
J 3 Sätze à 10-12
L 3 Sätze à 10-12
P 30 x
R 30 Sek. – 2 Min.
S 20 je Seite

Tag 2:
Cardio 30-45 Min.

Tag 3:
A 3 Sätze à 6-8
B 3 Sätze à 8-10
C 3 Sätze à 15
F 3 Sätze à 10-12
G 3 Sätze à 10-12
J 3 Sätze à 10-12
L 3 Sätze à 10-12
P 30 x
R 30 Sek. – 2 Min.
S 20 je Seite

Tag 4:
Cardio 30-45 Min.

Tag 5:
A 3 Sätze à 6-8
B 3 Sätze à 8-10
C 3 Sätze à 15
F 3 Sätze à 10-12
G 3 Sätze à 10-12
J 3 Sätze à 10-12
L 3 Sätze à 10-12
P 30 x
R 30 Sek. – 2 Min.
S 20 je Seite

Tag 6:
Cardio 30-45 Min.

Tag 7:
Pause

TRAININGSPLAN 2

Einsteiger 2

Tag 1:
D 3 Sätze à 10-12
E 3 Sätze à 10-12
H 3 Sätze à 10-12
I 3 Sätze à 10-12
K 3 Sätze à 12-15
M 3 Sätze à 12-15

Tag 2:
Pause

Tag 3:
D 3 Sätze à 10-12
E 3 Sätze à 10-12
H 3 Sätze à 10-12
I 3 Sätze à 10-12
K 3 Sätze à 12-15
M 3 Sätze à 12-15

Tag 4:
Pause

Tag 5:
D 3 Sätze à 10-12
E 3 Sätze à 10-12
H 3 Sätze à 10-12
I 3 Sätze à 10-12
K 3 Sätze à 12-15
M 3 Sätze à 12-15

Tag 6:
Cardio 30-45 Min.

Tag 7:
Pause

Fortgeschrittene 2

Tag 1:
D 3 Sätze à 10-12
E 3 Sätze à 10-12
H 3 Sätze à 10-12
I 3 Sätze à 10-12
K 3 Sätze à 12-15
M 3 Sätze à 12-15
N 3 Sätze à 25
O 3 Sätze à 20

Tag 2:
Cardio 30-45 Min.

Tag 3:
D 3 Sätze à 10-12
E 3 Sätze à 10-12
H 3 Sätze à 10-12
I 3 Sätze à 10-12
K 3 Sätze à 12-15
M 3 Sätze à 12-15
N 3 Sätze à 25
O 3 Sätze à 20

Tag 4:
Pause

Tag 5:
D 3 Sätze à 10-12
E 3 Sätze à 10-12
H 3 Sätze à 10-12
I 3 Sätze à 10-12
K 3 Sätze à 12-15
M 3 Sätze à 12-15
N 3 Sätze à 25
O 3 Sätze à 20

Tag 6:
Cardio 30-45 Min.

Tag 7:
Pause

Profis 2

Tag 1:
D 3 Sätze à 10-12
E 3 Sätze à 10-12
H 3 Sätze à 10-12
I 3 Sätze à 10-12
K 3 Sätze à 12-15
M 3 Sätze à 12-15
N 3 Sätze à 25
O 3 Sätze à 20
Q 3 Sätze à 20
T 3 Sätze à 25

Tag 2:
Cardio 30-45 Min.

Tag 3:
D 3 Sätze à 10-12
E 3 Sätze à 10-12
H 3 Sätze à 10-12
I 3 Sätze à 10-12
K 3 Sätze à 12-15
M 3 Sätze à 12-15
N 3 Sätze à 25
O 3 Sätze à 20
Q 3 Sätze à 20
T 3 Sätze à 25

Tag 4:
Cardio 30-45 Min.

Tag 5:
D 3 Sätze à 10-12
E 3 Sätze à 10-12
H 3 Sätze à 10-12
I 3 Sätze à 10-12
K 3 Sätze à 12-15
M 3 Sätze à 12-15
N 3 Sätze à 25
O 3 Sätze à 20
Q 3 Sätze à 20
T 3 Sätze à 25

Tag 6:
Cardio 30-45 Min.

Tag 7:
Pause

HANDBALL

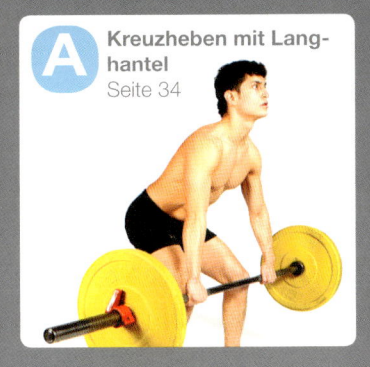

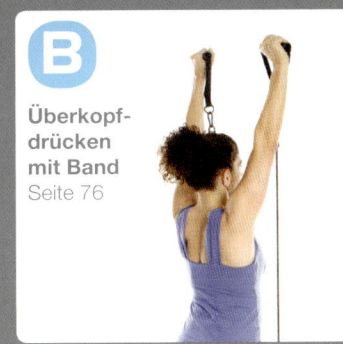

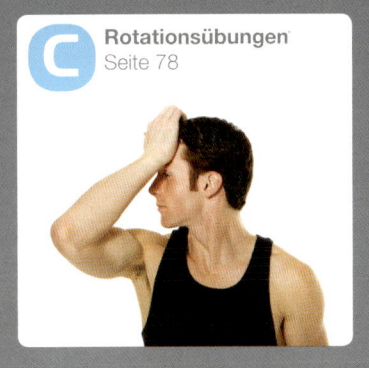

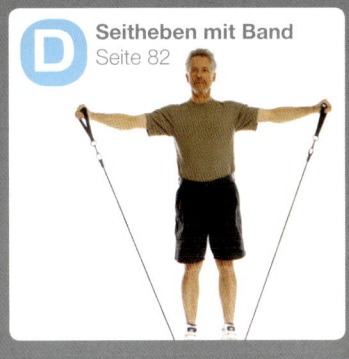

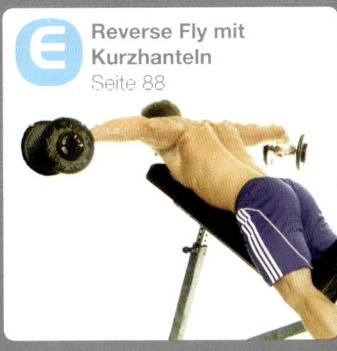

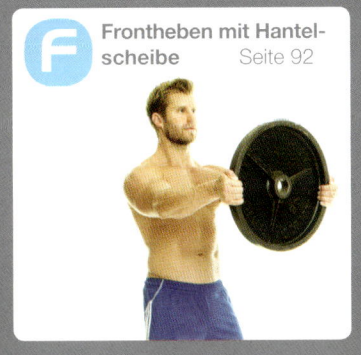

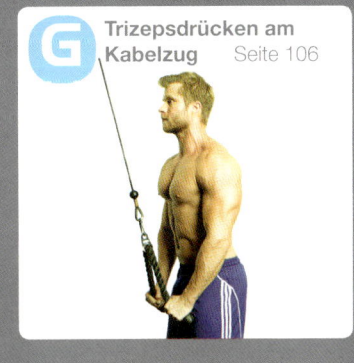

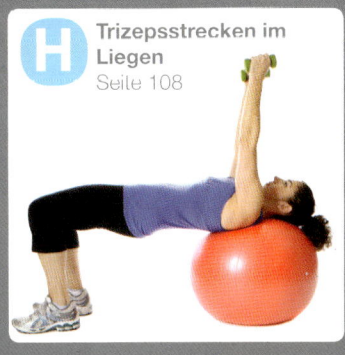

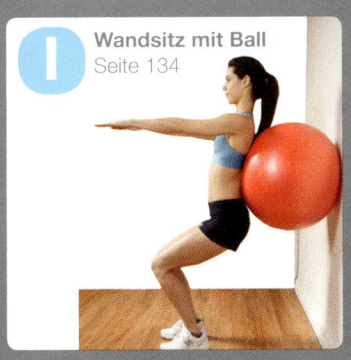

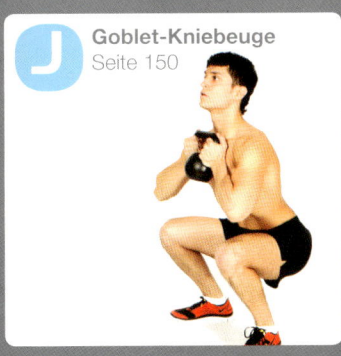

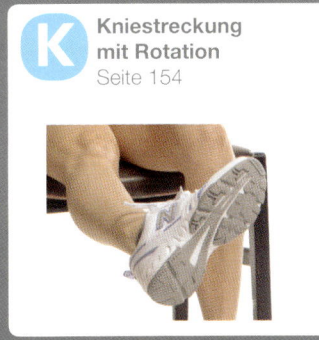

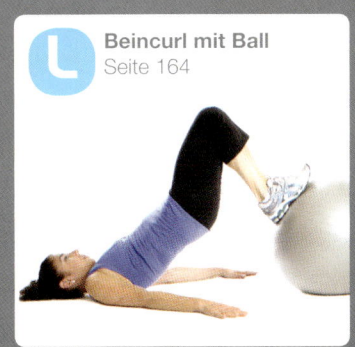

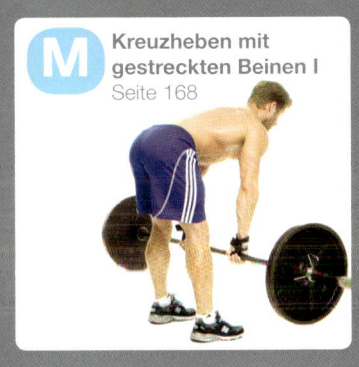

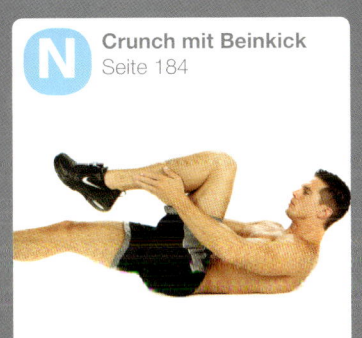

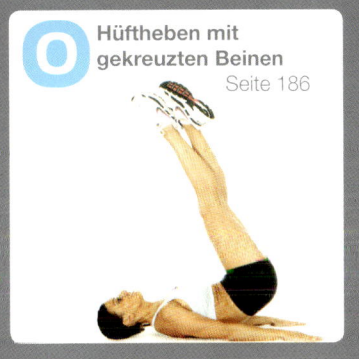

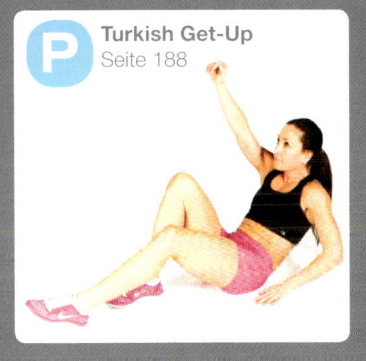

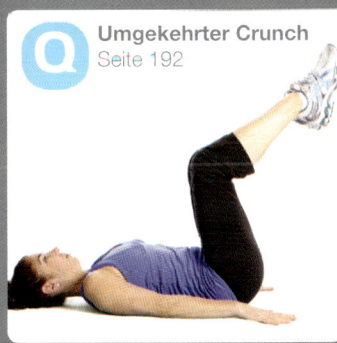

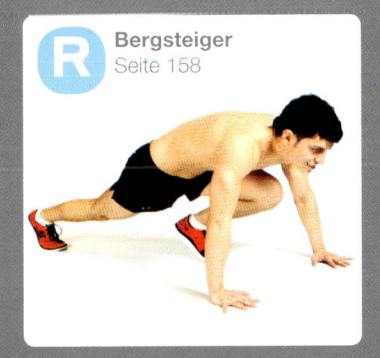

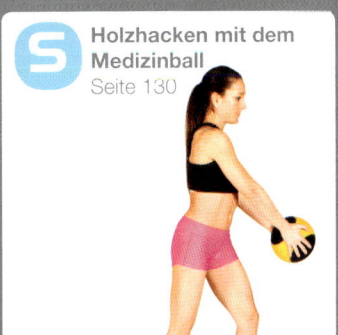

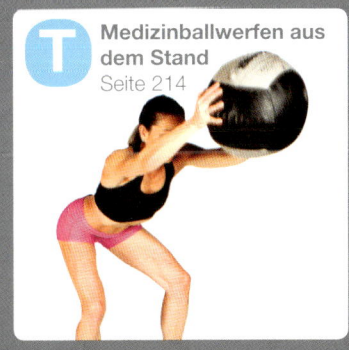

WORKOUTS

A Kreuzheben mit Langhantel — Seite 34

B Überkopfdrücken mit Band — Seite 76

C Rotationsübungen — Seite 78

D Seitheben mit Band — Seite 82

E Reverse Fly mit Kurzhanteln — Seite 88

F Frontheben mit Hantelscheibe — Seite 92

G Trizepsdrücken am Kabelzug — Seite 106

H Trizepsstrecken im Liegen — Seite 108

I Wandsitz mit Ball — Seite 134

J Goblet-Kniebeuge — Seite 150

K Kniestreckung mit Rotation — Seite 154

L Beincurl mit Ball — Seite 164

M Kreuzheben mit gestreckten Beinen I — Seite 168

N Crunch mit Beinkick — Seite 184

O Hüftheben mit gekreuzten Beinen — Seite 186

P Turkish Get-Up — Seite 188

Q Umgekehrter Crunch — Seite 192

R Bergsteiger — Seite 158

S Holzhacken mit dem Medizinball — Seite 130

T Medizinballwerfen aus dem Stand — Seite 214

HOCKEY

Hockey beansprucht das Herz-Kreislaufsystem und erfordert kräftige Beine zum Rennen. Die Armmuskulatur wird für Dribblings, Torschüsse oder Pässe gebraucht, starke Oberkörper- und Rückenmuskeln stützen und schützen den Spieler und eine gute Bauch- und Hüftmuskulatur unterstützt den Oberkörper bei Rotationen. Die Konzeption dieses Workouts zielt auf den Kraftzuwachs in verschiedenen Muskelgruppen ab, auf die Steigerung der Explosivkraft, etwa mithilfe von Medizinbällen, und auf die Verbesserung der Ausdauer.

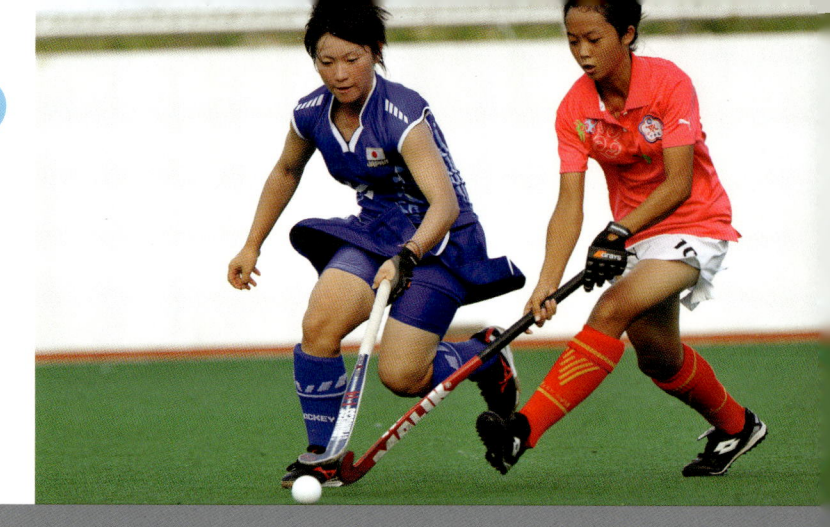

TRAININGSPLAN 1

Einsteiger 1

Tag 1:
A 3 Sätze à 8-10
C 3 Sätze à 8-10
E 3 Sätze à 15
H 3 Sätze à 10-12
I 3 Sätze à 10-12
N 20 je Seite

Tag 2:
Pause

Tag 3:
A 3 Sätze à 8-10
C 3 Sätze à 8-10
E 3 Sätze à 15
H 3 Sätze à 10-12
I 3 Sätze à 10-12
N 20 je Seite

Tag 4:
Pause

Tag 5:
A 3 Sätze à 8-10
C 3 Sätze à 8-10
E 3 Sätze à 15
H 3 Sätze à 10-12
I 3 Sätze à 10-12
N 20 je Seite

Tag 6:
Cardio 30-45 Min.

Tag 7:
Pause

Fortgeschrittene 1

Tag 1:
A 3 Sätze à 8-10
C 3 Sätze à 8-10
D 3 Sätze à 8-10
E 3 Sätze à 15
H 3 Sätze à 10-12
I 3 Sätze à 10-12
K 3 Sätze à 12-15
N 20 je Seite

Tag 2:
Cardio 30-45 Min.

Tag 3:
A 3 Sätze à 8-10
C 3 Sätze à 8-10
D 3 Sätze à 8-10
E 3 Sätze à 15
H 3 Sätze à 10-12
I 3 Sätze à 10-12
K 3 Sätze à 12-15
N 20 je Seite

Tag 4:
Pause

Tag 5:
A 3 Sätze à 8-10
C 3 Sätze à 8-10
D 3 Sätze à 8-10
E 3 Sätze à 15
H 3 Sätze à 10-12
I 3 Sätze à 10-12
K 3 Sätze à 12-15
N 20 je Seite

Tag 6:
Cardio 30-45 Min.

Tag 7:
Pause

Profis 1

Tag 1:
A 3 Sätze à 8-10
C 3 Sätze à 8-10
D 3 Sätze à 8-10
E 3 Sätze à 15
F 3 Sätze à 10-12
H 3 Sätze à 10-12
I 3 Sätze à 10-12
K 3 Sätze à 12-15
L 3 Sätze à 10-12
N 20 je Seite

Tag 2:
Cardio 30-45 Min.

Tag 3:
A 3 Sätze à 8-10
C 3 Sätze à 8-10
D 3 Sätze à 8-10
E 3 Sätze à 15
F 3 Sätze à 10-12
H 3 Sätze à 10-12
I 3 Sätze à 10-12
K 3 Sätze à 12-15
L 3 Sätze à 10-12
N 20 je Seite

Tag 4:
Cardio 30-45 Min.

Tag 5:
A 3 Sätze à 8-10
C 3 Sätze à 8-10
D 3 Sätze à 8-10
E 3 Sätze à 15
F 3 Sätze à 10-12
H 3 Sätze à 10-12
I 3 Sätze à 10-12
K 3 Sätze à 12-15
L 3 Sätze à 10-12
N 20 je Seite

Tag 6:
Cardio 30-45 Min.

Tag 7:
Pause

TRAININGSPLAN 2

Einsteiger 2

Tag 1:
B 3 Sätze à 8-10
G 3 Sätze à 10-12
J 3 Sätze à 12-15
M 3 Sätze à 20
O 3 Sätze à 30-60 Sek.
P 3 Sätze à 20

Tag 2:
Pause

Tag 3:
B 3 Sätze à 8-10
G 3 Sätze à 10-12
J 3 Sätze à 12-15
M 3 Sätze à 20
O 3 Sätze à 30-60 Sek.
P 3 Sätze à 20

Tag 4:
Pause

Tag 5:
B 3 Sätze à 8-10
G 3 Sätze à 10-12
J 3 Sätze à 12-15
M 3 Sätze à 20
O 3 Sätze à 30-60 Sek.
P 3 Sätze à 20

Tag 6:
Cardio 30-45 Min.

Tag 7:
Pause

Fortgeschrittene 2

Tag 1:
B 3 Sätze à 8-10
G 3 Sätze à 10-12
J 3 Sätze à 12-15
M 3 Sätze à 20
O 3 Sätze à 30-60 Sek.
P 3 Sätze à 20
Q 3 Sätze à 20
R 3 Sätze à 20

Tag 2:
Cardio 30-45 Min.

Tag 3:
B 3 Sätze à 8-10
G 3 Sätze à 10-12
J 3 Sätze à 12-15
M 3 Sätze à 20
O 3 Sätze à 30-60 Sek.
P 3 Sätze à 20
Q 3 Sätze à 20
R 3 Sätze à 20

Tag 4:
Pause

Tag 5:
B 3 Sätze à 8-10
G 3 Sätze à 10-12
J 3 Sätze à 12-15
M 3 Sätze à 20
O 3 Sätze à 30-60 Sek.
P 3 Sätze à 20
Q 3 Sätze à 20
R 3 Sätze à 20

Tag 6:
Cardio 30-45 Min.

Tag 7:
Pause

Profis 2

Tag 1:
B 3 Sätze à 8-10
G 3 Sätze à 10-12
J 3 Sätze à 12-15
M 3 Sätze à 20
O 3 Sätze à 30-60 Sek.
P 3 Sätze à 20
Q 3 Sätze à 20
R 3 Sätze à 20
S 3 Sätze à 20
T 3 Sätze à 25

Tag 2:
Cardio 30-45 Min.

Tag 3:
B 3 Sätze à 8-10
G 3 Sätze à 10-12
J 3 Sätze à 12-15
M 3 Sätze à 20
O 3 Sätze à 30-60 Sek.
P 3 Sätze à 20
Q 3 Sätze à 20
R 3 Sätze à 20
S 3 Sätze à 20
T 3 Sätze à 25

Tag 4:
Cardio 30-45 Min.

Tag 5:
B 3 Sätze à 8-10
G 3 Sätze à 10-12
J 3 Sätze à 12-15
M 3 Sätze à 20
O 3 Sätze à 30-60 Sek.
P 3 Sätze à 20
Q 3 Sätze à 20
R 3 Sätze à 20
S 3 Sätze à 20
T 3 Sätze à 25

Tag 6:
Cardio 30-45 Min.

Tag 7:
Pause

HOCKEY

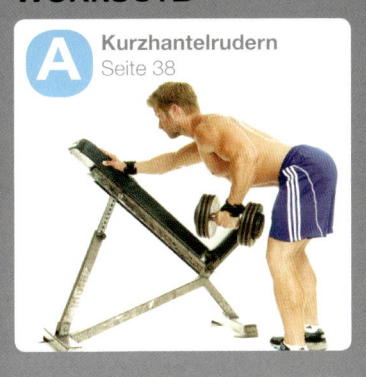

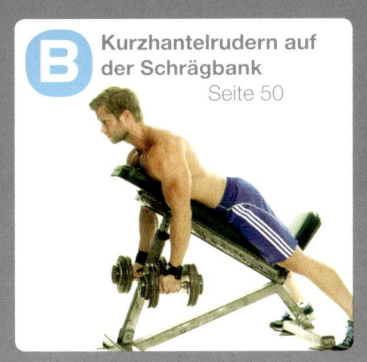

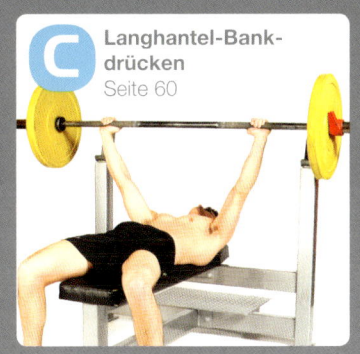

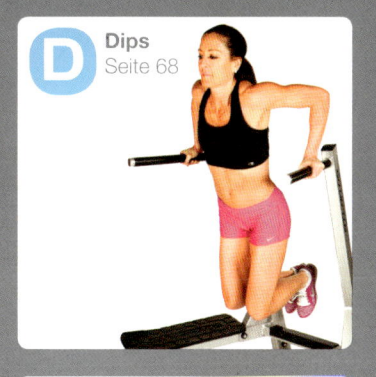

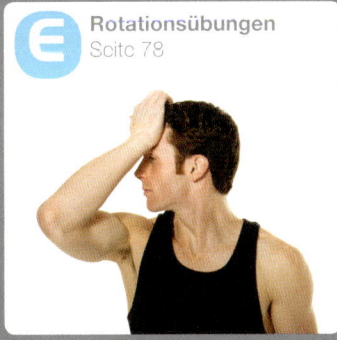

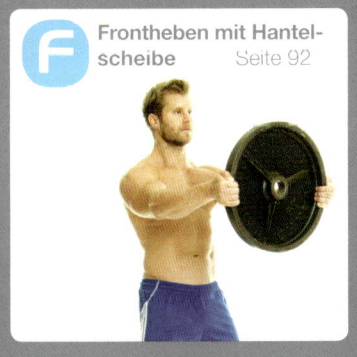

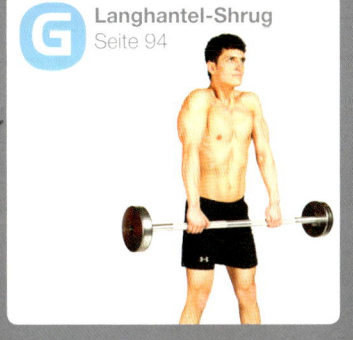

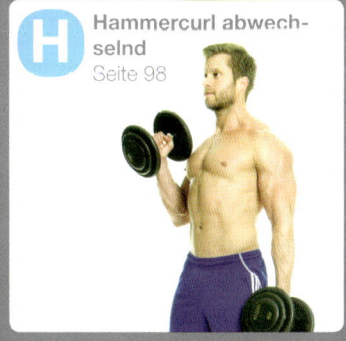

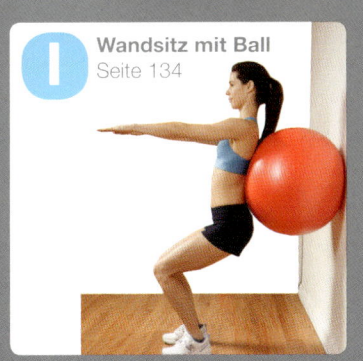

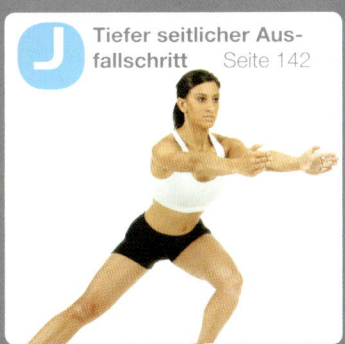

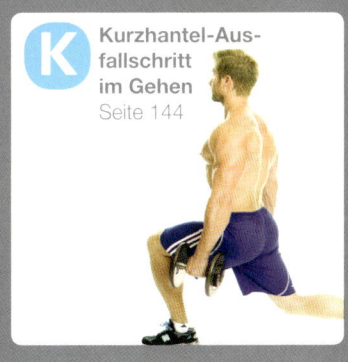

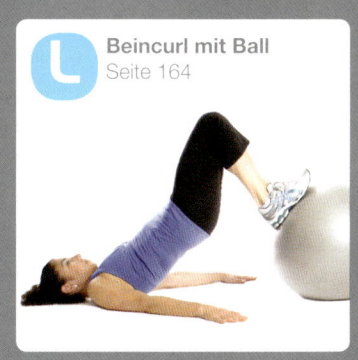

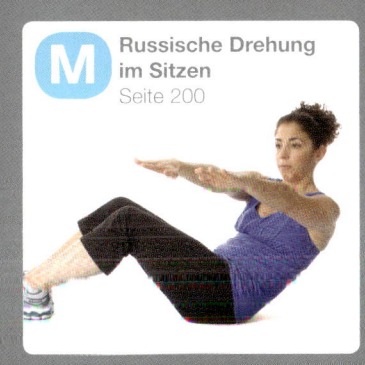

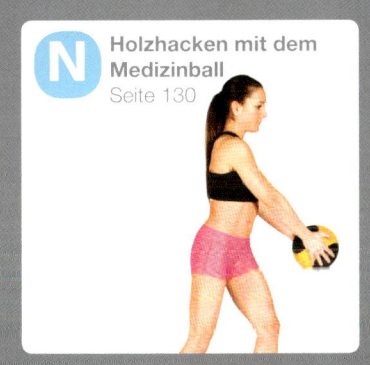

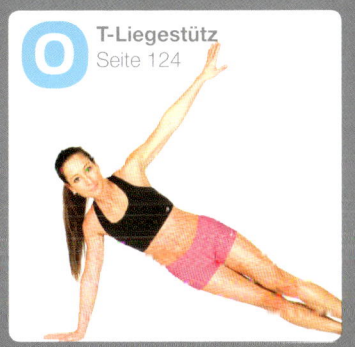

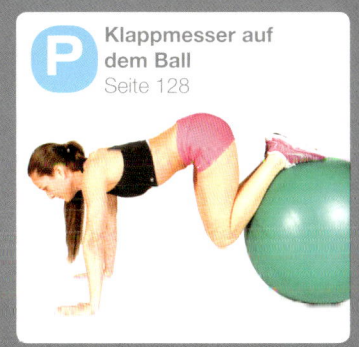

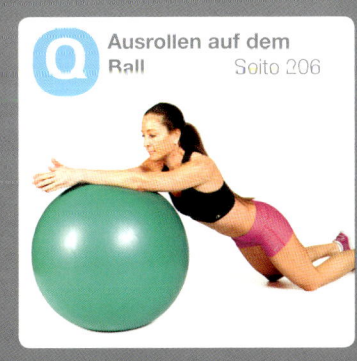

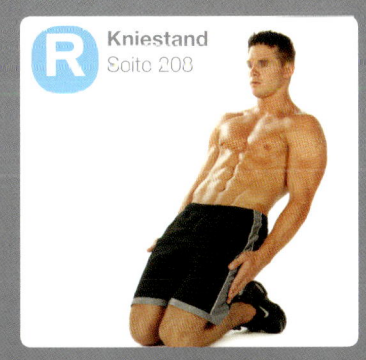

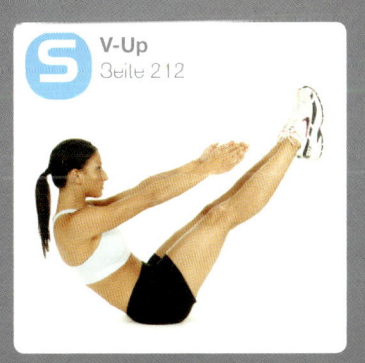

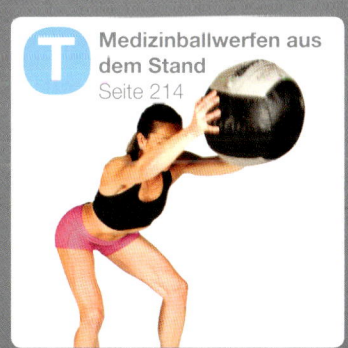

WORKOUTS

A Kurzhantelrudern — Seite 38	**B** Kurzhantelrudern auf der Schrägbank — Seite 50	**C** Langhantel-Bankdrücken — Seite 60	**D** Dips — Seite 68
E Rotationsübungen — Seite 78	**F** Frontheben mit Hantelscheibe — Seite 92	**G** Langhantel-Shrug — Seite 94	**H** Hammercurl abwechselnd — Seite 98
I Wandsitz mit Ball — Seite 134	**J** Tiefer seitlicher Ausfallschritt — Seite 142	**K** Kurzhantel-Ausfallschritt im Gehen — Seite 144	**L** Beincurl mit Ball — Seite 164
M Russische Drehung im Sitzen — Seite 200	**N** Holzhacken mit dem Medizinball — Seite 130	**O** T-Liegestütz — Seite 124	**P** Klappmesser auf dem Ball — Seite 128
Q Ausrollen auf dem Ball — Seite 206	**R** Kniestand — Seite 208	**S** V-Up — Seite 212	**T** Medizinballwerfen aus dem Stand — Seite 214

HURLING

Hurling ist eine der schnellsten Rasensportarten der Welt. Im Mittelpunkt des Trainings sollten drei Hebeübungen stehen, nämlich Kreuzheben, Kniebeugen und Bankdrücken. Darüber hinaus werden beim Hurling starke Handgelenke benötigt, aber auch eine gut entwickelte Rumpfmuskulatur wird gebraucht, um kraftvolle Rotationen ausführen zu können. Sie sollten zur Abwechslung und Steigerung Ihrer Ausdauer gelegentlich jede der hier vorgeschlagenen Übungen zum Gewichtheben mit relativ leichten Gewichten und zusätzlichen Wiederholungen absolvieren.

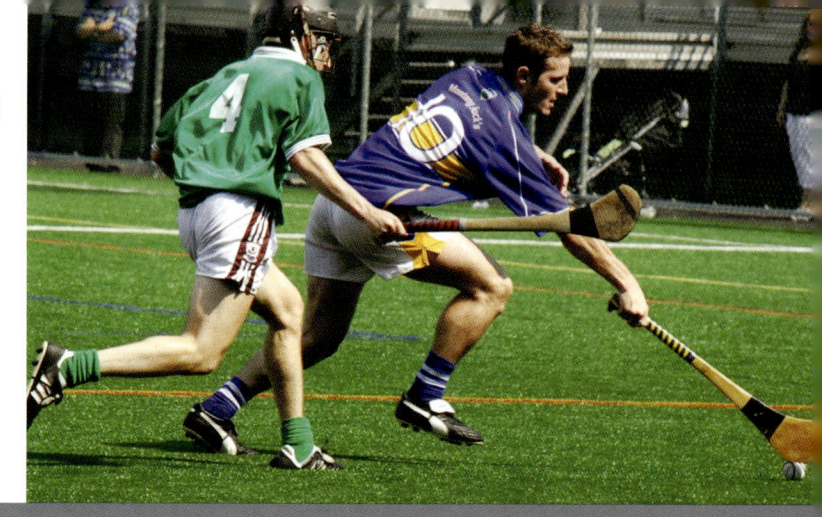

TRAININGSPLAN 1

Einsteiger 1

Tag 1:
A 3 Sätze à 6-8
C 3 Sätze à 8-10
D 3 Sätze à 8-10
H 3 Sätze à 10-12
K 20 je Seite
Q 20 je Seite

Tag 2:
Pause

Tag 3:
A 3 Sätze à 6-8
C 3 Sätze à 8-10
D 3 Sätze à 8-10
H 3 Sätze à 10-12
K 20 je Seite
Q 20 je Seite

Tag 4:
Pause

Tag 5:
A 3 Sätze à 6-8
C 3 Sätze à 8-10
D 3 Sätze à 8-10
H 3 Sätze à 10-12
K 20 je Seite
Q 20 je Seite

Tag 6:
Cardio 30-45 Min.

Tag 7:
Pause

Fortgeschrittene 1

Tag 1:
A 3 Sätze à 6-8
C 3 Sätze à 8-10
D 3 Sätze à 8-10
E 3 Sätze à 15
G 3 Sätze à 12-15
H 3 Sätze à 10-12
K 20 je Seite
Q 20 je Seite

Tag 2:
Cardio 30-45 Min.

Tag 3:
A 3 Sätze à 6-8
C 3 Sätze à 8-10
D 3 Sätze à 8-10
E 3 Sätze à 15
G 3 Sätze à 12-15
H 3 Sätze à 10-12
K 20 je Seite
Q 20 je Seite

Tag 4:
Pause

Tag 5:
A 3 Sätze à 6-8
C 3 Sätze à 8-10
D 3 Sätze à 8-10
E 3 Sätze à 15
G 3 Sätze à 12-15
H 3 Sätze à 10-12
K 20 je Seite
Q 20 je Seite

Tag 6:
Cardio 30-45 Min.

Tag 7:
Pause

Profis 1

Tag 1:
A 3 Sätze à 6-8
C 3 Sätze à 8-10
D 3 Sätze à 8-10
E 3 Sätze à 15
G 3 Sätze à 12-15
H 3 Sätze à 10-12
J 3 Sätze à 10-12
K 20 je Seite
Q 20 je Seite
S 25 x

Tag 2:
Cardio 30-45 Min.

Tag 3:
A 3 Sätze à 6-8
C 3 Sätze à 8-10
D 3 Sätze à 8-10
E 3 Sätze à 15
G 3 Sätze à 12-15
H 3 Sätze à 10-12
J 3 Sätze à 10-12
K 20 je Seite
Q 20 je Seite
S 25 x

Tag 4:
Cardio 30-45 Min.

Tag 5:
A 3 Sätze à 6-8
C 3 Sätze à 8-10
D 3 Sätze à 8-10
E 3 Sätze à 15
G 3 Sätze à 12-15
H 3 Sätze à 10-12
J 3 Sätze à 10-12
K 20 je Seite
Q 20 je Seite
S 25 x

Tag 6:
Cardio 30-45 Min.

Tag 7:
Pause

TRAININGSPLAN 2

Einsteiger 2

Tag 1:
B 3 Sätze à 8-10
F 3 Sätze à 12-15
I 3 Sätze à 10-12
L 3 Sätze à 15
M 3 Sätze à 30-60 Sek.
N 3 Sätze à 20

Tag 2:
Pause

Tag 3:
B 3 Sätze à 8-10
F 3 Sätze à 12-15
I 3 Sätze à 10-12
L 3 Sätze à 15
M 3 Sätze à 30-60 Sek.
N 3 Sätze à 20

Tag 4:
Pause

Tag 5:
B 3 Sätze à 8-10
F 3 Sätze à 12-15
I 3 Sätze à 10-12
L 3 Sätze à 15
M 3 Sätze à 30-60 Sek.
N 3 Sätze à 20

Tag 6:
Cardio 30-45 Min.

Tag 7:
Pause

Fortgeschrittene 2

Tag 1:
B 3 Sätze à 8-10
F 3 Sätze à 12-15
I 3 Sätze à 10-12
L 3 Sätze à 15
M 3 Sätze à 30-60 Sek.
N 3 Sätze à 20
O 3 Sätze à 30-60 Sek.
P 3 Sätze à 20

Tag 2:
Cardio 30-45 Min.

Tag 3:
B 3 Sätze à 8-10
F 3 Sätze à 12-15
I 3 Sätze à 10-12
L 3 Sätze à 15
M 3 Sätze à 30-60 Sek.
N 3 Sätze à 20
O 3 Sätze à 30-60 Sek.
P 3 Sätze à 20

Tag 4:
Pause

Tag 5:
B 3 Sätze à 8-10
F 3 Sätze à 12-15
I 3 Sätze à 10-12
L 3 Sätze à 15
M 3 Sätze à 30-60 Sek.
N 3 Sätze à 20
O 3 Sätze à 30-60 Sek.
P 3 Sätze à 20

Tag 6:
Cardio 30-45 Min.

Tag 7:
Pause

Profis 2

Tag 1:
B 3 Sätze à 8-10
F 3 Sätze à 12-15
I 3 Sätze à 10-12
L 3 Sätze à 15
M 3 Sätze à 30-60 Sek.
N 3 Sätze à 20
O 3 Sätze à 30-60 Sek.
P 3 Sätze à 20
R 3 Sätze à 20
T 3 Sätze à 20

Tag 2:
Cardio 30-45 Min.

Tag 3:
B 3 Sätze à 8-10
F 3 Sätze à 12-15
I 3 Sätze à 10-12
L 3 Sätze à 15
M 3 Sätze à 30-60 Sek.
N 3 Sätze à 20
O 3 Sätze à 30-60 Sek.
P 3 Sätze à 20
R 3 Sätze à 20
T 3 Sätze à 20

Tag 4:
Cardio 30-45 Min.

Tag 5:
B 3 Sätze à 8-10
F 3 Sätze à 12-15
I 3 Sätze à 10-12
L 3 Sätze à 15
M 3 Sätze à 30-60 Sek.
N 3 Sätze à 20
O 3 Sätze à 30-60 Sek.
P 3 Sätze à 20
R 3 Sätze à 20
T 3 Sätze à 20

Tag 6:
Cardio 30-45 Min.

Tag 7:
Pause

HURLING

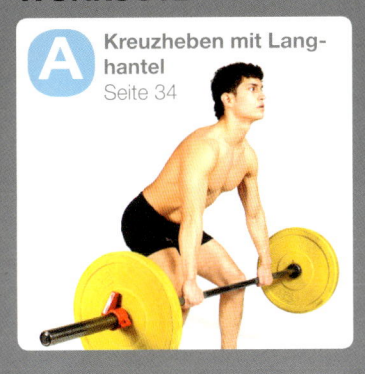

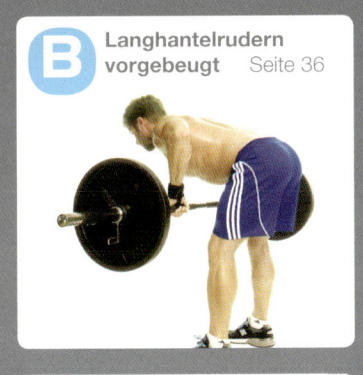

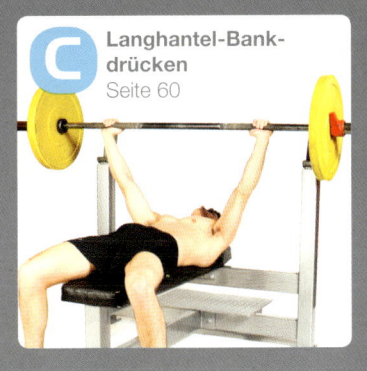

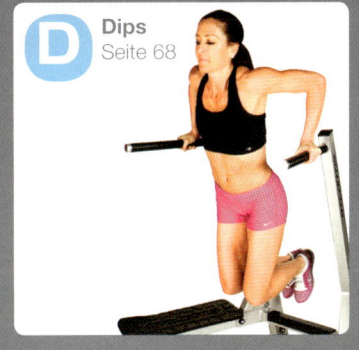

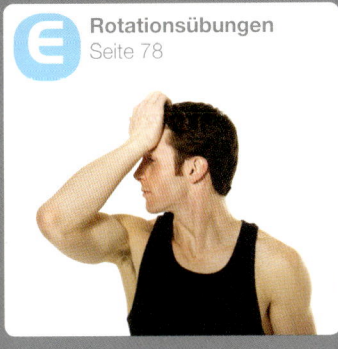

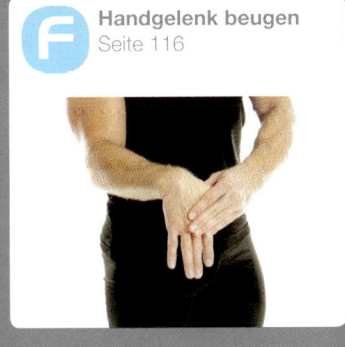

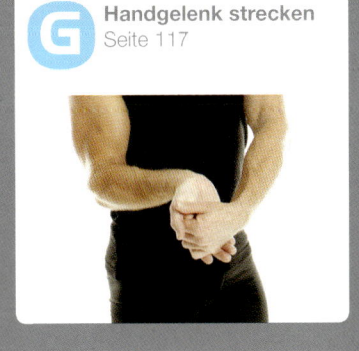

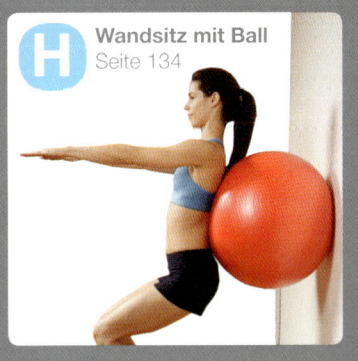

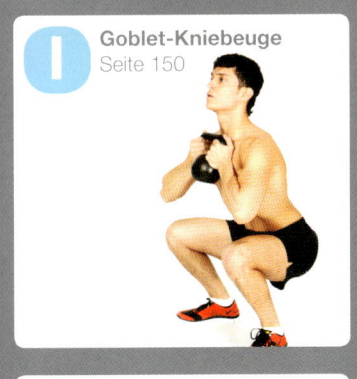

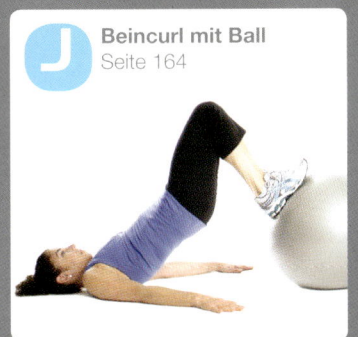

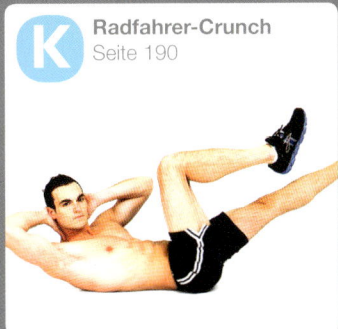

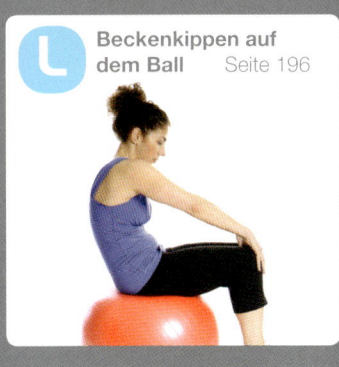

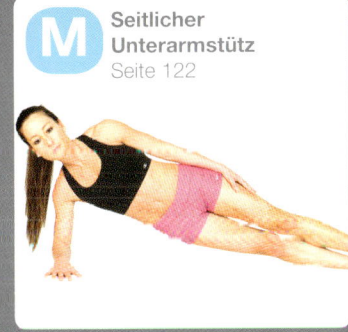

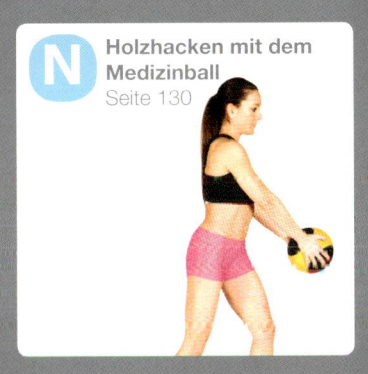

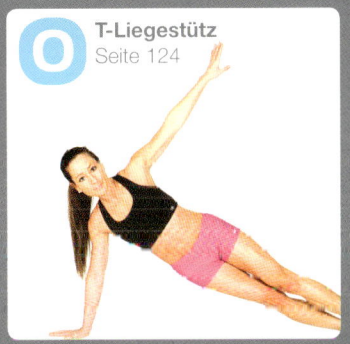

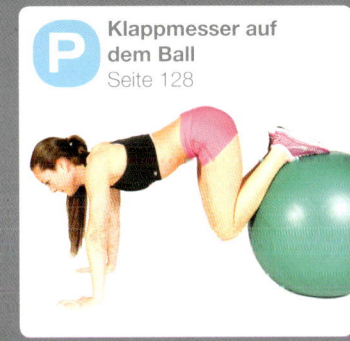

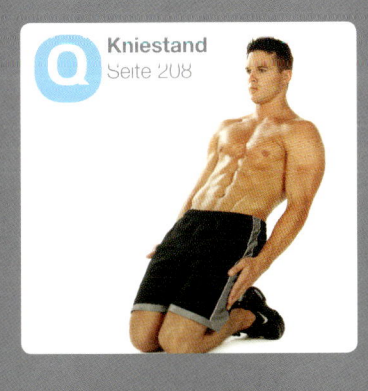

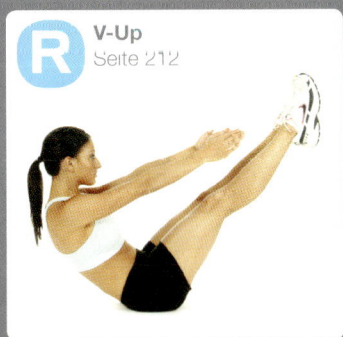

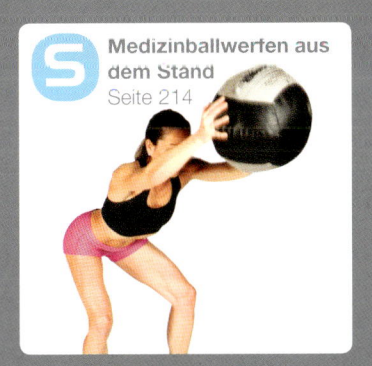

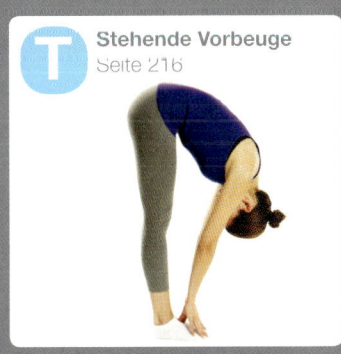

WORKOUTS

A Kreuzheben mit Langhantel — Seite 34	**B** Langhantelrudern vorgebeugt — Seite 36	**C** Langhantel-Bankdrücken — Seite 60	**D** Dips — Seite 68
E Rotationsübungen — Seite 78	**F** Handgelenk beugen — Seite 116	**G** Handgelenk strecken — Seite 117	**H** Wandsitz mit Ball — Seite 134
I Goblet-Kniebeuge — Seite 150	**J** Beincurl mit Ball — Seite 164	**K** Radfahrer-Crunch — Seite 190	**L** Beckenkippen auf dem Ball — Seite 196
M Seitlicher Unterarmstütz — Seite 122	**N** Holzhacken mit dem Medizinball — Seite 130	**O** T-Liegestütz — Seite 124	**P** Klappmesser auf dem Ball — Seite 128
Q Kniestand — Seite 208	**R** V-Up — Seite 212	**S** Medizinballwerfen aus dem Stand — Seite 214	**T** Stehende Vorbeuge — Seite 216

SPORTSPEZIFISCHE WORKOUTS

JUDO

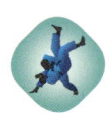

In diesem Kampfsport kann Kraft – zumindest für Anfänger – ein Nachteil sein, da das Vertrauen in die eigene Körperstärke zu Lasten einer korrekten Technik gehen kann. Eine Judosportlerin von kleiner Statur würde vermutlich kein Problem haben, einen wesentlich größeren Mann mit wenig oder ohne Judotraining zu besiegen. Steht man allerdings einem erfahrenen Gegner gegenüber, spielen Größe und Stärke sehr wohl eine Rolle. Im Wettkampfjudo auf höherem Niveau sollten zusätzliche Kraftübungen (s. S. 372) ins Trainingsprogramm aufgenommen werden.

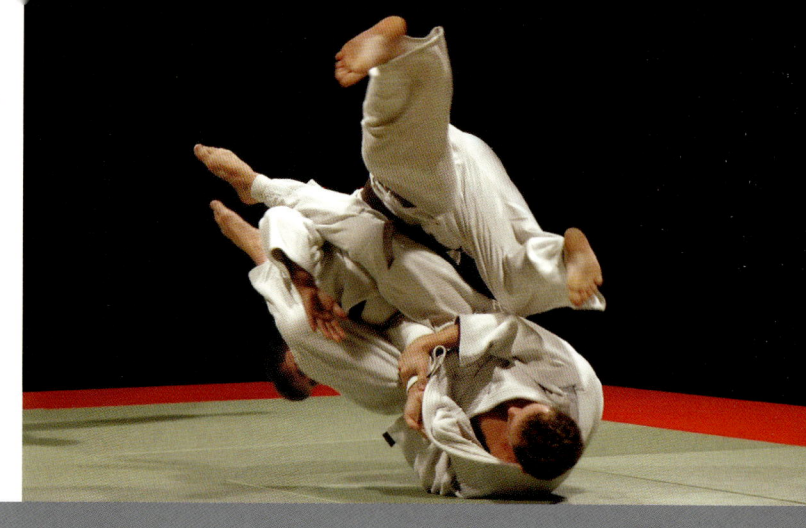

TRAININGSPLAN 1

Einsteiger 1

Tag 1:
A 3 Sätze à 6-8
B 3 Sätze à 8-10
D 3 Sätze à 8-10
E 3 Sätze à 10-12
M 20 Drehungen
P 20

Tag 2:
Pause

Tag 3:
A 3 Sätze à 6-8
B 3 Sätze à 8-10
D 3 Sätze à 8-10
E 3 Sätze à 10-12
M 20 Drehungen
P 20

Tag 4:
Pause

Tag 5:
A 3 Sätze à 6-8
B 3 Sätze à 8-10
D 3 Sätze à 8-10
E 3 Sätze à 10-12
M 20 Drehungen
P 20

Tag 6:
Cardio 30-45 Min.

Tag 7:
Pause

Fortgeschrittene 1

Tag 1:
A 3 Sätze à 6-8
B 3 Sätze à 8-10
C 3 Sätze à 12-15
D 3 Sätze à 8-10
E 3 Sätze à 10-12
G 3 Sätze à 10-12
M 20 Drehungen
P 20

Tag 2:
Cardio 30-45 Min.

Tag 3:
A 3 Sätze à 6-8
B 3 Sätze à 8-10
C 3 Sätze à 12-15
D 3 Sätze à 8-10
E 3 Sätze à 10-12
G 3 Sätze à 10-12
M 20 Drehungen
P 20

Tag 4:
Pause

Tag 5:
A 3 Sätze à 6-8
B 3 Sätze à 8-10
C 3 Sätze à 12-15
D 3 Sätze à 8-10
E 3 Sätze à 10-12
G 3 Sätze à 10-12
M 20 Drehungen
P 20

Tag 6:
Cardio 30-45 Min.

Tag 7:
Pause

Profis 1

Tag 1:
A 3 Sätze à 6-8
B 3 Sätze à 8-10
C 3 Sätze à 12-15
D 3 Sätze à 8-10
E 3 Sätze à 10-12
F 3 Sätze à 10-12
G 3 Sätze à 10-12
M 20 Drehungen
P 20
Q 20

Tag 2:
Cardio 30-45 Min.

Tag 3:
A 3 Sätze à 6-8
B 3 Sätze à 8-10
C 3 Sätze à 12-15
D 3 Sätze à 8-10
E 3 Sätze à 10-12
F 3 Sätze à 10-12
G 3 Sätze à 10-12
M 20 Drehungen
P 20
Q 20

Tag 4:
Cardio 30-45 Min.

Tag 5:
A 3 Sätze à 6-8
B 3 Sätze à 8-10
C 3 Sätze à 12-15
D 3 Sätze à 8-10
E 3 Sätze à 10-12
F 3 Sätze à 10-12
G 3 Sätze à 10-12
M 20 Drehungen
P 20
Q 20

Tag 6:
Cardio 30-45 Min.

Tag 7:
Pause

TRAININGSPLAN 2

Einsteiger 2

Tag 1:
H 3 Sätze à 25
I 3 Sätze à 25
J 3 Sätze à 20
K 3 Sätze à 15
L 3 Sätze à 30-60 Sek.
N 3 Sätze à 30

Tag 2:
Pause

Tag 3:
H 3 Sätze à 25
I 3 Sätze à 25
J 3 Sätze à 20
K 3 Sätze à 15
L 3 Sätze à 30-60 Sek.
N 3 Sätze à 30

Tag 4:
Pause

Tag 5:
H 3 Sätze à 25
I 3 Sätze à 25
J 3 Sätze à 20
K 3 Sätze à 15
L 3 Sätze à 30-60 Sek.
N 3 Sätze à 30

Tag 6:
Cardio 30-45 Min.

Tag 7:
Pause

Fortgeschrittene 2

Tag 1:
H 3 Sätze à 25
I 3 Sätze à 25
J 3 Sätze à 20
K 3 Sätze à 15
L 3 Sätze à 30-60 Sek.
N 3 Sätze à 30
O 3 Sätze à 3-5/Seite
R 3 Sätze à 20

Tag 2:
Cardio 30-45 Min.

Tag 3:
H 3 Sätze à 25
I 3 Sätze à 25
J 3 Sätze à 20
K 3 Sätze à 15
L 3 Sätze à 30-60 Sek.
N 3 Sätze à 30
O 3 Sätze à 3-5/Seite
R 3 Sätze à 20

Tag 4:
Pause

Tag 5:
H 3 Sätze à 25
I 3 Sätze à 25
J 3 Sätze à 20
K 3 Sätze à 15
L 3 Sätze à 30-60 Sek.
N 3 Sätze à 30
O 3 Sätze à 3-5/Seite
R 3 Sätze à 20

Tag 6:
Cardio 30-45 Min.

Tag 7:
Pause

Profis 2

Tag 1:
H 3 Sätze à 25
I 3 Sätze à 25
J 3 Sätze à 20
K 3 Sätze à 15
L 3 Sätze à 30-60 Sek.
N 3 Sätze à 30
O 3 Sätze à 3-5/Seite
R 3 Sätze à 20
S 3 Sätze à 25
T 3 Sätze à 20

Tag 2:
Cardio 30-45 Min.

Tag 3:
H 3 Sätze à 25
I 3 Sätze à 25
J 3 Sätze à 20
K 3 Sätze à 15
L 3 Sätze à 30-60 Sek.
N 3 Sätze à 30
O 3 Sätze à 3-5/ Seite
R 3 Sätze à 20
S 3 Sätze à 25
T 3 Sätze à 20

Tag 4:
Cardio 30-45 Min.

Tag 5:
H 3 Sätze à 25
I 3 Sätze à 25
J 3 Sätze à 20
K 3 Sätze à 15
L 3 Sätze à 30-60 Sek.
N 3 Sätze à 30
O 3 Sätze à 3-5/Seite
R 3 Sätze à 20
S 3 Sätze à 25
T 3 Sätze à 20

Tag 6:
Cardio 30-45 Min.

Tag 7:
Pause

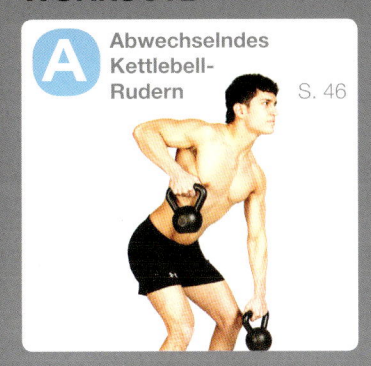

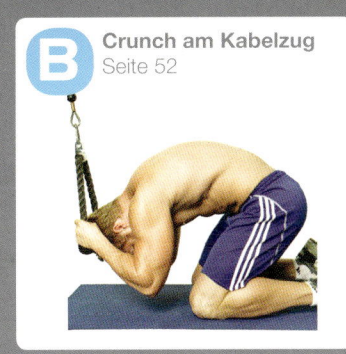

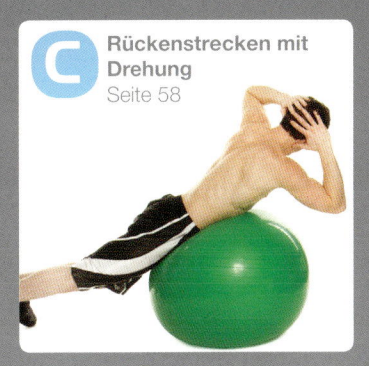

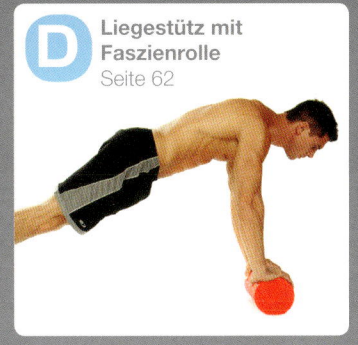

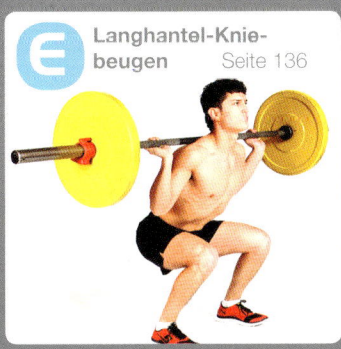

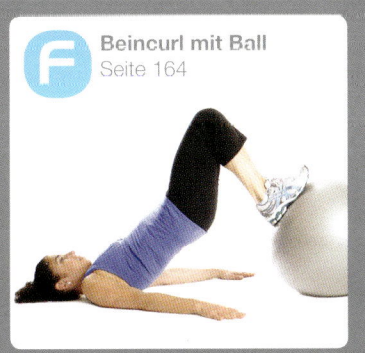

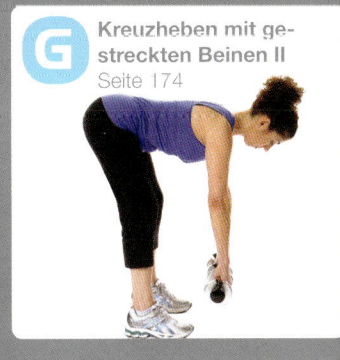

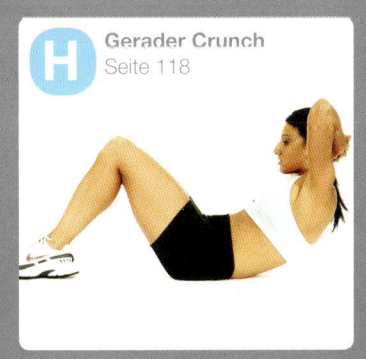

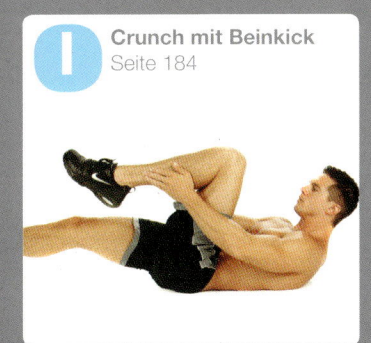

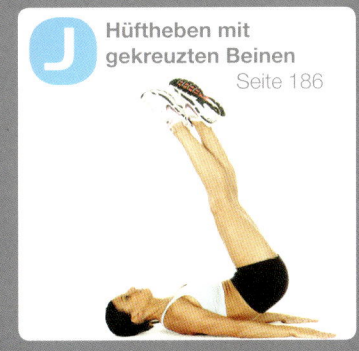

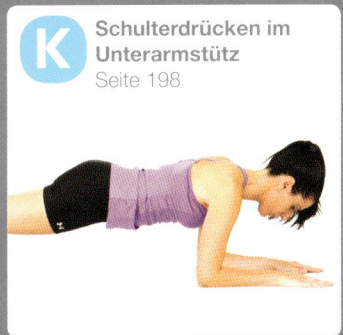

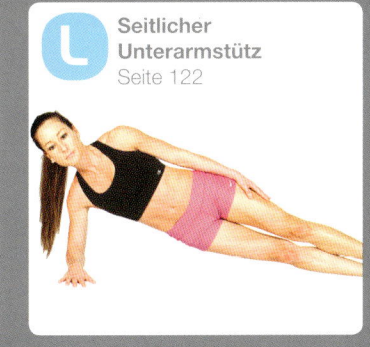

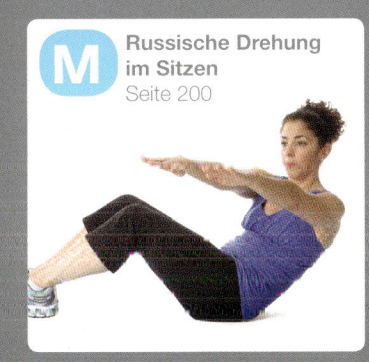

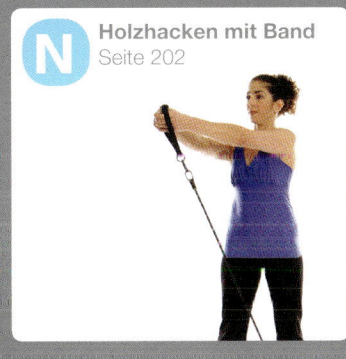

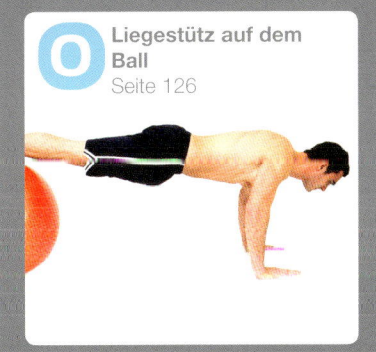

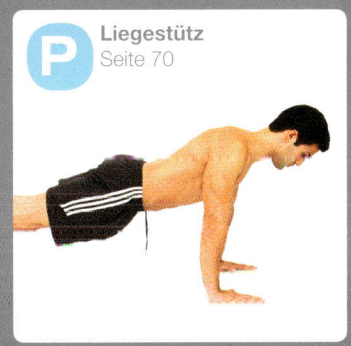

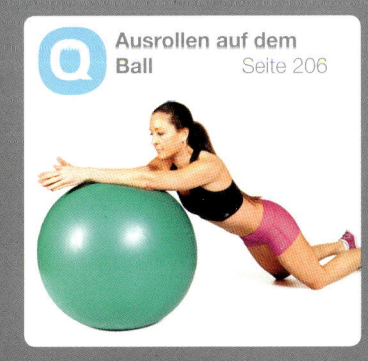

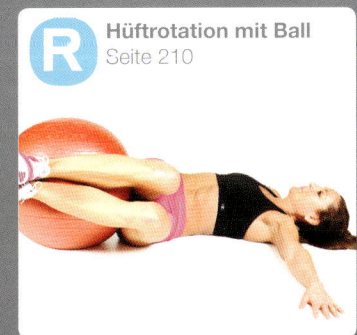

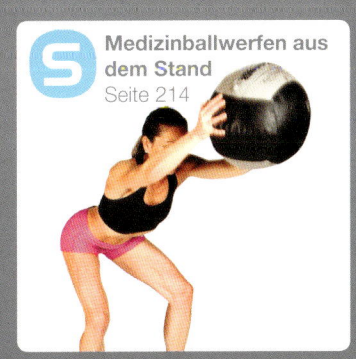

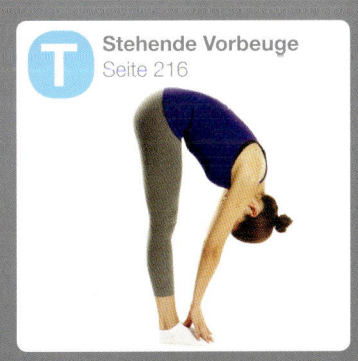

JUDO

WORKOUTS

- **A** Abwechselndes Kettlebell-Rudern — S. 46
- **B** Crunch am Kabelzug — Seite 52
- **C** Rückenstrecken mit Drehung — Seite 58
- **D** Liegestütz mit Faszienrolle — Seite 62
- **E** Langhantel-Kniebeugen — Seite 136
- **F** Beincurl mit Ball — Seite 164
- **G** Kreuzheben mit gestreckten Beinen II — Seite 174
- **H** Gerader Crunch — Seite 118
- **I** Crunch mit Beinkick — Seite 184
- **J** Hüftheben mit gekreuzten Beinen — Seite 186
- **K** Schulterdrücken im Unterarmstütz — Seite 198
- **L** Seitlicher Unterarmstütz — Seite 122
- **M** Russische Drehung im Sitzen — Seite 200
- **N** Holzhacken mit Band — Seite 202
- **O** Liegestütz auf dem Ball — Seite 126
- **P** Liegestütz — Seite 70
- **Q** Ausrollen auf dem Ball — Seite 206
- **R** Hüftrotation mit Ball — Seite 210
- **S** Medizinballwerfen aus dem Stand — Seite 214
- **T** Stehende Vorbeuge — Seite 216

KAJAKFAHREN

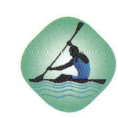

Kajakfahren ist eine Kombination aus Ausdauer- und Krafttraining, dessen Intensität von der Wasserströmung abhängt. Das Doppelpaddel erfordert eine spezielle Technik, die starke Schultern, Unterarme und Handgelenke ausbildet, aber auch einen kräftigen Latissimus und Trizeps. Bei korrekter Haltung ist es vor allem die Rumpfmuskulatur, die den Körper stützt und das Kajak letztlich nach vorn bewegt. Es sollten aber auch die Beine nicht vernachlässigt werden, die mit der Hüfte das Wenden, Stabilisieren und Rollen des Kajaks unterstützen.

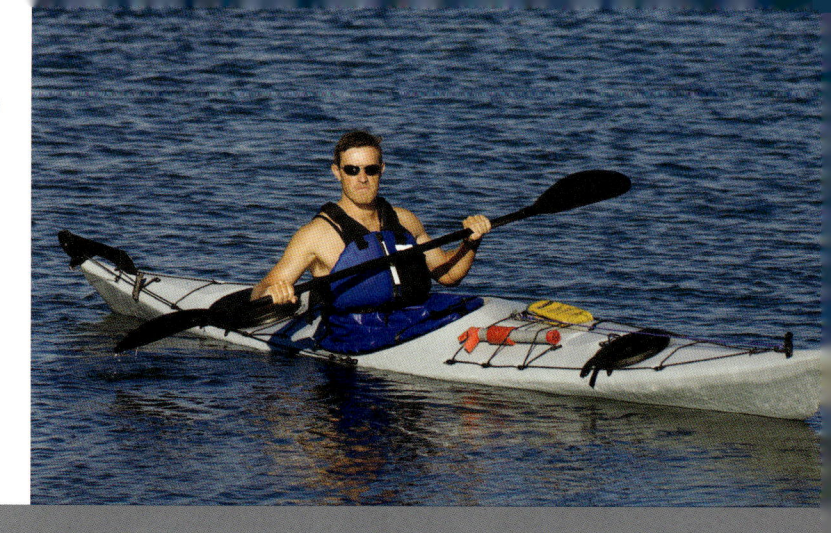

TRAININGSPLAN 1

Einsteiger 1

Tag 1:
A 3 Sätze à 8-10
B 3 Sätze à 8-10
D 3 Sätze à 12-15
F 3 Sätze à 10-12
K 3 Sätze à 15-20
S 20 je Seite

Tag 2:
Pause

Tag 3:
A 3 Sätze à 8-10
B 3 Sätze à 8-10
D 3 Sätze à 12-15
F 3 Sätze à 10-12
K 3 Sätze à 15-20
S 20 je Seite

Tag 4:
Pause

Tag 5:
A 3 Sätze à 8-10
B 3 Sätze à 8-10
D 3 Sätze à 12-15
F 3 Sätze à 10-12
K 3 Sätze à 15-20
S 20 je Seite

Tag 6:
Cardio 30-45 Min.

Tag 7:
Pause

Fortgeschrittene 1

Tag 1:
A 3 Sätze à 8-10
B 3 Sätze à 8-10
C 3 Sätze à 12-15
D 3 Sätze à 12-15
F 3 Sätze à 10-12
K 3 Sätze à 15-20
L 3 Sätze à 15-20
S 20 je Seite

Tag 2:
Cardio 30-45 Min.

Tag 3:
A 3 Sätze à 8-10
B 3 Sätze à 8-10
C 3 Sätze à 12-15
D 3 Sätze à 12-15
F 3 Sätze à 10-12
K 3 Sätze à 15-20
L 3 Sätze à 15-20
S 20 je Seite

Tag 4:
Pause

Tag 5:
A 3 Sätze à 8-10
B 3 Sätze à 8-10
C 3 Sätze à 12-15
D 3 Sätze à 12-15
F 3 Sätze à 10-12
K 3 Sätze à 15-20
L 3 Sätze à 15-20
S 20 je Seite

Tag 6:
Cardio 30-45 Min.

Tag 7:
Pause

Profis 1

Tag 1:
A 3 Sätze à 8-10
B 3 Sätze à 8-10
C 3 Sätze à 12-15
D 3 Sätze à 12-15
F 3 Sätze à 10-12
J 3 Sätze à 12-15
K 3 Sätze à 15-20
L 3 Sätze à 15-20
Q 3 Sätze à 8-10
S 20 je Seite

Tag 2:
Cardio 30-45 Min.

Tag 3:
A 3 Sätze à 8-10
B 3 Sätze à 8-10
C 3 Sätze à 12-15
D 3 Sätze à 12-15
F 3 Sätze à 10-12
J 3 Sätze à 12-15
K 3 Sätze à 15-20
L 3 Sätze à 15-20
Q 3 Sätze à 8-10
S 20 je Seite

Tag 4:
Cardio 30-45 Min.

Tag 5:
A 3 Sätze à 8-10
B 3 Sätze à 8-10
C 3 Sätze à 12-15
D 3 Sätze à 12-15
F 3 Sätze à 10-12
J 3 Sätze à 12-15
K 3 Sätze à 15-20
L 3 Sätze à 15-20
Q 3 Sätze à 8-10
S 20 je Seite

Tag 6:
Cardio 30-45 Min.

Tag 7:
Pause

TRAININGSPLAN 2

Einsteiger 2

Tag 1:
E 3 Sätze à 15
G 3 Sätze à 10-12
H 3 Sätze à 10-12
I 3 Sätze à 10-12
M 3 Sätze à 25
N 3 Sätze à 20

Tag 2:
Pause

Tag 3:
E 3 Sätze à 15
G 3 Sätze à 10-12
H 3 Sätze à 10-12
I 3 Sätze à 10-12
M 3 Sätze à 25
N 3 Sätze à 20

Tag 4:
Pause

Tag 5:
E 3 Sätze à 15
G 3 Sätze à 10-12
H 3 Sätze à 10-12
I 3 Sätze à 10-12
M 3 Sätze à 25
N 3 Sätze à 20

Tag 6:
Cardio 30-45 Min.

Tag 7:
Pause

Fortgeschrittene 2

Tag 1:
E 3 Sätze à 15
G 3 Sätze à 10-12
H 3 Sätze à 10-12
I 3 Sätze à 10-12
M 3 Sätze à 25
N 3 Sätze à 20
O 3 Sätze à 20
P 3 Sätze à 30

Tag 2:
Cardio 30-45 Min.

Tag 3:
E 3 Sätze à 15
G 3 Sätze à 10-12
H 3 Sätze à 10-12
I 3 Sätze à 10-12
M 3 Sätze à 25
N 3 Sätze à 20
O 3 Sätze à 20
P 3 Sätze à 30

Tag 4:
Pause

Tag 5:
E 3 Sätze à 15
G 3 Sätze à 10-12
H 3 Sätze à 10-12
I 3 Sätze à 10-12
M 3 Sätze à 25
N 3 Sätze à 20
O 3 Sätze à 20
P 3 Sätze à 30

Tag 6:
Cardio 30-45 Min.

Tag 7:
Pause

Profis 2

Tag 1:
E 3 Sätze à 15
G 3 Sätze à 10-12
H 3 Sätze à 10-12
I 3 Sätze à 10-12
M 3 Sätze à 25
N 3 Sätze à 20
O 3 Sätze à 20
P 3 Sätze à 30
R 3 Sätze à 20
T 3 Sätze à 20

Tag 2:
Cardio 30-45 Min.

Tag 3:
E 3 Sätze à 15
G 3 Sätze à 10-12
H 3 Sätze à 10-12
I 3 Sätze à 10-12
M 3 Sätze à 25
N 3 Sätze à 20
O 3 Sätze à 20
P 3 Sätze à 30
R 3 Sätze à 20
T 3 Sätze à 20

Tag 4:
Cardio 30-45 Min.

Tag 5:
E 3 Sätze à 15
G 3 Sätze à 10-12
H 3 Sätze à 10-12
I 3 Sätze à 10-12
M 3 Sätze à 25
N 3 Sätze à 20
O 3 Sätze à 20
P 3 Sätze à 30
R 3 Sätze à 20
T 3 Sätze à 20

Tag 6:
Cardio 30-45 Min.

Tag 7:
Pause

KAJAKFAHREN

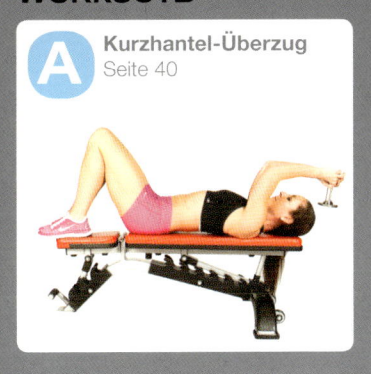

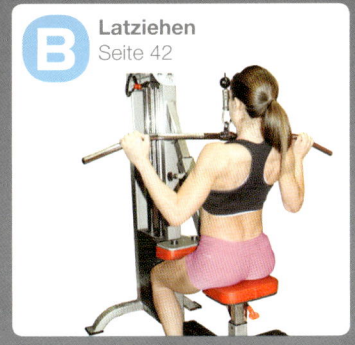

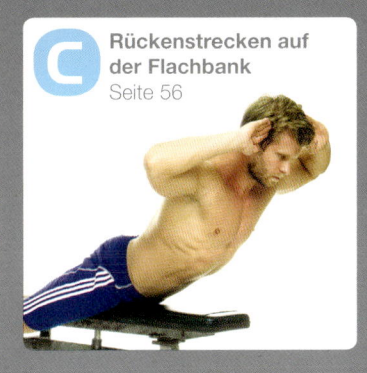

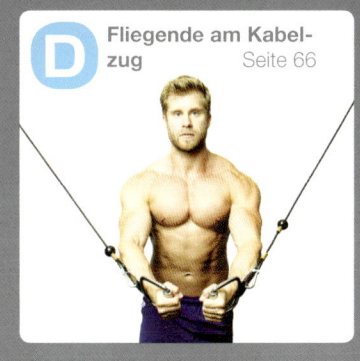

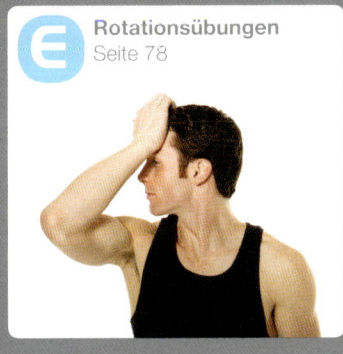

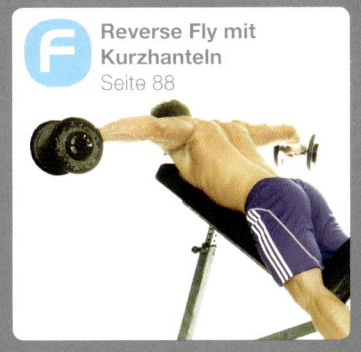

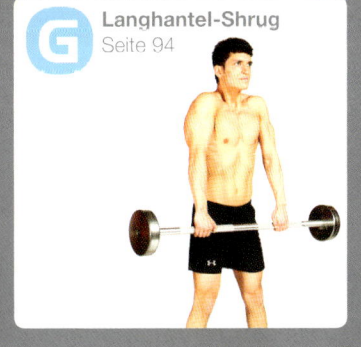

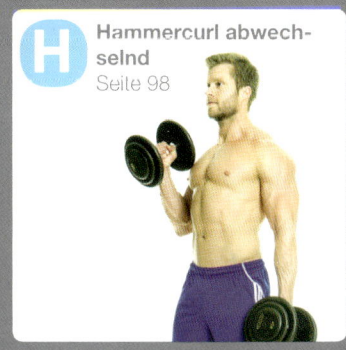

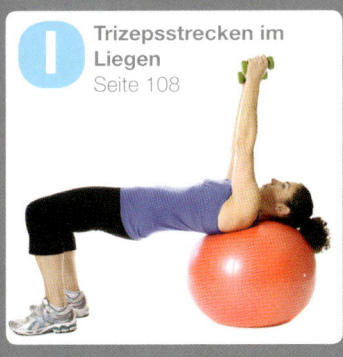

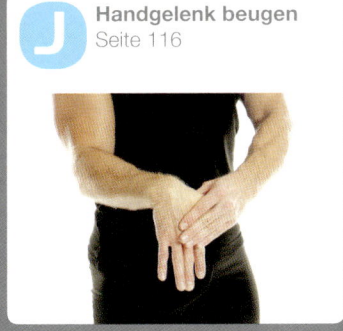

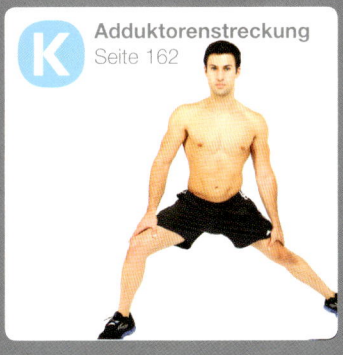

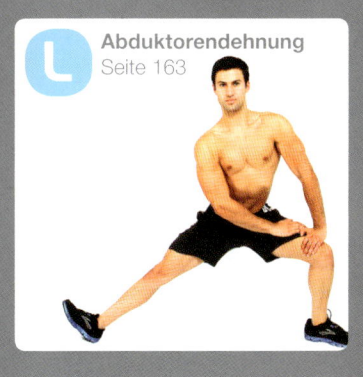

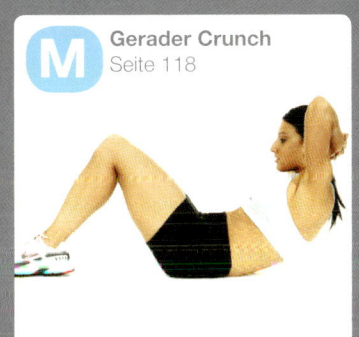

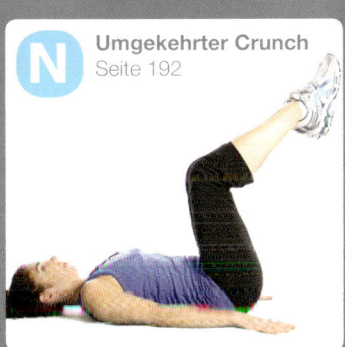

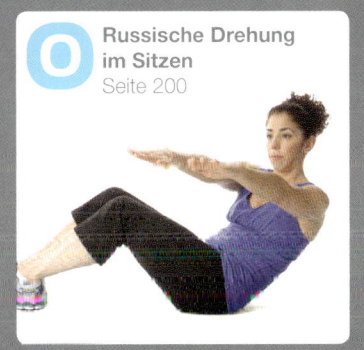

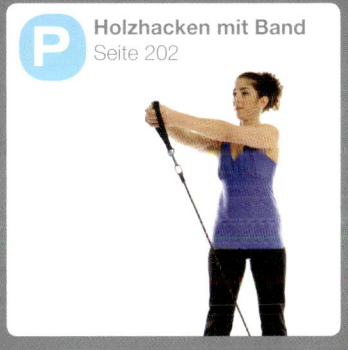

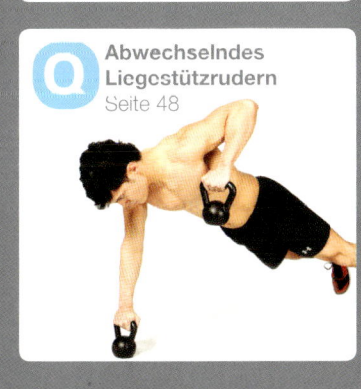

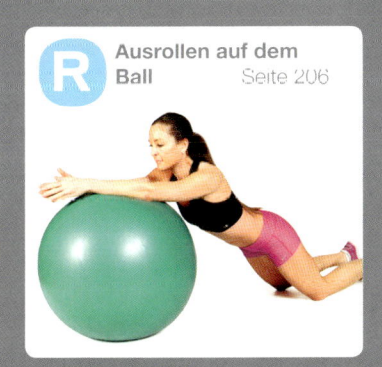

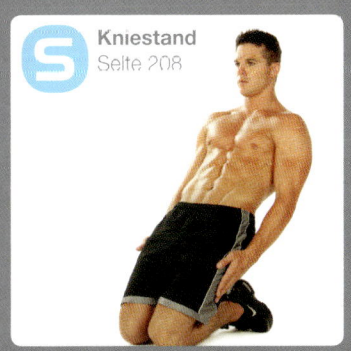

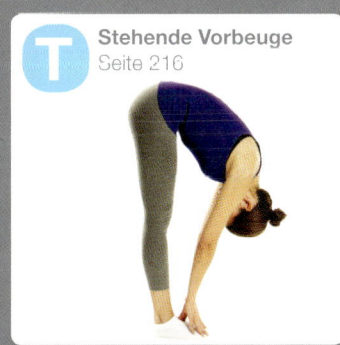

WORKOUTS

A Kurzhantel-Überzug — Seite 40	**B** Latziehen — Seite 42	**C** Rückenstrecken auf der Flachbank — Seite 56	**D** Fliegende am Kabelzug — Seite 66
E Rotationsübungen — Seite 78	**F** Reverse Fly mit Kurzhanteln — Seite 88	**G** Langhantel-Shrug — Seite 94	**H** Hammercurl abwechselnd — Seite 98
I Trizepsstrecken im Liegen — Seite 108	**J** Handgelenk beugen — Seite 116	**K** Adduktorenstreckung — Seite 162	**L** Abduktorendehnung — Seite 163
M Gerader Crunch — Seite 118	**N** Umgekehrter Crunch — Seite 192	**O** Russische Drehung im Sitzen — Seite 200	**P** Holzhacken mit Band — Seite 202
Q Abwechselndes Liegestützrudern — Seite 48	**R** Ausrollen auf dem Ball — Seite 206	**S** Kniestand — Seite 208	**T** Stehende Vorbeuge — Seite 216

SPORTSPEZIFISCHE WORKOUTS

KARATE

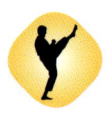

Wenn man in Karate Höchstleistungen erzielen möchte, dann braucht man Explosivkraft, Flexibilität und Ausdauer. Bein- und Körperarbeit sowie umfangreiche Dehnungen und einige Grundübungen zur Kräftigung des Oberkörpers sind der Schlüssel, um diesen Kampfsport zu beherrschen. Dieses Workout enthält viele kalisthenische Übungen, weil das Ziel in Karate die Steigerung der Kraft ohne Masseaufbau ist. Bei Karatewettkämpfen werden die Höchstpunktzahlen für Tritte zum Kopf vergeben, daher sind Beindehnungen in diesem Sport essentiell.

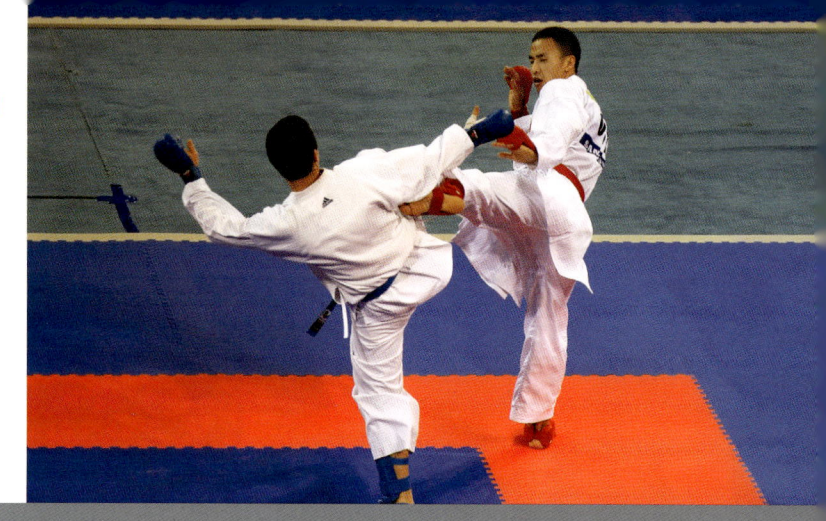

TRAININGSPLAN 1

Einsteiger 1

Tag 1:
B 3 Sätze à 8-10
C 3 Sätze à 20
F 3 Sätze à 10-12
I 3 Sätze à 12-15
Q 30 je Seite
S 3 Sätze à 15

Tag 2:
Pause

Tag 3:
B 3 Sätze à 8-10
C 3 Sätze à 20
F 3 Sätze à 10-12
I 3 Sätze à 12-15
Q 30 je Seite
S 3 Sätze à 15

Tag 4:
Pause

Tag 5:
B 3 Sätze à 8-10
C 3 Sätze à 20
F 3 Sätze à 10-12
I 3 Sätze à 12-15
Q 30 je Seite
S 3 Sätze à 15

Tag 6:
Cardio 30-45 Min.

Tag 7:
Pause

Fortgeschrittene 1

Tag 1:
B 3 Sätze à 8-10
C 3 Sätze à 20
D 3 Sätze à 15
F 3 Sätze à 10-12
I 3 Sätze à 12-15
Q 30 je Seite
R 30-60 Sek./Seite
S 3 Sätze à 15

Tag 2:
Cardio 30-45 Min.

Tag 3:
B 3 Sätze à 8-10
C 3 Sätze à 20
D 3 Sätze à 15
F 3 Sätze à 10-12
I 3 Sätze à 12-15
Q 30 je Seite
R 30-60 Sek./Seite
S 3 Sätze à 15

Tag 4:
Pause

Tag 5:
B 3 Sätze à 8-10
C 3 Sätze à 20
D 3 Sätze à 15
F 3 Sätze à 10-12
I 3 Sätze à 12-15
Q 30 je Seite
R 30-60 Sek./Seite
S 3 Sätze à 15

Tag 6:
Cardio 30-45 Min.

Tag 7:
Pause

Profis 1

Tag 1:
B 3 Sätze à 8-10
C 3 Sätze à 20
D 3 Sätze à 15
F 3 Sätze à 10-12
I 3 Sätze à 12-15
Q 30 je Seite
P 20 Drehungen
R 30-60 Sek./Seite
S 3 Sätze à 15
T 20

Tag 2:
Cardio 30-45 Min.

Tag 3:
B 3 Sätze à 8-10
C 3 Sätze à 20
D 3 Sätze à 15
F 3 Sätze à 10-12
I 3 Sätze à 12-15
Q 30 je Seite
P 20 Drehungen
R 30-60 Sek./Seite
S 3 Sätze à 15
T 20

Tag 4:
Cardio 30-45 Min.

Tag 5:
B 3 Sätze à 8-10
C 3 Sätze à 20
D 3 Sätze à 15
F 3 Sätze à 10-12
I 3 Sätze à 12-15
Q 30 je Seite
P 20 Drehungen
R 30-60 Sek./Seite
S 3 Sätze à 15
T 20

Tag 6:
Cardio 30-45 Min.

Tag 7:
Pause

TRAININGSPLAN 2

Einsteiger 2

Tag 1:
A 3 Sätze à 8-10
E 3 Sätze à 12-15
G 3 Sätze à 12-15
H 3 Sätze à 12-15
J 3 Sätze à 15-20
K 3 Sätze à 15-20

Tag 2:
Pause

Tag 3:
A 3 Sätze à 8-10
E 3 Sätze à 12-15
G 3 Sätze à 12-15
H 3 Sätze à 12-15
J 3 Sätze à 15-20
K 3 Sätze à 15-20

Tag 4:
Pause

Tag 5:
A 3 Sätze à 8-10
E 3 Sätze à 12-15
G 3 Sätze à 12-15
H 3 Sätze à 12-15
J 3 Sätze à 15-20
K 3 Sätze à 15-20

Tag 6:
Cardio 30-45 Min.

Tag 7:
Pause

Fortgeschrittene 2

Tag 1:
A 3 Sätze à 8-10
E 3 Sätze à 12-15
G 3 Sätze à 12-15
H 3 Sätze à 12-15
J 3 Sätze à 15-20
K 3 Sätze à 15-20
L 3 Sätze à 12-15
M 3 Sätze à 12-15

Tag 2:
Cardio 30-45 Min.

Tag 3:
A 3 Sätze à 8-10
E 3 Sätze à 12-15
G 3 Sätze à 12-15
H 3 Sätze à 12-15
J 3 Sätze à 15-20
K 3 Sätze à 15-20
L 3 Sätze à 12-15
M 3 Sätze à 12-15

Tag 4:
Pause

Tag 5:
A 3 Sätze à 8-10
E 3 Sätze à 12-15
G 3 Sätze à 12-15
H 3 Sätze à 12-15
J 3 Sätze à 15-20
K 3 Sätze à 15-20
L 3 Sätze à 12-15
M 3 Sätze à 12-15

Tag 6:
Cardio 30-45 Min.

Tag 7:
Pause

Profis 2

Tag 1:
A 3 Sätze à 8-10
E 3 Sätze à 12-15
G 3 Sätze à 12-15
H 3 Sätze à 12-15
J 3 Sätze à 15-20
K 3 Sätze à 15-20
L 3 Sätze à 12-15
M 3 Sätze à 12-15
N 3 Sätze à 20
O 3 Sätze à 30-60 Sek.

Tag 2:
Cardio 30-45 Min.

Tag 3:
A 3 Sätze à 8-10
E 3 Sätze à 12-15
G 3 Sätze à 12-15
H 3 Sätze à 12-15
J 3 Sätze à 15-20
K 3 Sätze à 15-20
L 3 Sätze à 12-15
M 3 Sätze à 12-15
N 3 Sätze à 20
O 3 Sätze à 30-60 Sek.

Tag 4:
Cardio 30-45 Min.

Tag 5:
A 3 Sätze à 8-10
E 3 Sätze à 12-15
G 3 Sätze à 12-15
H 3 Sätze à 12-15
J 3 Sätze à 15-20
K 3 Sätze à 15-20
L 3 Sätze à 12-15
M 3 Sätze à 12-15
N 3 Sätze à 20
O 3 Sätze à 30-60 Sek.

Tag 6:
Cardio 30-45 Min.

Tag 7:
Pause

KARATE

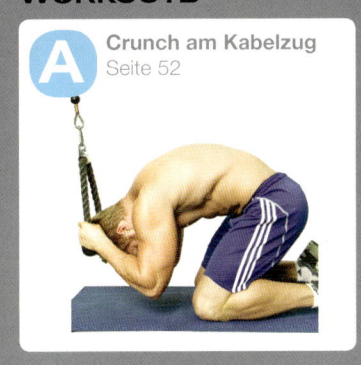

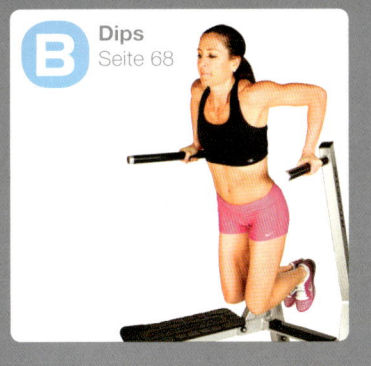

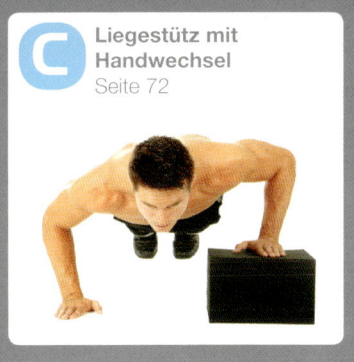

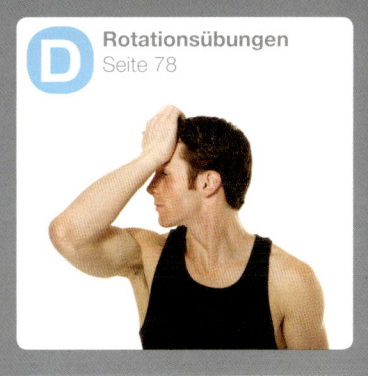

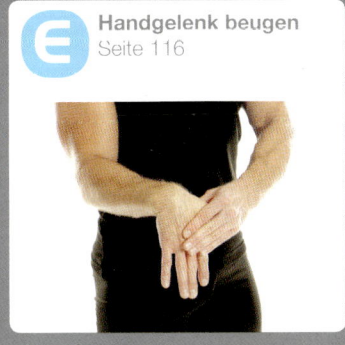

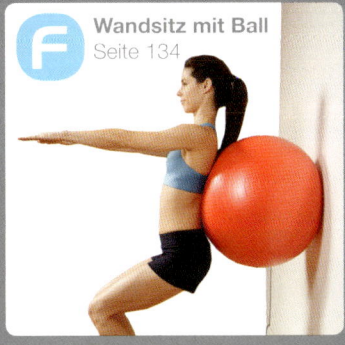

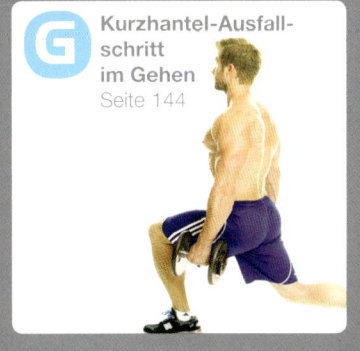

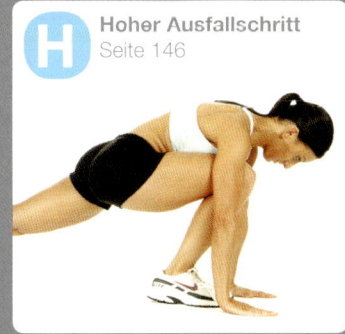

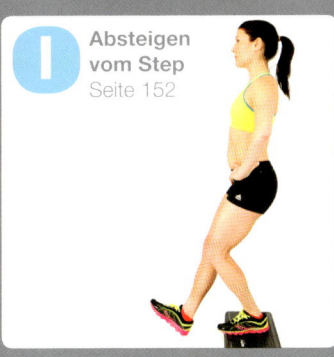

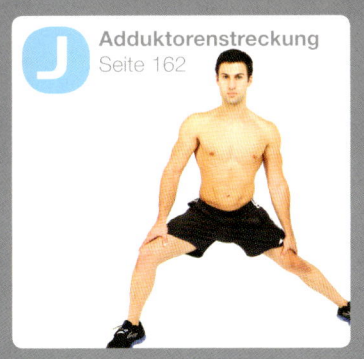

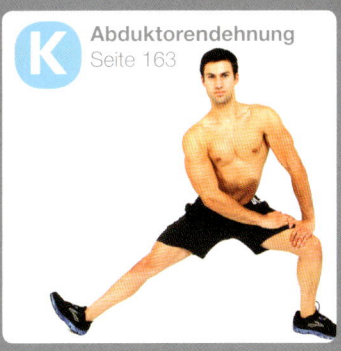

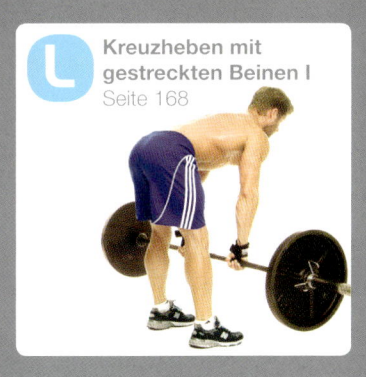

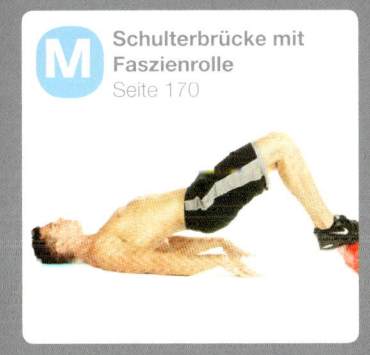

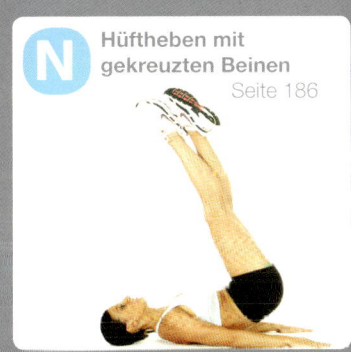

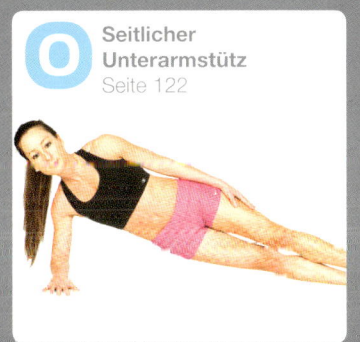

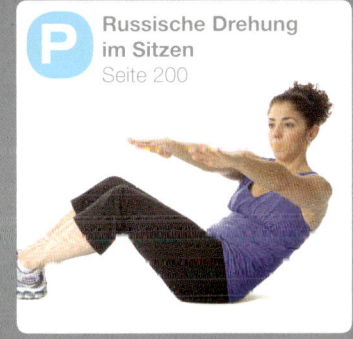

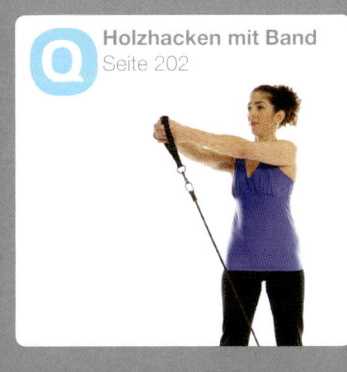

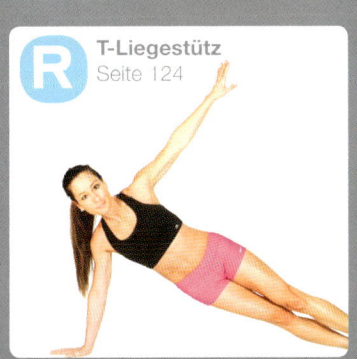

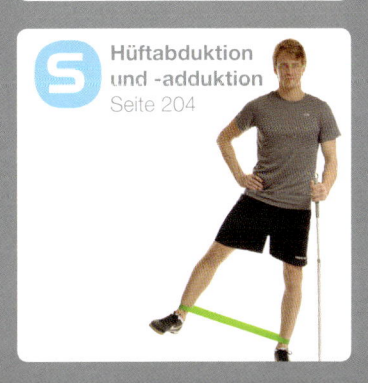

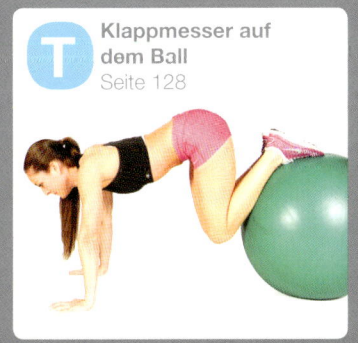

WORKOUTS

A Crunch am Kabelzug — Seite 52	**B** Dips — Seite 68	**C** Liegestütz mit Handwechsel — Seite 72	**D** Rotationsübungen — Seite 78
E Handgelenk beugen — Seite 116	**F** Wandsitz mit Ball — Seite 134	**G** Kurzhantel-Ausfallschritt im Gehen — Seite 144	**H** Hoher Ausfallschritt — Seite 146
I Absteigen vom Step — Seite 152	**J** Adduktorenstreckung — Seite 162	**K** Abduktorendehnung — Seite 163	**L** Kreuzheben mit gestreckten Beinen I — Seite 168
M Schulterbrücke mit Faszienrolle — Seite 170	**N** Hüftheben mit gekreuzten Beinen — Seite 186	**O** Seitlicher Unterarmstütz — Seite 122	**P** Russische Drehung im Sitzen — Seite 200
Q Holzhacken mit Band — Seite 202	**R** T-Liegestütz — Seite 124	**S** Hüftabduktion und -adduktion — Seite 204	**T** Klappmesser auf dem Ball — Seite 128

301

KLETTERN

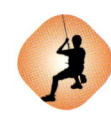

Im Klettersport werden fast alle Hauptmuskelgruppen mobilisiert, vor allem die unteren Rücken- und Rumpfmuskeln, die zur Stabilisierung und Stärkung des Körpers beitragen. Obwohl ein robuster Oberkörper benötigt wird, sind doch der Quadrizeps und die Waden für das Klettern maßgeblich und so kommt die Aufwärtsbewegung letztlich aus den Beinen. Die Waden ermöglichen es zudem, sich auf die Fußspitzen zu stellen, um besser greifen zu können. Im Mittelpunkt dieses Workouts stehen Kraftzuwachs und die Steigerung der allgemeinen Fitness.

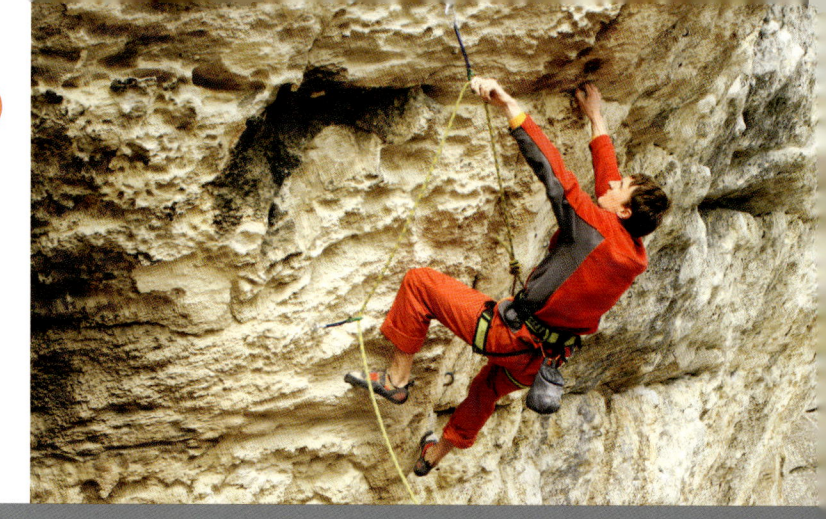

SPORTSPEZIFISCHE WORKOUTS

TRAININGSPLAN 1

Einsteiger 1

Tag 1:
B 3 Sätze à 8-10
C 3 Sätze à 10-12
G 3 Sätze à 12-15
I 3 Sätze à 10-12
N 3 Sätze à 12-15
R 15 x

Tag 2:
Pause

Tag 3:
B 3 Sätze à 8-10
C 3 Sätze à 10-12
G 3 Sätze à 12-15
I 3 Sätze à 10-12
N 3 Sätze à 12-15
R 15 x

Tag 4:
Pause

Tag 5:
B 3 Sätze à 8-10
C 3 Sätze à 10-12
G 3 Sätze à 12-15
I 3 Sätze à 10-12
N 3 Sätze à 12-15
R 15 x

Tag 6:
Cardio 30-45 Min.

Tag 7:
Pause

Fortgeschrittene 1

Tag 1:
B 3 Sätze à 8-10
C 3 Sätze à 10-12
F 3 Sätze à 10-12
G 3 Sätze à 12-15
I 3 Sätze à 10-12
L 3 Sätze à 12-15
N 3 Sätze à 12-15
R 15 x

Tag 2:
Cardio 30-45 Min.

Tag 3:
B 3 Sätze à 8-10
C 3 Sätze à 10-12
F 3 Sätze à 10-12
G 3 Sätze à 12-15
I 3 Sätze à 10-12
L 3 Sätze à 12-15
N 3 Sätze à 12-15
R 15 x

Tag 4:
Pause

Tag 5:
B 3 Sätze à 8-10
C 3 Sätze à 10-12
F 3 Sätze à 10-12
G 3 Sätze à 12-15
I 3 Sätze à 10-12
L 3 Sätze à 12-15
N 3 Sätze à 12-15
R 15 x

Tag 6:
Cardio 30-45 Min.

Tag 7:
Pause

Profis 1

Tag 1:
B 3 Sätze à 8-10
C 3 Sätze à 10-12
F 3 Sätze à 10-12
G 3 Sätze à 12-15
I 3 Sätze à 10-12
L 3 Sätze à 12-15
N 3 Sätze à 12-15
O 3 Sätze à 12-15
R 15 x
S 30 Sek. – 2 Min.

Tag 2:
Cardio 30-45 Min.

Tag 3:
B 3 Sätze à 8-10
C 3 Sätze à 10-12
F 3 Sätze à 10-12
G 3 Sätze à 12-15
I 3 Sätze à 10-12
L 3 Sätze à 12-15
N 3 Sätze à 12-15
O 3 Sätze à 12-15
R 15 x
S 30 Sek. – 2 Min.

Tag 4:
Cardio 30-45 Min.

Tag 5:
B 3 Sätze à 8-10
C 3 Sätze à 10-12
F 3 Sätze à 10-12
G 3 Sätze à 12-15
I 3 Sätze à 10-12
L 3 Sätze à 12-15
N 3 Sätze à 12-15
O 3 Sätze à 12-15
R 15
S 30 Sek. – 2 Min.

Tag 6:
Cardio 30-45 Min.

Tag 7:
Pause

TRAININGSPLAN 2

Einsteiger 2

Tag 1:
A 3 Sätze à 8-10
D 3 Sätze à 10-12
E 3 Sätze à 10-12
H 3 Sätze à 12-15
J 3 Sätze à 12-15
K 3 Sätze à 12-15

Tag 2:
Pause

Tag 3:
A 3 Sätze à 8-10
D 3 Sätze à 10-12
E 3 Sätze à 10-12
H 3 Sätze à 12-15
J 3 Sätze à 12-15
K 3 Sätze à 12-15

Tag 4:
Pause

Tag 5:
A 3 Sätze à 8-10
D 3 Sätze à 10-12
E 3 Sätze à 10-12
H 3 Sätze à 12-15
J 3 Sätze à 12-15
K 3 Sätze à 12-15

Tag 6:
Cardio 30-45 Min.

Tag 7:
Pause

Fortgeschrittene 2

Tag 1:
A 3 Sätze à 8-10
D 3 Sätze à 10-12
E 3 Sätze à 10-12
H 3 Sätze à 12-15
J 3 Sätze à 12-15
K 3 Sätze à 12-15

Tag 2:
Cardio 30-45 Min.

Tag 3:
A 3 Sätze à 8-10
D 3 Sätze à 10-12
E 3 Sätze à 10-12
H 3 Sätze à 12-15
J 3 Sätze à 12-15
K 3 Sätze à 12-15

Tag 4:
Pause

Tag 5:
A 3 Sätze à 8-10
D 3 Sätze à 10 12
E 3 Sätze à 10-12
H 3 Sätze à 12-15
J 3 Sätze à 12-15
K 3 Sätze à 12-15

Tag 6:
Cardio 30-45 Min.

Tag 7:
Pause

Profis 2

Tag 1:
A 3 Sätze à 8-10
D 3 Sätze à 10-12
E 3 Sätze à 10-12
H 3 Sätze à 12-15
J 3 Sätze à 12-15
K 3 Sätze à 12-15
M 3 Sätze à 12-15
P 3 Sätze à 20
Q 3 Sätze à 15
T 3 Sätze à 3-5/Seite

Tag 2:
Cardio 30-45 Min.

Tag 3:
A 3 Sätze à 8-10
D 3 Sätze à 10-12
E 3 Sätze à 10-12
H 3 Sätze à 12-15
J 3 Sätze à 12-15
K 3 Sätze à 12-15
M 3 Sätze à 12-15
P 3 Sätze à 20
Q 3 Sätze à 15
T 3 Sätze à 3-5/Seite

Tag 4:
Cardio 30-45 Min.

Tag 5:
A 3 Sätze à 8-10
D 3 Sätze à 10-12
E 3 Sätze à 10-12
H 3 Sätze à 12-15
J 3 Sätze à 12-15
K 3 Sätze à 12-15
M 3 Sätze à 12-15
P 3 Sätze à 20
Q 3 Sätze à 15
T 3 Sätze à 3-5/Seite

Tag 6:
Cardio 30-45 Min.

Tag 7:
Pause

KLETTERN

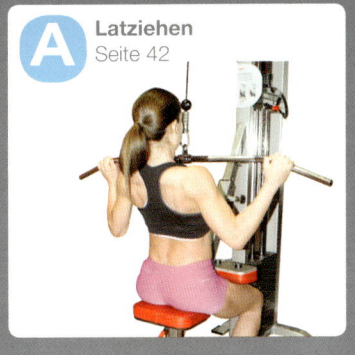

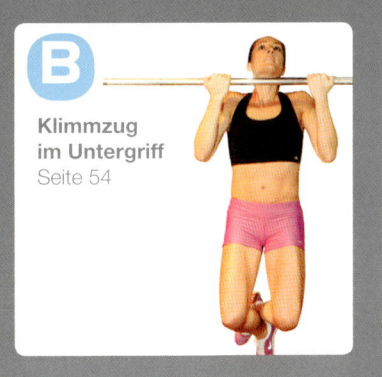

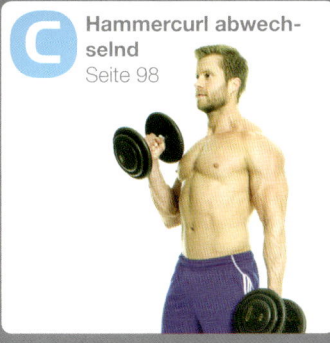

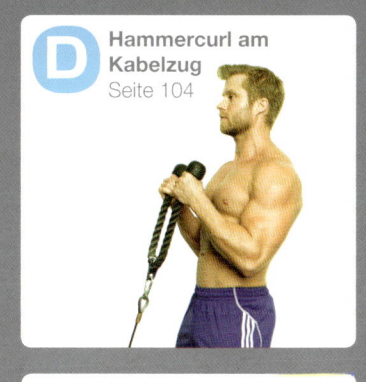

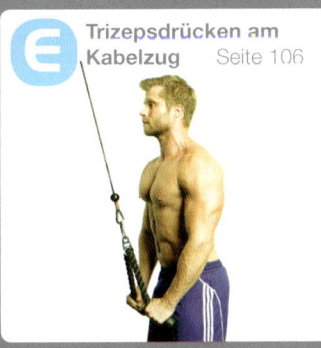

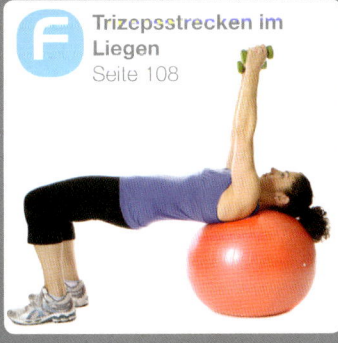

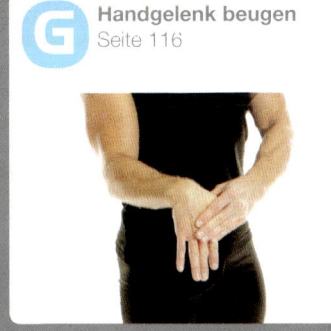

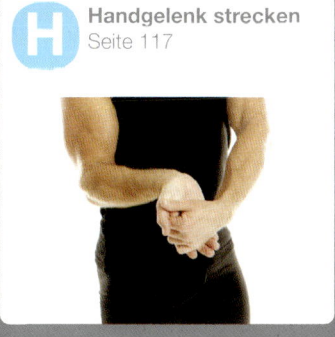

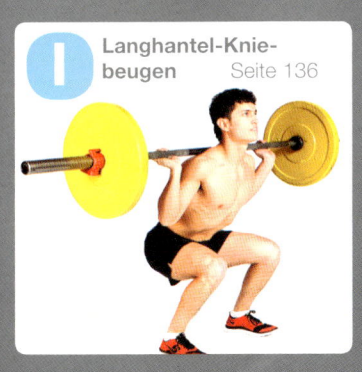

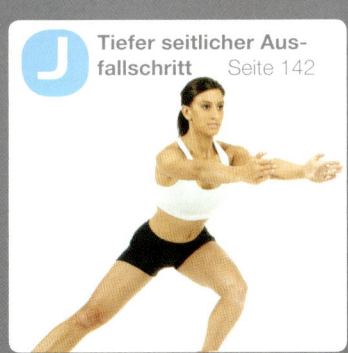

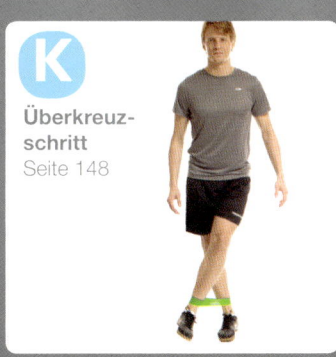

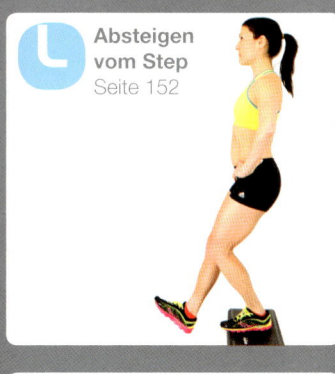

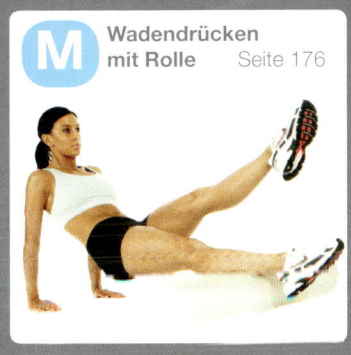

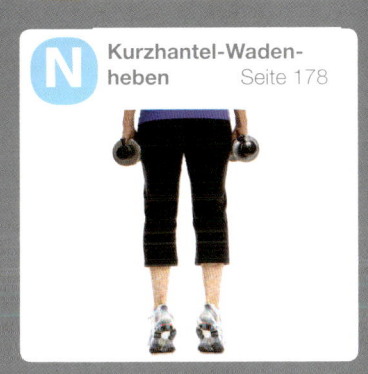

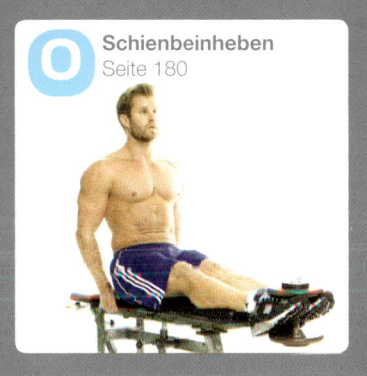

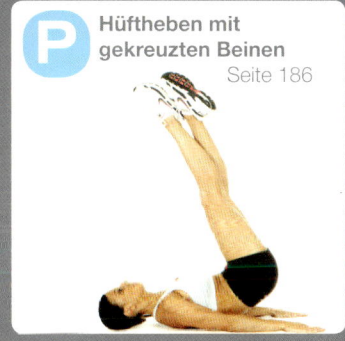

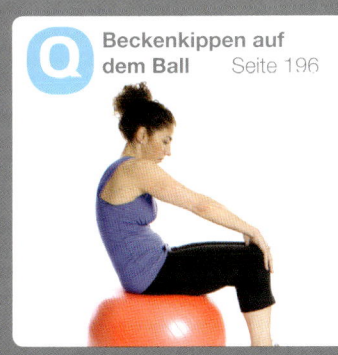

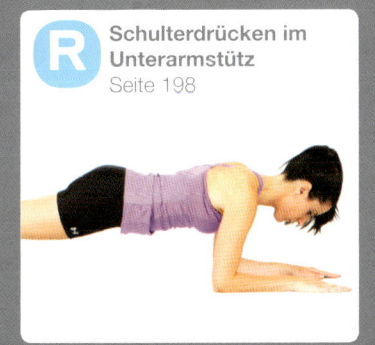

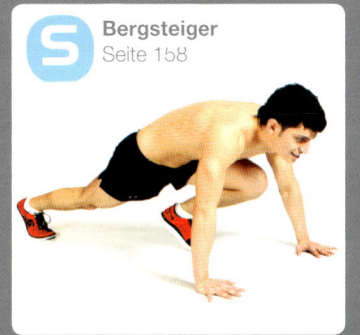

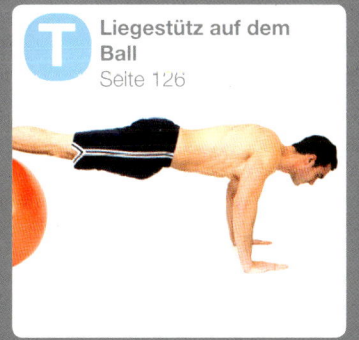

WORKOUTS

A Latziehen Seite 42	**B** Klimmzug im Untergriff Seite 54	**C** Hammercurl abwechselnd Seite 98	**D** Hammercurl am Kabelzug Seite 104
E Trizepsdrücken am Kabelzug Seite 106	**F** Trizepsstrecken im Liegen Seite 108	**G** Handgelenk beugen Seite 116	**H** Handgelenk strecken Seite 117
I Langhantel-Kniebeugen Seite 136	**J** Tiefer seitlicher Ausfallschritt Seite 142	**K** Überkreuzschritt Seite 148	**L** Absteigen vom Step Seite 152
M Wadendrücken mit Rolle Seite 176	**N** Kurzhantel-Wadenheben Seite 178	**O** Schienbeinheben Seite 180	**P** Hüftheben mit gekreuzten Beinen Seite 186
Q Beckenkippen auf dem Ball Seite 196	**R** Schulterdrücken im Unterarmstütz Seite 198	**S** Bergsteiger Seite 158	**T** Liegestütz auf dem Ball Seite 126

LACROSSE

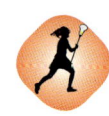

In diesem temporeichen Mannschaftssport werden vor allem die Schulter-, die Bein- und die Armmuskulatur sowie der Trapezius belastet, unterstützende Muskeln sind die Bauch- und Brustmuskeln sowie der Latissimus. Lacrosse erfordert besonders im Oberkörper Explosivkraft, während im unteren Körperbereich hauptsächlich Ausdauer gebraucht wird. Verteidiger benötigen in diesem Kontaktsport zudem einen robusten Oberkörper, um gegnerische Angriffe abwehren zu können.

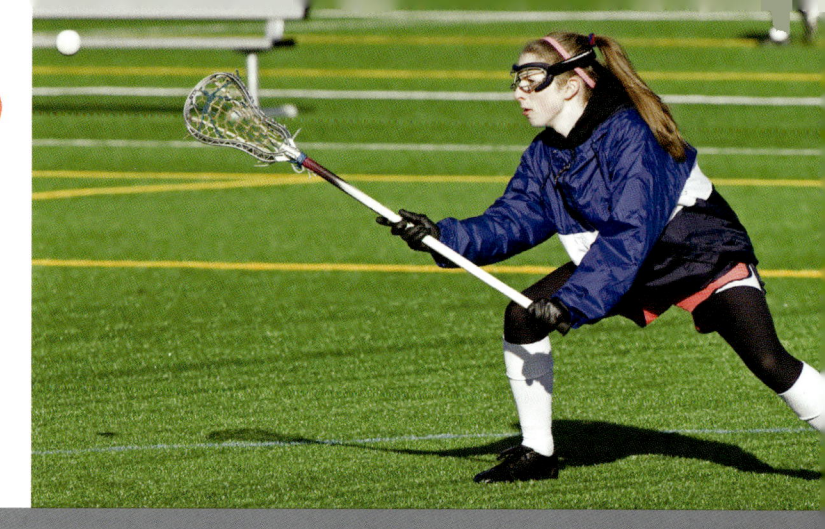

SPORTSPEZIFISCHE WORKOUTS

TRAININGSPLAN 1

Einsteiger 1

Tag 1:
A 3 Sätze à 8-10
C 3 Sätze à 8-10
F 3 Sätze à 10-12
G 3 Sätze à 10-12
I 3 Sätze à 12-15
L 3 Sätze à 12-15

Tag 2:
Pause

Tag 3:
A 3 Sätze à 8-10
C 3 Sätze à 8-10
F 3 Sätze à 10-12
G 3 Sätze à 10-12
I 3 Sätze à 12-15
L 3 Sätze à 12-15

Tag 4:
Pause

Tag 5:
A 3 Sätze à 8-10
C 3 Sätze à 8-10
F 3 Sätze à 10-12
G 3 Sätze à 10-12
I 3 Sätze à 12-15
L 3 Sätze à 12-15

Tag 6:
Cardio 30-45 Min.

Tag 7:
Pause

Fortgeschrittene 1

Tag 1:
A 3 Sätze à 8-10
C 3 Sätze à 8-10
F 3 Sätze à 10-12
G 3 Sätze à 10-12
I 3 Sätze à 12-15
L 3 Sätze à 12-15
O 20 je Seite
Q 15

Tag 2:
Cardio 30-45 Min.

Tag 3:
A 3 Sätze à 8-10
C 3 Sätze à 8-10
F 3 Sätze à 10-12
G 3 Sätze à 10-12
I 3 Sätze à 12-15
L 3 Sätze à 12-15
O 20 je Seite
Q 15

Tag 4:
Pause

Tag 5:
A 3 Sätze à 8-10
C 3 Sätze à 8-10
F 3 Sätze à 10-12
G 3 Sätze à 10-12
I 3 Sätze à 12-15
L 3 Sätze à 12-15
O 20 je Seite
Q 15

Tag 6:
Cardio 30-45 Min.

Tag 7:
Pause

Profis 1

Tag 1:
A 3 Sätze à 8-10
C 3 Sätze à 8-10
F 3 Sätze à 10-12
G 3 Sätze à 10-12
I 3 Sätze à 12-15
K 3 Sätze à 10-12
L 3 Sätze à 12-15
O 20 je Seite
Q 15
R 20 je Seite

Tag 2:
Cardio 30-45 Min.

Tag 3:
A 3 Sätze à 8-10
C 3 Sätze à 8-10
F 3 Sätze à 10-12
G 3 Sätze à 10-12
I 3 Sätze à 12-15
K 3 Sätze à 10-12
L 3 Sätze à 12-15
O 20 je Seite
Q 15
R 20 je Seite

Tag 4:
Cardio 30-45 Min.

Tag 5:
A 3 Sätze à 8-10
C 3 Sätze à 8-10
F 3 Sätze à 10-12
G 3 Sätze à 10-12
I 3 Sätze à 12-15
K 3 Sätze à 10-12
L 3 Sätze à 12-15
O 20 je Seite
Q 15
R 20 je Seite

Tag 6:
Cardio 30-45 Min.

Tag 7:
Pause

TRAININGSPLAN 2

Einsteiger 2

Tag 1:
B 3 Sätze à 10-12
D 3 Sätze à 15
E 3 Sätze à 10-12
H 3 Sätze à 12-15
J 3 Sätze à 10-12
M 3 Sätze à 25

Tag 2:
Pause

Tag 3:
B 3 Sätze à 10-12
D 3 Sätze à 15
E 3 Sätze à 10-12
H 3 Sätze à 12-15
J 3 Sätze à 10-12
M 3 Sätze à 25

Tag 4:
Pause

Tag 5:
B 3 Sätze à 10-12
D 3 Sätze à 15
E 3 Sätze à 10-12
H 3 Sätze à 12-15
J 3 Sätze à 10-12
M 3 Sätze à 25

Tag 6:
Cardio 30-45 Min.

Tag 7:
Pause

Fortgeschrittene 2

Tag 1:
B 3 Sätze à 10-12
D 3 Sätze à 15
E 3 Sätze à 10-12
H 3 Sätze à 12-15
J 3 Sätze à 10-12
M 3 Sätze à 25
N 3 Sätze à 20
P 3 Sätze à 12-15

Tag 2:
Cardio 30-45 Min.

Tag 3:
B 3 Sätze à 10-12
D 3 Sätze à 15
E 3 Sätze à 10-12
H 3 Sätze à 12-15
J 3 Sätze à 10-12
M 3 Sätze à 25
N 3 Sätze à 20
P 3 Sätze à 12-15

Tag 4:
Pause

Tag 5:
B 3 Sätze à 10-12
D 3 Sätze à 15
E 3 Sätze à 10-12
H 3 Sätze à 12-15
J 3 Sätze à 10-12
M 3 Sätze à 25
N 3 Sätze à 20
P 3 Sätze à 12-15

Tag 6:
Cardio 30-45 Min.

Tag 7:
Pause

Profis 2

Tag 1:
B 3 Sätze à 10-12
D 3 Sätze à 15
E 3 Sätze à 10-12
H 3 Sätze à 12-15
J 3 Sätze à 10-12
M 3 Sätze à 25
N 3 Sätze à 20
P 3 Sätze à 12-15
S 3 Sätze à 20
T 3 Sätze à 20

Tag 2:
Cardio 30-45 Min.

Tag 3:
B 3 Sätze à 10-12
D 3 Sätze à 15
E 3 Sätze à 10-12
H 3 Sätze à 12-15
J 3 Sätze à 10-12
M 3 Sätze à 25
N 3 Sätze à 20
P 3 Sätze à 12-15
S 3 Sätze à 20
T 3 Sätze à 20

Tag 4:
Cardio 30-45 Min.

Tag 5:
B 3 Sätze à 10-12
D 3 Sätze à 15
E 3 Sätze à 10-12
H 3 Sätze à 12-15
J 3 Sätze à 10-12
M 3 Sätze à 25
N 3 Sätze à 20
P 3 Sätze à 12-15
S 3 Sätze à 20
T 3 Sätze à 20

Tag 6:
Cardio 30-45 Min.

Tag 7:
Pause

LACROSSE

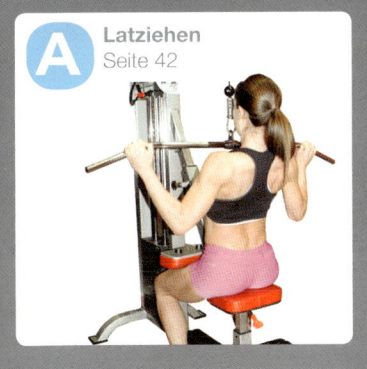

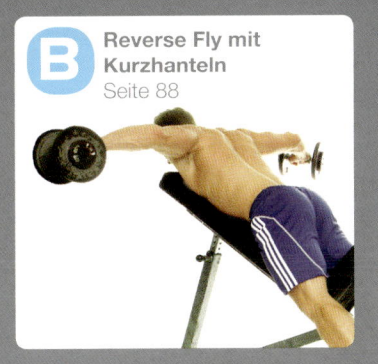

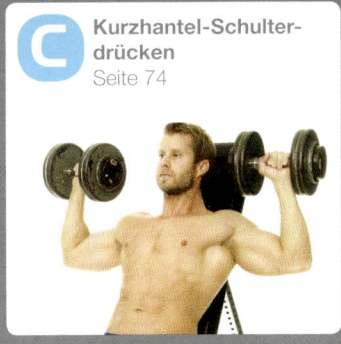

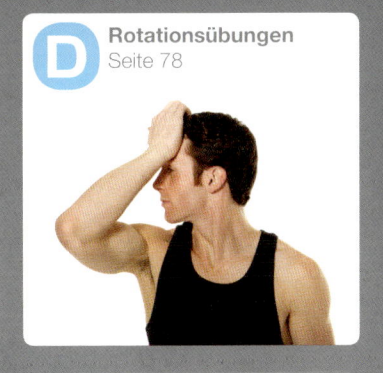

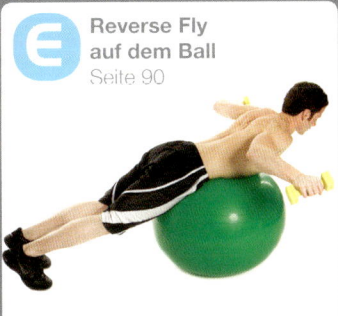

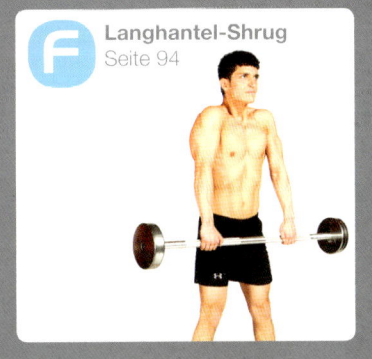

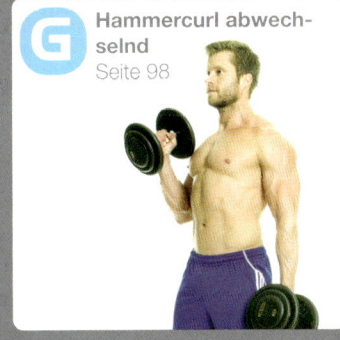

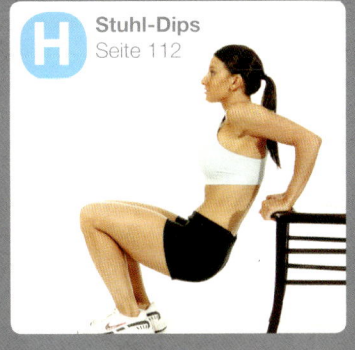

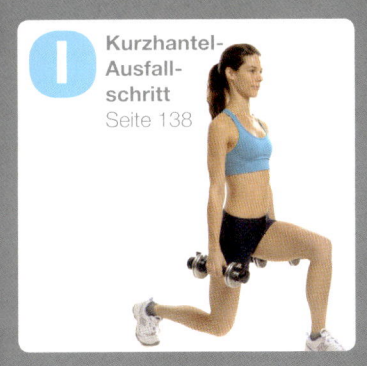

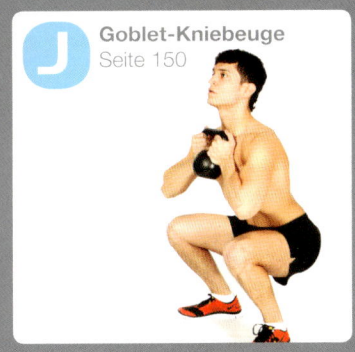

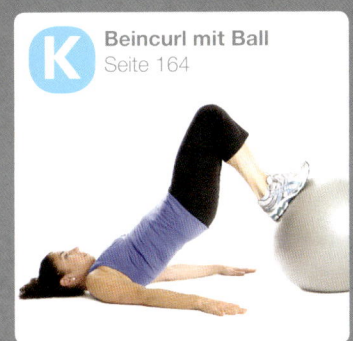

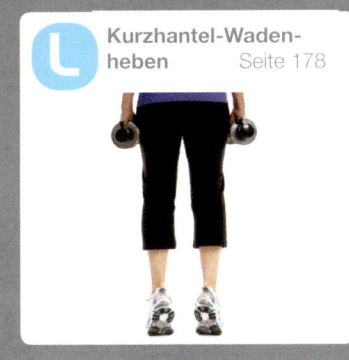

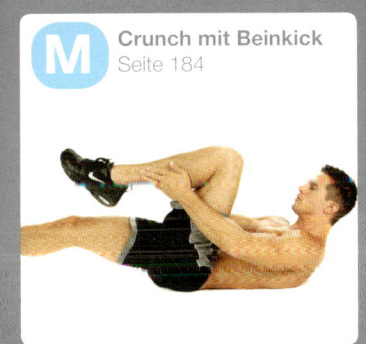

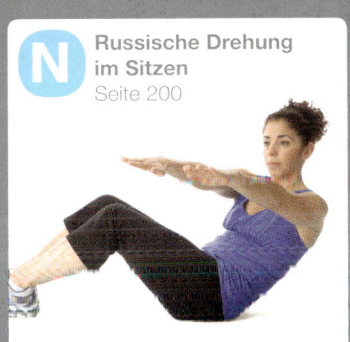

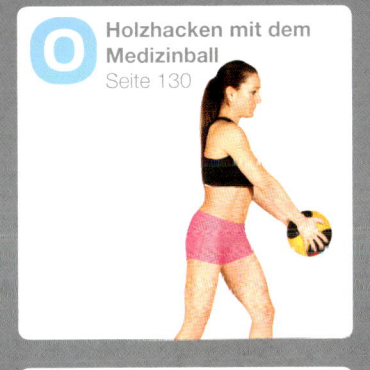

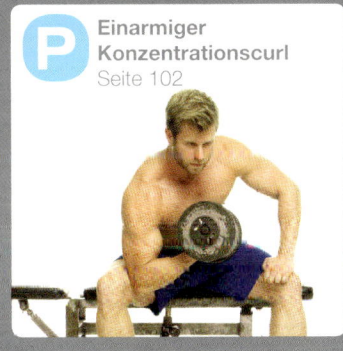

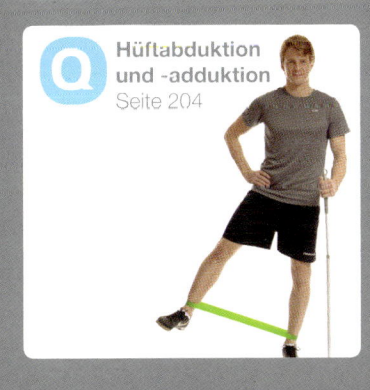

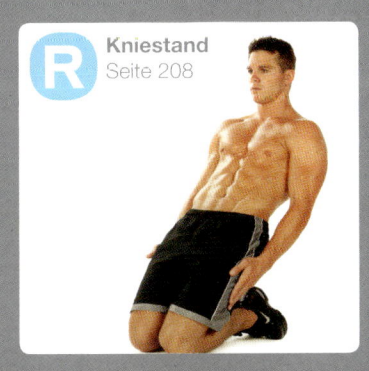

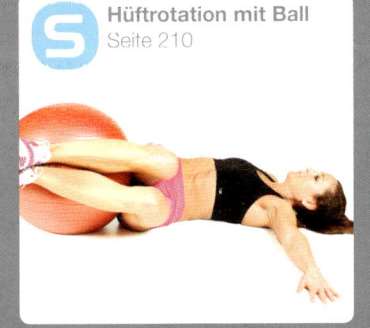

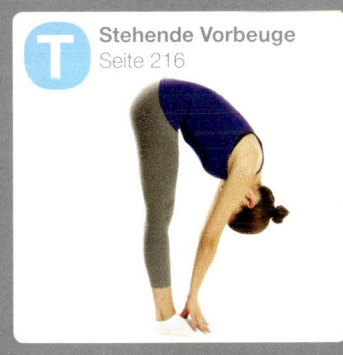

WORKOUTS

A Latziehen
Seite 42

B Reverse Fly mit Kurzhanteln
Seite 88

C Kurzhantel-Schulterdrücken
Seite 74

D Rotationsübungen
Seite 78

E Reverse Fly auf dem Ball
Seite 90

F Langhantel-Shrug
Seite 94

G Hammercurl abwechselnd
Seite 98

H Stuhl-Dips
Seite 112

I Kurzhantel-Ausfallschritt
Seite 138

J Goblet-Kniebeuge
Seite 150

K Beincurl mit Ball
Seite 164

L Kurzhantel-Wadenheben
Seite 178

M Crunch mit Beinkick
Seite 184

N Russische Drehung im Sitzen
Seite 200

O Holzhacken mit dem Medizinball
Seite 130

P Einarmiger Konzentrationscurl
Seite 102

Q Hüftabduktion und -adduktion
Seite 204

R Kniestand
Seite 208

S Hüftrotation mit Ball
Seite 210

T Stehende Vorbeuge
Seite 216

SPORTSPEZIFISCHE WORKOUTS

LAUFEN

In prähistorischer Zeit war Laufen überlebenswichtig, heute ist es ein rund um den Globus beliebter, oft leistungsorientierter Sport, der ein ausgezeichnetes Herz-Kreislauftraining ermöglicht. Belastet werden vor allem die Bein-, die Hüft-, die Fuß- und die Bauchmuskeln, die in ihrer Funktion jedoch von einem starken Oberkörper abhängig sind, der den Körper stabilisiert und im Gleichgewicht hält. Langstreckenläufer sollten während des Trainings keine Muskelmasse aufbauen. Dieses Workout richtet den Fokus auf die Steigerung der Ausdauerleistung.

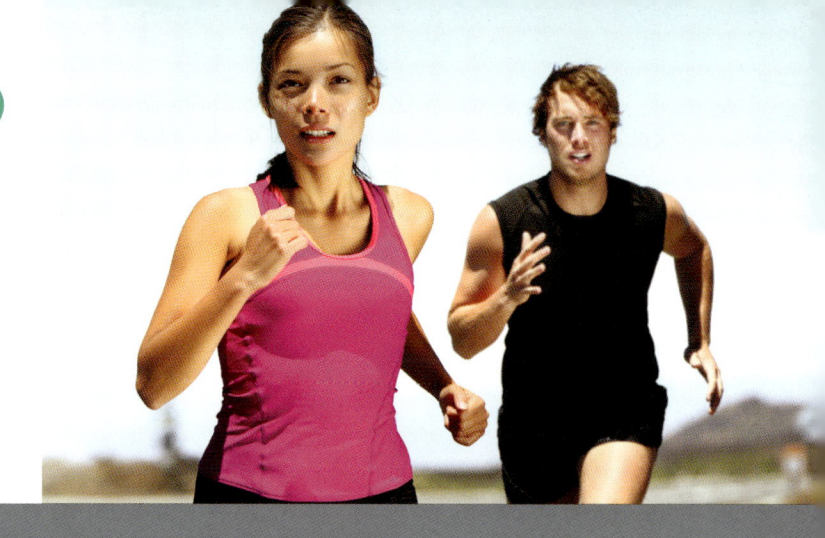

TRAININGSPLAN 1

Einsteiger 1

Tag 1:
A 3 Sätze à 10-12
C 3 Sätze à 12-15
E 3 Sätze à 15-20
F 3 Sätze à 15-20
H 3 Sätze à 12-15
I 3 Sätze à 12-15

Tag 2:
Pause

Tag 3:
A 3 Sätze à 10-12
C 3 Sätze à 12-15
E 3 Sätze à 15-20
F 3 Sätze à 15-20
H 3 Sätze à 12-15
I 3 Sätze à 12-15

Tag 4:
Pause

Tag 5:
A 3 Sätze à 10-12
C 3 Sätze à 12-15
E 3 Sätze à 15-20
F 3 Sätze à 15-20
H 3 Sätze à 12-15
I 3 Sätze à 12-15

Tag 6:
Cardio 30-45 Min.

Tag 7:
Pause

Fortgeschrittene 1

Tag 1:
A 3 Sätze à 10-12
C 3 Sätze à 12-15
D 3 Sätze à 12-15
E 3 Sätze à 15-20
F 3 Sätze à 15-20
G 3 Sätze à 12-15
H 3 Sätze à 12-15
I 3 Sätze à 12-15

Tag 2:
Cardio 30-45 Min.

Tag 3:
A 3 Sätze à 10-12
C 3 Sätze à 12-15
D 3 Sätze à 12-15
E 3 Sätze à 15-20
F 3 Sätze à 15-20
G 3 Sätze à 12-15
H 3 Sätze à 12-15
I 3 Sätze à 12-15

Tag 4:
Pause

Tag 5:
A 3 Sätze à 10-12
C 3 Sätze à 12-15
D 3 Sätze à 12-15
E 3 Sätze à 15-20
F 3 Sätze à 15-20
G 3 Sätze à 12-15
H 3 Sätze à 12-15
I 3 Sätze à 12-15

Tag 6:
Cardio 30-45 Min.

Tag 7:
Pause

Profis 1

Tag 1:
A 3 Sätze à 10-12
C 3 Sätze à 12-15
D 3 Sätze à 12-15
E 3 Sätze à 15-20
F 3 Sätze à 15-20
G 3 Sätze à 12-15
H 3 Sätze à 12-15
I 3 Sätze à 12-15
Q 30-60 Sek./Seite
S 20 x

Tag 2:
Cardio 30-45 Min.

Tag 3:
A 3 Sätze à 10-12
C 3 Sätze à 12-15
D 3 Sätze à 12-15
E 3 Sätze à 15-20
F 3 Sätze à 15-20
G 3 Sätze à 12-15
H 3 Sätze à 12-15
I 3 Sätze à 12-15
Q 30-60 Sek./Seite
S 20 x

Tag 4:
Cardio 30-45 Min.

Tag 5:
A 3 Sätze à 10-12
C 3 Sätze à 12-15
D 3 Sätze à 12-15
E 3 Sätze à 15-20
F 3 Sätze à 15-20
G 3 Sätze à 12-15
H 3 Sätze à 12-15
I 3 Sätze à 12-15
Q 30-60 Sek./Seite
S 20 x

Tag 6:
Cardio 30-45 Min.

Tag 7:
Pause

TRAININGSPLAN 2

Einsteiger 2

Tag 1:
B 3 Sätze à 12-15
J 3 Sätze à 12-15
K 3 Sätze à 25
L 3 Sätze à 25
M 3 Sätze à 30
N 3 Sätze à 20

Tag 2:
Pause

Tag 3:
B 3 Sätze à 12-15
J 3 Sätze à 12-15
K 3 Sätze à 25
L 3 Sätze à 25
M 3 Sätze à 30
N 3 Sätze à 20

Tag 4:
Pause

Tag 5:
B 3 Sätze à 12-15
J 3 Sätze à 12-15
K 3 Sätze à 25
L 3 Sätze à 25
M 3 Sätze à 30
N 3 Sätze à 20

Tag 6:
Cardio 30-45 Min.

Tag 7:
Pause

Fortgeschrittene 2

Tag 1:
B 3 Sätze à 12-15
J 3 Sätze à 12-15
K 3 Sätze à 25
L 3 Sätze à 25
M 3 Sätze à 30
N 3 Sätze à 20
O 3 Sätze à 15
P 3 Sätze à 30-60 Sek.

Tag 2:
Cardio 30-45 Min.

Tag 3:
B 3 Sätze à 12-15
J 3 Sätze à 12-15
K 3 Sätze à 25
L 3 Sätze à 25
M 3 Sätze à 30
N 3 Sätze à 20
O 3 Sätze à 15
P 3 Sätze à 30-60 Sek.

Tag 4:
Pause

Tag 5:
B 3 Sätze à 12-15
J 3 Sätze à 12-15
K 3 Sätze à 25
L 3 Sätze à 25
M 3 Sätze à 30
N 3 Sätze à 20

Tag 6:
Cardio 30-45 Min.

Tag 7:
Pause

Profis 2

Tag 1:
B 3 Sätze à 12-15
J 3 Sätze à 12-15
K 3 Sätze à 25
L 3 Sätze à 25
M 3 Sätze à 30
N 3 Sätze à 20
O 3 Sätze à 15
P 3 Sätze à 30-60 Sek.
R 3 Sätze à 15
T 3 Sätze à 20

Tag 2:
Cardio 30-45 Min.

Tag 3:
B 3 Sätze à 12-15
J 3 Sätze à 12-15
K 3 Sätze à 25
L 3 Sätze à 25
M 3 Sätze à 30
N 3 Sätze à 20
O 3 Sätze à 15
P 3 Sätze à 30-60 Sek.
R 3 Sätze à 15
T 3 Sätze à 20

Tag 4:
Cardio 30-45 Min.

Tag 5:
B 3 Sätze à 12-15
J 3 Sätze à 12-15
K 3 Sätze à 25
L 3 Sätze à 25
M 3 Sätze à 30
N 3 Sätze à 20
O 3 Sätze à 15
P 3 Sätze à 30-60 Sek.
R 3 Sätze à 15
T 3 Sätze à 20

Tag 6:
Cardio 30-45 Min.

Tag 7:
Pause

LAUFEN

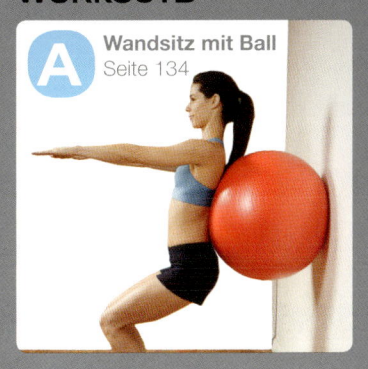

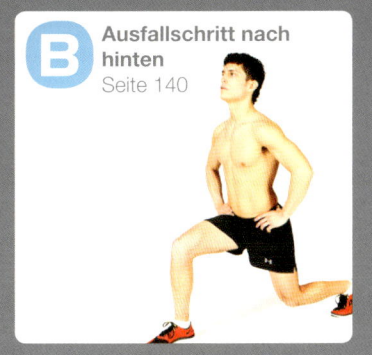

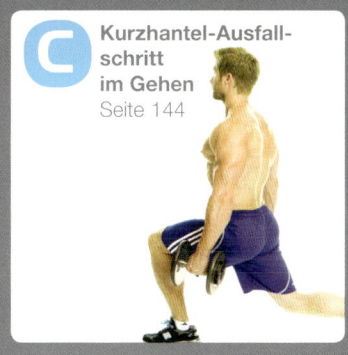

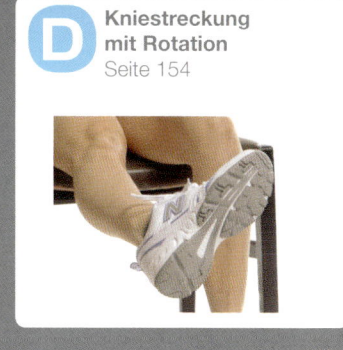

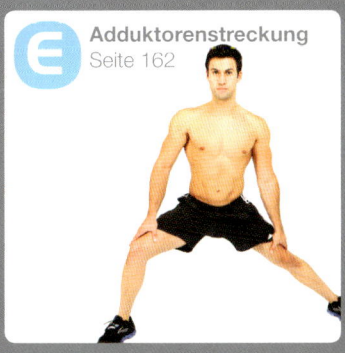

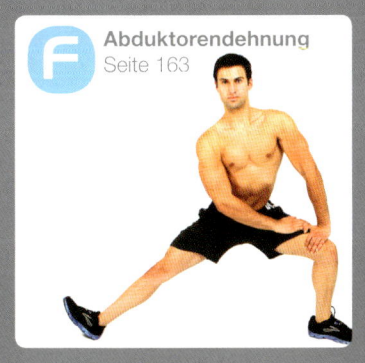

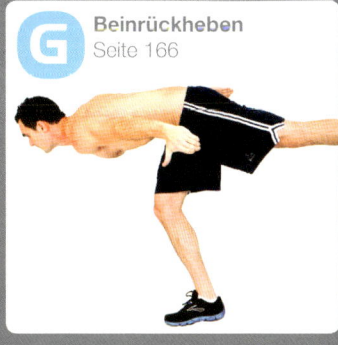

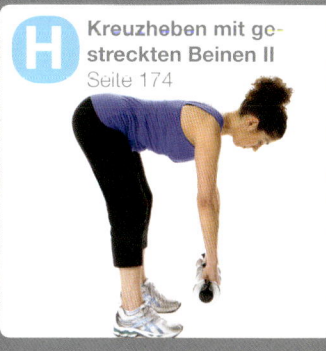

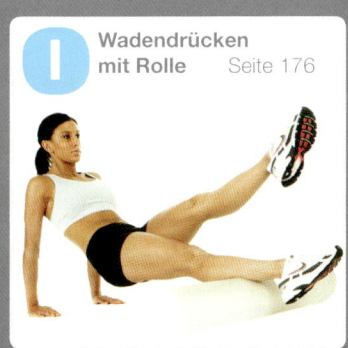

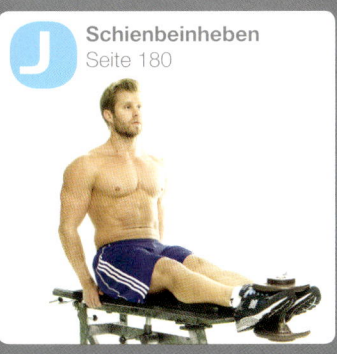

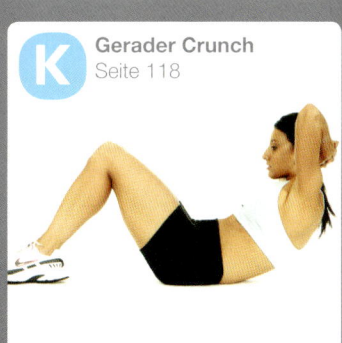

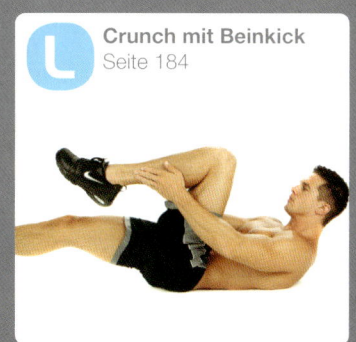

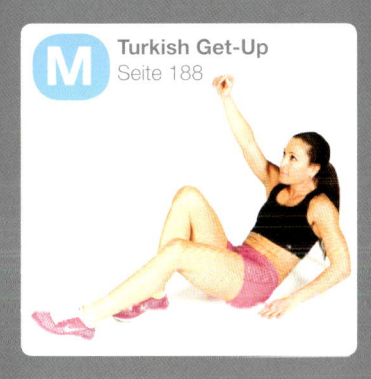

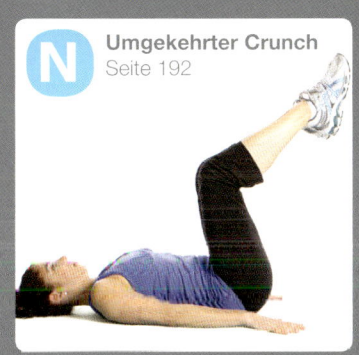

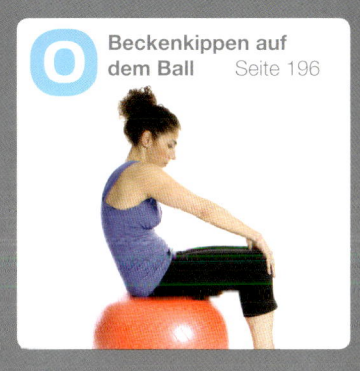

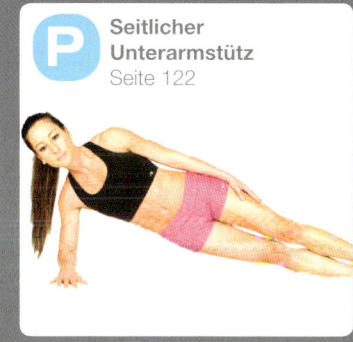

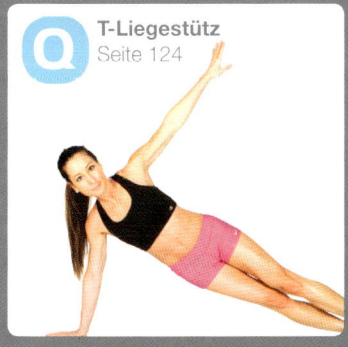

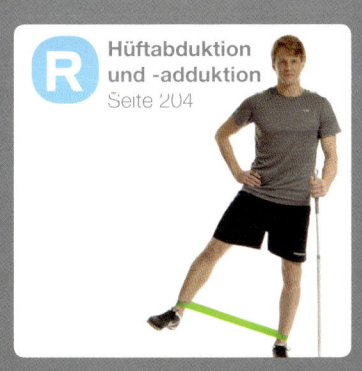

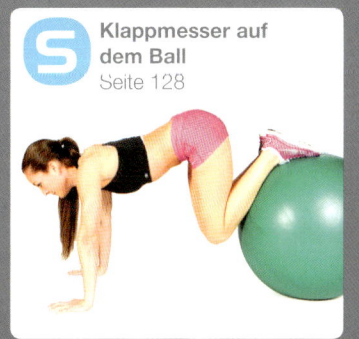

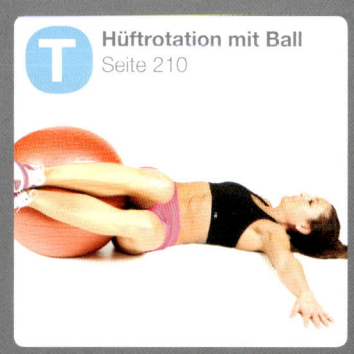

WORKOUTS

A Wandsitz mit Ball — Seite 134	**B** Ausfallschritt nach hinten — Seite 140	**C** Kurzhantel-Ausfallschritt im Gehen — Seite 144	**D** Kniestreckung mit Rotation — Seite 154
E Adduktorenstreckung — Seite 162	**F** Abduktorendehnung — Seite 163	**G** Beinrückheben — Seite 166	**H** Kreuzheben mit gestreckten Beinen II — Seite 174
I Wadendrücken mit Rolle — Seite 176	**J** Schienbeinheben — Seite 180	**K** Gerader Crunch — Seite 118	**L** Crunch mit Beinkick — Seite 184
M Turkish Get-Up — Seite 188	**N** Umgekehrter Crunch — Seite 192	**O** Beckenkippen auf dem Ball — Seite 196	**P** Seitlicher Unterarmstütz — Seite 122
Q T-Liegestütz — Seite 124	**R** Hüftabduktion und -adduktion — Seite 204	**S** Klappmesser auf dem Ball — Seite 128	**T** Hüftrotation mit Ball — Seite 210

307

MOUNTAINBIKEN

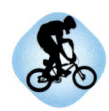

Ein robuster Oberkörper, Ausdauer und Gleichgewicht sind beim Mountainbiken unentbehrlich. Wenngleich die Beinmuskeln die Hauptarbeit leisten, so ist bei steilen Abfahrten und Anstiegen zudem eine kräftige Oberkörpermuskulatur erforderlich. Der Bizeps, die Unteram- und die Bauchmuskulatur sind zum Beispiel wichtig, um das Bike bergauf gut lenken und stabilisieren zu können, wobei die Rumpfmuskulatur fast ausnahmslos mobilisiert bleibt.

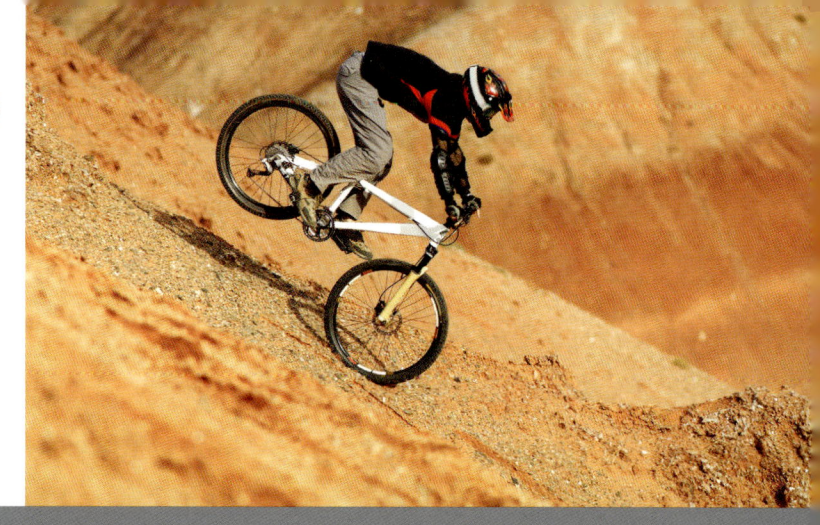

SPORTSPEZIFISCHE WORKOUTS

TRAININGSPLAN 1

Einsteiger 1

Tag 1:
A 3 Sätze à 8-10
C 3 Sätze à 8-10
H 3 Sätze à 10-12
K 3 Sätze à 10-12
M 3 Sätze à 15-20

Tag 2:
Pause

Tag 3:
A 3 Sätze à 8-10
C 3 Sätze à 8-10
G 3 Sätze à 8-10
H 3 Sätze à 10-12
K 3 Sätze à 10-12
M 3 Sätze à 15-20

Tag 4:
Pause

Tag 5:
A 3 Sätze à 8-10
C 3 Sätze à 8-10
G 3 Sätze à 8-10
H 3 Sätze à 10-12
K 3 Sätze à 10-12
M 3 Sätze à 15-20

Tag 6:
Cardio 30-45 Min.

Tag 7:
Pause

Fortgeschrittene 1

Tag 1:
A 3 Sätze à 8-10
C 3 Sätze à 8-10
G 3 Sätze à 8-10
H 3 Sätze à 10-12
K 3 Sätze à 10-12
M 3 Sätze à 15-20
N 3 Sätze à 15-20
O 3 Sätze à 12-15

Tag 2:
Cardio 30-45 Min.

Tag 3:
A 3 Sätze à 8-10
C 3 Sätze à 8-10
G 3 Sätze à 8-10
H 3 Sätze à 10-12
K 3 Sätze à 10-12
M 3 Sätze à 15-20
N 3 Sätze à 15-20
O 3 Sätze à 12-15

Tag 4:
Pause

Tag 5:
A 3 Sätze à 8-10
C 3 Sätze à 8-10
G 3 Sätze à 8-10
H 3 Sätze à 10-12
K 3 Sätze à 10-12
M 3 Sätze à 15-20
N 3 Sätze à 15-20
O 3 Sätze à 12-15

Tag 6:
Cardio 30-45 Min.

Tag 7:
Pause

Profis 1

Tag 1:
A 3 Sätze à 8-10
C 3 Sätze à 8-10
G 3 Sätze à 8-10
H 3 Sätze à 10-12
K 3 Sätze à 10-12
M 3 Sätze à 15-20
N 3 Sätze à 15-20
O 3 Sätze à 12-15
P 3 Sätze à 12-15
Q 25 je Seite

Tag 2:
Cardio 30-45 Min.

Tag 3:
A 3 Sätze à 8-10
C 3 Sätze à 8-10
G 3 Sätze à 8-10
H 3 Sätze à 10-12
K 3 Sätze à 10-12
M 3 Sätze à 15-20
N 3 Sätze à 15-20
O 3 Sätze à 12-15
P 3 Sätze à 12-15
Q 25 je Seite

Tag 4:
Cardio 30-45 Min.

Tag 5:
A 3 Sätze à 8-10
C 3 Sätze à 8-10
G 3 Sätze à 8-10
H 3 Sätze à 10-12
K 3 Sätze à 10-12
M 3 Sätze à 15-20
N 3 Sätze à 15-20
O 3 Sätze à 12-15
P 3 Sätze à 12-15
Q 25 je Seite

Tag 6:
Cardio 30-45 Min.

Tag 7:
Pause

TRAININGSPLAN 2

Einsteiger 2

Tag 1:
B 3 Sätze à 8-10
D 3 Sätze à 12-15
E 3 Sätze à 15
F 3 Sätze à 12-15
I 3 Sätze à 12-15
J 3 Sätze à 12-15

Tag 2:
Pause

Tag 3:
B 3 Sätze à 8-10
D 3 Sätze à 12-15
E 3 Sätze à 15
F 3 Sätze à 12-15
I 3 Sätze à 12-15
J 3 Sätze à 12-15

Tag 4:
Pause

Tag 5:
B 3 Sätze à 8-10
D 3 Sätze à 12-15
E 3 Sätze à 15
F 3 Sätze à 12-15
I 3 Sätze à 12-15
J 3 Sätze à 12-15

Tag 6:
Cardio 30-45 Min.

Tag 7:
Pause

Fortgeschrittene 2

Tag 1:
B 3 Sätze à 8-10
D 3 Sätze à 12-15
E 3 Sätze à 15
F 3 Sätze à 12-15
I 3 Sätze à 12-15
J 3 Sätze à 12-15
L 3 Sätze à 12-15
R 3 Sätze à 20

Tag 2:
Cardio 30-45 Min.

Tag 3:
B 3 Sätze à 8-10
D 3 Sätze à 12-15
E 3 Sätze à 15
F 3 Sätze à 12-15
I 3 Sätze à 12-15
J 3 Sätze à 12-15
L 3 Sätze à 12-15
R 3 Sätze à 20

Tag 4:
Pause

Tag 5:
B 3 Sätze à 8-10
D 3 Sätze à 12-15
E 3 Sätze à 15
F 3 Sätze à 12-15
I 3 Sätze à 12-15
J 3 Sätze à 12-15
L 3 Sätze à 12-15
R 3 Sätze à 20

Tag 6:
Cardio 30-45 Min.

Tag 7:
Pause

Profis 2

Tag 1:
B 3 Sätze à 8-10
D 3 Sätze à 12-15
E 3 Sätze à 15
F 3 Sätze à 12-15
I 3 Sätze à 12-15
J 3 Sätze à 12-15
L 3 Sätze à 12-15
R 3 Sätze à 20
S 3 Sätze à 15
T 3 Sätze à 15

Tag 2:
Cardio 30-45 Min.

Tag 3:
B 3 Sätze à 8-10
D 3 Sätze à 12-15
E 3 Sätze à 15
F 3 Sätze à 12-15
I 3 Sätze à 12-15
J 3 Sätze à 12-15
L 3 Sätze à 12-15
R 3 Sätze à 20
S 3 Sätze à 15
T 3 Sätze à 15

Tag 4:
Cardio 30-45 Min.

Tag 5:
B 3 Sätze à 8-10
D 3 Sätze à 12-15
E 3 Sätze à 15
F 3 Sätze à 12-15
I 3 Sätze à 12-15
J 3 Sätze à 12-15
L 3 Sätze à 12-15
R 3 Sätze à 20
S 3 Sätze à 15
T 3 Sätze à 15

Tag 6:
Cardio 30-45 Min.

Tag 7:
Pause

MOUNTAINBIKEN

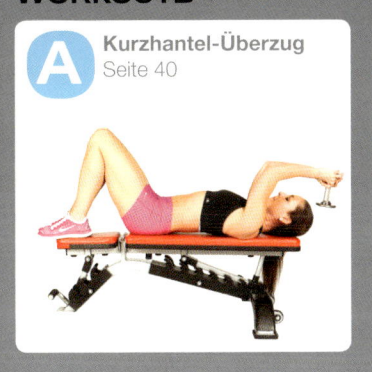

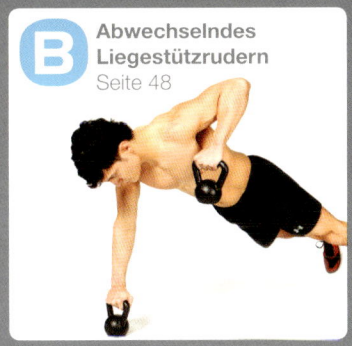

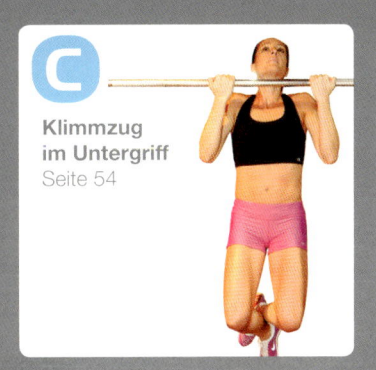

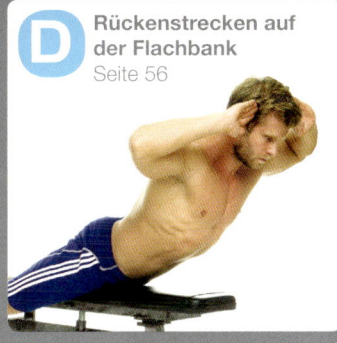

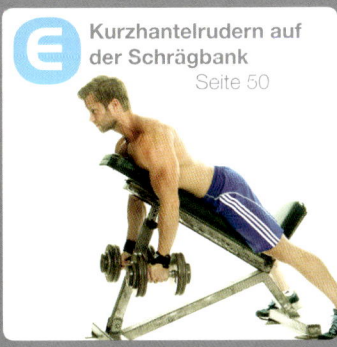

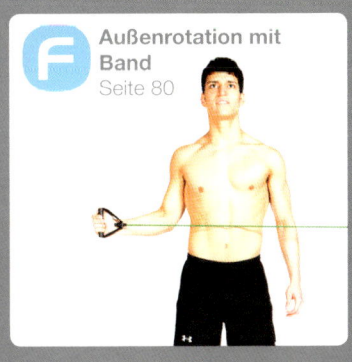

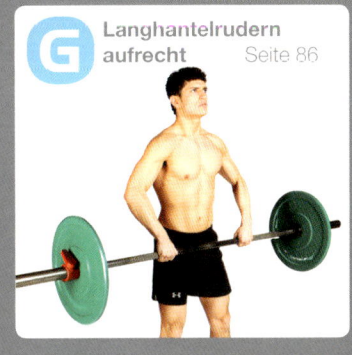

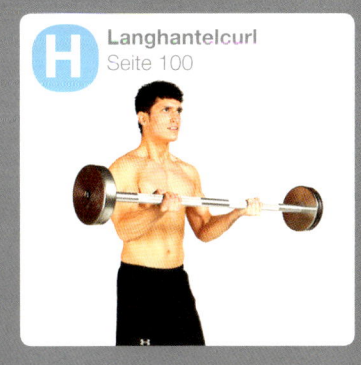

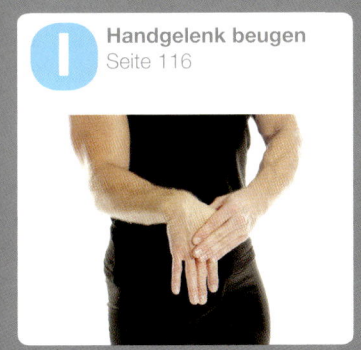

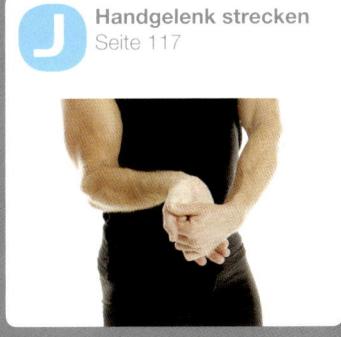

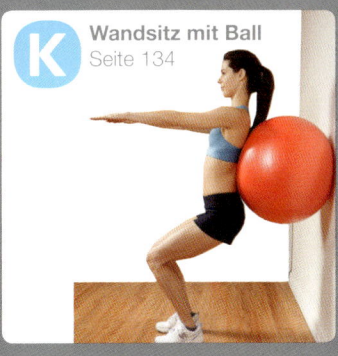

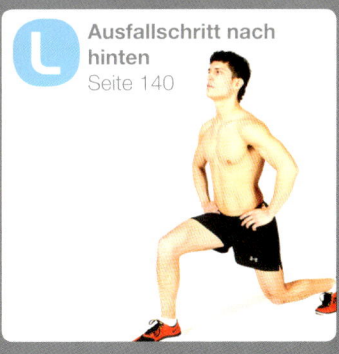

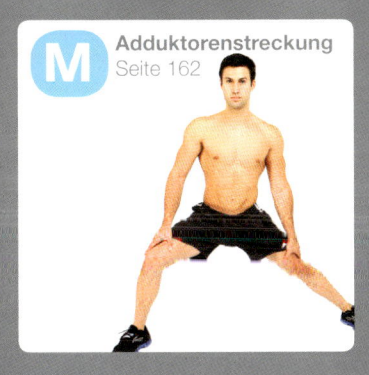

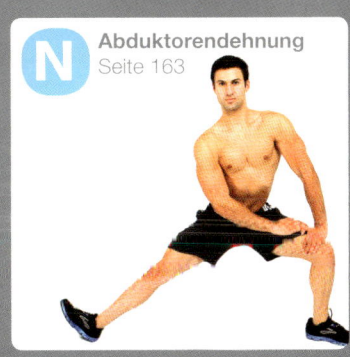

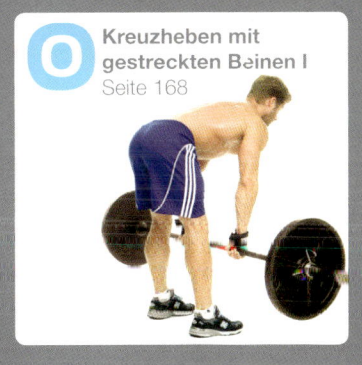

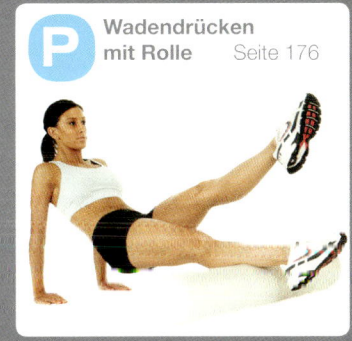

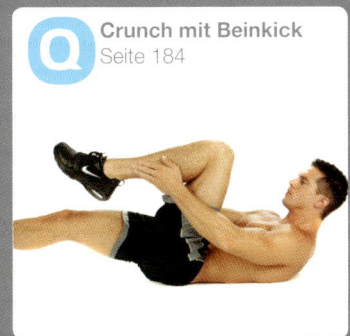

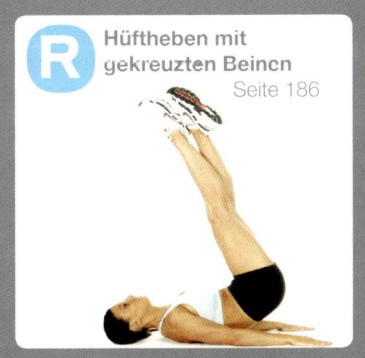

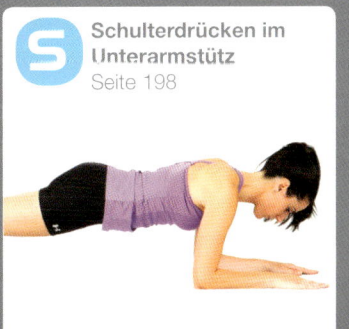

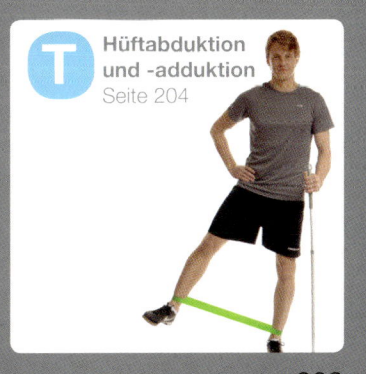

WORKOUTS

A Kurzhantel-Überzug — Seite 40

B Abwechselndes Liegestützrudern — Seite 48

C Klimmzug im Untergriff — Seite 54

D Rückenstrecken auf der Flachbank — Seite 56

E Kurzhantelrudern auf der Schrägbank — Seite 50

F Außenrotation mit Band — Seite 80

G Langhantelrudern aufrecht — Seite 86

H Langhantelcurl — Seite 100

I Handgelenk beugen — Seite 116

J Handgelenk strecken — Seite 117

K Wandsitz mit Ball — Seite 134

L Ausfallschritt nach hinten — Seite 140

M Adduktorenstreckung — Seite 162

N Abduktorendehnung — Seite 163

O Kreuzheben mit gestreckten Beinen I — Seite 168

P Wadendrücken mit Rolle — Seite 176

Q Crunch mit Beinkick — Seite 184

R Hüftheben mit gekreuzten Beinen — Seite 186

S Schulterdrücken im Unterarmstütz — Seite 198

T Hüftabduktion und -adduktion — Seite 204

RACQUETBALL

Diese temporeiche Sportart erfordert gute Reflexe und eine hohe Flexibilität, um schnell die Richtung wechseln zu können. Es wird fast jede Muskelgruppe belastet, insbesondere die untere Rücken- und die Rumpfmuskulatur. Darüber hinaus werden neben Schnelligkeit und Kraft auch Koordination, Wendigkeit, Gleichgewicht und Ausdauer benötigt. Die Rücken- und Schultermuskeln sowie der Trizeps werden beim Schlagen mobilisiert, während kräftige Beine für Ausfallschritte bei tiefen Bällen oder für das Abheben vom Boden bei Überkopfbällen wichtig sind.

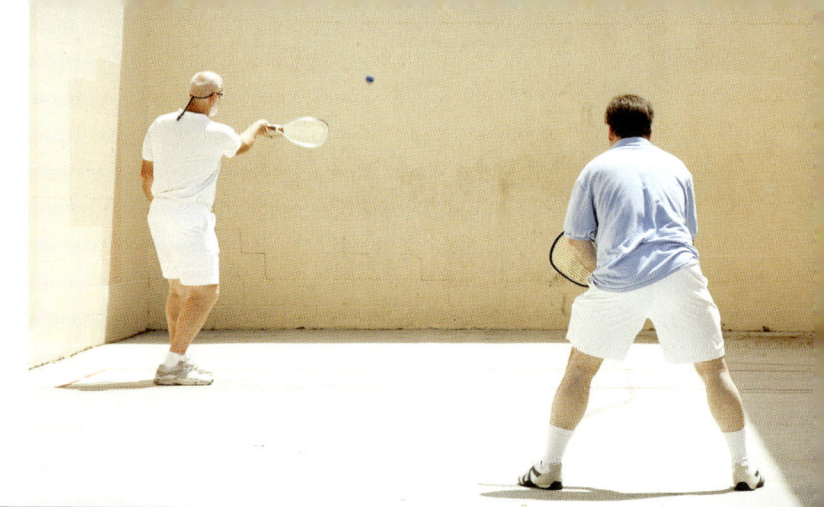

TRAININGSPLAN 1

Einsteiger 1

Tag 1:
A 3 Sätze à 6-8
B 3 Sätze à 8-10
C 3 Sätze à 15
G 3 Sätze à 10-12
L 3 Sätze à 10-12
P 30 x

Tag 2:
Pause

Tag 3:
A 3 Sätze à 6-8
B 3 Sätze à 8-10
C 3 Sätze à 15
G 3 Sätze à 10-12
L 3 Sätze à 10-12
P 30 x

Tag 4:
Pause

Tag 5:
A 3 Sätze à 6-8
B 3 Sätze à 8-10
C 3 Sätze à 15
G 3 Sätze à 10-12
L 3 Sätze à 10-12
P 30 x

Tag 6:
Cardio 30-45 Min.

Tag 7:
Pause

Fortgeschrittene 1

Tag 1:
A 3 Sätze à 6-8
B 3 Sätze à 8-10
C 3 Sätze à 15
F 3 Sätze à 10-12
G 3 Sätze à 10-12
L 3 Sätze à 10-12
P 30 x
R 30 Sek. – 2 Min.

Tag 2:
Cardio 30-45 Min.

Tag 3:
A 3 Sätze à 6-8
B 3 Sätze à 8-10
C 3 Sätze à 15
F 3 Sätze à 10-12
G 3 Sätze à 10-12
L 3 Sätze à 10-12
P 30 x
R 30 Sek. – 2 Min.

Tag 4:
Pause

Tag 5:
A 3 Sätze à 6-8
B 3 Sätze à 8-10
C 3 Sätze à 15
F 3 Sätze à 10-12
G 3 Sätze à 10-12
L 3 Sätze à 10-12
P 30 x
R 30 Sek. – 2 Min.

Tag 6:
Cardio 30-45 Min.

Tag 7:
Pause

Profis 1

Tag 1:
A 3 Sätze à 6-8
B 3 Sätze à 8-10
C 3 Sätze à 15
F 3 Sätze à 10-12
G 3 Sätze à 10-12
J 3 Sätze à 10-12
L 3 Sätze à 10-12
P 30 x
R 30 Sek. – 2 Min.
S 20 je Seite

Tag 2:
Cardio 30-45 Min.

Tag 3:
A 3 Sätze à 6-8
B 3 Sätze à 8-10
C 3 Sätze à 15
F 3 Sätze à 10-12
G 3 Sätze à 10-12
J 3 Sätze à 10-12
L 3 Sätze à 10-12
P 30 x
R 30 Sek. – 2 Min.
S 20 je Seite

Tag 4:
Cardio 30-45 Min.

Tag 5:
A 3 Sätze à 6-8
B 3 Sätze à 8-10
C 3 Sätze à 15
F 3 Sätze à 10-12
G 3 Sätze à 10-12
J 3 Sätze à 10-12
L 3 Sätze à 10-12
P 30 x
R 30 Sek. – 2 Min.
S 20 je Seite

Tag 6:
Cardio 30-45 Min.

Tag 7:
Pause

TRAININGSPLAN 2

Einsteiger 2

Tag 1:
D 3 Sätze à 10-12
E 3 Sätze à 10-12
H 3 Sätze à 10-12
I 3 Sätze à 10-12
K 3 Sätze à 12-15
M 3 Sätze à 12-15

Tag 2:
Pause

Tag 3:
D 3 Sätze à 10-12
E 3 Sätze à 10-12
H 3 Sätze à 10-12
I 3 Sätze à 10-12
K 3 Sätze à 12-15
M 3 Sätze à 12-15

Tag 4:
Pause

Tag 5:
D 3 Sätze à 10-12
E 3 Sätze à 10-12
H 3 Sätze à 10-12
I 3 Sätze à 10-12
K 3 Sätze à 12-15
M 3 Sätze à 12-15

Tag 6:
Cardio 30-45 Min.

Tag 7:
Pause

Fortgeschrittene 2

Tag 1:
D 3 Sätze à 10-12
E 3 Sätze à 10-12
H 3 Sätze à 10-12
I 3 Sätze à 10-12
K 3 Sätze à 12-15
M 3 Sätze à 12-15
N 3 Sätze à 25
O 3 Sätze à 20

Tag 2:
Cardio 30-45 Min.

Tag 3:
D 3 Sätze à 10-12
E 3 Sätze à 10-12
H 3 Sätze à 10-12
I 3 Sätze à 10-12
K 3 Sätze à 12-15
M 3 Sätze à 12-15
N 3 Sätze à 25
O 3 Sätze à 20

Tag 4:
Pause

Tag 5:
D 3 Sätze à 10-12
E 3 Sätze à 10-12
H 3 Sätze à 10-12
I 3 Sätze à 10-12
K 3 Sätze à 12-15
M 3 Sätze à 12-15
N 3 Sätze à 25
O 3 Sätze à 20

Tag 6:
Cardio 30-45 Min.

Tag 7:
Pause

Profis 2

Tag 1:
D 3 Sätze à 10-12
E 3 Sätze à 10-12
H 3 Sätze à 10-12
I 3 Sätze à 10-12
K 3 Sätze à 12-15
M 3 Sätze à 12-15
N 3 Sätze à 25
O 3 Sätze à 20
Q 3 Sätze à 20
T 3 Sätze à 25

Tag 2:
Cardio 30-45 Min.

Tag 3:
D 3 Sätze à 10-12
E 3 Sätze à 10-12
H 3 Sätze à 10-12
I 3 Sätze à 10-12
K 3 Sätze à 12-15
M 3 Sätze à 12-15
N 3 Sätze à 25
O 3 Sätze à 20
Q 3 Sätze à 20
T 3 Sätze à 25

Tag 4:
Cardio 30-45 Min.

Tag 5:
D 3 Sätze à 10-12
E 3 Sätze à 10-12
H 3 Sätze à 10-12
I 3 Sätze à 10-12
K 3 Sätze à 12-15
M 3 Sätze à 12-15
N 3 Sätze à 25
O 3 Sätze à 20
Q 3 Sätze à 20
T 3 Sätze à 25

Tag 6:
Cardio 30-45 Min.

Tag 7:
Pause

RACQUETBALL

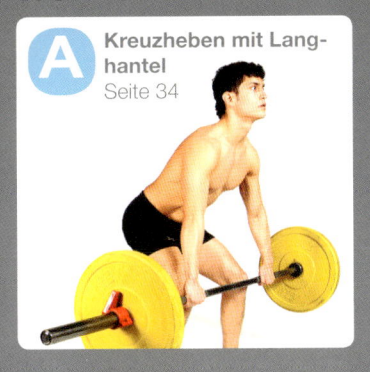

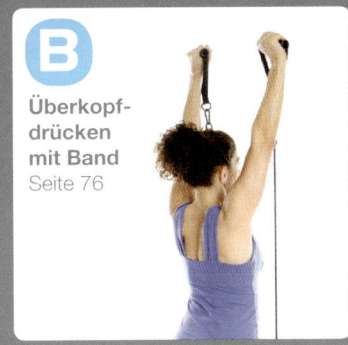

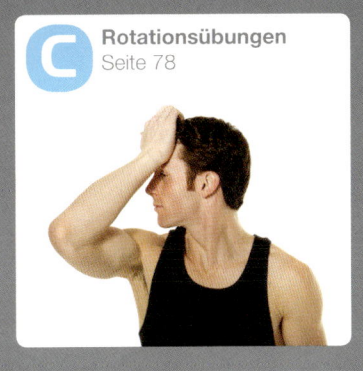

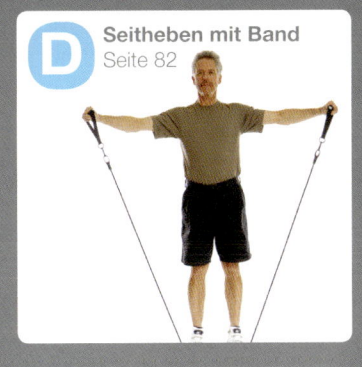

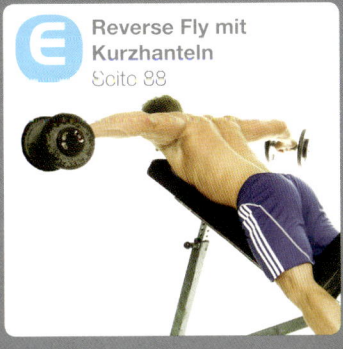

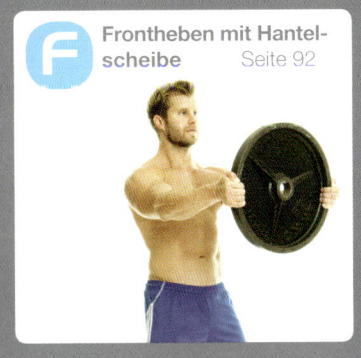

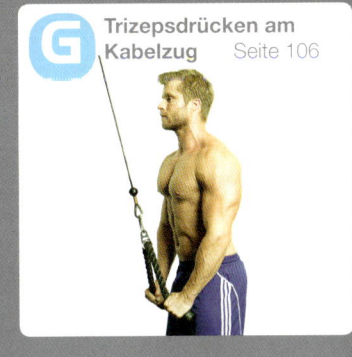

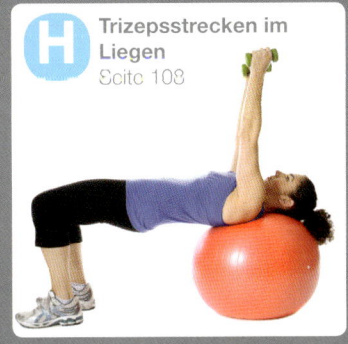

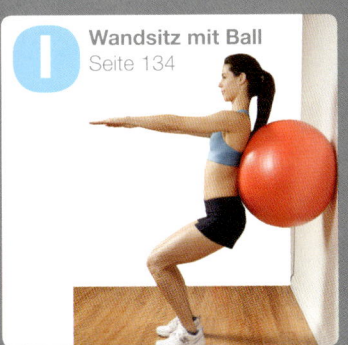

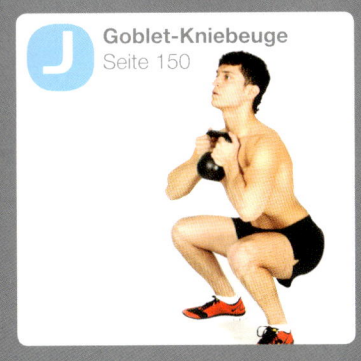

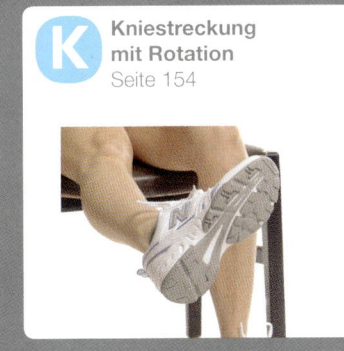

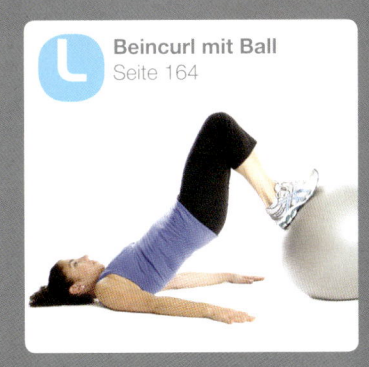

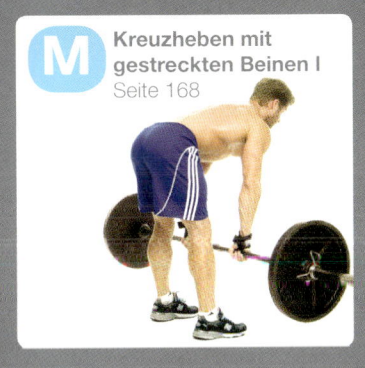

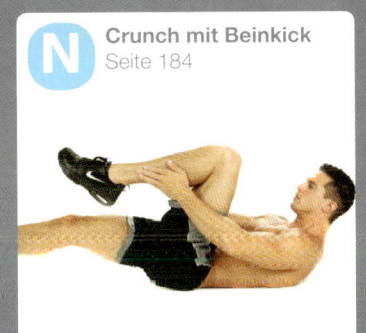

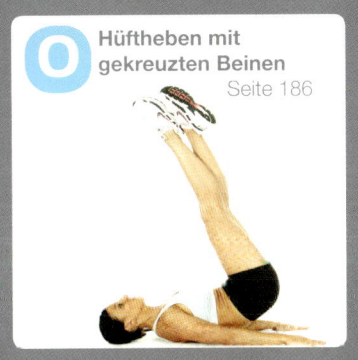

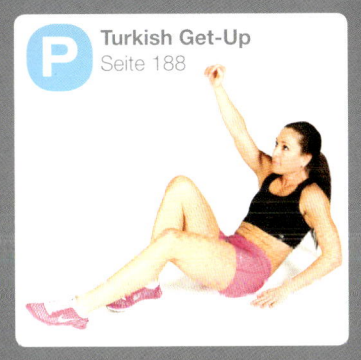

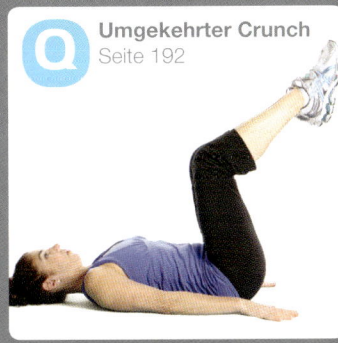

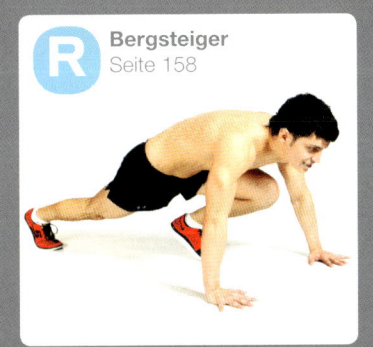

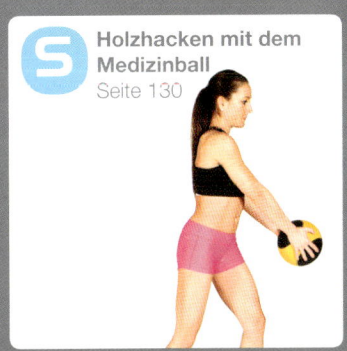

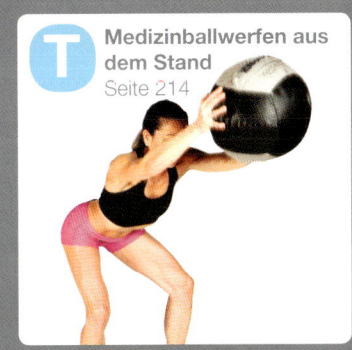

WORKOUTS

A Kreuzheben mit Langhantel — Seite 34	**B** Überkopfdrücken mit Band — Seite 76	**C** Rotationsübungen — Seite 78	**D** Seitheben mit Band — Seite 82
E Reverse Fly mit Kurzhanteln — Seite 88	**F** Frontheben mit Hantelscheibe — Seite 92	**G** Trizepsdrücken am Kabelzug — Seite 106	**H** Trizepsstrecken im Liegen — Seite 108
I Wandsitz mit Ball — Seite 134	**J** Goblet-Kniebeuge — Seite 150	**K** Kniestreckung mit Rotation — Seite 154	**L** Beincurl mit Ball — Seite 164
M Kreuzheben mit gestreckten Beinen I — Seite 168	**N** Crunch mit Beinkick — Seite 184	**O** Hüftheben mit gekreuzten Beinen — Seite 186	**P** Turkish Get-Up — Seite 188
Q Umgekehrter Crunch — Seite 192	**R** Bergsteiger — Seite 158	**S** Holzhacken mit dem Medizinball — Seite 130	**T** Medizinballwerfen aus dem Stand — Seite 214

SPORTSPEZIFISCHE WORKOUTS

REITSPORT

Im Reitsport wird viel Aufwand betrieben, um die permanenten Haltungsveränderungen des Reiters, etwa zur Bewahrung seines Gleichgewichts oder der Kontrolle über das Pferd, möglichst subtil auszuführen. Die Bauchmuskeln und der Rückenstrecker sorgen für die Stabilisierung des Reiters, während die Oberschenkel benötigt werden, um die richtige Sitzposition einzuhalten und beim Pferd einen Richtungs- oder Tempowechsel auszulösen. Das Training sollte den Fokus auf Kraft-, Gleichgewichts- und Ausdauerübungen richten.

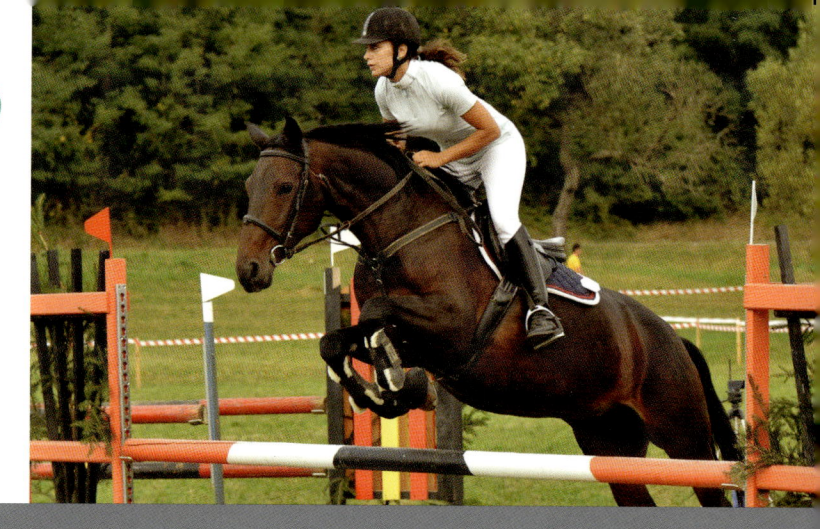

TRAININGSPLAN 1

Einsteiger 1

Tag 1:
A 3 Sätze à 8-10
C 3 Sätze à 12-15
D 3 Sätze à 10-12
F 3 Sätze à 10-12
K 3 Sätze à 12-15
O 30-120 Sek.

Tag 2:
Pause

Tag 3:
A 3 Sätze à 8-10
C 3 Sätze à 12-15
D 3 Sätze à 10-12
F 3 Sätze à 10-12
K 3 Sätze à 12-15
O 30-120 Sek.

Tag 4:
Pause

Tag 5:
A 3 Sätze à 8-10
C 3 Sätze à 12-15
D 3 Sätze à 10-12
F 3 Sätze à 10-12
K 3 Sätze à 12-15
O 30-120 Sek.

Tag 6:
Cardio 30-45 Min.

Tag 7:
Pause

Fortgeschrittene 1

Tag 1:
A 3 Sätze à 8-10
C 3 Sätze à 12-15
D 3 Sätze à 10-12
F 3 Sätze à 10-12
H 3 Sätze à 15-20
I 3 Sätze à 15-20
K 3 Sätze à 12-15
O 30-120 Sek.

Tag 2:
Cardio 30-45 Min.

Tag 3:
A 3 Sätze à 8-10
C 3 Sätze à 12-15
D 3 Sätze à 10-12
F 3 Sätze à 10-12
H 3 Sätze à 15-20
I 3 Sätze à 15-20
K 3 Sätze à 12-15
O 30-120 Sek.

Tag 4:
Pause

Tag 5:
A 3 Sätze à 8-10
C 3 Sätze à 12-15
D 3 Sätze à 10-12
F 3 Sätze à 10-12
H 3 Sätze à 15-20
I 3 Sätze à 15-20
K 3 Sätze à 12-15
O 30-120 Sek.

Tag 6:
Cardio 30-45 Min.

Tag 7:
Pause

Profis 1

Tag 1:
A 3 Sätze à 8-10
C 3 Sätze à 12-15
D 3 Sätze à 10-12
F 3 Sätze à 10-12
H 3 Sätze à 15-20
I 3 Sätze à 15-20
K 3 Sätze à 12-15
O 30-120 Sek.
Q 30-60 Sek./Seite
R 15 x

Tag 2:
Cardio 30-45 Min.

Tag 3:
A 3 Sätze à 8-10
C 3 Sätze à 12-15
D 3 Sätze à 10-12
F 3 Sätze à 10-12
H 3 Sätze à 15-20
I 3 Sätze à 15-20
K 3 Sätze à 12-15
O 30-120 Sek.
Q 30-60 Sek./Seite
R 15 x

Tag 4:
Cardio 30-45 Min.

Tag 5:
A 3 Sätze à 8-10
C 3 Sätze à 12-15
D 3 Sätze à 10-12
F 3 Sätze à 10-12
H 3 Sätze à 15-20
I 3 Sätze à 15-20
K 3 Sätze à 12-15
O 30-120 Sek.n
Q 30-60 Sek./Seite
R 15 x

Tag 6:
Cardio 30-45 Min.

Tag 7:
Pause

TRAININGSPLAN 2

Einsteiger 2

Tag 1:
B 3 Sätze à 8-10
E 3 Sätze à 12-15
G 3 Sätze à 12-15
J 3 Sätze à 12-15
L 3 Sätze à 12-15
M 3 Sätze à 15

Tag 2:
Pause

Tag 3:
B 3 Sätze à 8-10
E 3 Sätze à 12-15
G 3 Sätze à 12-15
J 3 Sätze à 12-15
L 3 Sätze à 12-15
M 3 Sätze à 15

Tag 4:
Pause

Tag 5:
B 3 Sätze à 8-10
E 3 Sätze à 12-15
G 3 Sätze à 12-15
J 3 Sätze à 12-15
L 3 Sätze à 12-15
M 3 Sätze à 15

Tag 6:
Cardio 30-45 Min.

Tag 7:
Pause

Fortgeschrittene 2

Tag 1:
B 3 Sätze à 8-10
E 3 Sätze à 12-15
G 3 Sätze à 12-15
J 3 Sätze à 12-15
L 3 Sätze à 12-15
M 3 Sätze à 15
N 3 Sätze à 15
P 3 Sätze à 30-60 Sek.

Tag 2:
Cardio 30-45 Min.

Tag 3:
B 3 Sätze à 8-10
E 3 Sätze à 12-15
G 3 Sätze à 12-15
J 3 Sätze à 12-15
L 3 Sätze à 12-15
M 3 Sätze à 15
N 3 Sätze à 15
P 3 Sätze à 30-60 Sek.

Tag 4:
Pause

Tag 5:
B 3 Sätze à 8-10
E 3 Sätze à 12-15
G 3 Sätze à 12-15
J 3 Sätze à 12-15
L 3 Sätze à 12-15
M 3 Sätze à 15
N 3 Sätze à 15
P 3 Sätze à 30-60 Sek.

Tag 6:
Cardio 30-45 Min.

Tag 7:
Pause

Profis 2

Tag 1:
B 3 Sätze à 8-10
E 3 Sätze à 12-15
G 3 Sätze à 12-15
J 3 Sätze à 12-15
L 3 Sätze à 12-15
M 3 Sätze à 15
N 3 Sätze à 15
P 3 Sätze à 30-60 Sek.
S 3 Sätze à 20
T 3 Sätze à 20

Tag 2:
Cardio 30-45 Min.

Tag 3:
B 3 Sätze à 8-10
E 3 Sätze à 12-15
G 3 Sätze à 12-15
J 3 Sätze à 12-15
L 3 Sätze à 12-15
M 3 Sätze à 15
N 3 Sätze à 15
P 3 Sätze à 30-60 Sek.
S 3 Sätze à 20
T 3 Sätze à 20

Tag 4:
Cardio 30-45 Min.

Tag 5:
B 3 Sätze à 8-10
E 3 Sätze à 12-15
G 3 Sätze à 12-15
J 3 Sätze à 12-15
L 3 Sätze à 12-15
M 3 Sätze à 15
N 3 Sätze à 15
P 3 Sätze à 30-60 Sek.
S 3 Sätze à 20
T 3 Sätze à 20

Tag 6:
Cardio 30-45 Min.

Tag 7:
Pause

REITSPORT

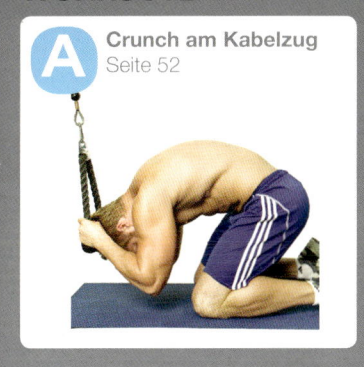

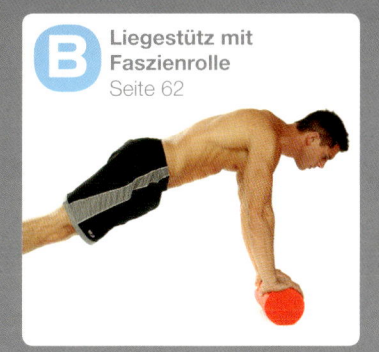

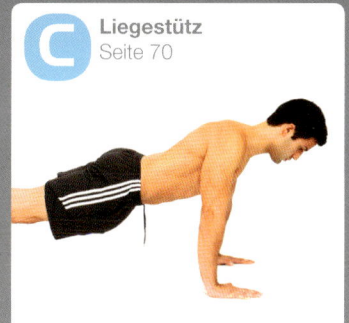

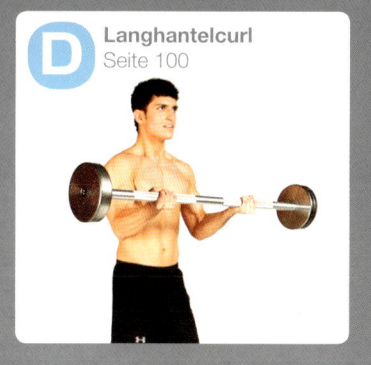

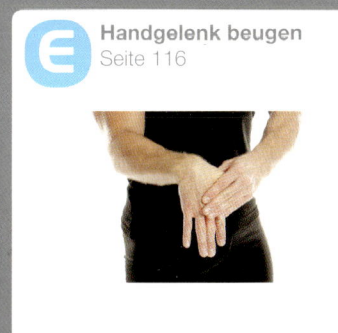

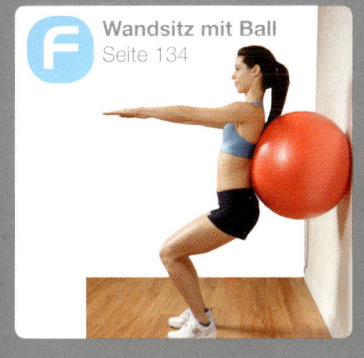

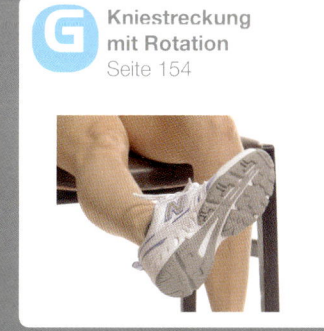

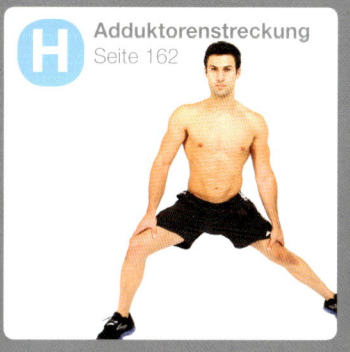

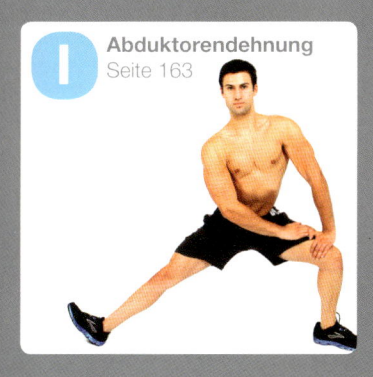

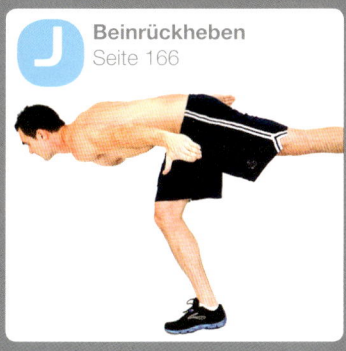

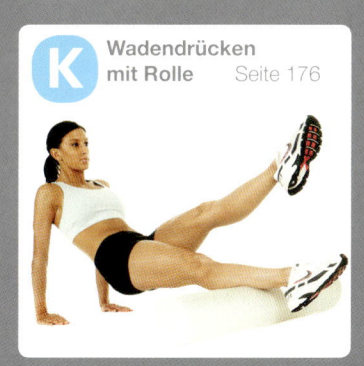

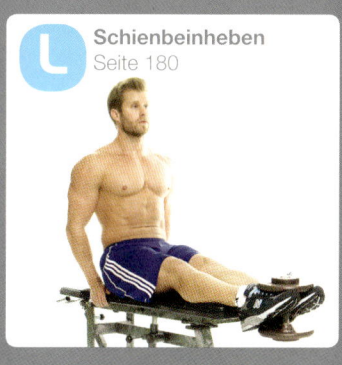

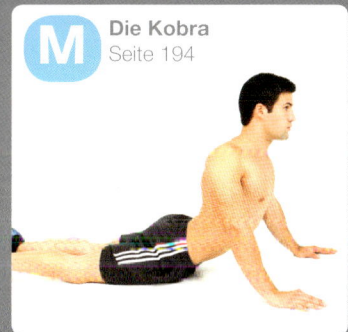

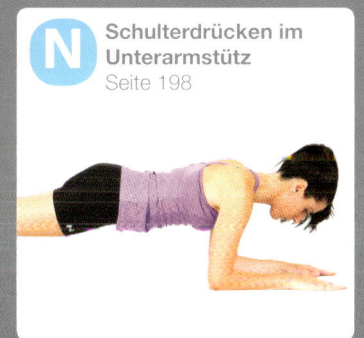

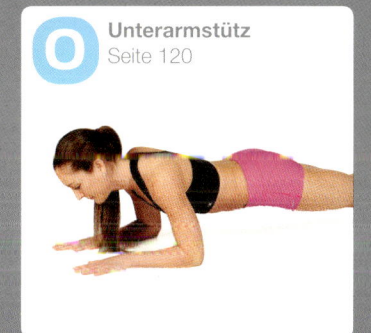

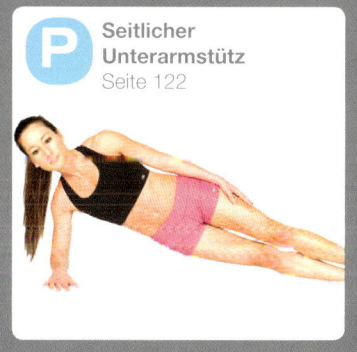

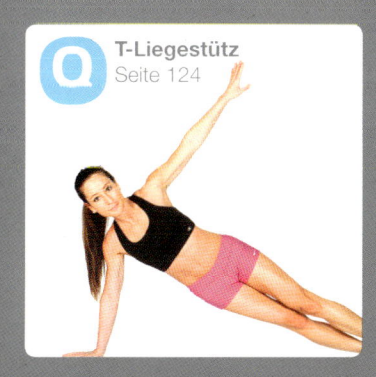

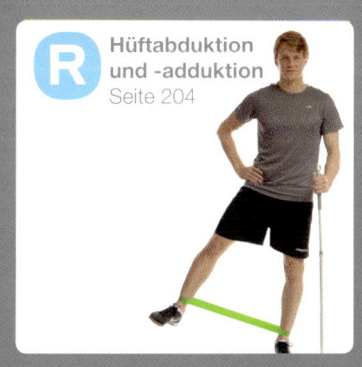

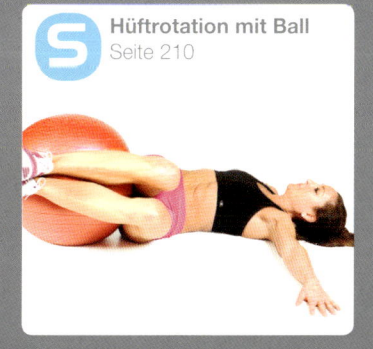

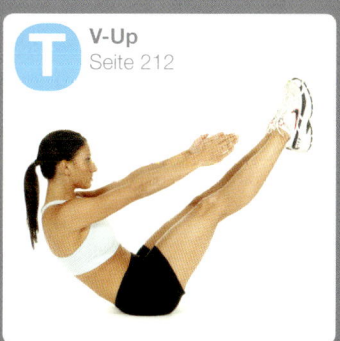

WORKOUTS

A Crunch am Kabelzug — Seite 52	**B** Liegestütz mit Faszienrolle — Seite 62	**C** Liegestütz — Seite 70	**D** Langhantelcurl — Seite 100
E Handgelenk beugen — Seite 116	**F** Wandsitz mit Ball — Seite 134	**G** Kniestreckung mit Rotation — Seite 154	**H** Adduktorenstreckung — Seite 162
I Abduktorendehnung — Seite 163	**J** Beinrückheben — Seite 166	**K** Wadendrücken mit Rolle — Seite 176	**L** Schienbeinheben — Seite 180
M Die Kobra — Seite 194	**N** Schulterdrücken im Unterarmstütz — Seite 198	**O** Unterarmstütz — Seite 120	**P** Seitlicher Unterarmstütz — Seite 122
Q T-Liegestütz — Seite 124	**R** Hüftabduktion und -adduktion — Seite 204	**S** Hüftrotation mit Ball — Seite 210	**T** V-Up — Seite 212

313

RENNRADFAHREN

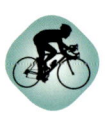

Rennradfahren erfordert sowohl Kraft als auch Ausdauer und je nach Gelände werden unterschiedliche Beinmuskeln belastet. Bei Anstiegen wird der Quadrizeps benötigt, im Stehen kommen die Gesäßmuskeln ins Spiel. Wenn man Geschwindigkeit aufnimmt oder gegen den Wind fährt, dann ist das ein Test für das Synergiepotenzial aller Beinmuskeln. Trizeps und Bizeps werden eingesetzt, um den Lenker festzuhalten und das Körpergewicht abzustützen. Die Rücken- und Bauchmuskulatur wird zur Stabilisierung des Körpers gebraucht.

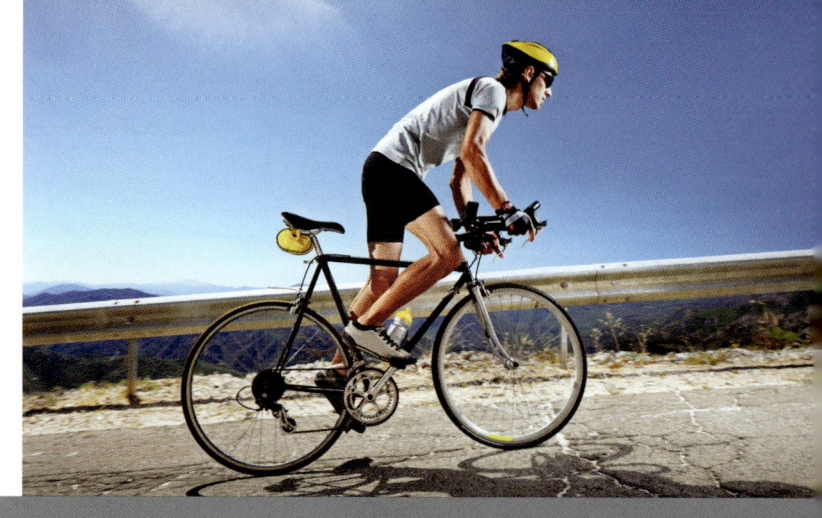

SPORTSPEZIFISCHE WORKOUTS

TRAININGSPLAN 1

Einsteiger 1

Tag 1:
B 3 Sätze à 8-10
C 3 Sätze à 8-10
D 3 Sätze à 8-10
F 3 Sätze à 12-15
I 3 Sätze à 12-15
L 3 Sätze à 12-15

Tag 2:
Pause

Tag 3:
B 3 Sätze à 8-10
C 3 Sätze à 8-10
D 3 Sätze à 8-10
F 3 Sätze à 12-15
I 3 Sätze à 12-15
L 3 Sätze à 12-15

Tag 4:
Pause

Tag 5:
B 3 Sätze à 8-10
C 3 Sätze à 8-10
D 3 Sätze à 8-10
F 3 Sätze à 12-15
I 3 Sätze à 12-15
L 3 Sätze à 12-15

Tag 6:
Cardio 30-45 Min.

Tag 7:
Pause

Fortgeschrittene 1

Tag 1:
B 3 Sätze à 8-10
C 3 Sätze à 8-10
D 3 Sätze à 8-10
E 3 Sätze à 10-12
F 3 Sätze à 12-15
I 3 Sätze à 12-15
L 3 Sätze à 12-15

Tag 2:
Cardio 30-45 Min.

Tag 3:
B 3 Sätze à 8-10
C 3 Sätze à 8-10
D 3 Sätze à 8-10
E 3 Sätze à 10-12
F 3 Sätze à 12-15
I 3 Sätze à 12-15
L 3 Sätze à 12-15
Q 30-60 Sek./Seite

Tag 4:
Pause

Tag 5:
B 3 Sätze à 8-10
C 3 Sätze à 8-10
D 3 Sätze à 8-10
E 3 Sätze à 10-12
F 3 Sätze à 12-15
I 3 Sätze à 12-15
L 3 Sätze à 12-15
Q 30-60 Sek./Seite

Tag 6:
Cardio 30-45 Min.

Tag 7:
Pause

Profis 1

Tag 1:
B 3 Sätze à 8-10
C 3 Sätze à 8-10
D 3 Sätze à 8-10
E 3 Sätze à 10-12
F 3 Sätze à 12-15
I 3 Sätze à 12-15
L 3 Sätze à 12-15
K 3 Sätze à 12-15
Q 30-60 Sek./Seite
S 20 x

Tag 2:
Cardio 30-45 Min.

Tag 3:
B 3 Sätze à 8-10
C 3 Sätze à 8-10
D 3 Sätze à 8-10
E 3 Sätze à 10-12
F 3 Sätze à 12-15
I 3 Sätze à 12-15
L 3 Sätze à 12-15
K 3 Sätze à 12-15
Q 30-60 Sek./Seite
S 20 x

Tag 4:
Cardio 30-45 Min.

Tag 5:
B 3 Sätze à 8-10
C 3 Sätze à 8-10
D 3 Sätze à 8-10
E 3 Sätze à 10-12
F 3 Sätze à 12-15
I 3 Sätze à 12-15
L 3 Sätze à 12-15
K 3 Sätze à 12-15
Q 30-60 Sek./Seite
S 20 x

Tag 6:
Cardio 30-45 Min.

Tag 7:
Pause

TRAININGSPLAN 2

Einsteiger 2

Tag 1:
A 3 Sätze à 8-10
G 3 Sätze à 12-15
H 3 Sätze à 12-15
J 3 Sätze à 12-15
K 3 Sätze à 12-15
M 3 Sätze à 25

Tag 2:
Pause

Tag 3:
A 3 Sätze à 8-10
G 3 Sätze à 12-15
H 3 Sätze à 12-15
J 3 Sätze à 12-15
K 3 Sätze à 12-15
M 3 Sätze à 25

Tag 4:
Pause

Tag 5:
A 3 Sätze à 8-10
G 3 Sätze à 12-15
H 3 Sätze à 12-15
J 3 Sätze à 12-15
K 3 Sätze à 12-15
M 3 Sätze à 25

Tag 6:
Cardio 30-45 Min.

Tag 7:
Pause

Fortgeschrittene 2

Tag 1:
A 3 Sätze à 8-10
G 3 Sätze à 12-15
H 3 Sätze à 12-15
J 3 Sätze à 12-15
K 3 Sätze à 12-15
M 3 Sätze à 25
N 3 Sätze à 30
O 3 Sätze à 15

Tag 2:
Cardio 30-45 Min.

Tag 3:
A 3 Sätze à 8-10
G 3 Sätze à 12-15
H 3 Sätze à 12-15
J 3 Sätze à 12-15
K 3 Sätze à 12-15
M 3 Sätze à 25
N 3 Sätze à 30
O 3 Sätze à 15

Tag 4:
Pause

Tag 5:
A 3 Sätze à 8-10
G 3 Sätze à 12-15
H 3 Sätze à 12-15
J 3 Sätze à 12-15
K 3 Sätze à 12-15
M 3 Sätze à 25
N 3 Sätze à 30
O 3 Sätze à 15

Tag 6:
Cardio 30-45 Min.

Tag 7:
Pause

Profis 2

Tag 1:
A 3 Sätze à 8-10
G 3 Sätze à 12-15
H 3 Sätze à 12-15
J 3 Sätze à 12-15
M 3 Sätze à 25
N 3 Sätze à 30
O 3 Sätze à 15
P 3 Sätze à 30-60 Sek.
R 3 Sätze à 15
T 3 Sätze à 20

Tag 2:
Cardio 30-45 Min.

Tag 3:
A 3 Sätze à 8-10
G 3 Sätze à 12-15
H 3 Sätze à 12-15
J 3 Sätze à 12-15
M 3 Sätze à 25
N 3 Sätze à 30
O 3 Sätze à 15
P 3 Sätze à 30-60 Sek.
R 3 Sätze à 15
T 3 Sätze à 20

Tag 4:
Cardio 30-45 Min.

Tag 5:
A 3 Sätze à 8-10
G 3 Sätze à 12-15
H 3 Sätze à 12-15
J 3 Sätze à 12-15
M 3 Sätze à 25
N 3 Sätze à 30
O 3 Sätze à 15
P 3 Sätze à 30-60 Sek.
R 3 Sätze à 15
T 3 Sätze à 20

Tag 6:
Cardio 30-45 Min.

Tag 7:
Pause

RENNRADFAHREN

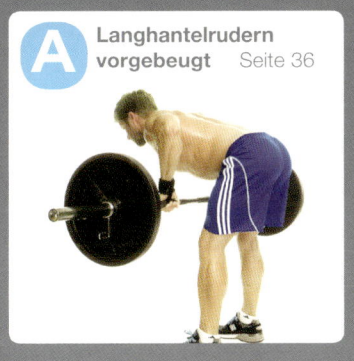

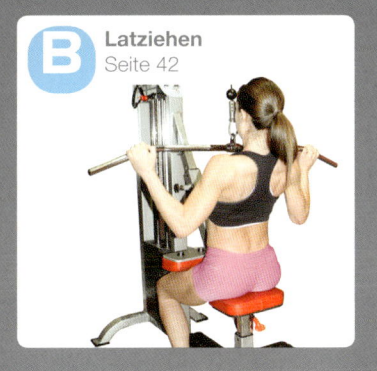

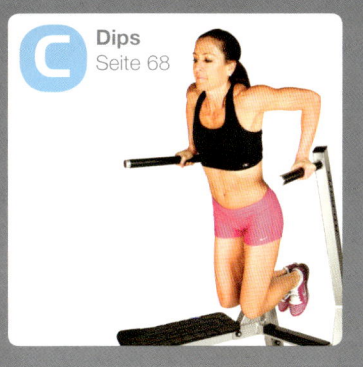

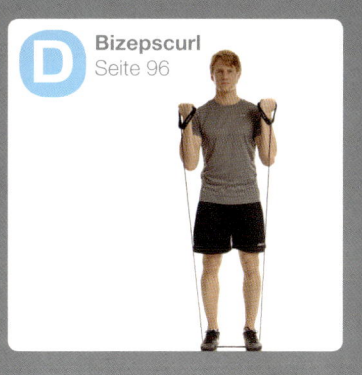

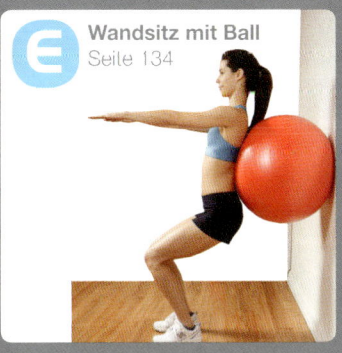

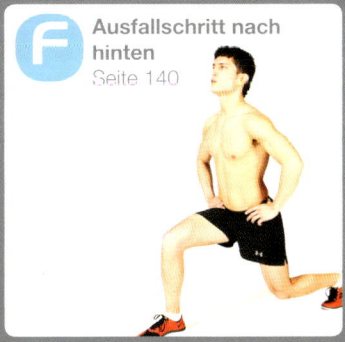

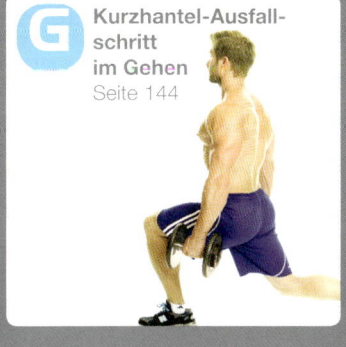

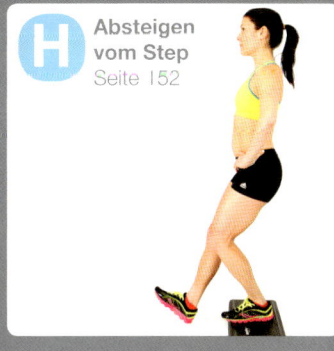

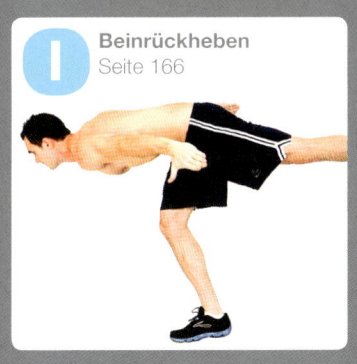

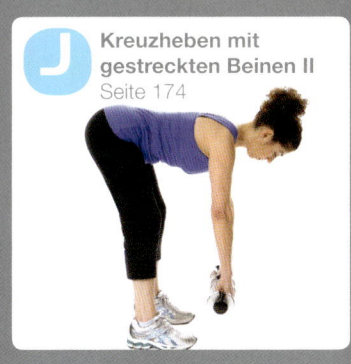

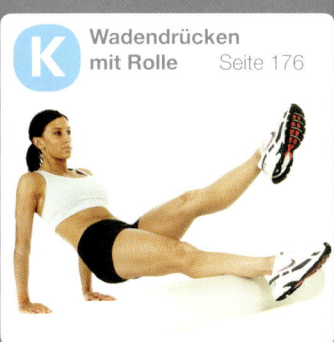

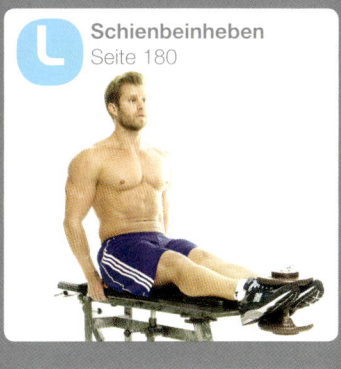

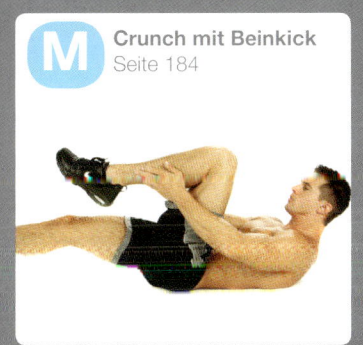

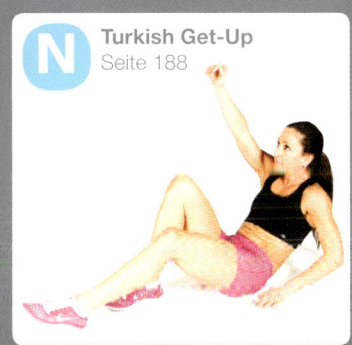

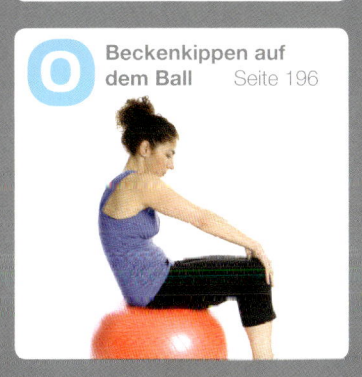

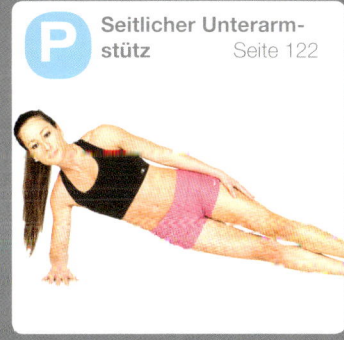

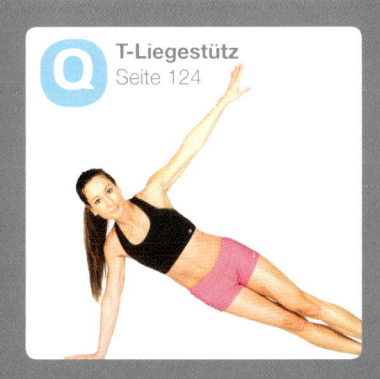

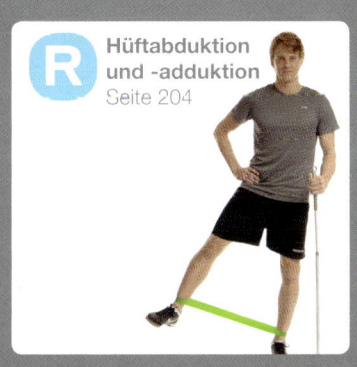

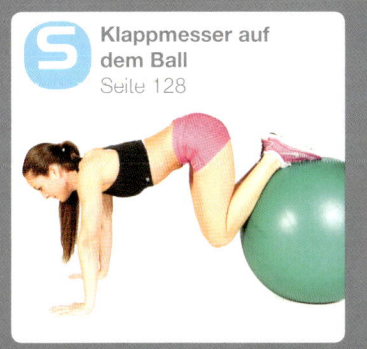

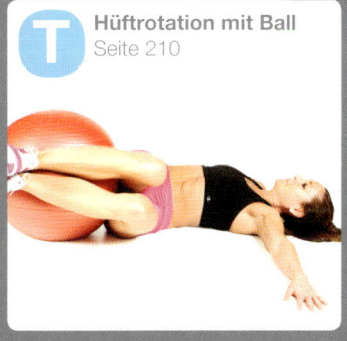

WORKOUTS

A Langhantelrudern vorgebeugt — Seite 36	**B** Latziehen — Seite 42	**C** Dips — Seite 68	**D** Bizepscurl — Seite 96
E Wandsitz mit Ball — Seite 134	**F** Ausfallschritt nach hinten — Seite 140	**G** Kurzhantel-Ausfallschritt im Gehen — Seite 144	**H** Absteigen vom Step — Seite 152
I Beinrückheben — Seite 166	**J** Kreuzheben mit gestreckten Beinen II — Seite 174	**K** Wadendrücken mit Rolle — Seite 176	**L** Schienbeinheben — Seite 180
M Crunch mit Beinkick — Seite 184	**N** Turkish Get-Up — Seite 188	**O** Beckenkippen auf dem Ball — Seite 196	**P** Seitlicher Unterarmstütz — Seite 122
Q T-Liegestütz — Seite 124	**R** Hüftabduktion und -adduktion — Seite 204	**S** Klappmesser auf dem Ball — Seite 128	**T** Hüftrotation mit Ball — Seite 210

315

RINGEN

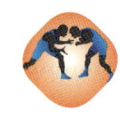

Im Ringsport hilft der Bizeps dabei, den Gegner auf die Matte zu ziehen und ihn dort zu pinnen. Die Rumpfmuskeln sind an allen Aktionen beim Ringen beteiligt, während starke Bauchmuskeln vor allem zur Beendigung eines Niederwurfs benötigt werden oder um sich aus einer Umklammerung zu lösen. Die Nacken- und oberen Rückenmuskeln arbeiten zusammen, um sich beim Wurf auf die Matte aus dem Schwitzkasten zu befreien. Oberschenkel- und Gesäßmuskeln werden für das Anheben eines Gegners vom Boden gebraucht.

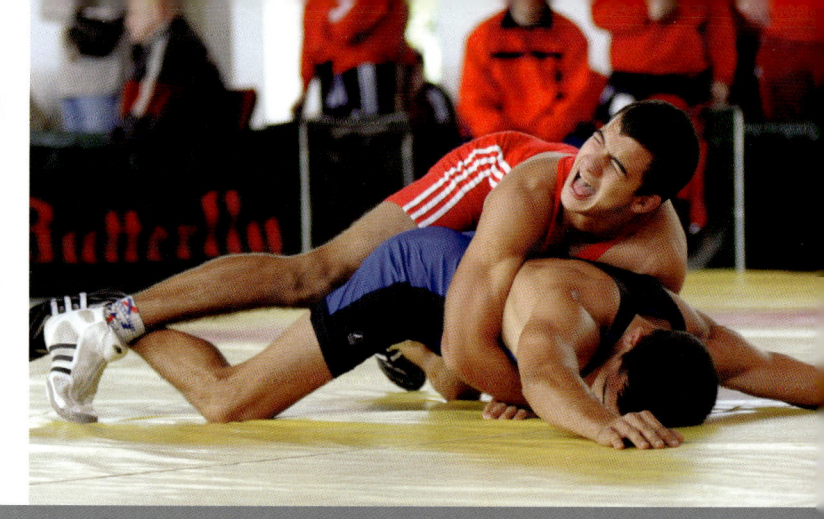

TRAININGSPLAN 1

Einsteiger 1

Tag 1:
C 3 Sätze à 8-10
E 3 Sätze à 10-12
F 3 Sätze à 10-12
J 3 Sätze à 12-15
K 3 Sätze à 12-15
N 30-120 Sek.

Tag 2:
Pause

Tag 3:
C 3 Sätze à 8-10
E 3 Sätze à 10-12
F 3 Sätze à 10-12
J 3 Sätze à 12-15
K 3 Sätze à 12-15
N 30-120 Sek.

Tag 4:
Pause

Tag 5:
C 3 Sätze à 8-10
E 3 Sätze à 10-12
F 3 Sätze à 10-12
J 3 Sätze à 12-15
K 3 Sätze à 12-15
N 30-120 Sek.

Tag 6:
Cardio 30-45 Min.

Tag 7:
Pause

Fortgeschrittene 1

Tag 1:
C 3 Sätze à 8-10
E 3 Sätze à 10-12
F 3 Sätze à 10-12
J 3 Sätze à 12-15
K 3 Sätze à 12-15
N 30-120 Sek.
O 30 Sek. – 1 min.
P 30 je Seite

Tag 2:
Cardio 30-45 Min.

Tag 3:
C 3 Sätze à 8-10
E 3 Sätze à 10-12
F 3 Sätze à 10-12
J 3 Sätze à 12-15
K 3 Sätze à 12-15
N 30-120 Sek.
O 30 Sek. – 1 min.
P 30 je Seite

Tag 4:
Pause

Tag 5:
C 3 Sätze à 8-10
E 3 Sätze à 10-12
F 3 Sätze à 10-12
J 3 Sätze à 12-15
K 3 Sätze à 12-15
N 30-120 Sek.
O 30 Sek. – 1 min.
P 30 je Seite

Tag 6:
Cardio 30-45 Min.

Tag 7:
Pause

Profis 1

Tag 1:
C 3 Sätze à 8-10
E 3 Sätze à 10-12
F 3 Sätze à 10-12
J 3 Sätze à 12-15
K 3 Sätze à 12-15
N 30-120 Sek.
O 30 Sek. – 1 min.
P 30 je Seite
Q 3 Sätze à 8-10
R 3 Sätze à 15

Tag 2:
Cardio 30-45 Min.

Tag 3:
C 3 Sätze à 8-10
E 3 Sätze à 10-12
F 3 Sätze à 10-12
J 3 Sätze à 12-15
K 3 Sätze à 12-15
N 30-120 Sek.
O 30 Sek. – 1 min.
P 30 je Seite
Q 3 Sätze à 8-10
R 3 Sätze à 15

Tag 4:
Cardio 30-45 Min.

Tag 5:
C 3 Sätze à 8-10
E 3 Sätze à 10-12
F 3 Sätze à 10-12
J 3 Sätze à 12-15
K 3 Sätze à 12-15
N 30-120 Sek.
O 30 Sek. – 1 min.
P 30 je Seite
Q 3 Sätze à 8-10
R 3 Sätze à 15

Tag 6:
Cardio 30-45 Min.

Tag 7:
Pause

TRAININGSPLAN 2

Einsteiger 2

Tag 1:
A 3 Sätze à 8-10
B 3 Sätze à 12-15
D 3 Sätze à 8-10
G 3 Sätze à 10-12
H 3 Sätze à 12-15
I 3 Sätze à 10-12

Tag 2:
Pause

Tag 3:
A 3 Sätze à 8-10
B 3 Sätze à 12-15
D 3 Sätze à 8-10
G 3 Sätze à 10-12
H 3 Sätze à 12-15
I 3 Sätze à 10-12

Tag 4:
Pause

Tag 5:
A 3 Sätze à 8-10
B 3 Sätze à 12-15
D 3 Sätze à 8-10
G 3 Sätze à 10-12
H 3 Sätze à 12-15
I 3 Sätze à 10-12

Tag 6:
Cardio 30-45 Min.

Tag 7:
Pause

Fortgeschrittene 2

Tag 1:
A 3 Sätze à 8-10
B 3 Sätze à 12-15
D 3 Sätze à 8-10
G 3 Sätze à 10-12
H 3 Sätze à 12-15
I 3 Sätze à 10-12
L 3 Sätze à 25
M 3 Sätze à 20

Tag 2:
Cardio 30-45 Min.

Tag 3:
A 3 Sätze à 8-10
B 3 Sätze à 12-15
D 3 Sätze à 8-10
G 3 Sätze à 10-12
H 3 Sätze à 12-15
I 3 Sätze à 10-12
L 3 Sätze à 25
M 3 Sätze à 20

Tag 4:
Pause

Tag 5:
A 3 Sätze à 8-10
B 3 Sätze à 12 15
D 3 Sätze à 8-10
G 3 Sätze à 10-12
H 3 Sätze à 12-15
I 3 Sätze à 10-12
L 3 Sätze à 25
M 3 Sätze à 20

Tag 6:
Cardio 30-45 Min.

Tag 7:
Pause

Profis 2

Tag 1:
A 3 Sätze à 8-10
B 3 Sätze à 12-15
D 3 Sätze à 8-10
G 3 Sätze à 10-12
H 3 Sätze à 12-15
I 3 Sätze à 10-12
L 3 Sätze à 25
M 3 Sätze à 20
S 3 Sätze à 20
T 3 Sätze à 20

Tag 2:
Cardio 30-45 Min.

Tag 3:
A 3 Sätze à 8-10
B 3 Sätze à 12-15
D 3 Sätze à 8-10
G 3 Sätze à 10-12
H 3 Sätze à 12-15
I 3 Sätze à 10-12
L 3 Sätze à 25
M 3 Sätze à 20
S 3 Sätze à 20
T 3 Sätze à 20

Tag 4:
Cardio 30-45 Min.

Tag 5:
A 3 Sätze à 8-10
B 3 Sätze à 12-15
D 3 Sätze à 8-10
G 3 Sätze à 10-12
H 3 Sätze à 12-15
I 3 Sätze à 10-12
L 3 Sätze à 25
M 3 Sätze à 20
S 3 Sätze à 20
T 3 Sätze à 20

Tag 6:
Cardio 30-45 Min.

Tag 7:
Pause

RINGEN

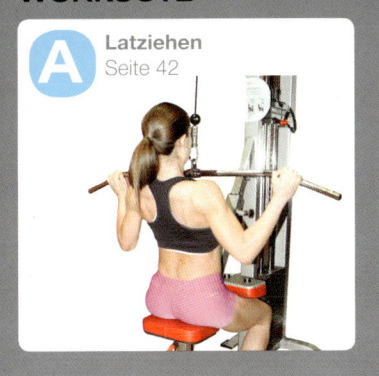

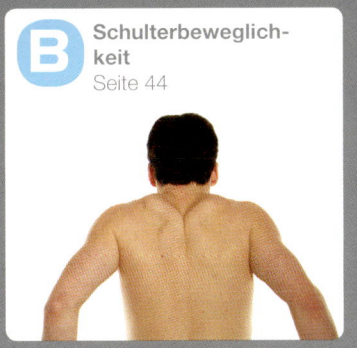

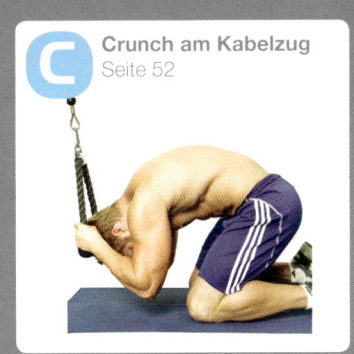

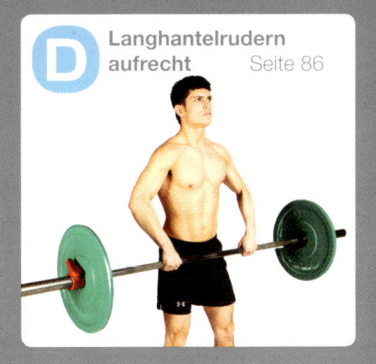

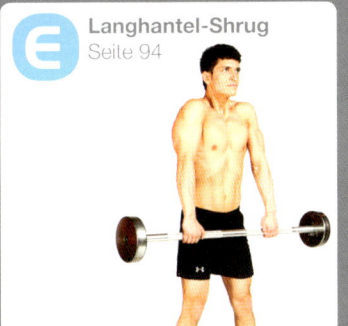

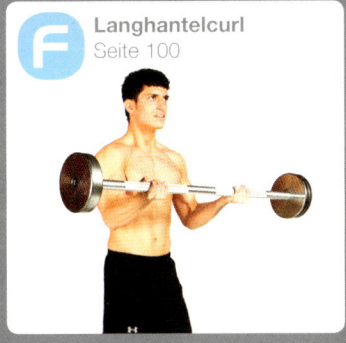

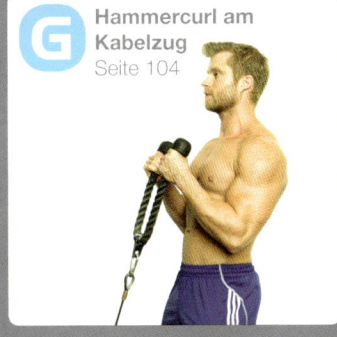

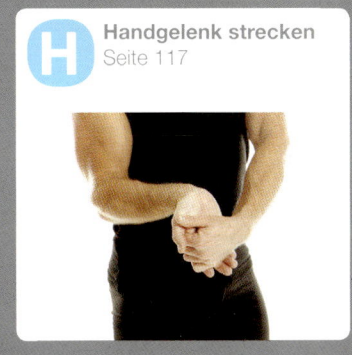

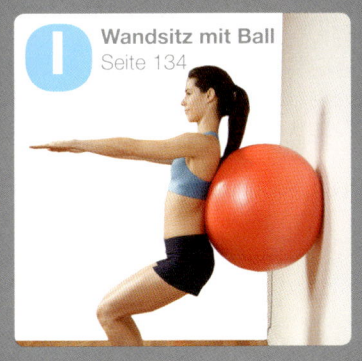

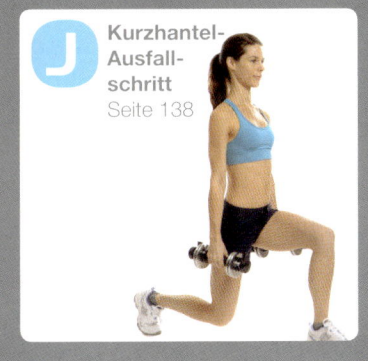

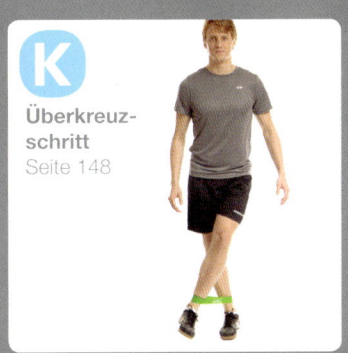

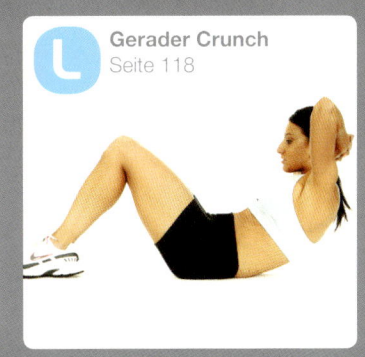

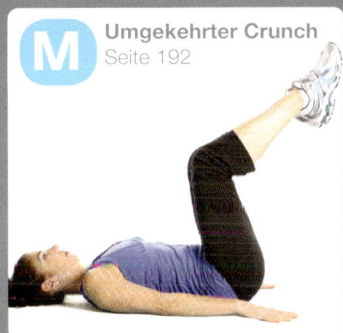

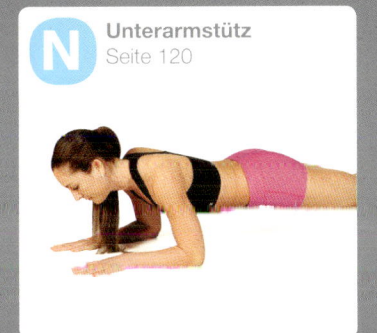

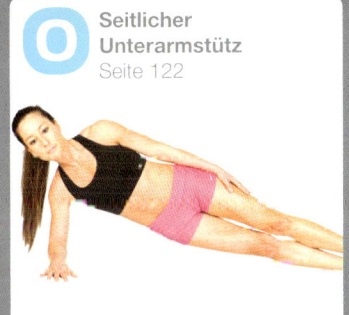

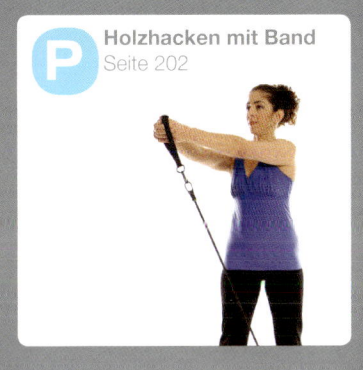

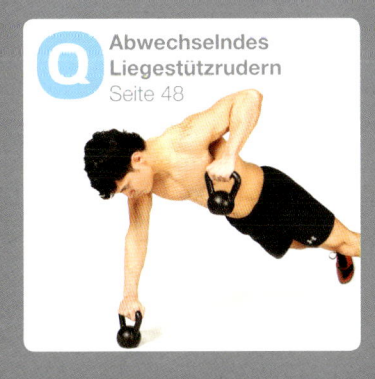

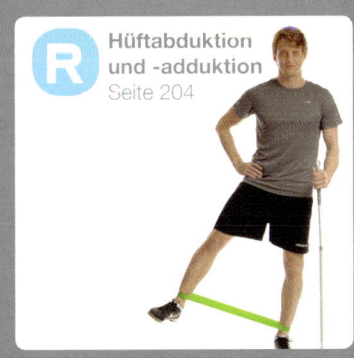

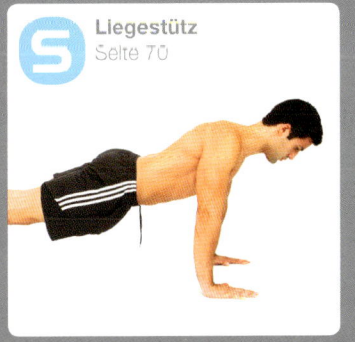

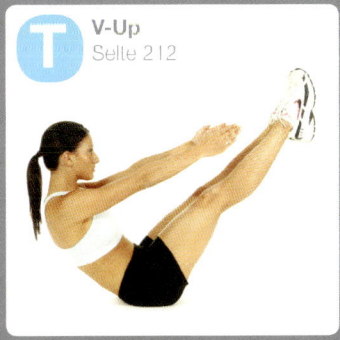

WORKOUTS

A Latziehen — Seite 42	**B** Schulterbeweglichkeit — Seite 44	**C** Crunch am Kabelzug — Seite 52	**D** Langhantelrudern aufrecht — Seite 86
E Langhantel-Shrug — Seite 94	**F** Langhantelcurl — Seite 100	**G** Hammercurl am Kabelzug — Seite 104	**H** Handgelenk strecken — Seite 117
I Wandsitz mit Ball — Seite 134	**J** Kurzhantel-Ausfallschritt — Seite 138	**K** Überkreuzschritt — Seite 148	**L** Gerader Crunch — Seite 118
M Umgekehrter Crunch — Seite 192	**N** Unterarmstütz — Seite 120	**O** Seitlicher Unterarmstütz — Seite 122	**P** Holzhacken mit Band — Seite 202
Q Abwechselndes Liegestützrudern — Seite 48	**R** Hüftabduktion und -adduktion — Seite 204	**S** Liegestütz — Seite 70	**T** V-Up — Seite 212

317

RUDERN

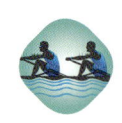

Rudern ist ein ausgezeichnetes Ganzkörper- und Ausdauertraining. Die Kraft beim Ruderschlag kommt aus den Beinen, die mittels des Rollsitzes gestreckt werden können, um die Energie auf Oberkörper und Rücken zu leiten. Die Schultern und Arme vollenden den Schlag, ehe die Ruder aus dem Wasser gehoben werden und das Ruder mithilfe der Unterarme und Handgelenke so gedreht wird, dass das Ruderblatt parallel zum Wasser ist. Anschließend werden die Brustmuskeln mobilisiert, um die Ruder wegzudrücken und mit dem nächsten Ruderschlag zu beginnen.

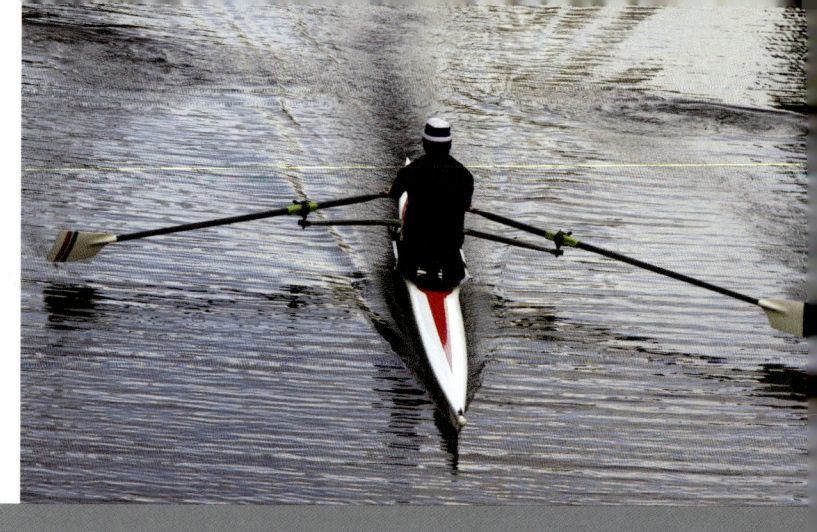

TRAININGSPLAN 1

Einsteiger 1

Tag 1:
A 3 Sätze à 8-10
C 3 Sätze à 8-10
E 3 Sätze à 8-10
F 3 Sätze à 15
J 3 Sätze à 10-12
N 3 Sätze à 20

Tag 2:
Pause

Tag 3:
A 3 Sätze à 8-10
C 3 Sätze à 8-10
E 3 Sätze à 8-10
F 3 Sätze à 15
J 3 Sätze à 10-12
N 3 Sätze à 20

Tag 4:
Pause

Tag 5:
A 3 Sätze à 8-10
C 3 Sätze à 8-10
E 3 Sätze à 8-10
F 3 Sätze à 15
J 3 Sätze à 10-12
N 3 Sätze à 20

Tag 6:
Cardio 30-45 Min.

Tag 7:
Pause

Fortgeschrittene 1

Tag 1:
A 3 Sätze à 8-10
C 3 Sätze à 8-10
E 3 Sätze à 8-10
F 3 Sätze à 15
H 3 Sätze à 10-12
I 3 Sätze à 10-12
J 3 Sätze à 10-12
N 3 Sätze à 20

Tag 2:
Cardio 30-45 Min.

Tag 3:
A 3 Sätze à 8-10
C 3 Sätze à 8-10
E 3 Sätze à 8-10
F 3 Sätze à 15
H 3 Sätze à 10-12
I 3 Sätze à 10-12
J 3 Sätze à 10-12
N 3 Sätze à 20

Tag 4:
Pause

Tag 5:
A 3 Sätze à 8-10
C 3 Sätze à 8-10
E 3 Sätze à 8-10
F 3 Sätze à 15
H 3 Sätze à 10-12
I 3 Sätze à 10-12
J 3 Sätze à 10-12
N 3 Sätze à 20

Tag 6:
Cardio 30-45 Min.

Tag 7:
Pause

Profis 1

Tag 1:
A 3 Sätze à 8-10
C 3 Sätze à 8-10
E 3 Sätze à 8-10
F 3 Sätze à 15
H 3 Sätze à 10-12
I 3 Sätze à 10-12
J 3 Sätze à 10-12
N 3 Sätze à 20
P 20 x
T 25 x

Tag 2:
Cardio 30-45 Min.

Tag 3:
A 3 Sätze à 8-10
C 3 Sätze à 8-10
E 3 Sätze à 8-10
F 3 Sätze à 15
H 3 Sätze à 10-12
I 3 Sätze à 10-12
J 3 Sätze à 10-12
N 3 Sätze à 20
P 20 x
T 25 x

Tag 4:
Cardio 30-45 Min.

Tag 5:
A 3 Sätze à 8-10
C 3 Sätze à 8-10
E 3 Sätze à 8-10
F 3 Sätze à 15
H 3 Sätze à 10-12
I 3 Sätze à 10-12
J 3 Sätze à 10-12
N 3 Sätze à 20
P 20 x
T 25 x

Tag 6:
Cardio 30-45 Min.

Tag 7:
Pause

TRAININGSPLAN 2

Einsteiger 2

Tag 1:
B 3 Sätze à 8-10
D 3 Sätze à 8-10
G 3 Sätze à 10-12
K 3 Sätze à 12-15
L 3 Sätze à 12-15
M 3 Sätze à 25

Tag 2:
Pause

Tag 3:
B 3 Sätze à 8-10
D 3 Sätze à 8-10
G 3 Sätze à 10-12
K 3 Sätze à 12-15
L 3 Sätze à 12-15
M 3 Sätze à 25

Tag 4:
Pause

Tag 5:
B 3 Sätze à 8-10
D 3 Sätze à 8-10
G 3 Sätze à 10-12
K 3 Sätze à 12-15
L 3 Sätze à 12-15
M 3 Sätze à 25

Tag 6:
Cardio 30-45 Min.

Tag 7:
Pause

Fortgeschrittene 2

Tag 1:
B 3 Sätze à 8-10
D 3 Sätze à 8-10
G 3 Sätze à 10-12
K 3 Sätze à 12-15
L 3 Sätze à 12-15
M 3 Sätze à 25
O 3 Sätze à 15
Q 3 Sätze à 20

Tag 2:
Cardio 30-45 Min.

Tag 3:
B 3 Sätze à 8-10
D 3 Sätze à 8-10
G 3 Sätze à 10-12
K 3 Sätze à 12-15
L 3 Sätze à 12-15
M 3 Sätze à 25
O 3 Sätze à 15
Q 3 Sätze à 20

Tag 4:
Pause

Tag 5:
B 3 Sätze à 8-10
D 3 Sätze à 8-10
G 3 Sätze à 10-12
K 3 Sätze à 12-15
L 3 Sätze à 12-15
M 3 Sätze à 25
O 3 Sätze à 15
Q 3 Sätze à 20

Tag 6:
Cardio 30-45 Min.

Tag 7:
Pause

Profis 2

Tag 1:
B 3 Sätze à 8-10
D 3 Sätze à 8-10
G 3 Sätze à 10-12
K 3 Sätze à 12-15
L 3 Sätze à 12-15
M 3 Sätze à 25
O 3 Sätze à 15
Q 3 Sätze à 20
R 3 Sätze à 20
S 3 Sätze à 20

Tag 2:
Cardio 30-45 Min.

Tag 3:
B 3 Sätze à 8-10
D 3 Sätze à 8-10
G 3 Sätze à 10-12
K 3 Sätze à 12-15
L 3 Sätze à 12-15
M 3 Sätze à 25
O 3 Sätze à 15
Q 3 Sätze à 20
R 3 Sätze à 20
S 3 Sätze à 20

Tag 4:
Cardio 30-45 Min.

Tag 5:
B 3 Sätze à 8-10
D 3 Sätze à 8-10
G 3 Sätze à 10-12
K 3 Sätze à 12-15
L 3 Sätze à 12-15
M 3 Sätze à 25
O 3 Sätze à 15
Q 3 Sätze à 20
R 3 Sätze à 20
S 3 Sätze à 20

Tag 6:
Cardio 30-45 Min.

Tag 7:
Pause

RUDERN

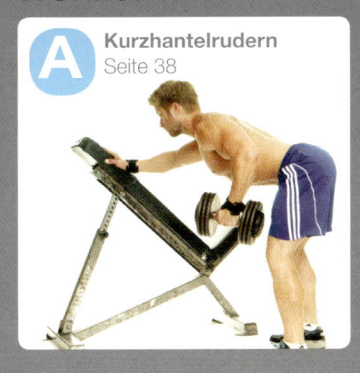

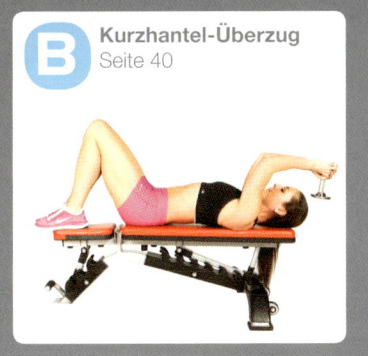

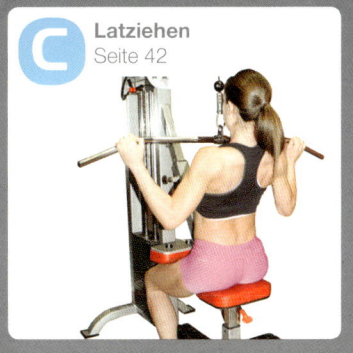

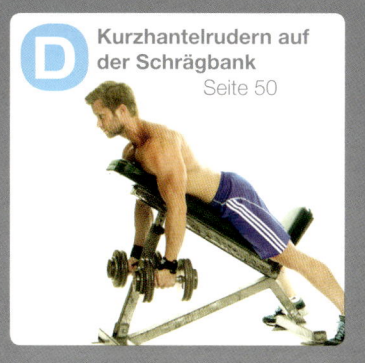

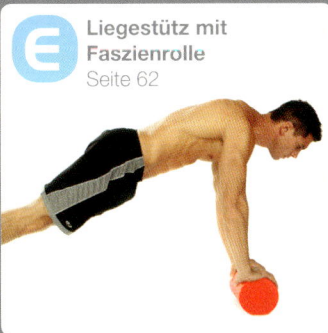

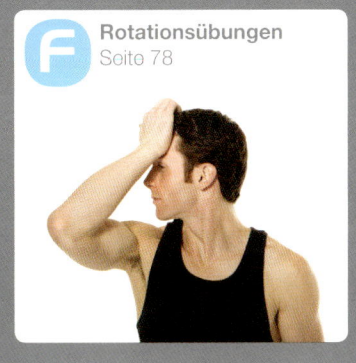

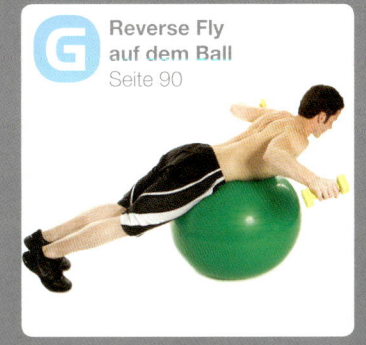

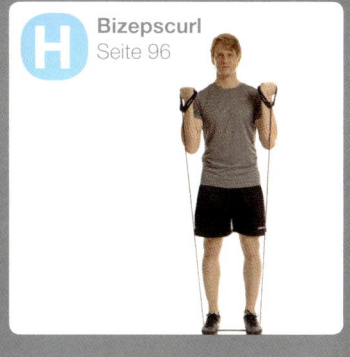

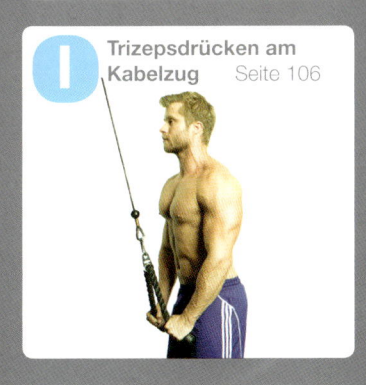

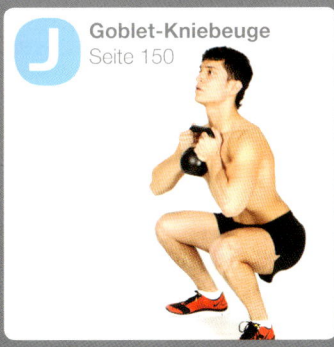

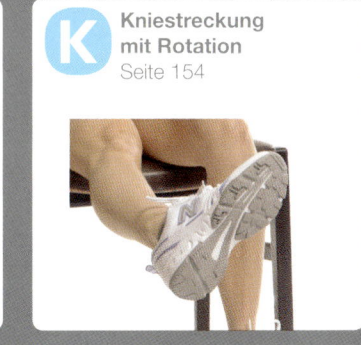

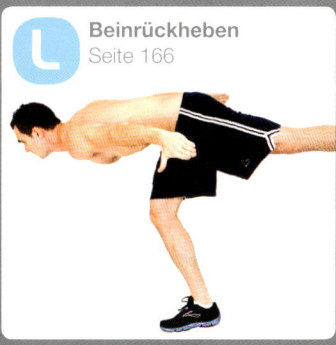

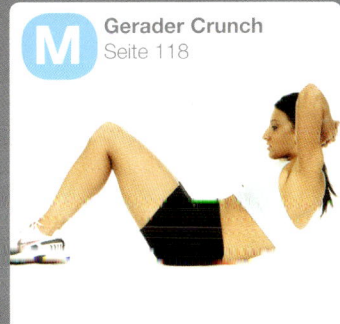

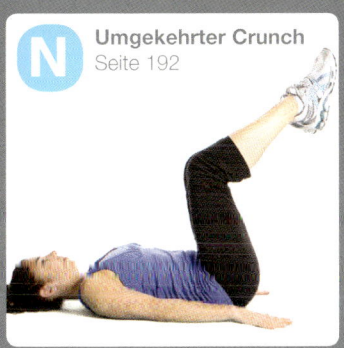

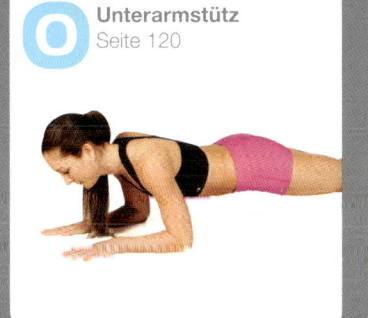

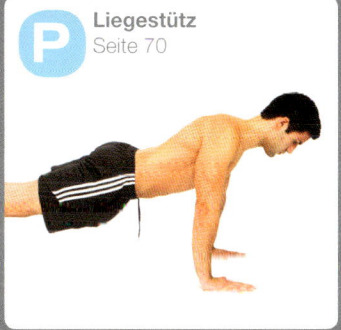

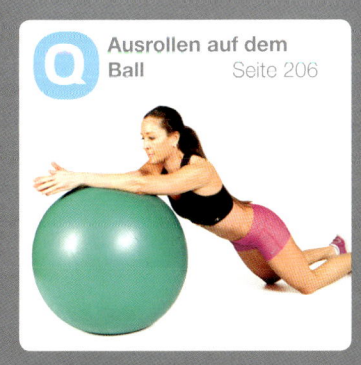

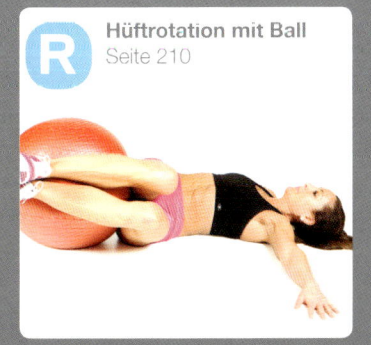

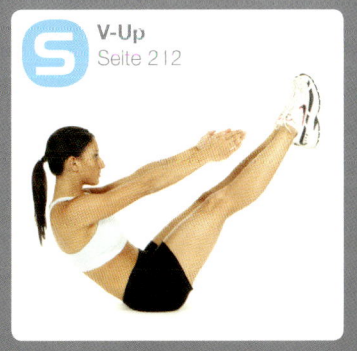

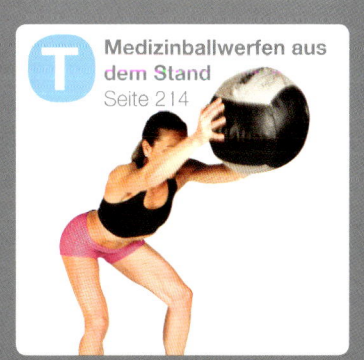

WORKOUTS

A Kurzhantelrudern — Seite 38	**B** Kurzhantel-Überzug — Seite 40	**C** Latziehen — Seite 42	**D** Kurzhantelrudern auf der Schrägbank — Seite 50
E Liegestütz mit Faszienrolle — Seite 62	**F** Rotationsübungen — Seite 78	**G** Reverse Fly auf dem Ball — Seite 90	**H** Bizepscurl — Seite 96
I Trizepsdrücken am Kabelzug — Seite 106	**J** Goblet-Kniebeuge — Seite 150	**K** Kniestreckung mit Rotation — Seite 154	**L** Beinrückheben — Seite 166
M Gerader Crunch — Seite 118	**N** Umgekehrter Crunch — Seite 192	**O** Unterarmstütz — Seite 120	**P** Liegestütz — Seite 70
Q Ausrollen auf dem Ball — Seite 206	**R** Hüftrotation mit Ball — Seite 210	**S** V-Up — Seite 212	**T** Medizinballwerfen aus dem Stand — Seite 214

RUGBY

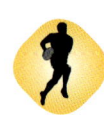

Rugby ist ein von Taktik geprägter Sport, der unabhängig von der Position im Team enorme Kraft und Robustheit erfordert. Die Stürmer sind zumeist die größten und kräftigsten Spieler, die nach einer Spielunterbrechung um den Ball im Gedränge oder in der Gasse kämpfen. Die Spieler der Hintermannschaft sind oft vergleichsweise kleiner, verfügen aber für gewöhnlich über größere individuelle Fertigkeiten im Laufen, beim Passen, Fangen und Kicken des Balls oder bei Tacklings, was Schnelligkeit und Flexibilität voraussetzt.

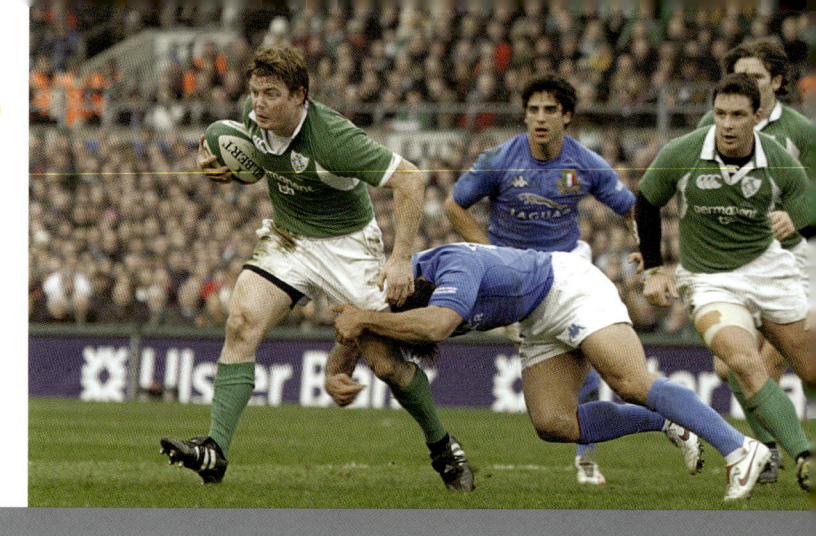

TRAININGSPLAN 1

Einsteiger 1

Tag 1:
A 3 Sätze à 6-8
D 3 Sätze à 8-10
G 3 Sätze à 10-12
J 3 Sätze à 10-12
M 3 Sätze à 10-12
Q 15 x

Tag 2:
Pause

Tag 3:
A 3 Sätze à 6-8
D 3 Sätze à 8-10
G 3 Sätze à 10-12
J 3 Sätze à 10-12
M 3 Sätze à 10-12
Q 15 x

Tag 4:
Pause

Tag 5:
A 3 Sätze à 6-8
D 3 Sätze à 8-10
G 3 Sätze à 10-12
J 3 Sätze à 10-12
M 3 Sätze à 10-12
Q 15 x

Tag 6:
Cardio 30-45 Min.

Tag 7:
Pause

Fortgeschrittene 1

Tag 1:
A 3 Sätze à 6-8
B 3 Sätze of 8-10
D 3 Sätze à 8-10
E 3 Sätze of 8-10
G 3 Sätze à 10-12
J 3 Sätze à 10-12
M 3 Sätze à 10-12
Q 15 x

Tag 2:
Cardio 30-45 Min.

Tag 3:
A 3 Sätze à 6-8
B 3 Sätze of 8-10
D 3 Sätze à 8-10
E 3 Sätze of 8-10
G 3 Sätze à 10-12
J 3 Sätze à 10-12
M 3 Sätze à 10-12
Q 15 x

Tag 4:
Pause

Tag 5:
A 3 Sätze à 6-8
B 3 Sätze of 8-10
D 3 Sätze à 8-10
E 3 Sätze of 8-10
G 3 Sätze à 10-12
J 3 Sätze à 10-12
M 3 Sätze à 10-12
Q 15 x

Tag 6:
Cardio 30-45 Min.

Tag 7:
Pause

Profis 1

Tag 1:
A 3 Sätze à 6-8
B 3 Sätze of 8-10
D 3 Sätze à 8-10
E 3 Sätze of 8-10
G 3 Sätze à 10-12
J 3 Sätze à 10-12
M 3 Sätze à 10-12
N 3 Sätze à 12-15
Q 15 x
S 20 je Seite

Tag 2:
Cardio 30-45 Min.

Tag 3:
A 3 Sätze à 6-8
B 3 Sätze of 8-10
D 3 Sätze à 8-10
E 3 Sätze of 8-10
G 3 Sätze à 10-12
J 3 Sätze à 10-12
M 3 Sätze à 10-12
N 3 Sätze à 12-15
Q 15 x
S 20 je Seite

Tag 4:
Cardio 30-45 Min.

Tag 5:
A 3 Sätze à 6-8
B 3 Sätze of 8-10
D 3 Sätze à 8-10
E 3 Sätze of 8-10
G 3 Sätze à 10-12
J 3 Sätze à 10-12
M 3 Sätze à 10-12
N 3 Sätze à 12-15
Q 15 x
S 20 je Seite

Tag 6:
Cardio 30-45 Min.

Tag 7:
Pause

TRAININGSPLAN 2

Einsteiger 2

Tag 1:
C 3 Sätze à 12-15
F 3 Sätze à 8-10
H 3 Sätze à 10-12
I 3 Sätze à 12-15
K 3 Sätze à 12-15
L 3 Sätze à 10-12

Tag 2:
Pause

Tag 3:
C 3 Sätze à 12-15
F 3 Sätze à 8-10
H 3 Sätze à 10-12
I 3 Sätze à 12-15
K 3 Sätze à 12-15
L 3 Sätze à 10-12

Tag 4:
Pause

Tag 5:
C 3 Sätze à 12-15
F 3 Sätze à 8-10
H 3 Sätze à 10-12
I 3 Sätze à 12-15
K 3 Sätze à 12-15
L 3 Sätze à 10-12

Tag 6:
Cardio 30-45 Min.

Tag 7:
Pause

Fortgeschrittene 2

Tag 1:
C 3 Sätze à 12-15
F 3 Sätze à 8-10
H 3 Sätze à 10-12
I 3 Sätze à 12-15
K 3 Sätze à 12-15
L 3 Sätze à 10-12
O 3 Sätze à 30
P 3 Sätze à 20

Tag 2:
Cardio 30-45 Min.

Tag 3:
C 3 Sätze à 12-15
F 3 Sätze à 8-10
H 3 Sätze à 10-12
I 3 Sätze à 12-15
K 3 Sätze à 12-15
L 3 Sätze à 10-12
O 3 Sätze à 30
P 3 Sätze à 20

Tag 4:
Pause

Tag 5:
C 3 Sätze à 12-15
F 3 Sätze à 8-10
H 3 Sätze à 10-12
I 3 Sätze à 12-15
K 3 Sätze à 12-15
L 3 Sätze à 10-12
O 3 Sätze à 30
P 3 Sätze à 20

Tag 6:
Cardio 30-45 Min.

Tag 7:
Pause

Profis 2

Tag 1:
C 3 Sätze à 12-15
F 3 Sätze à 8-10
H 3 Sätze à 10-12
I 3 Sätze à 12-15
K 3 Sätze à 12-15
L 3 Sätze à 10-12
O 3 Sätze à 30
P 3 Sätze à 20
R 3 Sätze à 20
T 3 Sätze à 30-60 Sek.

Tag 2:
Cardio 30-45 Min.

Tag 3:
C 3 Sätze à 12-15
F 3 Sätze à 8-10
H 3 Sätze à 10-12
I 3 Sätze à 12-15
K 3 Sätze à 12-15
L 3 Sätze à 10-12
O 3 Sätze à 30
P 3 Sätze à 20
R 3 Sätze à 20
T 3 Sätze à 30-60 Sek.

Tag 4:
Cardio 30-45 Min.

Tag 5:
C 3 Sätze à 12-15
F 3 Sätze à 8-10
H 3 Sätze à 10-12
I 3 Sätze à 12-15
K 3 Sätze à 12-15
L 3 Sätze à 10-12
O 3 Sätze à 30
P 3 Sätze à 20
R 3 Sätze à 20
T 3 Sätze à 30-60 Sek.

Tag 6:
Cardio 30-45 Min.

Tag 7:
Pause

RUGBY

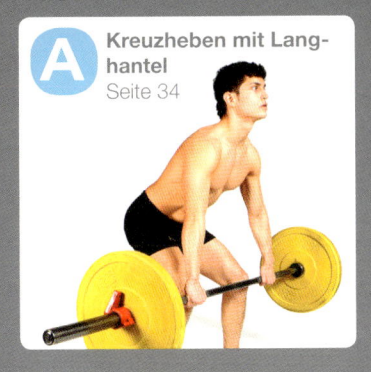

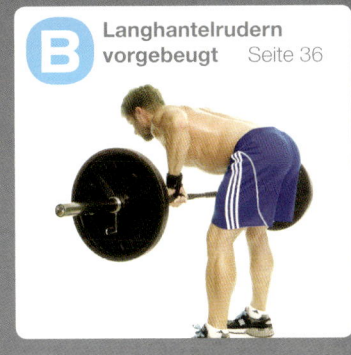

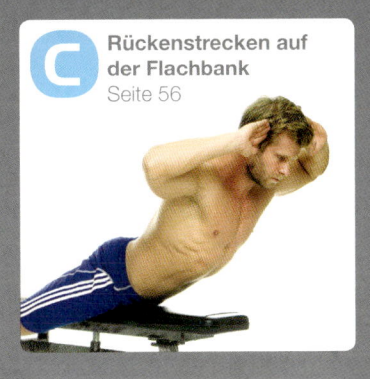

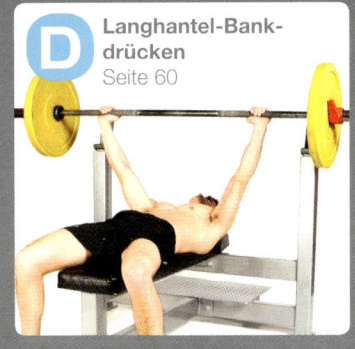

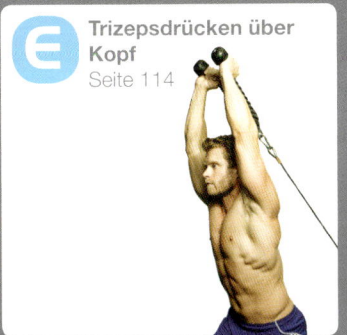

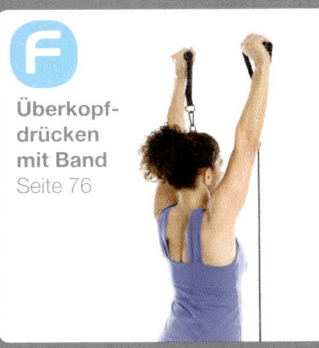

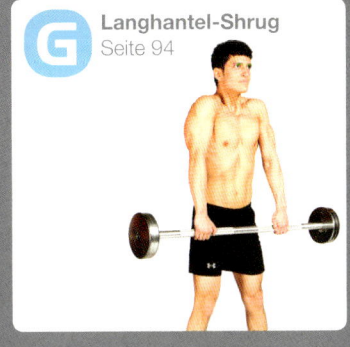

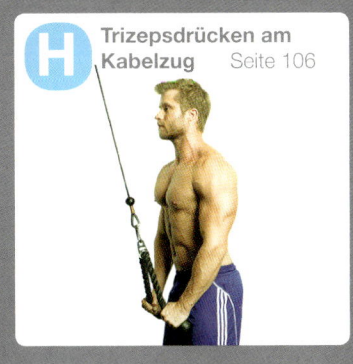

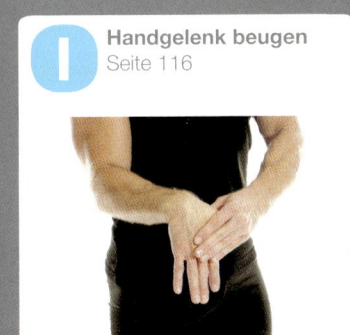

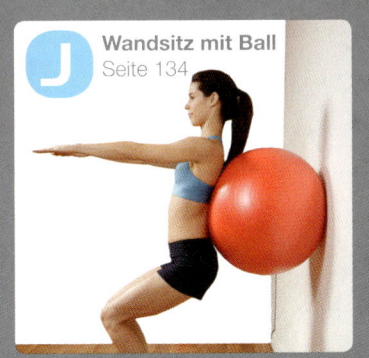

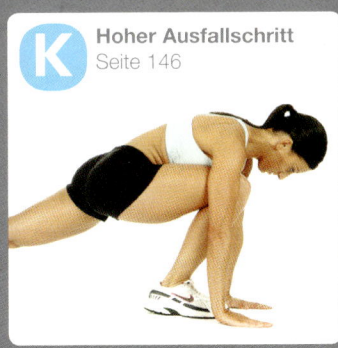

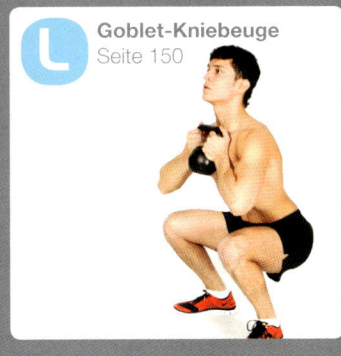

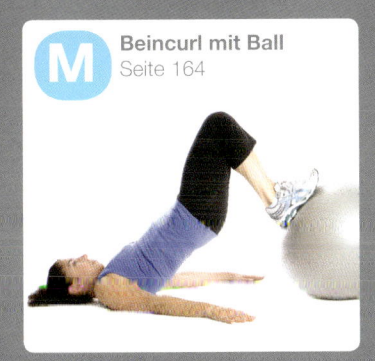

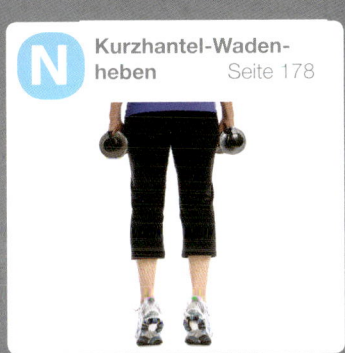

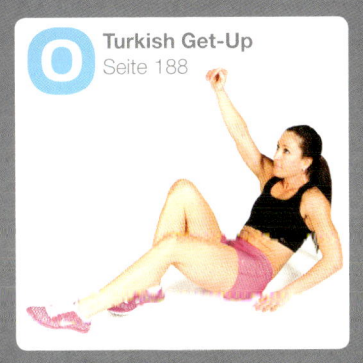

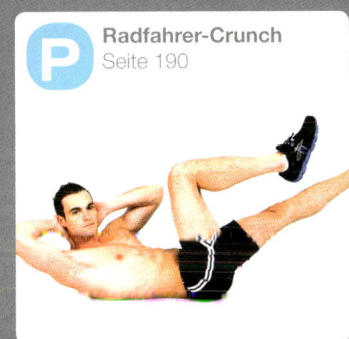

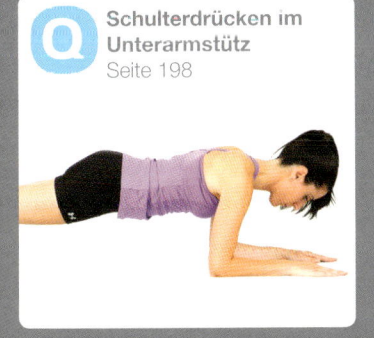

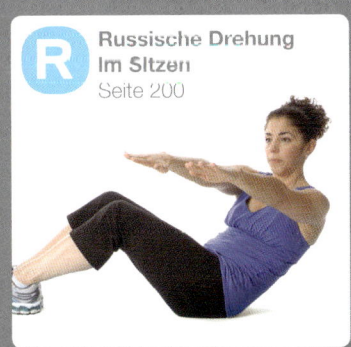

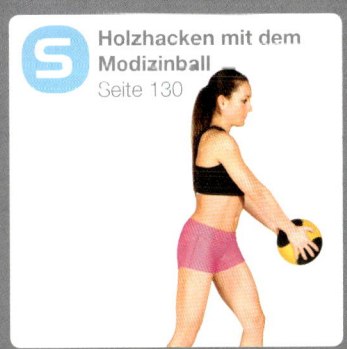

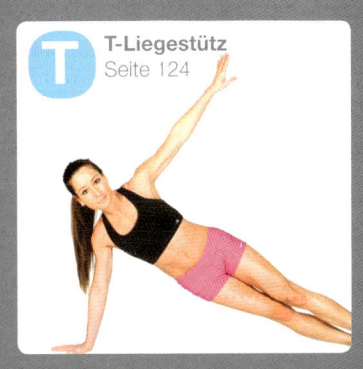

WORKOUTS

A Kreuzheben mit Langhantel — Seite 34	**B** Langhantelrudern vorgebeugt — Seite 36	**C** Rückenstrecken auf der Flachbank — Seite 56	**D** Langhantel-Bankdrücken — Seite 60
E Trizepsdrücken über Kopf — Seite 114	**F** Überkopfdrücken mit Band — Seite 76	**G** Langhantel-Shrug — Seite 94	**H** Trizepsdrücken am Kabelzug — Seite 106
I Handgelenk beugen — Seite 116	**J** Wandsitz mit Ball — Seite 134	**K** Hoher Ausfallschritt — Seite 146	**L** Goblet-Kniebeuge — Seite 150
M Beincurl mit Ball — Seite 164	**N** Kurzhantel-Wadenheben — Seite 178	**O** Turkish Get-Up — Seite 188	**P** Radfahrer-Crunch — Seite 190
Q Schulterdrücken im Unterarmstütz — Seite 198	**R** Russische Drehung im Sitzen — Seite 200	**S** Holzhacken mit dem Medizinball — Seite 130	**T** T-Liegestütz — Seite 124

321

SCHWIMMSPORT

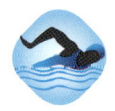

Die im Wettkampfschwimmen anerkannten vier Techniken sind das Freistil-, Rücken-, Schmetterlings- und Brustschwimmen. Es bedarf des gesamten Körpers, um eine hydrodynamische Haltung im Wasser zu bewahren und um sich schneller fortzubewegen. Die Gesäß- und Oberschenkelmuskeln sorgen für einen effizienten Vortrieb und die Stabilisierung. Egal, welche Schwimmtechnik Sie wählen, Sie brauchen vor allem eine starke Schulter- und Rückenmuskulatur. Ein kräftiger Trapezius und Nacken sind unentbehrlich für das Heben und Drehen des Kopfs beim Atmen.

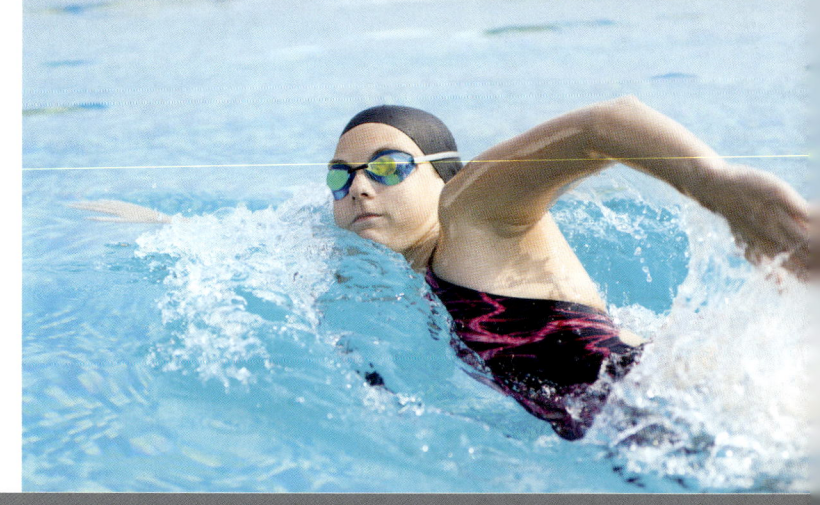

TRAININGSPLAN 1

Einsteiger 1

Tag 1:
A 3 Sätze à 8-10
D 3 Sätze à 12-15
E 3 Sätze à 12-15
G 3 Sätze à 15
K 3 Sätze à 10-12
Q 3 Sätze à 8-10

Tag 2:
Pause

Tag 3:
A 3 Sätze à 8-10
D 3 Sätze à 12-15
E 3 Sätze à 12-15
G 3 Sätze à 15
K 3 Sätze à 10-12

Tag 4:
Pause

Tag 5:
A 3 Sätze à 8-10
D 3 Sätze à 12-15
E 3 Sätze à 12-15
G 3 Sätze à 15
K 3 Sätze à 10-12
Q 3 Sätze à 8-10

Tag 6:
Cardio 30-45 Min.

Tag 7:
Pause

Fortgeschrittene 1

Tag 1:
A 3 Sätze à 8-10
D 3 Sätze à 12-15
E 3 Sätze à 12-15
G 3 Sätze à 15
I 3 Sätze à 10-12
J 3 Sätze à 8-10
K 3 Sätze à 10-12
Q 3 Sätze à 8-10

Tag 2:
Cardio 30-45 Min.

Tag 3:
A 3 Sätze à 8-10
D 3 Sätze à 12-15
E 3 Sätze à 12-15
G 3 Sätze à 15
I 3 Sätze à 10-12
J 3 Sätze à 8-10
K 3 Sätze à 10-12

Tag 4:
Pause

Tag 5:
A 3 Sätze à 8-10
D 3 Sätze à 12-15
E 3 Sätze à 12-15
G 3 Sätze à 15
I 3 Sätze à 10-12
J 3 Sätze à 8-10
K 3 Sätze à 10-12
Q 3 Sätze à 8-10

Tag 6:
Cardio 30-45 Min.

Tag 7:
Pause

Profis 1

Tag 1:
A 3 Sätze à 8-10
D 3 Sätze à 12-15
E 3 Sätze à 12-15
G 3 Sätze à 15
I 3 Sätze à 10-12
J 3 Sätze à 8-10
K 3 Sätze à 10-12
Q 3 Sätze à 8-10
R 3 Sätze à 15
T 3 Sätze à 25

Tag 2:
Cardio 30-45 Min.

Tag 3:
A 3 Sätze à 8-10
D 3 Sätze à 12-15
E 3 Sätze à 12-15
G 3 Sätze à 15
I 3 Sätze à 10-12
J 3 Sätze à 8-10
K 3 Sätze à 10-12
Q 3 Sätze à 8-10
R 3 Sätze à 15
T 3 Sätze à 25

Tag 4:
Cardio 30-45 Min.

Tag 5:
A 3 Sätze à 8-10
D 3 Sätze à 12-15
E 3 Sätze à 12-15
G 3 Sätze à 15
I 3 Sätze à 10-12
J 3 Sätze à 8-10
K 3 Sätze à 10-12
Q 3 Sätze à 8-10
R 3 Sätze à 15
T 3 Sätze à 25

Tag 6:
Cardio 30-45 Min.

Tag 7:
Pause

TRAININGSPLAN 2

Einsteiger 2

Tag 1:
B 3 Sätze à 8-10
C 3 Sätze à 8-10
F 3 Sätze à 8-10
H 3 Sätze à 10-12
L 3 Sätze à 12-15
M 3 Sätze à 12-15

Tag 2:
Pause

Tag 3:
B 3 Sätze à 8-10
C 3 Sätze à 8-10
F 3 Sätze à 8-10
H 3 Sätze à 10-12
L 3 Sätze à 12-15
M 3 Sätze à 12-15

Tag 4:
Pause

Tag 5:
B 3 Sätze à 8-10
C 3 Sätze à 8-10
F 3 Sätze à 8-10
H 3 Sätze à 10-12
L 3 Sätze à 12-15
M 3 Sätze à 12-15

Tag 6:
Cardio 30-45 Min.

Tag 7:
Pause

Fortgeschrittene 2

Tag 1:
B 3 Sätze à 8-10
C 3 Sätze à 8-10
F 3 Sätze à 8-10
H 3 Sätze à 10-12
L 3 Sätze à 12-15
M 3 Sätze à 12-15
N 3 Sätze à 25
O 3 Sätze à 25

Tag 2:
Cardio 30-45 Min.

Tag 3:
B 3 Sätze à 8-10
C 3 Sätze à 8-10
F 3 Sätze à 8-10
H 3 Sätze à 10-12
L 3 Sätze à 12-15
M 3 Sätze à 12-15
N 3 Sätze à 25
O 3 Sätze à 25

Tag 4:
Pause

Tag 5:
B 3 Sätze à 8-10
C 3 Sätze à 8-10
F 3 Sätze à 8-10
H 3 Sätze à 10-12
L 3 Sätze à 12-15
M 3 Sätze à 12-15
N 3 Sätze à 25
O 3 Sätze à 25

Tag 6:
Cardio 30-45 Min.

Tag 7:
Pause

Profis 2

Tag 1:
B 3 Sätze à 8-10
C 3 Sätze à 8-10
F 3 Sätze à 8-10
H 3 Sätze à 10-12
L 3 Sätze à 12-15
M 3 Sätze à 12-15
N 3 Sätze à 25
O 3 Sätze à 25
P 3 Sätze à 30
S 3 Sätze à 20

Tag 2:
Cardio 30-45 Min.

Tag 3:
B 3 Sätze à 8-10
C 3 Sätze à 8-10
F 3 Sätze à 8-10
H 3 Sätze à 10-12
L 3 Sätze à 12-15
M 3 Sätze à 12-15
N 3 Sätze à 25
O 3 Sätze à 25
P 3 Sätze à 30
S 3 Sätze à 20

Tag 4:
Cardio 30-45 Min.

Tag 5:
B 3 Sätze à 8-10
C 3 Sätze à 8-10
F 3 Sätze à 8-10
H 3 Sätze à 10-12
L 3 Sätze à 12-15
M 3 Sätze à 12-15
N 3 Sätze à 25
O 3 Sätze à 25
P 3 Sätze à 30
S 3 Sätze à 20

Tag 6:
Cardio 30-45 Min.

Tag 7:
Pause

SCHWIMMSPORT

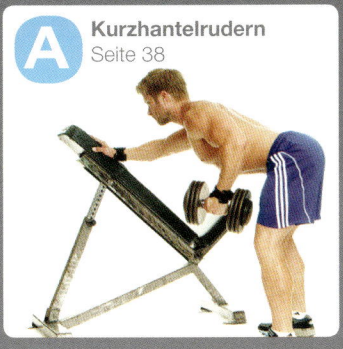

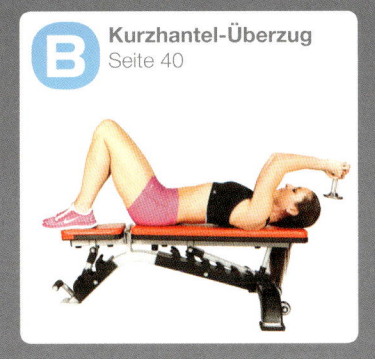

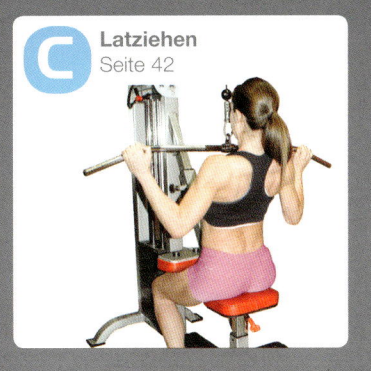

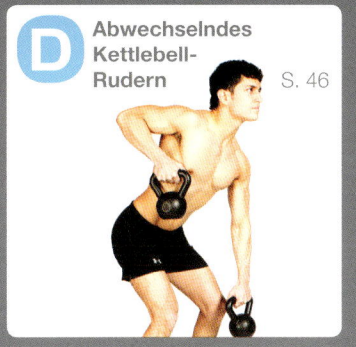

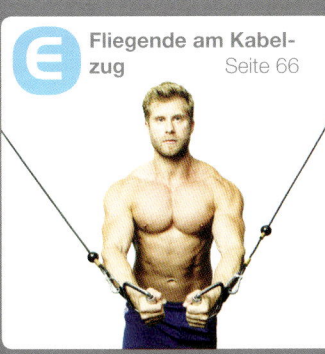

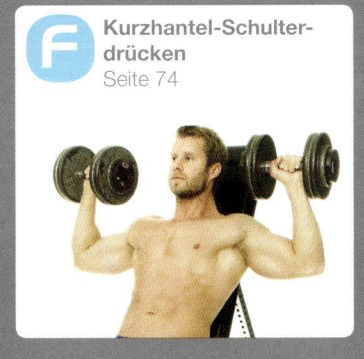

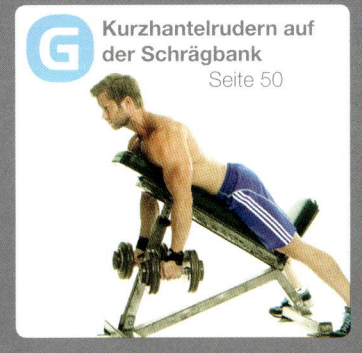

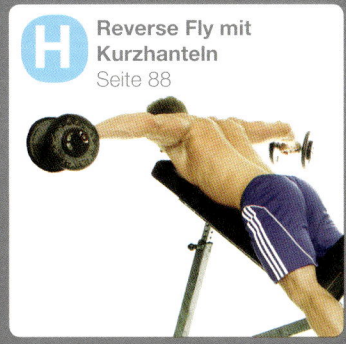

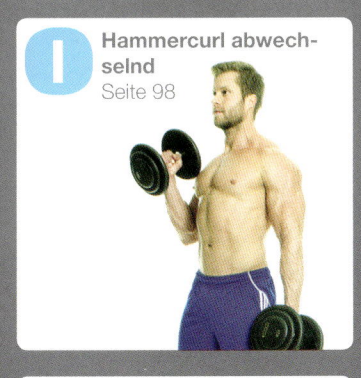

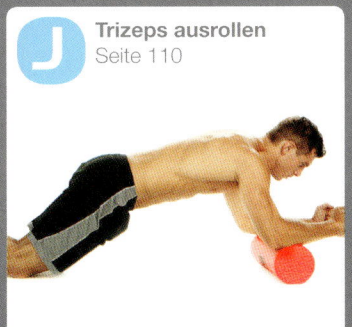

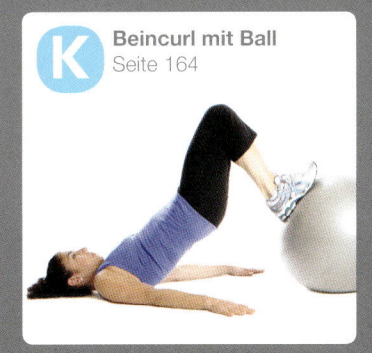

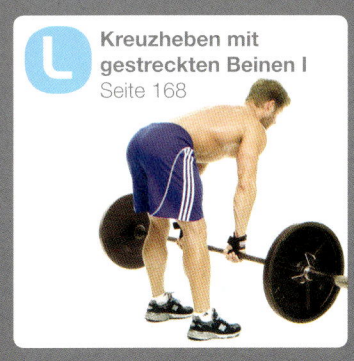

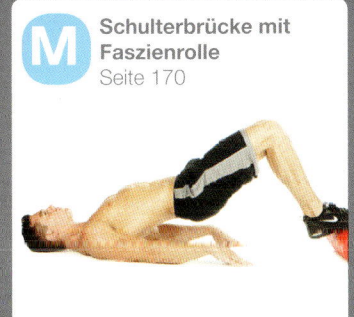

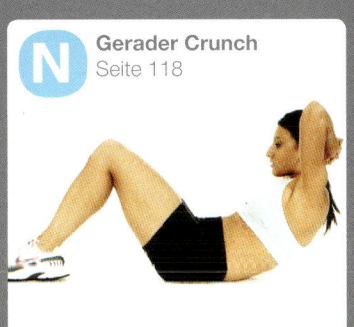

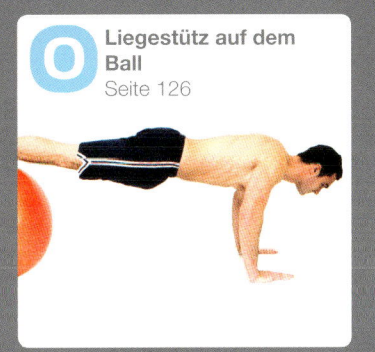

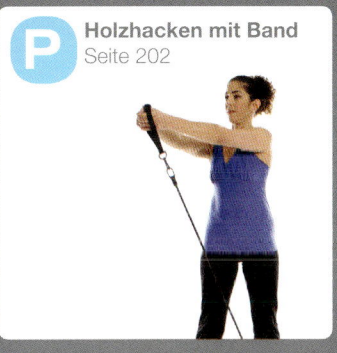

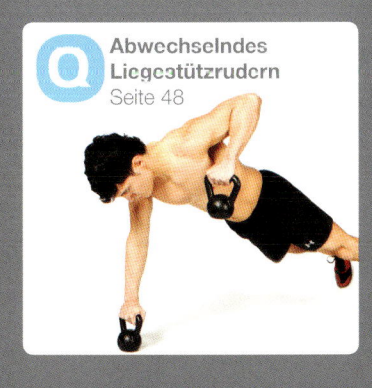

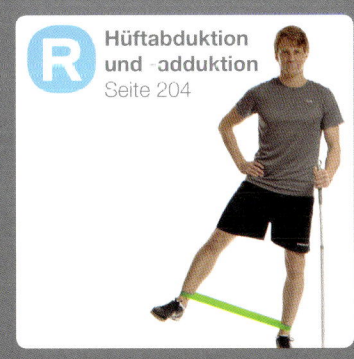

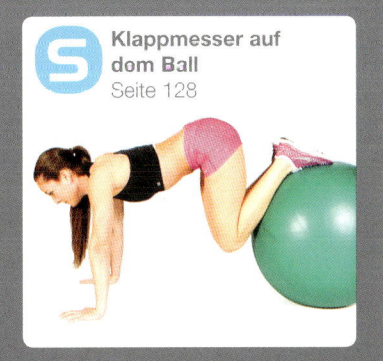

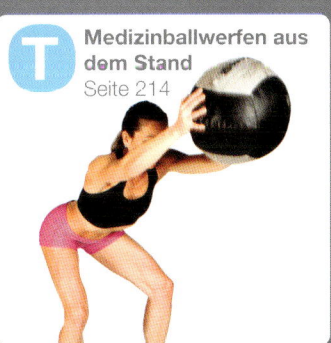

WORKOUTS

A Kurzhantelrudern — Seite 38	**B** Kurzhantel-Überzug — Seite 40	**C** Latziehen — Seite 42	**D** Abwechselndes Kettlebell-Rudern — S. 46
E Fliegende am Kabelzug — Seite 66	**F** Kurzhantel-Schulterdrücken — Seite 74	**G** Kurzhantelrudern auf der Schrägbank — Seite 50	**H** Reverse Fly mit Kurzhanteln — Seite 88
I Hammercurl abwechselnd — Seite 98	**J** Trizeps ausrollen — Seite 110	**K** Beincurl mit Ball — Seite 164	**L** Kreuzheben mit gestreckten Beinen I — Seite 168
M Schulterbrücke mit Faszienrolle — Seite 170	**N** Gerader Crunch — Seite 118	**O** Liegestütz auf dem Ball — Seite 126	**P** Holzhacken mit Band — Seite 202
Q Abwechselndes Liegestützrudern — Seite 48	**R** Hüftabduktion und -adduktion — Seite 204	**S** Klappmesser auf dem Ball — Seite 128	**T** Medizinballwerfen aus dem Stand — Seite 214

323

SEGELN

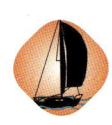

Es kann extrem anstrengend sein, an einem windigen Tag eine Jolle oder ein Kielboot zu manövrieren. Beim „Ausreiten" lehnt sich der Segler nach hinten über die Bootskante, um das Boot auszubalancieren, was eine starke Oberschenkel-, Bauch-, Schulter-, untere Rücken-, Knie- und Nackenmuskulatur erfordert. Unterdessen braucht man kräftige Arme und Hände, um beim Segeltrimm die Schot zu halten und deren Herausgleiten aus dem Ratschenblock zu verhindern. Da ein kleines Boot stark auf Bewegungen reagiert, ist ein kräftiger Oberkörper obligat.

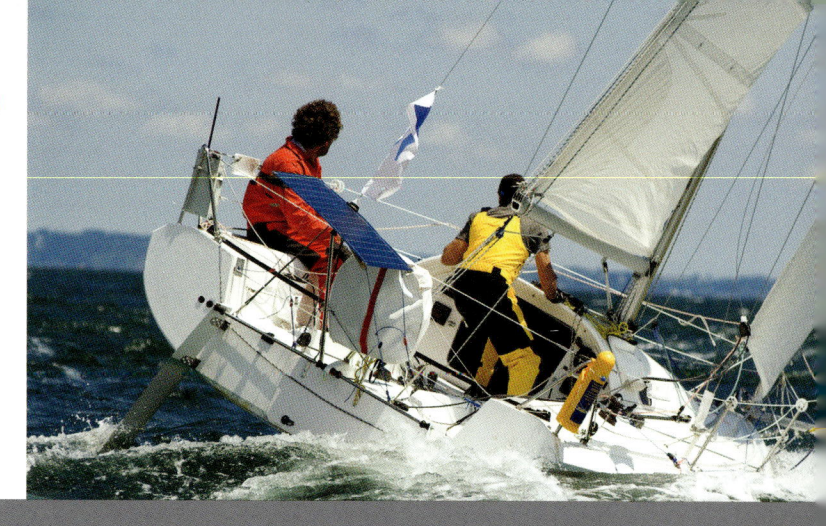

SPORTSPEZIFISCHE WORKOUTS

TRAININGSPLAN 1

Einsteiger 1

Tag 1:
A 3 Sätze à 8-10
B 3 Sätze à 12-15
D 3 Sätze à 8-10
G 3 Sätze à 8-10
K 3 Sätze à 12-15
N 3 Sätze à 12-15

Tag 2:
Pause

Tag 3:
A 3 Sätze à 8-10
B 3 Sätze à 12-15
D 3 Sätze à 8-10
G 3 Sätze à 8-10
K 3 Sätze à 12-15
N 3 Sätze à 12-15

Tag 4:
Pause

Tag 5:
A 3 Sätze à 8-10
B 3 Sätze à 12-15
D 3 Sätze à 8-10
G 3 Sätze à 8-10
K 3 Sätze à 12-15
N 3 Sätze à 12-15

Tag 6:
Cardio 30-45 Min.

Tag 7:
Pause

Fortgeschrittene 1

Tag 1:
A 3 Sätze à 8-10
B 3 Sätze à 12-15
D 3 Sätze à 8-10
E 3 Sätze à 12-15
F 20 x
G 3 Sätze à 8-10
K 3 Sätze à 12-15
N 3 Sätze à 12-15

Tag 2:
Cardio 30-45 Min.

Tag 3:
A 3 Sätze à 8-10
B 3 Sätze à 12-15
D 3 Sätze à 8-10
E 3 Sätze à 12-15
F 20 x
G 3 Sätze à 8-10
K 3 Sätze à 12-15
N 3 Sätze à 12-15

Tag 4:
Pause

Tag 5:
A 3 Sätze à 8-10
B 3 Sätze à 12-15
D 3 Sätze à 8-10
E 3 Sätze à 12-15
F 20 x
G 3 Sätze à 8-10
K 3 Sätze à 12-15
N 3 Sätze à 12-15

Tag 6:
Cardio 30-45 Min.

Tag 7:
Pause

Profis 1

Tag 1:
A 3 Sätze à 8-10
B 3 Sätze à 12-15
D 3 Sätze à 8-10
E 3 Sätze à 12-15
F 20 x
G 3 Sätze à 8-10
J 3 Sätze à 10-12
K 3 Sätze à 12-15
N 3 Sätze à 12-15
R 3 Sätze à 3-5/Seite

Tag 2:
Cardio 30-45 Min.

Tag 3:
A 3 Sätze à 8-10
B 3 Sätze à 12-15
D 3 Sätze à 8-10
E 3 Sätze à 12-15
F 20 x
G 3 Sätze à 8-10
J 3 Sätze à 10-12
K 3 Sätze à 12-15
N 3 Sätze à 12-15
R 3 Sätze à 3-5/Seite

Tag 4:
Cardio 30-45 Min.

Tag 5:
A 3 Sätze à 8-10
B 3 Sätze à 12-15
D 3 Sätze à 8-10
E 3 Sätze à 12-15
F 20 x
G 3 Sätze à 8-10
J 3 Sätze à 10-12
K 3 Sätze à 12-15
N 3 Sätze à 12-15
R 3 Sätze à 3-5/Seite

Tag 6:
Cardio 30-45 Min.

Tag 7:
Pause

TRAININGSPLAN 2

Einsteiger 2

Tag 1:
C 3 Sätze à 8-10
H 3 Sätze à 8-10
I 3 Sätze à 10-12
L 3 Sätze à 12-15
M 3 Sätze à 12-15
O 3 Sätze à 15

Tag 2:
Pause

Tag 3:
C 3 Sätze à 8-10
H 3 Sätze à 8-10
I 3 Sätze à 10-12
L 3 Sätze à 12-15
M 3 Sätze à 12-15
O 3 Sätze à 15

Tag 4:
Pause

Tag 5:
C 3 Sätze à 8-10
H 3 Sätze à 8-10
I 3 Sätze à 10-12
L 3 Sätze à 12-15
M 3 Sätze à 12-15
O 3 Sätze à 15

Tag 6:
Cardio 30-45 Min.

Tag 7:
Pause

Fortgeschrittene 2

Tag 1:
C 3 Sätze à 8-10
H 3 Sätze à 8-10
I 3 Sätze à 10-12
L 3 Sätze à 12-15
M 3 Sätze à 12-15
O 3 Sätze à 15
P 3 Sätze à 30-120 Sek.
Q 3 Sätze à 30-60 Sek.

Tag 2:
Cardio 30-45 Min.

Tag 3:
C 3 Sätze à 8-10
H 3 Sätze à 8-10
I 3 Sätze à 10-12
L 3 Sätze à 12-15
M 3 Sätze à 12-15
O 3 Sätze à 15
P 3 Sätze à 30-120 Sek.
Q 3 Sätze à 30-60 Sek.

Tag 4:
Pause

Tag 5:
C 3 Sätze à 8-10
H 3 Sätze à 8-10
I 3 Sätze à 10-12
L 3 Sätze à 12-15
M 3 Sätze à 12-15
O 3 Sätze à 15
P 3 Sätze à 30-120 Sek.
Q 3 Sätze à 30-60 Sek.

Tag 6:
Cardio 30-45 Min.

Tag 7:
Pause

Profis 2

Tag 1:
C 3 Sätze à 8-10
H 3 Sätze à 8-10
I 3 Sätze à 10-12
L 3 Sätze à 12-15
M 3 Sätze à 12-15
O 3 Sätze à 15
P 3 Sätze à 30-120 Sek.
Q 3 Sätze à 30-60 Sek.
S 20 x
T 3 Sätze à 20

Tag 2:
Cardio 30-45 Min.

Tag 3:
C 3 Sätze à 8-10
H 3 Sätze à 8-10
I 3 Sätze à 10-12
L 3 Sätze à 12-15
M 3 Sätze à 12-15
O 3 Sätze à 15
P 3 Sätze à 30-120 Sek.
Q 3 Sätze à 30-60 Sek.
S 20 x
T 3 Sätze à 20

Tag 4:
Cardio 30-45 Min.

Tag 5:
C 3 Sätze à 8-10
H 3 Sätze à 8-10
I 3 Sätze à 10-12
L 3 Sätze à 12-15
M 3 Sätze à 12-15
O 3 Sätze à 15
P 3 Sätze à 30-120 Sek.
Q 3 Sätze à 30-60 Sek.
S 20 x
T 3 Sätze à 20

Tag 6:
Cardio 30-45 Min.

Tag 7:
Pause

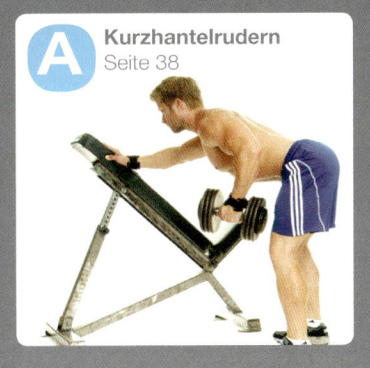

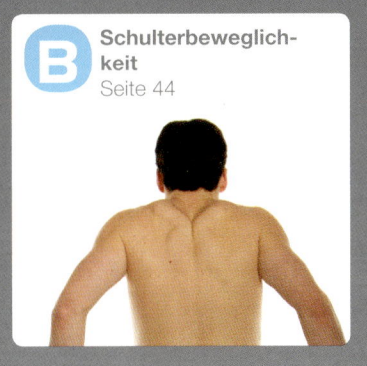

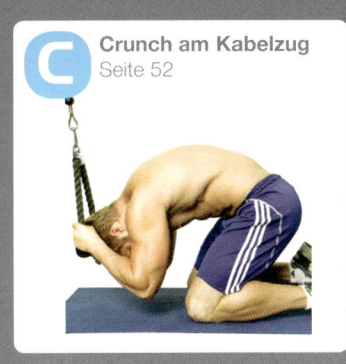

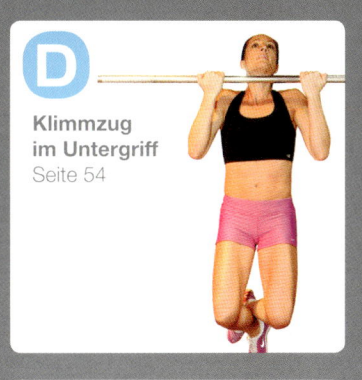

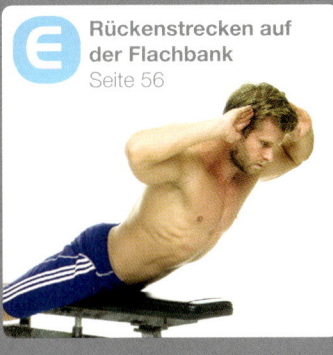

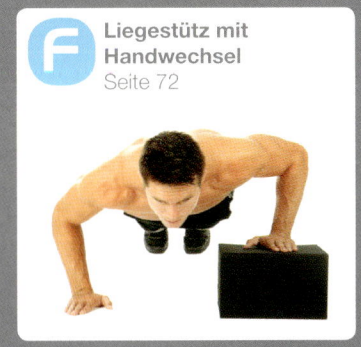

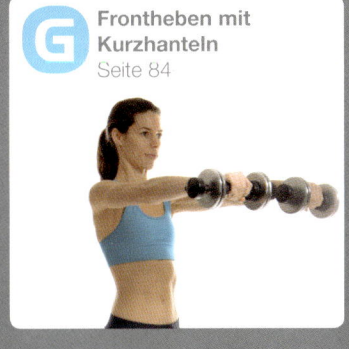

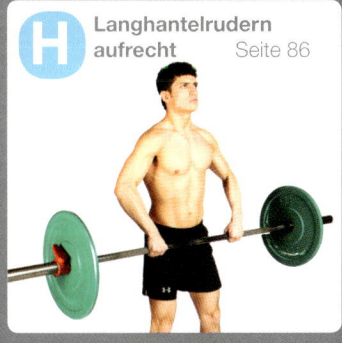

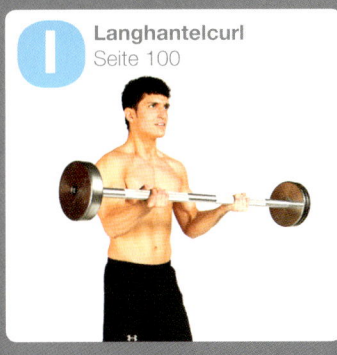

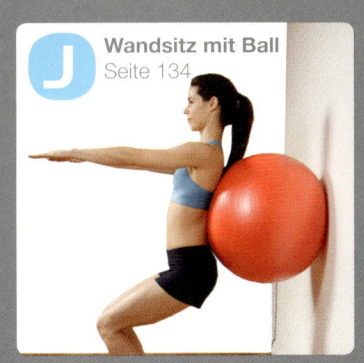

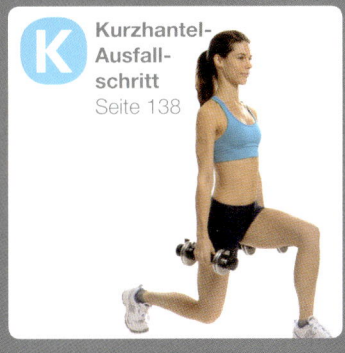

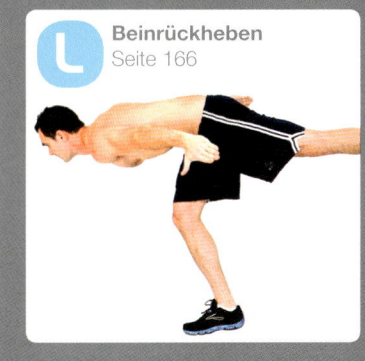

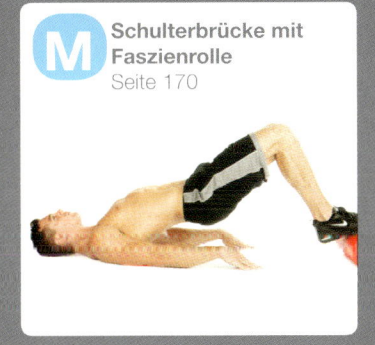

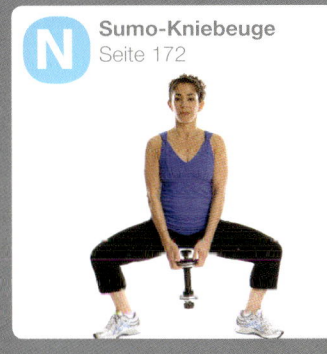

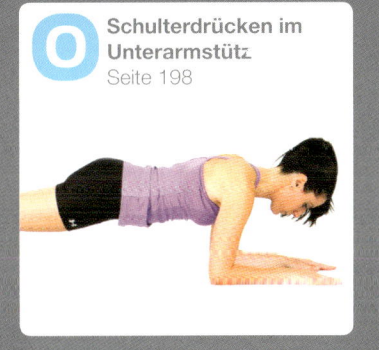

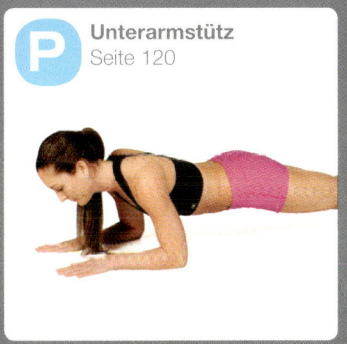

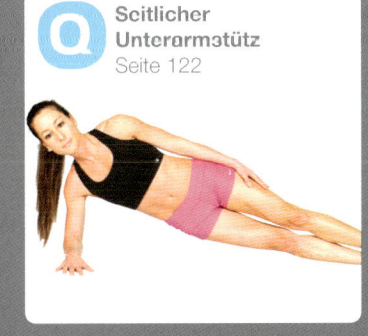

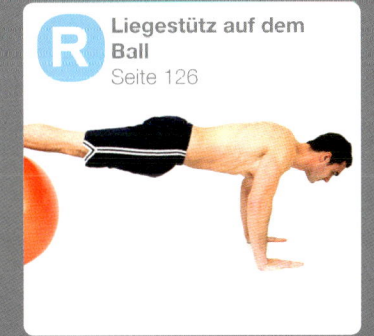

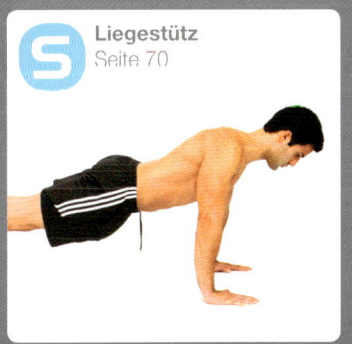

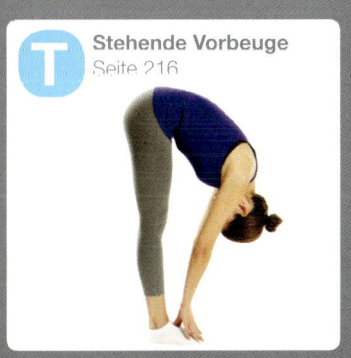

SEGELN

WORKOUTS

A Kurzhantelrudern — Seite 38	**B** Schulterbeweglichkeit — Seite 44	**C** Crunch am Kabelzug — Seite 52	**D** Klimmzug im Untergriff — Seite 54
E Rückenstrecken auf der Flachbank — Seite 56	**F** Liegestütz mit Handwechsel — Seite 72	**G** Frontheben mit Kurzhanteln — Seite 84	**H** Langhantelrudern aufrecht — Seite 86
I Langhantelcurl — Seite 100	**J** Wandsitz mit Ball — Seite 134	**K** Kurzhantel-Ausfallschritt — Seite 138	**L** Beinrückheben — Seite 166
M Schulterbrücke mit Faszienrolle — Seite 170	**N** Sumo-Kniebeuge — Seite 172	**O** Schulterdrücken im Unterarmstütz — Seite 198	**P** Unterarmstütz — Seite 120
Q Seitlicher Unterarmstütz — Seite 122	**R** Liegestütz auf dem Ball — Seite 126	**S** Liegestütz — Seite 70	**T** Stehende Vorbeuge — Seite 216

SKATEBOARDEN

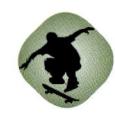

Eine starke Körpermitte ist die Basis, um Ihren Rumpf stabil zu halten, wenn Sie auf Ihrem Skateboard permanent Ihre Körperhaltung ausbalancieren. Da die Beine beim Skateboarden die Hauptarbeit verrichten, muss die Beinmuskulatur kräftig und ausdauerfähig sein, vor allem aber der zweiköpfige Oberschenkelmuskel und andere ischiocrurale Muskeln, die für das Beugen der Beine verantwortlich sind. Der Trapezmuskel wird benötigt, um die Schultern bei Drehungen des Skateboards auszurichten.

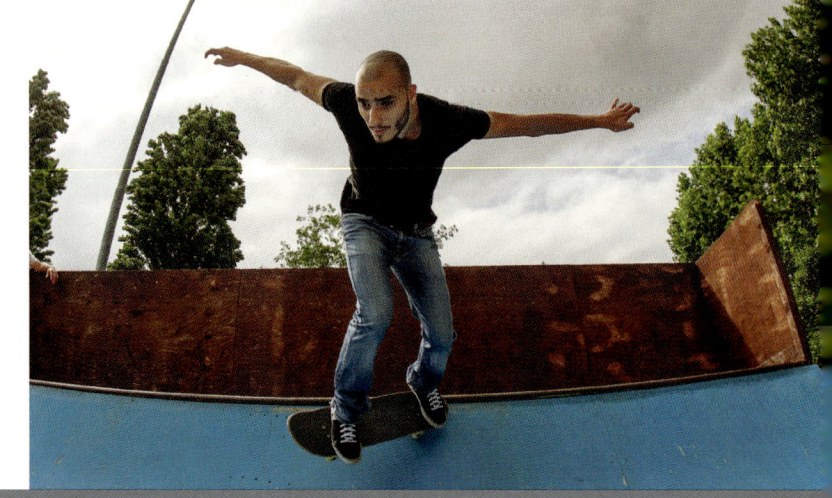

SPORTSPEZIFISCHE WORKOUTS

TRAININGSPLAN 1

Einsteiger 1

Tag 1:
A 3 Sätze à 12-15
D 3 Sätze à 10-12
E 3 Sätze à 10-12
G 3 Sätze à 10-12
I   3 Sätze à 12-15
M 30-120 Sek.

Tag 2:
Pause

Tag 3:
A 3 Sätze à 12-15
D 3 Sätze à 10-12
E 3 Sätze à 10-12
G 3 Sätze à 10-12
I   3 Sätze à 12-15
M 30-120 Sek.

Tag 4:
Pause

Tag 5:
A 3 Sätze à 12-15
D 3 Sätze à 10-12
E 3 Sätze à 10-12
G 3 Sätze à 10-12
I   3 Sätze à 12-15
M 30-120 Sek.

Tag 6:
Cardio 30-45 Min.

Tag 7:
Pause

Fortgeschrittene 1

Tag 1:
A 3 Sätze à 12-15
D 3 Sätze à 10-12
E 3 Sätze à 10-12
G 3 Sätze à 10-12
I   3 Sätze à 12-15
M 30-120 Sek.
N 30 Sek. – 1 Min.
O 3 Sätze à 3-5 je Seite

Tag 2:
Cardio 30-45 Min.

Tag 3:
A 3 Sätze à 12-15
D 3 Sätze à 10-12
E 3 Sätze à 10-12
G 3 Sätze à 10-12
I   3 Sätze à 12-15
M 30-120 Sek.
N 30 Sek. – 1 Min.
O 3 Sätze à 3-5/Seite

Tag 4:
Pause

Tag 5:
A 3 Sätze à 12-15
D 3 Sätze à 10-12
E 3 Sätze à 10-12
G 3 Sätze à 10-12
I   3 Sätze à 12-15
M 30-120 Sek.
N 30 Sek. – 1 Min.
O 3 Sätze à 3-5 je Seite

Tag 6:
Cardio 30-45 Min.

Tag 7:
Pause

Profis 1

Tag 1:
A 3 Sätze à 12-15
D 3 Sätze à 10-12
E 3 Sätze à 10-12
G 3 Sätze à 10-12
I   3 Sätze à 12-15
M 30-120 Sek.
N 30 Sek. – 1 Min.
O 3 Sätze à 3-5 je Seite
P 3 Sätze à 15
S 3 Sätze à 25

Tag 2:
Cardio 30-45 Min.

Tag 3:
A 3 Sätze à 12-15
D 3 Sätze à 10-12
E 3 Sätze à 10-12
G 3 Sätze à 10-12
I   3 Sätze à 12-15
M 30-120 Sek.
N 30 Sek. – 1 Min.
O 3 Sätze à 3-5/Seite
P 3 Sätze à 15
S 3 Sätze à 25

Tag 4:
Cardio 30-45 Min.

Tag 5:
A 3 Sätze à 12-15
D 3 Sätze à 10-12
E 3 Sätze à 10-12
G 3 Sätze à 10-12
I   3 Sätze à 12-15
M 30-120 Sek.
N 30 Sek. – 1 Min.
O 3 Sätze à 3-5 je Seite
P 3 Sätze à 15
S 3 Sätze à 25

Tag 6:
Cardio 30-45 Min.

Tag 7:
Pause

TRAININGSPLAN 2

Einsteiger 2

Tag 1:
B 3 Sätze à 12-15
C 3 Sätze à 8-10
F 3 Sätze à 10-12
H 3 Sätze à 12-15
J 3 Sätze à 15
K 3 Sätze à 15

Tag 2:
Pause

Tag 3:
B 3 Sätze à 12-15
C 3 Sätze à 8-10
F 3 Sätze à 10-12
H 3 Sätze à 12-15
J 3 Sätze à 15
K 3 Sätze à 15

Tag 4:
Pause

Tag 5:
B 3 Sätze à 12-15
C 3 Sätze à 8-10
F 3 Sätze à 10-12
H 3 Sätze à 12-15
J 3 Sätze à 15
K 3 Sätze à 15

Tag 6:
Cardio 30-45 Min.

Tag 7:
Pause

Fortgeschrittene 2

Tag 1:
B 3 Sätze à 12-15
C 3 Sätze à 8-10
F 3 Sätze à 10-12
H 3 Sätze à 12-15
J 3 Sätze à 15
K 3 Sätze à 15
L 3 Sätze à 15
Q 3 Sätze à 20

Tag 2:
Cardio 30-45 Min.

Tag 3:
B 3 Sätze à 12-15
C 3 Sätze à 8-10
F 3 Sätze à 10-12
H 3 Sätze à 12-15
J 3 Sätze à 15
K 3 Sätze à 15
L 3 Sätze à 15
Q 3 Sätze à 20

Tag 4:
Pause

Tag 5:
B 3 Sätze à 12-15
C 3 Sätze à 8-10
F 3 Sätze à 10-12
H 3 Sätze à 12-15
J 3 Sätze à 15
K 3 Sätze à 15
L 3 Sätze à 15
Q 3 Sätze à 20

Tag 6:
Cardio 30-45 Min.

Tag 7:
Pause

Profis 2

Tag 1:
B 3 Sätze à 12-15
C 3 Sätze à 8-10
F 3 Sätze à 10-12
H 3 Sätze à 12-15
J 3 Sätze à 15
K 3 Sätze à 15
L 3 Sätze à 15
Q 3 Sätze à 20
R 3 Sätze à 20
T 3 Sätze à 20

Tag 2:
Cardio 30-45 Min.

Tag 3:
B 3 Sätze à 12-15
C 3 Sätze à 8-10
F 3 Sätze à 10-12
H 3 Sätze à 12-15
J 3 Sätze à 15
K 3 Sätze à 15
L 3 Sätze à 15
Q 3 Sätze à 20
R 3 Sätze à 20
T 3 Sätze à 20

Tag 4:
Cardio 30-45 Min.

Tag 5:
B 3 Sätze à 12-15
C 3 Sätze à 8-10
F 3 Sätze à 10-12
H 3 Sätze à 12-15
J 3 Sätze à 15
K 3 Sätze à 15
L 3 Sätze à 15
Q 3 Sätze à 20
R 3 Sätze à 20
T 3 Sätze à 20

Tag 6:
Cardio 30-45 Min.

Tag 7:
Pause

SKATEBOARDEN

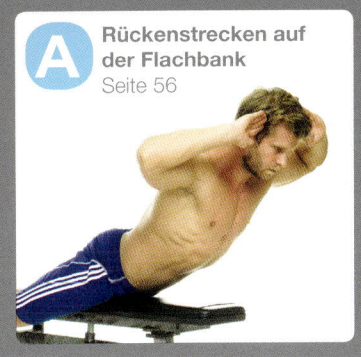

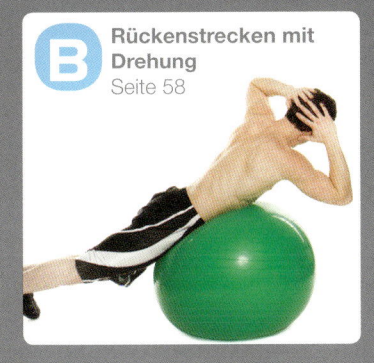

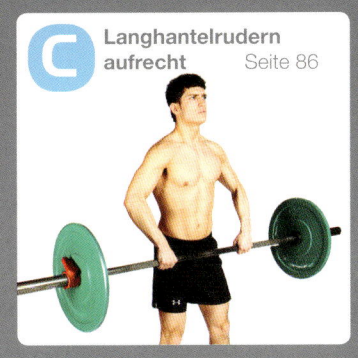

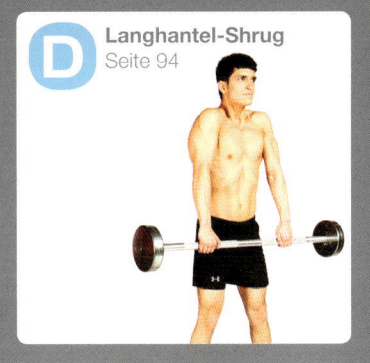

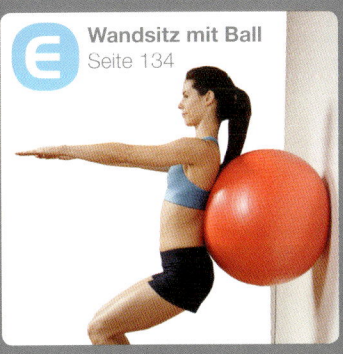

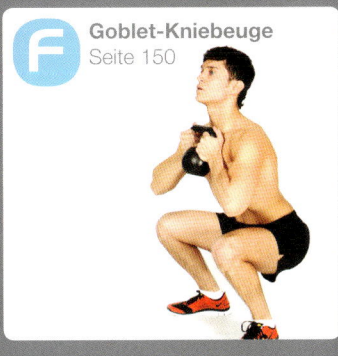

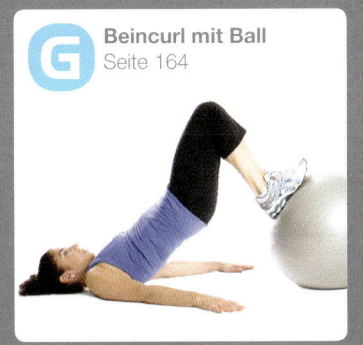

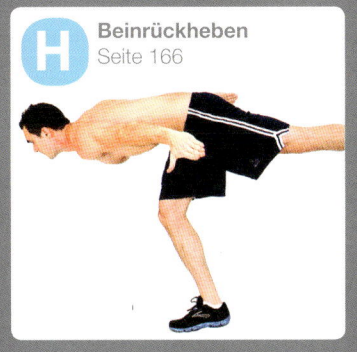

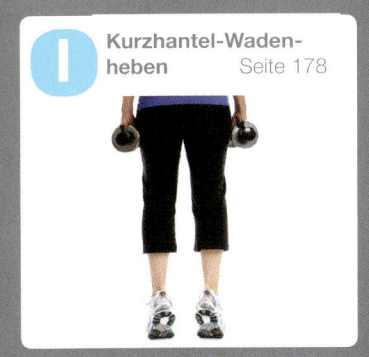

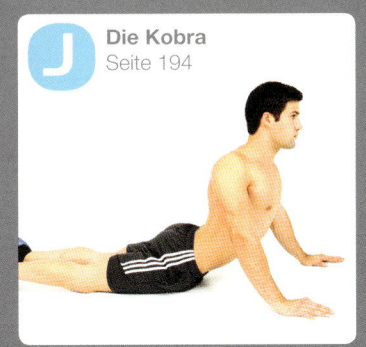

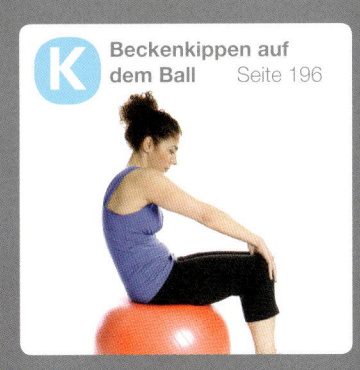

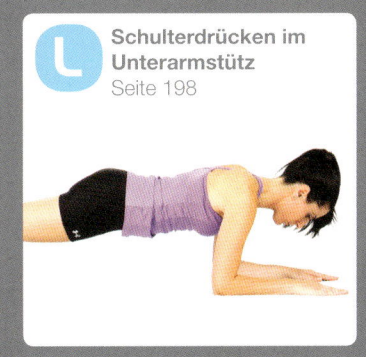

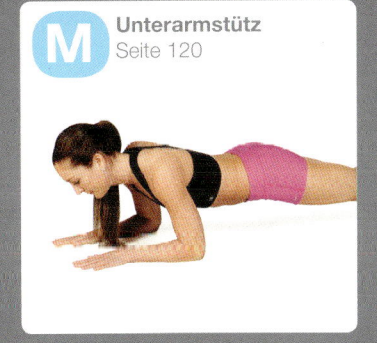

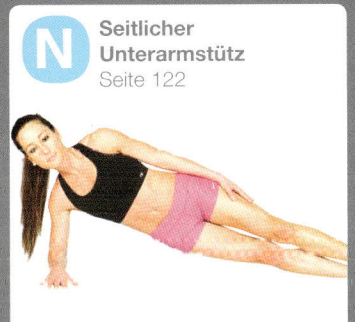

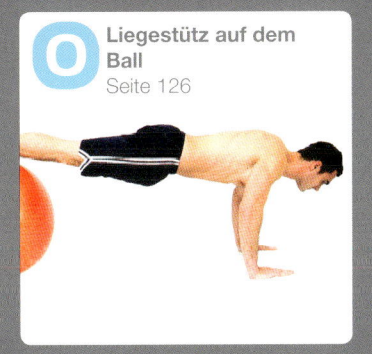

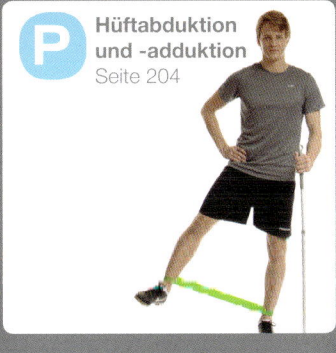

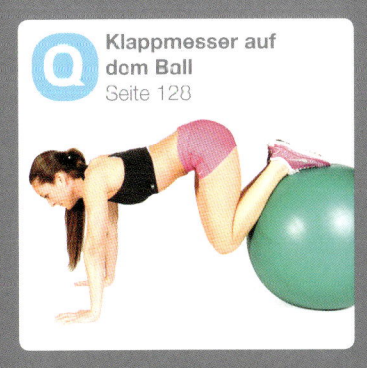

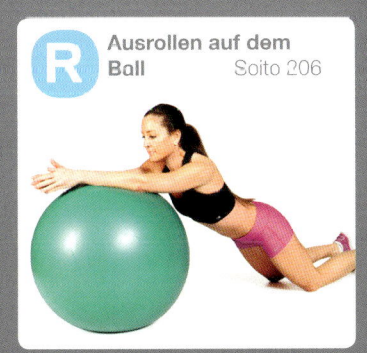

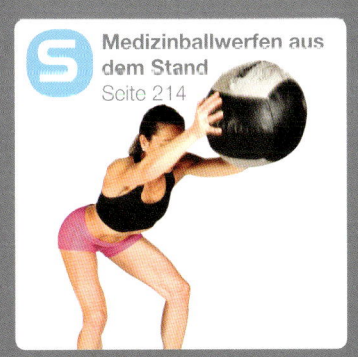

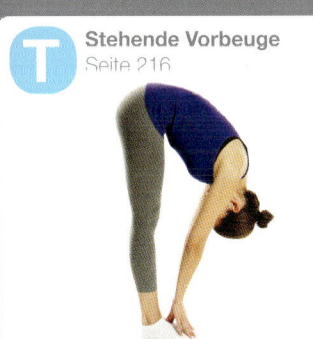

WORKOUTS

A Rückenstrecken auf der Flachbank — Seite 56	**B** Rückenstrecken mit Drehung — Seite 58	**C** Langhantelrudern aufrecht — Seite 86	**D** Langhantel-Shrug — Seite 94
E Wandsitz mit Ball — Seite 134	**F** Goblet-Kniebeuge — Seite 150	**G** Beincurl mit Ball — Seite 164	**H** Beinrückheben — Seite 166
I Kurzhantel-Wadenheben — Seite 178	**J** Die Kobra — Seite 194	**K** Beckenkippen auf dem Ball — Seite 196	**L** Schulterdrücken im Unterarmstütz — Seite 198
M Unterarmstütz — Seite 120	**N** Seitlicher Unterarmstütz — Seite 122	**O** Liegestütz auf dem Ball — Seite 126	**P** Hüftabduktion und -adduktion — Seite 204
Q Klappmesser auf dem Ball — Seite 128	**R** Ausrollen auf dem Ball — Seite 206	**S** Medizinballwerfen aus dem Stand — Seite 214	**T** Stehende Vorbeuge — Seite 216

327

SKI ALPIN

Skifahren erfordert eine Reihe von komplexen Wechselwirkungen zwischen den Muskeln von Ober- und Unterkörper. Die Rumpfmuskulatur steuert diese Interaktion und hilft Ihnen, Ihr Gleichgewicht zu halten, die wichtigste Fertigkeit beim Skifahren. Eine kräftige Oberschenkelmuskulatur ist essentiell für die Beugung Ihrer Knie und den Schutz Ihrer Kreuzbänder, die zum Bandapparat der Kniegelenke gehören und oft beim Skifahren reißen. Die Gesäßmuskeln unterstützen Ihre Beine bei der Außenrotation, wenn Sie Ihre Ski lenken.

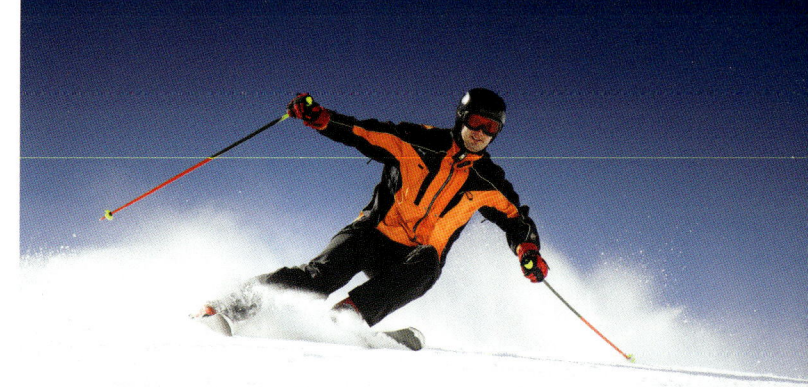

TRAININGSPLAN 1

Einsteiger 1

Tag 1:
B 3 Sätze à 10-12
E 3 Sätze à 10-12
F 3 Sätze à 10-12
G 3 Sätze à 10-12
I 3 Sätze à 12-15
P 30 Sek. – 2 Min.

Tag 2:
Pause

Tag 3:
B 3 Sätze à 10-12
E 3 Sätze à 10-12
F 3 Sätze à 10-12
G 3 Sätze à 10-12
I 3 Sätze à 12-15
P 30 Sek. – 2 Min.

Tag 4:
Pause

Tag 5:
B 3 Sätze à 10-12
E 3 Sätze à 10-12
F 3 Sätze à 10-12
G 3 Sätze à 10-12
I 3 Sätze à 12-15
P 30 Sek. – 2 Min.

Tag 6:
Cardio 30-45 Min.

Tag 7:
Pause

Fortgeschrittene 1

Tag 1:
A 3 Sätze à 12-15
B 3 Sätze à 10-12
E 3 Sätze à 10-12
F 3 Sätze à 10-12
G 3 Sätze à 10-12
I 3 Sätze à 12-15
M 3 Sätze à 10-12
P 30 Sek. – 2 Min.

Tag 2:
Cardio 30-45 Min.

Tag 3:
A 3 Sätze à 12-15
B 3 Sätze à 10-12
E 3 Sätze à 10-12
F 3 Sätze à 10-12
G 3 Sätze à 10-12
I 3 Sätze à 12-15
M 3 Sätze à 10-12
P 30 Sek. – 2 Min.

Tag 4:
Pause

Tag 5:
A 3 Sätze à 12-15
B 3 Sätze à 10-12
E 3 Sätze à 10-12
F 3 Sätze à 10-12
G 3 Sätze à 10-12
I 3 Sätze à 12-15
M 3 Sätze à 10-12
P 30 Sek. – 2 Min.

Tag 6:
Cardio 30-45 Min.

Tag 7:
Pause

Profis 1

Tag 1:
A 3 Sätze à 12-15
B 3 Sätze à 10-12
E 3 Sätze à 10-12
F 3 Sätze à 10-12
G 3 Sätze à 10-12
I 3 Sätze à 12-15
M 3 Sätze à 10-12
O 3 Sätze à 10-12
P 30 Sek. – 2 Min.
T 20 x

Tag 2:
Cardio 30-45 Min.

Tag 3:
A 3 Sätze à 12-15
B 3 Sätze à 10-12
E 3 Sätze à 10-12
F 3 Sätze à 10-12
G 3 Sätze à 10-12
I 3 Sätze à 12-15
M 3 Sätze à 10-12
O 3 Sätze à 10-12
P 30 Sek. – 2 Min.
T 20 x

Tag 4:
Cardio 30-45 Min.

Tag 5:
A 3 Sätze à 12-15
B 3 Sätze à 10-12
E 3 Sätze à 10-12
F 3 Sätze à 10-12
G 3 Sätze à 10-12
I 3 Sätze à 12-15
M 3 Sätze à 10-12
O 3 Sätze à 10-12
P 30 Sek. – 2 Min.
T 20 x

Tag 6:
Cardio 30-45 Min.

Tag 7:
Pause

TRAININGSPLAN 2

Einsteiger 2

Tag 1:
C 3 Sätze à 20
D 3 Sätze à 8-10
H 3 Sätze à 12-15
J 3 Sätze à 12-15
K 3 Sätze à 15-20
L 3 Sätze à 15-20

Tag 2:
Pause

Tag 3:
C 3 Sätze à 20
D 3 Sätze à 8-10
H 3 Sätze à 12-15
J 3 Sätze à 12-15
K 3 Sätze à 15-20
L 3 Sätze à 15-20

Tag 4:
Pause

Tag 5:
C 3 Sätze à 20
D 3 Sätze à 8-10
H 3 Sätze à 12-15
J 3 Sätze à 12-15
K 3 Sätze à 15-20
L 3 Sätze à 15-20

Tag 6:
Cardio 30-45 Min.

Tag 7:
Pause

Fortgeschrittene 2

Tag 1:
C 3 Sätze à 20
D 3 Sätze à 8-10
H 3 Sätze à 12-15
J 3 Sätze à 12-15
K 3 Sätze à 15-20
L 3 Sätze à 15-20
N 3 Sätze à 12-15
Q 3 Sätze à 15

Tag 2:
Cardio 30-45 Min.

Tag 3:
C 3 Sätze à 20
D 3 Sätze à 8-10
H 3 Sätze à 12-15
J 3 Sätze à 12-15
K 3 Sätze à 15-20
L 3 Sätze à 15-20
N 3 Sätze à 12-15
Q 3 Sätze à 15

Tag 4:
Pause

Tag 5:
C 3 Sätze à 20
D 3 Sätze à 8-10
H 3 Sätze à 12-15
J 3 Sätze à 12-15
K 3 Sätze à 15-20
L 3 Sätze à 15-20
N 3 Sätze à 12-15
Q 3 Sätze à 15

Tag 6:
Cardio 30-45 Min.

Tag 7:
Pause

Profis 2

Tag 1:
C 3 Sätze à 20
D 3 Sätze à 8-10
H 3 Sätze à 12-15
J 3 Sätze à 12-15
K 3 Sätze à 15-20
L 3 Sätze à 15-20
N 3 Sätze à 12-15
Q 3 Sätze à 15
R 3 Sätze à 20
S 3 Sätze à 20

Tag 2:
Cardio 30-45 Min.

Tag 3:
C 3 Sätze à 20
D 3 Sätze à 8-10
H 3 Sätze à 12-15
J 3 Sätze à 12-15
K 3 Sätze à 15-20
L 3 Sätze à 15-20
N 3 Sätze à 12-15
Q 3 Sätze à 15
R 3 Sätze à 20
S 3 Sätze à 20

Tag 4:
Cardio 30-45 Min.

Tag 5:
C 3 Sätze à 20
D 3 Sätze à 8-10
H 3 Sätze à 12-15
J 3 Sätze à 12-15
K 3 Sätze à 15-20
L 3 Sätze à 15-20
N 3 Sätze à 12-15
Q 3 Sätze à 15
R 3 Sätze à 20
S 3 Sätze à 20

Tag 6:
Cardio 30-45 Min.

Tag 7:
Pause

SKI ALPIN

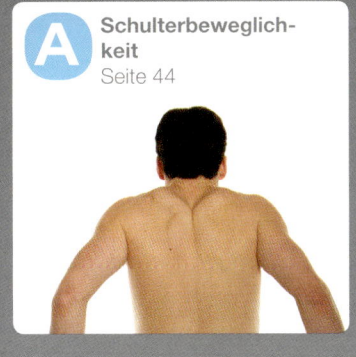

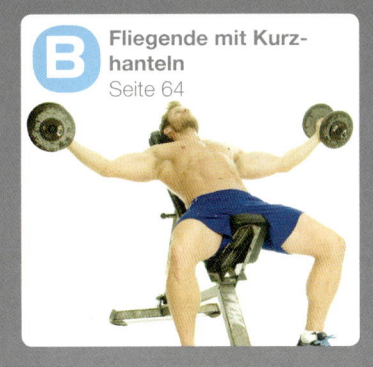

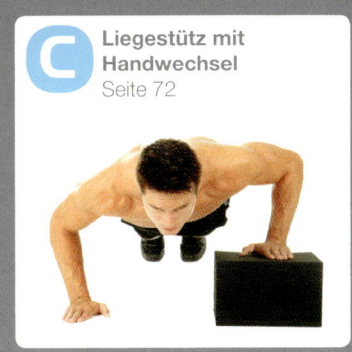

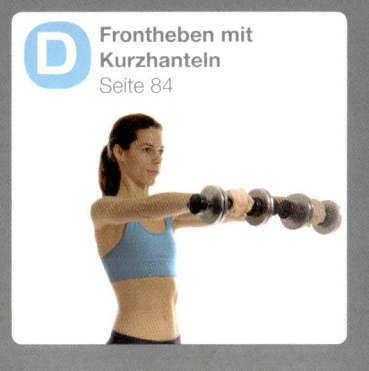

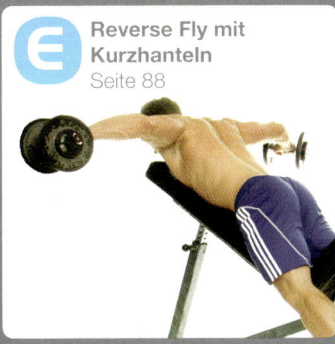

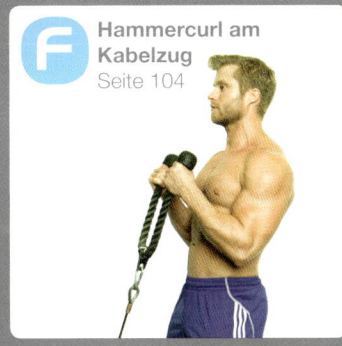

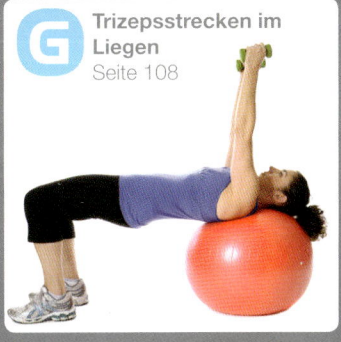

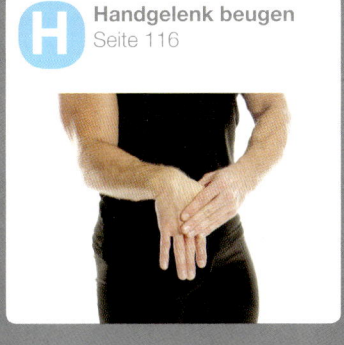

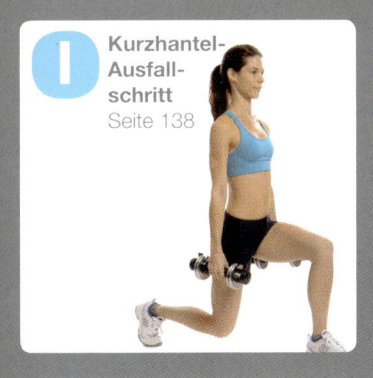

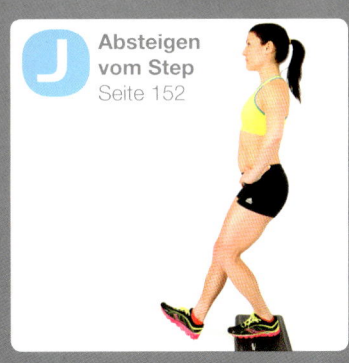

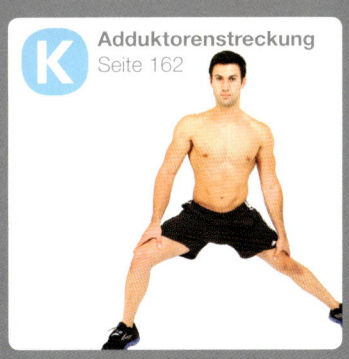

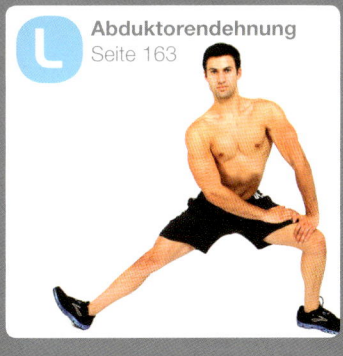

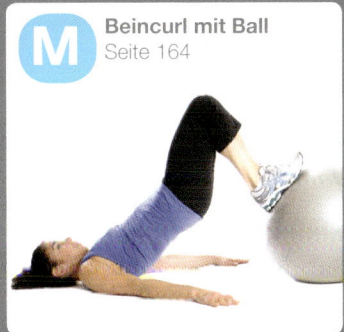

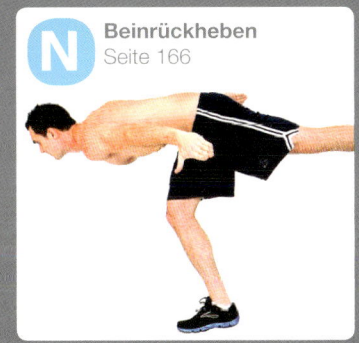

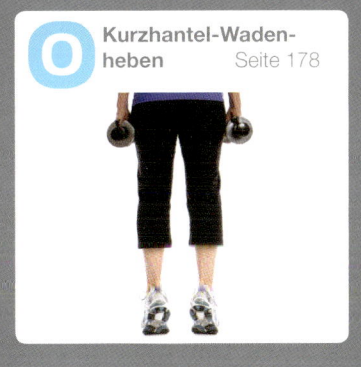

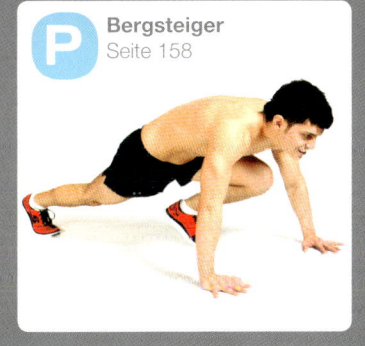

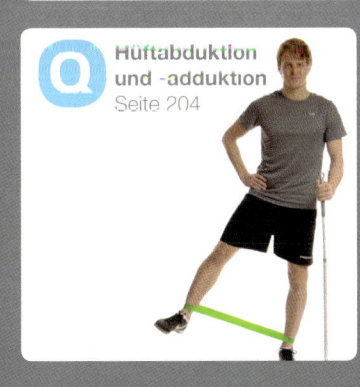

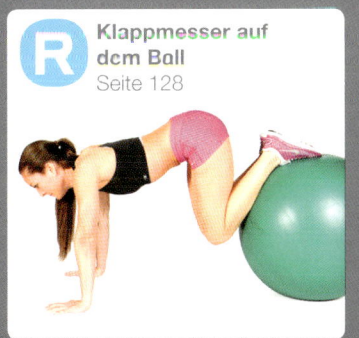

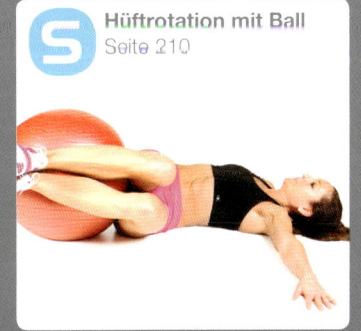

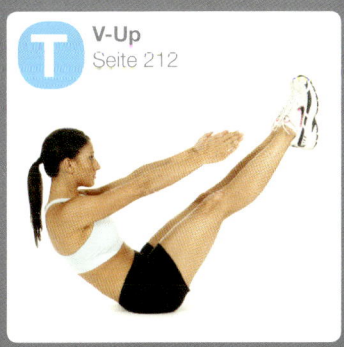

WORKOUTS

A Schulterbeweglichkeit — Seite 44

B Fliegende mit Kurzhanteln — Seite 64

C Liegestütz mit Handwechsel — Seite 72

D Frontheben mit Kurzhanteln — Seite 84

E Reverse Fly mit Kurzhanteln — Seite 88

F Hammercurl am Kabelzug — Seite 104

G Trizepsstrecken im Liegen — Seite 108

H Handgelenk beugen — Seite 116

I Kurzhantel-Ausfallschritt — Seite 138

J Absteigen vom Step — Seite 152

K Adduktorenstreckung — Seite 162

L Abduktorendehnung — Seite 163

M Beincurl mit Ball — Seite 164

N Beinrückheben — Seite 166

O Kurzhantel-Wadenheben — Seite 178

P Bergsteiger — Seite 158

Q Hüftabduktion und -adduktion — Seite 204

R Klappmesser auf dem Ball — Seite 128

S Hüftrotation mit Ball — Seite 210

T V-Up — Seite 212

329

SKILANGLAUF

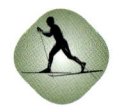

Dieser Langstreckensport wird für gewöhnlich auf präparierten Loipen ausgeführt. Die Kraft kommt beim Skilanglauf vor allem aus dem unteren Körper, aber auch die Muskeln des Oberkörpers werden für athletische und dynamische Bewegungen eingesetzt. Da bei diesem Sport erhebliche Energiemengen gebraucht werden, ist Skilanglauf nicht nur ein wahrer „Kalorienfresser", sondern ermöglicht auch noch ein ausgezeichnetes Training des Herz-Kreislaufsystems.

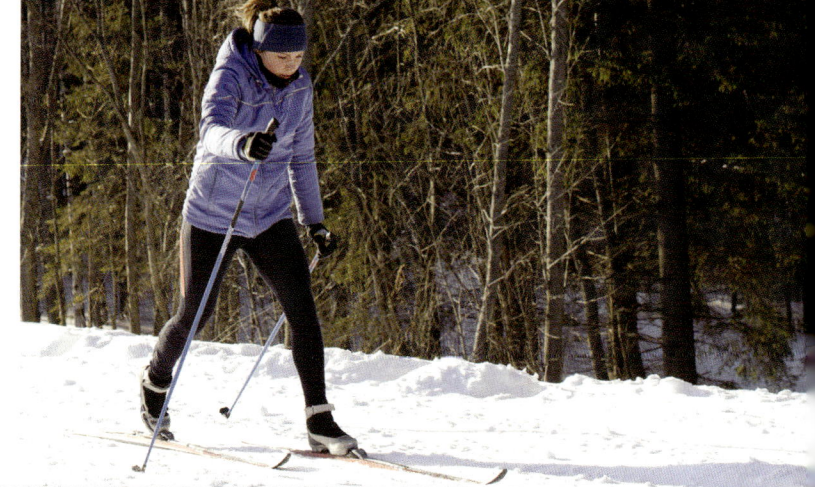

TRAININGSPLAN 1

Einsteiger 1

Tag 1:
B 3 Sätze à 10-12
E 3 Sätze à 10-12
F 3 Sätze à 10-12
G 3 Sätze à 10-12
I 3 Sätze à 12-15
P 30 Sek. – 2 Min.

Tag 2:
Pause

Tag 3:
B 3 Sätze à 10-12
E 3 Sätze à 10-12
F 3 Sätze à 10-12
G 3 Sätze à 10-12
I 3 Sätze à 12-15
P 30 Sek. – 2 Min.

Tag 4:
Pause

Tag 5:
B 3 Sätze à 10-12
E 3 Sätze à 10-12
F 3 Sätze à 10-12
G 3 Sätze à 10-12
I 3 Sätze à 12-15
P 30 Sek. – 2 Min.

Tag 6:
Cardio 30-45 Min.

Tag 7:
Pause

Fortgeschrittene 1

Tag 1:
A 3 Sätze à 12-15
B 3 Sätze à 10-12
E 3 Sätze à 10-12
F 3 Sätze à 10-12
G 3 Sätze à 10-12
I 3 Sätze à 12-15
M 3 Sätze à 10-12
P 30 Sek. – 2 Min.

Tag 2:
Cardio 30-45 Min.

Tag 3:
A 3 Sätze à 12-15
B 3 Sätze à 10-12
E 3 Sätze à 10-12
F 3 Sätze à 10-12
G 3 Sätze à 10-12
I 3 Sätze à 12-15
M 3 Sätze à 10-12
P 30 Sek. – 2 Min.

Tag 4:
Pause

Tag 5:
A 3 Sätze à 12-15
B 3 Sätze à 10-12
E 3 Sätze à 10-12
F 3 Sätze à 10-12
G 3 Sätze à 10-12
I 3 Sätze à 12-15
M 3 Sätze à 10-12
P 30 Sek. – 2 Min.

Tag 6:
Cardio 30-45 Min.

Tag 7:
Pause

Profis 1

Tag 1:
A 3 Sätze à 12-15
B 3 Sätze à 10-12
E 3 Sätze à 10-12
F 3 Sätze à 10-12
G 3 Sätze à 10-12
I 3 Sätze à 12-15
M 3 Sätze à 10-12
O 3 Sätze à 12-15
P 30 Sek. – 2 Min.
T 20 x

Tag 2:
Cardio 30-45 Min.

Tag 3:
A 3 Sätze à 12-15
B 3 Sätze à 10-12
E 3 Sätze à 10-12
F 3 Sätze à 10-12
G 3 Sätze à 10-12
I 3 Sätze à 12-15
M 3 Sätze à 10-12
O 3 Sätze à 12-15
P 30 Sek. – 2 Min.
T 20 x

Tag 4:
Cardio 30-45 Min.

Tag 5:
A 3 Sätze à 12-15
B 3 Sätze à 10-12
E 3 Sätze à 10-12
G 3 Sätze à 10-12
I 3 Sätze à 12-15
M 3 Sätze à 10-12
O 3 Sätze à 12-15
P 30 Sek. – 2 Min.
T 20 x

Tag 6:
Cardio 30-45 Min.

Tag 7:
Pause

TRAININGSPLAN 2

Einsteiger 2

Tag 1:
C 3 Sätze à 20
D 3 Sätze à 8-10
H 3 Sätze à 12-15
J 3 Sätze à 12-15
K 3 Sätze à 15-20
L 3 Sätze à 15-20

Tag 2:
Pause

Tag 3:
C 3 Sätze à 20
D 3 Sätze à 8-10
H 3 Sätze à 12-15
J 3 Sätze à 12-15
K 3 Sätze à 15-20
L 3 Sätze à 15-20

Tag 4:
Pause

Tag 5:
C 3 Sätze à 20
D 3 Sätze à 8-10
H 3 Sätze à 12-15
J 3 Sätze à 12-15
K 3 Sätze à 15-20
L 3 Sätze à 15-20

Tag 6:
Cardio 30-45 Min.

Tag 7:
Pause

Fortgeschrittene 2

Tag 1:
C 3 Sätze à 20
D 3 Sätze à 8-10
H 3 Sätze à 12-15
J 3 Sätze à 12-15
K 3 Sätze à 15-20
L 3 Sätze à 15-20
N 3 Sätze à 12-15
Q 3 Sätze à 15

Tag 2:
Cardio 30-45 Min.

Tag 3:
C 3 Sätze à 20
D 3 Sätze à 8-10
H 3 Sätze à 12-15
J 3 Sätze à 12-15
K 3 Sätze à 15-20
L 3 Sätze à 15-20
N 3 Sätze à 12-15
Q 3 Sätze à 15

Tag 4:
Pause

Tag 5:
C 3 Sätze à 20
D 3 Sätze à 8-10
H 3 Sätze à 12-15
J 3 Sätze à 12-15
K 3 Sätze à 15-20
L 3 Sätze à 15-20
N 3 Sätze à 12-15
Q 3 Sätze à 15

Tag 6:
Cardio 30-45 Min.

Tag 7:
Pause

Profis 2

Tag 1:
C 3 Sätze à 20
D 3 Sätze à 8-10
H 3 Sätze à 12-15
J 3 Sätze à 12-15
K 3 Sätze à 15-20
L 3 Sätze à 15-20
N 3 Sätze à 12-15
Q 3 Sätze à 15
R 3 Sätze à 20
S 3 Sätze à 20

Tag 2:
Cardio 30-45 Min.

Tag 3:
C 3 Sätze à 20
D 3 Sätze à 8-10
H 3 Sätze à 12-15
J 3 Sätze à 12-15
K 3 Sätze à 15-20
L 3 Sätze à 15-20
N 3 Sätze à 12-15
Q 3 Sätze à 15
R 3 Sätze à 20
S 3 Sätze à 20

Tag 4:
Cardio 30-45 Min.

Tag 5:
C 3 Sätze à 20
D 3 Sätze à 8-10
H 3 Sätze à 12-15
J 3 Sätze à 12-15
K 3 Sätze à 15-20
L 3 Sätze à 15-20
N 3 Sätze à 12-15
Q 3 Sätze à 15
R 3 Sätze à 20
S 3 Sätze à 20

Tag 6:
Cardio 30-45 Min.

Tag 7:
Pause

SKILANGLAUF

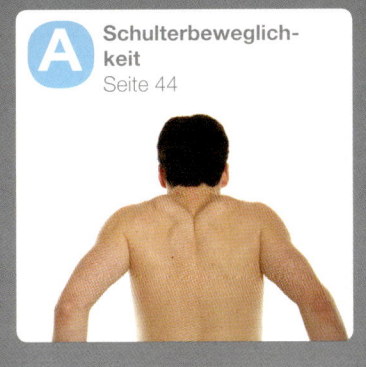

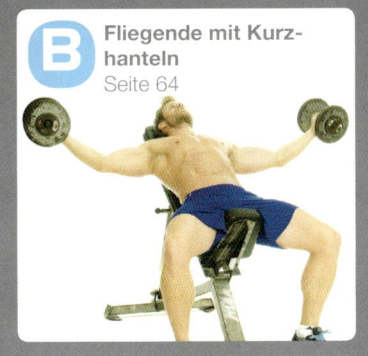

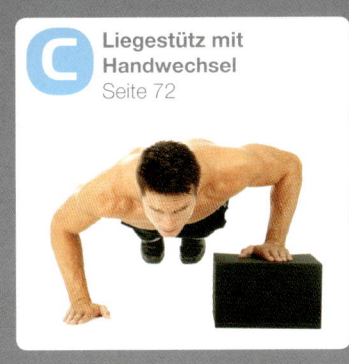

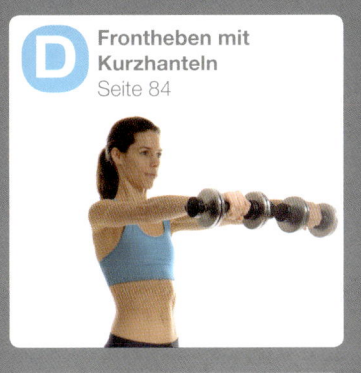

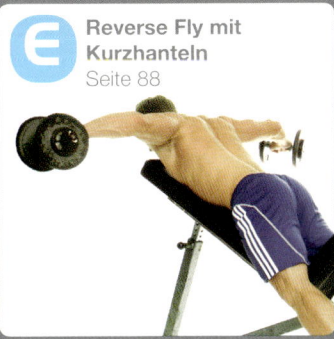

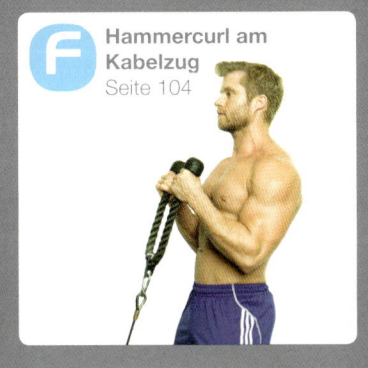

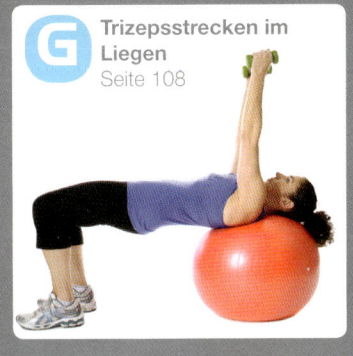

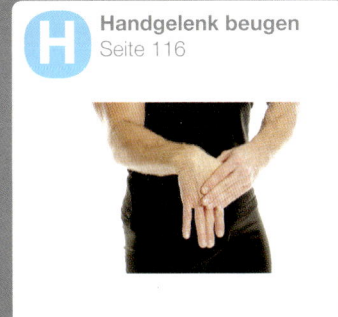

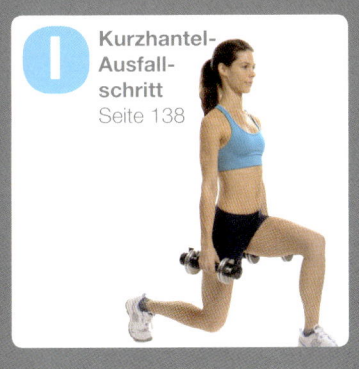

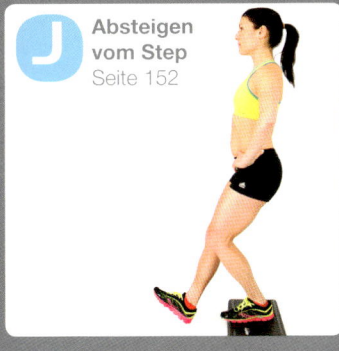

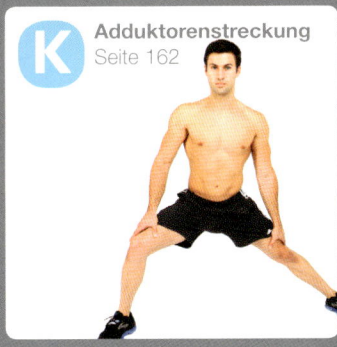

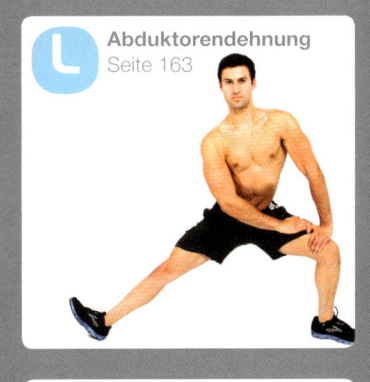

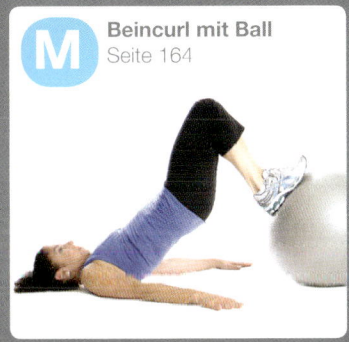

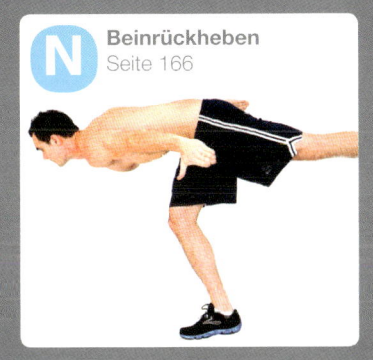

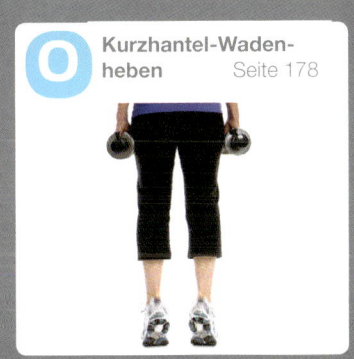

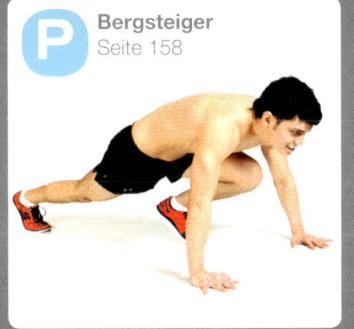

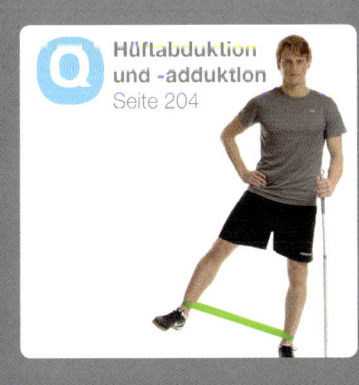

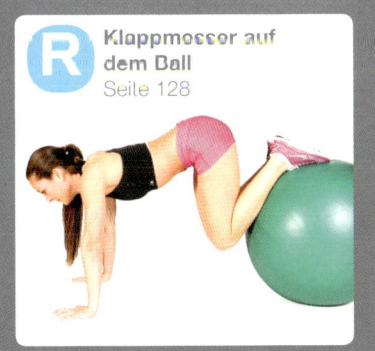

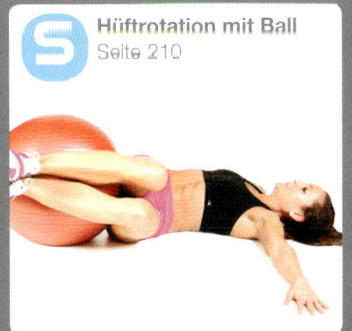

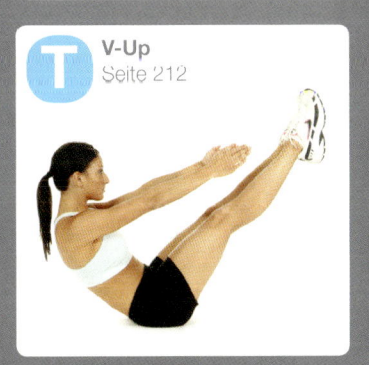

WORKOUTS

A Schulterbeweglichkeit
Seite 44

B Fliegende mit Kurzhanteln
Seite 64

C Liegestütz mit Handwechsel
Seite 72

D Frontheben mit Kurzhanteln
Seite 84

E Reverse Fly mit Kurzhanteln
Seite 88

F Hammercurl am Kabelzug
Seite 104

G Trizepsstrecken im Liegen
Seite 108

H Handgelenk beugen
Seite 116

I Kurzhantel-Ausfallschritt
Seite 138

J Absteigen vom Step
Seite 152

K Adduktorenstreckung
Seite 162

L Abduktorendehnung
Seite 163

M Beincurl mit Ball
Seite 164

N Beinrückheben
Seite 166

O Kurzhantel-Wadenheben
Seite 178

P Bergsteiger
Seite 158

Q Hüftabduktion und -adduktion
Seite 204

R Klappmesser auf dem Ball
Seite 128

S Hüftrotation mit Ball
Seite 210

T V-Up
Seite 212

331

SNOWBOARDEN

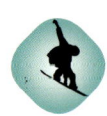

Snowboarden erfordert zur Ausbalancierung und Stabilisierung eine kräftige Körpermitte. Der Quadrizeps und die ischiocrurale Muskulatur werden bei Abfahrten benötigt, wenn Sie Ihren Schwerpunkt durch Beugen und Strecken der Knie ständig verlagern müssen. Die Gesäß- und Hüftmuskeln unterstützen Sie beim Steuern des Boards, die Fuß- und Sprunggelenkmuskeln sind entscheidend für Drehungen. Sie brauchen eine starke Schienbein- und Wadenmuskulatur, um Ihre Füße gut strecken und beugen zu können, während Sie schnell über wellige Oberflächen fahren.

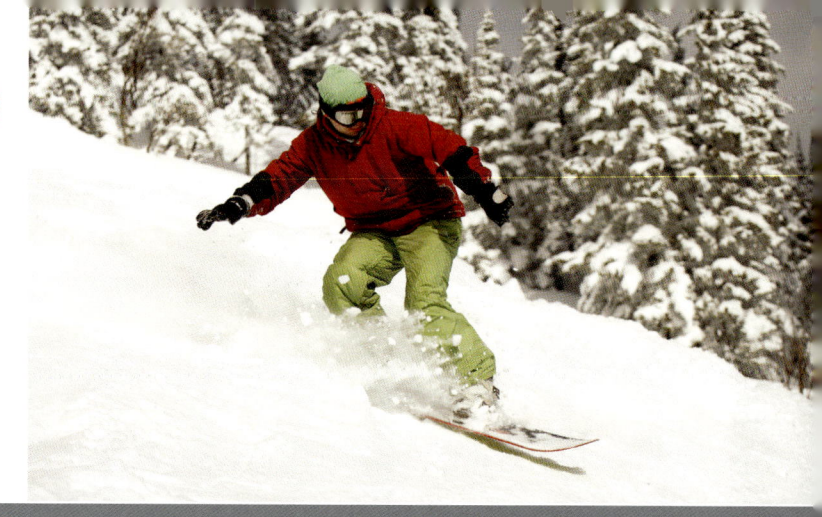

TRAININGSPLAN 1

Einsteiger 1

Tag 1:
B 3 Sätze à 8-10
C 3 Sätze à 12-15
D 3 Sätze à 10-12
J 3 Sätze à 12-15
K 3 Sätze à 12-15
Q 30-60 Sek./Seite

Tag 2:
Pause

Tag 3:
B 3 Sätze à 8-10
C 3 Sätze à 12-15
D 3 Sätze à 10-12
J 3 Sätze à 12-15
K 3 Sätze à 12-15
Q 30-60 Sek./Seite

Tag 4:
Pause

Tag 5:
B 3 Sätze à 8-10
C 3 Sätze à 12-15
D 3 Sätze à 10-12
J 3 Sätze à 12-15
K 3 Sätze à 12-15
Q 30-60 Sek./Seite

Tag 6:
Cardio 30-45 Min.

Tag 7:
Pause

Fortgeschrittene 1

Tag 1:
B 3 Sätze à 8-10
C 3 Sätze à 12-15
D 3 Sätze à 10-12
G 3 Sätze à 15-20
H 3 Sätze à 15-20
J 3 Sätze à 12-15
K 3 Sätze à 12-15
Q 30-60 Sek./Seite

Tag 2:
Cardio 30-45 Min.

Tag 3:
B 3 Sätze à 8-10
C 3 Sätze à 12-15
D 3 Sätze à 10-12
G 3 Sätze à 15-20
H 3 Sätze à 15-20
J 3 Sätze à 12-15
K 3 Sätze à 12-15
Q 30-60 Sek./Seite

Tag 4:
Pause

Tag 5:
B 3 Sätze à 8-10
C 3 Sätze à 12-15
D 3 Sätze à 10-12
G 3 Sätze à 15-20
H 3 Sätze à 15-20
J 3 Sätze à 12-15
K 3 Sätze à 12-15
Q 30-60 Sek./Seite

Tag 6:
Cardio 30-45 Min.

Tag 7:
Pause

Profis 1

Tag 1:
B 3 Sätze à 8-10
C 3 Sätze à 12-15
D 3 Sätze à 10-12
G 3 Sätze à 15-20
H 3 Sätze à 15-20
J 3 Sätze à 12-15
K 3 Sätze à 12-15
O 30 Sek. – 2 Min.
Q 30-60 Sek./Seite
T 3 Sätze à 20

Tag 2:
Cardio 30-45 Min.

Tag 3:
B 3 Sätze à 8-10
C 3 Sätze à 12-15
D 3 Sätze à 10-12
G 3 Sätze à 15-20
H 3 Sätze à 15-20
J 3 Sätze à 12-15
K 3 Sätze à 12-15
O 30 Sek. – 2 Min.
Q 30-60 Sek./Seite
T 3 Sätze à 20

Tag 4:
Cardio 30-45 Min.

Tag 5:
B 3 Sätze à 8-10
C 3 Sätze à 12-15
D 3 Sätze à 10-12
G 3 Sätze à 15-20
H 3 Sätze à 15-20
J 3 Sätze à 12-15
K 3 Sätze à 12-15
O 30 Sek. – 2 Min.
Q 30-60 Sek./Seite
T 3 Sätze à 20

Tag 6:
Cardio 30-45 Min.

Tag 7:
Pause

TRAININGSPLAN 2

Einsteiger 2

Tag 1:
A 3 Sätze à 8-10
E 3 Sätze à 12-15
F 3 Sätze à 12-15
I 3 Sätze à 10-12
L 3 Sätze à 20
M 3 Sätze à 30

Tag 2:
Pause

Tag 3:
A 3 Sätze à 8-10
E 3 Sätze à 12-15
F 3 Sätze à 12-15
I 3 Sätze à 10-12
L 3 Sätze à 20
M 3 Sätze à 30

Tag 4:
Pause

Tag 5:
A 3 Sätze à 8-10
E 3 Sätze à 12-15
F 3 Sätze à 12-15
I 3 Sätze à 10-12
L 3 Sätze à 20
M 3 Sätze à 30

Tag 6:
Cardio 30-45 Min.

Tag 7:
Pause

Fortgeschrittene 2

Tag 1:
A 3 Sätze à 8-10
E 3 Sätze à 12-15
F 3 Sätze à 12-15
I 3 Sätze à 10-12
L 3 Sätze à 20
M 3 Sätze à 30
N 3 Sätze à 15
P 3 Sätze à 30

Tag 2:
Cardio 30-45 Min.

Tag 3:
A 3 Sätze à 8-10
E 3 Sätze à 12-15
F 3 Sätze à 12-15
I 3 Sätze à 10-12
L 3 Sätze à 20
M 3 Sätze à 30
N 3 Sätze à 15
P 3 Sätze à 30

Tag 4:
Pause

Tag 5:
A 3 Sätze à 8-10
E 3 Sätze à 12-15
F 3 Sätze à 12-15
I 3 Sätze à 10-12
L 3 Sätze à 20
M 3 Sätze à 30
N 3 Sätze à 15
P 3 Sätze à 30

Tag 6:
Cardio 30-45 Min.

Tag 7:
Pause

Profis 2

Tag 1:
A 3 Sätze à 8-10
E 3 Sätze à 12-15
F 3 Sätze à 12-15
I 3 Sätze à 10-12
L 3 Sätze à 20
M 3 Sätze à 30
N 3 Sätze à 15
P 3 Sätze à 30
R 3 Sätze à 15
S 3 Sätze à 20

Tag 2:
Cardio 30-45 Min.

Tag 3:
A 3 Sätze à 8-10
E 3 Sätze à 12-15
F 3 Sätze à 12-15
I 3 Sätze à 10-12
L 3 Sätze à 20
M 3 Sätze à 30
N 3 Sätze à 15
P 3 Sätze à 30
R 3 Sätze à 15
S 3 Sätze à 20

Tag 4:
Cardio 30-45 Min.

Tag 5:
A 3 Sätze à 8-10
E 3 Sätze à 12-15
F 3 Sätze à 12-15
I 3 Sätze à 10-12
L 3 Sätze à 20
M 3 Sätze à 30
N 3 Sätze à 15
P 3 Sätze à 30
R 3 Sätze à 15
S 3 Sätze à 20

Tag 6:
Cardio 30-45 Min.

Tag 7:
Pause

SNOWBOARDEN

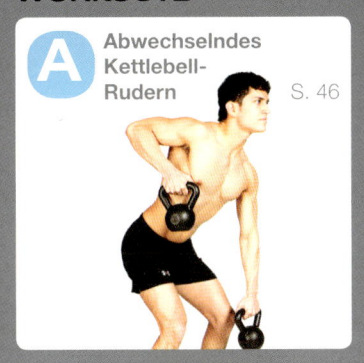

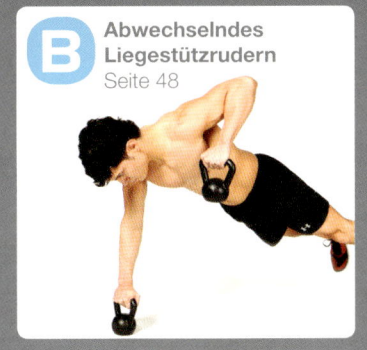

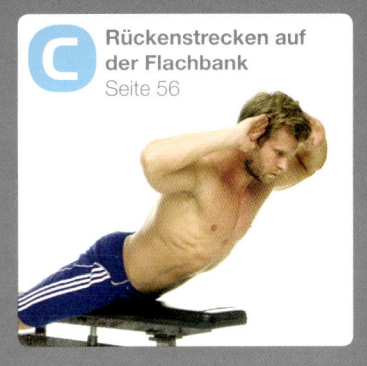

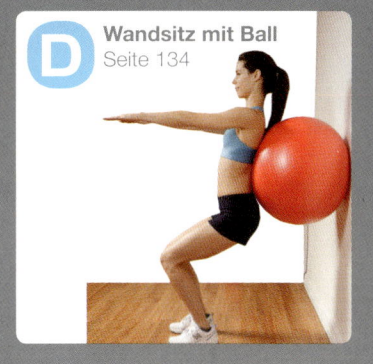

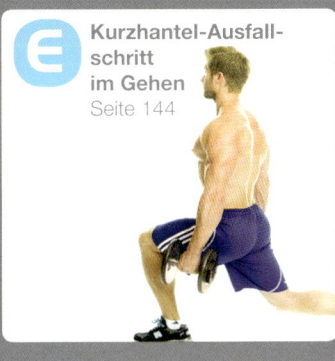

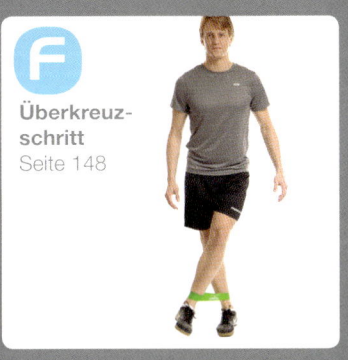

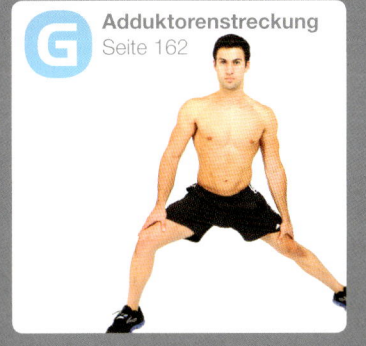

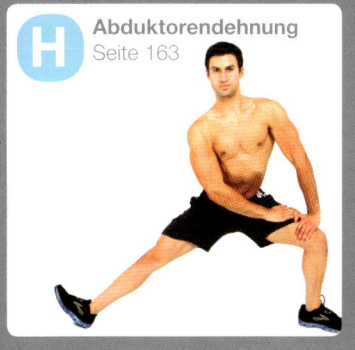

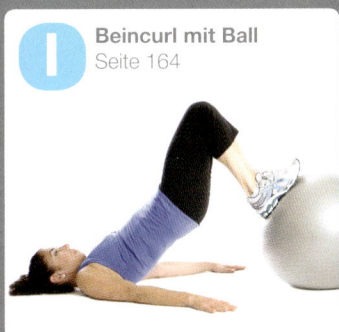

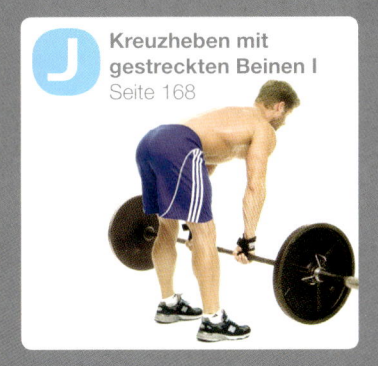

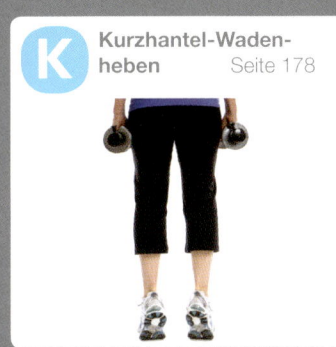

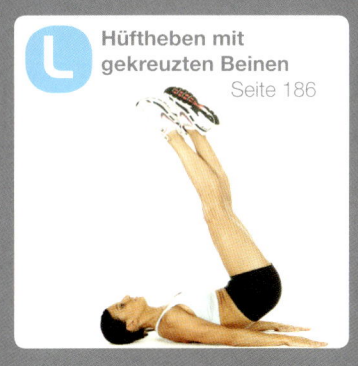

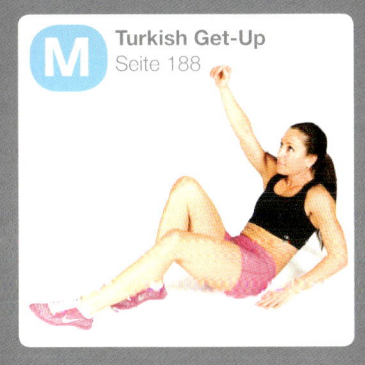

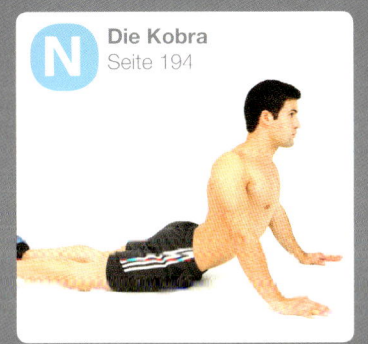

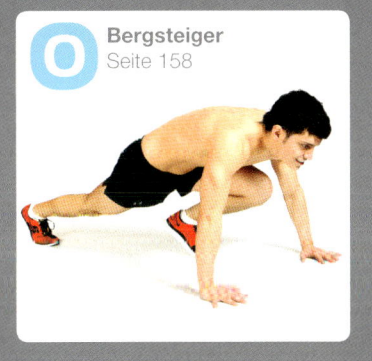

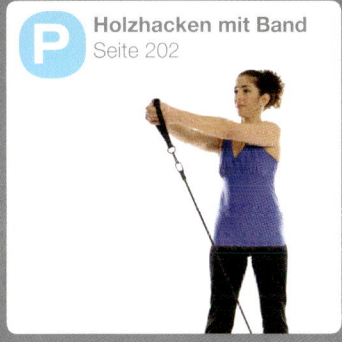

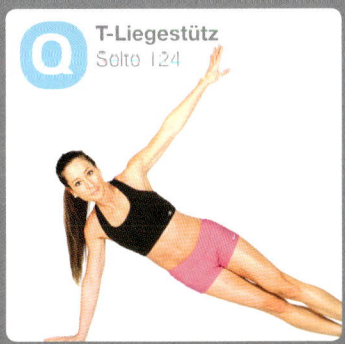

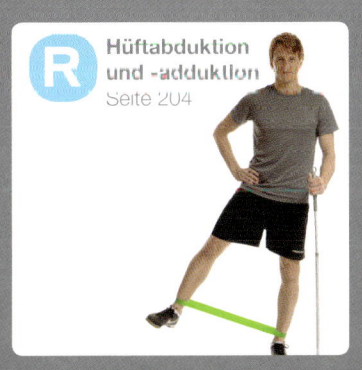

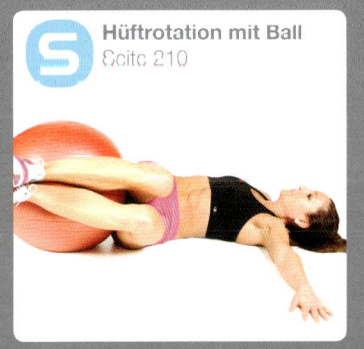

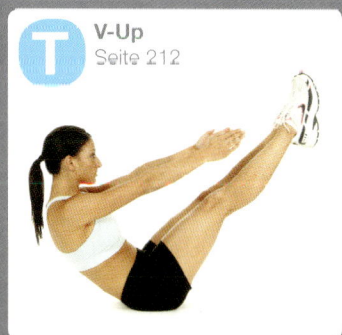

WORKOUTS

A Abwechselndes Kettlebell-Rudern S. 46

B Abwechselndes Liegestützrudern Seite 48

C Rückenstrecken auf der Flachbank Seite 56

D Wandsitz mit Ball Seite 134

E Kurzhantel-Ausfallschritt im Gehen Seite 144

F Überkreuzschritt Seite 148

G Adduktorenstreckung Seite 162

H Abduktorendehnung Seite 163

I Beincurl mit Ball Seite 164

J Kreuzheben mit gestreckten Beinen I Seite 168

K Kurzhantel-Wadenheben Seite 178

L Hüftheben mit gekreuzten Beinen Seite 186

M Turkish Get-Up Seite 188

N Die Kobra Seite 194

O Bergsteiger Seite 158

P Holzhacken mit Band Seite 202

Q T-Liegestütz Seite 124

R Hüftabduktion und -adduktion Seite 204

S Hüftrotation mit Ball Seite 210

T V-Up Seite 212

333

SPORTSCHIESSEN

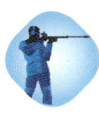

Es bedarf langer Übung, bis man in der Lage ist, ein Gewehr ruhig zu halten, ein Ziel richtig durch das Visier anzupeilen und einen genauen Schuß abzugeben. Die Rumpfmuskulatur sorgt für die Stabilisierung des Schützen, während die Gesäß- und Oberschenkelmuskeln die notwendige Streckung von Hüfte und Knie bewirken. Wenn Sie allerdings keinen starken Oberkörper haben, werden Sie feststellen, dass es schwierig ist, ein Gewehr stabil auszurichten – eine kräftige Oberkörpermuskulatur ist somit unverzichtbar.

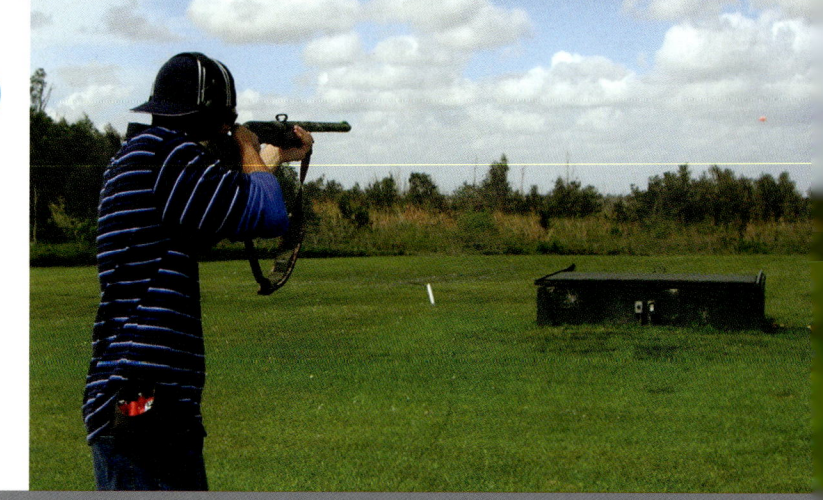

TRAININGSPLAN 1

Einsteiger 1

Tag 1:
A 3 Sätze à 8-10
C 3 Sätze à 8-10
D 3 Sätze à 8-10
E 3 Sätze à 8-10
G 3 Sätze à 12-15
H 3 Sätze à 10-12

Tag 2:
Pause

Tag 3:
A 3 Sätze à 8-10
C 3 Sätze à 8-10
D 3 Sätze à 8-10
E 3 Sätze à 8-10
G 3 Sätze à 12-15
H 3 Sätze à 10-12

Tag 4:
Pause

Tag 5:
A 3 Sätze à 8-10
C 3 Sätze à 8-10
D 3 Sätze à 8-10
E 3 Sätze à 8-10
G 3 Sätze à 12-15
H 3 Sätze à 10-12

Tag 6:
Cardio 30-45 Min.

Tag 7:
Pause

Fortgeschrittene 1

Tag 1:
A 3 Sätze à 8-10
C 3 Sätze à 8-10
D 3 Sätze à 8-10
E 3 Sätze à 8-10
G 3 Sätze à 12-15
H 3 Sätze à 10-12
J 3 Sätze à 15-20
K 3 Sätze à 15-20

Tag 2:
Cardio 30-45 Min.

Tag 3:
A 3 Sätze à 8-10
C 3 Sätze à 8-10
D 3 Sätze à 8-10
E 3 Sätze à 8-10
G 3 Sätze à 12-15
H 3 Sätze à 10-12
J 3 Sätze à 15-20
K 3 Sätze à 15-20

Tag 4:
Pause

Tag 5:
A 3 Sätze à 8-10
C 3 Sätze à 8-10
D 3 Sätze à 8-10
E 3 Sätze à 8-10
G 3 Sätze à 12-15
H 3 Sätze à 10-12
J 3 Sätze à 15-20
K 3 Sätze à 15-20

Tag 6:
Cardio 30-45 Min.

Tag 7:
Pause

Profis 1

Tag 1:
A 3 Sätze à 8-10
C 3 Sätze à 8-10
D 3 Sätze à 8-10
E 3 Sätze à 8-10
G 3 Sätze à 12-15
H 3 Sätze à 10-12
J 3 Sätze à 15-20
K 3 Sätze à 15-20
Q 30 je Seite
R 3 Sätze à 8-10

Tag 2:
Cardio 30-45 Min.

Tag 3:
A 3 Sätze à 8-10
C 3 Sätze à 8-10
D 3 Sätze à 8-10
E 3 Sätze à 8-10
G 3 Sätze à 12-15
H 3 Sätze à 10-12
J 3 Sätze à 15-20
K 3 Sätze à 15-20
Q 30 je Seite
R 3 Sätze à 8-10

Tag 4:
Cardio 30-45 Min.

Tag 5:
A 3 Sätze à 8-10
C 3 Sätze à 8-10
D 3 Sätze à 8-10
E 3 Sätze à 8-10
G 3 Sätze à 12-15
H 3 Sätze à 10-12
J 3 Sätze à 15-20
K 3 Sätze à 15-20
Q 30 je Seite
R 3 Sätze à 8-10

Tag 6:
Cardio 30-45 Min.

Tag 7:
Pause

TRAININGSPLAN 2

Einsteiger 2

Tag 1:
B 3 Sätze à 8-10
F 3 Sätze à 10-12
I 3 Sätze à 12-15
L 3 Sätze à 12-15
M 3 Sätze à 12-15
N 3 Sätze à 25

Tag 2:
Pause

Tag 3:
B 3 Sätze à 8-10
F 3 Sätze à 10-12
I 3 Sätze à 12-15
L 3 Sätze à 12-15
M 3 Sätze à 12-15
N 3 Sätze à 25

Tag 4:
Pause

Tag 5:
B 3 Sätze à 8-10
F 3 Sätze à 10-12
I 3 Sätze à 12-15
L 3 Sätze à 12-15
M 3 Sätze à 12-15
N 3 Sätze à 25

Tag 6:
Cardio 30-45 Min.

Tag 7:
Pause

Fortgeschrittene 2

Tag 1:
B 3 Sätze à 8-10
F 3 Sätze à 10-12
I 3 Sätze à 12-15
L 3 Sätze à 12-15
M 3 Sätze à 12-15
N 3 Sätze à 25
O 3 Sätze à 15
P 3 Sätze à 25

Tag 2:
Cardio 30-45 Min.

Tag 3:
B 3 Sätze à 8-10
F 3 Sätze à 10-12
I 3 Sätze à 12-15
L 3 Sätze à 12-15
M 3 Sätze à 12-15
N 3 Sätze à 25
O 3 Sätze à 15
P 3 Sätze à 25

Tag 4:
Pause

Tag 5:
B 3 Sätze à 8-10
F 3 Sätze à 10-12
I 3 Sätze à 12-15
L 3 Sätze à 12-15
M 3 Sätze à 12-15
N 3 Sätze à 25
O 3 Sätze à 15
P 3 Sätze à 25

Tag 6:
Cardio 30-45 Min.

Tag 7:
Pause

Profis 2

Tag 1:
B 3 Sätze à 8-10
F 3 Sätze à 10-12
I 3 Sätze à 12-15
L 3 Sätze à 12-15
M 3 Sätze à 12-15
N 3 Sätze à 25
O 3 Sätze à 15
P 3 Sätze à 25
S 3 Sätze à 20
T 3 Sätze à 20

Tag 2:
Cardio 30-45 Min.

Tag 3:
B 3 Sätze à 8-10
F 3 Sätze à 10-12
I 3 Sätze à 12-15
L 3 Sätze à 12-15
M 3 Sätze à 12-15
N 3 Sätze à 25
O 3 Sätze à 15
P 3 Sätze à 25
S 3 Sätze à 20
T 3 Sätze à 20

Tag 4:
Cardio 30-45 Min.

Tag 5:
B 3 Sätze à 8-10
F 3 Sätze à 10-12
I 3 Sätze à 12-15
L 3 Sätze à 12-15
M 3 Sätze à 12-15
N 3 Sätze à 25
O 3 Sätze à 15
P 3 Sätze à 25
S 3 Sätze à 20
T 3 Sätze à 20

Tag 6:
Cardio 30-45 Min.

Tag 7:
Pause

SPORTSCHIESSEN

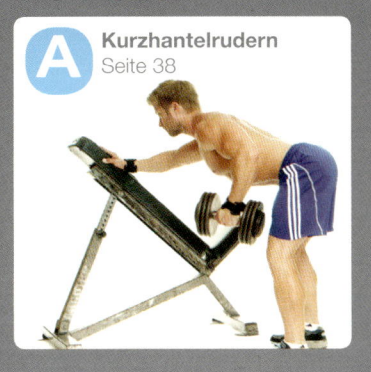

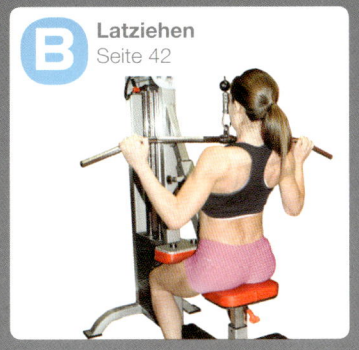

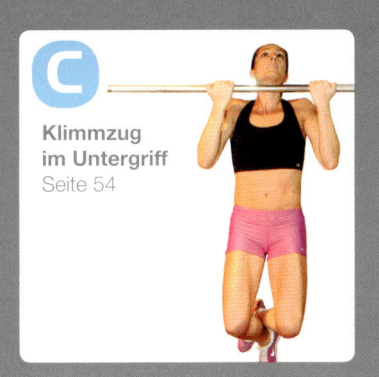

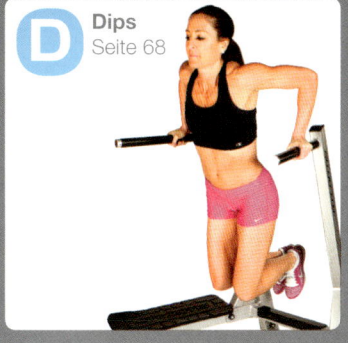

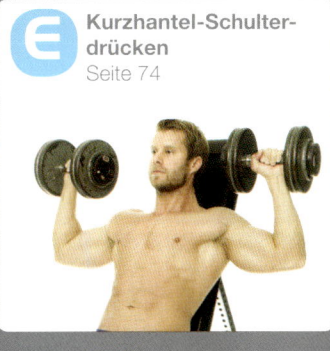

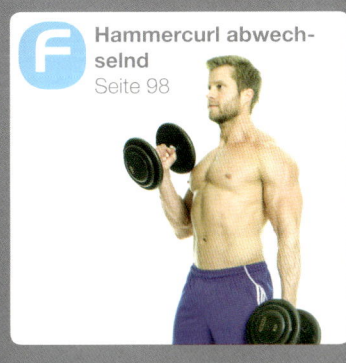

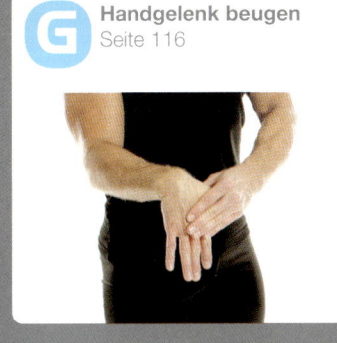

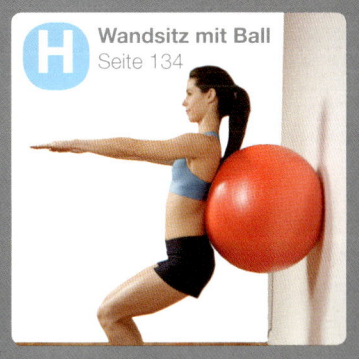

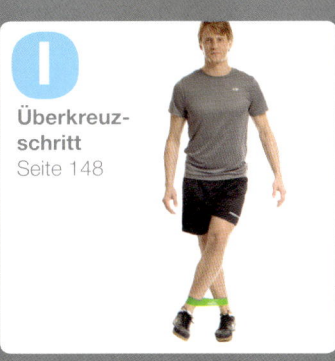

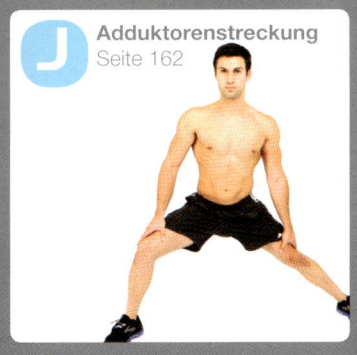

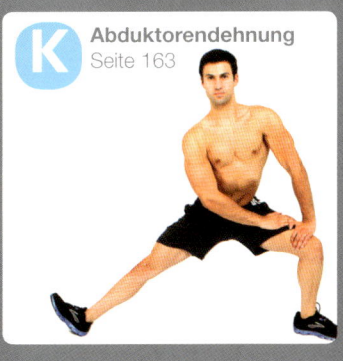

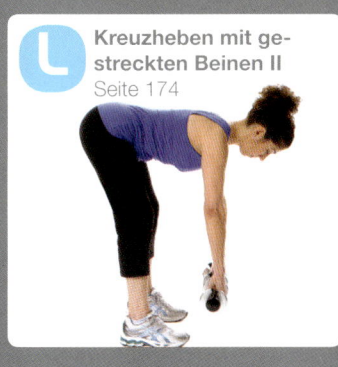

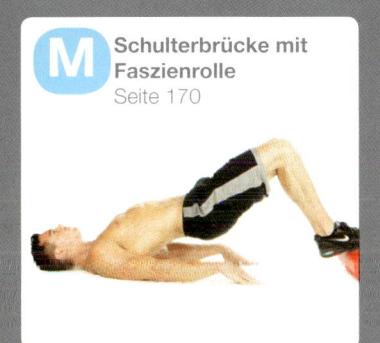

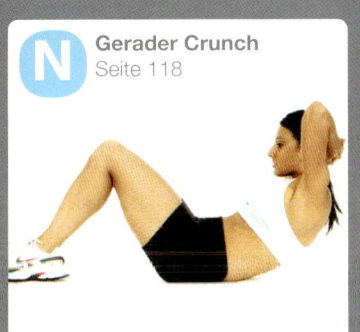

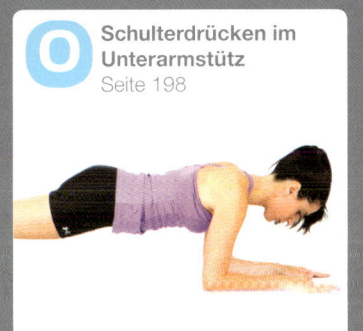

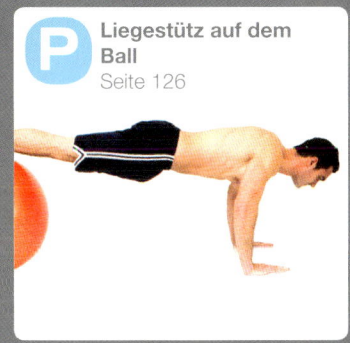

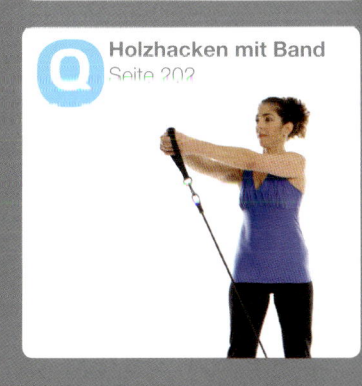

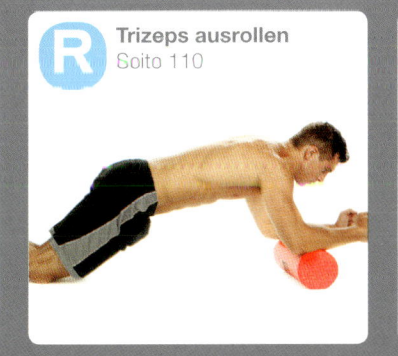

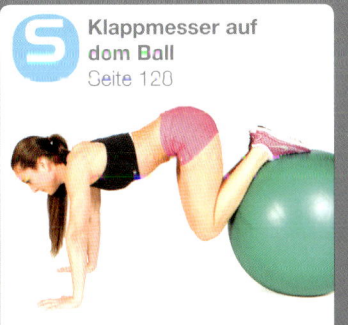

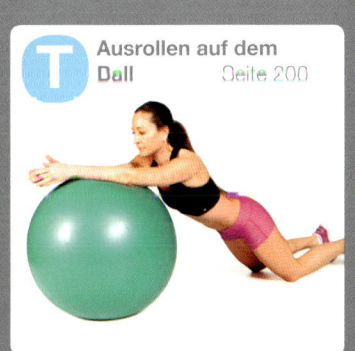

WORKOUTS

A Kurzhantelrudern
Seite 38

B Latziehen
Seite 42

C Klimmzug im Untergriff
Seite 54

D Dips
Seite 68

E Kurzhantel-Schulterdrücken
Seite 74

F Hammercurl abwechselnd
Seite 98

G Handgelenk beugen
Seite 116

H Wandsitz mit Ball
Seite 134

I Überkreuzschritt
Seite 148

J Adduktorenstreckung
Seite 162

K Abduktorendehnung
Seite 163

L Kreuzheben mit gestreckten Beinen II
Seite 174

M Schulterbrücke mit Faszienrolle
Seite 170

N Gerader Crunch
Seite 118

O Schulterdrücken im Unterarmstütz
Seite 198

P Liegestütz auf dem Ball
Seite 126

Q Holzhacken mit Band
Seite 202

R Trizeps ausrollen
Seite 110

S Klappmesser auf dem Ball
Seite 120

T Ausrollen auf dem Ball
Seite 200

335

SPORTSPEZIFISCHE WORKOUTS

SQUASH

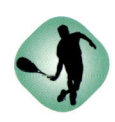

Squash ist eine temporeiche Rückschlag-Sportart, die neben Kraft und Ausdauer auch großartige Reflexe und Flexibilität erfordert, um schnelle Richtungswechsel machen zu können. Eine starke Schultermuskulatur und ein gut ausgebildeter Trizeps sind entscheidend, um kraftvolle Schläge auszuführen. Die Unterarme und Handgelenke müssen kräftig sein, um den Ball auch flacher oder weicher spielen zu können. Die Rumpfmuskeln helfen bei der Stabilisierung, während für Streckung, Beugung und Laufen eine durchtrainierte Beinmuskulatur gebraucht wird.

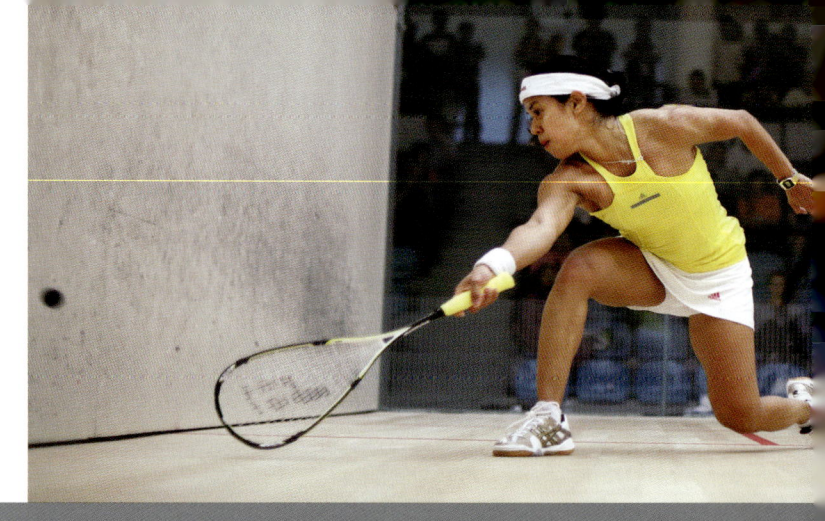

TRAININGSPLAN 1

Einsteiger 1

Tag 1:
A 3 Sätze à 6-8
B 3 Sätze à 8-10
C 3 Sätze à 15
G 3 Sätze à 10-12
L 3 Sätze à 10-12
P 30 x

Tag 2:
Pause

Tag 3:
A 3 Sätze à 6-8
B 3 Sätze à 8-10
C 3 Sätze à 15
G 3 Sätze à 10-12
L 3 Sätze à 10-12
P 30 x

Tag 4:
Pause

Tag 5:
A 3 Sätze à 6-8
B 3 Sätze à 8-10
C 3 Sätze à 15
G 3 Sätze à 10-12
L 3 Sätze à 10-12
P 30 x

Tag 6:
Cardio 30-45 Min.

Tag 7:
Pause

Fortgeschrittene 1

Tag 1:
A 3 Sätze à 6-8
B 3 Sätze à 8-10
C 3 Sätze à 15
F 3 Sätze à 10-12
G 3 Sätze à 10-12
L 3 Sätze à 10-12
P 30 x
R 30 Sek. – 2 Min.

Tag 2:
Cardio 30-45 Min.

Tag 3:
A 3 Sätze à 6-8
B 3 Sätze à 8-10
C 3 Sätze à 15
F 3 Sätze à 10-12
G 3 Sätze à 10-12
L 3 Sätze à 10-12
P 30 x
R 30 Sek. – 2 Min.

Tag 4:
Pause

Tag 5:
A 3 Sätze à 6-8
B 3 Sätze à 8-10
C 3 Sätze à 15
F 3 Sätze à 10-12
G 3 Sätze à 10-12
L 3 Sätze à 10-12
P 30 x
R 30 Sek. – 2 Min.

Tag 6:
Cardio 30-45 Min.

Tag 7:
Pause

Profis 1

Tag 1:
A 3 Sätze à 6-8
B 3 Sätze à 8-10
C 3 Sätze à 15
F 3 Sätze à 10-12
G 3 Sätze à 10-12
J 3 Sätze à 10-12
L 3 Sätze à 10-12
P 30 x
R 30 Sek. – 2 Min.
S 20 je Seite

Tag 2:
Cardio 30-45 Min.

Tag 3:
A 3 Sätze à 6-8
B 3 Sätze à 8-10
C 3 Sätze à 15
F 3 Sätze à 10-12
G 3 Sätze à 10-12
J 3 Sätze à 10-12
L 3 Sätze à 10-12
P 30 x
R 30 Sek. – 2 Min.
S 20 je Seite

Tag 4:
Cardio 30-45 Min.

Tag 5:
A 3 Sätze à 6-8
B 3 Sätze à 8-10
C 3 Sätze à 15
F 3 Sätze à 10-12
G 3 Sätze à 10-12
J 3 Sätze à 10-12
L 3 Sätze à 10-12
P 30 x
R 30 Sek. – 2 Min.
S 20 je Seite

Tag 6:
Cardio 30-45 Min.

Tag 7:
Pause

TRAININGSPLAN 2

Einsteiger 2

Tag 1
D 3 Sätze à 10-12
E 3 Sätze à 10-12
H 3 Sätze à 10-12
I 3 Sätze à 10-12
K 3 Sätze à 12-15
M 3 Sätze à 12-15

Tag 2:
Pause

Tag 3:
D 3 Sätze à 10-12
E 3 Sätze à 10-12
H 3 Sätze à 10-12
I 3 Sätze à 10-12
K 3 Sätze à 12-15
M 3 Sätze à 12-15

Tag 4:
Pause

Tag 5:
D 3 Sätze à 10-12
E 3 Sätze à 10-12
H 3 Sätze à 10-12
I 3 Sätze à 10-12
K 3 Sätze à 12-15
M 3 Sätze à 12-15

Tag 6:
Cardio 30-45 Min.

Tag 7
Pause

Fortgeschrittene 2

Tag 1
D 3 Sätze à 10-12
E 3 Sätze à 10-12
H 3 Sätze à 10-12
I 3 Sätze à 10-12
K 3 Sätze à 12-15
M 3 Sätze à 12-15
N 3 Sätze à 25
O 3 Sätze à 20

Tag 2:
Cardio 30-45 Min.

Tag 3:
D 3 Sätze à 10-12
E 3 Sätze à 10-12
H 3 Sätze à 10-12
I 3 Sätze à 10-12
K 3 Sätze à 12-15
M 3 Sätze à 12-15
N 3 Sätze à 25
O 3 Sätze à 20

Tag 4:
Pause

Tag 5:
D 3 Sätze à 10-12
E 3 Sätze à 10 12
H 3 Sätze à 10-12
I 3 Sätze à 10-12
K 3 Sätze à 12-15
M 3 Sätze à 12-15
N 3 Sätze à 25
O 3 Sätze à 20

Tag 6:
Cardio 30-45 Min.

Tag 7
Pause

Profis 2

Tag 1
D 3 Sätze à 10-12
E 3 Sätze à 10-12
H 3 Sätze à 10-12
I 3 Sätze à 10-12
K 3 Sätze à 12-15
M 3 Sätze à 12-15
N 3 Sätze à 25
O 3 Sätze à 20
Q 3 Sätze à 20
T 3 Sätze à 25

Tag 2:
Cardio 30-45 Min.

Tag 3:
D 3 Sätze à 10-12
E 3 Sätze à 10-12
H 3 Sätze à 10-12
I 3 Sätze à 10-12
K 3 Sätze à 12-15
M 3 Sätze à 12-15
N 3 Sätze à 25
O 3 Sätze à 20
Q 3 Sätze à 20
T 3 Sätze à 25

Tag 4:
Cardio 30-45 Min.

Tag 5:
D 3 Sätze à 10-12
E 3 Sätze à 10-12
H 3 Sätze à 10-12
I 3 Sätze à 10-12
K 3 Sätze à 12-15
M 3 Sätze à 12-15
N 3 Sätze à 25
O 3 Sätze à 20
Q 3 Sätze à 20
T 3 Sätze à 25

Tag 6:
Cardio 30-45 Min.

Tag 7
Pause

SQUASH

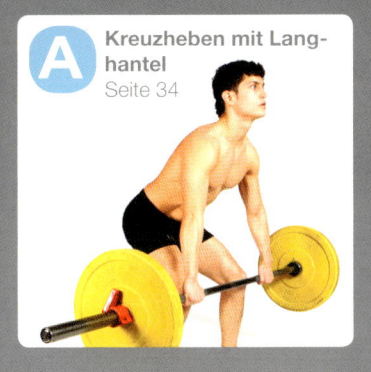

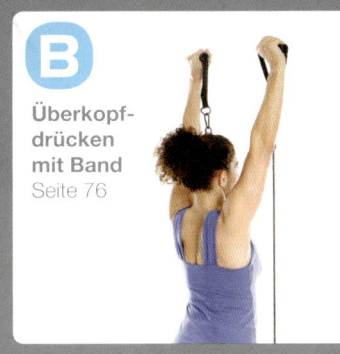

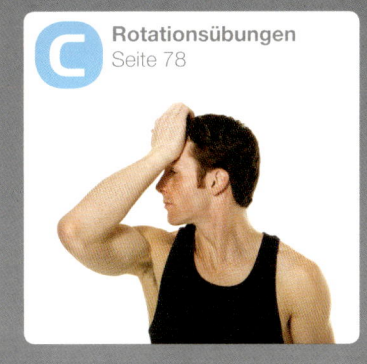

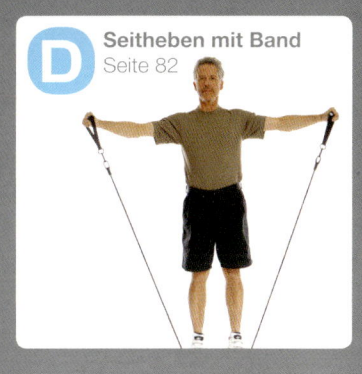

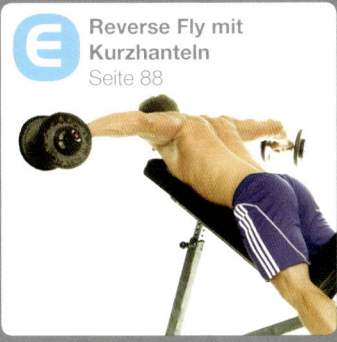

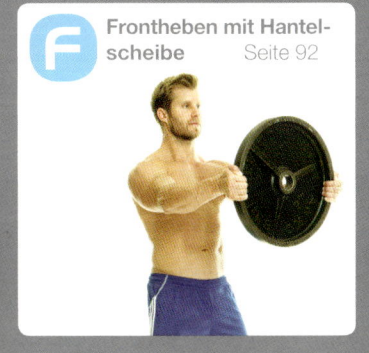

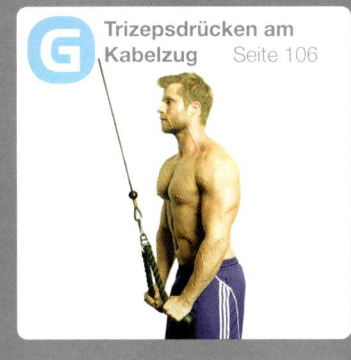

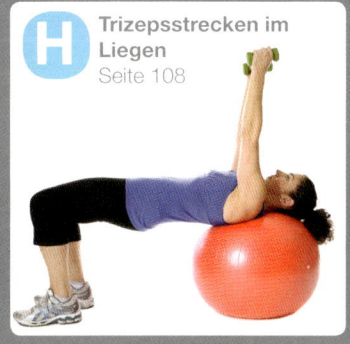

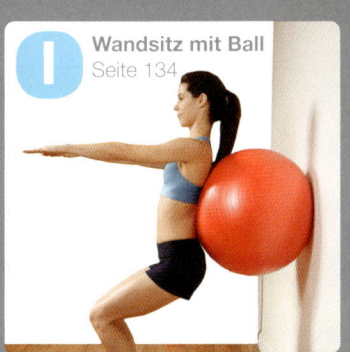

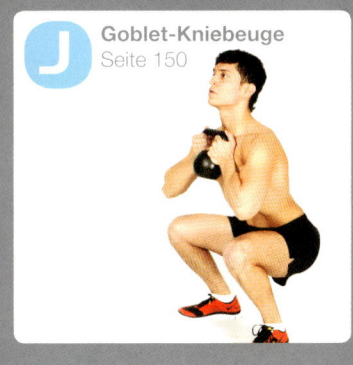

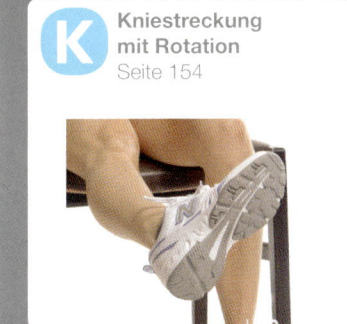

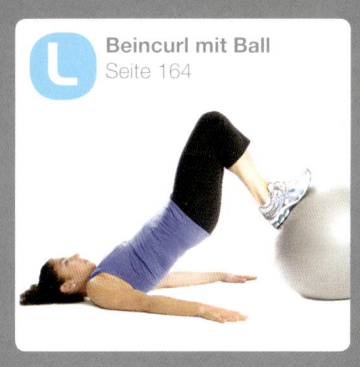

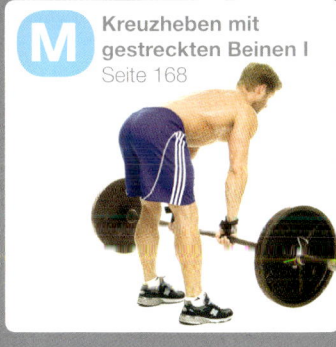

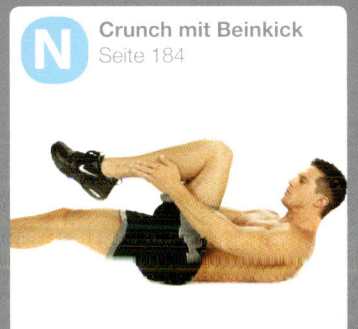

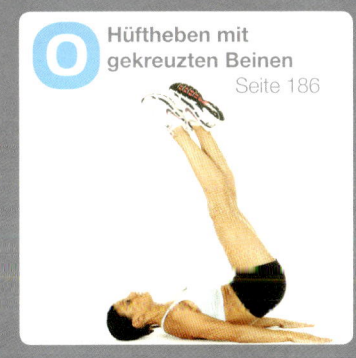

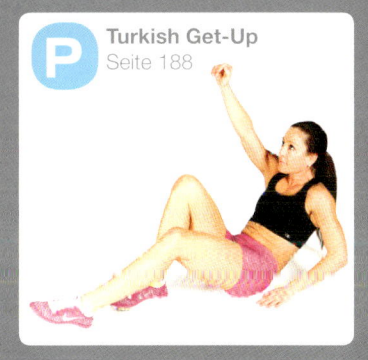

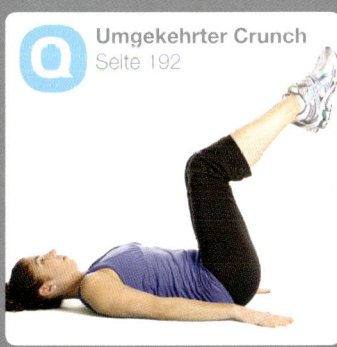

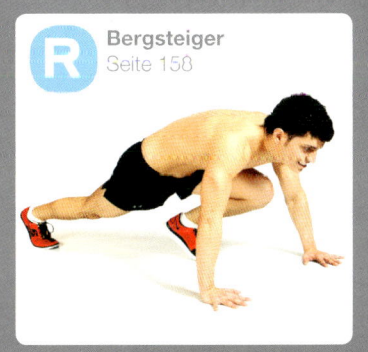

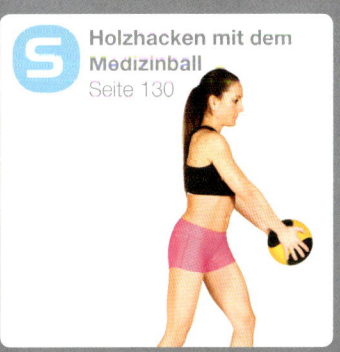

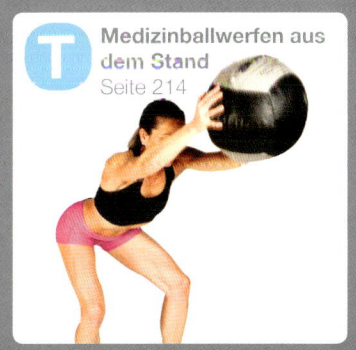

WORKOUTS

A Kreuzheben mit Langhantel — Seite 34	**B** Überkopfdrücken mit Band — Seite 76	**C** Rotationsübungen — Seite 78	**D** Seitheben mit Band — Seite 82
E Reverse Fly mit Kurzhanteln — Seite 88	**F** Frontheben mit Hantelscheibe — Seite 92	**G** Trizepsdrücken am Kabelzug — Seite 106	**H** Trizepsstrecken im Liegen — Seite 108
I Wandsitz mit Ball — Seite 134	**J** Goblet-Kniebeuge — Seite 150	**K** Kniestreckung mit Rotation — Seite 154	**L** Beincurl mit Ball — Seite 164
M Kreuzheben mit gestreckten Beinen I — Seite 168	**N** Crunch mit Beinkick — Seite 184	**O** Hüftheben mit gekreuzten Beinen — Seite 186	**P** Turkish Get-Up — Seite 188
Q Umgekehrter Crunch — Seite 192	**R** Bergsteiger — Seite 158	**S** Holzhacken mit dem Medizinball — Seite 130	**T** Medizinballwerfen aus dem Stand — Seite 214

SPORTSPEZIFISCHE WORKOUTS

STEHPADDELN

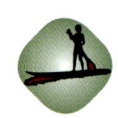

Stehpaddeln, das ein hervorragendes Ganzkörpertraining ermöglicht, erfordert zur Stabilisierung des Sportlers auf dem Board eine starke Rumpfmuskulatur, die auch andere Muskelgruppen unterstützt. Die Paddeltechnik selbst mobilisiert auch in flachem Wasser die Deltamuskeln, den Trizeps und die obere Rückenmuskulatur. Wenn sich die Wasseroberfläche ändert oder die Strömung zunimmt, dann werden alle beteiligten Muskeln stärker belastet, vor allem aber die Beinmuskulatur.

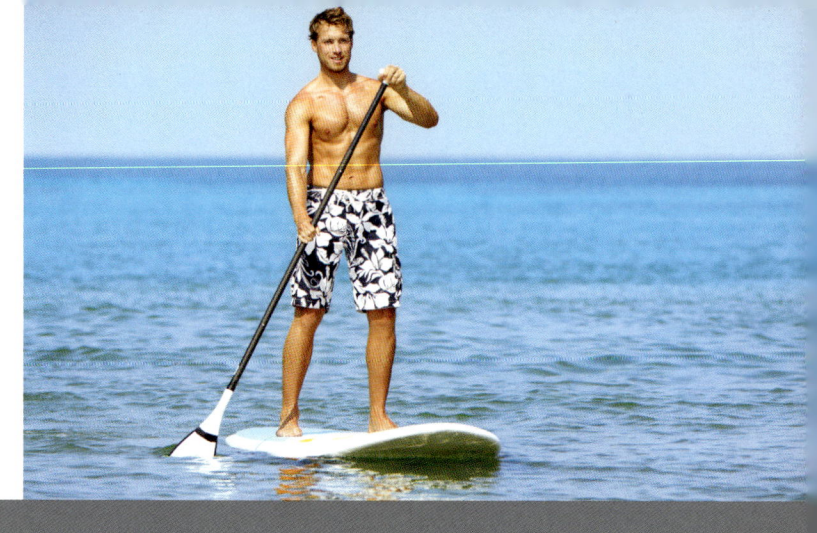

TRAININGSPLAN 1

Einsteiger 1

Tag 1:
B 3 Sätze à 8-10
D 3 Sätze à 10-12
E 3 Sätze à 15
G 3 Sätze à 10-12
J 3 Sätze à 12-15
P 30-60 Sek./Seite

Tag 2:
Pause

Tag 3:
B 3 Sätze à 8-10
D 3 Sätze à 10-12
E 3 Sätze à 15
G 3 Sätze à 10-12
J 3 Sätze à 12-15
P 30-60 Sek./Seite

Tag 4:
Pause

Tag 5:
B 3 Sätze à 8-10
D 3 Sätze à 10-12
E 3 Sätze à 15
G 3 Sätze à 10-12
J 3 Sätze à 12-15
P 30-60 Sek./Seite

Tag 6:
Cardio 30-45 Min.

Tag 7:
Pause

Fortgeschrittene 1

Tag 1:
B 3 Sätze à 8-10
D 3 Sätze à 10-12
E 3 Sätze à 15
G 3 Sätze à 10-12
J 3 Sätze à 12-15
K 3 Sätze à 15-20
L 3 Sätze à 15-20
P 30-60 Sek./Seite

Tag 2:
Cardio 30-45 Min.

Tag 3:
B 3 Sätze à 8-10
D 3 Sätze à 10-12
E 3 Sätze à 15
G 3 Sätze à 10-12
J 3 Sätze à 12-15
K 3 Sätze à 15-20
L 3 Sätze à 15-20
P 30-60 Sek./Seite

Tag 4:
Pause

Tag 5:
B 3 Sätze à 8-10
D 3 Sätze à 10-12
E 3 Sätze à 15
G 3 Sätze à 10-12
J 3 Sätze à 12-15
K 3 Sätze à 15-20
L 3 Sätze à 15-20
P 30-60 Sek./Seite

Tag 6:
Cardio 30-45 Min.

Tag 7:
Pause

Profis 1

Tag 1:
B 3 Sätze à 8-10
D 3 Sätze à 10-12
E 3 Sätze à 15
G 3 Sätze à 10-12
J 3 Sätze à 12-15
K 3 Sätze à 15-20
L 3 Sätze à 15-20
N 30 je Seite
P 30-60 Sek./Seite
T 25 x

Tag 2:
Cardio 30-45 Min.

Tag 3:
B 3 Sätze à 8-10
D 3 Sätze à 10-12
E 3 Sätze à 15
G 3 Sätze à 10-12
J 3 Sätze à 12-15
K 3 Sätze à 15-20
L 3 Sätze à 15-20
N 30 je Seite
P 30-60 Sek./Seite
T 25 x

Tag 4:
Cardio 30-45 Min.

Tag 5:
B 3 Sätze à 8-10
D 3 Sätze à 10-12
E 3 Sätze à 15
G 3 Sätze à 10-12
J 3 Sätze à 12-15
K 3 Sätze à 15-20
L 3 Sätze à 15-20
N 30 je Seite
P 30-60 Sek./Seite
T 25 x

Tag 6:
Cardio 30-45 Min.

Tag 7:
Pause

TRAININGSPLAN 2

Einsteiger 2

Tag 1:
A 3 Sätze à 8-10
C 3 Sätze à 10-12
F 3 Sätze à 12-15
H 3 Sätze à 12-15
I 3 Sätze à 12-15
M 3 Sätze à 25

Tag 2:
Pause

Tag 3:
A 3 Sätze à 8-10
C 3 Sätze à 10-12
F 3 Sätze à 12-15
H 3 Sätze à 12-15
I 3 Sätze à 12-15
M 3 Sätze à 25

Tag 4:
Pause

Tag 5:
A 3 Sätze à 8-10
C 3 Sätze à 10-12
F 3 Sätze à 12-15
H 3 Sätze à 12-15
I 3 Sätze à 12-15
M 3 Sätze à 25

Tag 6:
Cardio 30-45 Min.

Tag 7:
Pause

Fortgeschrittene 2

Tag 1:
A 3 Sätze à 8-10
C 3 Sätze à 10-12
F 3 Sätze à 12-15
H 3 Sätze à 12-15
I 3 Sätze à 12-15
M 3 Sätze à 25
O 3 Sätze à 20
Q 3 Sätze à 15

Tag 2:
Cardio 30-45 Min.

Tag 3:
A 3 Sätze à 8-10
C 3 Sätze à 10-12
F 3 Sätze à 12-15
H 3 Sätze à 12-15
I 3 Sätze à 12-15
M 3 Sätze à 25
O 3 Sätze à 20
Q 3 Sätze à 15

Tag 4:
Pause

Tag 5:
A 3 Sätze à 8-10
C 3 Sätze à 10-12
F 3 Sätze à 12-15
H 3 Sätze à 12-15
I 3 Sätze à 12-15
M 3 Sätze à 25
O 3 Sätze à 20
Q 3 Sätze à 15

Tag 6:
Cardio 30-45 Min.

Tag 7:
Pause

Profis 2

Tag 1:
A 3 Sätze à 8-10
C 3 Sätze à 10-12
F 3 Sätze à 12-15
H 3 Sätze à 12-15
I 3 Sätze à 12-15
M 3 Sätze à 25
O 3 Sätze à 20
Q 3 Sätze à 15
R 3 Sätze à 20
S 3 Sätze à 20

Tag 2:
Cardio 30-45 Min.

Tag 3:
A 3 Sätze à 8-10
C 3 Sätze à 10-12
F 3 Sätze à 12-15
H 3 Sätze à 12-15
I 3 Sätze à 12-15
M 3 Sätze à 25
O 3 Sätze à 20
Q 3 Sätze à 15
R 3 Sätze à 20
S 3 Sätze à 20

Tag 4:
Cardio 30-45 Min.

Tag 5:
A 3 Sätze à 8-10
C 3 Sätze à 10-12
F 3 Sätze à 12-15
H 3 Sätze à 12-15
I 3 Sätze à 12-15
M 3 Sätze à 25
O 3 Sätze à 20
Q 3 Sätze à 15
R 3 Sätze à 20
S 3 Sätze à 20

Tag 6:
Cardio 30-45 Min.

Tag 7:
Pause

STEHPADDELN

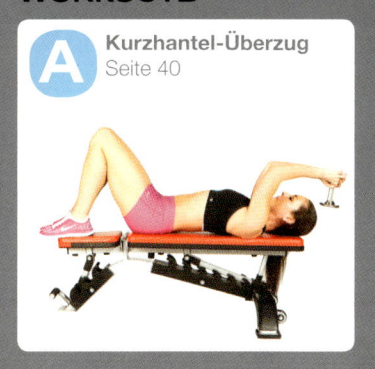

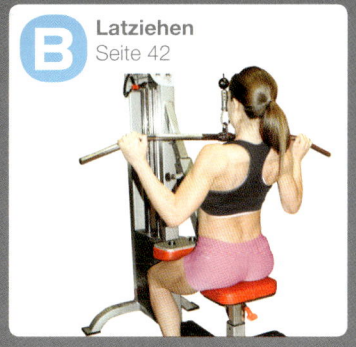

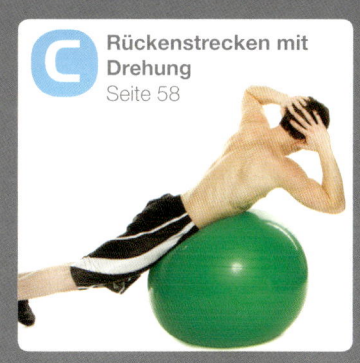

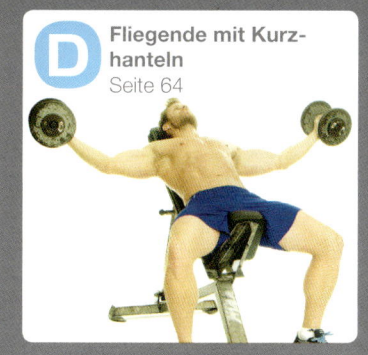

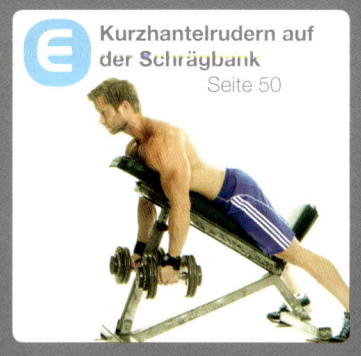

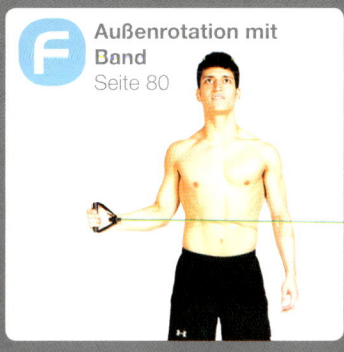

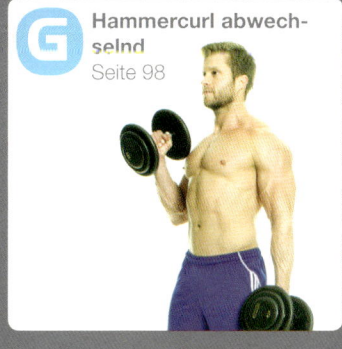

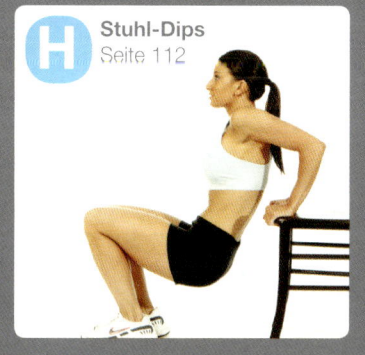

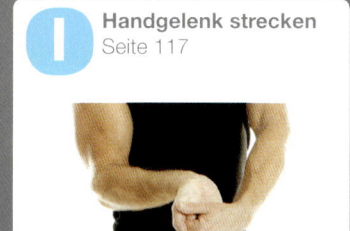

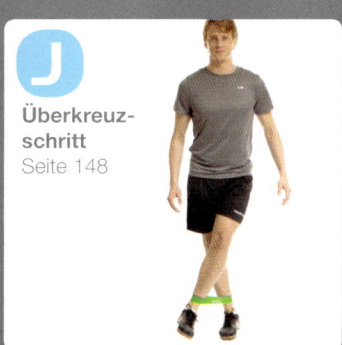

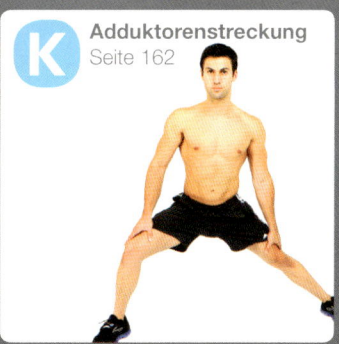

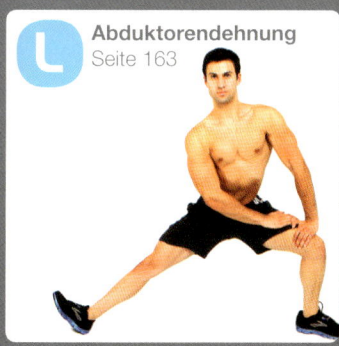

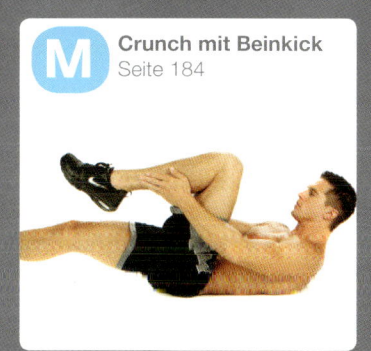

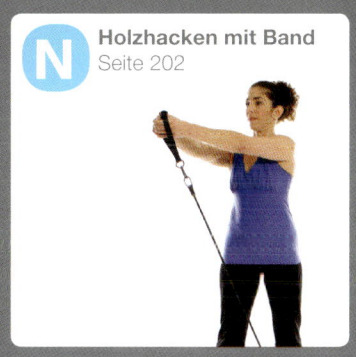

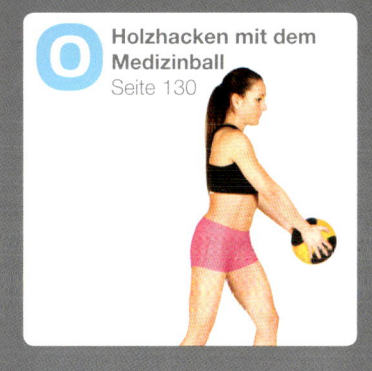

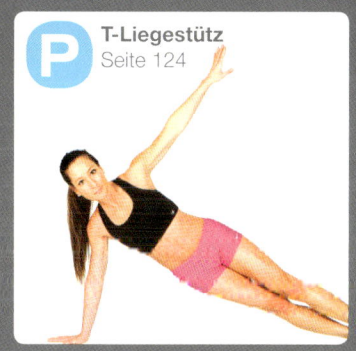

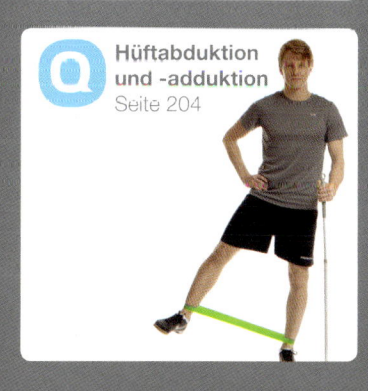

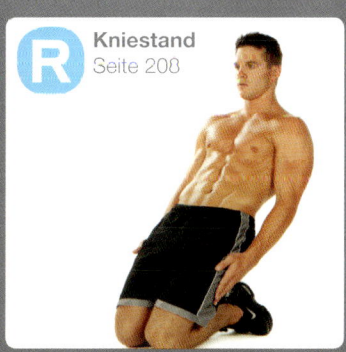

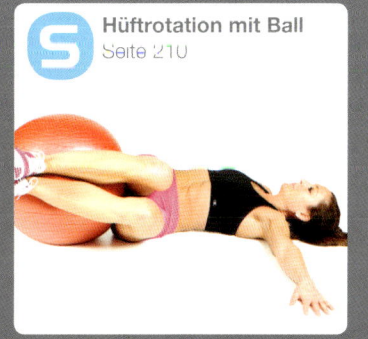

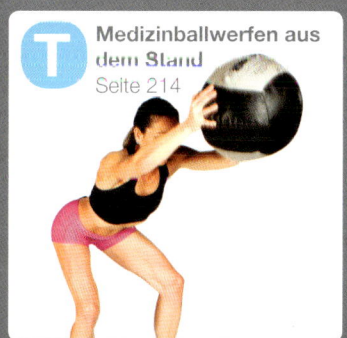

WORKOUTS

A Kurzhantel-Überzug — Seite 40	**B** Latziehen — Seite 42	**C** Rückenstrecken mit Drehung — Seite 58	**D** Fliegende mit Kurzhanteln — Seite 64
E Kurzhantelrudern auf der Schrägbank — Seite 50	**F** Außenrotation mit Band — Seite 80	**G** Hammercurl abwechselnd — Seite 98	**H** Stuhl-Dips — Seite 112
I Handgelenk strecken — Seite 117	**J** Überkreuzschritt — Seite 148	**K** Adduktorenstreckung — Seite 162	**L** Abduktorendehnung — Seite 163
M Crunch mit Beinkick — Seite 184	**N** Holzhacken mit Band — Seite 202	**O** Holzhacken mit dem Medizinball — Seite 130	**P** T-Liegestütz — Seite 124
Q Hüftabduktion und -adduktion — Seite 204	**R** Kniestand — Seite 208	**S** Hüftrotation mit Ball — Seite 210	**T** Medizinballwerfen aus dem Stand — Seite 214

TENNIS

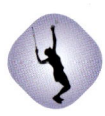

Tennis erfordert gute Reflexe und hohe Ausdauer. Die Schnelligkeit kommt aus den Beinen. Die Wadenmuskeln, der Quadrizeps, die ischiocrurale Muskulatur und die Gesäßmuskeln leiten die Energie über die Körpermitte weiter zum Rücken und zu den Schultern. Bei Vorhandschlägen werden die Brust- und Schultermuskeln sowie der Bizeps und die Unterarmmuskulatur mobilisiert. Der Trizeps, der vordere Deltamuskel und der Latissimus sind an den Schwungbewegungen der Rückhand beteiligt. Starke Schultermuskeln werden für den Ballwurf beim Aufschlag benötigt.

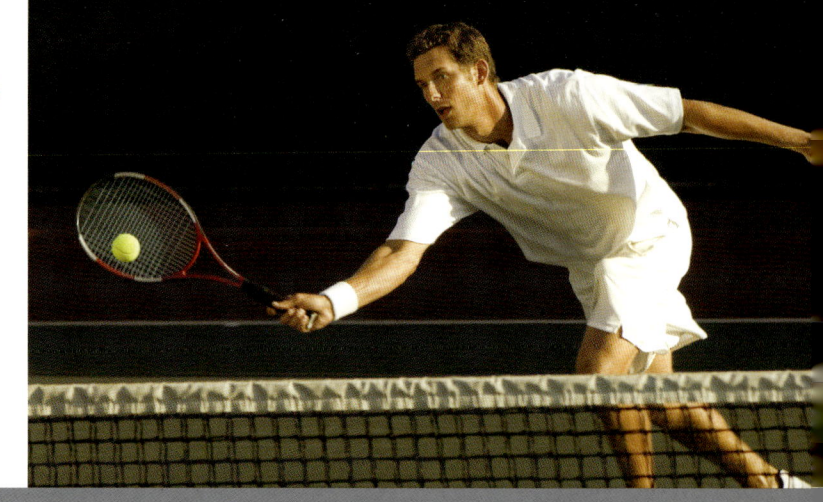

TRAININGSPLAN 1

Einsteiger 1

Tag 1:
A 3 Sätze à 8-10
B 3 Sätze à 10-12
D 3 Sätze à 15
F 3 Sätze à 12-15
I 3 Sätze à 12-15
K 3 Sätze à 12-15

Tag 2:
Pause

Tag 3:
A 3 Sätze à 8-10
B 3 Sätze à 10-12
D 3 Sätze à 15
F 3 Sätze à 12-15
I 3 Sätze à 12-15
K 3 Sätze à 12-15

Tag 4:
Pause

Tag 5:
A 3 Sätze à 8-10
B 3 Sätze à 10-12
D 3 Sätze à 15
F 3 Sätze à 12-15
I 3 Sätze à 12-15
K 3 Sätze à 12-15

Tag 6:
Cardio 30-45 Min.

Tag 7:
Pause

Fortgeschrittene 1

Tag 1:
A 3 Sätze à 8-10
B 3 Sätze à 10-12
D 3 Sätze à 15
F 3 Sätze à 12-15
G 3 Sätze à 12-15
I 3 Sätze à 12-15
J 3 Sätze à 12-15
K 3 Sätze à 12-15

Tag 2:
Cardio 30-45 Min.

Tag 3:
A 3 Sätze à 8-10
B 3 Sätze à 10-12
D 3 Sätze à 15
F 3 Sätze à 12-15
G 3 Sätze à 12-15
I 3 Sätze à 12-15
J 3 Sätze à 12-15
K 3 Sätze à 12-15

Tag 4:
Pause

Tag 5:
A 3 Sätze à 8-10
B 3 Sätze à 10-12
D 3 Sätze à 15
F 3 Sätze à 12-15
G 3 Sätze à 12-15
I 3 Sätze à 12-15
J 3 Sätze à 12-15
K 3 Sätze à 12-15

Tag 6:
Cardio 30-45 Min.

Tag 7:
Pause

Profis 1

Tag 1:
A 3 Sätze à 8-10
B 3 Sätze à 10-12
D 3 Sätze à 15
F 3 Sätze à 12-15
G 3 Sätze à 12-15
I 3 Sätze à 12-15
J 3 Sätze à 12-15
K 3 Sätze à 12-15
Q 20 je Seite
S 3 Sätze à 15

Tag 2:
Cardio 30-45 Min.

Tag 3:
A 3 Sätze à 8-10
B 3 Sätze à 10-12
D 3 Sätze à 15
F 3 Sätze à 12-15
G 3 Sätze à 12-15
I 3 Sätze à 12-15
J 3 Sätze à 12-15
K 3 Sätze à 12-15
Q 20 je Seite
S 3 Sätze à 15

Tag 4:
Cardio 30-45 Min.

Tag 5:
A 3 Sätze à 8-10
B 3 Sätze à 10-12
D 3 Sätze à 15
F 3 Sätze à 12-15
G 3 Sätze à 12-15
I 3 Sätze à 12-15
J 3 Sätze à 12-15
K 3 Sätze à 12-15
Q 20 je Seite
S 3 Sätze à 15

Tag 6:
Cardio 30-45 Min.

Tag 7:
Pause

TRAININGSPLAN 2

Einsteiger 2

Tag 1:
C 3 Sätze à 8-10
E 3 Sätze à 10-12
H 3 Sätze à 12-15
L 3 Sätze à 12-15
M 3 Sätze à 20
N 3 Sätze à 30

Tag 2:
Pause

Tag 3:
C 3 Sätze à 8-10
E 3 Sätze à 10-12
H 3 Sätze à 12-15
L 3 Sätze à 12-15
M 3 Sätze à 20
N 3 Sätze à 30

Tag 4:
Pause

Tag 5:
C 3 Sätze à 8-10
E 3 Sätze à 10-12
H 3 Sätze à 12-15
L 3 Sätze à 12-15
M 3 Sätze à 20
N 3 Sätze à 30

Tag 6:
Cardio 30-45 Min.

Tag 7:
Pause

Fortgeschrittene 2

Tag 1:
C 3 Sätze à 8-10
E 3 Sätze à 10-12
H 3 Sätze à 12-15
L 3 Sätze à 12-15
M 3 Sätze à 20
N 3 Sätze à 30
O 3 Sätze à 15
P 3 Sätze à 30-120 Sek.

Tag 2:
Cardio 30-45 Min.

Tag 3:
C 3 Sätze à 8-10
E 3 Sätze à 10-12
H 3 Sätze à 12-15
L 3 Sätze à 12-15
M 3 Sätze à 20
N 3 Sätze à 30
O 3 Sätze à 15
P 3 Sätze à 30-120 Sek.

Tag 4:
Pause

Tag 5:
C 3 Sätze à 8-10
E 3 Sätze à 10-12
H 3 Sätze à 12-15
L 3 Sätze à 12-15
M 3 Sätze à 20
N 3 Sätze à 30
O 3 Sätze à 15
P 3 Sätze à 30-120 Sek.

Tag 6:
Cardio 30-45 Min.

Tag 7:
Pause

Profis 2

Tag 1:
C 3 Sätze à 8-10
E 3 Sätze à 10-12
H 3 Sätze à 12-15
L 3 Sätze à 12-15
M 3 Sätze à 20
N 3 Sätze à 30
O 3 Sätze à 15
P 3 Sätze à 30-120 Sek.
R 3 Sätze à 8-10
T 3 Sätze à 25

Tag 2:
Cardio 30-45 Min.

Tag 3:
C 3 Sätze à 8-10
E 3 Sätze à 10-12
H 3 Sätze à 12-15
L 3 Sätze à 12-15
M 3 Sätze à 20
N 3 Sätze à 30
O 3 Sätze à 15
P 3 Sätze à 30-120 Sek.
R 3 Sätze à 8-10
T 3 Sätze à 25

Tag 4:
Cardio 30-45 Min.

Tag 5:
C 3 Sätze à 8-10
E 3 Sätze à 10-12
H 3 Sätze à 12-15
L 3 Sätze à 12-15
M 3 Sätze à 20
N 3 Sätze à 30
O 3 Sätze à 15
P 3 Sätze à 30-120 Sek.
R 3 Sätze à 8-10
T 3 Sätze à 25

Tag 6:
Cardio 30-45 Min.

Tag 7:
Pause

TENNIS

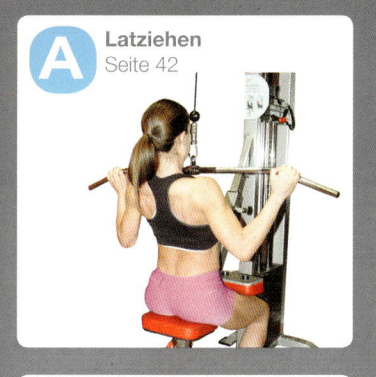

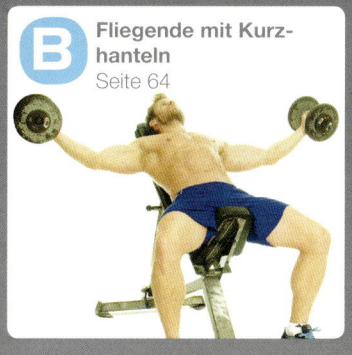

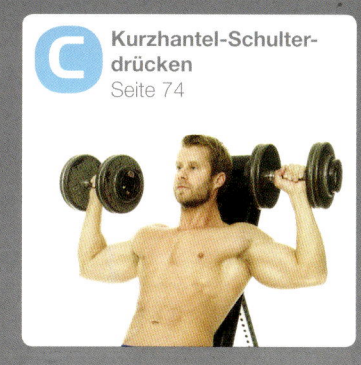

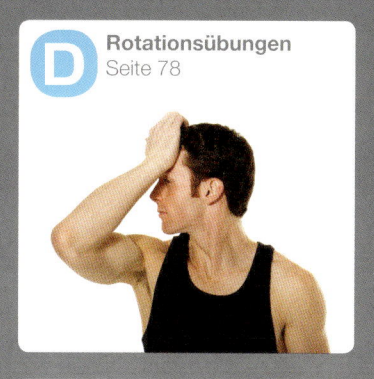

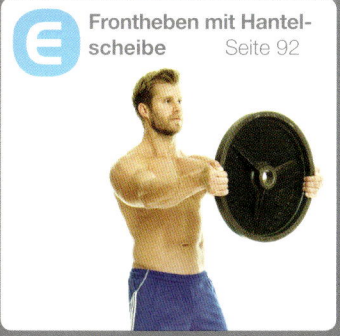

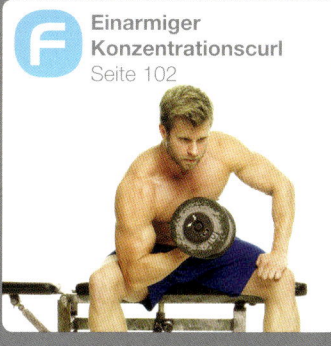

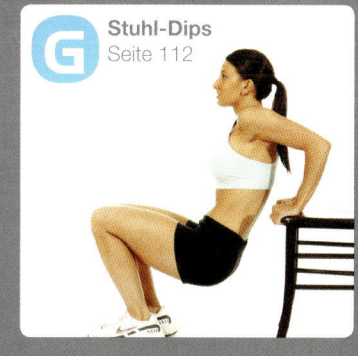

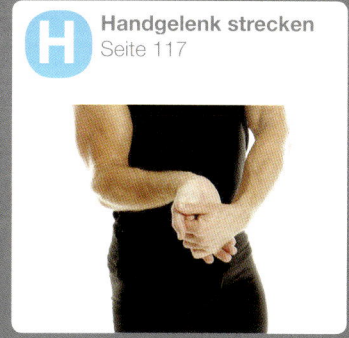

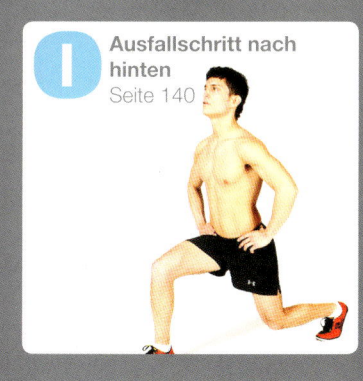

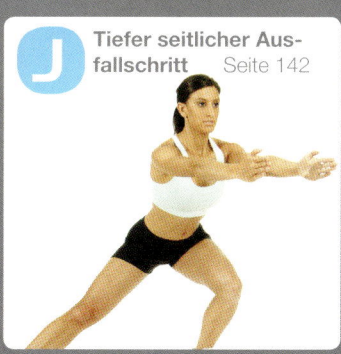

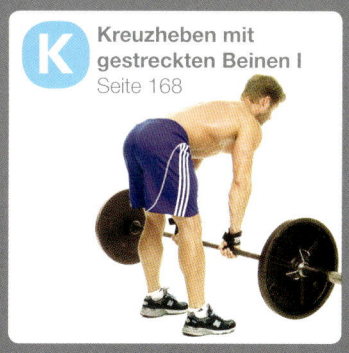

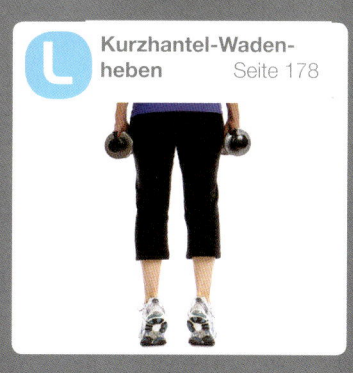

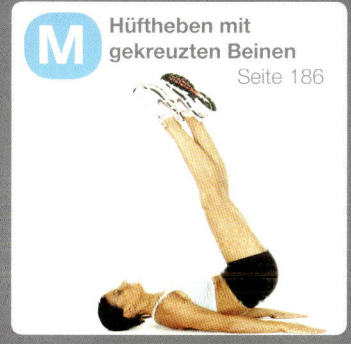

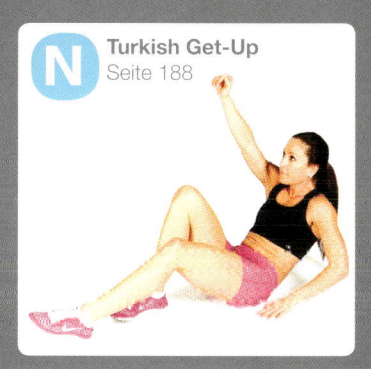

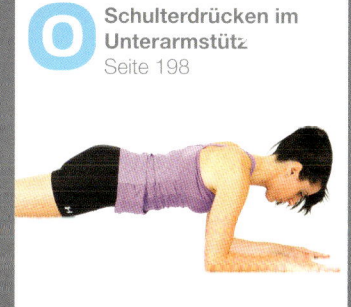

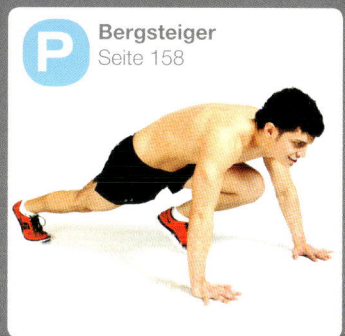

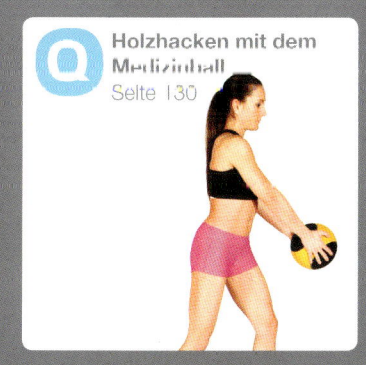

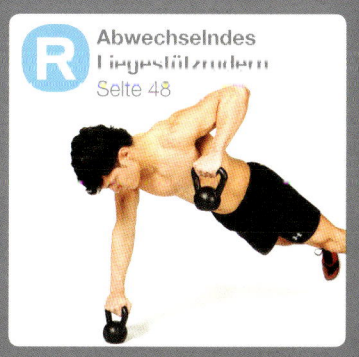

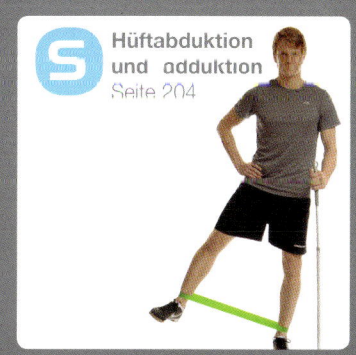

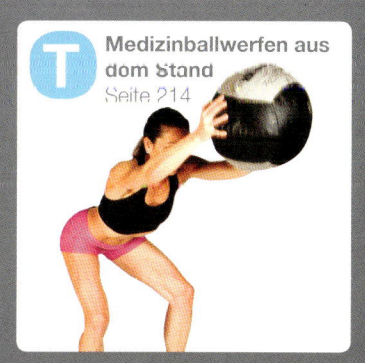

WORKOUTS

A Latziehen Seite 42	**B** Fliegende mit Kurzhanteln Seite 64	**C** Kurzhantel-Schulterdrücken Seite 74	**D** Rotationsübungen Seite 78
E Frontheben mit Hantelscheibe Seite 92	**F** Einarmiger Konzentrationscurl Seite 102	**G** Stuhl-Dips Seite 112	**H** Handgelenk strecken Seite 117
I Ausfallschritt nach hinten Seite 140	**J** Tiefer seitlicher Ausfallschritt Seite 142	**K** Kreuzheben mit gestreckten Beinen I Seite 168	**L** Kurzhantel-Wadenheben Seite 178
M Hüftheben mit gekreuzten Beinen Seite 186	**N** Turkish Get-Up Seite 188	**O** Schulterdrücken im Unterarmstütz Seite 198	**P** Bergsteiger Seite 158
Q Holzhacken mit dem Medizinball Seite 130	**R** Abwechselndes Liegestützrudern Seite 48	**S** Hüftabduktion und -adduktion Seite 204	**T** Medizinballwerfen aus dem Stand Seite 214

341

TISCHTENNIS

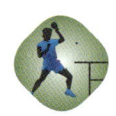

Tischtennis ist der temporeichste Rückschlagsport der Welt, der schnelle Reaktionen, ein gutes Timing, Ausdauer und Koordination erfordert. Im Spiel werden zahlreiche Muskeln mobilisiert, etwa die Schulter-, die Oberarm-, die Unterarm-, die Rumpf- und die Brustmuskeln, während die obere Rücken-, die Waden- und die Oberschenkelmuskulatur sowie die Hüftabduktoren dabei unterstützend wirken. Starke Handgelenke und Unterarme werden gebraucht für die Ausführung von Topspins oder Konterbällen.

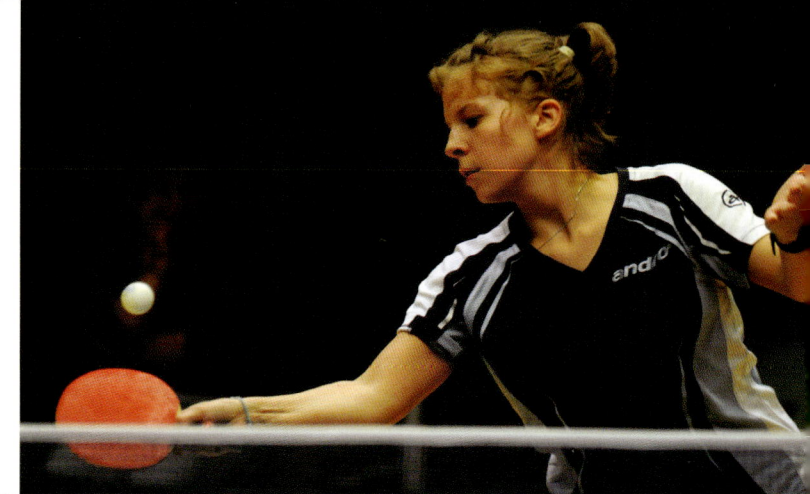

TRAININGSPLAN 1

Einsteiger 1

Tag 1:
A 3 Sätze à 8-10
C 3 Sätze à 10-12
E 3 Sätze à 12-15
G 3 Sätze à 10-12
H 3 Sätze à 12-15
I 3 Sätze à 12-15

Tag 2:
Pause

Tag 3:
A 3 Sätze à 8-10
C 3 Sätze à 10-12
E 3 Sätze à 12-15
G 3 Sätze à 10-12
H 3 Sätze à 12-15
I 3 Sätze à 12-15

Tag 4:
Pause

Tag 5:
A 3 Sätze à 8-10
C 3 Sätze à 10-12
E 3 Sätze à 12-15
G 3 Sätze à 10-12
H 3 Sätze à 12-15
I 3 Sätze à 12-15

Tag 6:
Cardio 30-45 Min.

Tag 7:
Pause

Fortgeschrittene 1

Tag 1:
A 3 Sätze à 8-10
C 3 Sätze à 10-12
E 3 Sätze à 12-15
G 3 Sätze à 10-12
H 3 Sätze à 12-15
I 3 Sätze à 12-15
L 3 Sätze à 10-12
N 3 Sätze à 15-20

Tag 2:
Cardio 30-45 Min.

Tag 3:
A 3 Sätze à 8-10
C 3 Sätze à 10-12
E 3 Sätze à 12-15
G 3 Sätze à 10-12
H 3 Sätze à 12-15
I 3 Sätze à 12-15
L 3 Sätze à 10-12
N 3 Sätze à 15-20

Tag 4:
Pause

Tag 5:
A 3 Sätze à 8-10
C 3 Sätze à 10-12
E 3 Sätze à 12-15
G 3 Sätze à 10-12
H 3 Sätze à 12-15
I 3 Sätze à 12-15
L 3 Sätze à 10-12
N 3 Sätze à 15-20

Tag 6:
Cardio 30-45 Min.

Tag 7:
Pause

Profis 1

Tag 1:
A 3 Sätze à 8-10
C 3 Sätze à 10-12
E 3 Sätze à 12-15
G 3 Sätze à 10-12
H 3 Sätze à 12-15
I 3 Sätze à 12-15
L 3 Sätze à 10-12
N 3 Sätze à 15-20
O 3 Sätze à 12-15
S 3 Sätze à 15

Tag 2:
Cardio 30-45 Min.

Tag 3:
A 3 Sätze à 8-10
C 3 Sätze à 10-12
E 3 Sätze à 12-15
G 3 Sätze à 10-12
H 3 Sätze à 12-15
I 3 Sätze à 12-15
L 3 Sätze à 10-12
N 3 Sätze à 15-20
O 3 Sätze à 12-15
S 3 Sätze à 15

Tag 4:
Cardio 30-45 Min.

Tag 5:
A 3 Sätze à 8-10
C 3 Sätze à 10-12
E 3 Sätze à 12-15
G 3 Sätze à 10-12
H 3 Sätze à 12-15
I 3 Sätze à 12-15
L 3 Sätze à 10-12
N 3 Sätze à 15-20
O 3 Sätze à 12-15
S 3 Sätze à 15

Tag 6:
Cardio 30-45 Min.

Tag 7:
Pause

TRAININGSPLAN 2

Einsteiger 2

Tag 1:
B 3 Sätze à 12-15
D 3 Sätze à 8-10
F 3 Sätze à 8-10
J 3 Sätze à 12-15
K 3 Sätze à 12-15
M 3 Sätze à 15-20

Tag 2:
Pause

Tag 3:
B 3 Sätze à 12-15
D 3 Sätze à 8-10
F 3 Sätze à 8-10
J 3 Sätze à 12-15
K 3 Sätze à 12-15
M 3 Sätze à 15-20

Tag 4:
Pause

Tag 5:
B 3 Sätze à 12-15
D 3 Sätze à 8-10
F 3 Sätze à 8-10
J 3 Sätze à 12-15
K 3 Sätze à 12-15
M 3 Sätze à 15-20

Tag 6:
Cardio 30-45 Min.

Tag 7:
Pause

Fortgeschrittene 2

Tag 1:
B 3 Sätze à 12-15
D 3 Sätze à 8-10
F 3 Sätze à 8-10
J 3 Sätze à 12-15
K 3 Sätze à 12-15
M 3 Sätze à 15-20
P 3 Sätze à 12-15
Q 3 Sätze à 12-15

Tag 2:
Cardio 30-45 Min.

Tag 3:
B 3 Sätze à 12-15
D 3 Sätze à 8-10
F 3 Sätze à 8-10
J 3 Sätze à 12-15
K 3 Sätze à 12-15
M 3 Sätze à 15-20
P 3 Sätze à 12-15
Q 3 Sätze à 12-15

Tag 4:
Pause

Tag 5:
B 3 Sätze à 12-15
D 3 Sätze à 8-10
F 3 Sätze à 8-10
J 3 Sätze à 12-15
K 3 Sätze à 12-15
M 3 Sätze à 15-20
P 3 Sätze à 12-15
Q 3 Sätze à 12-15

Tag 6:
Cardio 30-45 Min.

Tag 7:
Pause

Profis 2

Tag 1:
B 3 Sätze à 12-15
D 3 Sätze à 8-10
F 3 Sätze à 8-10
J 3 Sätze à 12-15
K 3 Sätze à 12-15
M 3 Sätze à 15-20
P 3 Sätze à 12-15
Q 3 Sätze à 12-15
R 3 Sätze à 25
T 3 Sätze à 30-120 Sek.

Tag 2:
Cardio 30-45 Min.

Tag 3:
B 3 Sätze à 12-15
D 3 Sätze à 8-10
F 3 Sätze à 8-10
J 3 Sätze à 12-15
K 3 Sätze à 12-15
M 3 Sätze à 15-20
P 3 Sätze à 12-15
Q 3 Sätze à 12-15
R 3 Sätze à 25
T 3 Sätze à 30-120 Sek.

Tag 4:
Cardio 30-45 Min.

Tag 5:
B 3 Sätze à 12-15
D 3 Sätze à 8-10
F 3 Sätze à 8-10
J 3 Sätze à 12-15
K 3 Sätze à 12-15
M 3 Sätze à 15-20
P 3 Sätze à 12-15
Q 3 Sätze à 12-15
R 3 Sätze à 25
T 3 Sätze à 30-120 Sek.

Tag 6:
Cardio 30-45 Min.

Tag 7:
Pause

TISCHTENNIS

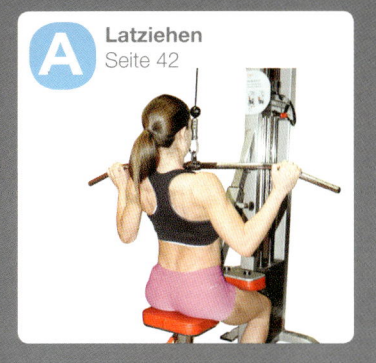

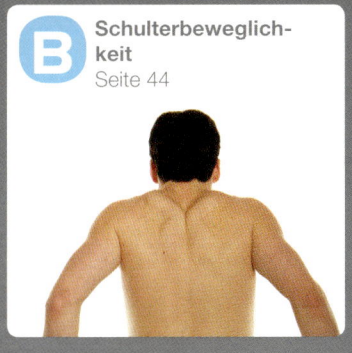

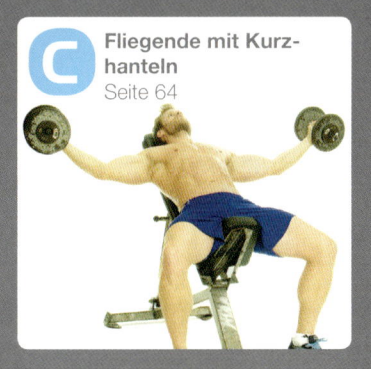

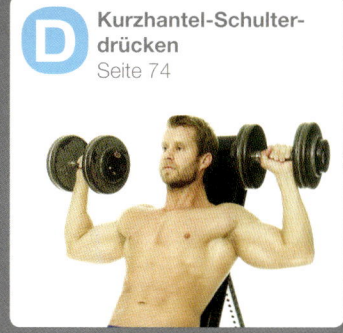

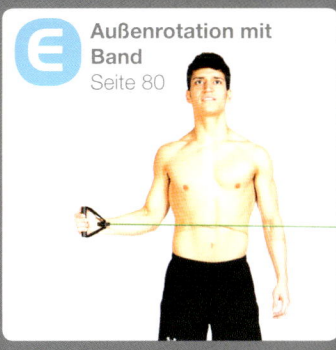

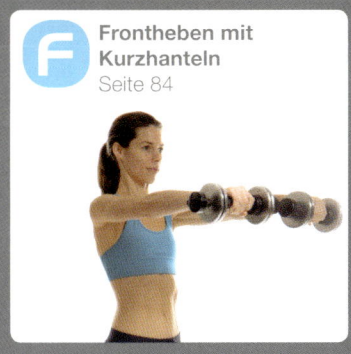

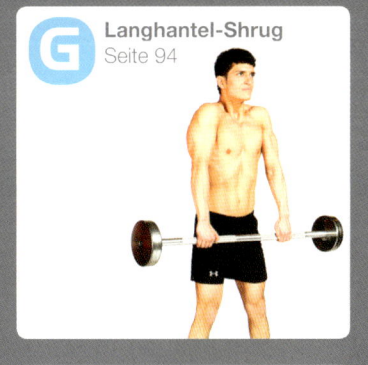

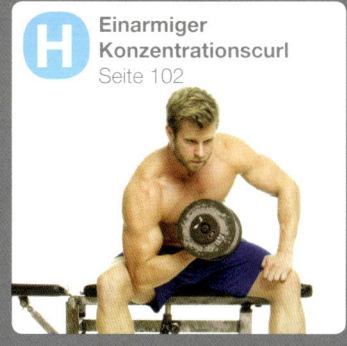

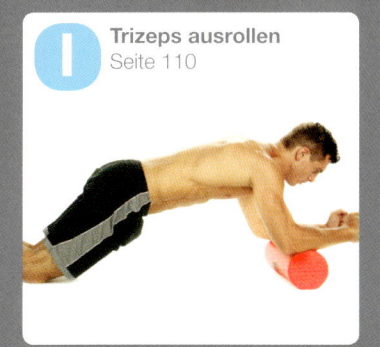

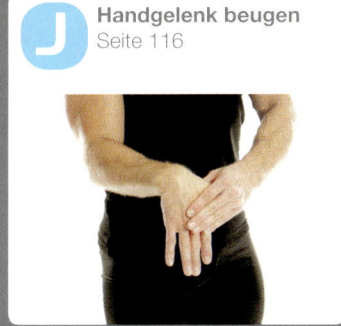

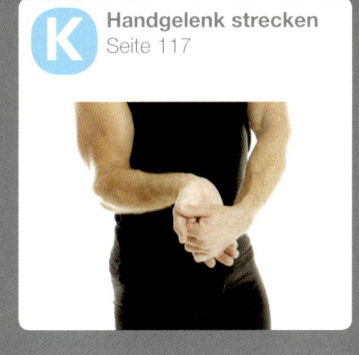

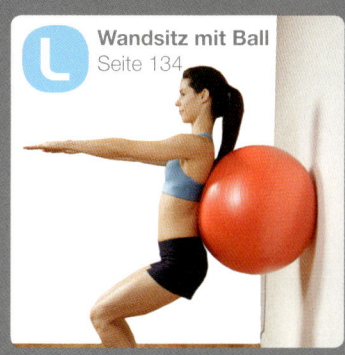

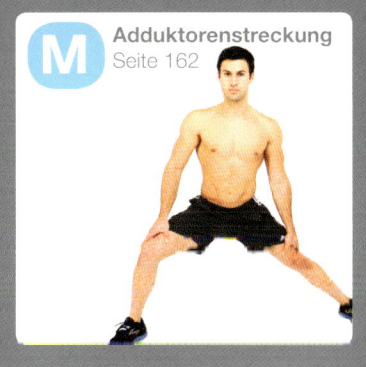

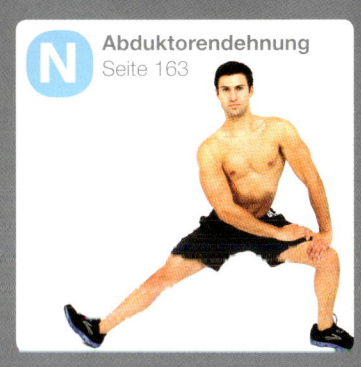

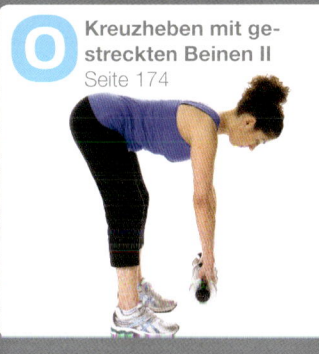

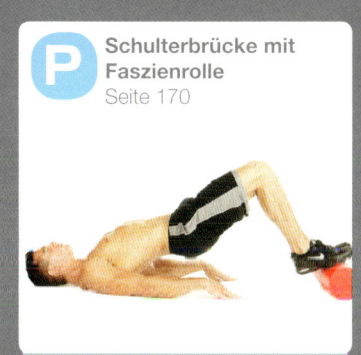

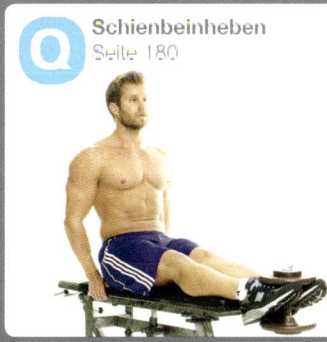

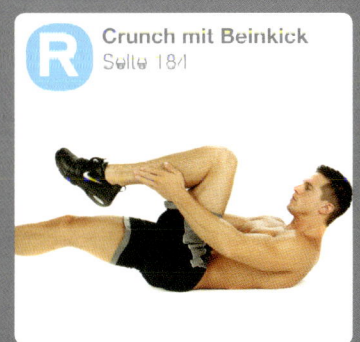

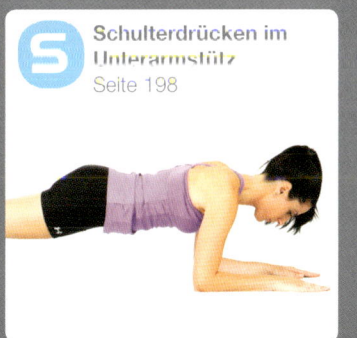

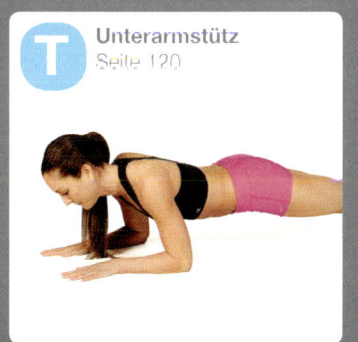

WORKOUTS

A Latziehen — Seite 42	**B** Schulterbeweglichkeit — Seite 44	**C** Fliegende mit Kurzhanteln — Seite 64	**D** Kurzhantel-Schulterdrücken — Seite 74
E Außenrotation mit Band — Seite 80	**F** Frontheben mit Kurzhanteln — Seite 84	**G** Langhantel-Shrug — Seite 94	**H** Einarmiger Konzentrationscurl — Seite 102
I Trizeps ausrollen — Seite 110	**J** Handgelenk beugen — Seite 116	**K** Handgelenk strecken — Seite 117	**L** Wandsitz mit Ball — Seite 134
M Adduktorenstreckung — Seite 162	**N** Abduktorendehnung — Seite 163	**O** Kreuzheben mit gestreckten Beinen II — Seite 174	**P** Schulterbrücke mit Faszienrolle — Seite 170
Q Schienbeinheben — Seite 180	**R** Crunch mit Beinkick — Seite 184	**S** Schulterdrücken im Unterarmstütz — Seite 198	**T** Unterarmstütz — Seite 120

343

TURNEN

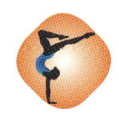

Im Turnen ist das Zusammenwirken der meisten Hauptmuskeln des menschlichen Körpers entscheidend für die anmutige und oft spektakuläre Ausführung von Übungen an Geräten, was Wendigkeit, Kraft, Balance, Flexibilität und nicht zuletzt Mut erfordert. Das Turntraining ist auf ein Höchstmaß an Kraftzuwachs ausgerichtet, ohne dabei allzu große Muskelmasse aufzubauen, sodass ein Turner sein Körpergewicht möglichst leicht heben kann. Dieses Workout enthält daher im Wesentlichen kalisthenische Übungen.

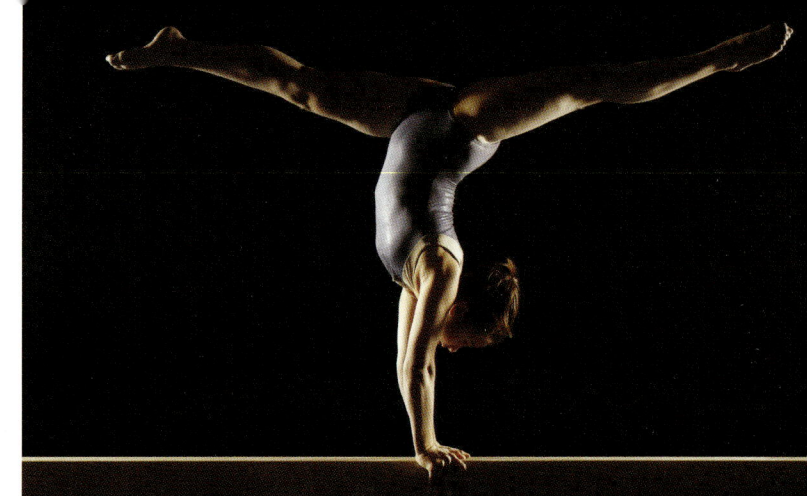

TRAININGSPLAN 1

Einsteiger 1

Tag 1:
A 3 Sätze à 8-10
E 3 Sätze à 8-10
G 20 x
K 3 Sätze à 10-12
Q 15 x
S 30-60 Sek./Seite

Tag 2:
Pause

Tag 3:
A 3 Sätze à 8-10
E 3 Sätze à 8-10
G 20
K 3 Sätze à 10-12
Q 15 x
S 30-60 Sek./Seite

Tag 4:
Pause

Tag 5:
A 3 Sätze à 8-10
E 3 Sätze à 8-10
G 20 x
K 3 Sätze à 10-12
Q 15 x
S 30-60 Sek./Seite

Tag 6:
Cardio 30-45 Min.

Tag 7:
Pause

Fortgeschrittene 1

Tag 1:
A 3 Sätze à 8-10
C 3 Sätze à 12-15
E 3 Sätze à 8-10
G 20 x
I 3 Sätze à 12-15
K 3 Sätze à 10-12
Q 15 x
S 30-60 Sek./Seite

Tag 2:
Cardio 30-45 Min.

Tag 3:
A 3 Sätze à 8-10
C 3 Sätze à 12-15
E 3 Sätze à 8-10
G 20 x
I 3 Sätze à 12-15
K 3 Sätze à 10-12
Q 15 x
S 30-60 Sek./Seite

Tag 4:
Pause

Tag 5:
A 3 Sätze à 8-10
C 3 Sätze à 12-15
E 3 Sätze à 8-10
G 20 x
I 3 Sätze à 12-15
K 3 Sätze à 10-12
Q 15 x
S 30-60 Sek./Seite

Tag 6:
Cardio 30-45 Min.

Tag 7:
Pause

Profis 1

Tag 1:
A 3 Sätze à 8-10
C 3 Sätze à 12-15
E 3 Sätze à 8-10
G 20 x
I 3 Sätze à 12-15
K 3 Sätze à 10-12
Q 15 x
R 30-120 Sek.
S 30-60 Sek./Seite
T 20 je Seite

Tag 2:
Cardio 30-45 Min.

Tag 3:
A 3 Sätze à 8-10
C 3 Sätze à 12-15
E 3 Sätze à 8-10
G 20 x
I 3 Sätze à 12-15
K 3 Sätze à 10-12
Q 15 x
R 30-120 Sek.
S 30-60 Sek./Seite
T 20 je Seite

Tag 4:
Cardio 30-45 Min.

Tag 5:
A 3 Sätze à 8-10
C 3 Sätze à 12-15
E 3 Sätze à 8-10
G 20 x
I 3 Sätze à 12-15
K 3 Sätze à 10-12
Q 15 x
R 30-120 Sek.
S 30-60 Sek./Seite
T 20 je Seite

Tag 6:
Cardio 30-45 Min.

Tag 7:
Pause

TRAININGSPLAN 2

Einsteiger 2

Tag 1:
B 3 Sätze à 8-10
D 3 Sätze à 12-15
F 3 Sätze à 12-15
H 3 Sätze à 15
J 3 Sätze à 12-15
L 3 Sätze à 15-20

Tag 2:
Pause

Tag 3:
B 3 Sätze à 8-10
D 3 Sätze à 12-15
F 3 Sätze à 12-15
H 3 Sätze à 15
J 3 Sätze à 12-15
L 3 Sätze à 15-20

Tag 4:
Pause

Tag 5:
B 3 Sätze à 8-10
D 3 Sätze à 12-15
F 3 Sätze à 12-15
H 3 Sätze à 15
J 3 Sätze à 12-15
L 3 Sätze à 15-20

Tag 6:
Cardio 30-45 Min.

Tag 7:
Pause

Fortgeschrittene 2

Tag 1:
B 3 Sätze à 8-10
D 3 Sätze à 12-15
F 3 Sätze à 12-15
H 3 Sätze à 15
J 3 Sätze à 12 15
L 3 Sätze à 15-20
M 3 Sätze à 15-20
N 3 Sätze à 12-15

Tag 2:
Cardio 30-45 Min.

Tag 3:
B 3 Sätze à 8-10
D 3 Sätze à 12-15
F 3 Sätze à 12-15
H 3 Sätze à 15
J 3 Sätze à 12-15
L 3 Sätze à 15-20
M 3 Sätze à 15-20
N 3 Sätze à 12-15

Tag 4:
Pause

Tag 5:
B 3 Sätze à 8-10
D 3 Sätze à 12-15
F 3 Sätze à 12-15
H 3 Sätze à 15
J 3 Sätze à 12-15
L 3 Sätze à 15-20
M 3 Sätze à 15-20
N 3 Sätze à 12-15

Tag 6:
Cardio 30-45 Min.

Tag 7:
Pause

Profis 2

Tag 1:
B 3 Sätze à 8-10
D 3 Sätze à 12-15
F 3 Sätze à 12-15
H 3 Sätze à 15
J 3 Sätze à 12 15
L 3 Sätze à 15-20
M 3 Sätze à 15-20
N 3 Sätze à 12-15
O 3 Sätze à 12-15
P 3 Sätze à 20

Tag 2:
Cardio 30-45 Min.

Tag 3:
B 3 Sätze à 8-10
D 3 Sätze à 12-15
F 3 Sätze à 12-15
H 3 Sätze à 15
J 3 Sätze à 12-15
L 3 Sätze à 15-20
M 3 Sätze à 15-20
N 3 Sätze à 12-15
O 3 Sätze à 12-15
P 3 Sätze à 20

Tag 4:
Cardio 30-45 Min.

Tag 5:
B 3 Sätze à 8-10
D 3 Sätze à 12-15
F 3 Sätze à 12-15
H 3 Sätze à 15
J 3 Sätze à 12-15
L 3 Sätze à 15-20
M 3 Sätze à 15-20
N 3 Sätze à 12-15
O 3 Sätze à 12-15
P 3 Sätze à 20

Tag 6:
Cardio 30-45 Min.

Tag 7:
Pause

TURNEN

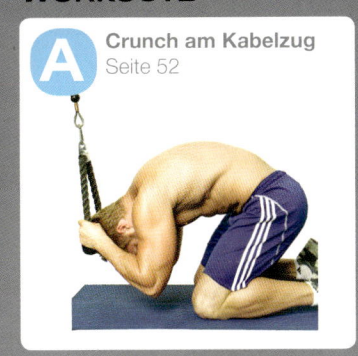

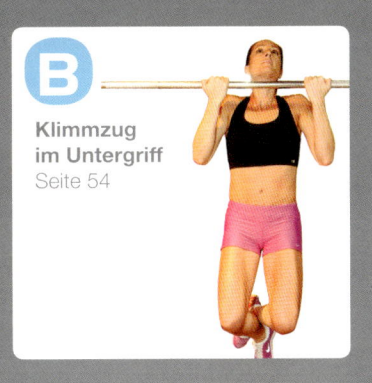

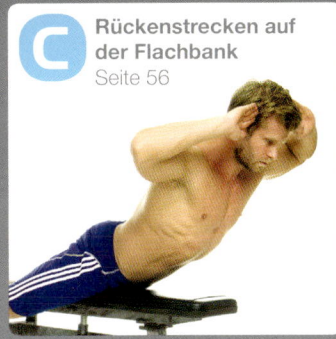

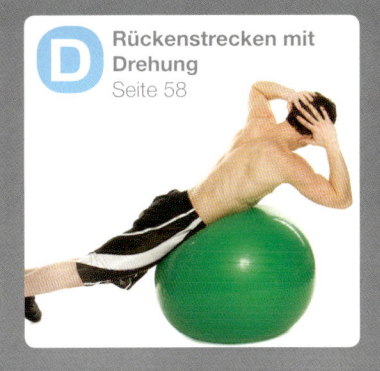

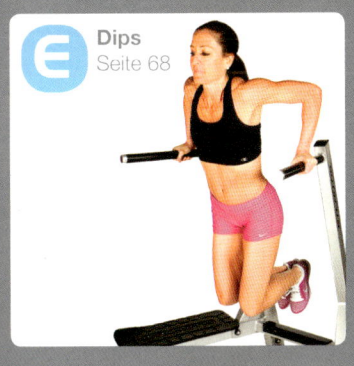

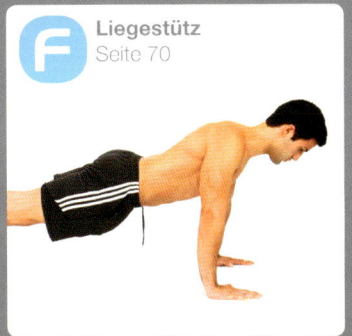

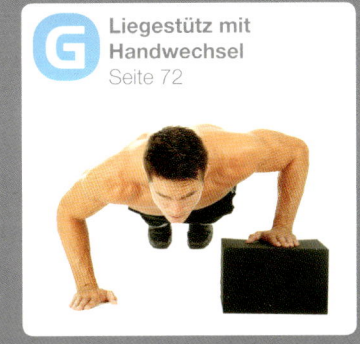

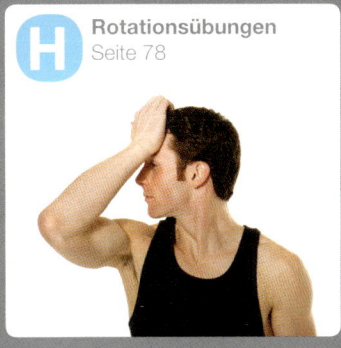

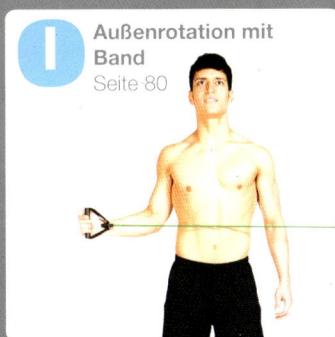

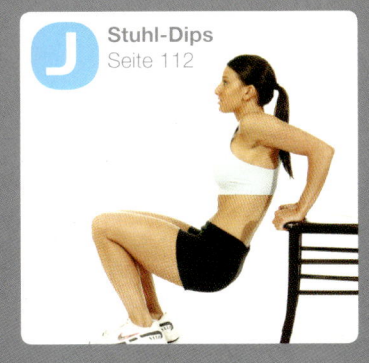

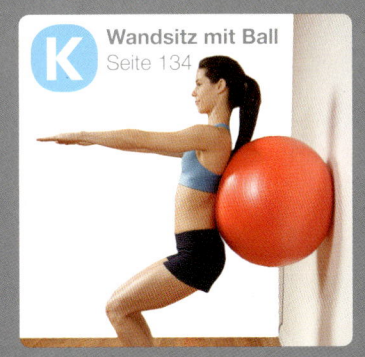

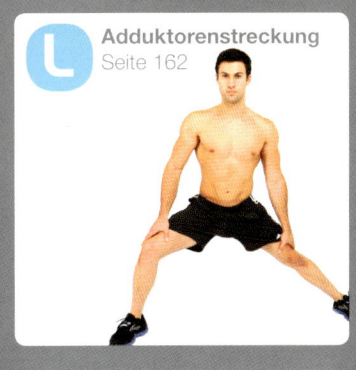

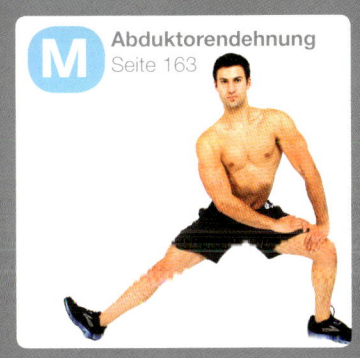

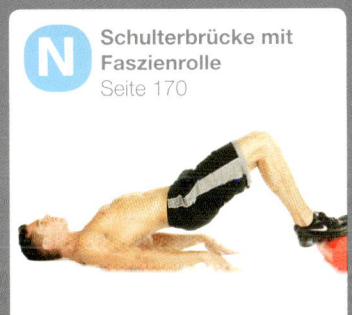

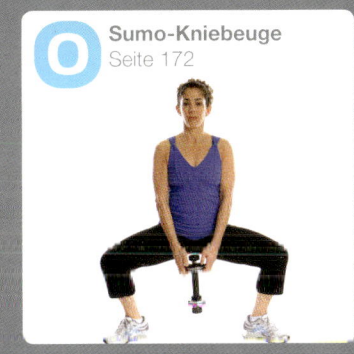

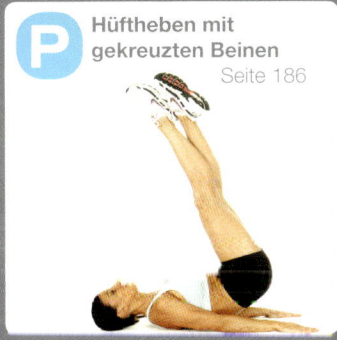

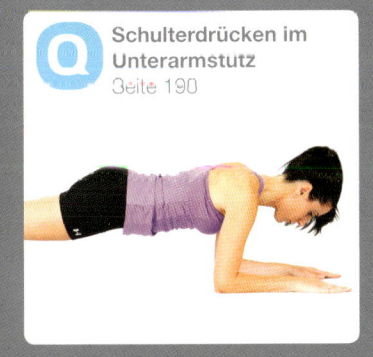

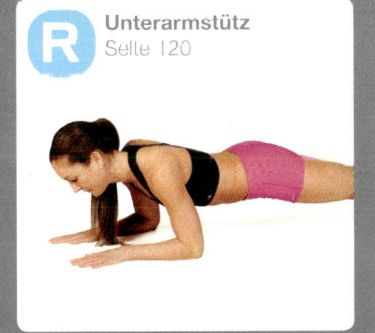

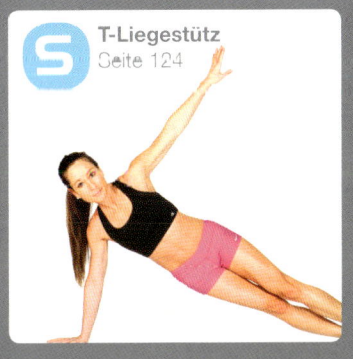

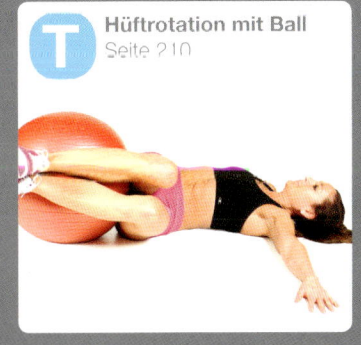

WORKOUTS

A Crunch am Kabelzug — Seite 52

B Klimmzug im Untergriff — Seite 54

C Rückenstrecken auf der Flachbank — Seite 56

D Rückenstrecken mit Drehung — Seite 58

E Dips — Seite 68

F Liegestütz — Seite 70

G Liegestütz mit Handwechsel — Seite 72

H Rotationsübungen — Seite 78

I Außenrotation mit Band — Seite 80

J Stuhl-Dips — Seite 112

K Wandsitz mit Ball — Seite 134

L Adduktorenstreckung — Seite 162

M Abduktorendehnung — Seite 163

N Schulterbrücke mit Faszienrolle — Seite 170

O Sumo-Kniebeuge — Seite 172

P Hüftheben mit gekreuzten Beinen — Seite 186

Q Schulterdrücken im Unterarmstütz — Seite 190

R Unterarmstütz — Seite 120

S T-Liegestütz — Seite 124

T Hüftrotation mit Ball — Seite 210

345

VOLLEYBALL

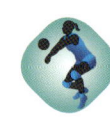

Im Volleyball werden die meisten Hauptmuskelgruppen des Körpers aktiviert. Aufschlag, Blockbildung oder Schmetterbälle erfordern eine kräftige Oberkörpermuskulatur. Eine starke Körpermitte ist entscheidend, um mehr Kraft und Explosivität zu erzeugen. Die Beine werden fürs Positionieren und Springen gebraucht. Man sollte regelmäßig ein Ausdauer- und Krafttraining ausführen, um die Muskulatur kräftig und geschmeidig zu halten und um Handgelenksverstauchungen, Knieprobleme und Verletzungen der Rotatorenmanschette zu vermeiden.

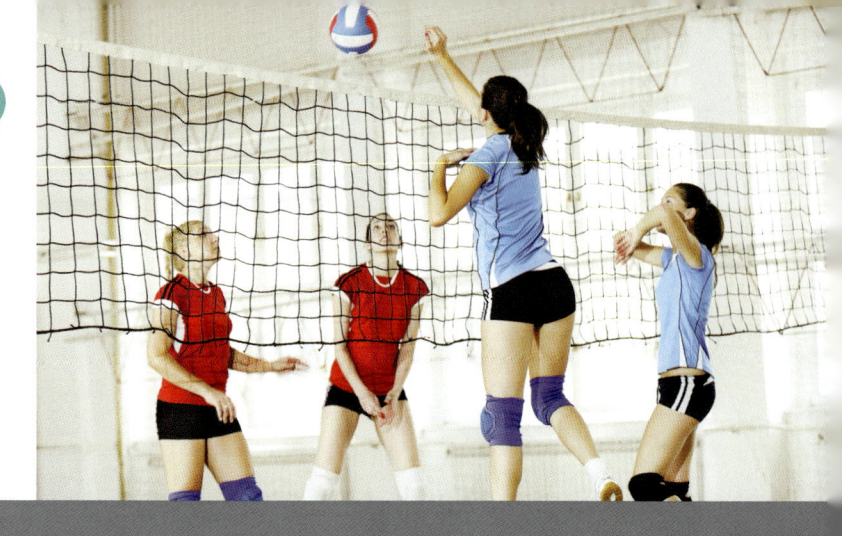

TRAININGSPLAN 1

Einsteiger 1

Tag 1:
A 3 Sätze à 8-10
D 3 Sätze à 20
F 3 Sätze à 12-15
G 3 Sätze à 8-10
O 3 Sätze à 12-15
P 3 Sätze à 12-15

Tag 2:
Pause

Tag 3:
A 3 Sätze à 8-10
D 3 Sätze à 20
F 3 Sätze à 12-15
G 3 Sätze à 8-10
O 3 Sätze à 12-15
P 3 Sätze à 12-15

Tag 4:
Pause

Tag 5:
A 3 Sätze à 8-10
D 3 Sätze à 20
F 3 Sätze à 12-15
G 3 Sätze à 8-10
O 3 Sätze à 12-15
P 3 Sätze à 12-15

Tag 6:
Cardio 30-45 Min.

Tag 7:
Pause

Fortgeschrittene 1

Tag 1:
A 3 Sätze à 8-10
D 3 Sätze à 20
F 3 Sätze à 12-15
G 3 Sätze à 8-10
I 3 Sätze à 10-12
J 3 Sätze à 10-12
O 3 Sätze à 12-15
P 3 Sätze à 12-15

Tag 2:
Cardio 30-45 Min.

Tag 3:
A 3 Sätze à 8-10
D 3 Sätze à 20
F 3 Sätze à 12-15
G 3 Sätze à 8-10
I 3 Sätze à 10-12
J 3 Sätze à 10-12
O 3 Sätze à 12-15
P 3 Sätze à 12-15

Tag 4:
Pause

Tag 5:
A 3 Sätze à 8-10
D 3 Sätze à 20
F 3 Sätze à 12-15
G 3 Sätze à 8-10
I 3 Sätze à 10-12
J 3 Sätze à 10-12
O 3 Sätze à 12-15
P 3 Sätze à 12-15

Tag 6:
Cardio 30-45 Min.

Tag 7:
Pause

Profis 1

Tag 1:
A 3 Sätze à 8-10
D 3 Sätze à 20
F 3 Sätze à 12-15
G 3 Sätze à 8-10
I 3 Sätze à 10-12
J 3 Sätze à 10-12
O 3 Sätze à 12-15
P 3 Sätze à 12-15
Q 3 Sätze à 15
T 3 Sätze à 25

Tag 2:
Cardio 30-45 Min.

Tag 3:
A 3 Sätze à 8-10
D 3 Sätze à 20
F 3 Sätze à 12-15
G 3 Sätze à 8-10
I 3 Sätze à 10-12
J 3 Sätze à 10-12
O 3 Sätze à 12-15
P 3 Sätze à 12-15
Q 3 Sätze à 15
T 3 Sätze à 25

Tag 4:
Cardio 30-45 Min.

Tag 5:
A 3 Sätze à 8-10
D 3 Sätze à 20
F 3 Sätze à 12-15
G 3 Sätze à 8-10
I 3 Sätze à 10-12
J 3 Sätze à 10-12
O 3 Sätze à 12-15
P 3 Sätze à 12-15
Q 3 Sätze à 15
T 3 Sätze à 25

Tag 6:
Cardio 30-45 Min.

Tag 7:
Pause

TRAININGSPLAN 2

Einsteiger 2

Tag 1:
B 3 Sätze à 8-10
C 3 Sätze à 12-15
E 3 Sätze à 8-10
H 3 Sätze à 10-12
K 3 Sätze à 12-15
L 3 Sätze à 10-12

Tag 2:
Pause

Tag 3:
B 3 Sätze à 8-10
C 3 Sätze à 12-15
E 3 Sätze à 8-10
H 3 Sätze à 10-12
K 3 Sätze à 12-15
L 3 Sätze à 10-12

Tag 4:
Pause

Tag 5:
B 3 Sätze à 8-10
C 3 Sätze à 12-15
E 3 Sätze à 8-10
H 3 Sätze à 10-12
K 3 Sätze à 12-15
L 3 Sätze à 10-12

Tag 6:
Cardio 30-45 Min.

Tag 7:
Pause

Fortgeschrittene 2

Tag 1:
B 3 Sätze à 8-10
C 3 Sätze à 12-15
E 3 Sätze à 8-10
H 3 Sätze à 10-12
K 3 Sätze à 12-15
L 3 Sätze à 10-12
M 3 Sätze à 12-15
N 3 Sätze à 12-15

Tag 2:
Cardio 30-45 Min.

Tag 3:
B 3 Sätze à 8-10
C 3 Sätze à 12-15
E 3 Sätze à 8-10
H 3 Sätze à 10-12
K 3 Sätze à 12-15
L 3 Sätze à 10-12
M 3 Sätze à 12-15
N 3 Sätze à 12-15

Tag 4:
Pause

Tag 5:
B 3 Sätze à 8-10
C 3 Sätze à 12-15
E 3 Sätze à 8-10
H 3 Sätze à 10-12
K 3 Sätze à 12-15
L 3 Sätze à 10-12
M 3 Sätze à 12-15
N 3 Sätze à 12-15

Tag 6:
Cardio 30-45 Min.

Tag 7:
Pause

Profis 2

Tag 1:
B 3 Sätze à 8-10
C 3 Sätze à 12-15
E 3 Sätze à 8-10
H 3 Sätze à 10-12
K 3 Sätze à 12-15
L 3 Sätze à 10-12
M 3 Sätze à 12-15
N 3 Sätze à 12-15
R 3 Sätze à 20
S 3 Sätze à 20

Tag 2:
Cardio 30-45 Min.

Tag 3:
B 3 Sätze à 8-10
C 3 Sätze à 12-15
E 3 Sätze à 8-10
H 3 Sätze à 10-12
K 3 Sätze à 12-15
L 3 Sätze à 10-12
M 3 Sätze à 12-15
N 3 Sätze à 12-15
R 3 Sätze à 20
S 3 Sätze à 20

Tag 4:
Cardio 30-45 Min.

Tag 5:
B 3 Sätze à 8-10
C 3 Sätze à 12-15
E 3 Sätze à 8-10
H 3 Sätze à 10-12
K 3 Sätze à 12-15
L 3 Sätze à 10-12
M 3 Sätze à 12-15
N 3 Sätze à 12-15
R 3 Sätze à 20
S 3 Sätze à 20

Tag 6:
Cardio 30-45 Min.

Tag 7:
Pause

VOLLEYBALL

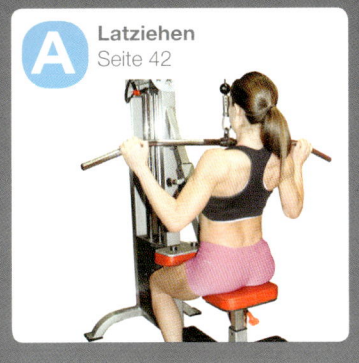

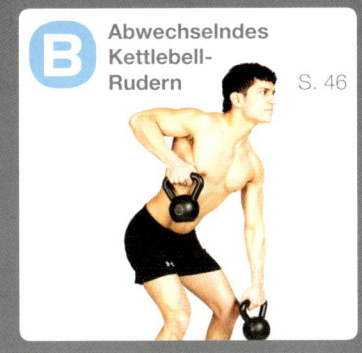

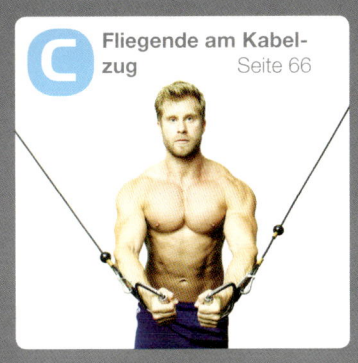

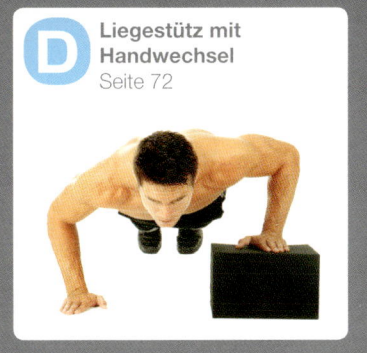

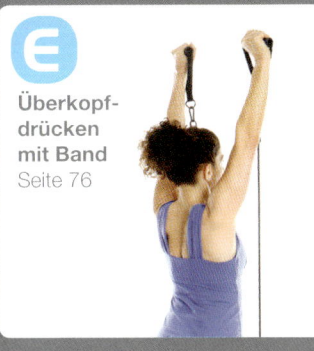

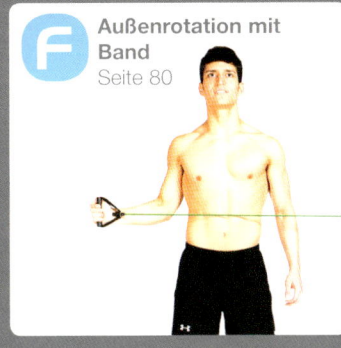

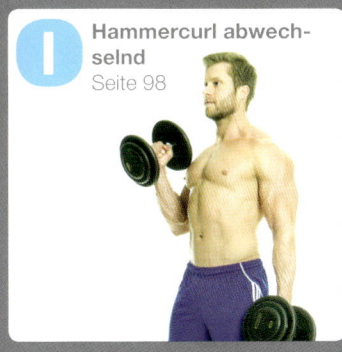

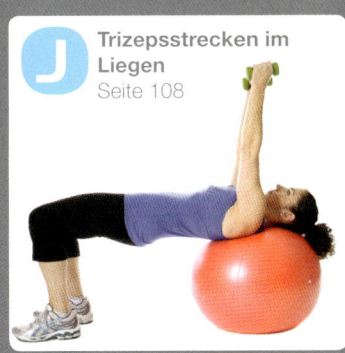

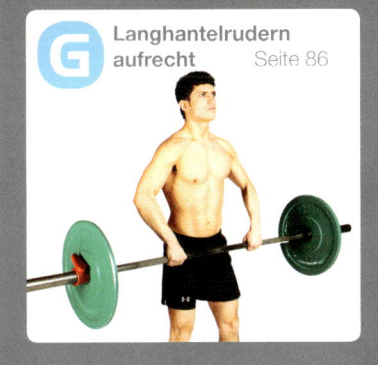

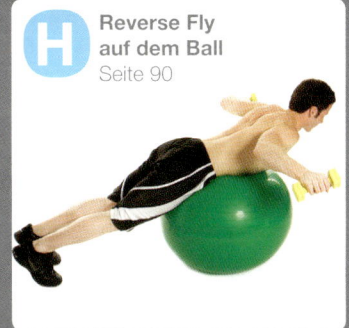

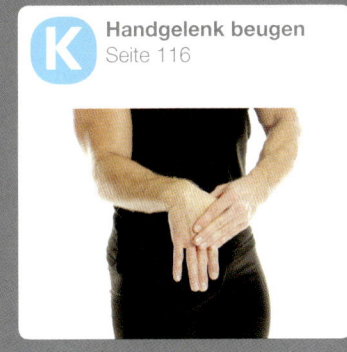

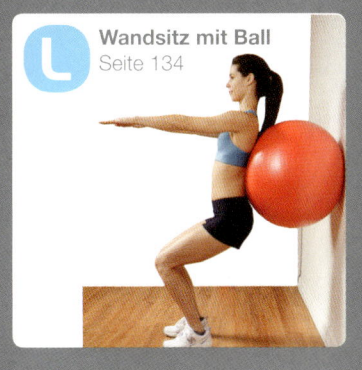

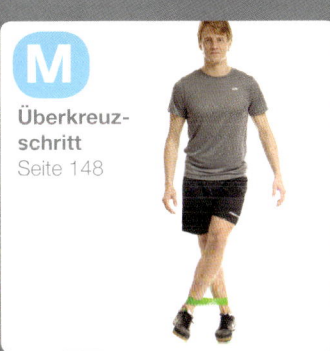

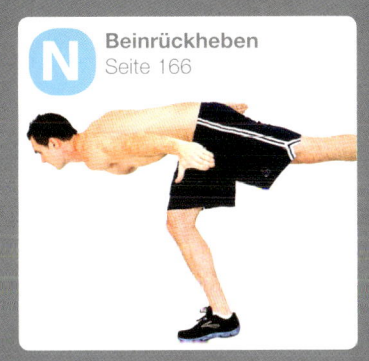

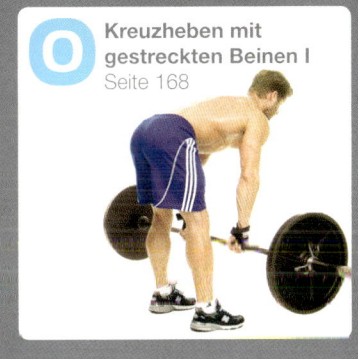

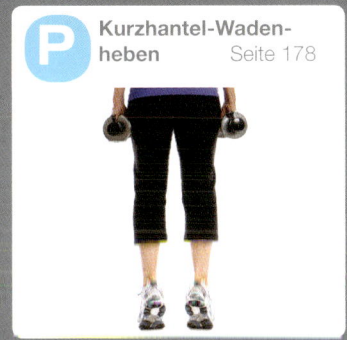

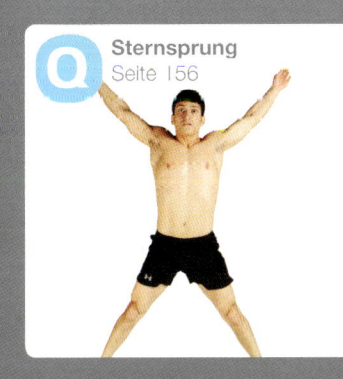

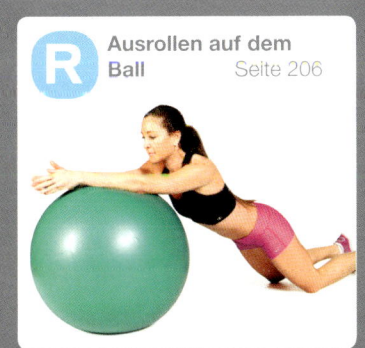

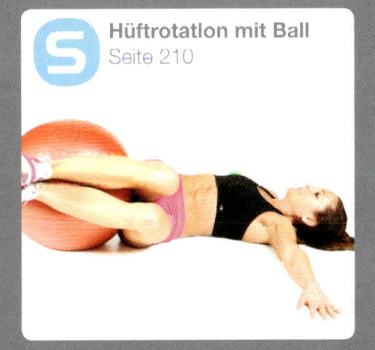

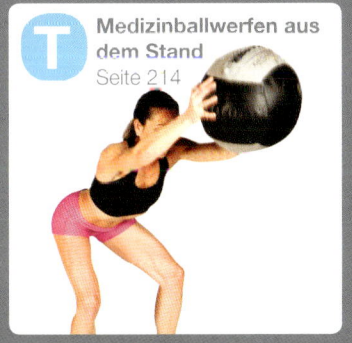

WORKOUTS

A Latziehen Seite 42	**B** Abwechselndes Kettlebell-Rudern S. 46	**C** Fliegende am Kabelzug Seite 66	**D** Liegestütz mit Handwechsel Seite 72
E Überkopfdrücken mit Band Seite 76	**F** Außenrotation mit Band Seite 80	**G** Langhantelrudern aufrecht Seite 86	**H** Reverse Fly auf dem Ball Seite 90
I Hammercurl abwechselnd Seite 98	**J** Trizepsstrecken im Liegen Seite 108	**K** Handgelenk beugen Seite 116	**L** Wandsitz mit Ball Seite 134
M Überkreuzschritt Seite 148	**N** Beinrückheben Seite 166	**O** Kreuzheben mit gestreckten Beinen I Seite 168	**P** Kurzhantel-Wadenheben Seite 178
Q Sternsprung Seite 156	**R** Ausrollen auf dem Ball Seite 206	**S** Hüftrotation mit Ball Seite 210	**T** Medizinballwerfen aus dem Stand Seite 214

347

WASSERBALL

Wasserball ist ein intensiver und vielseitiger Kontaktsport, bei dem man mittels Wassertreten über Wasser bleiben, den Kopf in jede Richtung drehen und den Gegner bekämpfen muss, um in Besitz des Balles zu gelangen oder ihn zu verteidigen. Der Wasserballer braucht also Kraft, Ausdauer und Koordination sowie starke Schultermuskeln, um Wurfkraft zu entwickeln und Schmerzen in diesem verletzungsanfälligen Bereich zu vermeiden. Kraftvolle Beine und eine starke Köpermitte sind erforderlich, um im Becken effizient hin und her schwimmen zu können.

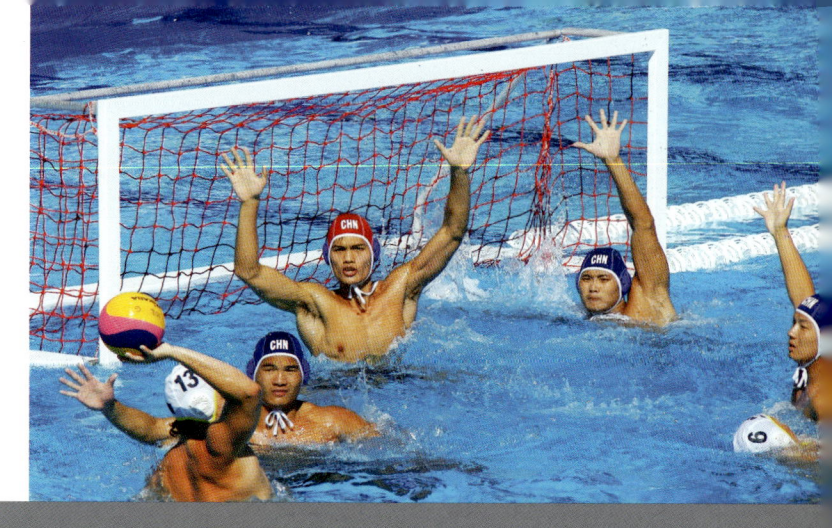

SPORTSPEZIFISCHE WORKOUTS

TRAININGSPLAN 1

Einsteiger 1

Tag 1:
A 3 Sätze à 8-10
B 3 Sätze à 8-10
C 3 Sätze à 8-10
F 3 Sätze à 10-12
J 3 Sätze à 12-15
Q 3 Sätze à 8-10

Tag 2:
Pause

Tag 3:
A 3 Sätze à 8-10
B 3 Sätze à 8-10
C 3 Sätze à 8-10
F 3 Sätze à 10-12
J 3 Sätze à 12-15
Q 3 Sätze à 8-10

Tag 4:
Pause

Tag 5:
A 3 Sätze à 8-10
B 3 Sätze à 8-10
C 3 Sätze à 8-10
F 3 Sätze à 10-12
J 3 Sätze à 12-15
Q 3 Sätze à 8-10

Tag 6:
Cardio 30-45 Min.

Tag 7:
Pause

Fortgeschrittene 1

Tag 1:
A 3 Sätze à 8-10
B 3 Sätze à 8-10
C 3 Sätze à 8-10
D 3 Sätze à 15
F 3 Sätze à 10-12
I 3 Sätze à 12-15
J 3 Sätze à 12-15
Q 3 Sätze à 8-10

Tag 2:
Cardio 30-45 Min.

Tag 3:
A 3 Sätze à 8-10
B 3 Sätze à 8-10
C 3 Sätze à 8-10
D 3 Sätze à 15
F 3 Sätze à 10-12
I 3 Sätze à 12-15
J 3 Sätze à 12-15
Q 3 Sätze à 8-10

Tag 4:
Pause

Tag 5:
A 3 Sätze à 8-10
B 3 Sätze à 8-10
C 3 Sätze à 8-10
D 3 Sätze à 15
F 3 Sätze à 10-12
I 3 Sätze à 12-15
J 3 Sätze à 12-15
Q 3 Sätze à 8-10

Tag 6:
Cardio 30-45 Min.

Tag 7:
Pause

Profis 1

Tag 1:
A 3 Sätze à 8-10
B 3 Sätze à 8-10
C 3 Sätze à 8-10
D 3 Sätze à 15
F 3 Sätze à 10-12
I 3 Sätze à 12-15
J 3 Sätze à 12-15
P 30 je Seite
Q 3 Sätze à 8-10
T 20 je Seite

Tag 2:
Cardio 30-45 Min.

Tag 3:
A 3 Sätze à 8-10
B 3 Sätze à 8-10
C 3 Sätze à 8-10
D 3 Sätze à 15
F 3 Sätze à 10-12
I 3 Sätze à 12-15
J 3 Sätze à 12-15
P 30 je Seite
Q 3 Sätze à 8-10
T 20 je Seite

Tag 4:
Cardio 30-45 Min.

Tag 5:
A 3 Sätze à 8-10
B 3 Sätze à 8-10
C 3 Sätze à 8-10
D 3 Sätze à 15
F 3 Sätze à 10-12
I 3 Sätze à 12-15
J 3 Sätze à 12-15
P 30 je Seite
Q 3 Sätze à 8-10
T 20 je Seite

Tag 6:
Cardio 30-45 Min.

Tag 7:
Pause

TRAININGSPLAN 2

Einsteiger 2

Tag 1:
E 3 Sätze à 10-12
G 3 Sätze à 12-15
H 3 Sätze à 10-12
K 3 Sätze à 12-15
L 3 Sätze à 25
M 3 Sätze à 20

Tag 2:
Pause

Tag 3:
E 3 Sätze à 10-12
G 3 Sätze à 12-15
H 3 Sätze à 10-12
K 3 Sätze à 12-15
L 3 Sätze à 25
M 3 Sätze à 20

Tag 4:
Pause

Tag 5:
E 3 Sätze à 10-12
G 3 Sätze à 12-15
H 3 Sätze à 10-12
K 3 Sätze à 12-15
L 3 Sätze à 25
M 3 Sätze à 20

Tag 6:
Cardio 30-45 Min.

Tag 7:
Pause

Fortgeschrittene 2

Tag 1:
E 3 Sätze à 10-12
G 3 Sätze à 12-15
H 3 Sätze à 10-12
K 3 Sätze à 12-15
L 3 Sätze à 25
M 3 Sätze à 20
N 3 Sätze à 30-60 Sek.
O 3 Sätze à 20

Tag 2:
Cardio 30-45 Min.

Tag 3:
E 3 Sätze à 10-12
G 3 Sätze à 12-15
H 3 Sätze à 10-12
K 3 Sätze à 12-15
L 3 Sätze à 25
M 3 Sätze à 20
N 3 Sätze à 30-60 Sek.
O 3 Sätze à 20

Tag 4:
Pause

Tag 5:
E 3 Sätze à 10-12
G 3 Sätze à 12-15
H 3 Sätze à 10-12
K 3 Sätze à 12-15
L 3 Sätze à 25
M 3 Sätze à 20
N 3 Sätze à 30-60 Sek.
O 3 Sätze à 20

Tag 6:
Cardio 30-45 Min.

Tag 7:
Pause

Profis 2

Tag 1:
E 3 Sätze à 10-12
G 3 Sätze à 12-15
H 3 Sätze à 10-12
K 3 Sätze à 12-15
L 3 Sätze à 25
M 3 Sätze à 20
N 3 Sätze à 30-60 Sek.
O 3 Sätze à 20
R 3 Sätze à 15
S 3 Sätze à 20

Tag 2:
Cardio 30-45 Min.

Tag 3:
E 3 Sätze à 10-12
G 3 Sätze à 12-15
H 3 Sätze à 10-12
K 3 Sätze à 12-15
L 3 Sätze à 25
M 3 Sätze à 20
N 3 Sätze à 30-60 Sek.
O 3 Sätze à 20
R 3 Sätze à 15
S 3 Sätze à 20

Tag 4:
Cardio 30-45 Min.

Tag 5:
E 3 Sätze à 10-12
G 3 Sätze à 12-15
H 3 Sätze à 10-12
K 3 Sätze à 12-15
L 3 Sätze à 25
M 3 Sätze à 20
N 3 Sätze à 30-60 Sek.
O 3 Sätze à 20
R 3 Sätze à 15
S 3 Sätze à 20

Tag 6:
Cardio 30-45 Min.

Tag 7:
Pause

WASSERBALL

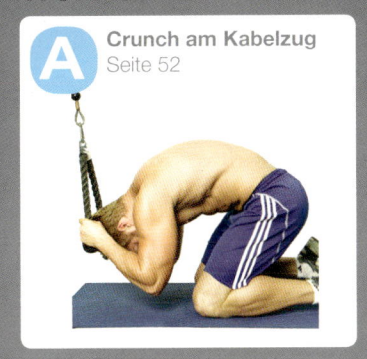

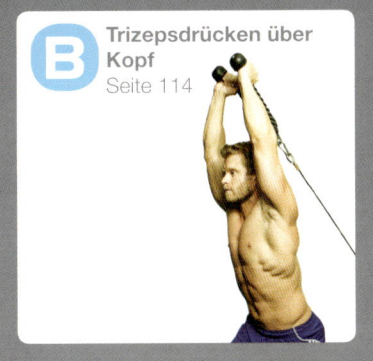

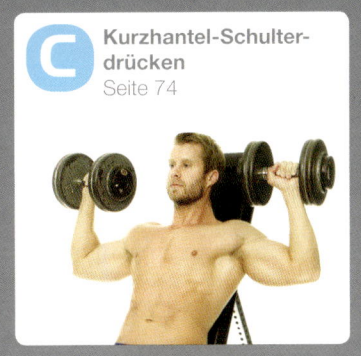

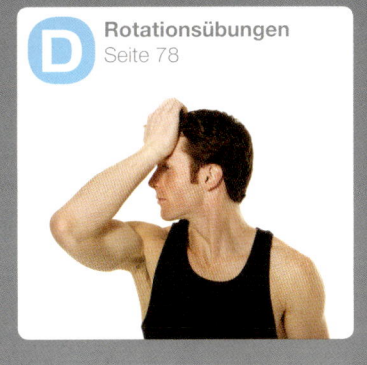

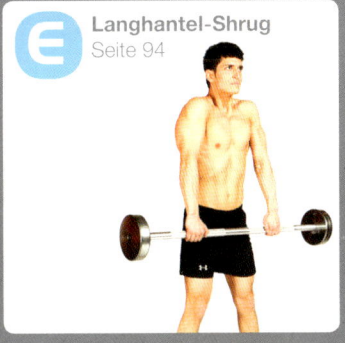

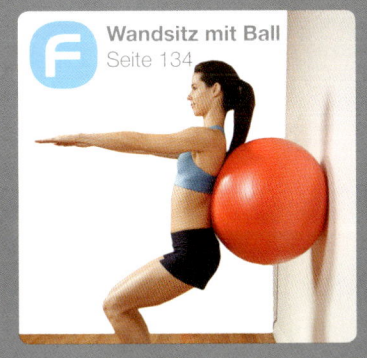

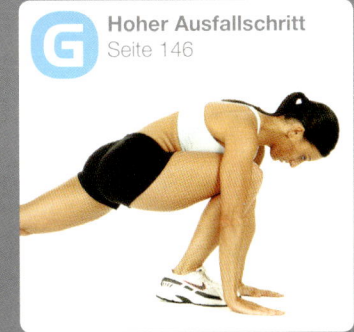

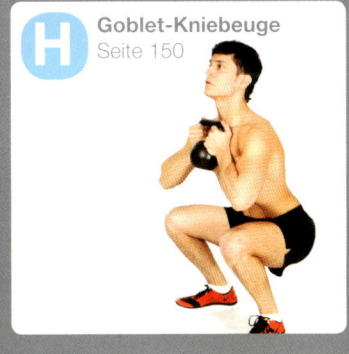

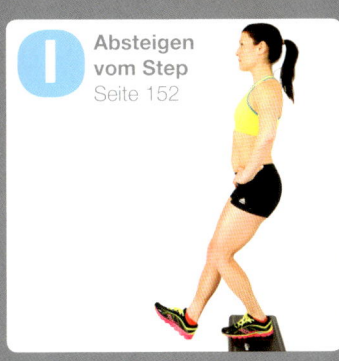

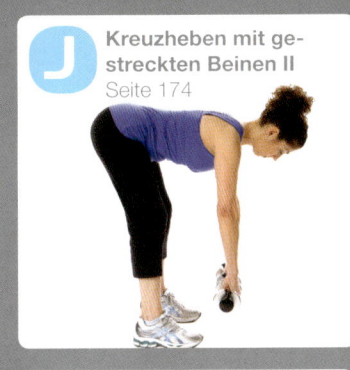

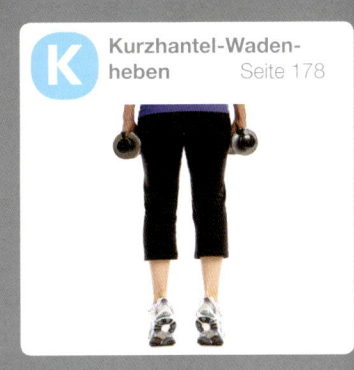

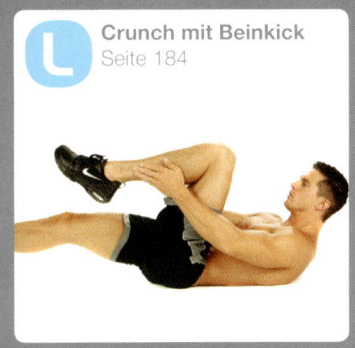

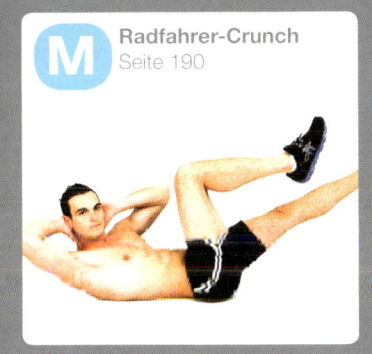

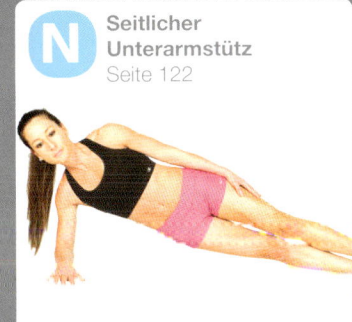

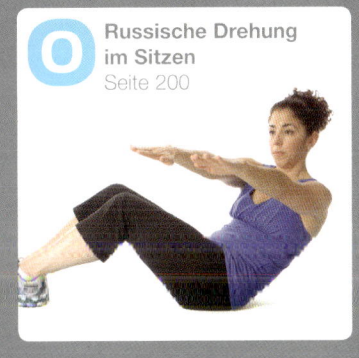

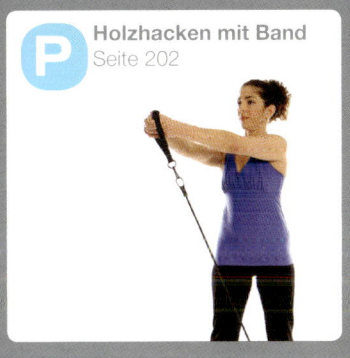

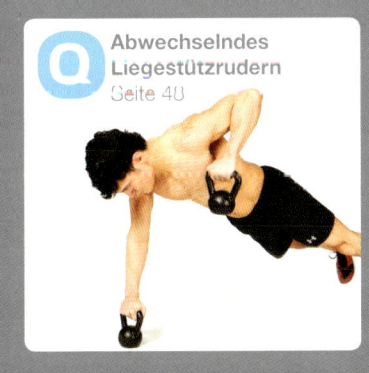

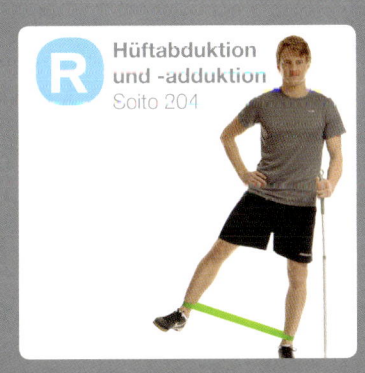

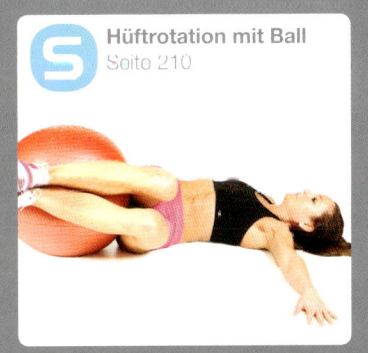

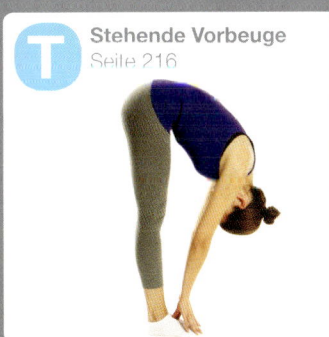

WORKOUTS

A Crunch am Kabelzug
Seite 52

B Trizepsdrücken über Kopf
Seite 114

C Kurzhantel-Schulterdrücken
Seite 74

D Rotationsübungen
Seite 78

E Langhantel-Shrug
Seite 94

F Wandsitz mit Ball
Seite 134

G Hoher Ausfallschritt
Seite 146

H Goblet-Kniebeuge
Seite 150

I Absteigen vom Step
Seite 152

J Kreuzheben mit gestreckten Beinen II
Seite 174

K Kurzhantel-Wadenheben
Seite 178

L Crunch mit Beinkick
Seite 184

M Radfahrer-Crunch
Seite 190

N Seitlicher Unterarmstütz
Seite 122

O Russische Drehung im Sitzen
Seite 200

P Holzhacken mit Band
Seite 202

Q Abwechselndes Liegestützrudern
Seite 40

R Hüftabduktion und -adduktion
Seite 204

S Hüftrotation mit Ball
Seite 210

T Stehende Vorbeuge
Seite 216

349

WASSERSKI

Beim Wasserskifahren werden Ausdauer, Gleichgewicht, Flexibilität, Koordination und Kraft benötigt. Der Oberkörper muss insbesondere robust sein, um die Körperspannung über lange Phasen halten zu können, während die Oberschenkel-, die Gesäß- und die Wadenmuskulatur sowie die Hüftbeuger entscheidend sind, um ein starkes Körpergerüst zu bewahren und die Beine zu stabilisieren. Die Hände und Unterarme müssen kräftig sein, um einen festen Griff aufrechtzuerhalten.

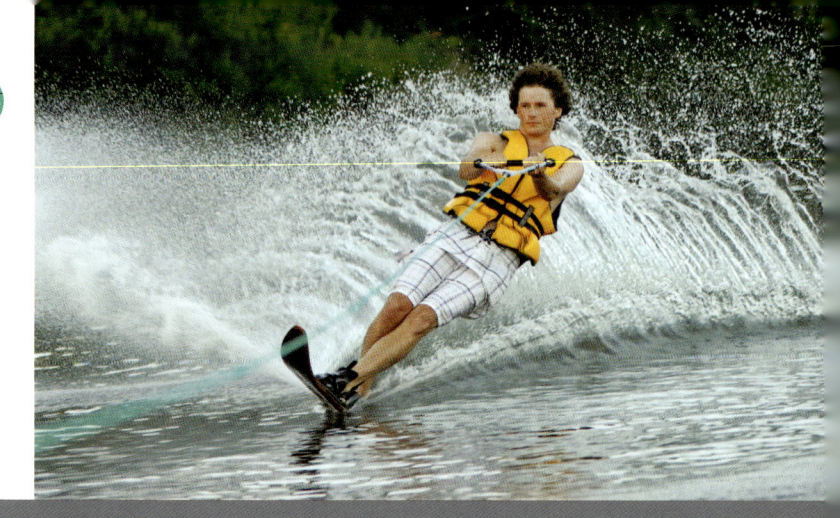

SPORTSPEZIFISCHE WORKOUTS

TRAININGSPLAN 1

Einsteiger 1

Tag 1:
A 3 Sätze à 8-10
D 3 Sätze à 8-10
G 3 Sätze à 10-12
I 3 Sätze à 10-12
K 3 Sätze à 10-12
O 3 Sätze à 10-12

Tag 2:
Pause

Tag 3:
A 3 Sätze à 8-10
D 3 Sätze à 8-10
G 3 Sätze à 10-12
I 3 Sätze à 10-12
K 3 Sätze à 10-12
O 3 Sätze à 10-12

Tag 4:
Pause

Tag 5:
A 3 Sätze à 8-10
D 3 Sätze à 8-10
G 3 Sätze à 10-12
I 3 Sätze à 10-12
K 3 Sätze à 10-12
O 3 Sätze à 10-12

Tag 6:
Cardio 30-45 Min.

Tag 7:
Pause

Fortgeschrittene 1

Tag 1:
A 3 Sätze à 8-10
D 3 Sätze à 8-10
E 3 Sätze à 12-15
G 3 Sätze à 10-12
I 3 Sätze à 10-12
K 3 Sätze à 10-12
O 3 Sätze à 10-12
P 3 Sätze à 12-15

Tag 2:
Cardio 30-45 Min.

Tag 3:
A 3 Sätze à 8-10
D 3 Sätze à 8-10
E 3 Sätze à 12-15
G 3 Sätze à 10-12
I 3 Sätze à 10-12
K 3 Sätze à 10-12
O 3 Sätze à 10-12
P 3 Sätze à 12-15

Tag 4:
Pause

Tag 5:
A 3 Sätze à 8-10
D 3 Sätze à 8-10
E 3 Sätze à 12-15
G 3 Sätze à 10-12
I 3 Sätze à 10-12
K 3 Sätze à 10-12
O 3 Sätze à 10-12
P 3 Sätze à 12-15

Tag 6:
Cardio 30-45 Min.

Tag 7:
Pause

Profis 1

Tag 1:
A 3 Sätze à 8-10
D 3 Sätze à 8-10
E 3 Sätze à 12-15
G 3 Sätze à 10-12
I 3 Sätze à 10-12
K 3 Sätze à 10-12
O 3 Sätze à 10-12
P 3 Sätze à 12-15
R 25 je Seite
T 3 Sätze à 15

Tag 2:
Cardio 30-45 Min.

Tag 3:
A 3 Sätze à 8-10
D 3 Sätze à 8-10
E 3 Sätze à 12-15
G 3 Sätze à 10-12
I 3 Sätze à 10-12
K 3 Sätze à 10-12
O 3 Sätze à 10-12
P 3 Sätze à 12-15
R 25 je Seite
T 3 Sätze à 15

Tag 4:
Cardio 30-45 Min.

Tag 5:
A 3 Sätze à 8-10
D 3 Sätze à 8-10
E 3 Sätze à 12-15
G 3 Sätze à 10-12
I 3 Sätze à 10-12
K 3 Sätze à 10-12
O 3 Sätze à 10-12
P 3 Sätze à 12-15
R 25 je Seite
T 3 Sätze à 15

Tag 6:
Cardio 30-45 Min.

Tag 7:
Pause

TRAININGSPLAN 2

Einsteiger 2

Tag 1:
B 3 Sätze à 12-15
C 3 Sätze à 8-10
F 3 Sätze à 10-12
H 3 Sätze à 10-12
J 3 Sätze à 10-12
L 3 Sätze à 12-15

Tag 2:
Pause

Tag 3:
B 3 Sätze à 12-15
C 3 Sätze à 8-10
F 3 Sätze à 10-12
H 3 Sätze à 10-12
J 3 Sätze à 10-12
L 3 Sätze à 12-15

Tag 4:
Pause

Tag 5:
B 3 Sätze à 12-15
C 3 Sätze à 8-10
F 3 Sätze à 10-12
H 3 Sätze à 10-12
J 3 Sätze à 10-12
L 3 Sätze à 12-15

Tag 6:
Cardio 30-45 Min.

Tag 7:
Pause

Fortgeschrittene 2

Tag 1:
B 3 Sätze à 12-15
C 3 Sätze à 8-10
F 3 Sätze à 10-12
H 3 Sätze à 10-12
J 3 Sätze à 10-12
L 3 Sätze à 12-15
M 3 Sätze à 15-20
N 3 Sätze à 15-20

Tag 2:
Cardio 30-45 Min.

Tag 3:
B 3 Sätze à 12-15
C 3 Sätze à 8-10
F 3 Sätze à 10-12
H 3 Sätze à 10-12
J 3 Sätze à 10-12
L 3 Sätze à 12-15
M 3 Sätze à 15-20
N 3 Sätze à 15-20

Tag 4:
Pause

Tag 5:
B 3 Sätze à 12-15
C 3 Sätze à 8-10
F 3 Sätze à 10-12
H 3 Sätze à 10-12
J 3 Sätze à 10-12
L 3 Sätze à 12-15
M 3 Sätze à 15-20
N 3 Sätze à 15-20

Tag 6:
Cardio 30-45 Min.

Tag 7:
Pause

Profis 2

Tag 1:
B 3 Sätze à 12-15
C 3 Sätze à 8-10
F 3 Sätze à 10-12
H 3 Sätze à 10-12
J 3 Sätze à 10-12
L 3 Sätze à 12-15
M 3 Sätze à 15-20
N 3 Sätze à 15-20
Q 3 Sätze à 25
S 3 Sätze à 20

Tag 2:
Cardio 30-45 Min.

Tag 3:
B 3 Sätze à 12-15
C 3 Sätze à 8-10
F 3 Sätze à 10-12
H 3 Sätze à 10-12
J 3 Sätze à 10-12
L 3 Sätze à 12-15
M 3 Sätze à 15-20
N 3 Sätze à 15-20
Q 3 Sätze à 25
S 3 Sätze à 20

Tag 4:
Cardio 30-45 Min.

Tag 5:
B 3 Sätze à 12-15
C 3 Sätze à 8-10
F 3 Sätze à 10-12
H 3 Sätze à 10-12
J 3 Sätze à 10-12
L 3 Sätze à 12-15
M 3 Sätze à 15-20
N 3 Sätze à 15-20
Q 3 Sätze à 25
S 3 Sätze à 20

Tag 6:
Cardio 30-45 Min.

Tag 7:
Pause

WASSERSKI

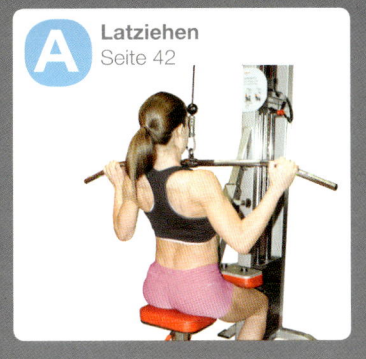

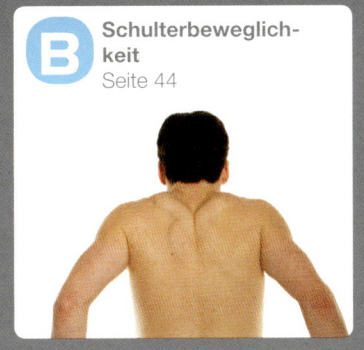

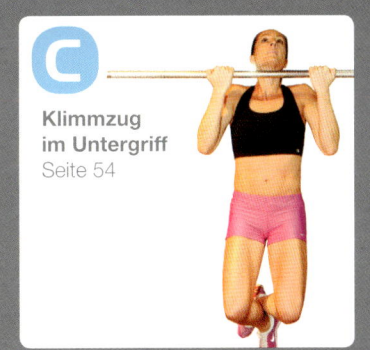

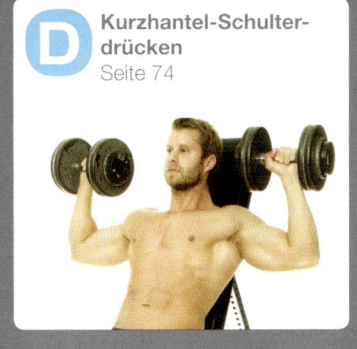

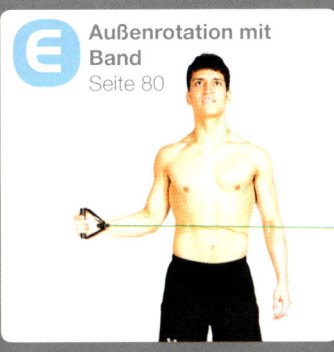

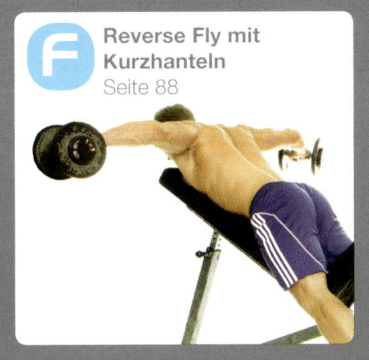

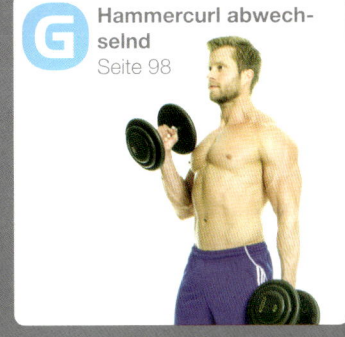

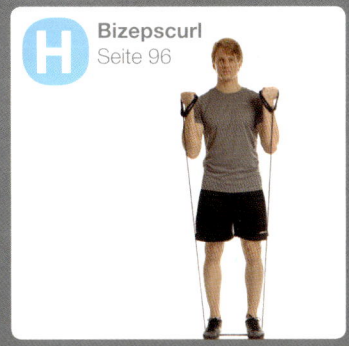

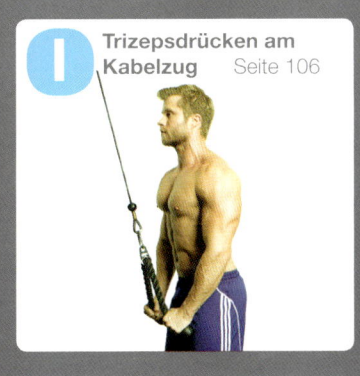

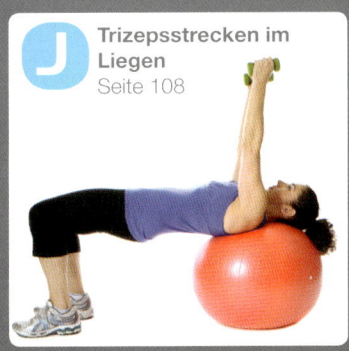

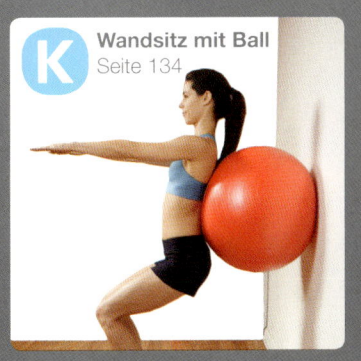

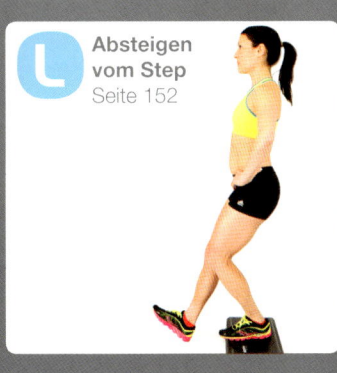

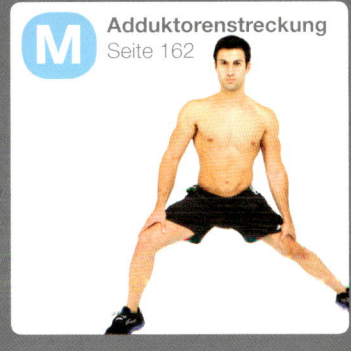

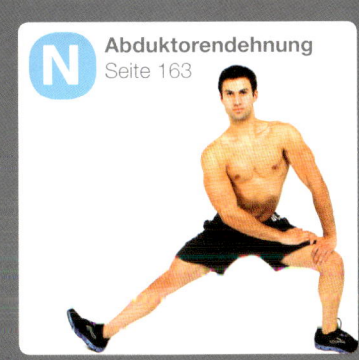

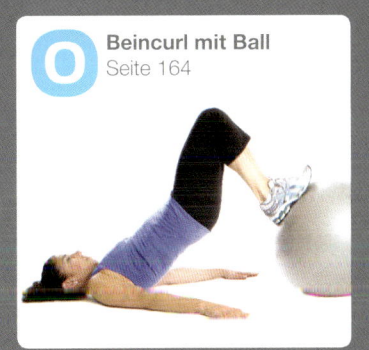

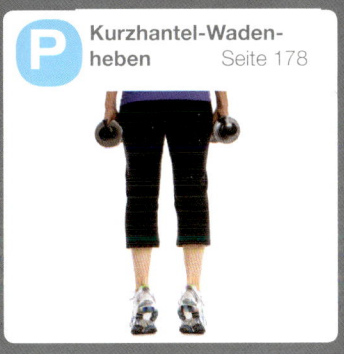

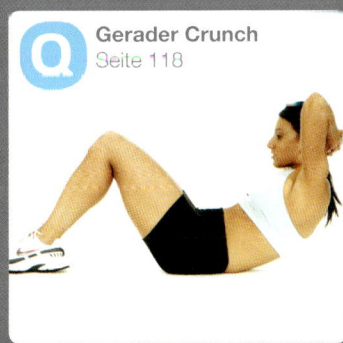

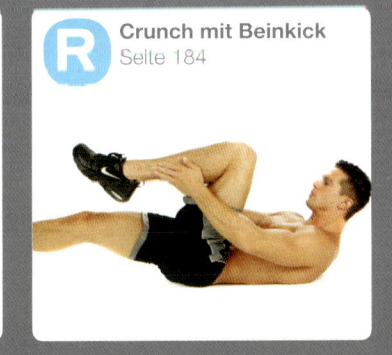

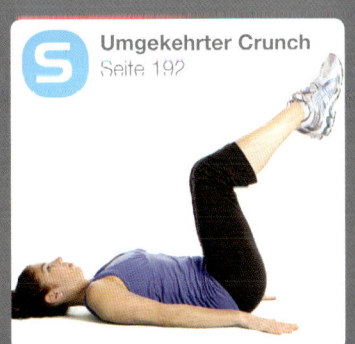

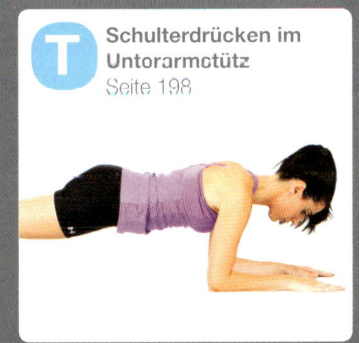

WORKOUTS

A Latziehen — Seite 42	**B** Schulterbeweglichkeit — Seite 44	**C** Klimmzug im Untergriff — Seite 54	**D** Kurzhantel-Schulterdrücken — Seite 74
E Außenrotation mit Band — Seite 80	**F** Reverse Fly mit Kurzhanteln — Seite 88	**G** Hammercurl abwechselnd — Seite 98	**H** Bizepscurl — Seite 96
I Trizepsdrücken am Kabelzug — Seite 106	**J** Trizepsstrecken im Liegen — Seite 108	**K** Wandsitz mit Ball — Seite 134	**L** Absteigen vom Step — Seite 152
M Adduktorenstreckung — Seite 162	**N** Abduktorendehnung — Seite 163	**O** Beincurl mit Ball — Seite 164	**P** Kurzhantel-Wadenheben — Seite 178
Q Gerader Crunch — Seite 118	**R** Crunch mit Beinkick — Seite 184	**S** Umgekehrter Crunch — Seite 192	**T** Schulterdrücken im Unterarmstütz — Seite 198

WASSERSPRINGEN

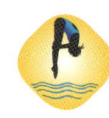

Die meisten Hauptmuskeln des Körpers werden aktiviert, um den Springer vom Sprungbrett oder Turm hochzukatapultieren, während Kraft, Flexibilität und höchste Aufmerksamkeit erforderlich sind, um die Körperhaltung während des Fluges zu kontrollieren. Wasserspringen ist ein Sport, der Präzision mit Eleganz verbindet und bei dem je nach Sprung ganz unterschiedliche Muskeln mobilisiert werden. Das Training an Land wird auf dem Trampolin oder in der Sprunggrube ausgeführt, aber auch Kraft- und Ausdauerübungen gehören dazu.

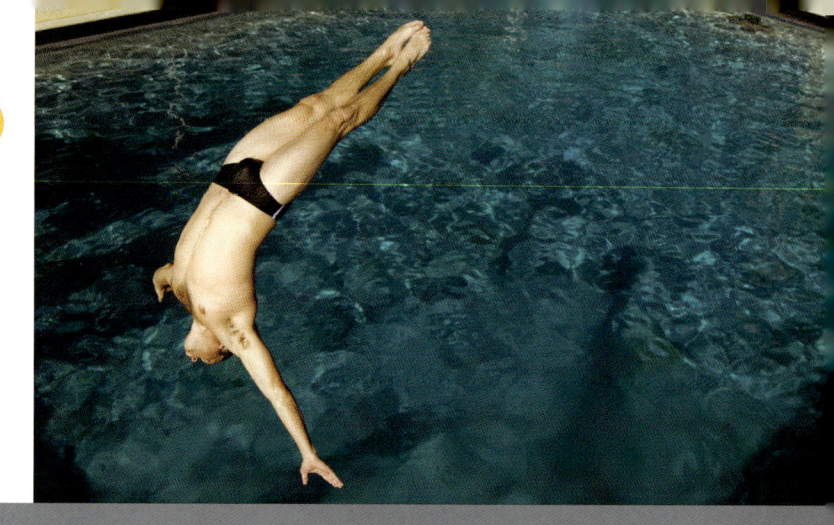

TRAININGSPLAN 1

Einsteiger 1

Tag 1:
A 3 Sätze à 8-10
C 3 Sätze à 10-12
F 3 Sätze à 15
I 3 Sätze à 10-12
L 3 Sätze à 10-12
R 30-120 Sek.

Tag 2: Pause

Tag 3:
A 3 Sätze à 8-10
C 3 Sätze à 10-12
F 3 Sätze à 15
I 3 Sätze à 10-12
L 3 Sätze à 10-12
R 30-120 Sek.

Tag 4: Pause

Tag 5:
A 3 Sätze à 8-10
C 3 Sätze à 10-12
F 3 Sätze à 15
I 3 Sätze à 10-12
L 3 Sätze à 10-12
R 30-120 Sek.

Tag 6: Cardio 30-45 Min.

Tag 7: Pause

Fortgeschrittene 1

Tag 1:
A 3 Sätze à 8-10
C 3 Sätze à 10-12
D 3 Sätze à 12-15
E 3 Sätze à 8-10
F 3 Sätze à 15
I 3 Sätze à 10-12
L 3 Sätze à 10-12
R 30-120 Sek.

Tag 2: Cardio 30-45 Min.

Tag 3:
A 3 Sätze à 8-10
C 3 Sätze à 10-12
D 3 Sätze à 12-15
E 3 Sätze à 8-10
F 3 Sätze à 15
I 3 Sätze à 10-12
L 3 Sätze à 10-12
R 30-120 Sek.

Tag 4: Pause

Tag 5:
A 3 Sätze à 8-10
C 3 Sätze à 10-12
D 3 Sätze à 12-15
E 3 Sätze à 8-10
F 3 Sätze à 15
I 3 Sätze à 10-12
L 3 Sätze à 10-12
R 30-120 Sek.

Tag 6: Cardio 30-45 Min.

Tag 7: Pause

Profis 1

Tag 1:
A 3 Sätze à 8-10
C 3 Sätze à 10-12
D 3 Sätze à 12-15
E 3 Sätze à 8-10
F 3 Sätze à 15
I 3 Sätze à 10-12
L 3 Sätze à 10-12
M 3 Sätze à 12-15
R 30-120 Sek.
T 20 x

Tag 2: Cardio 30-45 Min.

Tag 3:
A 3 Sätze à 8-10
C 3 Sätze à 10-12
D 3 Sätze à 12-15
E 3 Sätze à 8-10
F 3 Sätze à 15
I 3 Sätze à 10-12
L 3 Sätze à 10-12
M 3 Sätze à 12-15
R 30-120 Sek.
T 20 x

Tag 4: Cardio 30-45 Min.

Tag 5:
A 3 Sätze à 8-10
C 3 Sätze à 10-12
D 3 Sätze à 12-15
E 3 Sätze à 8-10
F 3 Sätze à 15
I 3 Sätze à 10-12
L 3 Sätze à 10-12
M 3 Sätze à 12-15
R 30-120 Sek.
T 20 x

Tag 6: Cardio 30-45 Min.

Tag 7: Pause

TRAININGSPLAN 2

Einsteiger 2

Tag 1:
B 3 Sätze à 12-15
G 3 Sätze à 12-15
H 3 Sätze à 8-10
J 3 Sätze à 12-15
K 3 Sätze à 10-12
N 3 Sätze à 12-15

Tag 2: Pause

Tag 3:
B 3 Sätze à 12-15
G 3 Sätze à 12-15
H 3 Sätze à 8-10
J 3 Sätze à 12-15
K 3 Sätze à 10-12
N 3 Sätze à 12-15

Tag 4: Pause

Tag 5:
B 3 Sätze à 12-15
G 3 Sätze à 12-15
H 3 Sätze à 8-10
J 3 Sätze à 12-15
K 3 Sätze à 10-12
N 3 Sätze à 12-15

Tag 6: Cardio 30-45 Min.

Tag 7: Pause

Fortgeschrittene 2

Tag 1:
B 3 Sätze à 12-15
G 3 Sätze à 12-15
H 3 Sätze à 8-10
J 3 Sätze à 12-15
K 3 Sätze à 10-12
N 3 Sätze à 12-15
O 3 Sätze à 15-20
P 3 Sätze à 12-15

Tag 2: Cardio 30-45 Min.

Tag 3:
B 3 Sätze à 8-10
F 3 Sätze à 8-10
I 3 Sätze à 8-10
L 3 Sätze à 8-10
M 3 Sätze à 12-15
N 3 Sätze à 10-12
O 3 Sätze à 15-20
P 3 Sätze à 15-20

Tag 4: Pause

Tag 5:
B 3 Sätze à 8-10
F 3 Sätze à 8-10
I 3 Sätze à 8-10
L 3 Sätze à 8-10
M 3 Sätze à 12-15
N 3 Sätze à 10-12
O 3 Sätze à 15-20
P 3 Sätze à 15-20

Tag 6: Cardio 30-45 Min.

Tag 7: Pause

Profis 2

Tag 1:
B 3 Sätze à 12-15
G 3 Sätze à 12-15
H 3 Sätze à 8-10
J 3 Sätze à 12-15
K 3 Sätze à 10-12
N 3 Sätze à 12-15
O 3 Sätze à 15-20
P 3 Sätze à 12-15
Q 3 Sätze à 15
S 3 Sätze à 30-60 Sek.

Tag 2: Cardio 30-45 Min.

Tag 3:
B 3 Sätze à 12-15
G 3 Sätze à 12-15
H 3 Sätze à 8-10
J 3 Sätze à 12-15
K 3 Sätze à 10-12
N 3 Sätze à 12-15
O 3 Sätze à 15-20
P 3 Sätze à 12-15
Q 3 Sätze à 15
S 3 Sätze à 30-60 Sek.

Tag 4: Cardio 30-45 Min.

Tag 5:
B 3 Sätze à 12-15
G 3 Sätze à 12-15
H 3 Sätze à 8-10
J 3 Sätze à 12-15
K 3 Sätze à 10-12
N 3 Sätze à 12-15
O 3 Sätze à 15-20
P 3 Sätze à 12-15
Q 3 Sätze à 15
S 3 Sätze à 30-60 Sek.

Tag 6: Cardio 30-45 Min.

Tag 7: Pause

WASSERSPRINGEN

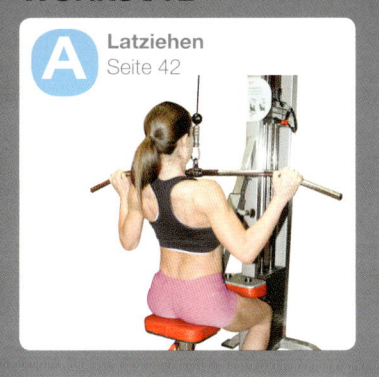

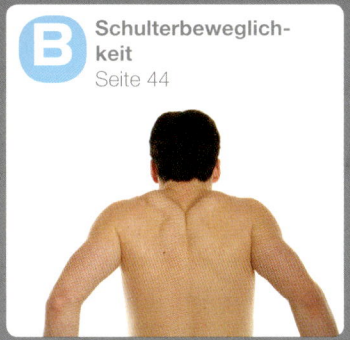

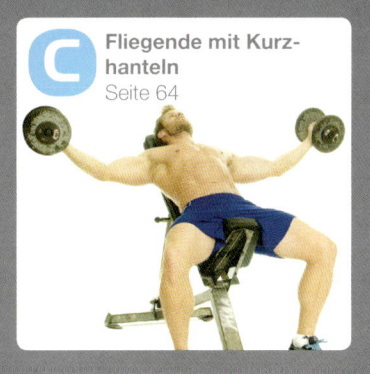

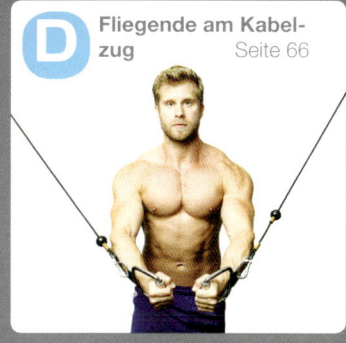

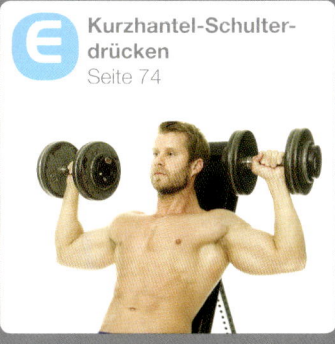

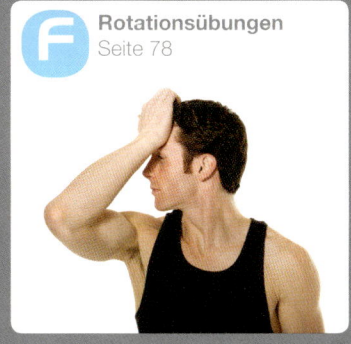

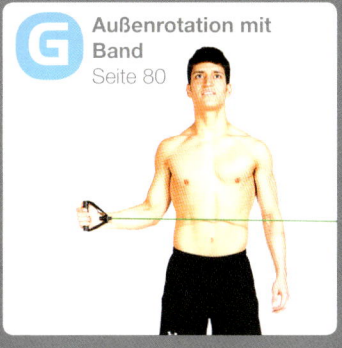

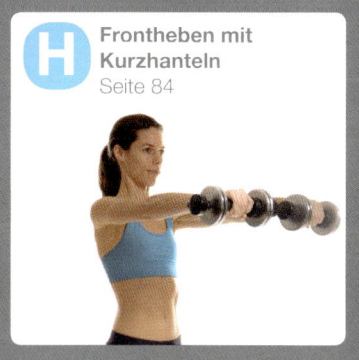

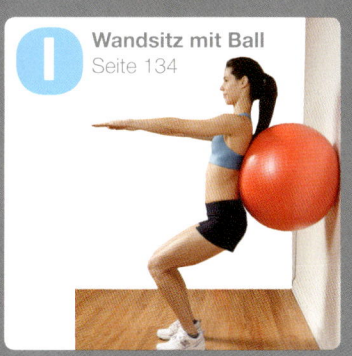

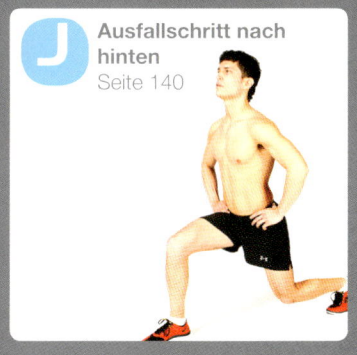

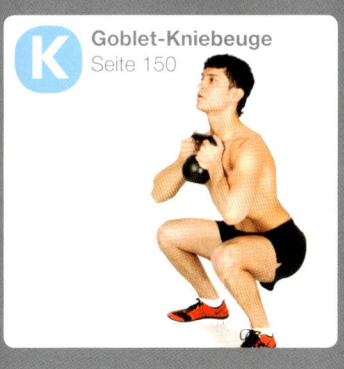

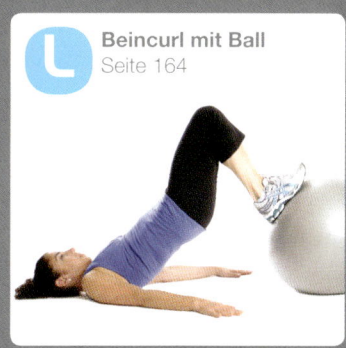

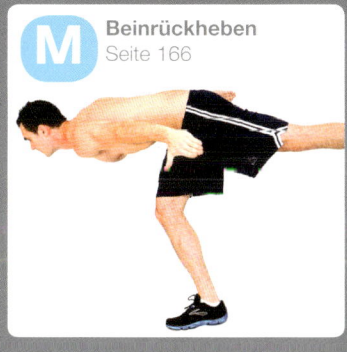

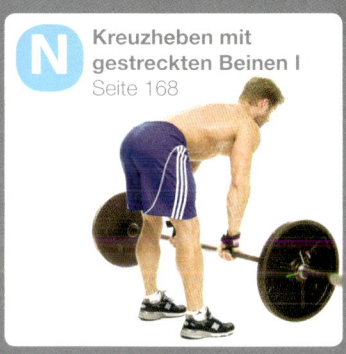

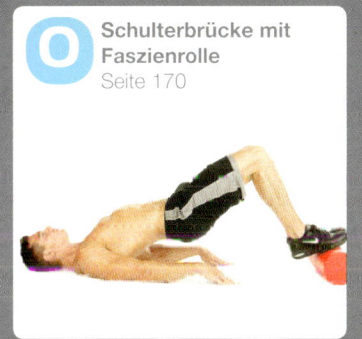

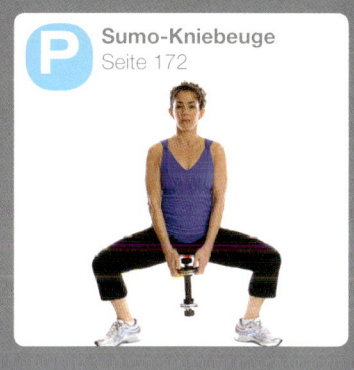

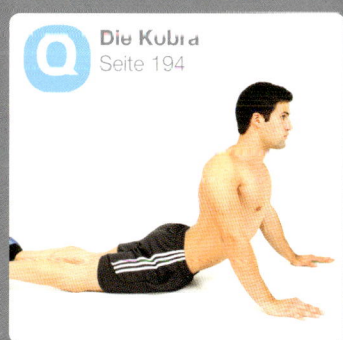

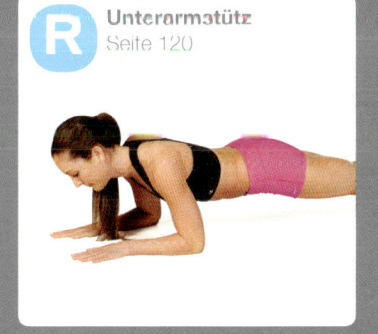

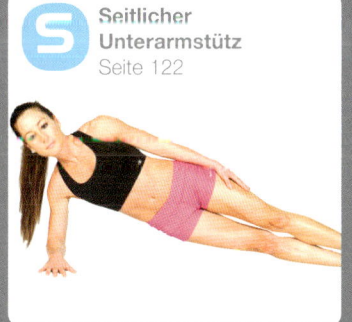

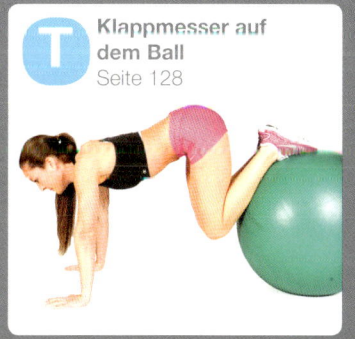

WORKOUTS

A Latziehen Seite 42	**B** Schulterbeweglichkeit Seite 44	**C** Fliegende mit Kurzhanteln Seite 64	**D** Fliegende am Kabelzug Seite 66
E Kurzhantel-Schulterdrücken Seite 74	**F** Rotationsübungen Seite 78	**G** Außenrotation mit Band Seite 80	**H** Frontheben mit Kurzhanteln Seite 84
I Wandsitz mit Ball Seite 134	**J** Ausfallschritt nach hinten Seite 140	**K** Goblet-Kniebeuge Seite 150	**L** Beincurl mit Ball Seite 164
M Beinrückheben Seite 166	**N** Kreuzheben mit gestreckten Beinen I Seite 168	**O** Schulterbrücke mit Faszienrolle Seite 170	**P** Sumo-Kniebeuge Seite 172
Q Die Kobra Seite 194	**R** Unterarmstütz Seite 120	**S** Seitlicher Unterarmstütz Seite 122	**T** Klappmesser auf dem Ball Seite 128

353

WELLENREITEN

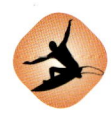

Die Schulter- und die Armmuskulatur werden gebraucht, um hinaus aufs Wasser zu paddeln. Die Körpermitte ist vor allem für die Stabilisierung zuständig, während der Surfer auf dem Surfbrett stehend permanent die Rumpfhaltung anpassen muss, um die Balance zu halten. Die Beinmuskulatur ist enorm wichtig, wenn man auf einer Welle reitet. Kraftvolle Oberschenkelrückseiten sind entscheidend, um den Körperschwerpunkt bei hohen Geschwindigkeiten durch Beugen der Knie zu verlagern. Eine starke Sprung- und Fußmuskulatur unterstützt das Ausbalancieren.

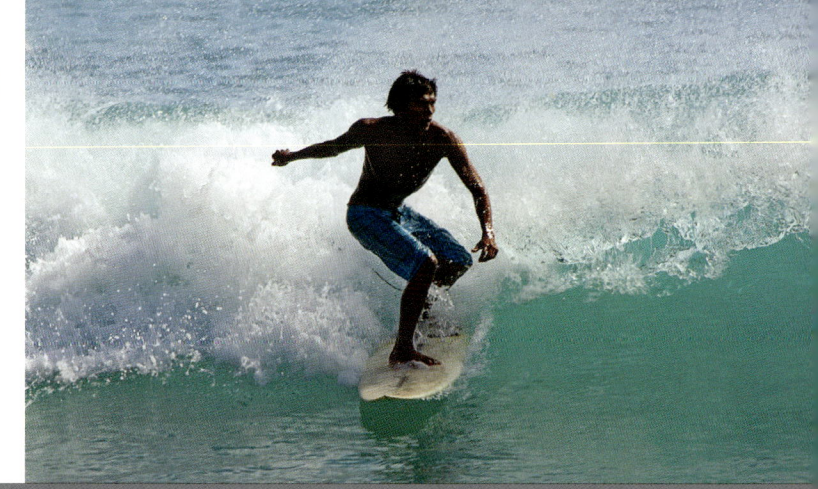

SPORTSPEZIFISCHE WORKOUTS

TRAININGSPLAN 1

Einsteiger 1

Tag 1:
B 3 Sätze à 8-10
E 3 Sätze à 10-12
F 3 Sätze à 10-12
G 3 Sätze à 10-12
H 3 Sätze à 10-12
T 3 Sätze à 20

Tag 2:
Pause

Tag 3:
B 3 Sätze à 8-10
E 3 Sätze à 10-12
F 3 Sätze à 10-12
G 3 Sätze à 10-12
H 3 Sätze à 10-12
T 3 Sätze à 20

Tag 4:
Pause

Tag 5:
B 3 Sätze à 8-10
E 3 Sätze à 10-12
F 3 Sätze à 10-12
G 3 Sätze à 10-12
H 3 Sätze à 10-12
T 3 Sätze à 20

Tag 6:
Cardio 30-45 Min.

Tag 7:
Pause

Fortgeschrittene 1

Tag 1:
B 3 Sätze à 8-10
E 3 Sätze à 10-12
F 3 Sätze à 10-12
G 3 Sätze à 10-12
H 3 Sätze à 10-12
I 3 Sätze à 12-15
O 3 Sätze à 15
T 3 Sätze à 20

Tag 2:
Cardio 30-45 Min.

Tag 3:
B 3 Sätze à 8-10
E 3 Sätze à 10-12
F 3 Sätze à 10-12
G 3 Sätze à 10-12
H 3 Sätze à 10-12
I 3 Sätze à 12-15
O 3 Sätze à 15
T 3 Sätze à 20

Tag 4:
Pause

Tag 5:
B 3 Sätze à 8-10
E 3 Sätze à 10-12
F 3 Sätze à 10-12
G 3 Sätze à 10-12
H 3 Sätze à 10-12
I 3 Sätze à 12-15
O 3 Sätze à 15
T 3 Sätze à 20

Tag 6:
Cardio 30-45 Min.

Tag 7:
Pause

Profis 1

Tag 1:
B 3 Sätze à 8-10
E 3 Sätze à 10-12
F 3 Sätze à 10-12
G 3 Sätze à 10-12
H 3 Sätze à 10-12
I 3 Sätze à 12-15
O 3 Sätze à 15
P 30 Sek. – 2 Min.
Q 3 Sätze à 20
T 3 Sätze à 20

Tag 2:
Cardio 30-45 Min.

Tag 3:
B 3 Sätze à 8-10
E 3 Sätze à 10-12
F 3 Sätze à 10-12
G 3 Sätze à 10-12
H 3 Sätze à 10-12
I 3 Sätze à 12-15
O 3 Sätze à 15
P 30 Sek. – 2 Min.
Q 3 Sätze à 20
T 3 Sätze à 20

Tag 4:
Cardio 30-45 Min.

Tag 5:
B 3 Sätze à 8-10
E 3 Sätze à 10-12
F 3 Sätze à 10-12
G 3 Sätze à 10-12
H 3 Sätze à 10-12
I 3 Sätze à 12-15
O 3 Sätze à 15
P 30 Sek. – 2 Min.
Q 3 Sätze à 20
T 3 Sätze à 20

Tag 6:
Cardio 30-45 Min.

Tag 7:
Pause

TRAININGSPLAN 2

Einsteiger 2

Tag 1:
A 3 Sätze à 8-10
C 3 Sätze à 12-15
D 3 Sätze à 10-12
J 3 Sätze à 25
K 3 Sätze à 30
L 3 Sätze à 20

Tag 2:
Pause

Tag 3:
A 3 Sätze à 8-10
C 3 Sätze à 12-15
D 3 Sätze à 10-12
J 3 Sätze à 25
K 3 Sätze à 30
L 3 Sätze à 20

Tag 4:
Pause

Tag 5:
A 3 Sätze à 8-10
C 3 Sätze à 12-15
D 3 Sätze à 10-12
J 3 Sätze à 25
K 3 Sätze à 30
L 3 Sätze à 20

Tag 6:
Cardio 30-45 Min.

Tag 7:
Pause

Fortgeschrittene 2

Tag 1:
A 3 Sätze à 8-10
C 3 Sätze à 12-15
D 3 Sätze à 10-12
J 3 Sätze à 25
K 3 Sätze à 30
L 3 Sätze à 20
M 3 Sätze à 15
N 3 Sätze à 15

Tag 2:
Cardio 30-45 Min.

Tag 3:
A 3 Sätze à 8-10
C 3 Sätze à 12-15
D 3 Sätze à 10-12
J 3 Sätze à 25
K 3 Sätze à 30
L 3 Sätze à 20
M 3 Sätze à 15
N 3 Sätze à 15

Tag 4:
Pause

Tag 5:
A 3 Sätze à 8-10
C 3 Sätze à 12-15
D 3 Sätze à 10-12
J 3 Sätze à 25
K 3 Sätze à 30
L 3 Sätze à 20
M 3 Sätze à 15
N 3 Sätze à 15

Tag 6:
Cardio 30-45 Min.

Tag 7:
Pause

Profis 2

Tag 1:
A 3 Sätze à 8-10
C 3 Sätze à 12-15
D 3 Sätze à 10-12
J 3 Sätze à 25
K 3 Sätze à 30
L 3 Sätze à 20
M 3 Sätze à 15
N 3 Sätze à 15
R 3 Sätze à 20
S 3 Sätze à 20

Tag 2:
Cardio 30-45 Min.

Tag 3:
A 3 Sätze à 8-10
C 3 Sätze à 12-15
D 3 Sätze à 10-12
J 3 Sätze à 25
K 3 Sätze à 30
L 3 Sätze à 20
M 3 Sätze à 15
N 3 Sätze à 15
R 3 Sätze à 20
S 3 Sätze à 20

Tag 4:
Cardio 30-45 Min.

Tag 5:
A 3 Sätze à 8-10
C 3 Sätze à 12-15
D 3 Sätze à 10-12
J 3 Sätze à 25
K 3 Sätze à 30
L 3 Sätze à 20
M 3 Sätze à 15
N 3 Sätze à 15
R 3 Sätze à 20
S 3 Sätze à 20

Tag 6:
Cardio 30-45 Min.

Tag 7:
Pause

WELLENREITEN

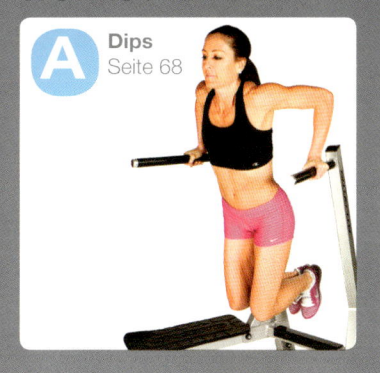

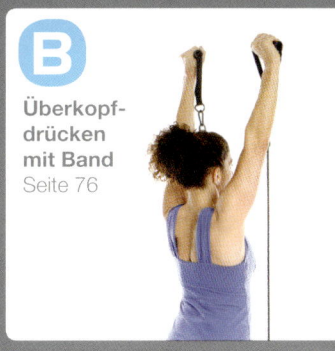

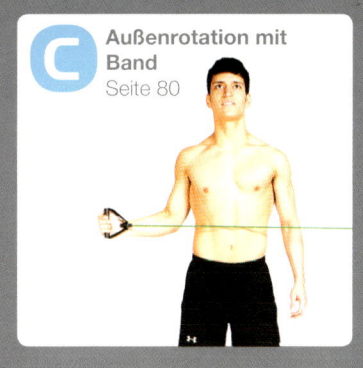

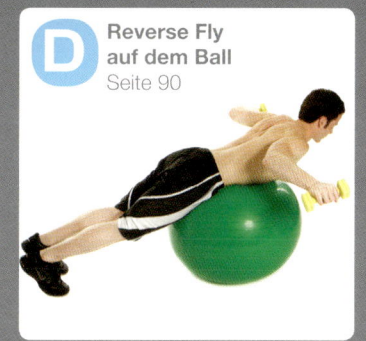

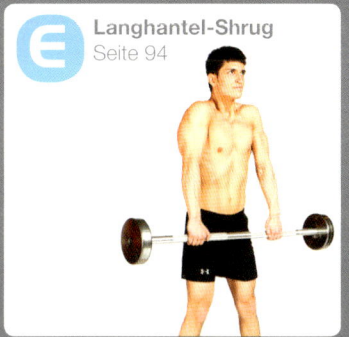

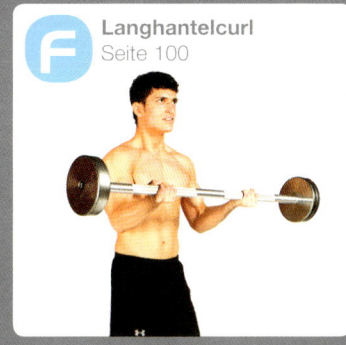

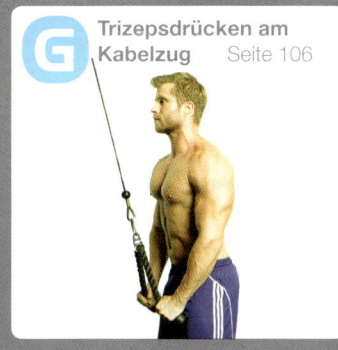

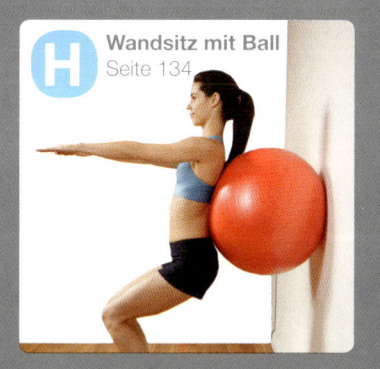

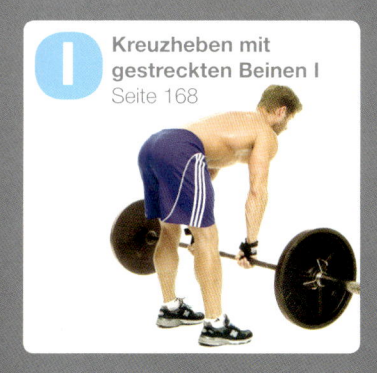

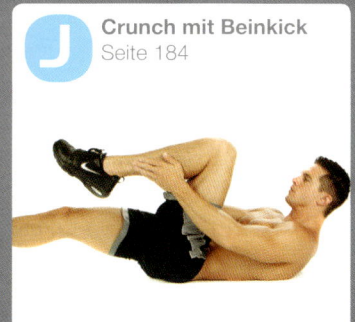

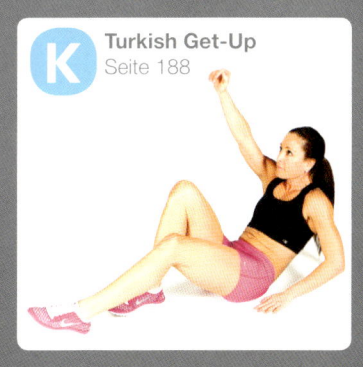

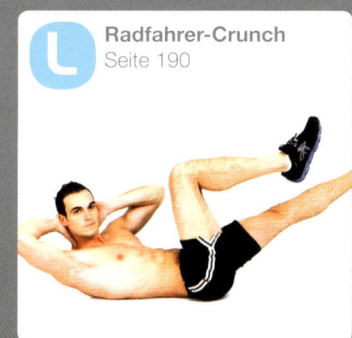

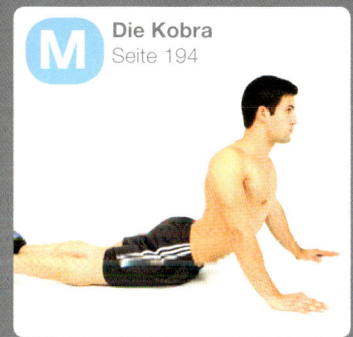

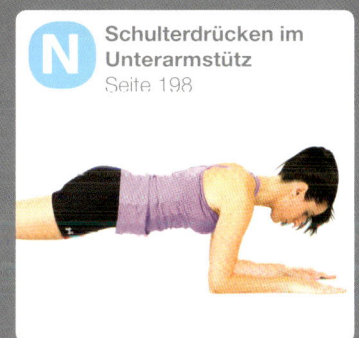

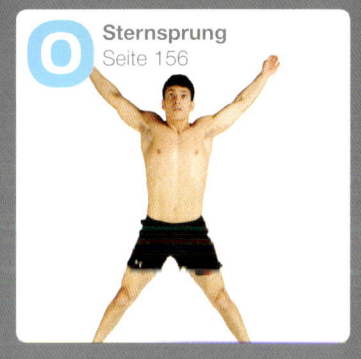

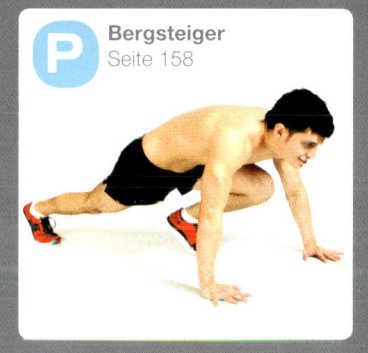

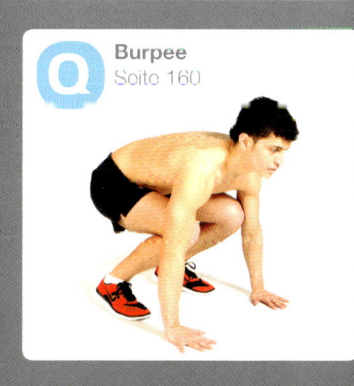

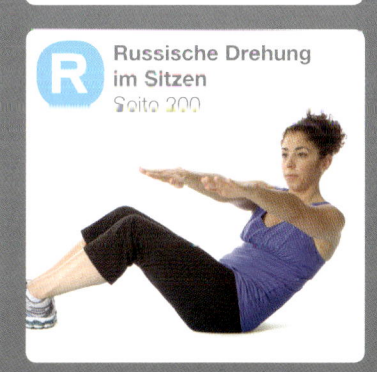

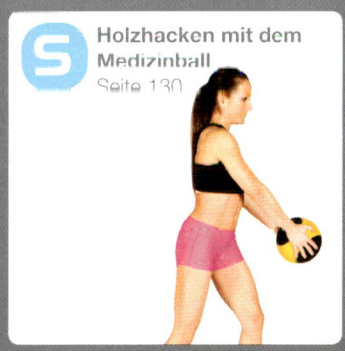

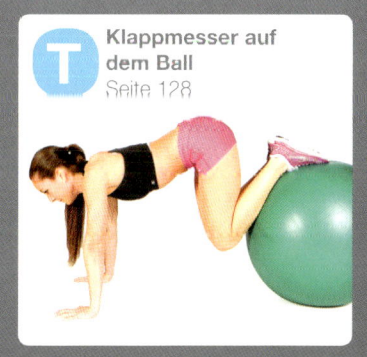

WORKOUTS

A Dips Seite 68	**B** Überkopf-drücken mit Band Seite 76	**C** Außenrotation mit Band Seite 80	**D** Reverse Fly auf dem Ball Seite 90
E Langhantel-Shrug Seite 94	**F** Langhantelcurl Seite 100	**G** Trizepsdrücken am Kabelzug Seite 106	**H** Wandsitz mit Ball Seite 134
I Kreuzheben mit gestreckten Beinen I Seite 168	**J** Crunch mit Beinkick Seite 184	**K** Turkish Get-Up Seite 188	**L** Radfahrer-Crunch Seite 190
M Die Kobra Seite 194	**N** Schulterdrücken im Unterarmstütz Seite 198	**O** Sternsprung Seite 156	**P** Bergsteiger Seite 158
Q Burpee Seite 160	**R** Russische Drehung im Sitzen Seite 200	**S** Holzhacken mit dem Medizinball Seite 130	**T** Klappmesser auf dem Ball Seite 128

355

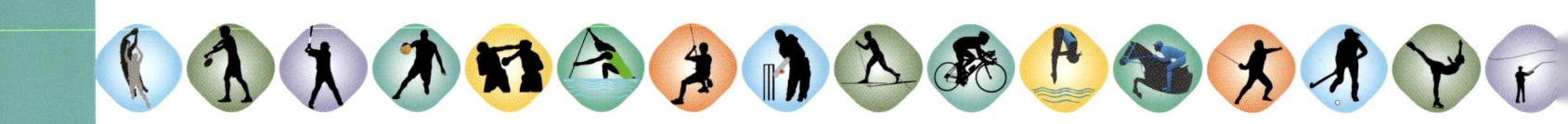

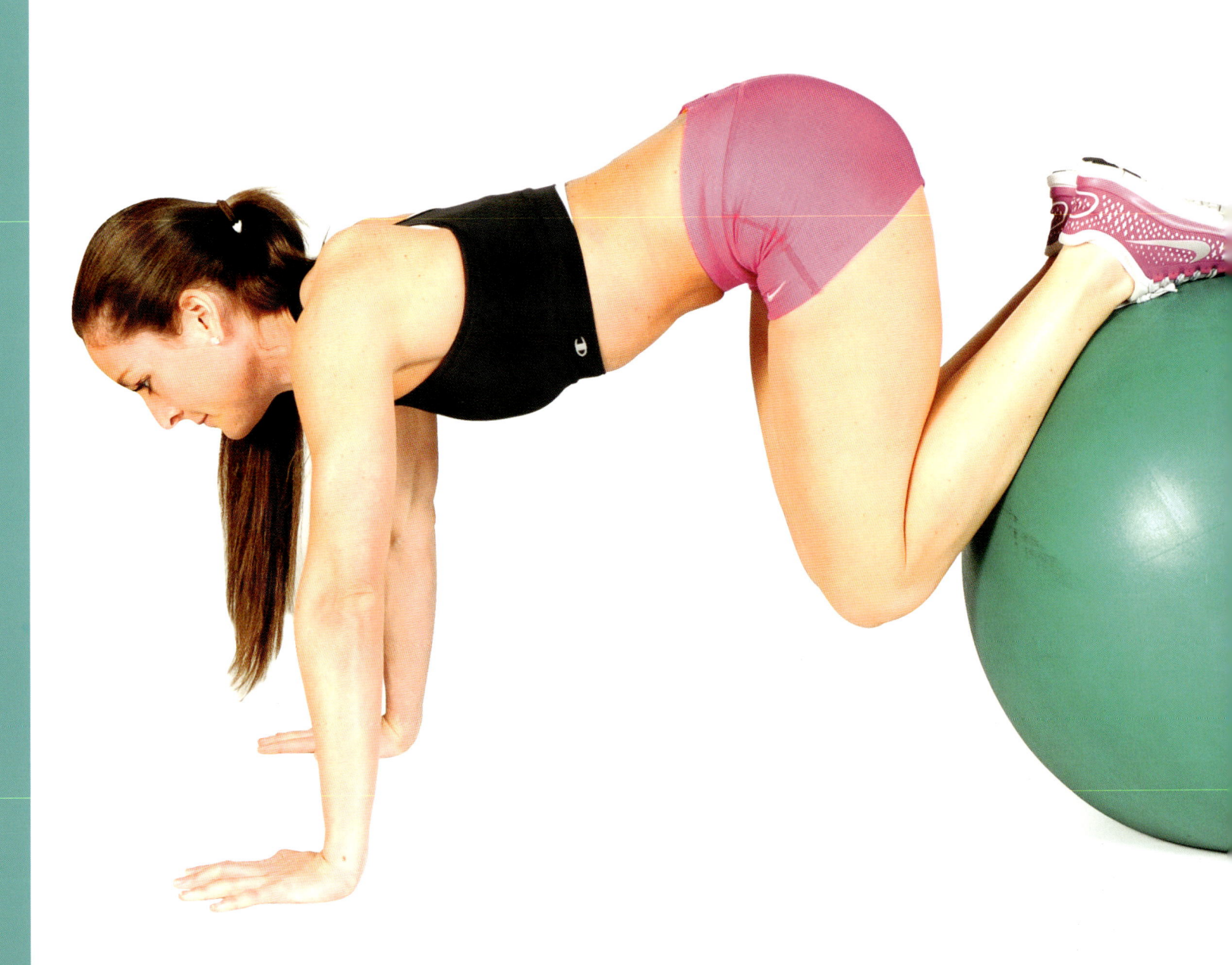

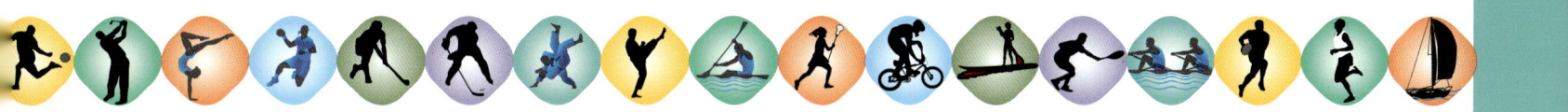

FUNKTIONELLES TRAINING

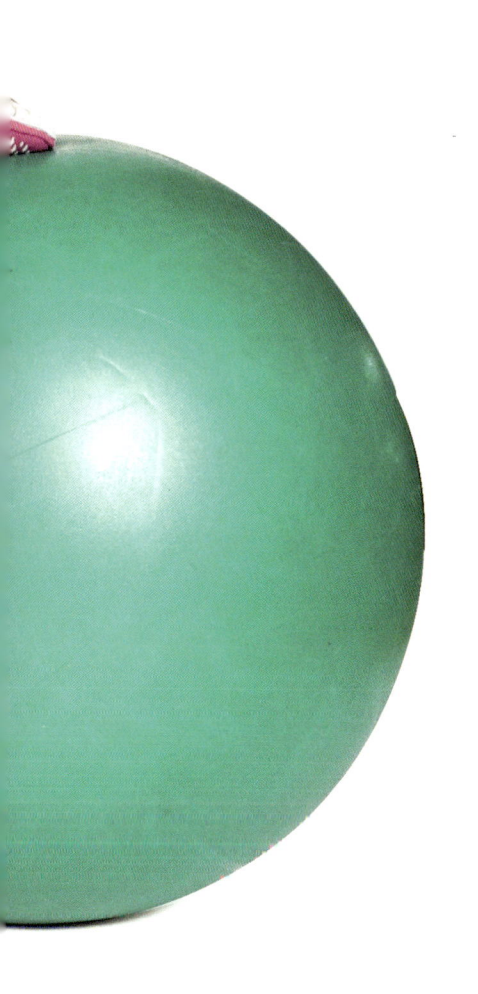

In diesem vielleicht wichtigsten Abschnitt des Buches geht es um alltagsrelevante Situationen, in denen die Stärkung spezifischer Muskelpartien zu einer Leistungssteigerung führt, zur Vermeidung von Verletzungen beiträgt oder zur Verkürzung von Rehabilitationsphasen dient, wenn bereits eine Verletzung vorliegt. Die Bewahrung der Grundfunktionen und der Zuverlässigkeit der faszinierenden Maschine, die der menschliche Körper darstellt, ist wichtiger als sportliche Leistungen. Die hier zusammengestellten Trainingspläne sind für alle Alters- und Fitnessstufen mit bestimmten Problemzonen geeignet, sei es nun eine schwache Rücken- oder Kniemuskulatur. Die Übungsausführungen sollten konzentriert, kontrolliert und korrekt sein, um ein optimales Trainingergebnis zu erzielen. Machen Sie sich fit für die Herausforderungen Ihres Alltags.

RÜCKENGESUNDHEIT

Ein starker Rücken stabilisiert Ihre Wirbelsäule und erleichtert es Ihnen, Haltung und Mobilität zu bewahren. Eltern ermahnen ihre Kinder von klein auf „den Rücken gerade zu halten". Von Nacken- und Rückenschmerzen bis zum Blutfluss und zur Atmung hat unsere Haltung einen großen Einfluss darauf, wie wir leben und uns fühlen. Eine kräftige Rückenmuskulatur ist wichtig für korrekte Hebetechniken und zur Vermeidung unnötiger Rückenbelastungen. Im Falle einer Rückenbehandlung suchen Sie Ihren Arzt auf, ehe Sie die Übungen ausführen.

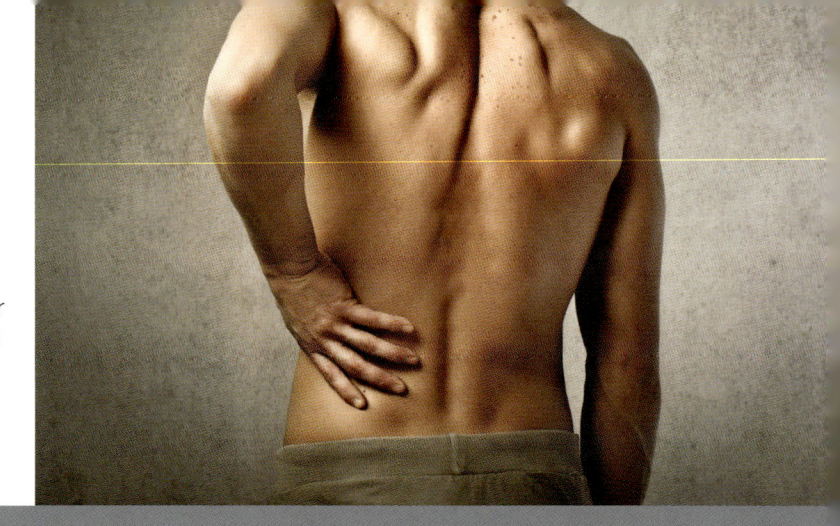

FUNKTIONELLES TRAINING

TRAININGSPLAN 1

Einsteiger 1

Tag 1:
C 3 Sätze à 8-10
D 3 Sätze à 8-10
E 3 Sätze à 8-10
H 3 Sätze à 8-10
J 3 Sätze à 8-10
M 3 Sätze à 15

Tag 2:
Pause

Tag 3:
C 3 Sätze à 8-10
D 3 Sätze à 8-10
E 3 Sätze à 8-10
H 3 Sätze à 8-10
J 3 Sätze à 8-10
M 3 Sätze à 15

Tag 4:
Pause

Tag 5:
C 3 Sätze à 8-10
D 3 Sätze à 8-10
E 3 Sätze à 8-10
H 3 Sätze à 8-10
J 3 Sätze à 8-10
M 3 Sätze à 15

Tag 6:
Cardio 30-45 Min.

Tag 7:
Pause

Fortgeschrittene 1

Tag 1:
C 3 Sätze à 8-10
D 3 Sätze à 8-10
E 3 Sätze à 8-10
H 3 Sätze à 8-10
J 3 Sätze à 8-10
M 3 Sätze à 15
N 3 Sätze à 15
O 30-120 Sek.

Tag 2:
Cardio 30-45 Min.

Tag 3:
C 3 Sätze à 8-10
D 3 Sätze à 8-10
E 3 Sätze à 8-10
H 3 Sätze à 8-10
J 3 Sätze à 8-10
M 3 Sätze à 15
N 3 Sätze à 15
O 30-120 Sek.

Tag 4:
Pause

Tag 5:
C 3 Sätze à 8-10
D 3 Sätze à 8-10
E 3 Sätze à 8-10
H 3 Sätze à 8-10
J 3 Sätze à 8-10
M 3 Sätze à 15
N 3 Sätze à 15
O 30-120 Sek.

Tag 6:
Cardio 30-45 Min.

Tag 7:
Pause

Profis 1

Tag 1:
C 3 Sätze à 8-10
D 3 Sätze à 8-10
E 3 Sätze à 8-10
H 3 Sätze à 8-10
J 3 Sätze à 8-10
M 3 Sätze à 15
N 3 Sätze à 15
O 30-120 Sek.
Q 30 je Seite
R 30-60 Sek./je Seite

Tag 2:
Cardio 30-45 Min.

Tag 3:
C 3 Sätze à 8-10
D 3 Sätze à 8-10
E 3 Sätze à 8-10
H 3 Sätze à 8-10
J 3 Sätze à 8-10
M 3 Sätze à 15
N 3 Sätze à 15
O 30-120 Sek.
Q 30 je Seite
R 30-60 Sek./Seite

Tag 4:
Cardio 30-45 Min.

Tag 5:
C 3 Sätze à 8-10
D 3 Sätze à 8-10
E 3 Sätze à 8-10
H 3 Sätze à 8-10
J 3 Sätze à 8-10
M 3 Sätze à 15
N 3 Sätze à 15
O 30-120 Sek.
Q 30 je Seite
R 30-60 Sek./je Seite

Tag 6:
Cardio 30-45 Min.

Tag 7:
Pause

TRAININGSPLAN 2

Einsteiger 2

Tag 1:
A 3 Sätze à 6-8
B 3 Sätze à 8-10
F 3 Sätze à 12-15
G 3 Sätze à 8-10
I 3 Sätze à 8-10
K 3 Sätze à 12-15

Tag 2:
Pause

Tag 3:
A 3 Sätze à 6-8
B 3 Sätze à 8-10
F 3 Sätze à 12-15
G 3 Sätze à 8-10
I 3 Sätze à 8-10
K 3 Sätze à 12-15

Tag 4:
Pause

Tag 5:
A 3 Sätze à 6-8
B 3 Sätze à 8-10
F 3 Sätze à 12-15
G 3 Sätze à 8-10
I 3 Sätze à 8-10
K 3 Sätze à 12-15

Tag 6:
Cardio 30-45 Min.

Tag 7:
Pause

Fortgeschrittene 2

Tag 1:
A 3 Sätze à 6-8
B 3 Sätze à 8-10
F 3 Sätze à 12-15
G 3 Sätze à 8-10
I 3 Sätze à 8-10
K 3 Sätze à 12-15
L 3 Sätze à 25
P 3 Sätze à 30-60 Sek.

Tag 2:
Cardio 30-45 Min.

Tag 3:
A 3 Sätze à 6-8
B 3 Sätze à 8-10
F 3 Sätze à 12-15
G 3 Sätze à 8-10
I 3 Sätze à 8-10
K 3 Sätze à 12-15
L 3 Sätze à 25
P 3 Sätze à 30-60 Sek.

Tag 4:
Pause

Tag 5:
A 3 Sätze à 6-8
B 3 Sätze à 8-10
F 3 Sätze à 12-15
G 3 Sätze à 8-10
I 3 Sätze à 8-10
K 3 Sätze à 12-15
L 3 Sätze à 25
P 3 Sätze à 30-60 Sek.

Tag 6:
Cardio 30-45 Min.

Tag 7:
Pause

Profis 2

Tag 1:
A 3 Sätze à 6-8
B 3 Sätze à 8-10
F 3 Sätze à 12-15
G 3 Sätze à 8-10
I 3 Sätze à 8-10
K 3 Sätze à 12-15
L 3 Sätze à 25
P 3 Sätze à 30-60 Sek.
S 3 Sätze à 25
T 3 Sätze à 20

Tag 2:
Cardio 30-45 Min.

Tag 3:
A 3 Sätze à 6-8
B 3 Sätze à 8-10
F 3 Sätze à 12-15
G 3 Sätze à 8-10
I 3 Sätze à 8-10
K 3 Sätze à 12-15
L 3 Sätze à 25
P 3 Sätze à 30-60 Sek.
S 3 Sätze à 25
T 3 Sätze à 20

Tag 4:
Cardio 30-45 Min.

Tag 5:
A 3 Sätze à 6-8
B 3 Sätze à 8-10
F 3 Sätze à 12-15
G 3 Sätze à 8-10
I 3 Sätze à 8-10
K 3 Sätze à 12-15
L 3 Sätze à 25
P 3 Sätze à 30-60 Sek.
S 3 Sätze à 25
T 3 Sätze à 20

Tag 6:
Cardio 30-45 Min.

Tag 7:
Pause

RÜCKENGESUNDHEIT

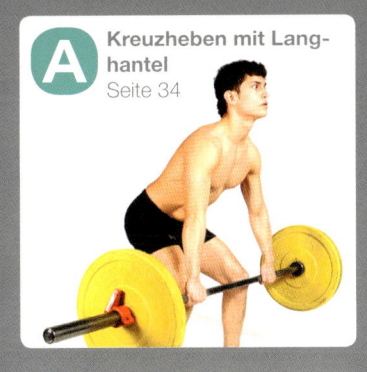

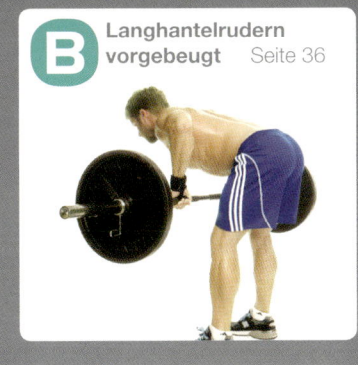

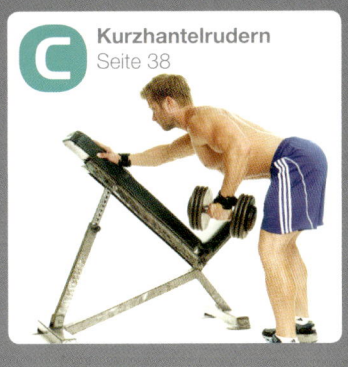

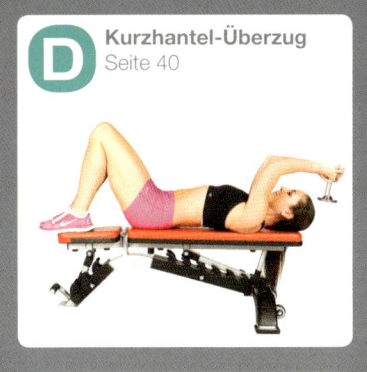

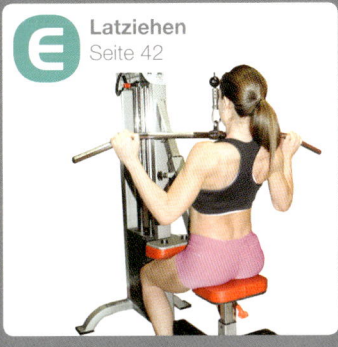

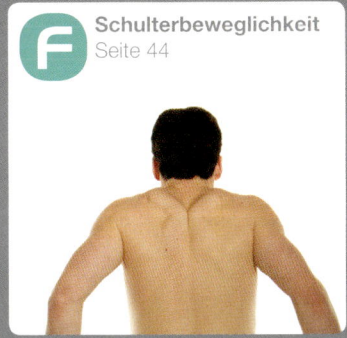

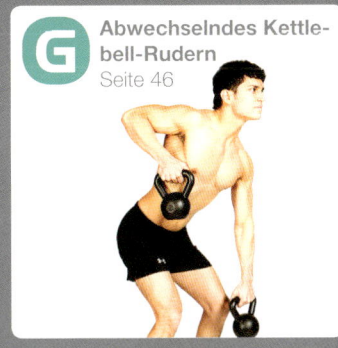

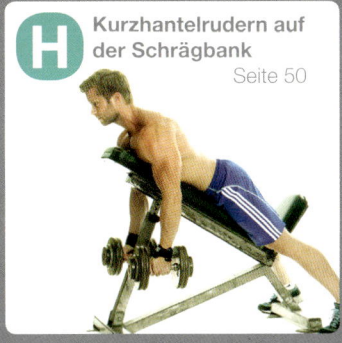

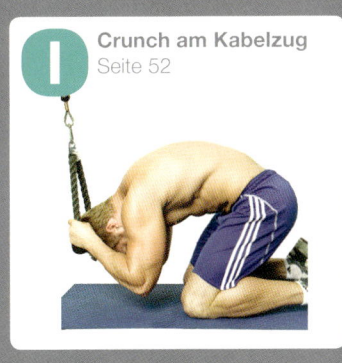

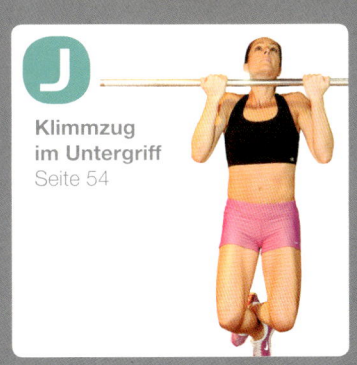

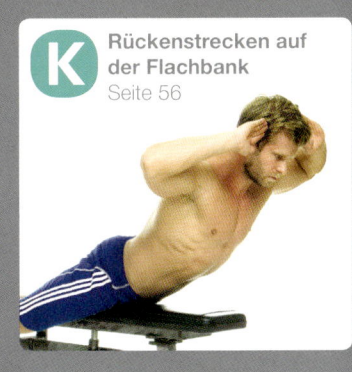

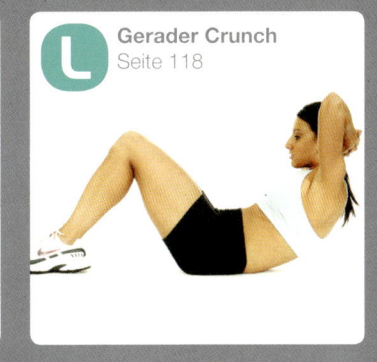

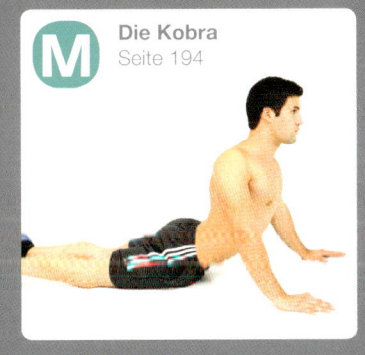

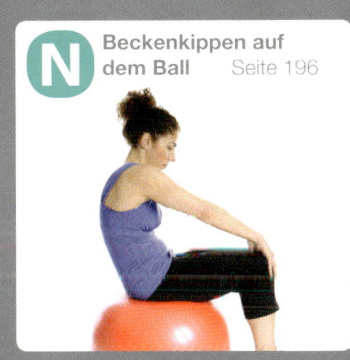

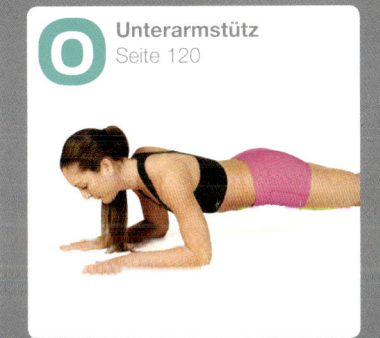

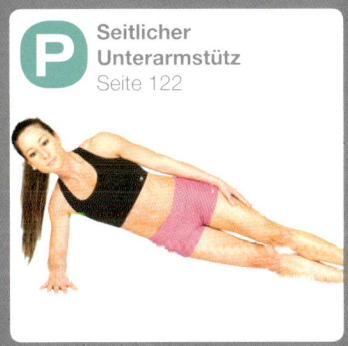

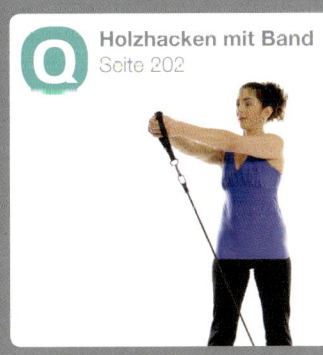

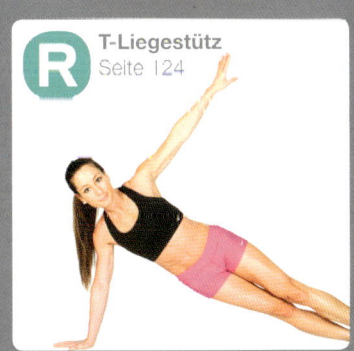

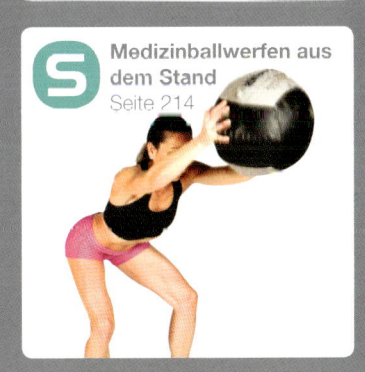

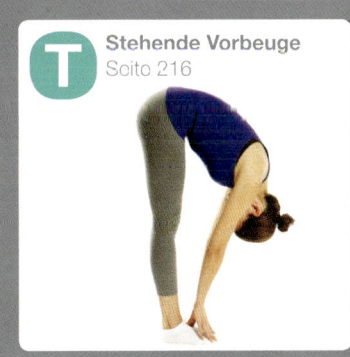

WORKOUTS

A Kreuzheben mit Langhantel — Seite 34	**B** Langhantelrudern vorgebeugt — Seite 36	**C** Kurzhantelrudern — Seite 38	**D** Kurzhantel-Überzug — Seite 40
E Latziehen — Seite 42	**F** Schulterbeweglichkeit — Seite 44	**G** Abwechselndes Kettlebell-Rudern — Seite 46	**H** Kurzhantelrudern auf der Schrägbank — Seite 50
I Crunch am Kabelzug — Seite 52	**J** Klimmzug im Untergriff — Seite 54	**K** Rückenstrecken auf der Flachbank — Seite 56	**L** Gerader Crunch — Seite 118
M Die Kobra — Seite 194	**N** Beckenkippen auf dem Ball — Seite 196	**O** Unterarmstütz — Seite 120	**P** Seitlicher Unterarmstütz — Seite 122
Q Holzhacken mit Band — Seite 202	**R** T-Liegestütz — Seite 124	**S** Medizinballwerfen aus dem Stand — Seite 214	**T** Stehende Vorbeuge — Seite 216

359

FUNKTIONELLES TRAINING

KNIEPROBLEME

Eine Knie-Rehabilitation kann durch Kräftigungsübungen erzielt werden. Dieses Aufbautraining ist nicht nur gut, um die Belastungen im Kniegelenk zu mindern, sondern auch um die Schwächung der Umgebungsmuskulatur zu verhindern. Dehnungen sollten daher das A und O des Workouts bilden. Herz-Kreislauf-Übungen mit geringer Intensität (etwa auf einem Fahrradergometer) sollten zum Abschluss des Kräftigungsteils zur Ausdauersteigerung ausgeführt werden. Vermeiden Sie ein anstrengendes oder aggressives Training.

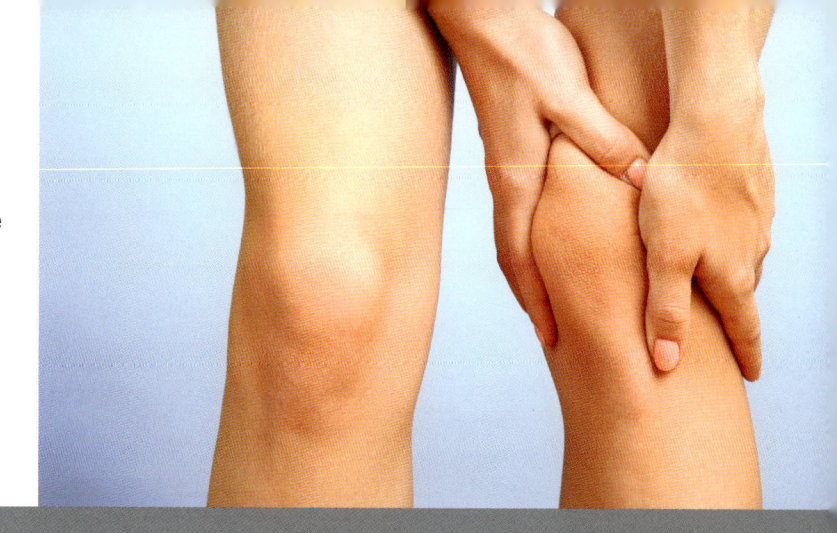

TRAININGSPLAN 1

Einsteiger 1

Tag 1:
A 20 Sek./je Bein
B 30 Sek./je Bein
C 3 Sätze à 10-12
D 3 Sätze à 12-15
G 3 Sätze à 10-12
H 3 Sätze à 12-15

Tag 2:
Pause

Tag 3:
A 20 Sek./je Bein
B 30 Sek./je Bein
C 3 Sätze à 10-12
D 3 Sätze à 12-15
G 3 Sätze à 10-12
H 3 Sätze à 12-15

Tag 4:
30 Min. moderates Cardiotraining

Tag 5:
A 20 Sek./je Bein
B 30 Sek./je Bein
C 3 Sätze à 10-12
D 3 Sätze à 12-15
G 3 Sätze à 10-12
H 3 Sätze à 12-15

Tag 6:
Cardio 30-45 Min.

Tag 7:
Pause

Fortgeschrittene 1

Tag 1:
A 20 Sek./je Bein
B 30 Sek./je Bein
C 3 Sätze à 10-12
D 3 Sätze à 12-15
G 3 Sätze à 10-12
H 3 Sätze à 12-15
I 3 Sätze à 12-15
J 3 Sätze à 12-15

Tag 2:
30 Min. moderates Cardiotraining

Tag 3:
A 20 Sek./je Bein
B 30 Sek./je Bein
C 3 Sätze à 10-12
D 3 Sätze à 12-15
G 3 Sätze à 10-12
H 3 Sätze à 12-15
I 3 Sätze à 12-15
J 3 Sätze à 12-15

Tag 4:
30 Min. moderates Cardiotraining

Tag 5:
A 20 Sek./je Bein
B 30 Sek./je Bein
C 3 Sätze à 10-12
D 3 Sätze à 12-15
G 3 Sätze à 10-12
H 3 Sätze à 12-15
I 3 Sätze à 12-15
J 3 Sätze à 12-15

Tag 6:
Pause

Tag 7:
Pause

Profis 1

Tag 1:
A 20 Sek./je Bein
B 30 Sek./je Bein
C 3 Sätze à 10-12
D 3 Sätze à 12-15
G 3 Sätze à 10-12
H 3 Sätze à 12-15
I 3 Sätze à 12-15
J 3 Sätze à 12-15
K 30 Sek./je Bein
L 30 Sek./je Bein

Tag 2:
30 Min. moderates Cardiotraining

Tag 3:
A 20 Sek./je Bein
B 30 Sek./je Bein
C 3 Sätze à 10-12
D 3 Sätze à 12-15
G 3 Sätze à 10-12
H 3 Sätze à 12-15
I 3 Sätze à 12-15
J 3 Sätze à 12-15
K 30 Sek./je Bein
L 30 Sek./je Bein

Tag 4:
30 Min. moderates Cardiotraining

Tag 5:
A 20 Sek./je Bein
B 30 Sek./je Bein
C 3 Sätze à 10-12
D 3 Sätze à 12-15
G 3 Sätze à 10-12
H 3 Sätze à 12-15
I 3 Sätze à 12-15
J 3 Sätze à 12-15
K 30 Sek./je Bein
L 30 Sek./je Bein

Tag 6:
Pause

Tag 7:
Pause

TRAININGSPLAN 2

Einsteiger 2

Tag 1:
A 20 Sek./je Bein
B 30 Sek./je Bein
C 3 Sätze à 10-12
D 3 Sätze à 12-15
E 3 Sätze à 15-20
F 3 Sätze à 15-20

Tag 2:
Pause

Tag 3:
A 20 Sek./je Bein
B 30 Sek./je Bein
C 3 Sätze à 10-12
D 3 Sätze à 12-15
E 3 Sätze à 15-20
F 3 Sätze à 15-20

Tag 4:
30 Min. moderates Cardiotraining

Tag 5:
A 20 Sek./je Bein
B 30 Sek./je Bein
C 3 Sätze à 10-12
D 3 Sätze à 12-15
E 3 Sätze à 15-20
F 3 Sätze à 15-20

Tag 6:
Pause

Tag 7:
Pause

Fortgeschrittene 2

Tag 1:
A 20 Sek./je Bein
B 30 Sek./je Bein
C 3 Sätze à 10-12
D 3 Sätze à 12-15
E 3 Sätze à 15-20
F 3 Sätze à 15-20
H 3 Sätze à 12-15
J 3 Sätze à 12-15

Tag 2:
30 Min. moderates Cardiotraining

Tag 3:
A 20 Sek./je Bein
B 30 Sek./je Bein
C 3 Sätze à 10-12
D 3 Sätze à 12-15
E 3 Sätze à 15-20
F 3 Sätze à 15-20
H 3 Sätze à 12-15
J 3 Sätze à 12-15

Tag 4:
30 Min. moderates Cardiotraining

Tag 5:
A 20 Sek./je Bein
B 30 Sek./je Bein
C 3 Sätze à 10-12
D 3 Sätze à 12-15
E 3 Sätze à 15-20
F 3 Sätze à 15-20
H 3 Sätze à 12-15
J 3 Sätze à 12-15

Tag 6:
Pause

Tag 7:
Pause

Profis 2

Tag 1:
A 20 Sek./je Bein
B 30 Sek./je Bein
C 3 Sätze à 10-12
D 3 Sätze à 12-15
E 3 Sätze à 15-20
F 3 Sätze à 15-20
H 3 Sätze à 12-15
J 3 Sätze à 12-15
K 30 Sek./je Bein
L 30 Sek./je Bein

Tag 2:
30 Min. moderates Cardiotraining

Tag 3:
A 20 Sek./je Bein
B 30 Sek./je Bein
C 3 Sätze à 10-12
D 3 Sätze à 12-15
E 3 Sätze à 15-20
F 3 Sätze à 15-20
H 3 Sätze à 12-15
J 3 Sätze à 12-15
K 30 Sek./je Bein
L 30 Sek./je Bein

Tag 4:
30 Min. moderates Cardiotraining

Tag 5:
A 20 Sek./je Bein
B 30 Sek./je Bein
C 3 Sätze à 10-12
D 3 Sätze à 12-15
E 3 Sätze à 15-20
F 3 Sätze à 15-20
H 3 Sätze à 12-15
J 3 Sätze à 12-15
K 30 Sek./je Bein
L 30 Sek./je Bein

Tag 6:
Pause

Tag 7:
Pause

KNIEPROBLEME

WORKOUTS

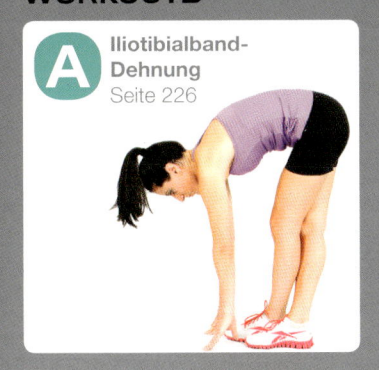

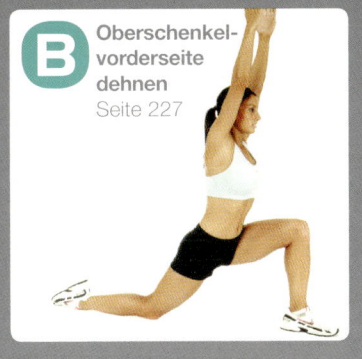

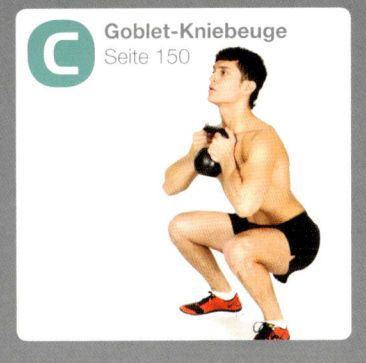

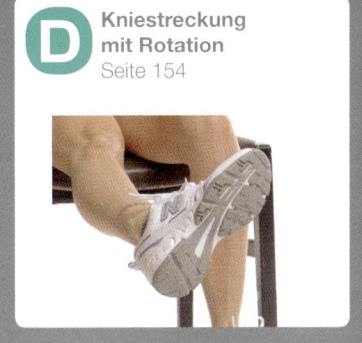

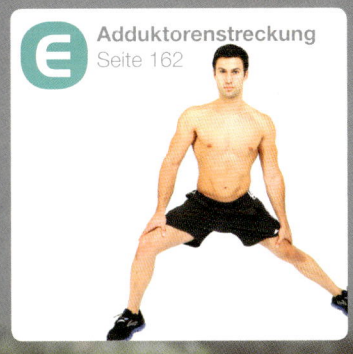

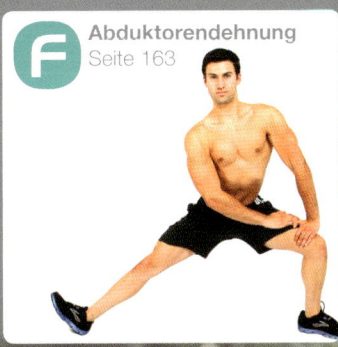

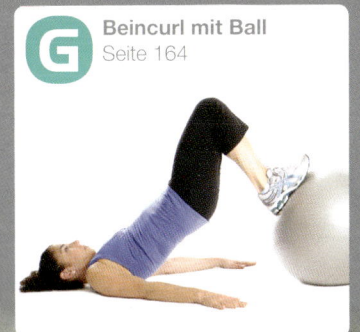

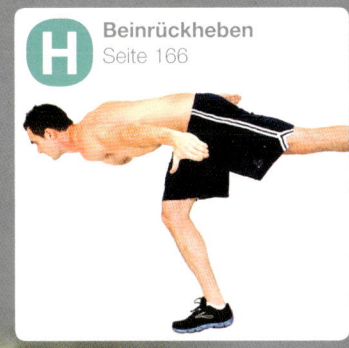

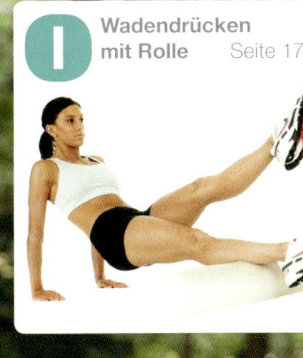

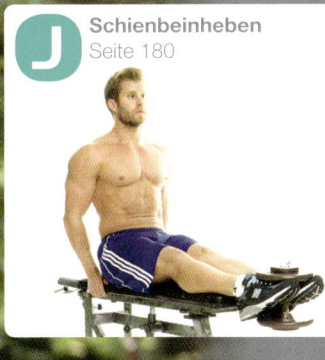

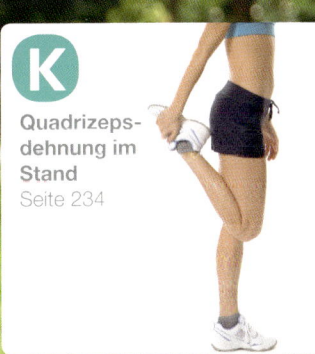

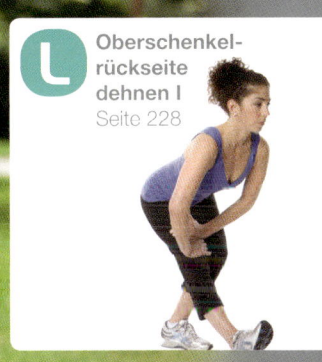

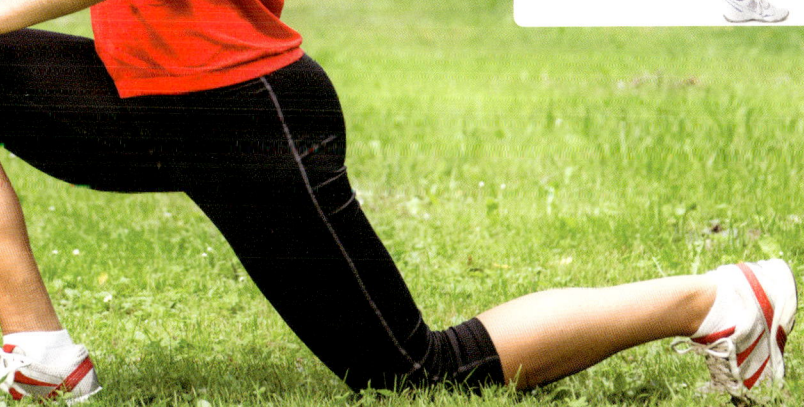

A Iliotibialband-Dehnung
Seite 226

B Oberschenkel-vorderseite dehnen
Seite 227

C Goblet-Kniebeuge
Seite 150

D Kniestreckung mit Rotation
Seite 154

E Adduktorenstreckung
Seite 162

F Abduktorendehnung
Seite 163

G Beincurl mit Ball
Seite 164

H Beinrückheben
Seite 166

I Wadendrücken mit Rolle
Seite 176

J Schienbeinheben
Seite 180

K Quadrizepsdehnung im Stand
Seite 234

L Oberschenkelrückseite dehnen I
Seite 228

Man braucht für diese Dehnübungen, die die Funktion des Kniegelenks verbessern, keine Geräte und die meisten kann man überall und jederzeit ausführen. Einige Übungen werden häufig zum Aufwärmen vor dem Laufen oder als Cool-down danach verwendet.

FITNESS IM BÜRO

Millionen von uns verbringen die meiste Zeit des Tages sitzend hinter dem Schreibtisch im Büro. Schlimmer aber ist, dass unsere Arbeit uns geistig zu sehr erschöpft, um später noch Übungen zu machen. Die Gefahren sind allzu vertraut: Gewichtszunahme, Lethargie und eine schlechte Haltung, um nur drei zu erwähnen, die eine Vielzahl von Gesundheitsproblemen im Gefolge haben. Dieses Workout hilft Ihnen, die negativen Auswirkungen einer bewegungsarmen Lebensweise zu verhindern, und ist ideal für alle, die es nicht täglich ins Fitnessstudio schaffen.

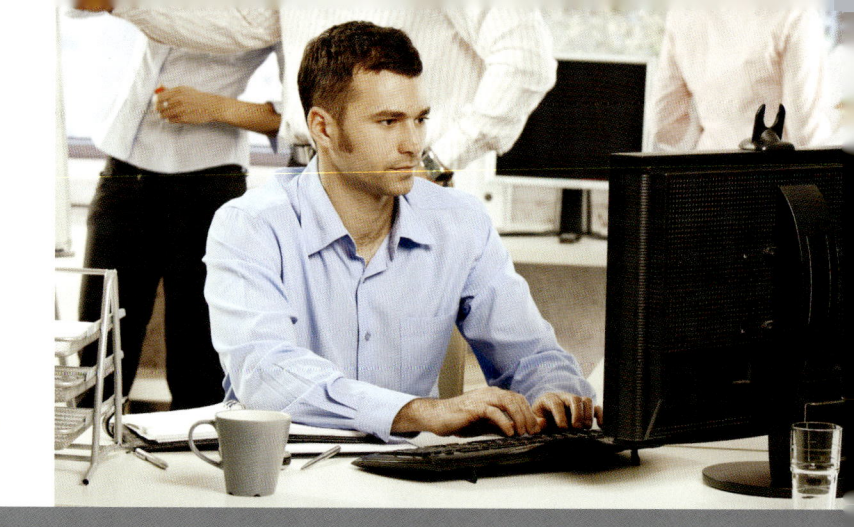

FUNKTIONELLES TRAINING

TRAININGSPLAN 1

Einsteiger 1

Tag 1:
B 3 Sätze à 20
C 3 Sätze à 12-15
D 3 Sätze à 10-12
F 3 Sätze à 10-12
H 25 je Seite
I 3 Sätze à 15

Tag 2:
Pause

Tag 3:
B 3 Sätze à 20
C 3 Sätze à 12-15
D 3 Sätze à 10-12
F 3 Sätze à 10-12
H 25 je Seite
I 3 Sätze à 15

Tag 4:
Pause

Tag 5:
B 3 Sätze à 20
C 3 Sätze à 12-15
D 3 Sätze à 10-12
F 3 Sätze à 10-12
H 25 je Seite
I 3 Sätze à 15

Tag 6:
Cardio 30-45 Min.

Tag 7:
Pause

Fortgeschrittene 1

Tag 1:
B 3 Sätze à 20
C 3 Sätze à 12-15
D 3 Sätze à 10-12
F 3 Sätze à 10-12
H 25 je Seite
I 3 Sätze à 15
J 3 Sätze à 15
K 30 Sek. – 1 Min.

Tag 2:
Cardio 30-45 Min.

Tag 3:
B 3 Sätze à 20
C 3 Sätze à 12-15
D 3 Sätze à 10-12
F 3 Sätze à 10-12
H 25 je Seite
I 3 Sätze à 15
J 3 Sätze à 15
K 30 Sek. – 1 Min.

Tag 4:
Pause

Tag 5:
B 3 Sätze à 20
C 3 Sätze à 12-15
D 3 Sätze à 10-12
F 3 Sätze à 10-12
H 25 je Seite
I 3 Sätze à 15
J 3 Sätze à 15
K 30 Sek. – 1 Min.

Tag 6:
Cardio 30-45 Min.

Tag 7:
Pause

Profis 1

Tag 1:
B 3 Sätze à 20
C 3 Sätze à 12-15
D 3 Sätze à 10-12
F 3 Sätze à 10-12
H 25 je Seite
I 3 Sätze à 15
J 3 Sätze à 15
K 30 Sek. – 1 Min.
L 3 Sätze à 20
N 3 Sätze à 20

Tag 2:
Cardio 30-45 Min.

Tag 3:
B 3 Sätze à 20
C 3 Sätze à 12-15
D 3 Sätze à 10-12
F 3 Sätze à 10-12
H 25 je Seite
I 3 Sätze à 15
J 3 Sätze à 15
K 30 Sek. – 1 Min.
L 3 Sätze à 20
N 3 Sätze à 20

Tag 4:
Cardio 30-45 Min.

Tag 5:
B 3 Sätze à 20
C 3 Sätze à 12-15
D 3 Sätze à 10-12
F 3 Sätze à 10-12
H 25 je Seite
I 3 Sätze à 15
J 3 Sätze à 15
K 30 Sek. – 1 Min.
L 3 Sätze à 20
N 3 Sätze à 20

Tag 6:
Cardio 30-45 Min.

Tag 7:
Pause

TRAININGSPLAN 2

Einsteiger 2

Tag 1:
A 3 Sätze à 12-15
C 3 Sätze à 12-15
E 3 Sätze à 12-15
F 3 Sätze à 10-12
G 3 Sätze à 25
H 25 je Seite

Tag 2:
Pause

Tag 3:
A 3 Sätze à 12-15
C 3 Sätze à 12-15
E 3 Sätze à 12-15
F 3 Sätze à 10-12
G 3 Sätze à 25
H 25 je Seite

Tag 4:
Pause

Tag 5:
A 3 Sätze à 12-15
C 3 Sätze à 12-15
E 3 Sätze à 12-15
F 3 Sätze à 10-12
G 3 Sätze à 25
H 25 je Seite

Tag 6:
Cardio 30-45 Min.

Tag 7:
Pause

Fortgeschrittene 2

Tag 1:
A 3 Sätze à 12-15
C 3 Sätze à 12-15
E 3 Sätze à 12-15
F 3 Sätze à 10-12
G 3 Sätze à 25
H 25 je Seite
I 3 Sätze à 15
J 3 Sätze à 15

Tag 2:
Cardio 30-45 Min.

Tag 3:
A 3 Sätze à 12-15
C 3 Sätze à 12-15
E 3 Sätze à 12-15
F 3 Sätze à 10-12
G 3 Sätze à 25
H 25 je Seite
I 3 Sätze à 15
J 3 Sätze à 15

Tag 4:
Pause

Tag 5:
A 3 Sätze à 12-15
C 3 Sätze à 12-15
E 3 Sätze à 12-15
F 3 Sätze à 10-12
G 3 Sätze à 25
H 25 je Seite
I 3 Sätze à 15
J 3 Sätze à 15

Tag 6:
Cardio 30-45 Min.

Tag 7:
Pause

Profis 2

Tag 1:
A 3 Sätze à 12-15
C 3 Sätze à 12-15
E 3 Sätze à 12-15
F 3 Sätze à 10-12
G 3 Sätze à 25
H 25 je Seite
I 3 Sätze à 15
J 3 Sätze à 15
K 30 Sek. – 1 Min.
M 3 Sätze à 15

Tag 2:
Cardio 30-45 Min.

Tag 3:
A 3 Sätze à 12-15
C 3 Sätze à 12-15
E 3 Sätze à 12-15
F 3 Sätze à 10-12
G 3 Sätze à 25
H 25 je Seite
I 3 Sätze à 15
J 3 Sätze à 15
K 30 Sek. – 1 Min.
M 3 Sätze à 15

Tag 4:
Cardio 30-45 Min.

Tag 5:
A 3 Sätze à 12-15
C 3 Sätze à 12-15
E 3 Sätze à 12-15
F 3 Sätze à 10-12
G 3 Sätze à 25
H 25 je Seite
I 3 Sätze à 15
J 3 Sätze à 15
K 30 Sek. – 1 Min.
M 3 Sätze à 15

Tag 6:
Cardio 30-45 Min.

Tag 7:
Pause

FITNESS IM BÜRO

WORKOUTS

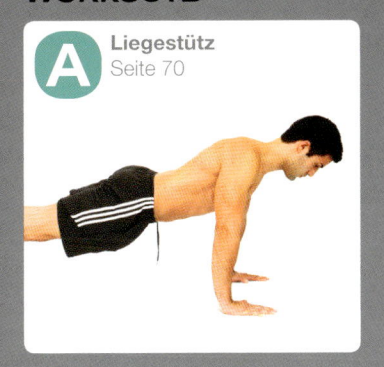

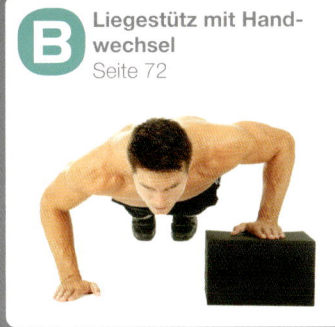

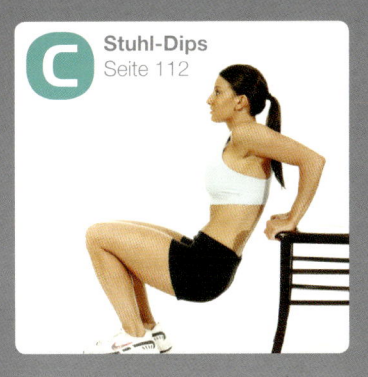

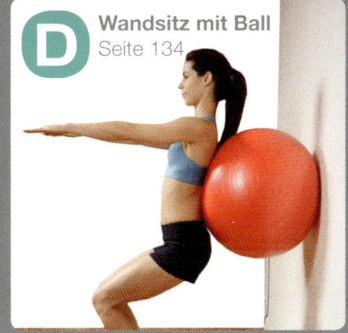

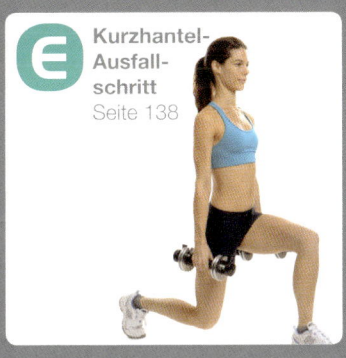

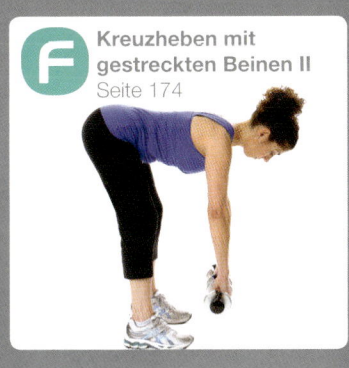

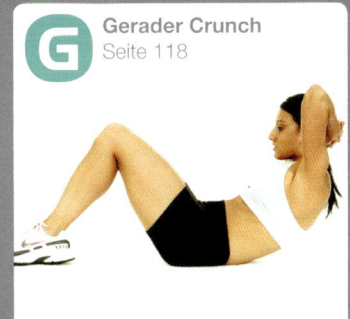

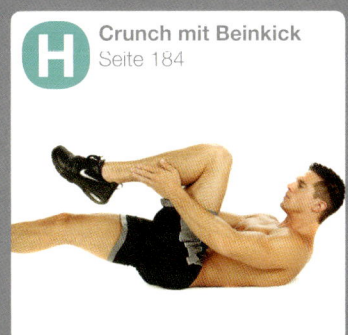

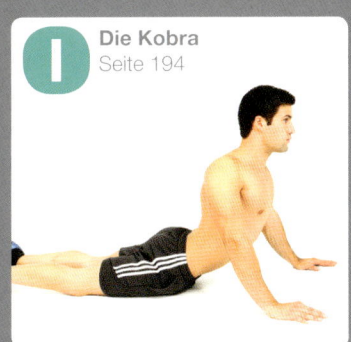

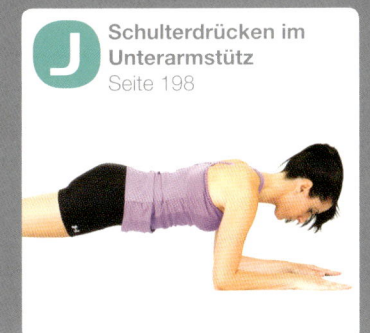

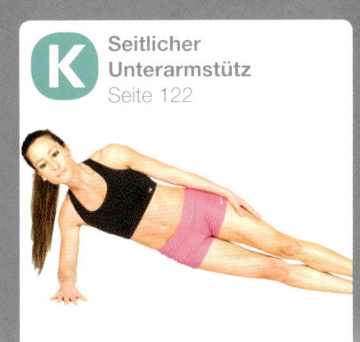

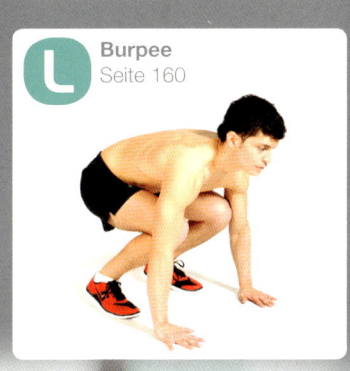

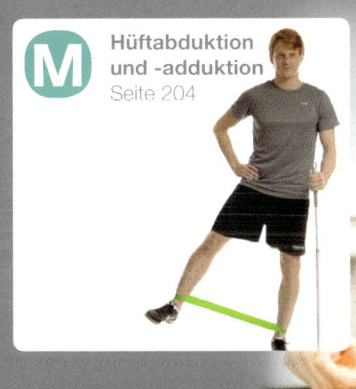

A Liegestütz Seite 70	**B** Liegestütz mit Handwechsel Seite 72	**C** Stuhl-Dips Seite 112	**D** Wandsitz mit Ball Seite 134
E Kurzhantel-Ausfallschritt Seite 138	**F** Kreuzheben mit gestreckten Beinen II Seite 174	**G** Gerader Crunch Seite 118	**H** Crunch mit Beinkick Seite 184
I Die Kobra Seite 194	**J** Schulterdrücken im Unterarmstütz Seite 198	**K** Seitlicher Unterarmstütz Seite 122	**L** Burpee Seite 160
M Hüftabduktion und -adduktion Seite 204	**N** V-Up Seite 212		

Viele Unternehmen bieten Ihren Angestellten während der Mittagspause organisierte Kurse an, darunter Yoga und Pilates. Einige Firmen beteiligen sich finanziell an den Kosten für ein Fitnessstudio.

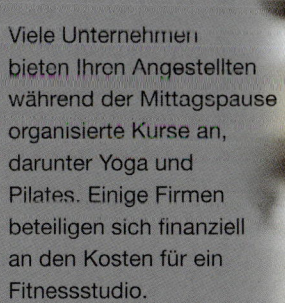

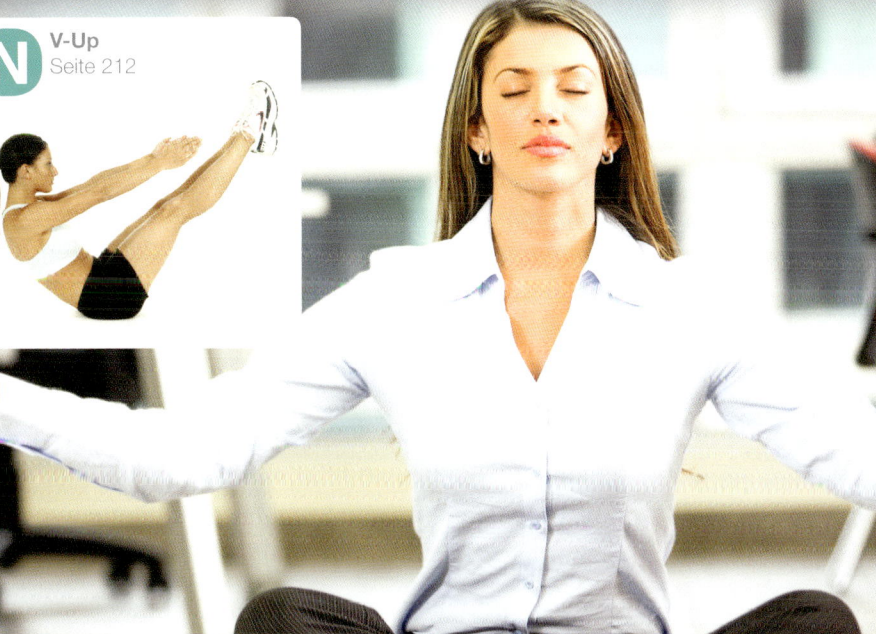

WASCHBRETTBAUCH

Von allen zur Schau gestellten Muskeln erhalten keine mehr Aufmerksamkeit und Bewunderung als die Bauchmuskeln. Es ist die einzige Muskelgruppe, bei der es nicht um die Vergrößerung des Muskelumfangs geht, sondern um die Definition des heiligen Grals der Gesundheit und Athletik – das Sixpack. Dieses Ziel lässt sich aber nur durch eine Kombination aus Herz-Kreislauftraining, der richtigen Ernährung und regelmäßigen Bauchmuskelübungen realisieren. Dieses Workout kann Ihnen bei der Erfüllung Ihres Traums vom Waschbrettbauch helfen.

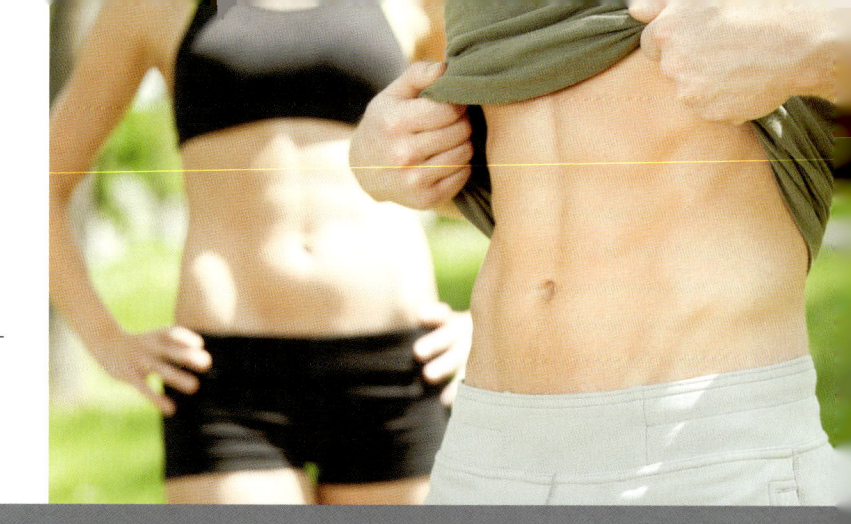

FUNKTIONELLES TRAINING

TRAININGSPLAN I

Einsteiger I

Tag 1:
A 3 Sätze à 25
B 25 je Seite
C 3 Sätze à 20
D 3 Sätze à 15
E 3 Sätze à 15
F 30 je Seite

Tag 2:
Pause

Tag 3:
A 3 Sätze à 25
B 25 je Seite
C 3 Sätze à 20
D 3 Sätze à 15
E 3 Sätze à 15
F 30 je Seite

Tag 4:
Pause

Tag 5:
A 3 Sätze à 25
B 25 je Seite
C 3 Sätze à 20
D 3 Sätze à 15
E 3 Sätze à 15
F 30 je Seite

Tag 6:
Cardio 30-45 Min.

Tag 7:
Pause

Fortgeschrittene I

Tag 1:
A 3 Sätze à 25
B 25 je Seite
C 3 Sätze à 20
D 3 Sätze à 15
E 3 Sätze à 15
F 30 je Seite
G 30-60 Sek./je Seite
H 3 Sätze à 20

Tag 2:
Cardio 30-45 Min.

Tag 3:
A 3 Sätze à 25
B 25 je Seite
C 3 Sätze à 20
D 3 Sätze à 15
E 3 Sätze à 15
F 30 je Seite
G 30-60 Sek./je Seite
H 3 Sätze à 20

Tag 4:
Pause

Tag 5:
A 3 Sätze à 25
B 25 je Seite
C 3 Sätze à 20
D 3 Sätze à 15
E 3 Sätze à 15
F 30 je Seite
G 30-60 Sek./je Seite
H 3 Sätze à 20

Tag 6:
Cardio 30-45 Min.

Tag 7:
Pause

Profis I

Tag 1:
A 3 Sätze à 25
B 25 je Seite
C 3 Sätze à 20
D 3 Sätze à 15
E 3 Sätze à 15
F 30 je Seite
G 30-60 Sek./je Seite
H 3 Sätze à 20
I 3 Sätze à 20
J 20 je Seite

Tag 2:
Cardio 30-45 Min.

Tag 3:
A 3 Sätze à 25
B 25 je Seite
C 3 Sätze à 20
D 3 Sätze à 15
E 3 Sätze à 15
F 30 je Seite
G 30-60 Sek./je Seite
H 3 Sätze à 20
I 3 Sätze à 20
J 20 je Seite

Tag 4:
Cardio 30-45 Min.

Tag 5:
C 3 Sätze à 8-10
D 3 Sätze à 8-10
E 3 Sätze à 8-10
H 3 Sätze à 8-10
J 3 Sätze à 8-10

Tag 6:
Cardio 30-45 Min.

Tag 7:
Pause

Crunches stärken die Bauchmuskeln und stabilisieren die Körpermitte. Halten Sie Ihre Ellenbogen weit auseinander, wenn Sie Ihren Oberkörper vom Boden heben, um die Bewegung nicht zu beschleunigen und tatsächlich die Bauchmuskeln zu aktivieren.

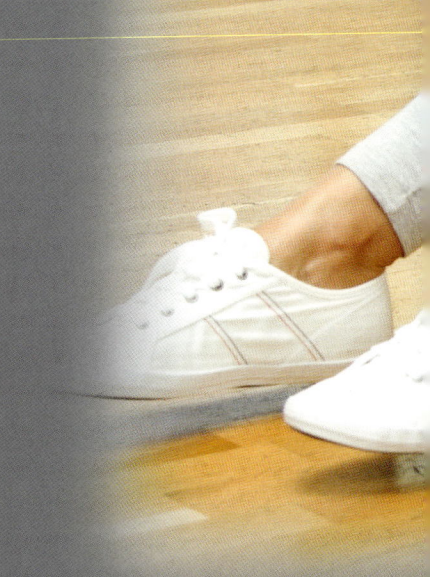

WASCHBRETTBAUCH

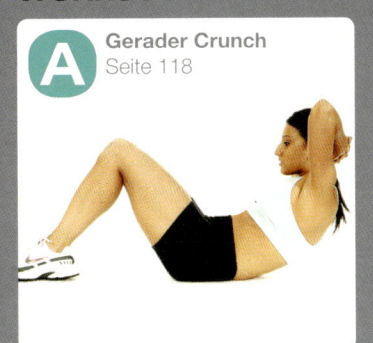

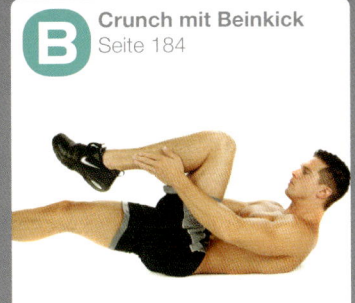

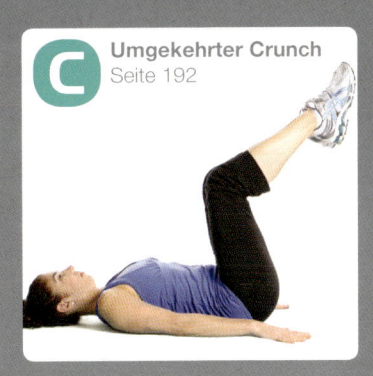

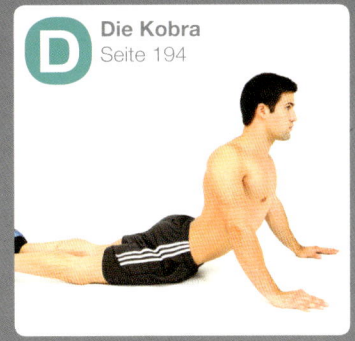

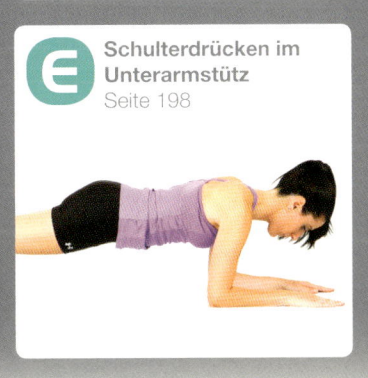

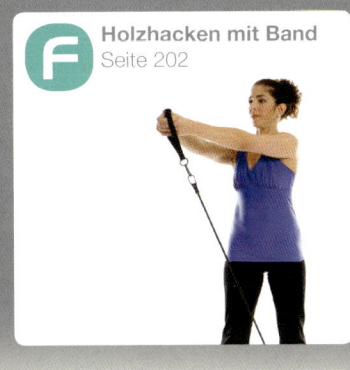

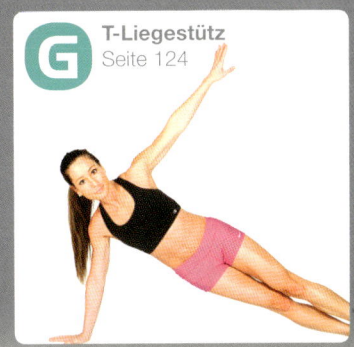

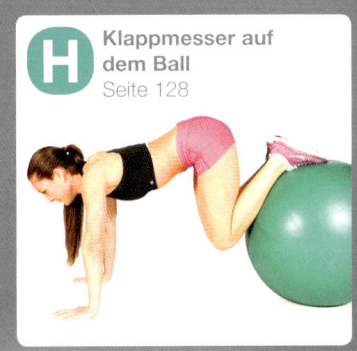

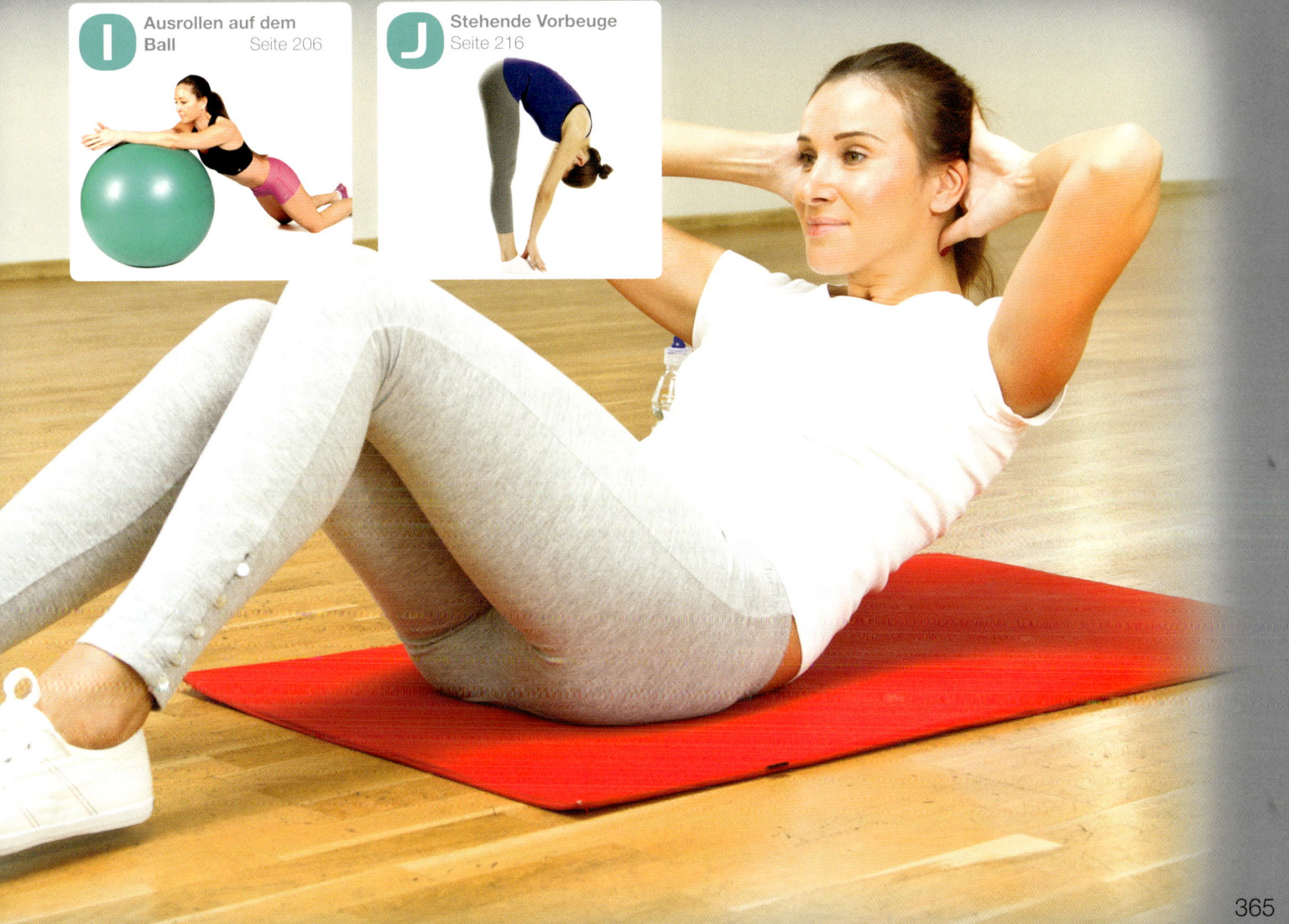

WORKOUTS

A Gerader Crunch — Seite 118

B Crunch mit Beinkick — Seite 184

C Umgekehrter Crunch — Seite 192

D Die Kobra — Seite 194

E Schulterdrücken im Unterarmstütz — Seite 198

F Holzhacken mit Band — Seite 202

G T-Liegestütz — Seite 124

H Klappmesser auf dem Ball — Seite 128

I Ausrollen auf dem Ball — Seite 206

J Stehende Vorbeuge — Seite 216

FUNKTIONELLES TRAINING

CARDIOTRAINING

Dieses Workout dient nicht nur der Entwicklung der Muskelkraft, sondern vor allem auch der Ausdauersteigerung, indem Herz und Lunge trainiert werden. Das Übungsprogramm kombiniert verschiedene Aspekte: Es stärkt das Herz (letztlich ein Muskel, der wie jeder andere auch trainiert werden muss), es erhöht den Stoffwechsel und somit die Kalorien- und Fettverbrennung, es fördert den Ausstoß von stressreduzierenden „Glückshormonen" und verkürzt die Erholungsphasen zwischen den Übungen.

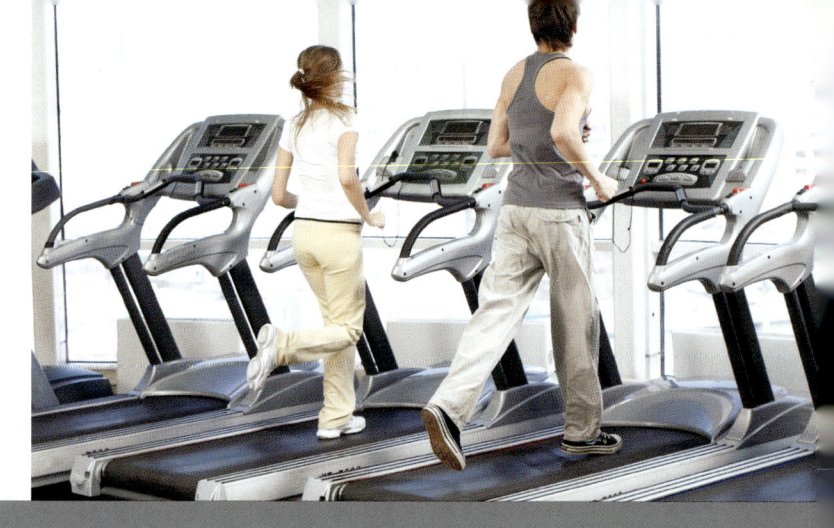

TRAININGSPLAN 1

Einsteiger 1

Tag 1:
B 3 Sätze à 10-12
D 3 Sätze à 12-15
E 3 Sätze à 10-12
G 3 Sätze à 12-15
I 3 Sätze à 15
P 3 Sätze à 25

Tag 2:
Pause

Tag 3:
B 3 Sätze à 10-12
D 3 Sätze à 12-15
E 3 Sätze à 10-12
G 3 Sätze à 12-15
I 3 Sätze à 15
P 3 Sätze à 25

Tag 4:
Cardio 45 Min.

Tag 5:
B 3 Sätze à 10-12
D 3 Sätze à 12-15
E 3 Sätze à 10-12
G 3 Sätze à 12-15
I 3 Sätze à 15
P 3 Sätze à 25

Tag 6:
Cardio 45 Min.

Tag 7:
Pause

Fortgeschrittene 1

Tag 1:
B 3 Sätze à 10-12
D 3 Sätze à 12-15
E 3 Sätze à 10-12
G 3 Sätze à 12-15
I 3 Sätze à 15
J 3 Sätze à 15
K 30 Sek. – 2 Min.
P 3 Sätze à 25

Tag 2:
Cardio 30-45 Min.

Tag 3:
B 3 Sätze à 10-12
D 3 Sätze à 12-15
E 3 Sätze à 10-12
G 3 Sätze à 12-15
I 3 Sätze à 15
J 3 Sätze à 15
K 30 Sek. – 2 Min.
P 3 Sätze à 25

Tag 4:
Pause

Tag 5:
B 3 Sätze à 10-12
D 3 Sätze à 12-15
E 3 Sätze à 10-12
G 3 Sätze à 12-15
I 3 Sätze à 15
J 3 Sätze à 15
K 30 Sek. – 2 Min.
P 3 Sätze à 25

Tag 6:
Cardio 45 Min.

Tag 7:
Pause

Profis 1

Tag 1:
B 3 Sätze à 10-12
D 3 Sätze à 12-15
E 3 Sätze à 10-12
G 3 Sätze à 12-15
I 3 Sätze à 15
J 3 Sätze à 15
K 30 Sek. – 2 Min.
L 3 Sätze à 20
O 3 Sätze à 20
P 3 Sätze à 25

Tag 2:
Cardio 45 Min.

Tag 3:
B 3 Sätze à 10-12
D 3 Sätze à 12-15
E 3 Sätze à 10-12
G 3 Sätze à 12-15
I 3 Sätze à 15
J 3 Sätze à 15
K 30 Sek. – 2 Min.
L 3 Sätze à 20
O 3 Sätze à 20
P 3 Sätze à 25

Tag 4:
Cardio 45 Min.

Tag 5:
B 3 Sätze à 10-12
D 3 Sätze à 12-15
E 3 Sätze à 10-12
G 3 Sätze à 12-15
I 3 Sätze à 15
J 3 Sätze à 15
K 30 Sek. – 2 Min.
L 3 Sätze à 20
O 3 Sätze à 20
P 3 Sätze à 25

Tag 6:
Cardio 45 Min.

Tag 7:
Pause

TRAININGSPLAN 2

Einsteiger 2

Tag 1:
A 3 Sätze à 6-8
C 3 Sätze à 12-15
E 3 Sätze à 10-12
F 3 Sätze à 12-15
H 3 Sätze à 15
I 3 Sätze à 15

Tag 2:
Pause

Tag 3:
A 3 Sätze à 6-8
C 3 Sätze à 12-15
E 3 Sätze à 10-12
F 3 Sätze à 12-15
H 3 Sätze à 15
I 3 Sätze à 15

Tag 4:
Cardio 45 Min.

Tag 5:
A 3 Sätze à 6-8
C 3 Sätze à 12-15
E 3 Sätze à 10-12
F 3 Sätze à 12-15
H 3 Sätze à 15
I 3 Sätze à 15

Tag 6:
Cardio 45 Min.

Tag 7:
Pause

Fortgeschrittene 2

Tag 1:
A 3 Sätze à 6-8
C 3 Sätze à 12-15
E 3 Sätze à 10-12
F 3 Sätze à 12-15
H 3 Sätze à 15
I 3 Sätze à 15
K 30 Sek. – 2 Min.
L 3 Sätze à 20

Tag 2:
Cardio 30-45 Min.

Tag 3:
A 3 Sätze à 6-8
C 3 Sätze à 12-15
E 3 Sätze à 10-12
F 3 Sätze à 12-15
H 3 Sätze à 15
I 3 Sätze à 15
K 30 Sek. – 2 Min.
L 3 Sätze à 20

Tag 4:
Cardio 45 Min.

Tag 5:
A 3 Sätze à 6-8
C 3 Sätze à 12-15
E 3 Sätze à 10-12
F 3 Sätze à 12-15
H 3 Sätze à 15
I 3 Sätze à 15
K 30 Sek. – 2 Min.
L 3 Sätze à 20

Tag 6:
Cardio 45 Min.

Tag 7:
Pause

Profis 2

Tag 1:
A 3 Sätze à 6-8
C 3 Sätze à 12-15
E 3 Sätze à 10-12
F 3 Sätze à 12-15
H 3 Sätze à 15
I 3 Sätze à 15
K 30 Sek. – 2 Min.
L 3 Sätze à 20
M 3 Sätze à 15
N 3 Sätze à 20

Tag 2:
Cardio 45 Min.

Tag 3:
A 3 Sätze à 6-8
C 3 Sätze à 12-15
E 3 Sätze à 10-12
F 3 Sätze à 12-15
H 3 Sätze à 15
I 3 Sätze à 15
K 30 Sek. – 2 Min.
L 3 Sätze à 20
M 3 Sätze à 15
N 3 Sätze à 20

Tag 4:
Cardio 45 Min.

Tag 5:
A 3 Sätze à 6-8
C 3 Sätze à 12-15
E 3 Sätze à 10-12
F 3 Sätze à 12-15
H 3 Sätze à 15
I 3 Sätze à 15
K 30 Sek. – 2 Min.
L 3 Sätze à 20
M 3 Sätze à 15
N 3 Sätze à 20

Tag 6:
Cardio 45 Min.

Tag 7:
Pause

CARDIOTRAINING

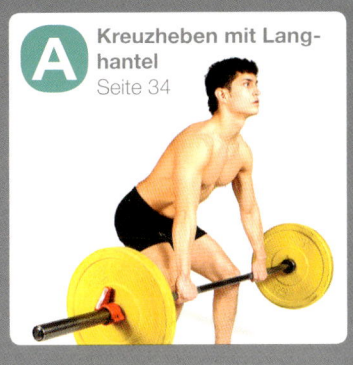

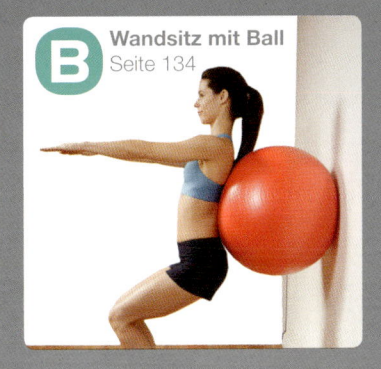

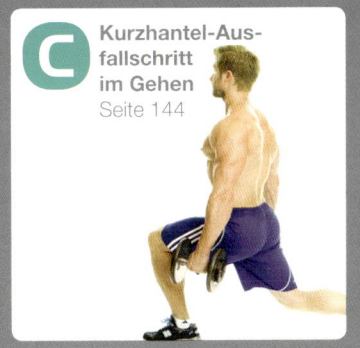

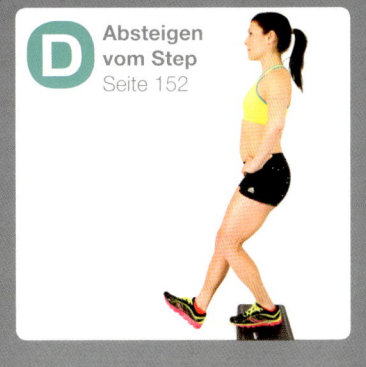

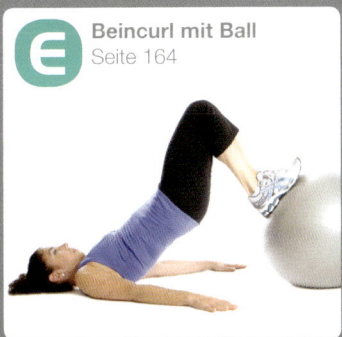

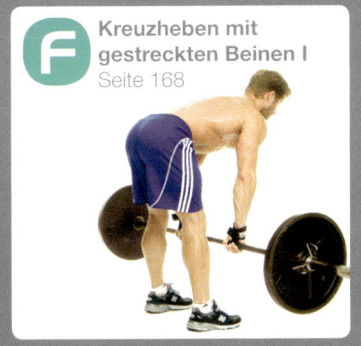

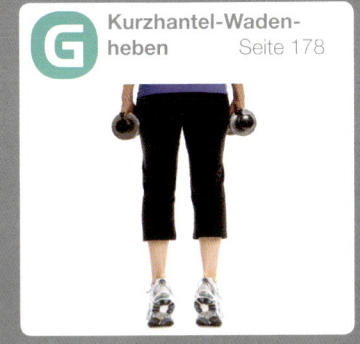

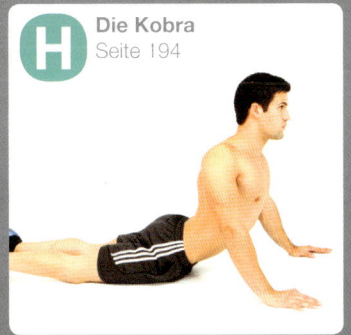

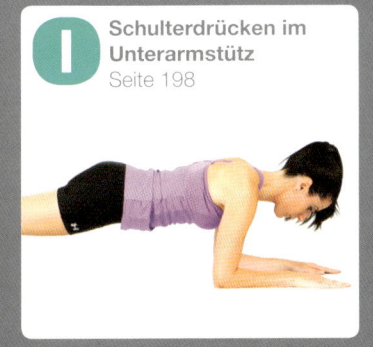

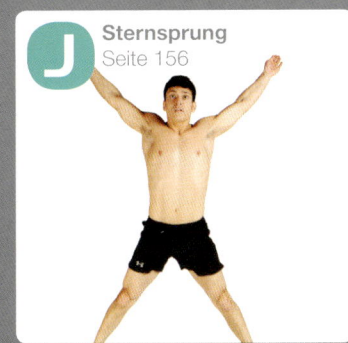

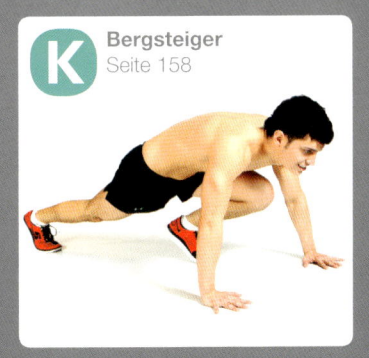

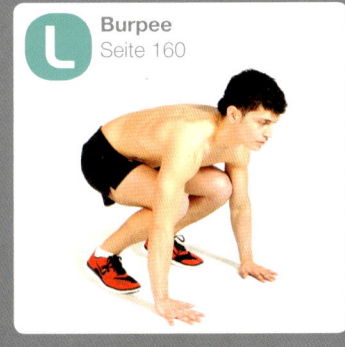

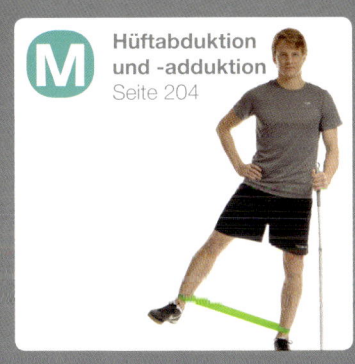

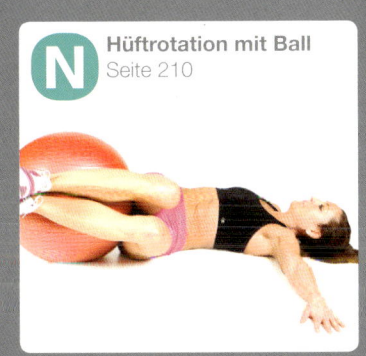

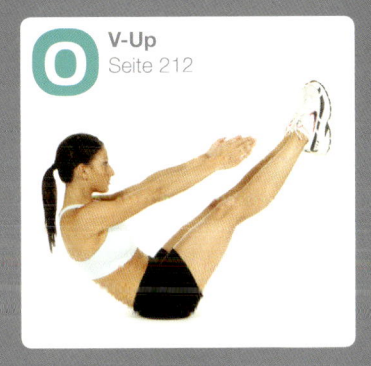

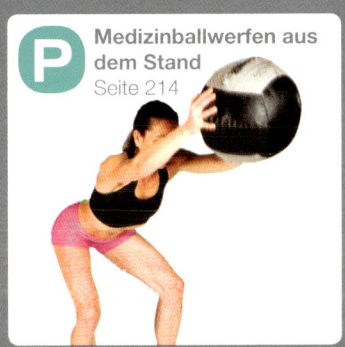

WORKOUTS

A Kreuzheben mit Langhantel
Seite 34

B Wandsitz mit Ball
Seite 134

C Kurzhantel-Ausfallschritt im Gehen
Seite 144

D Absteigen vom Step
Seite 152

E Beincurl mit Ball
Seite 164

F Kreuzheben mit gestreckten Beinen I
Seite 168

G Kurzhantel-Wadenheben
Seite 178

H Die Kobra
Seite 194

I Schulterdrücken im Unterarmstütz
Seite 198

J Sternsprung
Seite 156

K Bergsteiger
Seite 158

L Burpee
Seite 160

M Hüftabduktion und -adduktion
Seite 204

N Hüftrotation mit Ball
Seite 210

O V-Up
Seite 212

P Medizinballwerfen aus dem Stand
Seite 214

367

BEINE STÄRKEN

Definierte Beine sind Hingucker, aber deren Vernachlässigung kann gefährlich sein, denn schwache Beine gehen zu Lasten der Oberkörperkraft. Die korrekte Haltung beim Heben von Gewichten im Training oder Alltag hängt entscheidend von der Beinkraft ab. Eine unterentwickelte Beinmuskulatur kann zu Verletzungen führen, vor allem im Bereich der Kniegelenke oder im unteren Rücken. Kniebeugen und Kreuzheben sind Übungen für den gesamten Körper, nicht nur für die Beine, und sollten daher Teil eines jeden Trainingsprogramms sein.

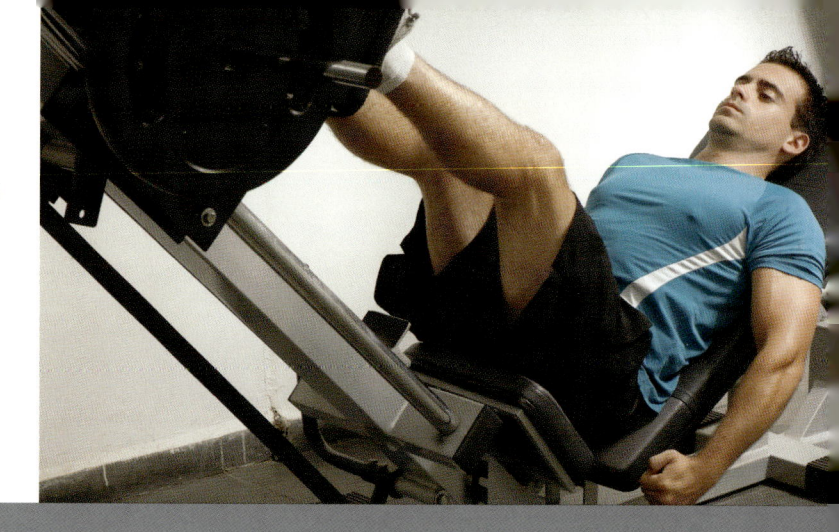

Einsteiger I

Tag 1:
A 3 Sätze à 10-12
C 3 Sätze à 10-12
E 3 Sätze à 12-15
F 3 Sätze à 10-12
H 3 Sätze à 10-12
I   3 Sätze à 12-15

Tag 2:
Pause

Tag 3:
A 3 Sätze à 10-12
C 3 Sätze à 10-12
E 3 Sätze à 12-15
F 3 Sätze à 10-12
H 3 Sätze à 10-12
I   3 Sätze à 12-15

Tag 4:
Pause

Tag 5:
A 3 Sätze à 10-12
C 3 Sätze à 10-12
E 3 Sätze à 12-15
F 3 Sätze à 10-12
H 3 Sätze à 10-12
I   3 Sätze à 12-15

Tag 6:
Cardio 30-45 Min.

Tag 7:
Pause

Fortgeschrittene I

Tag 1:
A 3 Sätze à 10-12
B 3 Sätze à 12-15
C 3 Sätze à 10-12
E 3 Sätze à 12-15
F 3 Sätze à 10-12
G 3 Sätze à 12-15
H 3 Sätze à 10-12
I   3 Sätze à 12-15

Tag 2:
Cardio 30-45 Min.

Tag 3:
A 3 Sätze à 10-12
B 3 Sätze à 12-15
C 3 Sätze à 10-12
E 3 Sätze à 12-15
F 3 Sätze à 10-12
G 3 Sätze à 12-15
H 3 Sätze à 10-12
I   3 Sätze à 12-15

Tag 4:
Pause

Tag 5:
A 3 Sätze à 10-12
B 3 Sätze à 12-15
C 3 Sätze à 10-12
E 3 Sätze à 12-15
F 3 Sätze à 10-12
G 3 Sätze à 12-15
H 3 Sätze à 10-12
I   3 Sätze à 12-15

Tag 6:
Cardio 30-45 Min.

Tag 7:
Pause

Profis I

Tag 1:
A 3 Sätze à 10-12
B 3 Sätze à 12-15
C 3 Sätze à 10-12
D 3 Sätze à 12-15
E 3 Sätze à 12-15
F 3 Sätze à 10-12
G 3 Sätze à 12-15
H 3 Sätze à 10-12
I   3 Sätze à 12-15
J 3 Sätze à 12-15

Tag 2:
Cardio 30-45 Min.

Tag 3:
A 3 Sätze à 10-12
B 3 Sätze à 12-15
C 3 Sätze à 10-12
D 3 Sätze à 12-15
E 3 Sätze à 12-15
F 3 Sätze à 10-12
G 3 Sätze à 12-15
H 3 Sätze à 10-12
I   3 Sätze à 12-15
J 3 Sätze à 12-15

Tag 4:
Cardio 30-45 Min.

Tag 5:
A 3 Sätze à 10-12
B 3 Sätze à 12-15
C 3 Sätze à 10-12
D 3 Sätze à 12-15
E 3 Sätze à 12-15
F 3 Sätze à 10-12
G 3 Sätze à 12-15
H 3 Sätze à 10-12
I   3 Sätze à 12-15
J 3 Sätze à 12-15

Tag 6:
Cardio 30-45 Min.

Tag 7:
Pause

Kreuzheben mobilisiert die Rücken-, Rumpf-, Bein- und Armmuskulatur. Eine saubere Technik ist entscheidend, um die richtigen Muskel zu belasten und Rückenverletzungen zu vermeiden.

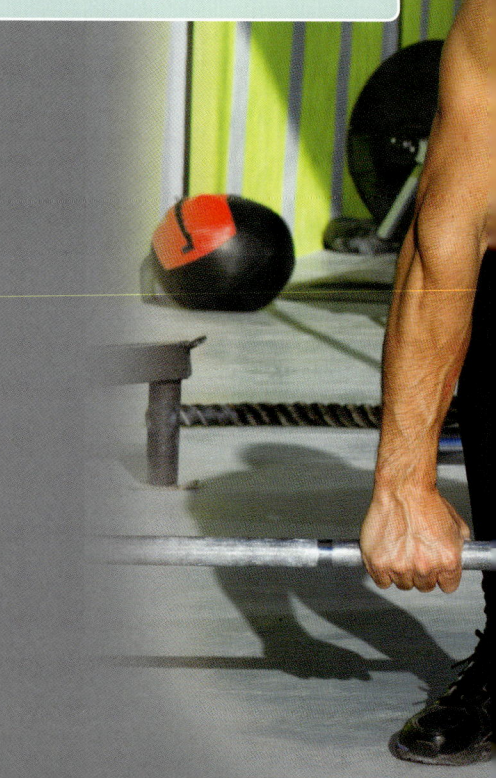

BEINE STÄRKEN

WORKOUTS

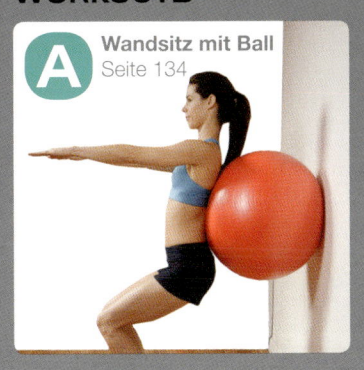

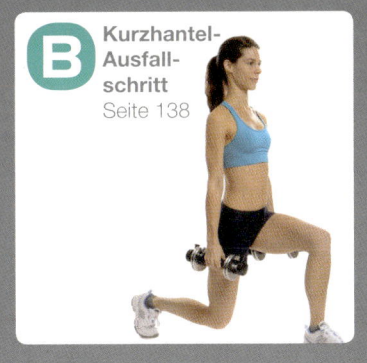

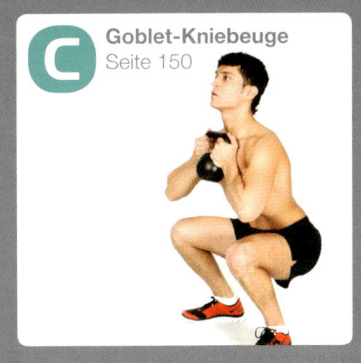

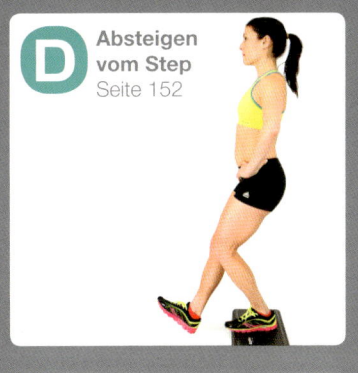

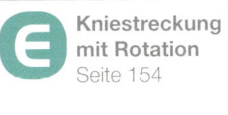

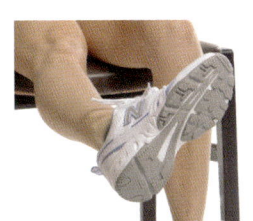

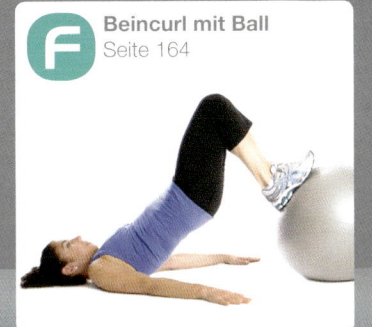

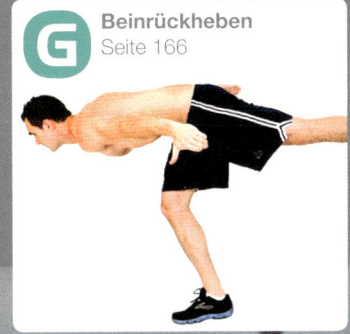

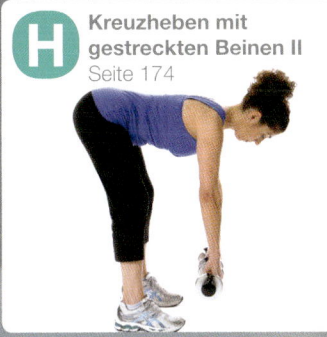

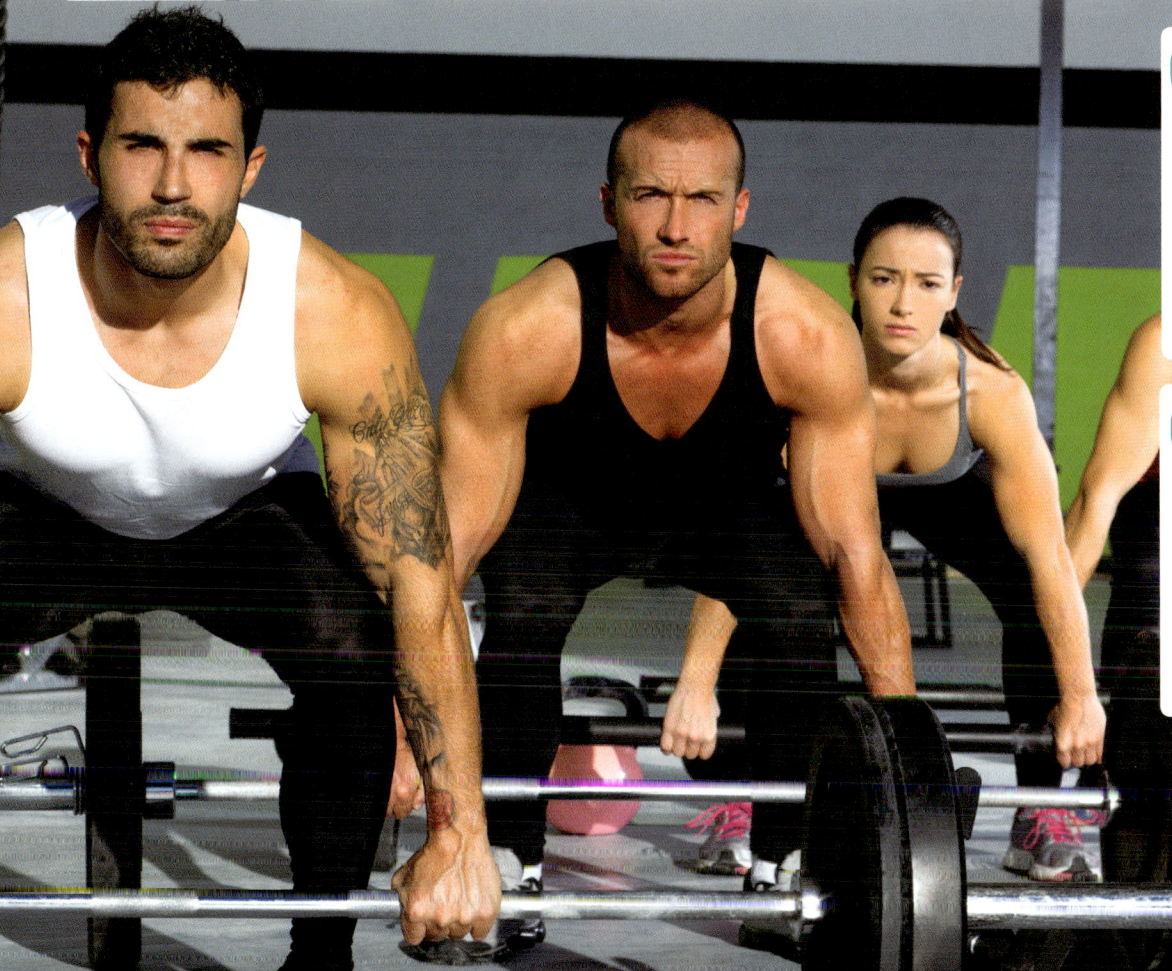

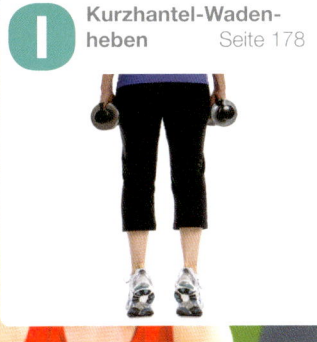

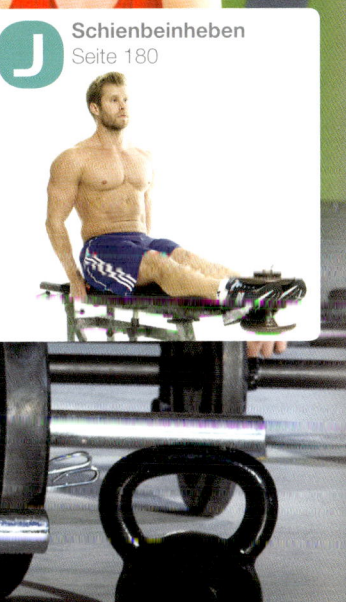

A Wandsitz mit Ball — Seite 134

B Kurzhantel-Ausfallschritt — Seite 138

C Goblet-Kniebeuge — Seite 150

D Absteigen vom Step — Seite 152

E Kniestreckung mit Rotation — Seite 154

F Beincurl mit Ball — Seite 164

G Beinrückheben — Seite 166

H Kreuzheben mit gestreckten Beinen II — Seite 174

I Kurzhantel-Wadenheben — Seite 178

J Schienbeinheben — Seite 180

FUNKTIONELLES TRAINING

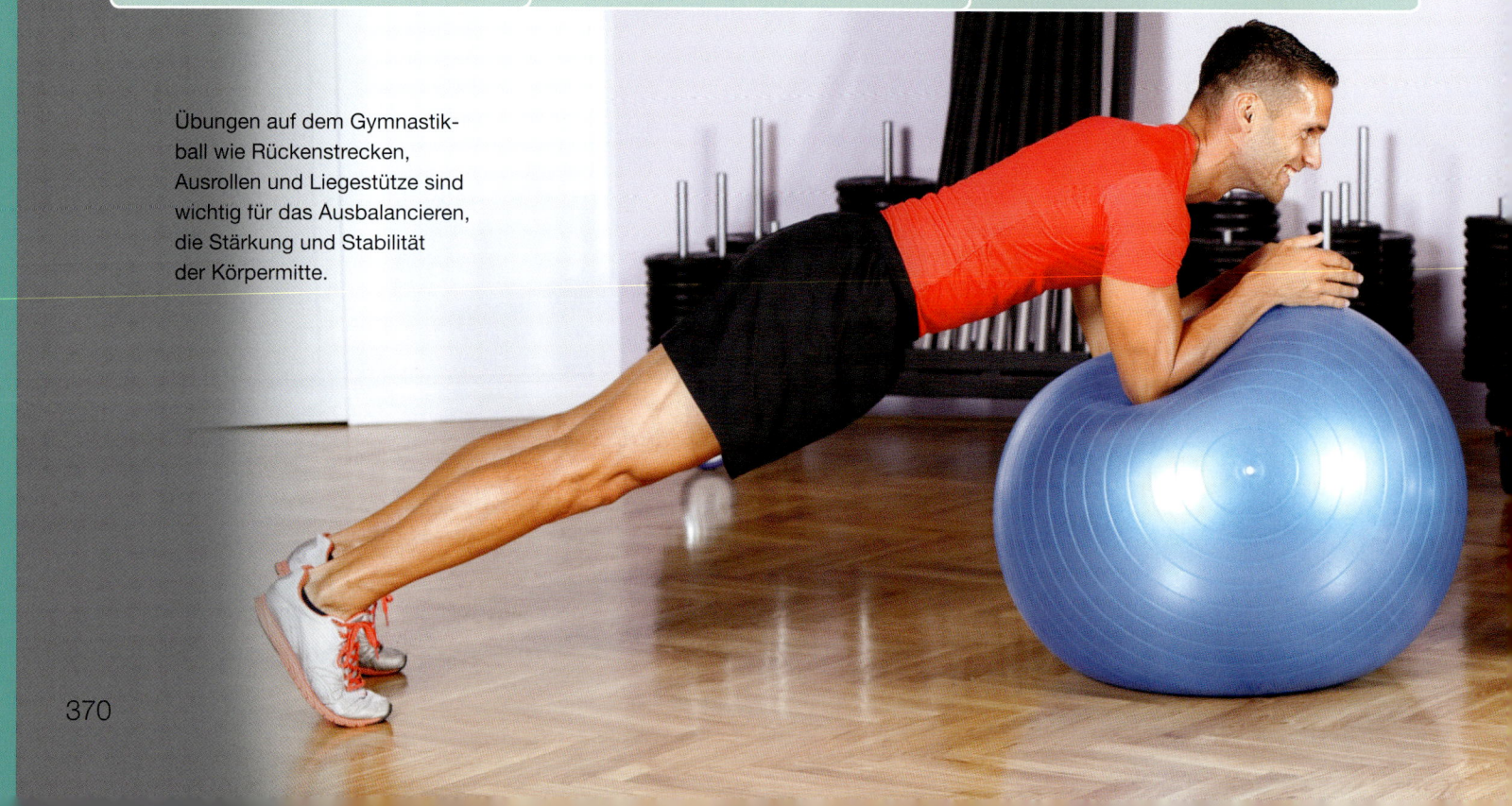

RUMPFSTABILITÄT

Unsere sitzende Lebensweise und die unzähligen Annehmlichkeiten des modernen Lebens haben ihren Preis. Dieses Workout konzentriert sich auf die Entwicklung von Muskelkraft, die die Wirbelsäule, Schulter und Hüfte unterstützt. Es kann zusammen mit dem Sixpack-Training ausgeführt werden, um die gesamte Rumpfmuskulatur zu kräftigen. Die Stärkung der Körpermitte ist entscheidend für eine gute Haltung, um ein effizientes aerobes oder Gewichthebertraining ausführen zu können, aber auch um den Alltag besser zu meistern.

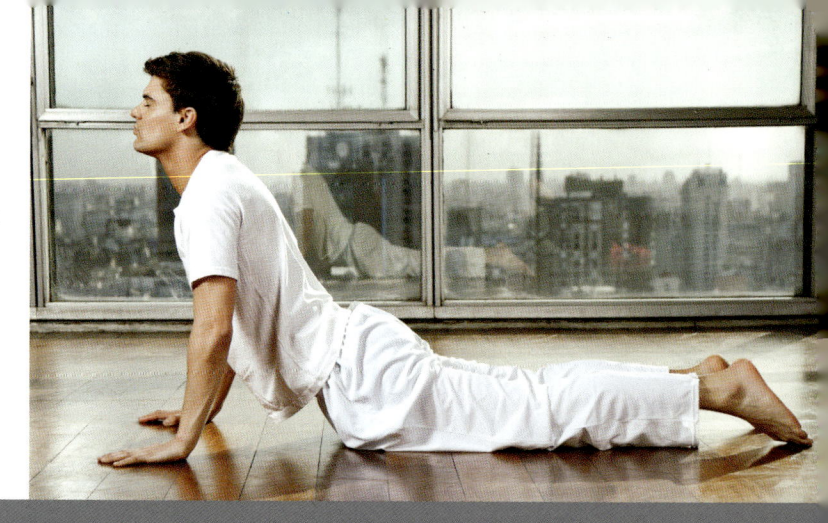

TRAININGSPLAN I

Einsteiger I

Tag 1:
A 3 Sätze à 12-15
C 3 Sätze à 12-15
E 3 Sätze à 15
H 30 Sek. – 1 Min.
I 30-60 Sek./je Seite
J 3 Sätze à 20

Tag 2:
Pause

Tag 3:
A 3 Sätze à 12-15
C 3 Sätze à 12-15
E 3 Sätze à 15
H 30 Sek. – 1 Min.
I 30-60 Sek./je Seite
J 3 Sätze à 20

Tag 4:
Pause

Tag 5:
A 3 Sätze à 12-15
C 3 Sätze à 12-15
E 3 Sätze à 15
H 30 Sek. – 1 Min.
I 30-60 Sek./je Seite
J 3 Sätze à 20

Tag 6:
Cardio 30-45 Min.

Tag 7:
Pause

Fortgeschrittene I

Tag 1:
A 3 Sätze à 12-15
B 3 Sätze à 12-15
C 3 Sätze à 12-15
E 3 Sätze à 15
F 3 Sätze à 15
H 30 Sek. – 1 Min.
I 30-60 Sek./je Seite
J 3 Sätze à 20

Tag 2:
Cardio 30-45 Min.

Tag 3:
A 3 Sätze à 12-15
B 3 Sätze à 12-15
C 3 Sätze à 12-15
E 3 Sätze à 15
F 3 Sätze à 15
H 30 Sek. – 1 Min.
I 30-60 Sek./je Seite
J 3 Sätze à 20

Tag 4:
Pause

Tag 5:
A 3 Sätze à 12-15
B 3 Sätze à 12-15
C 3 Sätze à 12-15
E 3 Sätze à 15
F 3 Sätze à 15
H 30 Sek. – 1 Min.
I 30-60 Sek./je Seite
J 3 Sätze à 20

Tag 6:
Cardio 30-45 Min.

Tag 7:
Pause

Profis I

Tag 1:
A 3 Sätze à 12-15
B 3 Sätze à 12-15
C 3 Sätze à 12-15
D 3 Sätze à 15
E 3 Sätze à 15
F 3 Sätze à 15
G 30 Sek. – 1 Min.
H 30 Sek. – 1 Min.
I 30-60 Sek./Seite
J 3 Sätze à 20

Tag 2:
Cardio 30-45 Min.

Tag 3:
A 3 Sätze à 12-15
B 3 Sätze à 12-15
C 3 Sätze à 12-15
D 3 Sätze à 15
E 3 Sätze à 15
F 3 Sätze à 15
G 30 Sek. – 1 Min.
H 30 Sek. – 1 Min.
I 30-60 Sek./Seite
J 3 Sätze à 20

Tag 4:
Cardio 30-45 Min.

Tag 5:
A 3 Sätze à 12-15
B 3 Sätze à 12-15
C 3 Sätze à 12-15
D 3 Sätze à 15
E 3 Sätze à 15
F 3 Sätze à 15
G 30 Sek. – 1 Min.
H 30 Sek. – 1 Min.
I 30-60 Sek./Seite
J 3 Sätze à 20

Tag 6:
Cardio 30-45 Min.

Tag 7:
Pause

Übungen auf dem Gymnastikball wie Rückenstrecken, Ausrollen und Liegestütze sind wichtig für das Ausbalancieren, die Stärkung und Stabilität der Körpermitte.

RUMPFSTABILITÄT

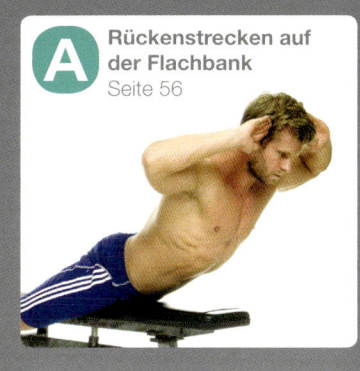

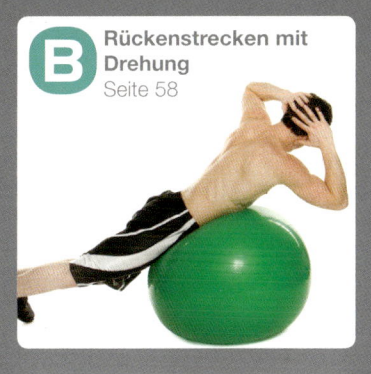

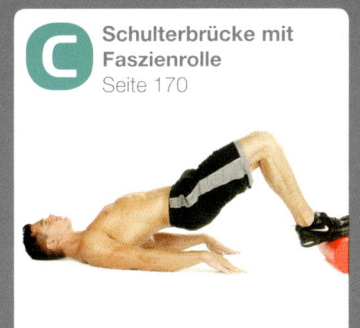

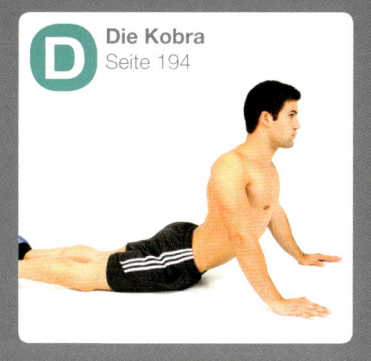

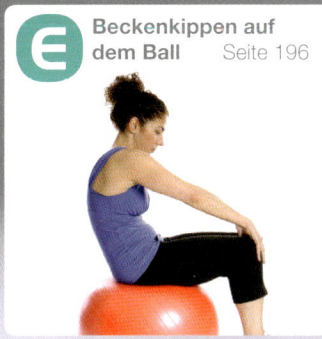

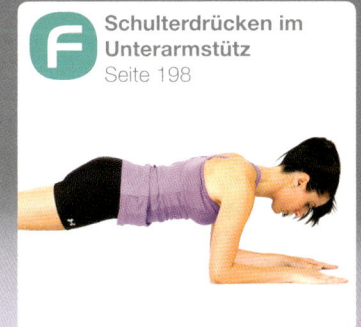

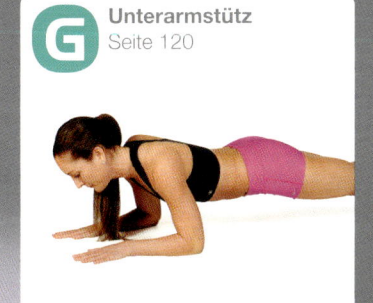

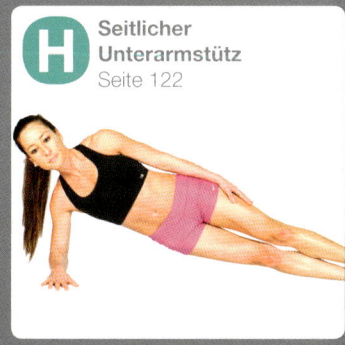

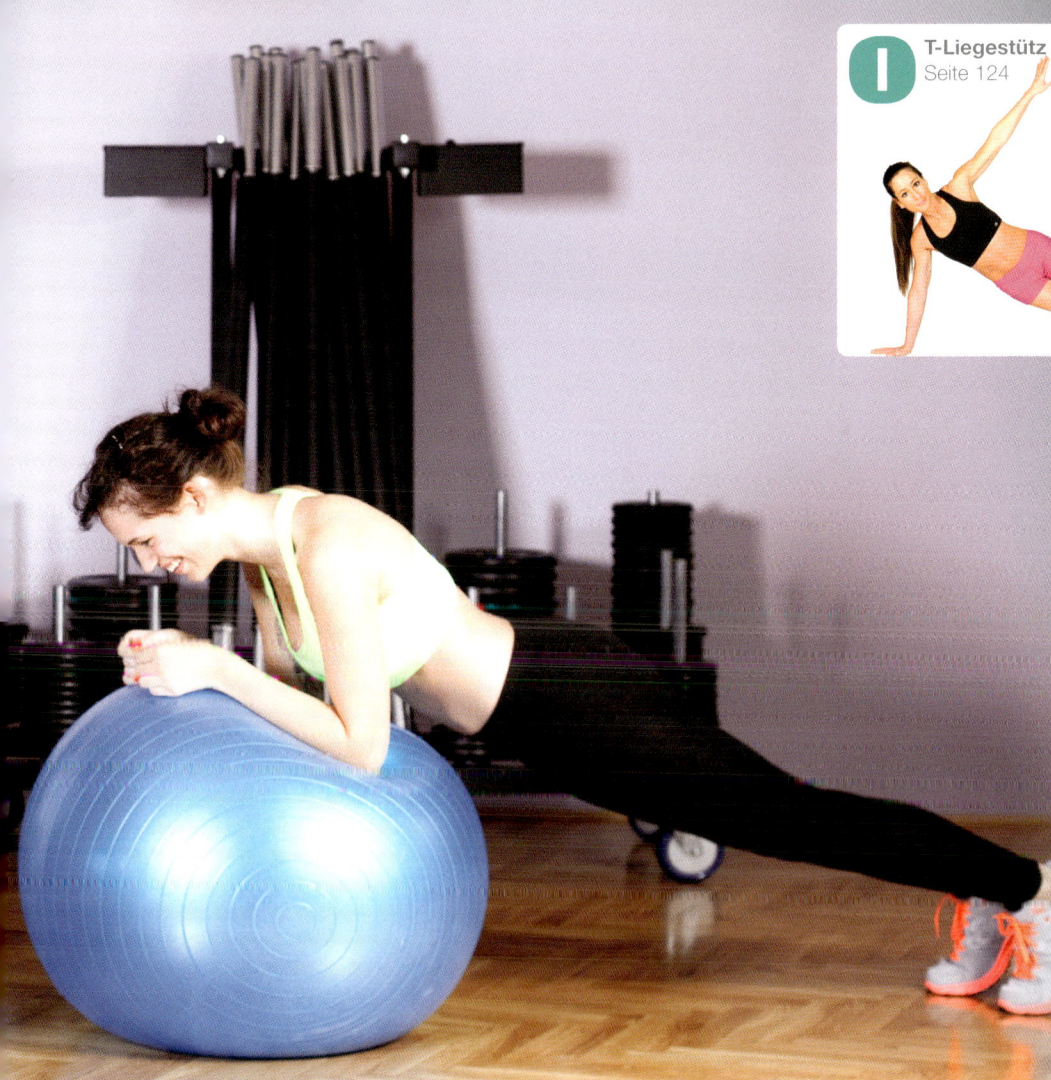

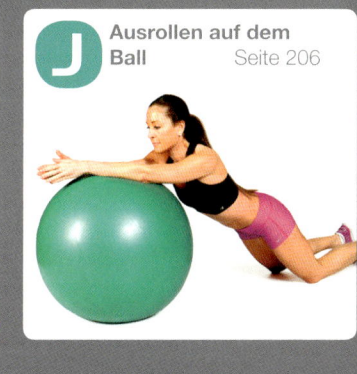

WORKOUTS

A Rückenstrecken auf der Flachbank — Seite 56

B Rückenstrecken mit Drehung — Seite 58

C Schulterbrücke mit Faszienrolle — Seite 170

D Die Kobra — Seite 194

E Beckenkippen auf dem Ball — Seite 196

F Schulterdrücken im Unterarmstütz — Seite 198

G Unterarmstütz — Seite 120

H Seitlicher Unterarmstütz — Seite 122

I T-Liegestütz — Seite 124

J Ausrollen auf dem Ball — Seite 206

GANZKÖRPERSTÄRKE

Wenn Sie eine Isolationsübung wie Seitheben ausführen, dann definieren Sie den mittleren Deltamuskel, werden aber währenddessen kaum Ihre Ganzkörperstärke verbessern. Verbundübungen hingegen dienen dem Kraftzuwachs. Dieses Training konzentriert sich auf solche Kraftübungen (Kreuzheben, Bankdrücken oder Dips). Benutzen Sie nach Möglichkeit die schwersten Gewichte, die Sie kontrolliert bewältigen können.

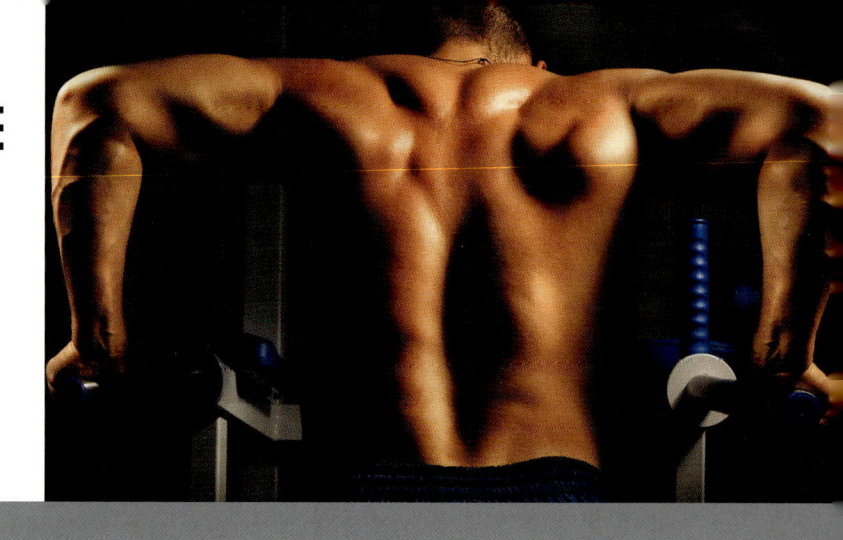

TRAININGSPLAN 1

Einsteiger 1

Tag 1:
A 3 Sätze à 6-8
B 3 Sätze à 8-10
D 3 Sätze à 8-10
F 3 Sätze à 8-10
I 3 Sätze à 10-12
J 3 Sätze à 10-12

Tag 2:
Pause

Tag 3:
A 3 Sätze à 6-8
B 3 Sätze à 8-10
D 3 Sätze à 8-10
F 3 Sätze à 8-10
I 3 Sätze à 10-12
J 3 Sätze à 10-12

Tag 4:
Pause

Tag 5:
A 3 Sätze à 6-8
B 3 Sätze à 8-10
D 3 Sätze à 8-10
F 3 Sätze à 8-10
I 3 Sätze à 10-12
J 3 Sätze à 10-12

Tag 6:
Cardio 30-45 Min.

Tag 7:
Pause

Fortgeschrittene 1

Tag 1:
A 3 Sätze à 6-8
B 3 Sätze à 8-10
D 3 Sätze à 8-10
E 3 Sätze à 8-10
F 3 Sätze à 8-10
I 3 Sätze à 10-12
J 3 Sätze à 10-12
M 3 Sätze à 20

Tag 2:
Cardio 30-45 Min.

Tag 3:
A 3 Sätze à 6-8
B 3 Sätze à 8-10
D 3 Sätze à 8-10
E 3 Sätze à 8-10
F 3 Sätze à 8-10
I 3 Sätze à 10-12
J 3 Sätze à 10-12
M 3 Sätze à 20

Tag 4:
Pause

Tag 5:
A 3 Sätze à 6-8
B 3 Sätze à 8-10
D 3 Sätze à 8-10
E 3 Sätze à 8-10
F 3 Sätze à 8-10
I 3 Sätze à 10-12
J 3 Sätze à 10-12
M 3 Sätze à 20

Tag 6:
Cardio 30-45 Min.

Tag 7:
Pause

Profis 1

Tag 1:
A 3 Sätze à 6-8
B 3 Sätze à 8-10
D 3 Sätze à 8-10
E 3 Sätze à 8-10
F 3 Sätze à 8-10
H 3 Sätze à 10-12
I 3 Sätze à 10-12
J 3 Sätze à 10-12
L 30-60 Sek./je Seite
M 3 Sätze à 20

Tag 2:
Cardio 30-45 Min.

Tag 3:
A 3 Sätze à 6-8
B 3 Sätze à 8-10
D 3 Sätze à 8-10
E 3 Sätze à 8-10
F 3 Sätze à 8-10
H 3 Sätze à 10-12
I 3 Sätze à 10-12
J 3 Sätze à 10-12
L 30-60 Sek./je Seite
M 3 Sätze à 20

Tag 4:
Cardio 30-45 Min.

Tag 5:
A 3 Sätze à 6-8
B 3 Sätze à 8-10
D 3 Sätze à 8-10
E 3 Sätze à 8-10
F 3 Sätze à 8-10
H 3 Sätze à 10-12
I 3 Sätze à 10-12
J 3 Sätze à 10-12
L 30-60 Sek./je Seite
M 3 Sätze à 20

Tag 6:
Cardio 30-45 Min.

Tag 7:
Pause

TRAININGSPLAN 2

Einsteiger 2

Tag 1:
A 3 Sätze à 6-8
C 3 Sätze à 8-10
D 3 Sätze à 8-10
E 3 Sätze à 8-10
G 3 Sätze à 10-12
H 3 Sätze à 10-12

Tag 2:
Pause

Tag 3:
A 3 Sätze à 6-8
C 3 Sätze à 8-10
D 3 Sätze à 8-10
E 3 Sätze à 8-10
G 3 Sätze à 10-12
H 3 Sätze à 10-12

Tag 4:
Pause

Tag 5:
A 3 Sätze à 6-8
C 3 Sätze à 8-10
D 3 Sätze à 8-10
E 3 Sätze à 8-10
G 3 Sätze à 10-12
H 3 Sätze à 10-12

Tag 6:
Cardio 30-45 Min.

Tag 7:
Pause

Fortgeschrittene 2

Tag 1:
A 3 Sätze à 6-8
C 3 Sätze à 8-10
D 3 Sätze à 8-10
E 3 Sätze à 8-10
G 3 Sätze à 10-12
H 3 Sätze à 10-12
I 3 Sätze à 10-12
J 3 Sätze à 10-12

Tag 2:
Cardio 30-45 Min.

Tag 3:
A 3 Sätze à 6-8
C 3 Sätze à 8-10
D 3 Sätze à 8-10
E 3 Sätze à 8-10
G 3 Sätze à 10-12
H 3 Sätze à 10-12
I 3 Sätze à 10-12
J 3 Sätze à 10-12

Tag 4:
Pause

Tag 5:
A 3 Sätze à 6-8
C 3 Sätze à 8-10
D 3 Sätze à 8-10
E 3 Sätze à 8-10
G 3 Sätze à 10-12
H 3 Sätze à 10-12
I 3 Sätze à 10-12
J 3 Sätze à 10-12

Tag 6:
Cardio 30-45 Min.

Tag 7:
Pause

Profis 2

Tag 1:
A 3 Sätze à 6-8
C 3 Sätze à 8-10
D 3 Sätze à 8-10
E 3 Sätze à 8-10
G 3 Sätze à 10-12
H 3 Sätze à 10-12
I 3 Sätze à 10-12
J 3 Sätze à 10-12
K 3 Sätze à 12-15
N 3 Sätze à 20

Tag 2:
Cardio 30-45 Min.

Tag 3:
A 3 Sätze à 6-8
C 3 Sätze à 8-10
D 3 Sätze à 8-10
E 3 Sätze à 8-10
G 3 Sätze à 10-12
H 3 Sätze à 10-12
I 3 Sätze à 10-12
J 3 Sätze à 10-12
K 3 Sätze à 12-15
N 3 Sätze à 20

Tag 4:
Cardio 30-45 Min.

Tag 5:
A 3 Sätze à 6-8
C 3 Sätze à 8-10
D 3 Sätze à 8-10
E 3 Sätze à 8-10
G 3 Sätze à 10-12
H 3 Sätze à 10-12
I 3 Sätze à 10-12
J 3 Sätze à 10-12
K 3 Sätze à 12-15
N 3 Sätze à 20

Tag 6:
Cardio 30-45 Min.

Tag 7:
Pause

FUNKTIONELLES TRAINING

GANZKÖRPERSTÄRKE

WORKOUTS

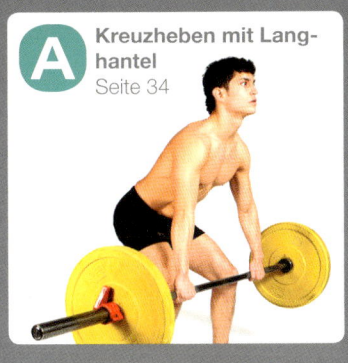

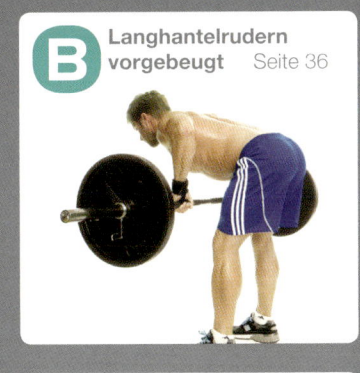

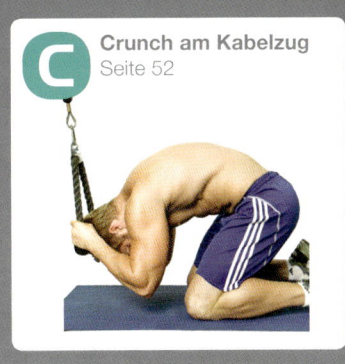

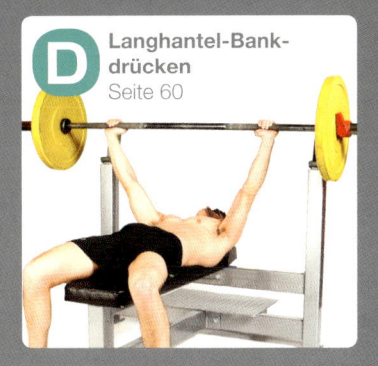

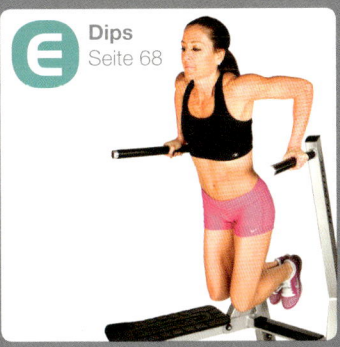

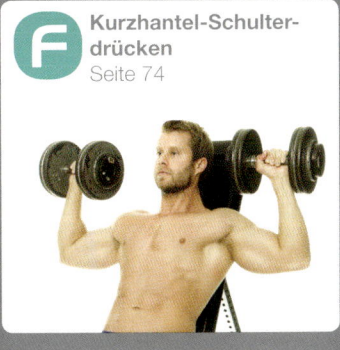

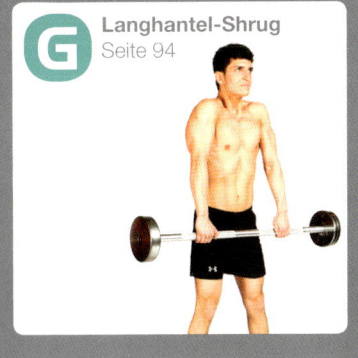

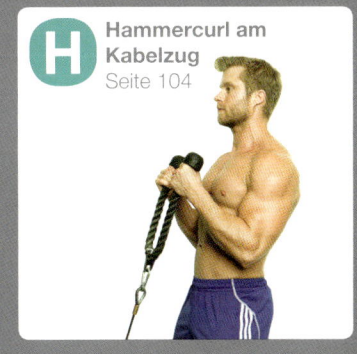

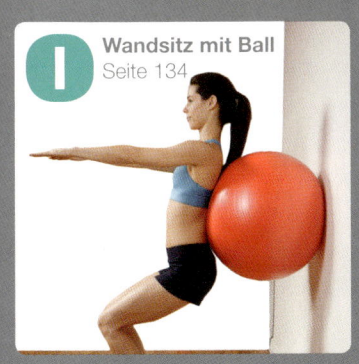

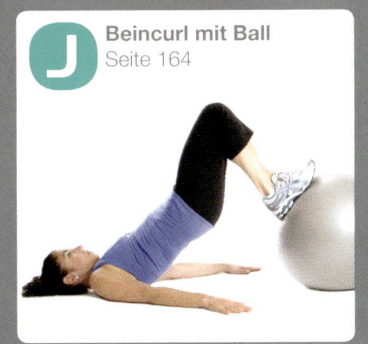

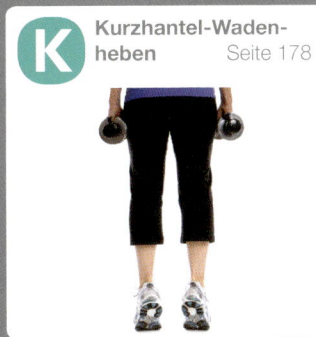

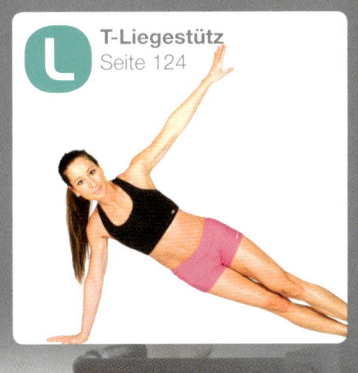

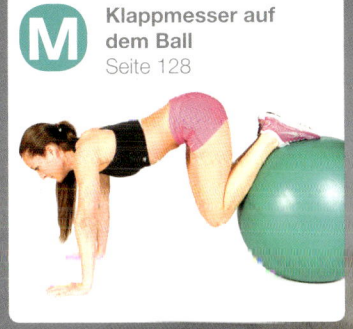

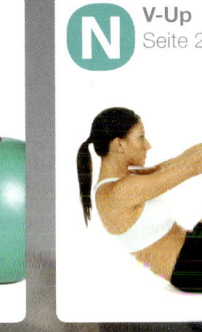

A Kreuzheben mit Langhantel Seite 34

B Langhantelrudern vorgebeugt Seite 36

C Crunch am Kabelzug Seite 52

D Langhantel-Bankdrücken Seite 60

E Dips Seite 68

F Kurzhantel-Schulterdrücken Seite 74

G Langhantel-Shrug Seite 94

H Hammercurl am Kabelzug Seite 104

I Wandsitz mit Ball Seite 134

J Beincurl mit Ball Seite 164

K Kurzhantel-Wadenheben Seite 178

L T-Liegestütz Seite 124

M Klappmesser auf dem Ball Seite 128

N V-Up Seite 212

Diese Variation des klassischen Bankdrückens ermöglicht ein Widerstandstraining, das die seitlichen Bauchmuskeln und die Armmuskulatur mobilisiert.

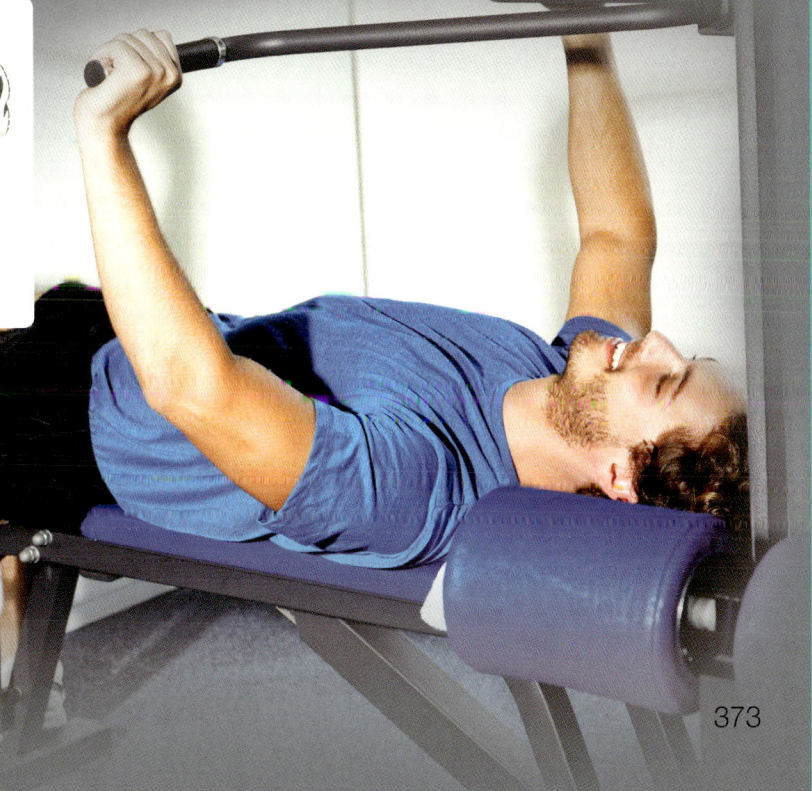

373

FUNKTIONELLES TRAINING

60 PLUS

Hören Sie nicht auf zu trainieren, weil Sie alt werden, Sie werden nämlich alt, weil Sie nicht mehr trainieren. Das Aufgeben gesunder Gewohnheiten wie regelmäßiges Training oder ausgewogene Ernährung ist ein Hauptfaktor altersbedingter Probleme wie Muskelschwund, Kraftverlust und Rückgang der aeroben Fitness sowie der Elastizität. Dieses Workout trägt dazu bei, dass die noch vor Ihnen liegenden Jahrzehnte nicht durch „körperlichen Verfall", sondern Aktivität und Mobilität geprägt sein werden.

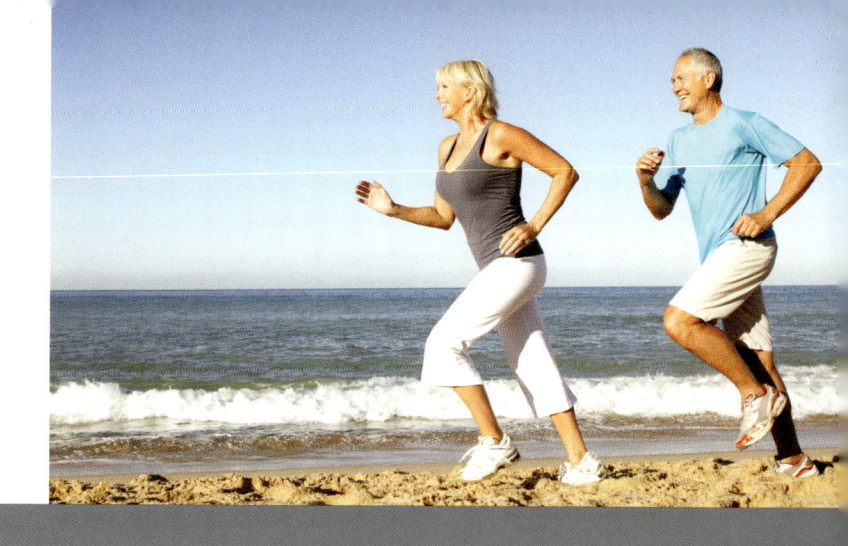

TRAININGSPLAN 1

Einsteiger 1

Tag 1:
B 3 Sätze à 8-10
D 3 Sätze à 10-12
E 3 Sätze à 15
F 3 Sätze à 10-12
J 3 Sätze à 12-15
K 3 Sätze à 12-15

Tag 2:
Pause

Tag 3:
B 3 Sätze à 8-10
D 3 Sätze à 10-12
E 3 Sätze à 15
F 3 Sätze à 10-12
J 3 Sätze à 12-15
K 3 Sätze à 12-15

Tag 4:
Pause

Tag 5:
B 3 Sätze à 8-10
D 3 Sätze à 10-12
E 3 Sätze à 15
F 3 Sätze à 10-12
J 3 Sätze à 12-15
K 3 Sätze à 12-15

Tag 6:
Cardio 30-45 Min.

Tag 7:
Pause

Fortgeschrittene 1

Tag 1:
A 3 Sätze à 8-10
B 3 Sätze à 8-10
D 3 Sätze à 10-12
E 3 Sätze à 15
F 3 Sätze à 10-12
I 3 Sätze à 10-12
J 3 Sätze à 12-15
K 3 Sätze à 12-15

Tag 2:
Cardio 30-45 Min.

Tag 3:
A 3 Sätze à 8-10
B 3 Sätze à 8-10
D 3 Sätze à 10-12
E 3 Sätze à 15
F 3 Sätze à 10-12
I 3 Sätze à 10-12
J 3 Sätze à 12-15
K 3 Sätze à 12-15

Tag 4:
Pause

Tag 5:
A 3 Sätze à 8-10
B 3 Sätze à 8-10
D 3 Sätze à 10-12
E 3 Sätze à 15
F 3 Sätze à 10-12
I 3 Sätze à 10-12
J 3 Sätze à 12-15
K 3 Sätze à 12-15

Tag 6:
Cardio 30-45 Min.

Tag 7:
Pause

Profis 1

Tag 1:
A 3 Sätze à 8-10
B 3 Sätze à 8-10
D 3 Sätze à 10-12
E 3 Sätze à 15
F 3 Sätze à 10-12
I 3 Sätze à 10-12
J 3 Sätze à 12-15
K 3 Sätze à 12-15
M 3 Sätze à 15
O 3 Sätze à 20

Tag 2:
Cardio 30-45 Min.

Tag 3:
A 3 Sätze à 8-10
B 3 Sätze à 8-10
D 3 Sätze à 10-12
E 3 Sätze à 15
F 3 Sätze à 10-12
I 3 Sätze à 10-12
J 3 Sätze à 12-15
K 3 Sätze à 12-15
M 3 Sätze à 15
O 3 Sätze à 20

Tag 4:
Cardio 30-45 Min.

Tag 5:
A 3 Sätze à 8-10
B 3 Sätze à 8-10
D 3 Sätze à 10-12
E 3 Sätze à 15
F 3 Sätze à 10-12
I 3 Sätze à 10-12
J 3 Sätze à 12-15
K 3 Sätze à 12-15
M 3 Sätze à 15
O 3 Sätze à 20

Tag 6:
Cardio 30-45 Min.

Tag 7:
Pause

TRAININGSPLAN 2

Einsteiger 2

Tag 1:
A 3 Sätze à 8-10
C 30 je Seite
E 3 Sätze à 15
F 3 Sätze à 10-12
G 3 Sätze à 10-12
H 3 Sätze à 10-12

Tag 2:
Pause

Tag 3:
A 3 Sätze à 8-10
C 30 je Seite
E 3 Sätze à 15
F 3 Sätze à 10-12
G 3 Sätze à 10-12
H 3 Sätze à 10-12

Tag 4:
Pause

Tag 5:
A 3 Sätze à 8-10
C 30 je Seite
E 3 Sätze à 15
F 3 Sätze à 10-12
G 3 Sätze à 10-12
H 3 Sätze à 10-12

Tag 6:
Cardio 30-45 Min.

Tag 7:
Pause

Fortgeschrittene 2

Tag 1:
A 3 Sätze à 8-10
C 30 je Seite
E 3 Sätze à 15
F 3 Sätze à 10-12
G 3 Sätze à 10-12
H 3 Sätze à 10-12
I 3 Sätze à 10-12
K 3 Sätze à 12-15

Tag 2:
Cardio 30-45 Min.

Tag 3:
A 3 Sätze à 8-10
C 30 je Seite
E 3 Sätze à 15
F 3 Sätze à 10-12
G 3 Sätze à 10-12
H 3 Sätze à 10-12
I 3 Sätze à 10-12
K 3 Sätze à 12-15

Tag 4:
Pause

Tag 5:
A 3 Sätze à 8-10
C 30 je Seite
E 3 Sätze à 15
F 3 Sätze à 10-12
G 3 Sätze à 10-12
H 3 Sätze à 10-12
I 3 Sätze à 10-12
K 3 Sätze à 12-15

Tag 6:
Cardio 30-45 Min.

Tag 7:
Pause

Profis 2

Tag 1:
A 3 Sätze à 8-10
C 30 je Seite
E 3 Sätze à 15
F 3 Sätze à 10-12
G 3 Sätze à 10-12
H 3 Sätze à 10-12
I 3 Sätze à 10-12
K 3 Sätze à 12-15
L 3 Sätze à 12-15
N 3 Sätze à 25

Tag 2:
Cardio 30-45 Min.

Tag 3:
A 3 Sätze à 8-10
C 30 je Seite
E 3 Sätze à 15
F 3 Sätze à 10-12
G 3 Sätze à 10-12
H 3 Sätze à 10-12
I 3 Sätze à 10-12
K 3 Sätze à 12-15
L 3 Sätze à 12-15
N 3 Sätze à 25

Tag 4:
Cardio 30-45 Min.

Tag 5:
A 3 Sätze à 8-10
C 30 je Seite
E 3 Sätze à 15
F 3 Sätze à 10-12
G 3 Sätze à 10-12
H 3 Sätze à 10-12
I 3 Sätze à 10-12
K 3 Sätze à 12-15
L 3 Sätze à 12-15
N 3 Sätze à 25

Tag 6:
Cardio 30-45 Min.

Tag 7:
Pause

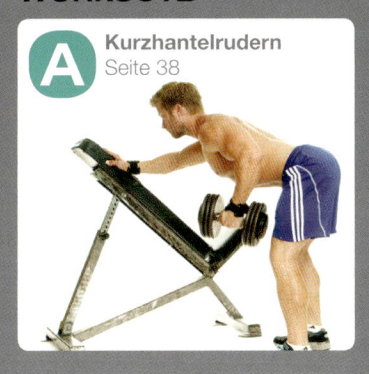

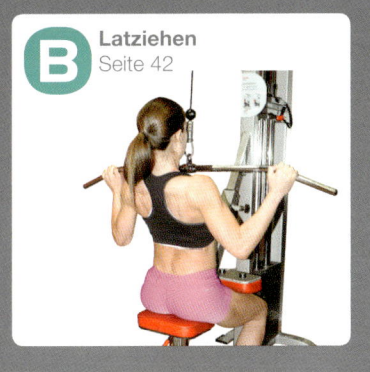

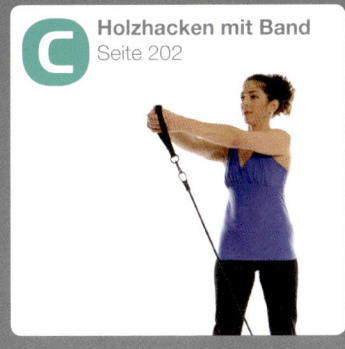

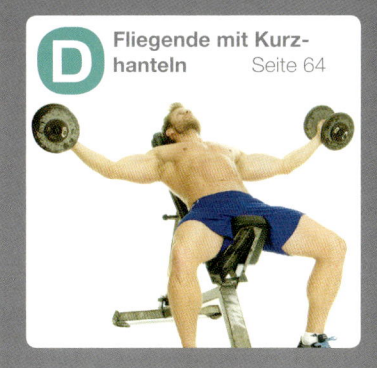

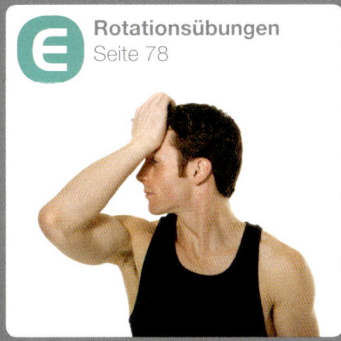

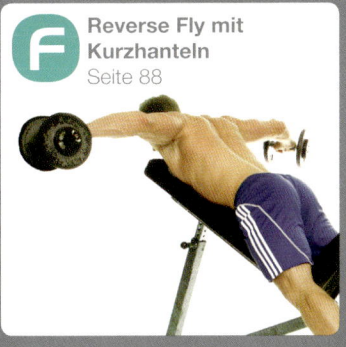

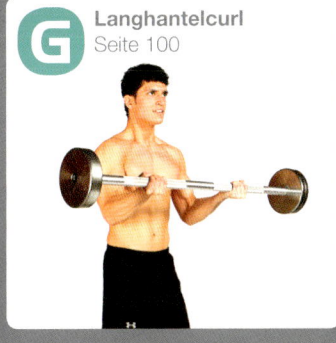

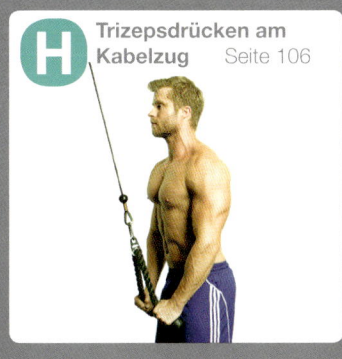

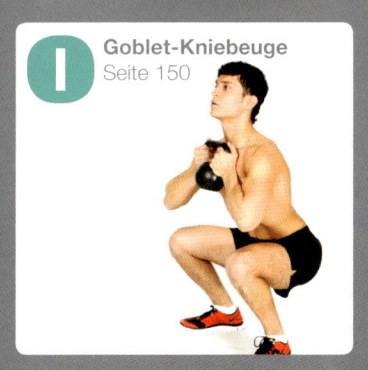

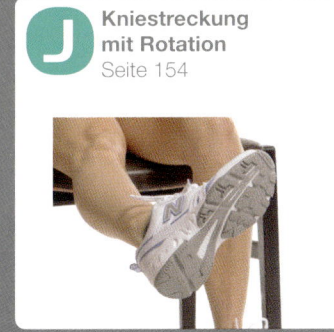

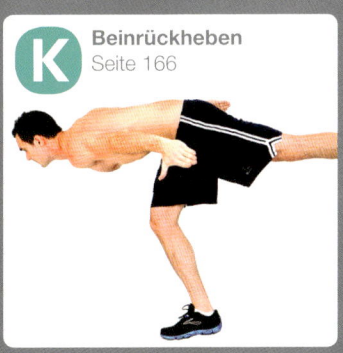

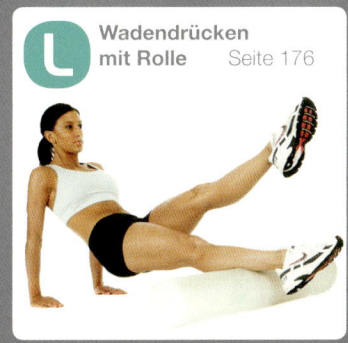

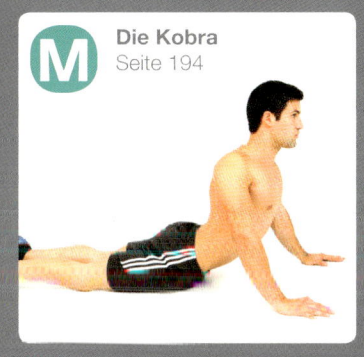

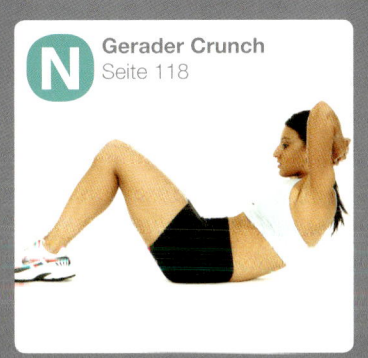

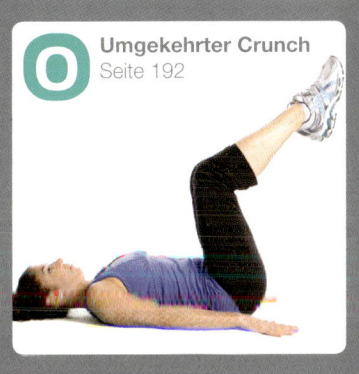

60 PLUS

WORKOUTS

A Kurzhantelrudern — Seite 38

B Latziehen — Seite 42

C Holzhacken mit Band — Seite 202

D Fliegende mit Kurzhanteln — Seite 64

E Rotationsübungen — Seite 78

F Reverse Fly mit Kurzhanteln — Seite 88

G Langhantelcurl — Seite 100

H Trizepsdrücken am Kabelzug — Seite 106

I Goblet-Kniebeuge — Seite 150

J Kniestreckung mit Rotation — Seite 154

K Beinrückheben — Seite 166

L Wadendrücken mit Rolle — Seite 176

M Die Kobra — Seite 194

N Gerader Crunch — Seite 118

O Umgekehrter Crunch — Seite 192

EIGENGEWICHTS-TRAINING

Dieses Workout hilft Ihnen, ein Höchstmaß an Kraft und Fitness zu entwickeln und dabei den häufig mit Gewichtstraining assoziierten Aufbau von Muskelmasse zu vermeiden. Unabhängig vom finanziellen Vorteil, mit nur wenig Geräten zu Hause trainieren zu können, sind die Übungen auf die gesamte Körpermitte ausgerichtet. Wenn Sie Liegestütze, Klimmzüge, Dips und Kniebeugen (ohne Gewichte) beherrschen, können Sie sich dauerhaft fit halten.

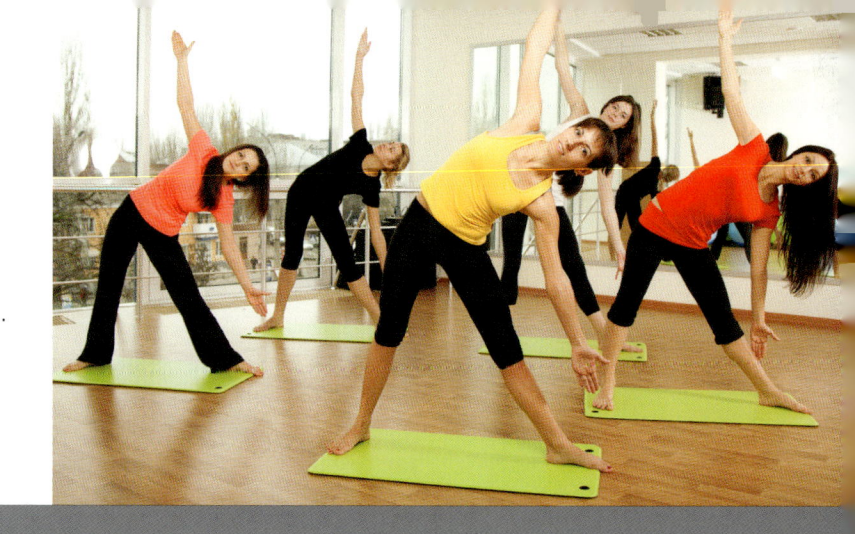

FUNKTIONELLES TRAINING

TRAININGSPLAN I

Einsteiger I

Tag 1:
A 3 Sätze à 8-10
C 3 Sätze à 8-10
D 3 Sätze à 8-10
E 3 Sätze à 12-15
G 3 Sätze à 10-12
H 3 Sätze à 10-12

Tag 2:
Pause

Tag 3:
A 3 Sätze à 8-10
C 3 Sätze à 8-10
D 3 Sätze à 8-10
E 3 Sätze à 12-15
G 3 Sätze à 10-12
H 3 Sätze à 10-12

Tag 4:
Pause

Tag 5:
A 3 Sätze à 8-10
C 3 Sätze à 8-10
D 3 Sätze à 8-10
E 3 Sätze à 12-15
G 3 Sätze à 10-12
H 3 Sätze à 10-12

Tag 6:
Cardio 30-45 Min.

Tag 7:
Pause

Fortgeschrittene I

Tag 1:
A 3 Sätze à 8-10
B 3 Sätze à 8-10
C 3 Sätze à 8-10
D 3 Sätze à 8-10
E 3 Sätze à 12-15
G 3 Sätze à 10-12
H 3 Sätze à 10-12
I 3 Sätze à 15

Tag 2:
Cardio 30-45 Min.

Tag 3:
A 3 Sätze à 8-10
B 3 Sätze à 8-10
C 3 Sätze à 8-10
D 3 Sätze à 8-10
E 3 Sätze à 12-15
G 3 Sätze à 10-12
H 3 Sätze à 10-12
I 3 Sätze à 15

Tag 4:
Pause

Tag 5:
A 3 Sätze à 8-10
B 3 Sätze à 8-10
C 3 Sätze à 8-10
D 3 Sätze à 8-10
E 3 Sätze à 12-15
G 3 Sätze à 10-12
H 3 Sätze à 10-12
I 3 Sätze à 15

Tag 6:
Cardio 30-45 Min.

Tag 7:
Pause

Profis I

Tag 1:
A 3 Sätze à 8-10
B 3 Sätze à 8-10
C 3 Sätze à 8-10
D 3 Sätze à 8-10
E 3 Sätze à 12-15
F 3 Sätze à 20
G 3 Sätze à 10-12
H 3 Sätze à 10-12
I 3 Sätze à 15
J 30-60 Sek./je Seite

Tag 2:
Cardio 30-45 Min.

Tag 3:
A 3 Sätze à 8-10
B 3 Sätze à 8-10
C 3 Sätze à 8-10
D 3 Sätze à 8-10
E 3 Sätze à 12-15
F 3 Sätze à 20
G 3 Sätze à 10-12
H 3 Sätze à 10-12
I 3 Sätze à 15
J 30-60 Sek./je Seite

Tag 4:
Cardio 30-45 Min.

Tag 5:
A 3 Sätze à 8-10
B 3 Sätze à 8-10
C 3 Sätze à 8-10
D 3 Sätze à 8-10
E 3 Sätze à 12-15
F 3 Sätze à 20
G 3 Sätze à 10-12
H 3 Sätze à 10-12
I 3 Sätze à 15
J 30-60 Sek./je Seite

Tag 6:
Cardio 30-45 Min.

Tag 7:
Pause

Der Liegestütz und seine zahlreichen Varianten gehören zu den bekanntesten Eigengewichtsübungen, um die Brust zu stärken. Liegestütze trainieren nicht nur die Brustmuskulatur, sondern auch die Arm-, Bein- und Rumpfmuskeln und erfordern nicht mehr als den eigenen Körper und eine Gymnastikmatte.

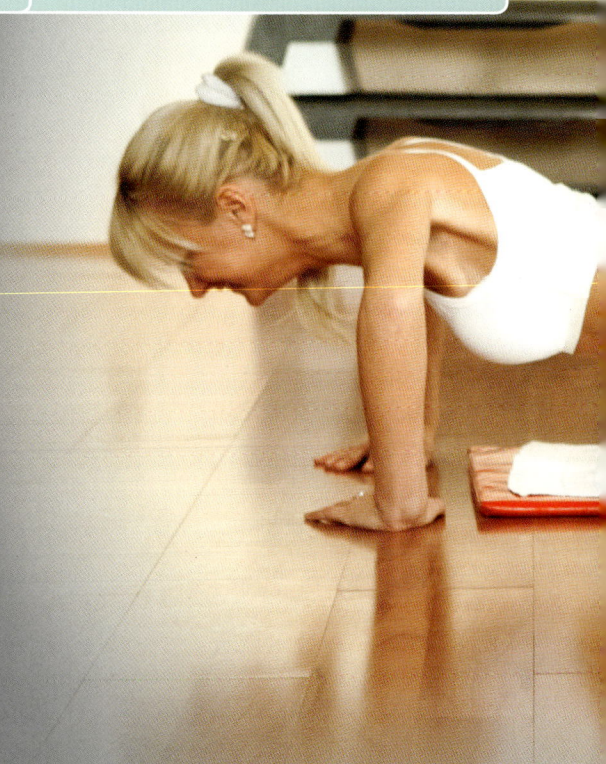

EIGENGEWICHTSTRAINING

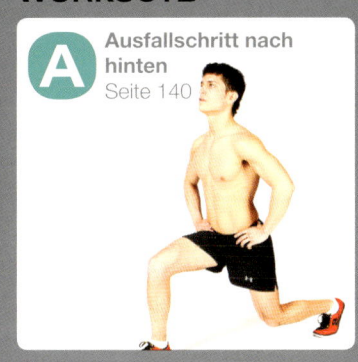

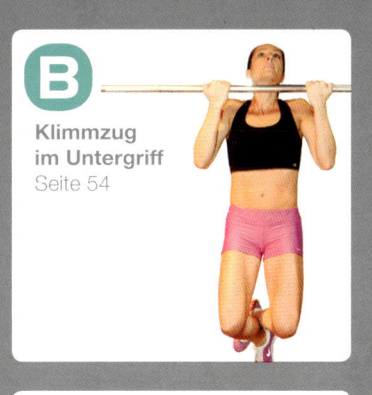

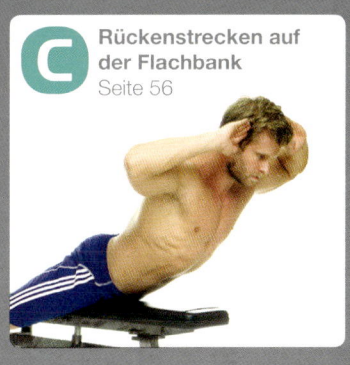

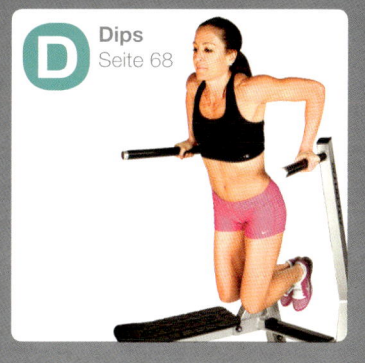

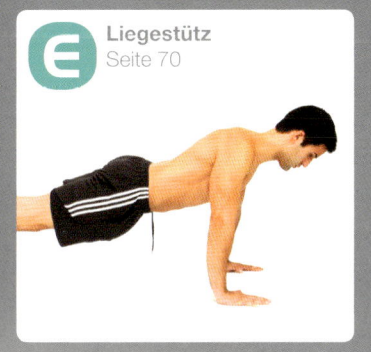

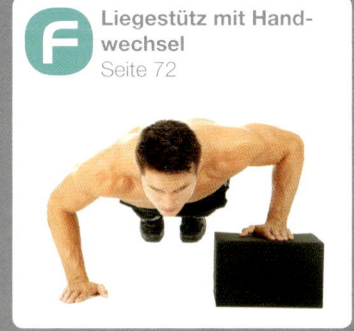

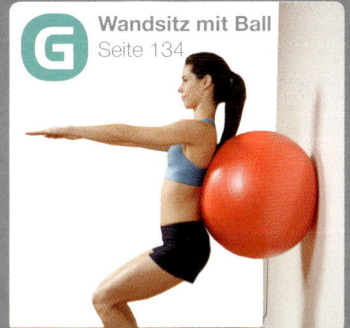

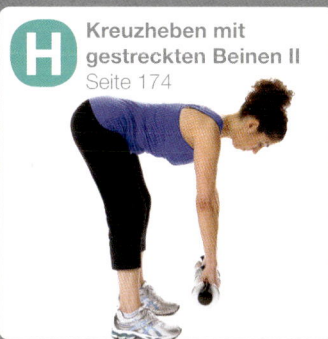

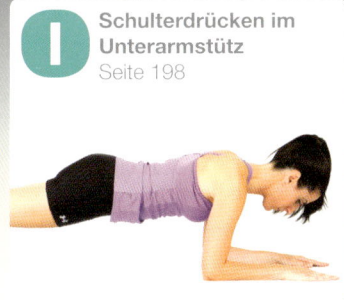

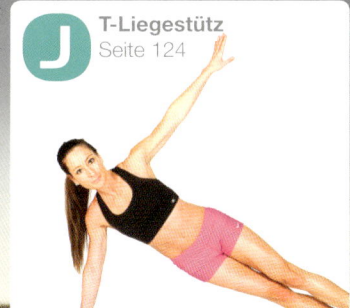

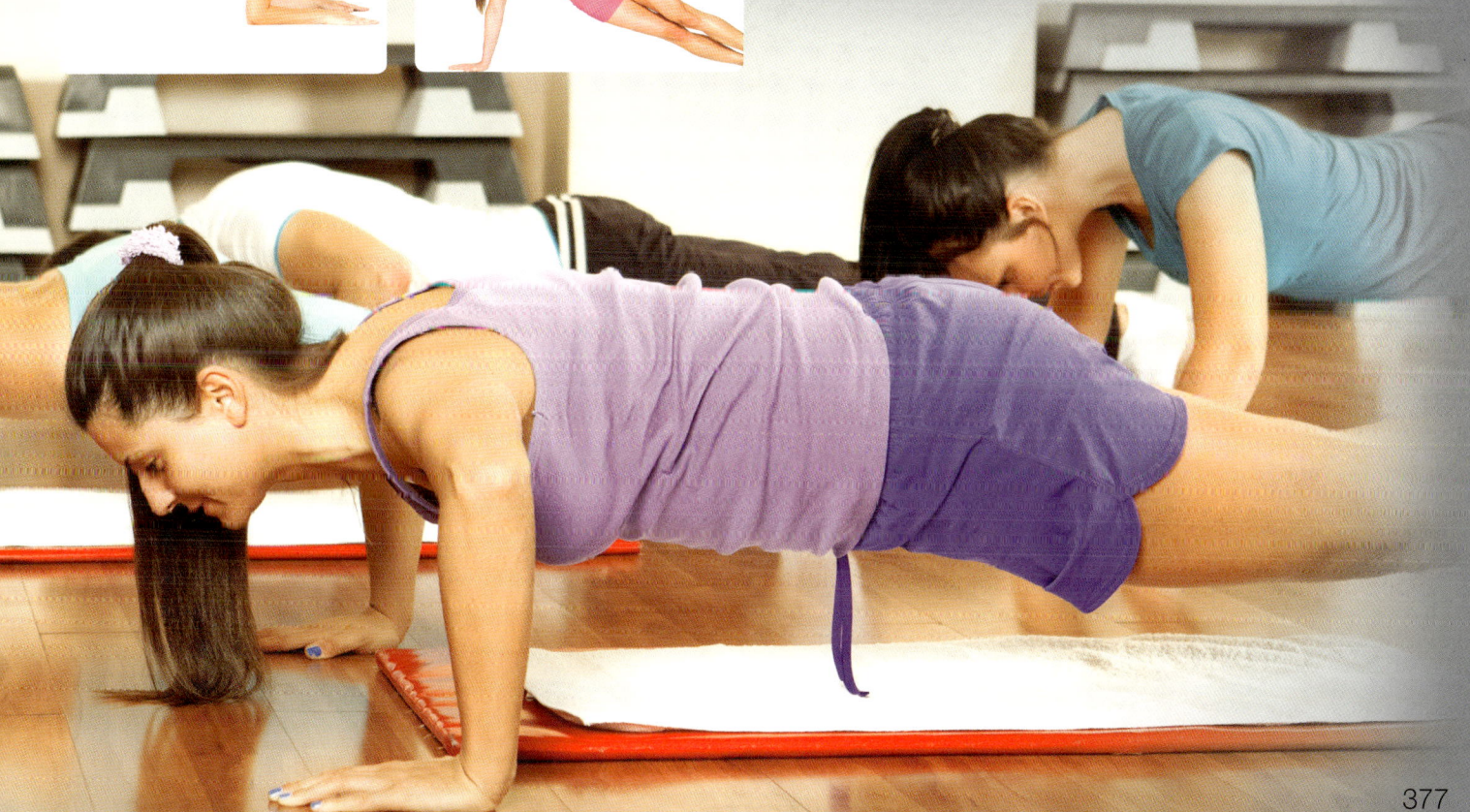

WORKOUTS

A Ausfallschritt nach hinten
Seite 140

B Klimmzug im Untergriff
Seite 54

C Rückenstrecken auf der Flachbank
Seite 56

D Dips
Seite 68

E Liegestütz
Seite 70

F Liegestütz mit Handwechsel
Seite 72

G Wandsitz mit Ball
Seite 134

H Kreuzheben mit gestreckten Beinen II
Seite 174

I Schulterdrücken im Unterarmstütz
Seite 198

J T-Liegestütz
Seite 124

FUNKTIONELLES TRAINING

GANZKÖRPER-WIDERSTAND

Dieses Ganzkörper-Workout mit dem eigenen Gewicht als Widerstand fördert die Ausdauer, die Fettverbrennung, den Kraftzuwachs und die Definition der Muskulatur. Wenn Sie genügend Körperkraft durch das Heben von Gewichten erreicht haben, können Sie das Muskelwachstum stimulieren, ohne zahlreiche Übungen für jeden Körperteil ausführen zu müssen.

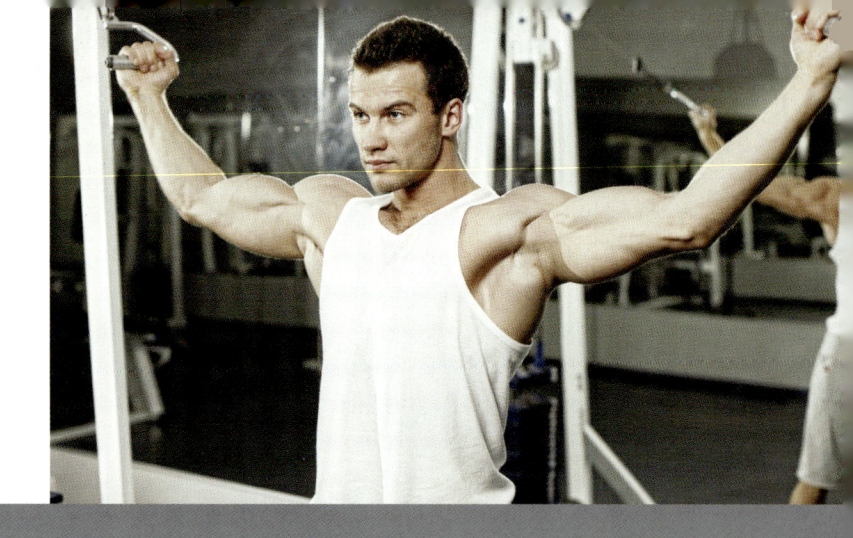

TRAININGSPLAN 1

Einsteiger 1

Tag 1:
B 3 Sätze à 8-10
C 3 Sätze à 12-15
D 3 Sätze à 8-10
F 3 Sätze à 12-15
G 3 Sätze à 12-15
K 3 Sätze à 15

Tag 2:
Pause

Tag 3:
B 3 Sätze à 8-10
C 3 Sätze à 12-15
D 3 Sätze à 8-10
F 3 Sätze à 12-15
G 3 Sätze à 12-15
K 3 Sätze à 15

Tag 4:
Pause

Tag 5:
B 3 Sätze à 8-10
C 3 Sätze à 12-15
D 3 Sätze à 8-10
F 3 Sätze à 12-15
G 3 Sätze à 12-15
K 3 Sätze à 15

Tag 6:
Cardio 30-45 Min.

Tag 7:
Pause

Fortgeschrittene 1

Tag 1:
A 3 Sätze à 6-8
B 3 Sätze à 8-10
C 3 Sätze à 12-15
D 3 Sätze à 8-10
F 3 Sätze à 12-15
G 3 Sätze à 12-15
I 3 Sätze à 12-15
K 3 Sätze à 15

Tag 2:
Cardio 30-45 Min.

Tag 3:
A 3 Sätze à 6-8
B 3 Sätze à 8-10
C 3 Sätze à 12-15
D 3 Sätze à 8-10
F 3 Sätze à 12-15
G 3 Sätze à 12-15
I 3 Sätze à 12-15
K 3 Sätze à 15

Tag 4:
Pause

Tag 5:
A 3 Sätze à 6-8
B 3 Sätze à 8-10
C 3 Sätze à 12-15
D 3 Sätze à 8-10
F 3 Sätze à 12-15
G 3 Sätze à 12-15
I 3 Sätze à 12-15
K 3 Sätze à 15

Tag 6:
Cardio 30-45 Min.

Tag 7:
Pause

Profis 1

Tag 1:
A 3 Sätze à 6-8
B 3 Sätze à 8-10
C 3 Sätze à 12-15
D 3 Sätze à 8-10
F 3 Sätze à 12-15
G 3 Sätze à 12-15
I 3 Sätze à 12-15
J 3 Sätze à 12-15
K 3 Sätze à 15
L 3 Sätze à 20

Tag 2:
Cardio 30-45 Min.

Tag 3:
A 3 Sätze à 6-8
B 3 Sätze à 8-10
C 3 Sätze à 12-15
D 3 Sätze à 8-10
F 3 Sätze à 12-15
G 3 Sätze à 12-15
I 3 Sätze à 12-15
J 3 Sätze à 12-15
K 3 Sätze à 15
L 3 Sätze à 20

Tag 4:
Cardio 30-45 Min.

Tag 5:
A 3 Sätze à 6-8
B 3 Sätze à 8-10
C 3 Sätze à 12-15
D 3 Sätze à 8-10
F 3 Sätze à 12-15
G 3 Sätze à 12-15
I 3 Sätze à 12-15
J 3 Sätze à 12-15
K 3 Sätze à 15
L 3 Sätze à 20

Tag 6:
Cardio 30-45 Min.

Tag 7:
Pause

TRAININGSPLAN 2

Einsteiger 2

Tag 1:
A 3 Sätze à 6-8
B 3 Sätze à 8-10
C 3 Sätze à 12-15
D 3 Sätze à 8-10
E 3 Sätze à 10-12
F 3 Sätze à 12-15

Tag 2:
Pause

Tag 3:
A 3 Sätze à 6-8
B 3 Sätze à 8-10
C 3 Sätze à 12-15
D 3 Sätze à 8-10
E 3 Sätze à 10-12
F 3 Sätze à 12-15

Tag 4:
Pause

Tag 5:
A 3 Sätze à 6-8
B 3 Sätze à 8-10
C 3 Sätze à 12-15
D 3 Sätze à 8-10
E 3 Sätze à 10-12
F 3 Sätze à 12-15

Tag 6:
Cardio 30-45 Min.

Tag 7:
Pause

Fortgeschrittene 2

Tag 1:
A 3 Sätze à 6-8
B 3 Sätze à 8-10
C 3 Sätze à 12-15
D 3 Sätze à 8-10
E 3 Sätze à 10-12
F 3 Sätze à 12-15
H 3 Sätze à 12-15
I 3 Sätze à 12-15

Tag 2:
Cardio 30-45 Min.

Tag 3:
A 3 Sätze à 6-8
B 3 Sätze à 8-10
C 3 Sätze à 12-15
D 3 Sätze à 8-10
E 3 Sätze à 10-12
F 3 Sätze à 12-15
H 3 Sätze à 12-15
I 3 Sätze à 12-15

Tag 4:
Pause

Tag 5:
A 3 Sätze à 6-8
B 3 Sätze à 8-10
C 3 Sätze à 12-15
D 3 Sätze à 8-10
E 3 Sätze à 10-12
F 3 Sätze à 12-15
H 3 Sätze à 12-15
I 3 Sätze à 12-15

Tag 6:
Cardio 30-45 Min.

Tag 7:
Pause

Profis 2

Tag 1:
A 3 Sätze à 6-8
B 3 Sätze à 8-10
C 3 Sätze à 12-15
D 3 Sätze à 8-10
E 3 Sätze à 10-12
F 3 Sätze à 12-15
H 3 Sätze à 12-15
I 3 Sätze à 12-15
J 3 Sätze à 12-15
K 3 Sätze à 15

Tag 2:
Cardio 30-45 Min.

Tag 3:
A 3 Sätze à 6-8
B 3 Sätze à 8-10
C 3 Sätze à 12-15
D 3 Sätze à 8-10
E 3 Sätze à 10-12
F 3 Sätze à 12-15
H 3 Sätze à 12-15
I 3 Sätze à 12-15
J 3 Sätze à 12-15
K 3 Sätze à 15

Tag 4:
Cardio 30-45 Min.

Tag 5:
A 3 Sätze à 6-8
B 3 Sätze à 8-10
C 3 Sätze à 12-15
D 3 Sätze à 8-10
E 3 Sätze à 10-12
F 3 Sätze à 12-15
H 3 Sätze à 12-15
I 3 Sätze à 12-15
J 3 Sätze à 12-15
K 3 Sätze à 15

Tag 6:
Cardio 30-45 Min.

Tag 7:
Pause

GANZKÖRPER-WIDERSTAND

WORKOUTS

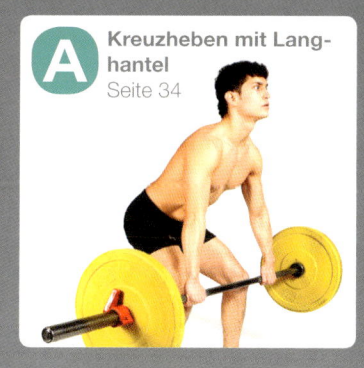

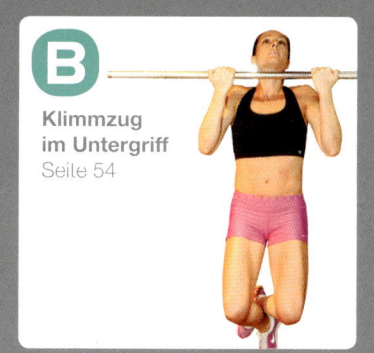

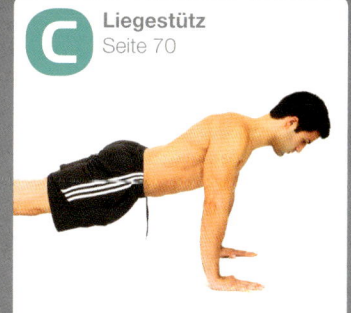

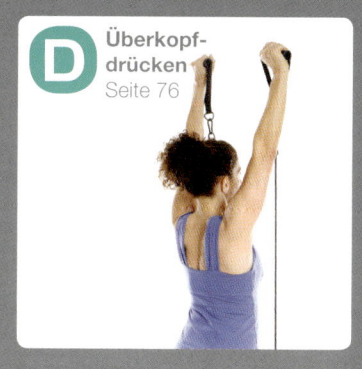

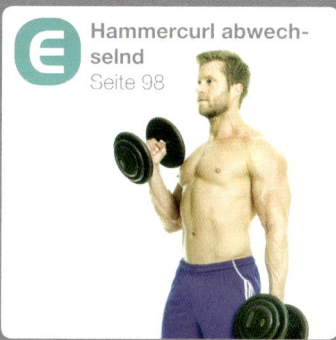

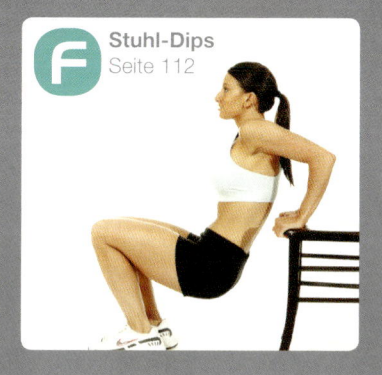

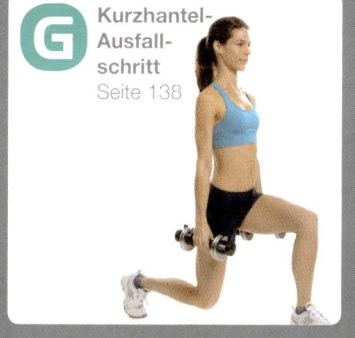

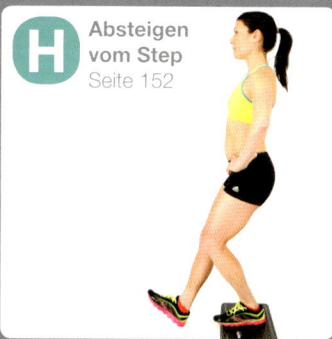

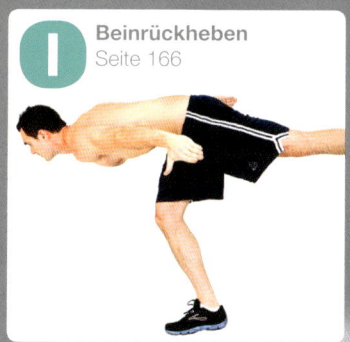

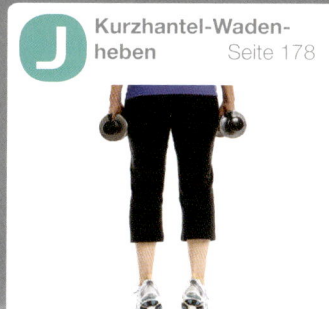

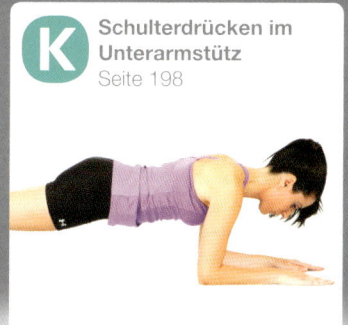

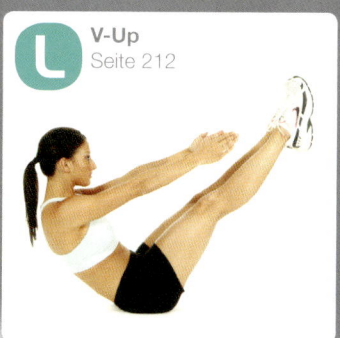

A Kreuzheben mit Langhantel Seite 34

B Klimmzug im Untergriff Seite 54

C Liegestütz Seite 70

D Überkopfdrücken Seite 76

E Hammercurl abwechselnd Seite 98

F Stuhl-Dips Seite 112

G Kurzhantel-Ausfallschritt Seite 138

H Absteigen vom Step Seite 152

I Beinrückheben Seite 166

J Kurzhantel-Wadenheben Seite 178

K Schulterdrücken im Unterarmstütz Seite 198

L V-Up Seite 212

Widerstandsbänder sind eine effektive Trainingshilfe und bieten den Vorteil, dass sie in jedem Workout eingesetzt werden können und sich zudem leicht verstauen lassen. Der Schwierigkeitsgrad fast jeder Eigengewichtsübung kann mit einem Widerstandsband erhöht werden.

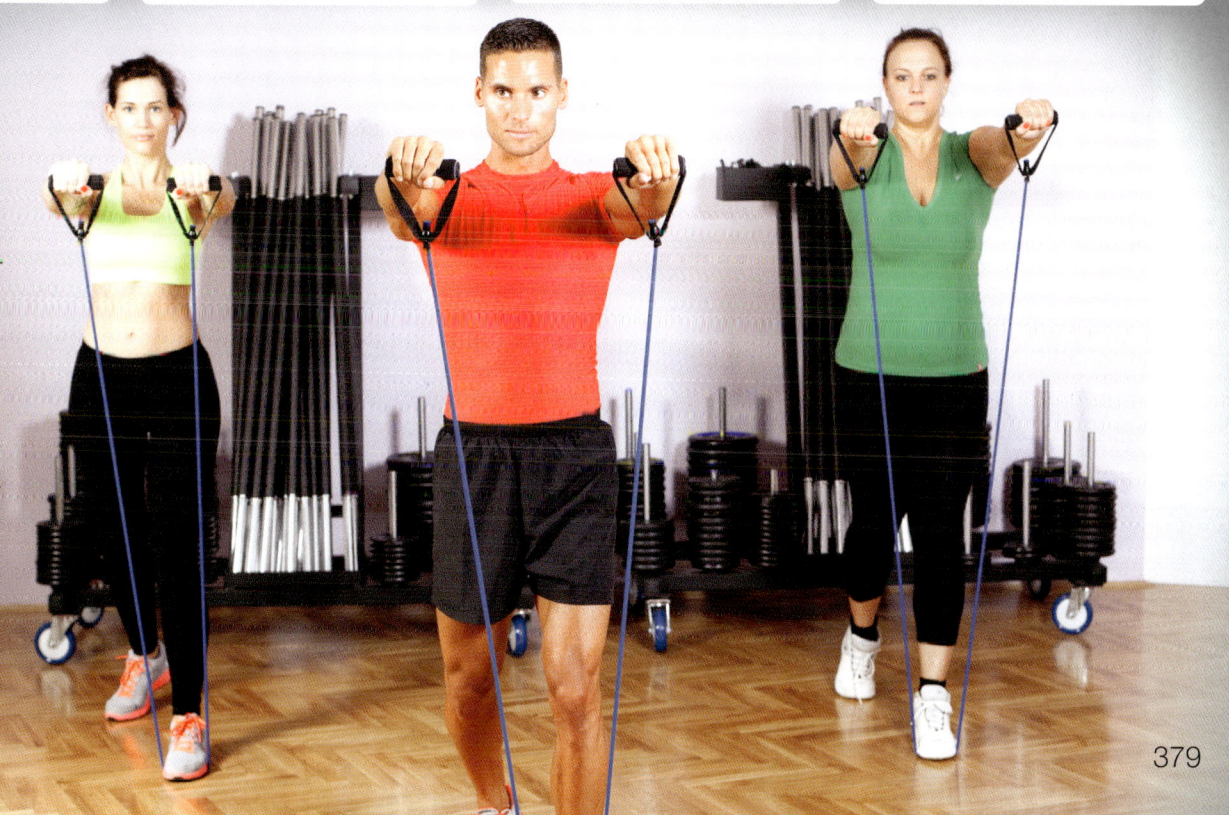

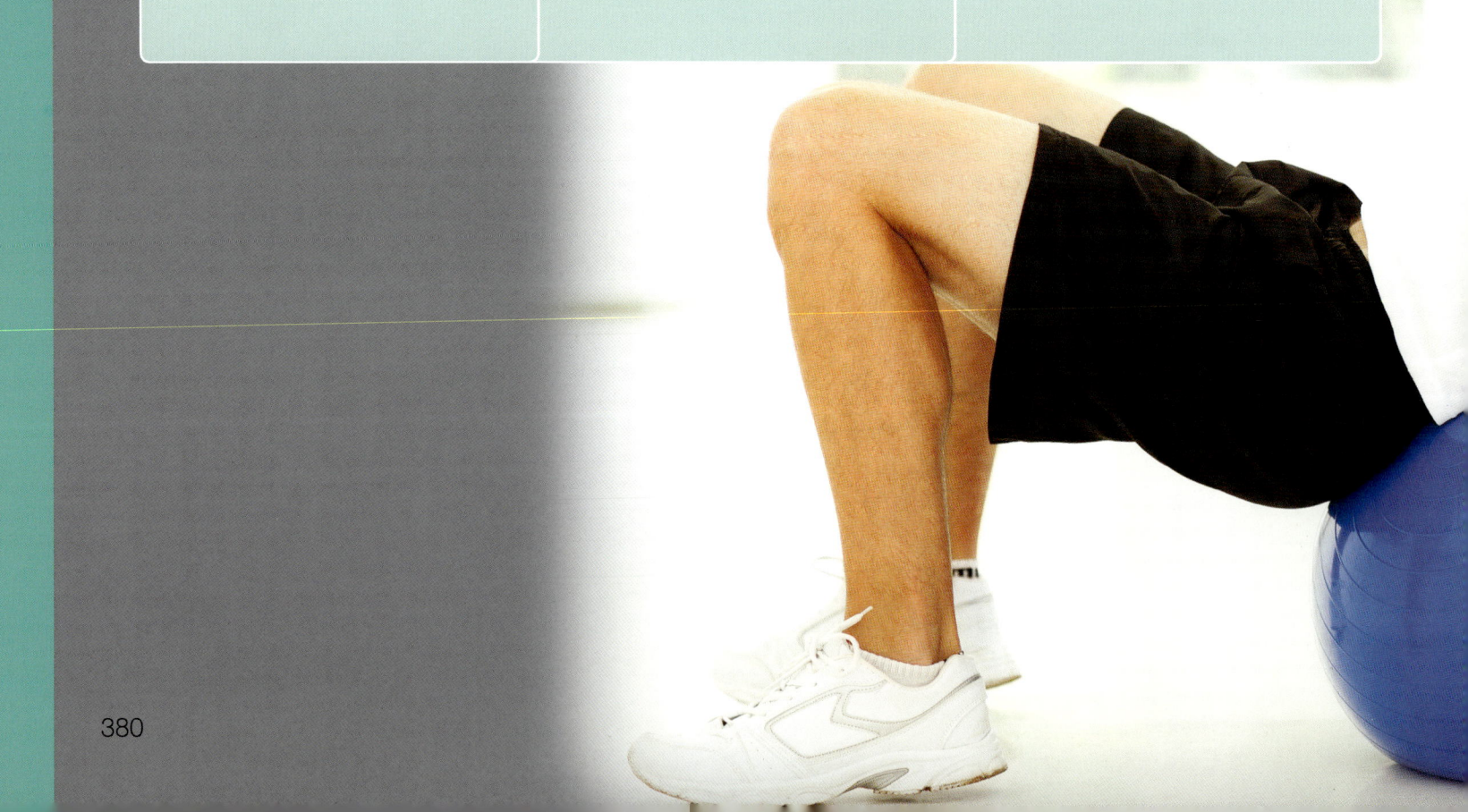

DICKE ARME

Die Bizepse, scherzhaft auch „Muckis" genannt, sind nach einer perfekt definierten Bauchmuskulatur die Hauptmuskeln, die vor allem Männer entwickeln möchten. Es ist allerdings ein weitverbreiteter Irrtum, deshalb sogleich Kurzhantelcurls auszuführen. Wenn Sie dickere Oberarme ausbilden wollen, müssen Sie zunächst Ihre Gesamtmuskelmasse erhöhen und viel Eiweiß zu sich nehmen. Beginnen Sie also dieses Workout erst, wenn Sie mit dem Ganzkörper-Training (S. 372) ausreichend Muskelmasse aufgebaut haben.

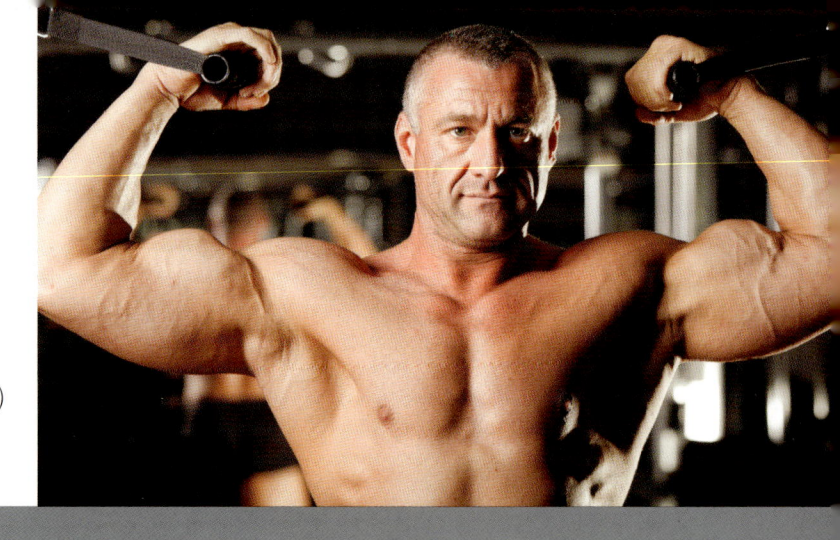

Einsteiger I

Tag 1:
A 2 Sätze à 10-12
B 2 Sätze à 10-12
E 2 Sätze à 10-12
F 2 Sätze à 10-12

Tag 2:
Pause

Tag 3:
A 2 Sätze à 10-12
B 2 Sätze à 10-12
E 2 Sätze à 10-12
F 2 Sätze à 10-12

Tag 4:
Pause

Tag 5:
A 2 Sätze à 10-12
B 2 Sätze à 10-12
E 2 Sätze à 10-12
F 2 Sätze à 10-12

Tag 6:
Cardio 30-45 Min.

Tag 7:
Pause

Fortgeschrittene I

Tag 1:
A 2 Sätze à 10-12
B 2 Sätze à 10-12
D 2 Sätze à 10-12
E 2 Sätze à 10-12
F 2 Sätze à 10-12
G 2 Sätze à 12-15

Tag 2:
Cardio 30-45 Min.

Tag 3:
A 2 Sätze à 10-12
B 2 Sätze à 10-12
D 2 Sätze à 10-12
E 2 Sätze à 10-12
F 2 Sätze à 10-12
G 2 Sätze à 12-15

Tag 4:
Pause

Tag 5:
A 2 Sätze à 10-12
B 2 Sätze à 10-12
D 2 Sätze à 10-12
E 2 Sätze à 10-12
F 2 Sätze à 10-12
G 2 Sätze à 12-15

Tag 6:
Cardio 30-45 Min.

Tag 7:
Pause

Profis I

Tag 1:
A 2 Sätze à 10-12
B 2 Sätze à 10-12
C 2 Sätze à 12-15
D 2 Sätze à 10-12
E 2 Sätze à 10-12
F 2 Sätze à 10-12
G 2 Sätze à 12-15
H 2 Sätze à 10-12

Tag 2:
Cardio 30-45 Min.

Tag 3:
A 2 Sätze à 10-12
B 2 Sätze à 10-12
C 2 Sätze à 12-15
D 2 Sätze à 10-12
E 2 Sätze à 10-12
F 2 Sätze à 10-12
G 2 Sätze à 12-15
H 2 Sätze à 10-12

Tag 4:
Cardio 30-45 Min.

Tag 5:
A 2 Sätze à 10-12
B 2 Sätze à 10-12
C 2 Sätze à 12-15
D 2 Sätze à 10-12
E 2 Sätze à 10-12
F 2 Sätze à 10-12
G 2 Sätze à 12-15
H 2 Sätze à 10-12

Tag 6:
Cardio 30-45 Min.

Tag 7:
Pause

WORKOUTS

DICKE ARME

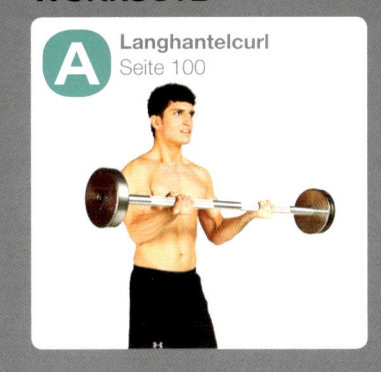

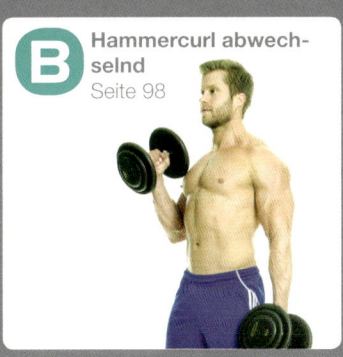

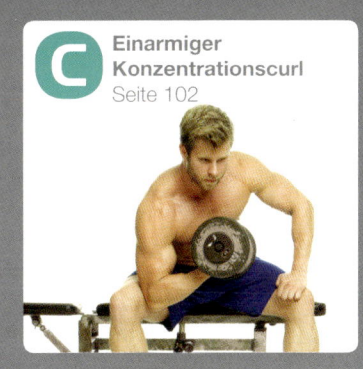

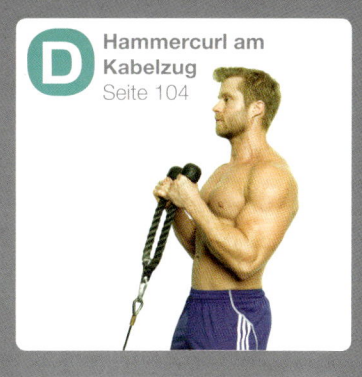

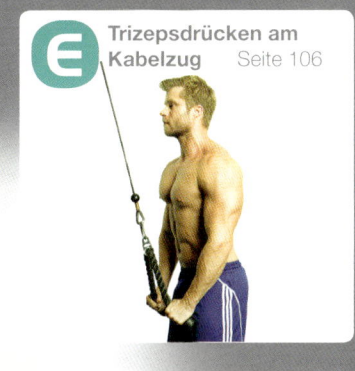

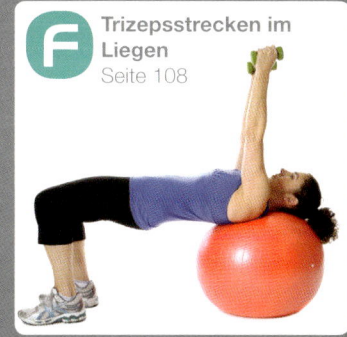

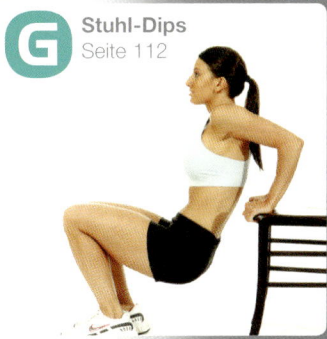

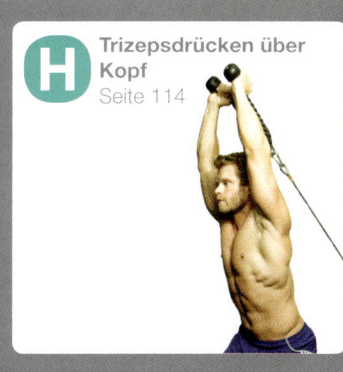

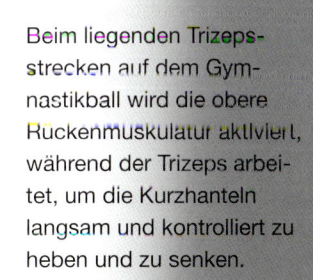

- **A** Langhantelcurl — Seite 100
- **B** Hammercurl abwechselnd — Seite 98
- **C** Einarmiger Konzentrationscurl — Seite 102
- **D** Hammercurl am Kabelzug — Seite 104
- **E** Trizepsdrücken am Kabelzug — Seite 106
- **F** Trizepsstrecken im Liegen — Seite 108
- **G** Stuhl-Dips — Seite 112
- **H** Trizepsdrücken über Kopf — Seite 114

Beim liegenden Trizepsstrecken auf dem Gymnastikball wird die obere Rückenmuskulatur aktiviert, während der Trizeps arbeitet, um die Kurzhanteln langsam und kontrolliert zu heben und zu senken.

FUNKTIONELLES TRAINING

BREITE BRUST

Der Schlüssel für die Definition einer kräftigen Brust ist ein Training, das vor allem auf den oberen Teil des Rumpfs ausgerichtet ist. Viele Männer konzentrieren sich völlig auf das Flachbankdrücken, obwohl das Schrägbankdrücken zusammen mit fliegenden Bewegungen genauso wichtig ist. Auch Frauen sollten in Verbindung mit einem Ausdauertraining dieses Workout für die Straffung und Kräftigung der Brust ausführen.

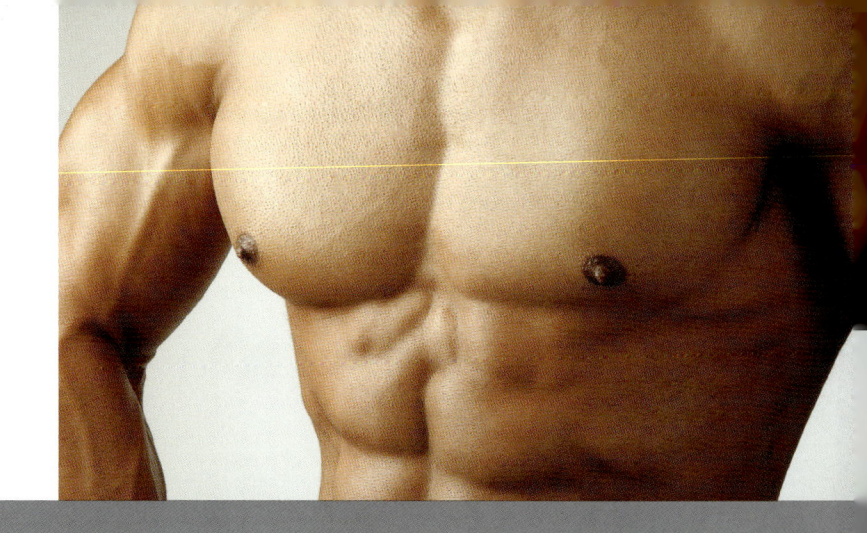

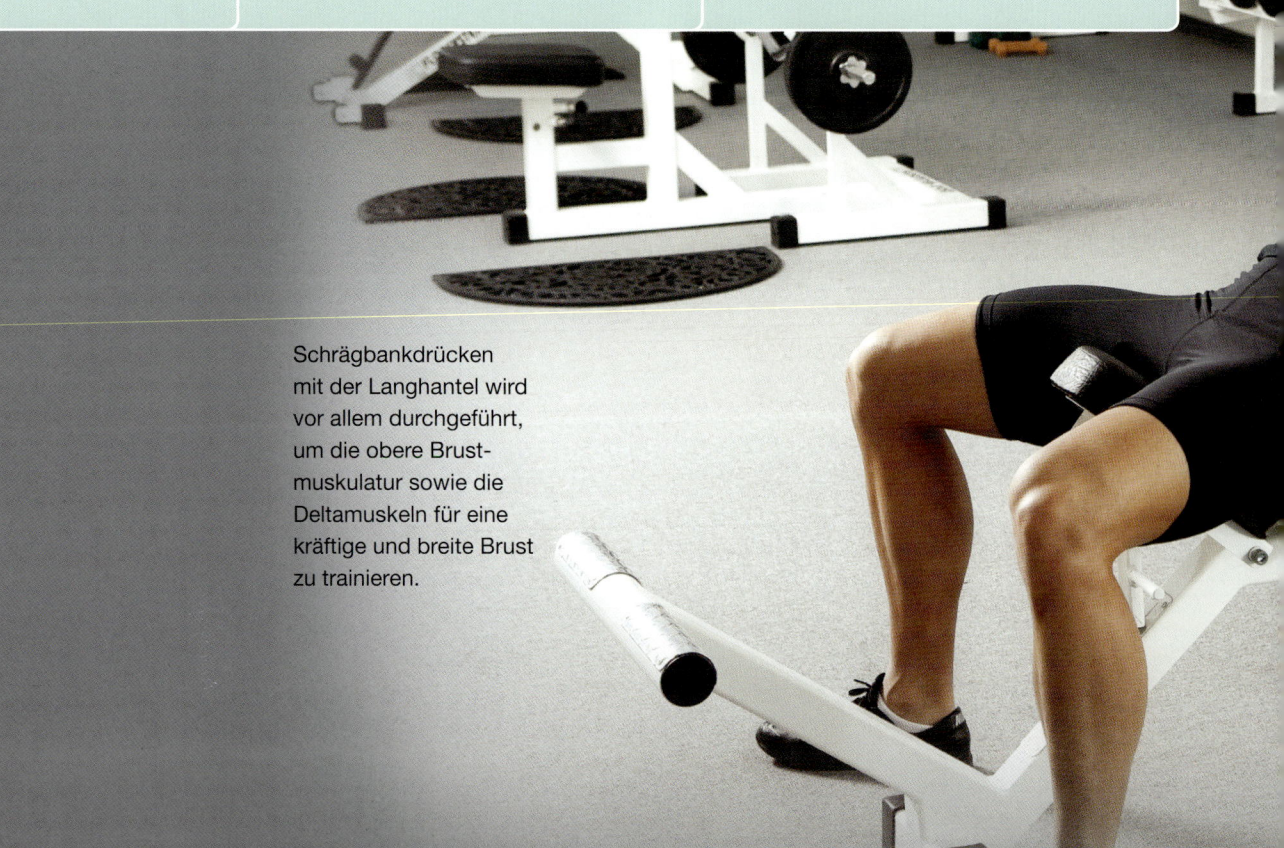

TRAININGSPLAN I

Einsteiger I

Tag 1:
B 3 Sätze à 8-10
C 3 Sätze à 8-10
E 2 Sätze à 10-12
F 3 Sätze à 10-12

Tag 2:
Pause

Tag 3:
B 3 Sätze à 8-10
C 3 Sätze à 8-10
E 2 Sätze à 10-12
F 3 Sätze à 10-12

Tag 4:
Pause

Tag 5:
B 3 Sätze à 8-10
C 3 Sätze à 8-10
E 2 Sätze à 10-12
F 3 Sätze à 10-12

Tag 6:
Cardio 30-45 Min.

Tag 7:
Pause

Fortgeschrittene I

Tag 1:
A 3 Sätze à 8-10
B 3 Sätze à 8-10
C 3 Sätze à 8-10
E 2 Sätze à 10-12
F 3 Sätze à 10-12
H 3 Sätze à 8-10
J 2 Sätze à 20

Tag 2:
Cardio 30-45 Min.

Tag 3:
A 3 Sätze à 8-10
B 3 Sätze à 8-10
C 3 Sätze à 8-10
E 2 Sätze à 10-12
F 3 Sätze à 10-12
H 3 Sätze à 8-10
J 2 Sätze à 20

Tag 4:
Pause

Tag 5:
A 3 Sätze à 8-10
B 3 Sätze à 8-10
C 3 Sätze à 8-10
E 2 Sätze à 10-12
F 3 Sätze à 10-12
H 3 Sätze à 8-10
J 2 Sätze à 20

Tag 6:
Cardio 30-45 Min.

Tag 7:
Pause

Profis I

Tag 1:
A 3 Sätze à 8-10
B 3 Sätze à 8-10
C 3 Sätze à 8-10
D 3 Sätze à 8-10
E 2 Sätze à 10-12
F 3 Sätze à 10-12
G 2 Sätze à 12-15
H 3 Sätze à 8-10
I 2 Sätze à 12-15
J 2 Sätze à 20

Tag 2:
Cardio 30-45 Min.

Tag 3:
A 3 Sätze à 8-10
B 3 Sätze à 8-10
C 3 Sätze à 8-10
D 3 Sätze à 8-10
E 2 Sätze à 10-12
F 3 Sätze à 10-12
G 2 Sätze à 12-15
H 3 Sätze à 8-10
I 2 Sätze à 12-15
J 2 Sätze à 20

Tag 4:
Cardio 30-45 Min.

Tag 5:
A 3 Sätze à 8-10
B 3 Sätze à 8-10
C 3 Sätze à 8-10
D 3 Sätze à 8-10
E 2 Sätze à 10-12
F 3 Sätze à 10-12
G 2 Sätze à 12-15
H 3 Sätze à 8-10
I 2 Sätze à 12-15
J 2 Sätze à 20

Tag 6:
Cardio 30-45 Min.

Tag 7:
Pause

Schrägbankdrücken mit der Langhantel wird vor allem durchgeführt, um die obere Brustmuskulatur sowie die Deltamuskeln für eine kräftige und breite Brust zu trainieren.

BREITE BRUST

WORKOUTS

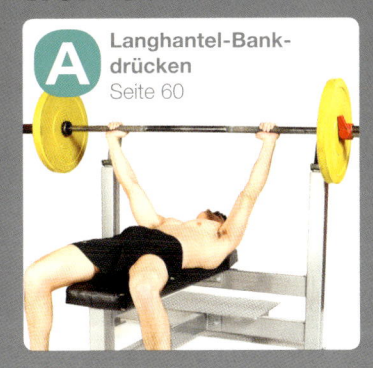

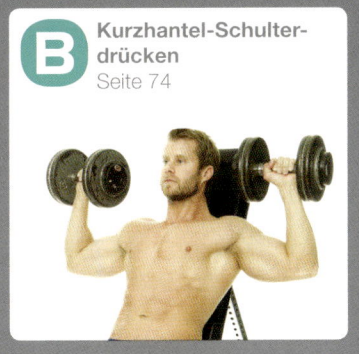

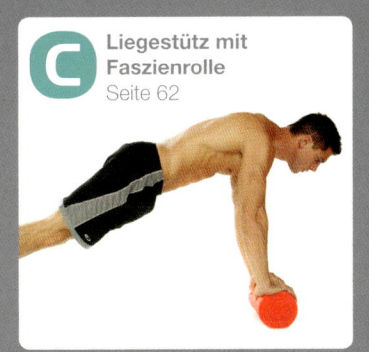

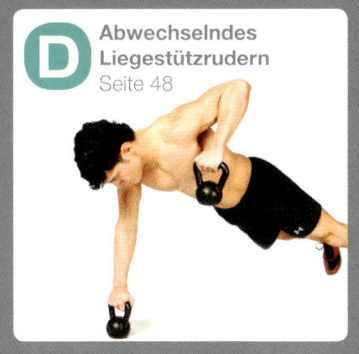

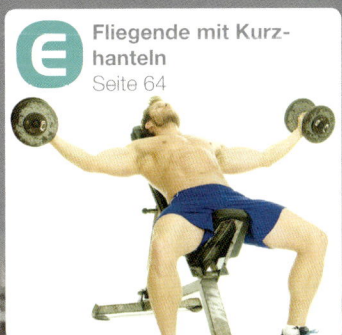

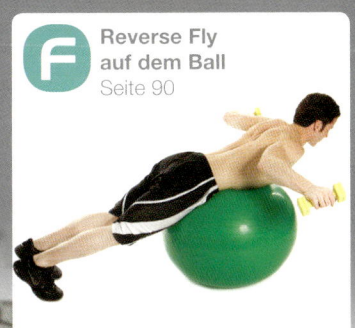

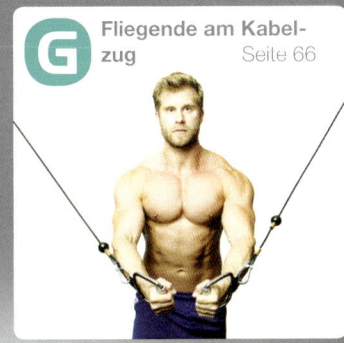

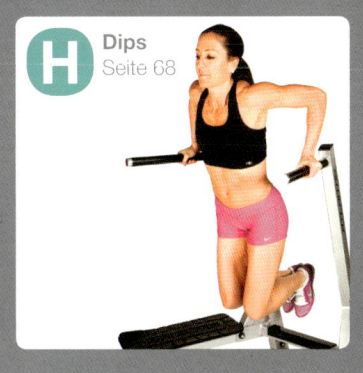

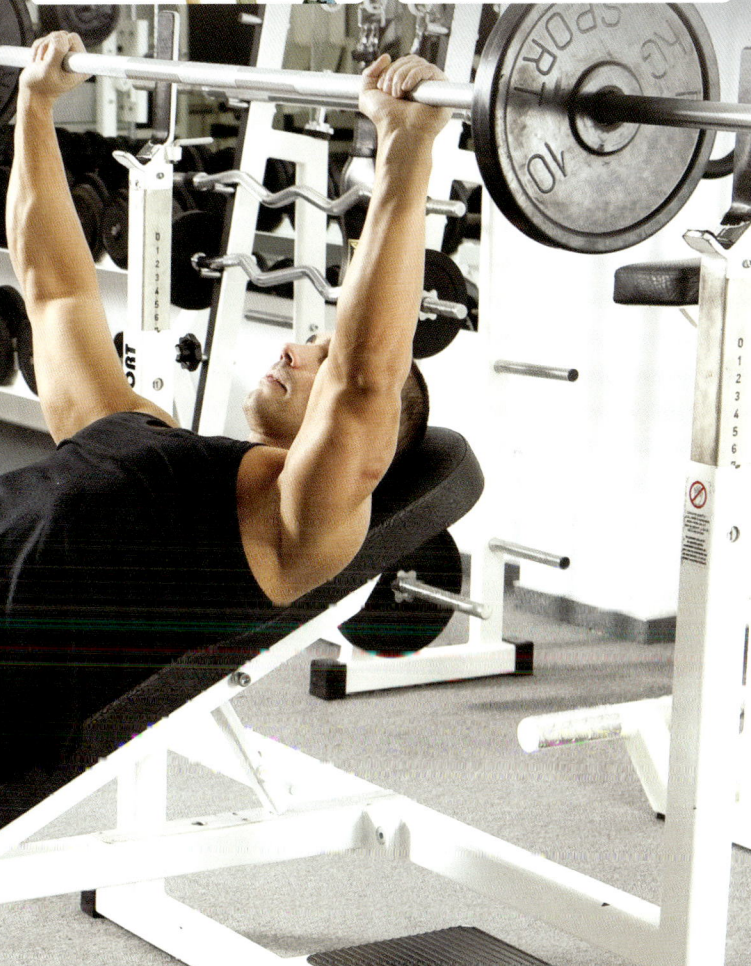

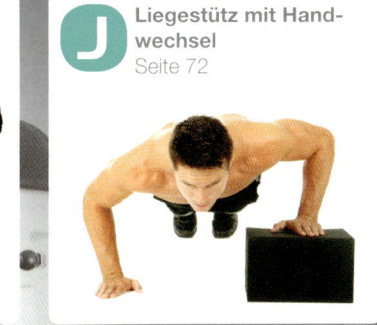

A Langhantel-Bankdrücken
Seite 60

B Kurzhantel-Schulterdrücken
Seite 74

C Liegestütz mit Faszienrolle
Seite 62

D Abwechselndes Liegestützrudern
Seite 48

E Fliegende mit Kurzhanteln
Seite 64

F Reverse Fly auf dem Ball
Seite 90

G Fliegende am Kabelzug
Seite 66

H Dips
Seite 68

I Liegestütz
Seite 70

J Liegestütz mit Handwechsel
Seite 72

FUNKTIONELLES TRAINING

KNACKIGER PO

Obwohl wir alle mit einer spezifischen Form der Gesäßmuskeln geboren werden, müssen wir die Qualität und Größe dieser Muskeln unter Kontrolle halten. Die Gesäßmuskeln sind die größten Muskeln des Körpers, deren Funktion die Hüftextension ist, also die Streckung des Beins nach hinten. Darüber hinaus unterstützt ein knackiger Po die Ästhetik des Körpers: bei Männern betonen kräftige Gesäßmuskeln die V-Form des Rückens, bei Frauen ist ein wohlgeformter Po Teil eines insgesamt definierten Körpers.

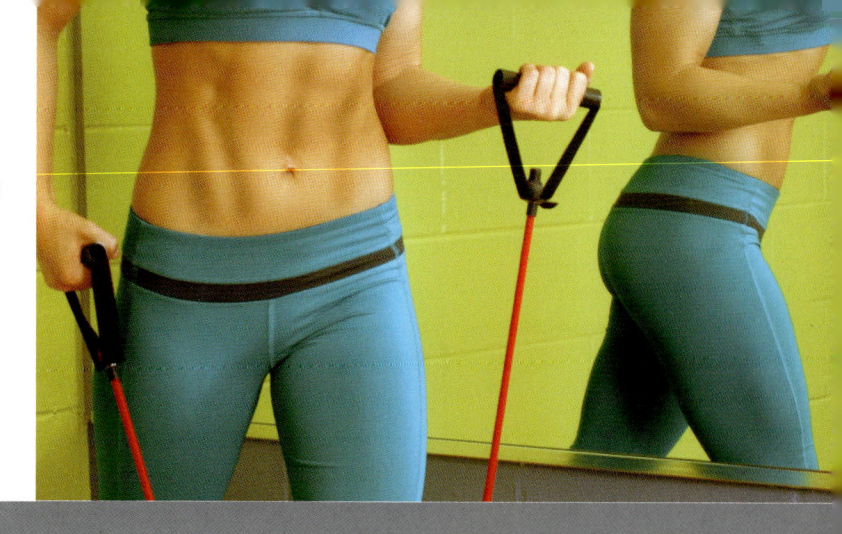

TRAININGSPLAN I

Einsteiger I

Tag 1:
A 3 Sätze à 10-12
B 3 Sätze à 12-15
C 2 Sätze à 12-15
D 3 Sätze à 10-12

Tag 2:
Pause

Tag 3:
A 3 Sätze à 10-12
B 3 Sätze à 12-15
C 2 Sätze à 12-15
D 3 Sätze à 10-12

Tag 4:
Pause

Tag 5:
A 3 Sätze à 10-12
B 3 Sätze à 12-15
C 2 Sätze à 12-15
D 3 Sätze à 10-12

Tag 6:
Cardio 30-45 Min.

Tag 7:
Pause

Fortgeschrittene I

Tag 1:
A 3 Sätze à 10-12
B 3 Sätze à 12-15
C 2 Sätze à 12-15
D 3 Sätze à 10-12
E 3 Sätze à 12-15
F 3 Sätze à 12-15

Tag 2:
Cardio 30-45 Min.

Tag 3:
A 3 Sätze à 10-12
B 3 Sätze à 12-15
C 2 Sätze à 12-15
D 3 Sätze à 10-12
E 3 Sätze à 12-15
F 3 Sätze à 12-15

Tag 4:
Pause

Tag 5:
A 3 Sätze à 10-12
B 3 Sätze à 12-15
C 2 Sätze à 12-15
D 3 Sätze à 10-12
E 3 Sätze à 12-15
F 3 Sätze à 12-15

Tag 6:
Cardio 30-45 Min.

Tag 7:
Pause

Profis I

Tag 1:
A 3 Sätze à 10-12
B 3 Sätze à 12-15
C 2 Sätze à 12-15
D 3 Sätze à 10-12
E 3 Sätze à 12-15
F 3 Sätze à 12-15
G 3 Sätze à 10-12
H 3 Sätze à 15

Tag 2:
Cardio 30-45 Min.

Tag 3:
A 3 Sätze à 10-12
B 3 Sätze à 12-15
C 2 Sätze à 12-15
D 3 Sätze à 10-12
E 3 Sätze à 12-15
F 3 Sätze à 12-15
G 3 Sätze à 10-12
H 3 Sätze à 15

Tag 4:
Cardio 30-45 Min.

Tag 5:
A 3 Sätze à 10-12
B 3 Sätze à 12-15
C 2 Sätze à 12-15
D 3 Sätze à 10-12
E 3 Sätze à 12-15
F 3 Sätze à 12-15
G 3 Sätze à 10-12
H 3 Sätze à 15

Tag 6:
Cardio 30-45 Min.

Tag 7:
Pause

An einem sogenannten Beinbeuger lassen sich sowohl die Oberschenkelrückseiten als auch die Gesäßmuskeln hervorragend trainieren.

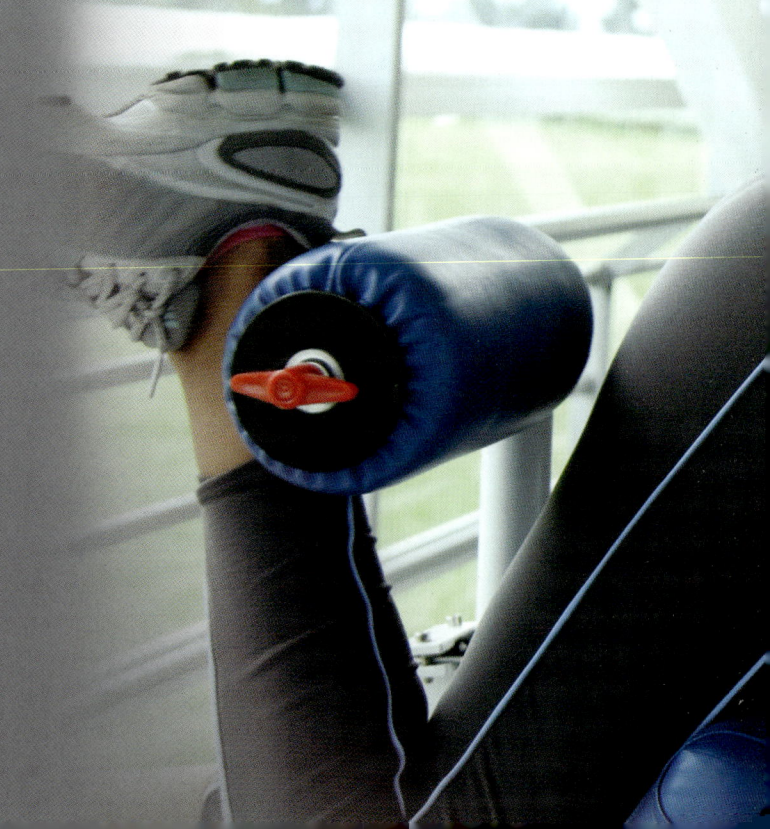

KNACKIGER PO

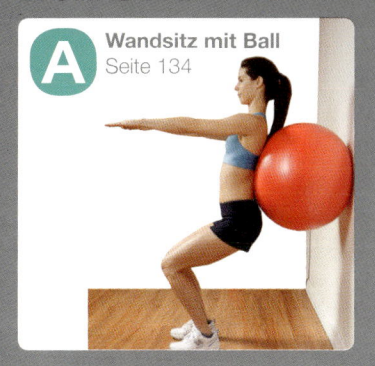

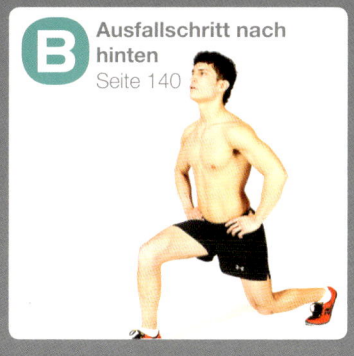

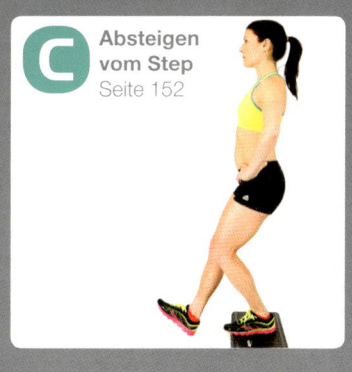

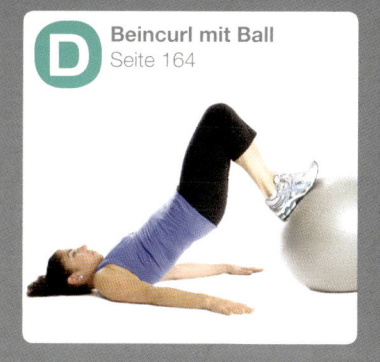

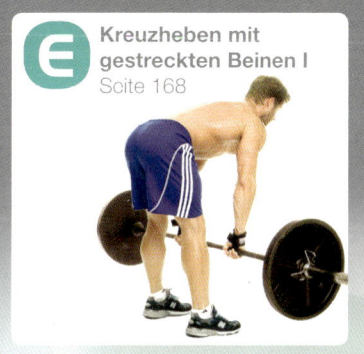

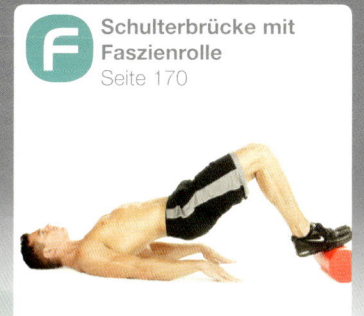

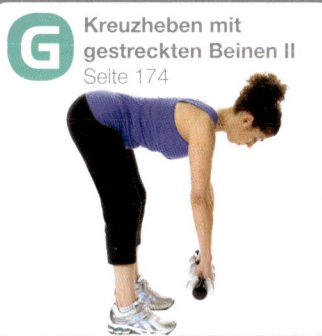

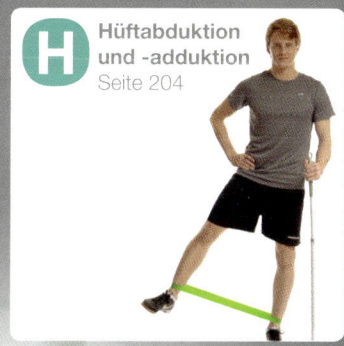

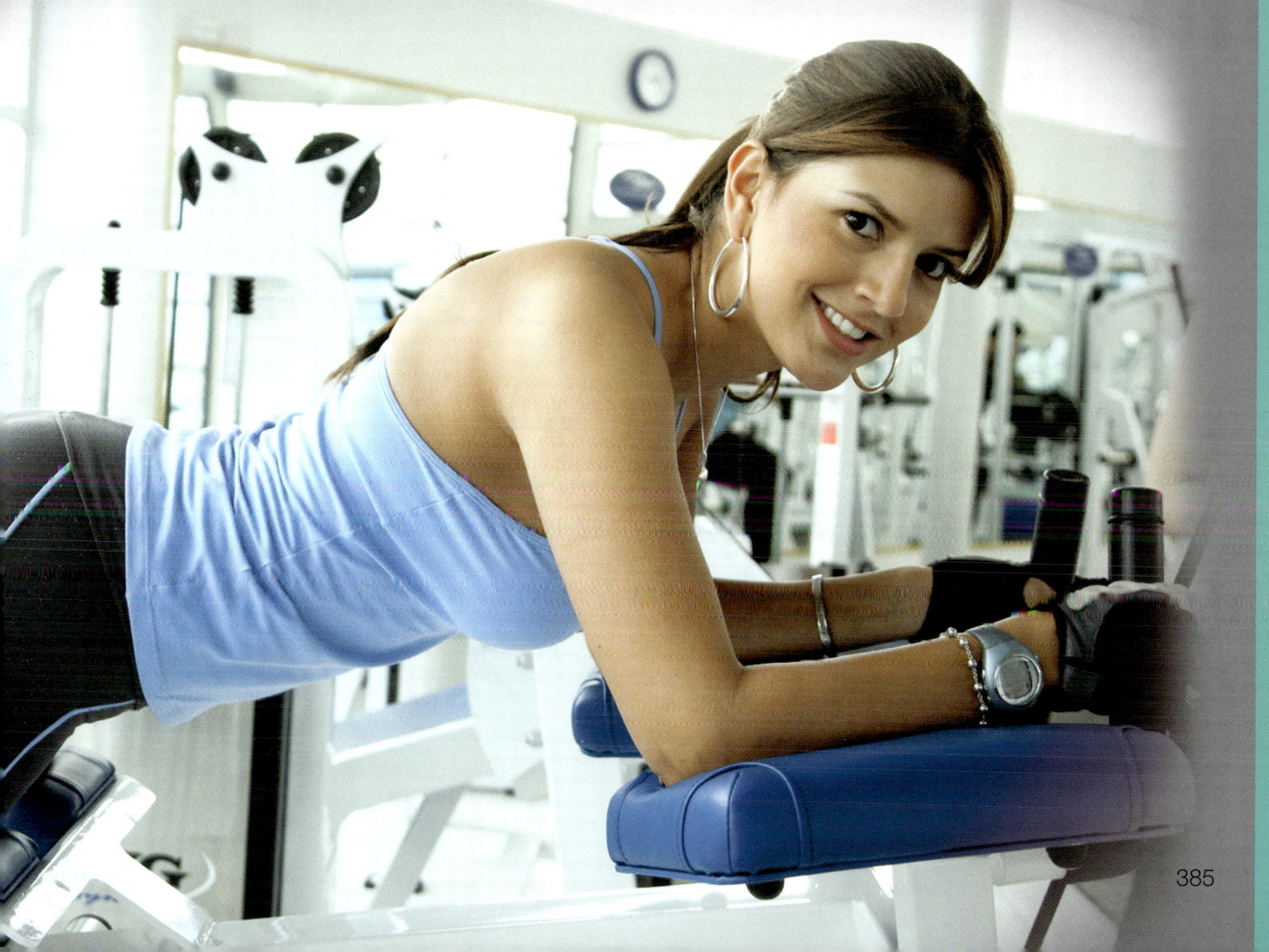

WORKOUTS

A Wandsitz mit Ball
Seite 134

B Ausfallschritt nach hinten
Seite 140

C Absteigen vom Step
Seite 152

D Beincurl mit Ball
Seite 164

E Kreuzheben mit gestreckten Beinen I
Seite 168

F Schulterbrücke mit Faszienrolle
Seite 170

G Kreuzheben mit gestreckten Beinen II
Seite 174

H Hüftabduktion und -adduktion
Seite 204

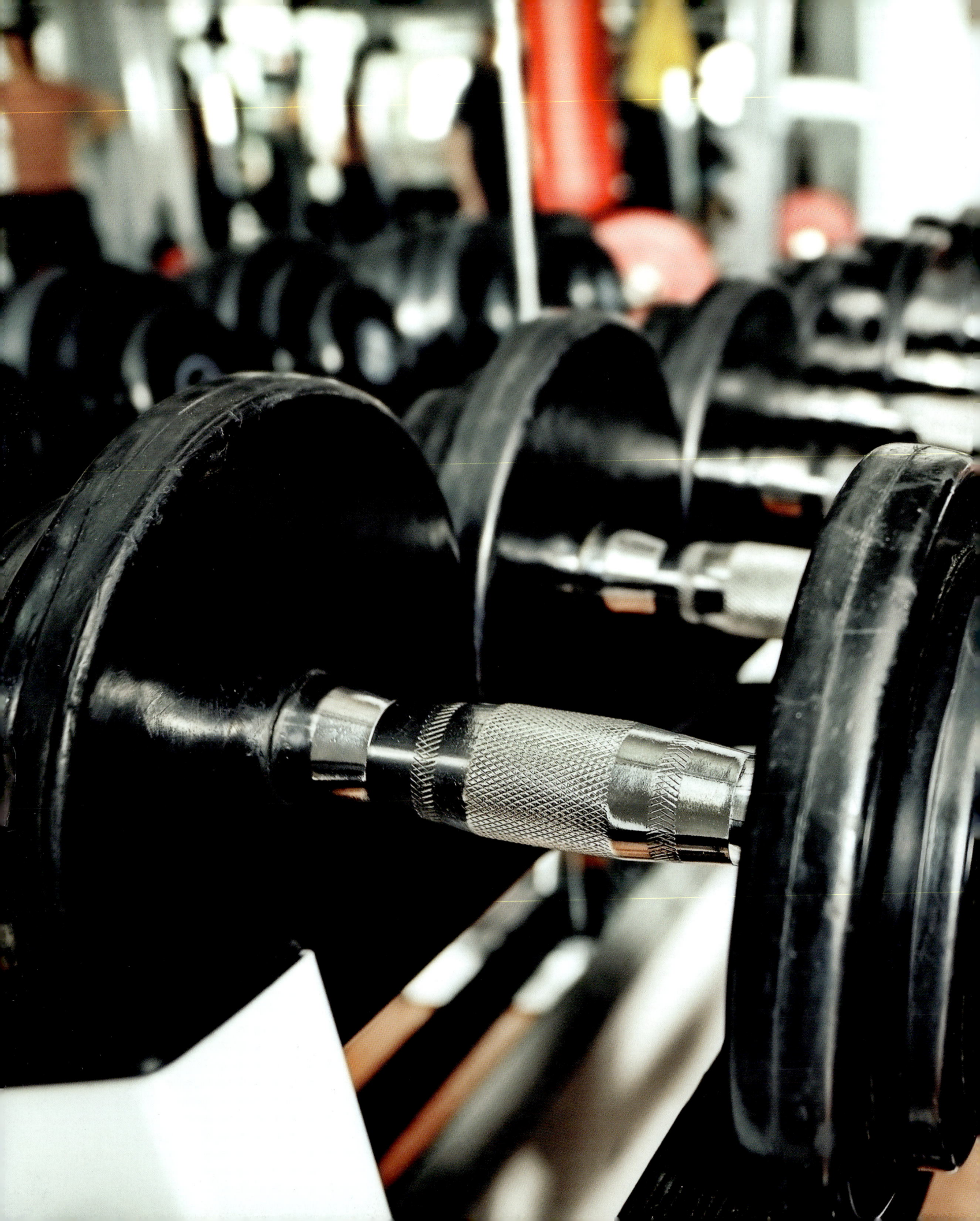

TEIL 4

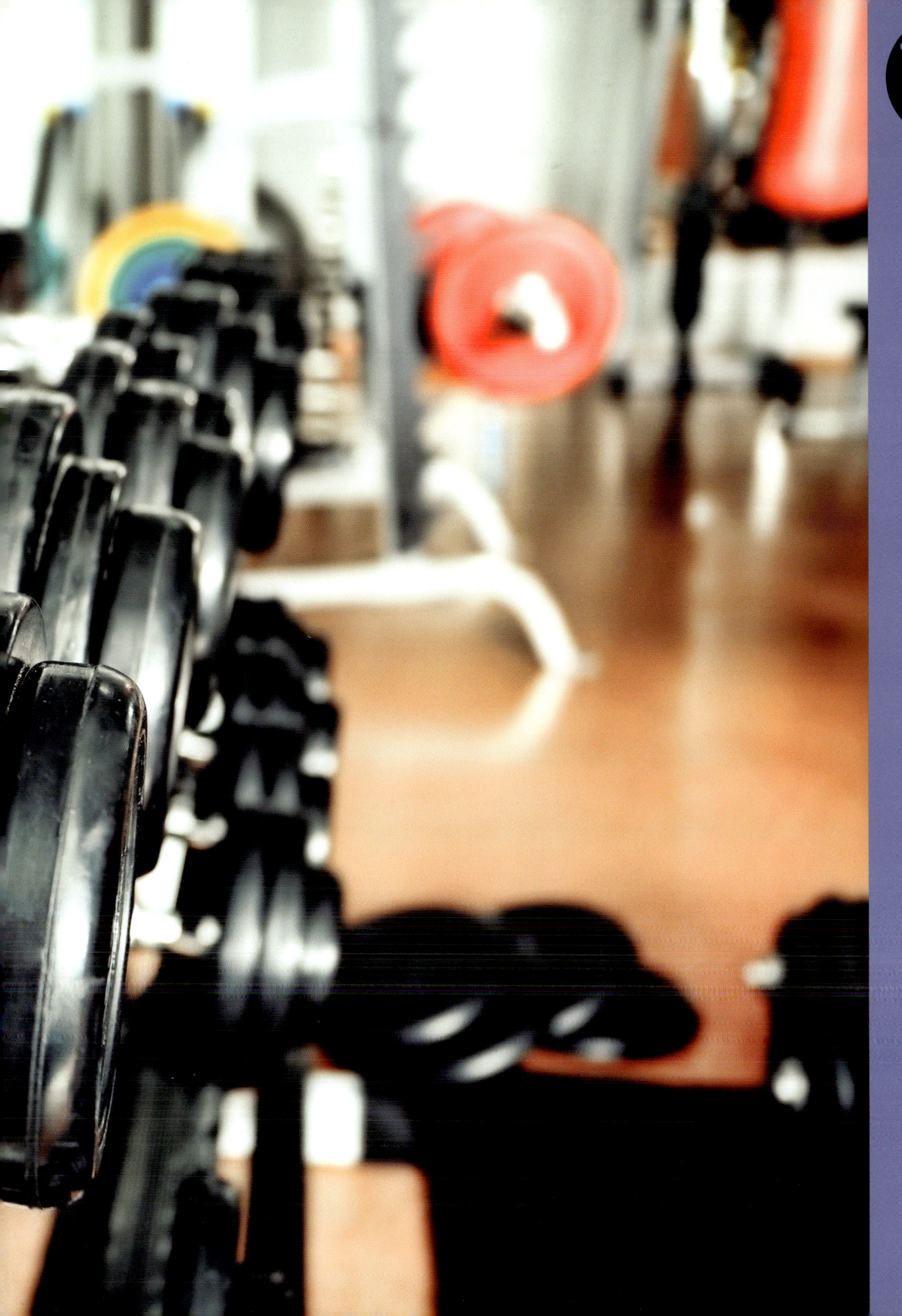

Anhang

GLOSSAR: ALLGEMEINE BEGRIFFE

A

Abduktion: Bewegung eines Körperteils vom Körper weg.

Addduktion: Bewegung eines Körperteils zum Körper hin.

Agonist: siehe *Antagonist*.

Antagonist: Einen Muskel, der einem anderen entgegenwirkt, nennt man Agonisten. Die meisten Muskeln arbeiten als entgegengesetzte Paare, wobei sich ein Muskel zusammenzieht, während der andere sich dehnt, kontrahiert der Bizeps zum Beispiel, entspannt sich der Trizeps.

Anterior: lateinisch „vorderer", „vorn liegend", „vorne".

Armbeugen: Übung, die den M. biceps brachii trainiert und oft mit einem Gewicht ausgeführt wird, das bogenförmig mit den Armen zur Brust gezogen wird (Bizepscurl).

Ausatmen: Eine tiefe und kontrollierte Atmung ist bei vielen Übungen erforderlich, vor allem wenn sie mit Gewichten ausgeführt werden. Beim Anheben eines Gewichts sollte ausgeatmet werden. Siehe auch *Einatmen*.

B

Bauchmuskulatur: Skelettmuskeln, die den Bauch- und Beckenbereich umschließen und den Brustkorb mit dem Becken verbinden. Die vordere Bauchmuskulatur wird vom M. rectus abdominis gebildet, der im Sport vermutlich der am häufigsten trainierte Muskel mit dem Ziel eines „Sixpacks" ist. Die seitliche Bauchmuskulatur umfasst den M. obliquus externus abdominis, den M. obliquus internus abdominis und den M. transversus abdominis, den flachsten und tiefsten Muskel des Bauches. Siehe auch *Körpermitte*.

Bewegungsamplitude: Schwingungsweite oder die räumliche Weite von Bewegungen. Die Bewegungsamplitude (Range of Motion) im Sport bezeichnet den Umfang und die Richtung, in die sich ein Gelenk zwischen gebeugter und gestreckter Position bewegen lässt.

C

Crunch: Eine bekannte Bauchmuskelübung, auch Bauchpressen genannt, bei der man aus der Rückenlage mit hinter dem Kopf verschränkten Händen und angewinkelten Beinen die Schultern in Richtung Becken anhebt.

D

Drücken: Übung, die die Bewegung eines Gewichts oder Widerstands vom Körper weg erfordert.

E

Eigengewichtsübungen: Übungen wie Kniebeugen, Liegestütze oder Crunches, die nur das eigene Gewicht als Widerstand nutzen und fast völlig auf Hilfsmittel wie Geräte verzichten.

Einatmen: Das langsame, bewusste Einatmen spielt bei vielen Übungen eine wichtige Rolle, insbesondere beim Gewichtstraining. Beim Ablassen eines Gewichts wird üblicherweise eingeatmet. Siehe auch *Ausatmen*.

Explosivkraft: Der Zuwachs an Kontraktionskraft pro Zeiteinheit, das heisst, je schneller bei einer Muskelkontraktion die erzeugte Kraft ansteigt, desto höher ist die Explosivkraft. In temporeichen Sportarten wie Handball, Boxen, Fechten oder Badminton wird diese Kraft benötigt, um eine Bewegung in möglichst kurzer Zeit auszuführen.

Extension: Die Streckung eines Gelenks.

Extensor: Muskel, der ein Körperteil vom Körper wegstreckt.

F

Faszienrolle: Rolle, die es in verschiedenen Größen, Materialien und Härten gibt und bei Dehn- und Kraftübungen oder im Balance- und Stabilitätstraining, aber auch für die Selbstmassage verwendet wird.

Flexion: Die Beugung eines Gelenks.

Flexor: Muskel, der den Winkel zwischen zwei Knochen verkürzt, etwa wenn der Arm am Ellenbogen gebeugt wird.

G

Gesäßmuskulatur: Eine Gruppe kraftvoller Muskeln, die das Gesäß bilden und den Körper aufrecht halten. Es gibt drei Gesäßmuskeln: den M. gluteus maximus, der üblicherweise bei Übungen angesprochen wird und dem Po seine charakteristische Form verleiht, sowie den M. gluteus medius und den M. gluteus minimus, die vom großen Gesäßmuskel überdeckt werden.

Gewicht: Bezeichnet Hantelscheiben oder Gewichtsplatten oder das tatsächliche Gewicht, das auf einer Kurzhantel oder Hantelstange angezeigt wird.

Grundübung: siehe *Verbundübung*.

Gymnastikball: Hochelastischer aufblasbarer Kunststoffball mit einem Durchmesser zwischen 45 und 75 cm, der in der Physiotherapie, beim Kraft- und Balancetraining und bei vielen anderen Übungsformen eingesetzt wird. Er wird u. a. auch als Pezziball, Swiss Ball, Fitnessball, Sitzball oder Physioball bezeichnet.

H

Hammergriff: Griffart im Kraft- oder Hanteltraining, die eine neutrale Stellung des Handgelenks bezeichnet, bei der der Daumen nach oben zeigt und die Handfläche nach innen zum Körper weist. Der neutrale Griff, wie der Hammergriff auch genannt wird, wird vor allem bei Übungen mit Kurzhanteln, aber auch mit Widerstandsbändern eingesetzt.

Handgewicht: Jede Art verschiedenster freier Gewichte, die oft beim Gewichtstraining oder für die Muskeldefinition benutzt werden. Kleine Handgewichte sind zumeist gusseisern und haben die Form von Kurzhanteln, die manchmal mit einer Gummi- oder Neoprenbeschichtung überzogen sind.

I

Iliotibialband (Tractus iliotibialis): ein dickes Gewebeband an der Außenseite des Beins, das von der Hüfte bis zum seitlichen Schienbein kurz unterhalb des

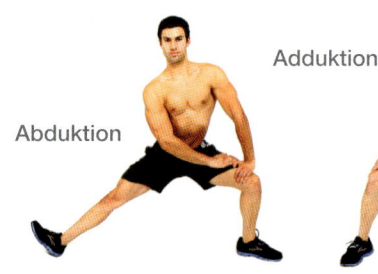

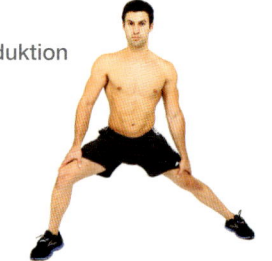

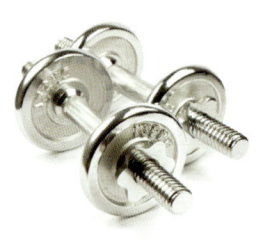

Abduktion

Addduktion

Kurzhantel

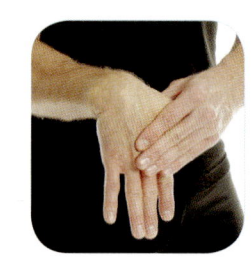

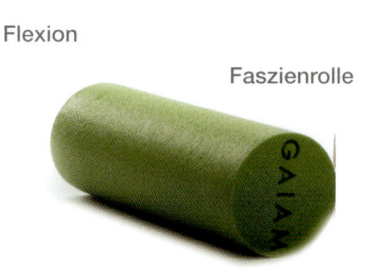

Flexion

Faszienrolle

GLOSSAR: ALLGEMEINE BEGRIFFE

Kniegelenks verläuft. Zusammen mit verschiedenen Oberschenkelmuskeln stabilisiert die Darmbein-Schienbeinsehne das Knie gegen seitliches Abweichen.

Ischiocrurale Muskulatur: Die drei Muskeln der Oberschenkelrückseite (M. semitendinosus, M. semimembranosus und M. biceps femoris), die das Knie beugen und die Hüfte strecken.

Isolationsübungen: Übungen, die gezielt und konzentriert nur einen Muskel isoliert beanspruchen, etwa Bizepscurls oder Seitheben (mittlerer Deltamuskel). Siehe auch *Verbundübung*.

Isometrisches Training: Ein Ganzkörper-Workout aus statischen Übungen zum Aufbau und zur Stärkung der Oberkörpermuskeln, der Beinmuskulatur, der Rumpfstabilität und der Griffkraft. Die Muskeln werden bei den verschiedenen Übungen maximal angespannt, aber weder gestreckt noch zusammengezogen. Anders als beim normalen Krafttrainig geht es nicht um die Erhöhung von Gewichten, sondern um die Steigerung der Dauer während einer Halteübung, etwa bei Unterarmstützen, Variationen von Crunches oder beim Wandsitz.

K

Kammergriff: Eine Griffart im Kraft- oder Hanteltraining, bei der die Handfläche zum Gesicht zeigt und der Daumen nach außen weist. Der Untergriff, eine alternative Bezeichnung dieses Griffs, wird hauptsächlich beim Bizepstraining mit Kurzhanteln benutzt.

Kardiovaskuläre Übung (Herz-Kreislaufübung): Jede Übung, die die Herzfrequenz erhöht und dafür sorgt, dass Sauerstoff sowie nährstoffreiches Blut den aktiven Muskeln zugeführt wird.

Kettlebell: Die auch als Kugelhantel oder Rundhantel bezeichnete Kettlebell wird im freien Gewichtstraining eingesetzt. Die in Guss- oder Schmiedeeisen oder aus Stahl gefertigte Kugel hat abgestufte Gewichtsgrößen von 4 kg, 8 kg, 12 kg, 16 kg, 24 kg und 32 kg. Je nach Ausführung hat die Rundhantel einen Durchmesser von 8 bis 30 cm und besitzt einen festen Griffbügel. Die Kettlebell wird zum Kraft-, Explosivkraft-, Stabilitäts- und Herz-Kreislauf-Trainig benutzt. Typische Übungen sind das Schwingen zwischen den Beinen, das Reißen, Stoßen und Umsetzen.

Kniebeuge: Übung, bei der im aufrechten Stand die Hüfte nach hinten geschoben wird und sowohl die Knie als auch die Hüfte gebeugt werden, um den Oberkörper (und ein eventuell zusätzlich aufgelegtes Gewicht) nach unten abzusenken. Dann kehrt man in die Ausgangsposition zurück. Eine Kniebeuge trainiert primär die Oberschenkel-, Hüft- und Gesäßmuskulatur.

Körpermitte (Core): bezeichnet die meist tiefen Muskelschichten, die dicht an der Wirbelsäule liegen und den ganzen Körper stabilisieren. Die Körpermitte lässt sich in zwei Gruppen unterteilen: Hauptmuskeln und (sekundäre) oberflächliche Muskeln. Die Hauptmuskeln befinden sich am Rumpf und umfassen die Bauchregion sowie den mittleren und unteren Rücken. Zu den Hauptmuskeln zählen die des Beckenbodens (M. levator ani, M. pubococcygeus, M. iliococcygeus, M. puborectalis und M. coccygeus), die Bauchmuskulatur (M. rectus abdominis, M. transversus abdominis, M. obliquus externus und M. obliquus internus), die Rückenstreckmuskulatur (Mm. multifidi, M. erector spinae, M. longissimus thoracis und M. semispinalis) und das Zwerchfell. Es gehören sekundär auch oberflächliche Muskeln dazu wie der M. latissimus dorsi, der M. gluteus maximus und der M. trapezius, die die Hauptmuskeln unterstützen, wenn der Körper für Tätigkeiten und Bewegungen zusätzliche Stabilität benötigt.

Kreuzgriff: Eine beim Kreuzheben benutzte Grifftechnik, bei der die Langhantelstange mit einer Hand im Obergriff und der anderen im Untergriff gefasst wird.

Kreuzheben: Verbundübung, die das Anheben eines Gewichts vom Boden, etwa einer Langhantel, aus einer stabilisierten Rumpfbeuge heraus erfordert.

Kurzhantel: Teil der Grundausrüstung im Krafttraining, das aus einer kurzen Stange und an deren Enden befestigten Scheiben besteht. Kurzhanteln können während einer Übung einzeln oder aber paarweise benutzt werden. Die meisten Fitnessstudios bieten Hanteln an, bei denen die Scheiben angeschweißt sind und das Gewicht auf den Scheiben angezeigt wird. Viele Kurzhanteln, die für das Training zu Hause gedacht sind, haben allerdings auswechselbare Scheiben, um das Gewicht verändern zu können. Typische Übungen sind Curls, Shrugs und Seitheben.

L

Langhantel: Die Langhantel gehört zu den wichtigsten Hilfsmitteln im Krafttraining. Es handelt sich um eine stabile Metallstange, an deren Seiten Gewichte befestigt werden. Man unterscheidet Langhanteln mit einer Gewichtsaufnahme von 30 mm (Eigengewicht 10 kg) und mit einer Gewichtsaufnahme von 50 mm (Eigengewicht 20 kg, sog. Olympiastange). Eine Stange sollte rund 220 cm lang sein und einen Innenabstand von 120 cm besitzen. Die Gewichtsscheiben bestehen aus Gusseisen und sind von 0,5 kg bis 50 kg abgestuft. Typische Übungen mit der Langhantel sind Bankdrücken, Kreuzheben oder Rudern.

Lateral: lateinisch „seitlich", „außen".

M

Medial: lateinisch „zur Mitte hin".

Medizinball: Gewichtsball, der für das Gewichtstraining oder zur Muskeldefinition benutzt wird.

Milchsäure: siehe *Muskelkater*.

Muskelkater: Schmerz, der bei hohen Belastungen der Muskelpartien auftritt. Früher galt eine Übersäuerung der Muskeln durch Milchsäure als Ursache des Muskelkaters. Heute nimmt man an, dass eine Überlastung der Skelettmuskulatur zu Rissen in der Muskelfibrille führt, die ein Anschwellen des Muskels zur Folge hat. Ein gründliches Aufwärmen der Muskulatur vor Übungsbeginn

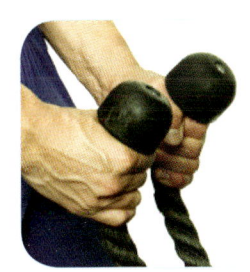

Hammergriff

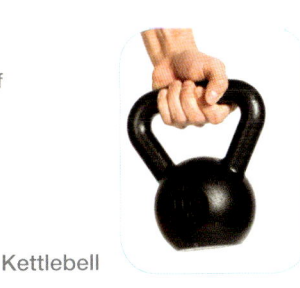

Kettlebell

Medizinball

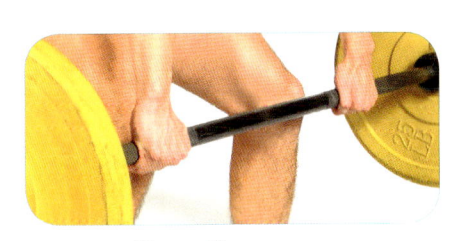

Obergriff

verringert das Risiko einer Überbeanspruchung der Muskulatur.

N

Neutralstellung (Wirbelsäule): S-förmige Stellung der Wirbelsäule, die sich, seitlich gesehen, aus einer Krümmung nach innen im unteren Rücken ergibt.

O

Obergriff: Griffart beim Kraft- und Hanteltraining. Beim Obergriff wird das Gelenk so gehalten, dass die Handfläche nach unten weist, der Handrücken nach oben und der Daumen nach innen zeigt. Beim Turnen am Reck oder Stufenbarren wird dieser Griff ebenfalls benutzt und häufig als Ristgriff bezeichnet.

P

Posterior: lateinisch „hinterer", „hinten liegend".

Primärmuskel: Muskel, der während einer Bewegung hauptsächlich aktiviert wird.

Pronation: Einwärtsdrehung. Bei einem nach innen gedrehten Fuß ist das Fersenbein nach innen gestellt und das Fußgewölbe neigt zum Abflachen. Gegensatz *Supination*.

Pylometrisches Training: siehe *Reaktivkraft*.

Q

Quadrizeps: Die große Muskelgruppe des M. quadriceps femoris an der Vorderseite des Oberschenkels besteht aus vier selbstständigen Muskeln, dem M. rectus femoris, dem M. vastus intermedius, dem M. vastus lateralis und dem M. vastus medialis. Der Quadrizeps ist der Extensor des Kniegelenks und bildet eine große fleischige Masse, die die Vorderseite und die Seiten des Oberschenkelmuskels bedeckt.

R

Reaktivkraft: Die Fähigkeit, einen Impuls im Dehnungs-Verkürzungszyklus zu erzeugen, der bei Reaktivbewegungen wie Niedersprüngen, Sprüngen mit Anlauf und schnellen Laufschritten auftritt. Die Reaktivkraft wird vor allem in temporeichen Wettkampfsportarten wie Tennis, Fußball, Handball oder Squash benötigt. Die Muskeln des Unterkörpers, die Waden-, Oberschenkel- und Gesäßmuskulatur, sind entscheidend für eine Steigerung der Reaktivbewegungen. Das Reaktivkrafttraining, auch als pylometrisches Training bezeichnet, umfasst Übungen, in denen Sprünge, schnelle Richtungswechsel, Schrittkombinationen oder explosive Bewegungen ausgeführt werden wie beim Seilspringen, bei gesprungenen Ausfallschritten oder Sprüngen von einem Kasten.

Rücken: Die Rückenmuskulatur unterstützt die meisten Muskeln des Körpers und hat Verbindungen zu den Muskeln von Armen, Beinen und Nacken. Ein gesunder Rücken ist wichtig für die Fitness. Bei vielen Übungen muss der Rücken oder die Wirbelsäule gerade, aber nicht angespannt gehalten werden. Siehe auch *Neutralstellung*.

S

Scapula: hinterer Teil des knöchernen Schultergürtels, allgemein als Schulterblatt bezeichnet.

Sekundärmuskel: Muskel, der eine Bewegung unterstützt, jedoch nicht primär belastet wird.

Step: tragbares Brett auf zwei Füßen mit höhenverstellbaren Stufen für kardiovaskuläre Übungen, die zudem ein effizientes Training der Wadenmuskulatur ermöglichen. Auch Steppbrett.

Supination: Auswärtsdrehung. Beim Laufen bedeutet Supination, dass der Fuß nach dem Landen auf der Außenseite abrollt. Das führt zu einer Zusatzbelastung des Fußes und kann ein Iliotibialband-Syndrom (ITBS), eine Achillessehnenentzündung oder einen Fersensporn verursachen. Auch bekannt als „Überpronation".

U

Übersäuerung: siehe *Muskelkater*.

Untergriff: siehe *Kammergriff*.

V

Verbundübungen (Grundübungen): Übungen im Widerstandstraining, an denen mehrere Muskelgruppen und Gelenke beteiligt sind wie beim Bankdrücken oder Kreuzheben. Siehe auch *Isolationsübungen*.

W

Warm-up: Jede Form einer leichten Übung von kurzer Dauer, die den Körper auf ein intensiveres Training vorbereitet.

Widerstandsband: Jedes schlauchförmige oder flache aus Gummi oder Latex hergestellte Band, das einen Widerstand beim Krafttraining bietet. Auch als „Theraband", „Dynaband", „Fitnessband", „Stretchband" und „Übungsband" bezeichnet.

Widerstandstraining: Trainingsmethode, um Muskelkraft, Schnelligkeit und Koordinationsfähigkeit zu verbessern, die im Gegensatz zum Krafttraining keine Gewichte einsetzt. Häufig wird das eigene Körpergewicht benutzt, um den Widerstand zu regeln oder gegen einen bestimmten Widerstand anzukämpfen. Trainingsgeräte sind zum Beispiel Minibänder, Widerstandsbänder, Zugschlitten oder Sprintgurte. Dieses Training wird häufig in temporeichen Ballsportarten benutzt, etwa Fußball, Handball, Basketball, Rugby, Football oder Volleyball. Übungen zumeist mit Bändern sind sog. Sidewalks, Monsterwalks, Crunches im Liegen oder Kniebeugen.

Wiederholung: Die Anzahl, wie oft eine komplette Bewegung von der Ausgangs- bis zur Endstellung einer Übung ausgeführt wird. Jede Wiederholung sollte sauber und kontrolliert durchgeführt werden, um die Muskelgruppen auch tatsächlich zu belasten, die Ziel einer Übung sind. Schnelle Wiederholungen führen eher zu Verletzungen und nicht zur Steigerung der Leistung.

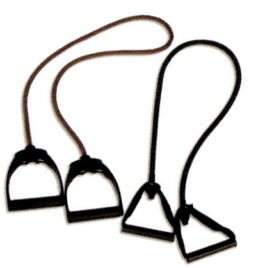

Widerstandsband

Gymnastikball

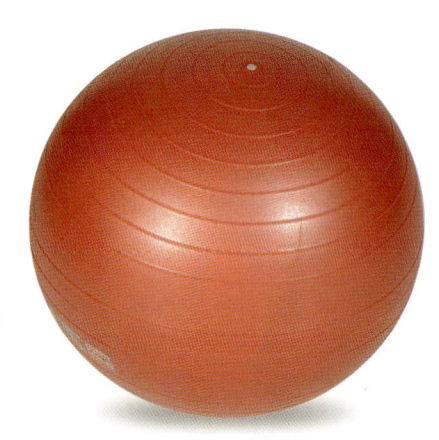

GLOSSAR: LATEINISCHE BEGRIFFE

Das folgende Glossar erklärt und übersetzt die lateinische wissenschaftliche Terminologie, mit deren Hilfe die Muskeln des menschlichen Körpers beschrieben werden. Einige Wörter sind dem Griechischen entlehnt, was jeweils vermerkt ist. Der Vollständigkeit halber müsste vor jedem Begriff die Abkürzung M. für lateinisch Musculus stehen.

BRUST

Coracobrachialis: Rabenschnabeloberarmmuskel, gr. *korakoeidés*, „rabenartig"; *brachium*, „Arm"

Pectoralis major: großer Brustmuskel, *pectus*, „Brust"; *major*, „groß"

Pectoralis minor: kleiner Brustmuskel, *pectus*, „Brust"; *minor*, „klein"

BAUCH

Obliquus externus: äußerer schräger Bauchmuskel, *obliquus*, „schräg"; *externus*, „außen"

Obliquus internus: innerer schräger Bauchmuskel, *obliquus*, „schräg"; *internus*, „innen"

Rectus abdominis: gerader Bauchmuskel, *rectus*, „gerade"; *abdomen*, „Bauch"

Serratus anterior: vorderer Sägezahnmuskel, *serra*, „Säge"; *anterior*, „der vordere"

Transversus abdominis: querer Bauchmuskel, *transversus*, „quer"; *abdomen*, „Bauch"

HALS

Scalenus: Treppenmuskel, *scalenus*, „schief", „ungleichseitig"

Semispinalis: Halbdornmuskel, *semi*, „halb"; *spina*, „Dorn"

Splenius: Riemenmuskel, gr. *splénion*, „Verband", „Pflaster"

Sternocleidomastoideus: Kopfwendemuskel, gr. *stérnon*, „Brust"; gr. *kleís*, „Schlüssel"; gr. *mastoeidés*, „brustartig"

RÜCKEN

Erector spinae: Rückenstrecker, *erectus*, „aufgerichtet"; *spina*, „Dorn"

Latissimus dorsi: breiter Rückenmuskel, *latus*, „breit"; *dorsum*, „Rücken"

Multifidus spinae: vielgefiederter Muskel, *multifidus*, „vielspaltig"; *spina*, „Dorn"

Quadratus lumborum: quadratischer Lendenmuskel, *quadratus*, „viereckig"; *lumbus*, „Lende"

Rhomboideus: Rautenmuskel, *rhomboideus*, „rautenförmig"

Trapezius: Trapezmuskel, gr. *trapezion*, „kleiner Tisch"

SCHULTER

Deltoideus: Deltamuskel, gr. *deltoeidés*, „deltaförmig"

Infraspinatus: Untergrätenmuskel, *infra*, „unter"; *spina*, „Dorn"

Levator scapulae: Schulterblattheber, *levare*, „heben"; *scapula*, „Schulterblatt"

Subscapularis: Unterschulterblattmuskel, *sub*, „unter"; *scapula*, „Schulterblatt"

Supraspinatus: Obergrätenmuskel, *supra*, „über"; *spina*, „Dorn"

Teres major: großer Rundmuskel, *teres*, „rund", „glatt"; *major*, „groß"

Teres minor: kleiner Rundmuskel, *teres*, „rund", „glatt"; *minor*, „klein"

OBERARM

Biceps brachii: zweiköpfiger Oberarmmuskel, Bizeps, *biceps*, „zweiköpfig"; *brachium*, „Arm"

Brachialis: Oberarmmuskel, *brachium*, „Arm"

Triceps brachii: dreiköpfiger Oberarmmuskel, Trizeps, *triceps*, „dreiköpfig"; *brachium*, „Arm"

UNTERARM

Anconeus: Ellenbogenhöckermuskel, gr. *anconad*, „Ellenbogen"

Brachioradialis: Oberarmspeichenmuskel, *brachium*, „Arm"; *radius*, „Speiche"

Extensor carpi radialis: speichenseitiger Handstrecker, *extendere*, „strecken"; gr. *karpós*, „Handgelenk"; *radius*, „Speiche"

Extensor digitorum: Fingerstrecker, *extendere*, „strecken"; *digitus*, „Finger", „Zehe"

Flexor carpi radialis: speichenseitiger Handbeuger, *flectere*, „beugen"; gr. *karpós*, „Handgelenk"; *radius*, „Speiche"

Flexor carpi ulnaris: ellenseitiger Handbeuger, *flectere*, „beugen"; gr. *karpós*, „Handgelenk"; *ulna*, „Elle"

Flexor digitorum: Fingerbeuger, *flectere*, „beugen"; *digitus*, „Finger", „Zehe"

Flexor pollicis longus: langer Daumenbeuger, *flectere*, „beugen"; *pollex*, „Daumen"; *longus*, „lang"

Palmaris longus: langer Hohlhandmuskel, *palma*, „Handfläche"; *longus*, „lang"

Pronator teres: runder Einwärtsdreher, *pronare*, „vorwärts neigen"; *teres*, „rund", „glatt"

HÜFTE

Gemellus inferior: unterer Zwillingsmuskel, *gemellus*, „Zwilling"; *inferior*, „tiefer gelegen"

Gemellus superior: oberer Zwillingsmuskel, *gemellus*, „Zwilling"; *superior*, „höher gelegen"

Gluteus maximus: großer (größter) Gesäßmuskel, gr. *gloutós*, „Gesäß"; *maximus*, „größter"

Gluteus medius: mittlerer Gesäßmuskel, gr. *gloutós*, „Gesäß"; *medius*, „in der Mitte gelegen", „zur Mitte hin"

Gluteus minimus: kleiner (kleinster) Gesäßmuskel, gr. *gloutós*, „Gesäß"; *minimus*, „kleinster"

Iliacus: Darmbeinmuskel, *ilium*, „Lende"

Iliopsoas: Lenden-Darmbeinmuskel, *ilium*, „Lende"; gr. *psoa*, „Leistenmuskel"

Obturator externus: äußerer Hüftlochmuskel, *obturare*, „blockieren"; *externus*, „außen"

Obturator internus: innerer Hüftlochmuskel, *obturare*, „blockieren"; *internus*, „innen"

Pectineus: Kammmuskel, *pecten*, „Kamm"

Piriformis: birnenförmiger Muskel, *pirum*, „Birne"; *forma*, „Form", „Gestalt"

Quadratus femoris: viereckiger Oberschenkelmuskel, *quadratus*, „viereckig"; *femur*, „Oberschenkel"

OBERSCHENKEL

Adductor longus: langer Heranzieher, *adducere*, „zusammenziehen", „heranführen"; *longus*, „lang"

Adductor magnus: großer Heranzieher, *adducere*, „zusammenziehen", „heranführen"; *magnus*, „groß"

Biceps femoris: zweiköpfiger Oberschenkelmuskel; *biceps*, „zweiköpfig"; *femur*, „Oberschenkel"

Gracilis: schlanker Muskel, *gracilis*, „schlank"

Rectus femoris: gerader Oberschenkelmuskel, *rectus*, „gerade"; *femur*, „Oberschenkel"

Sartorius: Schneidermuskel, *sarcire*, „ausbessern", „flicken"

Semimembranosus: halbmembranöser Muskel, *semi*, „halb"; *membrana*, „Häutchen"

Semitendinosus: Halbsehnenmuskel, *semi*, „halb"; *tendo*, „Sehne"

Tensor fasciae latae: Schenkelbindenspanner, *tenere*, „dehnen"; *fascia*, „Band"; *latus*, „breit"

Vastus intermedius: mittlerer Schenkelmuskel, *vastus*, „gewaltig"; *intermedius*, „dazwischen"

Vastus lateralis: äußerer Schenkelmuskel, *vastus*, „gewaltig"; *lateralis*, „seitlich"

Vastus medialis: innerer Schenkelmuskel, *vastus*, „gewaltig"; *medius*, „in der Mitte gelegen", „zur Mitte hin"

UNTERSCHENKEL

Abductor digiti minimi: Kleinzehenabspreizer, *abducere*, „wegführen", „fortführen"; *digitus*, „Finger", „Zehe"; *minimus*, „kleinster"

Adductor hallucis: Großzehenanzieher, *adducere*, „zusammenziehen", „heranführen"; *hallux*, „große Zehe"

Extensor digitorum longus: langer Zehenstrecker, *extendere*, „strecken"; *digitus*, „Finger", „Zehe"; *longus*, „lang"

Extensor hallucis longus: langer Großzehenstrecker, *extendere*, „strecken"; *hallux*, „große Zehe"; *longus*, „lang"

Flexor digitorum longus: langer Zehenbeuger, *flectere*, „beugen"; *digitus*, „Finger", „Zehe"; *longus*, „lang"

Flexor hallucis longus: langer Großzehenbeuger, *flectere*, „beugen"; *hallux*, „große Zehe"; *longus*, „lang"

Gastrocnemius: zweiköpfiger Wadenmuskel, gr. *gastroknémia*, *gaster*, „Bauch"; *kneme*, „Bein"

Peroneus: Wadenbeinmuskel, gr. *peronei*, „zum Wadenbein gehörend"

Plantaris: Sohlenmuskel, *planta*, „Fußsohle"

Soleus: Schollenmuskel, *solea*, „Sandale"

Tibialis anterior: vorderer Schienbeinmuskel, *tibia*, „Schienbein"; *anterior*, „der vordere"

Tibialis posterior: hinterer Schienbeinmuskel, *tibia*, „Schienbein"; *posterior*, „der hintere"

BILDNACHWEIS & DANKSAGUNG

l = links, r = rechts, m = Mitte

5l YanLev/Shutterstock 5r wavebreakmedia/Shutterstock 6l holbox/Shutterstock 6r Kzenon/Shutterstock 7l stockyimages/Shutterstock 7r Martin Novak/Shutterstock 8l Gabriela Insuratelu/Shutterstock 8r Vanessa Nel/Shutterstock 9l Ipatov/Shutterstock 9r Natursports/Shutterstock 10–11 YanLev/Shutterstock 13 holbox/Shutterstock 17 Gemenacom/Shutterstock 22l ElenaGaak/Shutterstock 22m Africa Studio/Shutterstock 22r Mrs_ya/Shutterstock 23 Jiri Hera/Shutterstock 26–29 Linda Bucklin/Shutterstock 30–31 holbox/Shutterstock 246 holbox/Shutterstock 254–255 Kzenon/Shutterstock 258 Herbert Kratky/Shutterstock 260 Kravka/Shutterstock 262 Neale Cousland/Shutterstock 264 Jari Hindstroem/Shutterstock 266 Richard Paul Kane/Shutterstock 268 bikeriderlondon/Shutterstock 270 bikeriderlondon/Shutterstock 272 LesPalenik/Shutterstock 274 Vitalii Nesterchuk/Shutterstock 276 Ahmad Faizal Yahya/Shutterstock 278 Tatiana Dorokhova/Shutterstock 280 Ljupco Smokovski/Shutterstock 282 bikeriderlondon/Shutterstock 284 Marcel Jancovic/Shutterstock 286 Pavel L Photo and Video/Shutterstock 288 mooinblack/Shutterstock 290 testing/Shutterstock 292 Wolf Avni/Shutterstock 294 Ciaran McGuiggan 296 Vanessa Nel/Shutterstock 298 bikeriderlondon/Shutterstock 300 muzsy/Shutterstock 302 Sandra A Dunlap/Shutterstock 304 Laszlo Szirtesi/Shutterstock 306 Piotr Sikora/Shutterstock 308 testing/Shutterstock 310 Stas Volik/Shutterstock 312 James A Boardman/Shutterstock 314 Maxim Petrichuk/Shutterstock 316 Maridav/Shutterstock 318 Lisa F Young/Shutterstock 320 wheatley/Shutterstock 322 Eoghan McNally/Shutterstock 324 Maridav/Shutterstock 326 sainthorant daniel/Shutterstock 328 Jorge R Gonzalez/Shutterstock 330 pio3/Shutterstock 332 IM_photo/Shutterstock 334 Ipatov/Shutterstock 336 Natursports/Shutterstock 338 CHEN WS/Shutterstock 340 Natali Glado/Shutterstock 342 Aleksandr Markin/Shutterstock 344 muzsy/Shutterstock 346 bikeriderlondon/Shutterstock 348 dotshock/Shutterstock 350 luca85/Shutterstock 352 juliamcc/Shutterstock 354 muzsy/Shutterstock 358 ollyy/Shutterstock 360 Africa Studio/Shutterstock 361 Martin Novak/Shutterstock 362 StockLite/Shutterstock 363 Andresr/Shutterstock 364 Tyler Olson/Shutterstock 365 Cristi Lucaci/Shutterstock 366 Aleksandr Markin/Shutterstock 368 Orange Line Media/Shutterstock 369 holbox/Shutterstock 370 Tyler Olson/Shutterstock 370–371 Peter Bernik/Shutterstock 372 Wallenrock/Shutterstock 373 stockyimages/Shutterstock 374 Monkey Business Images/Shutterstock 376 George Dolgikh/Shutterstock 377 Lucky Business/Shutterstock 378 mashurov/Shutterstock 379 Peter Bernik/Shutterstock 380 Istvan Csak/Shutterstock 380–381 michaeljung/Shutterstock 382 Dave Kotinsky/Shutterstock 383 Mircea Netval/Shutterstock 384 Carl Stewart/Shutterstock 385 Andresr/Shutterstock 386–387 Kiselev Andrey Valerevich/Shutterstock 388m picamaniac/Shutterstock

Alle anatomischen Abbildungen von Hector Aiza/3D Labz Animation India, außer den Detailgrafiken auf den Seiten 35, 39, 40, 43, 49, 51, 55, 57, 59, 61, 65, 67, 69, 71, 72, 75, 77, 78, 79, 81, 83, 85, 87, 89, 91, 93, 95, 97, 99, 101, 103, 107, 109, 110, 113, 115, 119, 121, 123, 125, 127, 129, 131, 135, 137, 139, 141, 143, 145, 147, 149, 151, 153, 155, 157, 159, 161, 162-163, 165, 167, 169, 171, 173, 175, 181, 187, 189, 193, 195, 197, 199, 201, 203, 205, 207, 209, 211, 213, 215, 217, 220-221, 222-223, 224-225, 226-227, 228-229, 231, 232, 238-239, 241, 244, 248–249, 250–251 und 252 von Linda Bucklin/Shutterstock

Zusätzliche Fotos von Jonathan Conklin/Jonathan Conklin Photography, Inc. and FineArtsPhotoGroup.com.

Mein Dank geht an die Models Nicolay Alexandrov, Elaine Altholz, David Anderson, Joseph Benedict, Sara Blowers, Miguel Carrera, Tara DiLuca, TJ Fink, Jenna Franciosa, Michael Galizia, Melissa Grant, Maria Grippi, Kelly Jacobs, Goldie Karpel, Jillian Langenau, Monica Ordonez, Michael Radon, Craig Ramsay und Peter Vaillancourt

Hollis Lance Liebman war Redakteur für ein Fitnessmagazin, nationaler Meister im Bodybuilding und Punktrichter bei Bodybuilding-Wettkämpfen. Er ist mittlerweile als Autor tätig und hat sich auf Körperfotografie spezialisiert. Er lebt derzeit in Los Angeles, wo er auch als Personal Trainer für viele unterschiedliche Kunden arbeitet, darunter einige Hollywoodstars. Besuchen Sie seine Website www.holliswashere.com, um sich über Fitnesstipps oder ganze Workouts zu informieren. Dies ist sein fünftes Buch.

Ich widme dieses Buch allen, die ihre Träume mit nie nachlassender Leidenschaft und unerschütterlicher Begeisterung verfolgen, denn ihre Stimme muss Gehör finden.

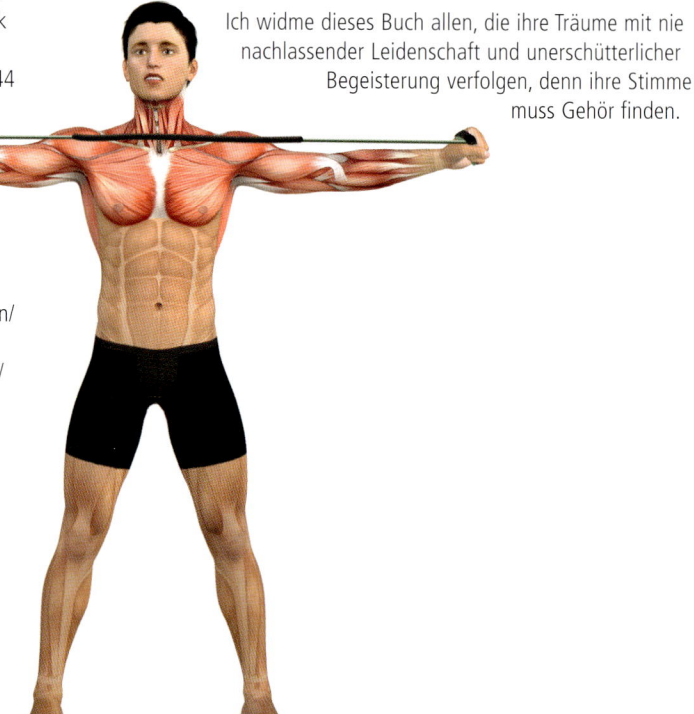